防治消化系统疾病特色南药黎药的研究概述

FANGZHI XIAOHUA XITONG JIBING TESE
NANYAO LIYAO DE YANJIU GAISHU

徐　剑　郭峻莉　主　编

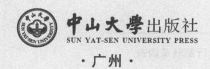中山大学出版社
SUN YAT-SEN UNIVERSITY PRESS
·广州·

图书在版编目（CIP）数据

防治消化系统疾病特色南药黎药的研究概述／徐剑，郭峻莉主编.—广州：中山大学出版社，2023.5

ISBN 978 - 7 - 306 - 07806 - 3

Ⅰ. ①防…　Ⅱ. ①徐…②郭…　Ⅲ. ①黎族—民族医学—植物药—应用—消化系统疾病—防治—研究　Ⅳ. ①R298.1

中国国家版本馆 CIP 数据核字（2023）第 089819 号

出 版 人：王天琪
策划编辑：吕肖剑
责任编辑：吕肖剑
封面设计：曾　斌
责任校对：袁双艳
责任技编：靳晓虹
出版发行：中山大学出版社
电　　话：编辑部 020 - 84113349，84110776，84110779，84110283，84111997
　　　　　发行部 020 - 84111998，84111981，84111160
地　　址：广州市新港西路 135 号
邮　　编：510275　传　真：020 - 84036565
网　　址：http://www.zsup.com.cn　E-mail：zdcbs@mail.sysu.edu.cn
印 刷 者：广州方迪数码印刷有限公司
规　　格：787mm×1092mm　1/16　26.5 印张　850 千字
版次印次：2023 年 5 月第 1 版　2023 年 5 月第 1 次印刷
定　　价：98.00 元

编　委　会

主　编：徐　剑　郭峻莉

副主编：刘　侠　潘宜鹏　周明艳

编　委：张钰昕　胡继成　练秀霞　薛千蓉　邝杨君
　　　　祝　哲　孙江波

秘　书：胡继成

前　言

　　消化系统涵盖食管、胃、肠、肝、胆、胰、脾以及腹膜、肠系膜、网膜等脏器。消化系统疾病属常见病且种类较多，包括胃炎、消化道溃疡、慢性肝病、功能性消化不良及消化系统肿瘤等，严重危害人类健康。

　　中医药学是中华民族的文化瑰宝，其在几千年来一直与中华儿女的繁衍和健康有所关联。发掘中医药防治疾病的价值并应用于疾病的临床治疗，意义重大。海南因常年气候炎热，消化系统疾病发病率高，该地区蕴藏的特色南药黎药保障了海南人民的健康及世代繁衍，这些特色南药黎药需要科技工作者去深度挖掘利用并为人类造福。

　　本专著是编者们根据多年积累的理论知识和实践经验，参考大量医药文献精心编撰而成。本专著收集了50种针对消化系统疾病有防治意义的特色南药黎药，对其基源、植物形态特征与分布、传统习用、化学成分、质量研究、防治消化系统疾病史记、现代药理与机制研究、成方制剂的临床应用、产品开发与利用研究等方面进行了介绍，在内容和编排上力求体现系统性、实用性和可读性。本专著对从事南药黎药及其系列产品的生产、经营、管理、科研的相关人员和高等院校相关专业师生都具有切实的参考价值，亦可作为药学、中药学及临床医学等的研究生教学用书，旨在推动海南特色南药黎药资源医药用途的传承与发展。

　　由于时间仓促，加之水平有限，在编写中难免会有疏漏甚至存在错误之处，恳请本书使用者能给予批评指正，以便修改提高。

目　录

白 豆 蔻

一、基源

该药物为姜科植物白豆蔻（*Amomum kravanh* Pierre ex Gagnep.）或爪哇白豆蔻的成熟果实。

二、植物形态特征与分布

形态特征：多年生草本，高 1.5～3 m。根茎粗壮，呈棕红色。叶近无柄；叶片狭椭圆形或卵状披针形，长约 60 cm，宽 5～12 cm，先端尾尖，基部楔形，两面光滑无毛；叶舌圆形，长 3～10 mm；叶鞘口及叶舌密被长粗毛。穗状花序 2 个及 2 个以上，自茎基处抽出，呈圆柱形或圆锥形，长 7～14 cm，直径约 3 cm，密被覆瓦状排列的苞片；苞片三角形，长 3.5～4 cm，麦秆黄色，被柔毛，具明显的方格状网纹；花着生于苞片的腋内；花萼管状，白色微透红，长约 1.2 cm，先端 3 齿裂；花冠管与花萼管近等长，裂片 3，白色，椭圆形；唇瓣椭圆形，长 1.5～2 cm，宽约 1 cm，勺状、白色、中央黄色，基部具瓣柄；雄蕊下弯，长约 6 mm，花药宽椭圆形，长约 3 mm，药隔附属体 3 裂；子房下位，被柔毛，具 2 枚棒状附属体。萌果近球形，呈白色或淡黄色，略具钝三棱，直径 1.5～1.8 cm，易开裂。种子团 3 瓣，每瓣有种子 7～10 颗。花期 2—5 月，果期 7—8 月。

生长环境与分布：白豆蔻生于气候温暖、潮湿、富含腐殖质的林下，在我国广东、云南有栽培。

三、传统习用

味辛，性温。归肺、脾、胃经。化湿行气，温中止呕，开胃消食。主治湿阻气滞、脾胃不和、脘腹胀满、不思饮食、湿温初起、胸闷不饥、胃寒呕吐、食积不消。

（1）用于治胃口寒引起的呕吐及疼痛。取白豆蔻仁粉末三钱，入酒服用。（《赤水玄珠》白豆蔻散）

（2）用于治疗胃气冷、欲食即呕。取白豆蔻子三枚，研细过筛后，一盏微温好酒，与白豆蔻子并饮二三盏。（《随身备急方》）

（3）用于脾胃气不和，可治疗脾泄泻痢。白豆蔻仁二两（一两生白豆蔻、一两熟白豆蔻），去瓤麸炒枳壳半斤出香，二两去皮肉桂，二两橘皮去瓤炒后再切细，二两诃子去核（一两生诃子、一两熟诃子），当归二两。上六味药材研为粉末，每服一钱，水一中盏。将姜、枣同煎至七分，稍稍放置冷却。如制作药丸，用枣水煮，去皮核，研细。以姜擘破，炒至黑色，入水煎汤，下十五丸。（《博济方》白豆蔻散）

（4）用于治疗气膈脾胃、食欲不振。取白豆蔻仁、缩砂各二两，陈米一升（淘洗后铫内炒），火灭加入丁香半两。上为细末，枣肉为丸，如赤豆大小。每服五十、七十丸至百丸，同时将米饮下。（《魏氏家藏方》太仓丸）

（5）可止孕妇妊娠呕吐。取白豆蔻、竹茹、大枣、鲜姜各一钱、三钱、三枚、一钱。将生姜捣碎取汁，将白豆蔻、竹茹、大枣煎取 50～60 mL 过滤，冲姜汁服。（《武汉医药卫生》）

（6）用于小儿吐乳胃寒病症。白豆蔻仁、缩砂仁各十四个，生甘草二钱，炙甘草二钱，研磨为粉末，常掺入小儿口中。（《世医得效方》）

（7）治疗呕吐。将白豆蔻、藿香、半夏、陈皮、生姜用水煎后服用。（《沈氏尊生书》白豆蔻汤）

（8）治疗产后呃逆。白豆蔻、丁香各半两，研细后就桃仁汤服用一钱，不一会再服。（《乾坤生意》）

四、化学成分

白豆蔻中富含挥发油、生物碱类、黄酮类、二苯基庚烷类、萜类及单萜与查耳酮二聚体类、麦角甾醇类、苯酚类等化合物。

（一）挥发油

其成分含量最高的为 1,8 - 桉树脑（1,8-Cineole）66.87%，相对较高的有 β - 蒎烯 10.93%、α - 蒎烯 3.71%、丁香烯 3.01%、龙脑乙酸酯 2.04%、α - 松油醇 2.03%，芳樟醇 1.39%，此外还含有 4 - 松油醇、香橙烯、γ - 广藿香烯，α - 榄香烯、y-cubebene、sabinene hydrate、nerolidol、bisabolene、camphene 及 carvone 等。爪哇白豆蔻所含挥发油多达 50 余种，主要成分是 1,8 - 桉树脑，其次是 α - 蒎烯、β - 蒎烯、α - 松油醇、4 - 松油醇、芳樟醇等。其余少量的如：sabinene、comphene、myrcene、α - 水芹烯、α - 松油烯、罗勒烯、萜烯 - 4、小茴香醇、乙酸芳樟酯、乙酸松油酯、乙酸香叶酯、β - 榄香烯、檀香烯、β - 荜澄茄烯、β - 芹子烯、β - 甜没药烯、β - 杜松烯、橙花叔醇、十六碳酸、γ - 杜松烯、雅榄蓝烯等。

（二）生物碱类化合物

生物碱类化合物同样是豆蔻属植物的主要化学成分。目前从白豆蔻分离得到该类化合物有以下 6 个：Aurantiamideacetate、Aurantiamide、Thymidine、Indole-3-β-carboxzaldehyde、Caffeine、Thymine。

化合物结构图如下：

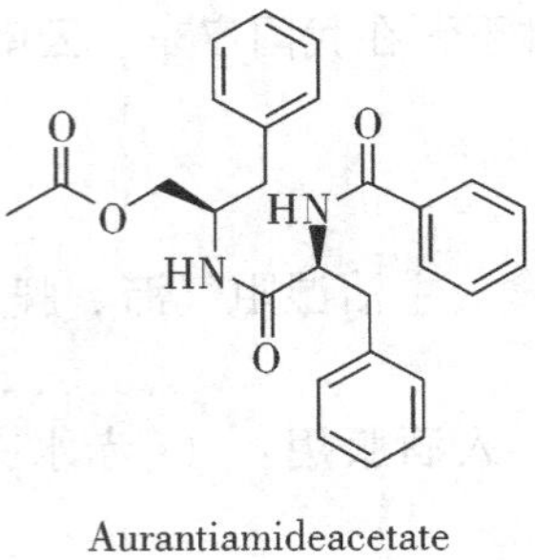

Aurantiamideacetate 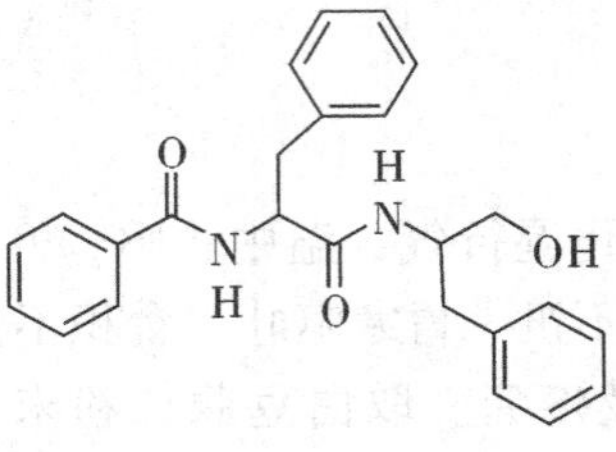   Aurantiamide 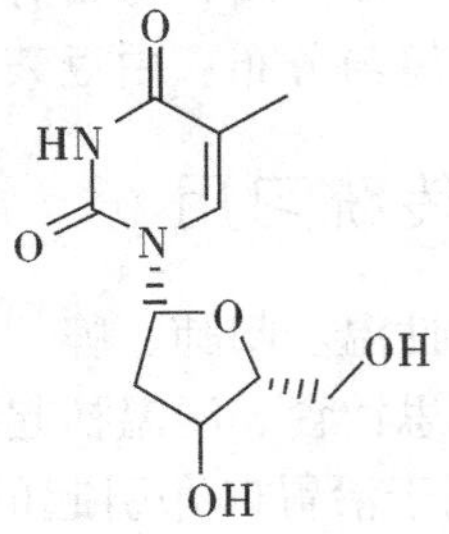   Thymidine

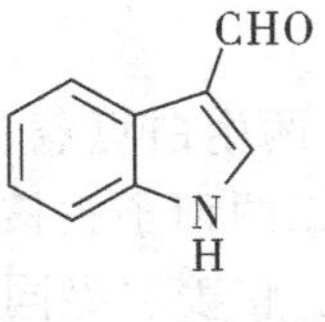

Indole-3-β-carboxzaldehyde 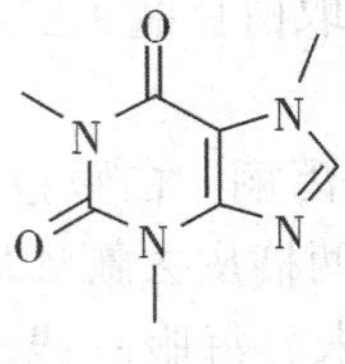   Caffeine 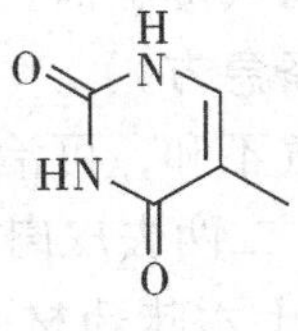   Thymine

（三）黄酮类化合物

目前从白豆蔻中分离得到以下几种黄酮类化合物，有乔松素、2′ - 羟基 - 4′,6′ - 二甲氧基查耳酮、山姜素查尔酮、2′,4′ - 二羟基 - 6′ - 甲氧基二氢查尔酮、2′,6′ - 二羟基 - 4′ - 甲氧基查耳酮、槲皮素、山奈酚。

化合物结构图如下：

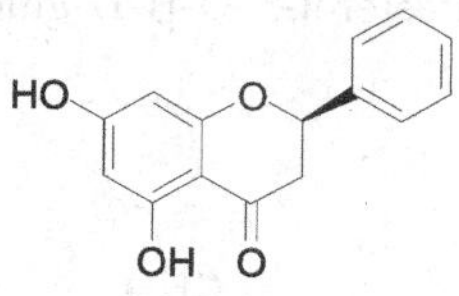

乔松素 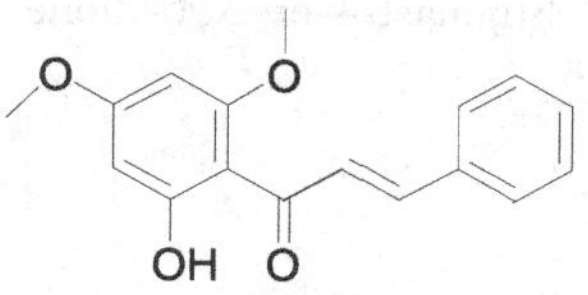 　　2′-羟基-4′,6′-二甲氧基查耳酮 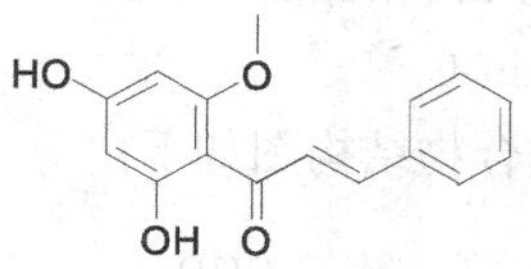 　　山姜素查耳酮

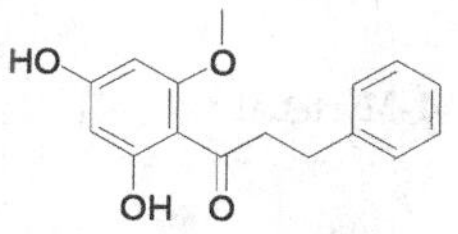

2′,4′-二羟基-6′-甲氧基 　　2′,6′-二羟基- 　　槲皮素 　　山奈酚
二氢查耳酮 　　4′-甲氧基查耳酮

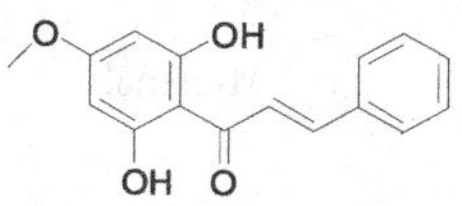

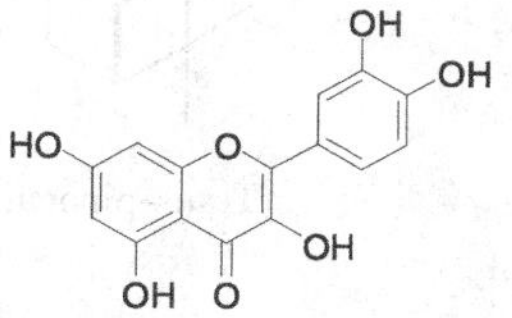

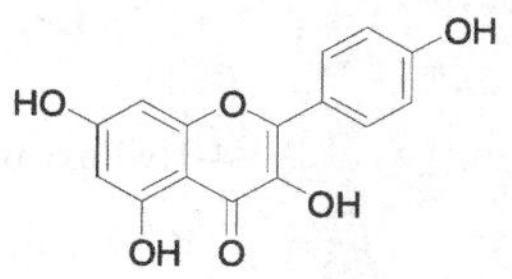

（四）二苯基庚烷类化合物

已有研究从白豆蔻中分离得到以下 8 个二苯基庚烷类化合物：反式，反式-1,7-二苯基-4,6-庚二烯-3-酮、（3S,5S）-反-3,5-二羟基-1,7-二苯基-1-庚烯、（3S,5R)-1,7-diphenylheptane-3,5-diol、dihydroyashabushiketol［(S)-5-hydroxy-1,7-diphenyl-3-heptanone］、5-hydroxy-1-7-phenyl-hepta-6-en-3-one、trans-1,7-diphenyl-1-hepten-5-ol、Kravanhol A、Kravanhol B。

部分化合物结构图如下：

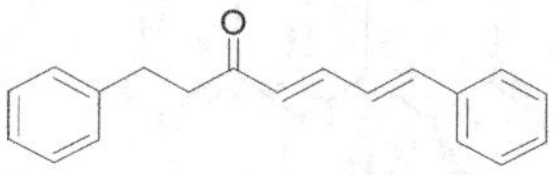

反式,反式-1,7-二苯基-4,6-庚二烯-3-酮 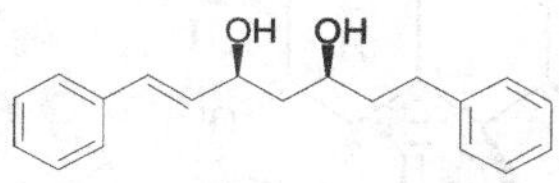 　　（3S,5S）-反-3,5-二羟基-1,7-二苯基-1-庚烯

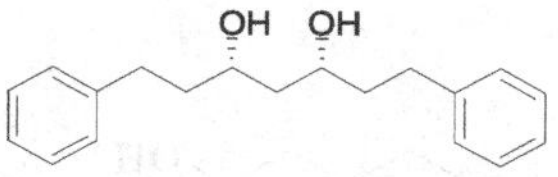

（3S,5R)-1,7-diphenylheptane-3,5-diol 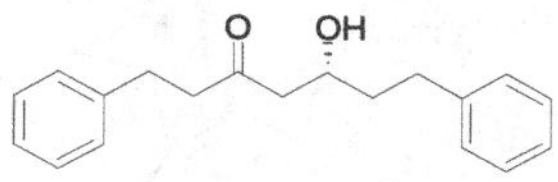 　　dihydroyashabushiketol［(S)-5-hydroxy-1,7-diphenyl-3-heptanone］

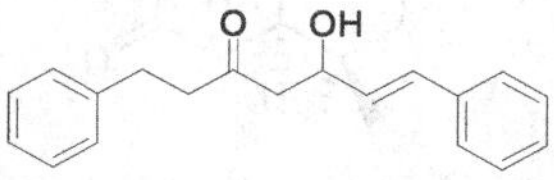

5-hydroxy-1-7-phenyl-hepta-6-en-3-one 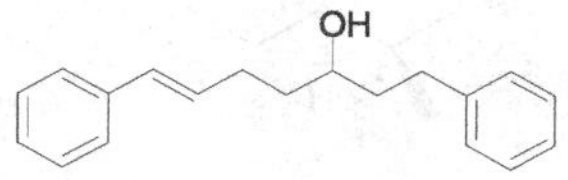 　　trans-1,7-diphenyl-1-hepten-5-ol

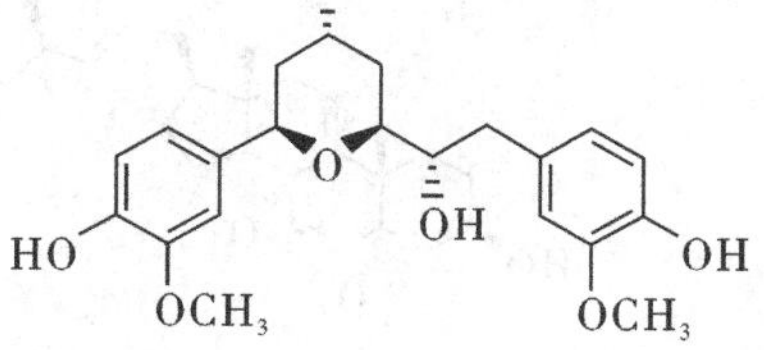

Kravanhol A 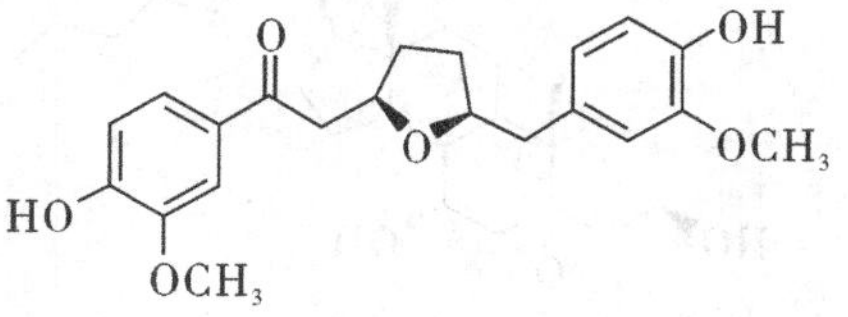 　　　　Kravanhol B

（五）萜类及单萜与查耳酮二聚体类化合物

从白豆蔻中分离得到的这些类别化合物有以下 18 个：4-Hydroxymyrtenal、Trans-pinocarveol、Myrtenol、4-Myrtenal、3β,18-dihydroxylabda-8（17），13-dien-15,16-olide、（12E)-3β,18-dihydroxylabda-8（17），13-dien-15,16-olide、Kravanhin A、Kravanhin B、Kravanhin C、（12Z,14R)-labda-8（17），12-diene-14,15,16-triol、Kravanhin D、5α,6α-epoxy-（22E,24R)-ergosta-8（14），22-diene-3β,7α-diol、（22E,24S)-5α,8α-epodiosy-24-methyl-cholesta-6,9（11），22-trien-3β-ol、（22E,24S)-5α,8α-epidioxy-24-methyl-cholesta-6,22-

trien-3β-ol、Stigmast-4,22-dien-3,6-dione、Stigmast-4-en-3,6-dione、7β-hydrozysitosterol-3-O-β-D-glucoside、Sumadain C。

化合物结构图如下:

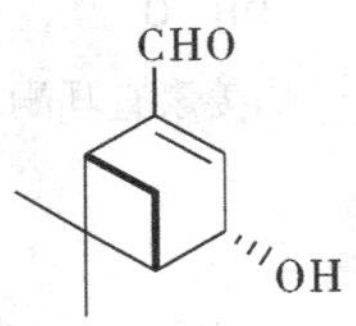

4-Hydroxymyrtenal

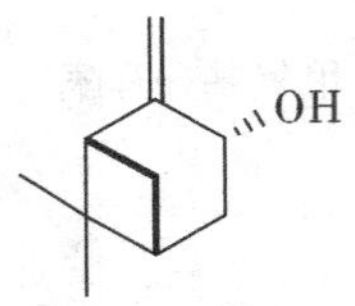

Trans-pinocarveol

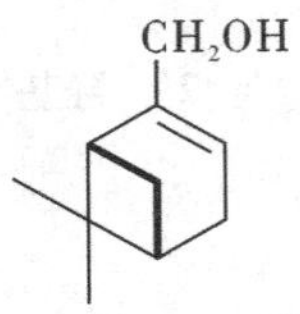

Myrtenol

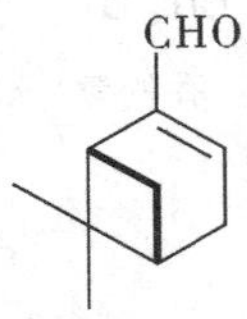

4-Myrtenal

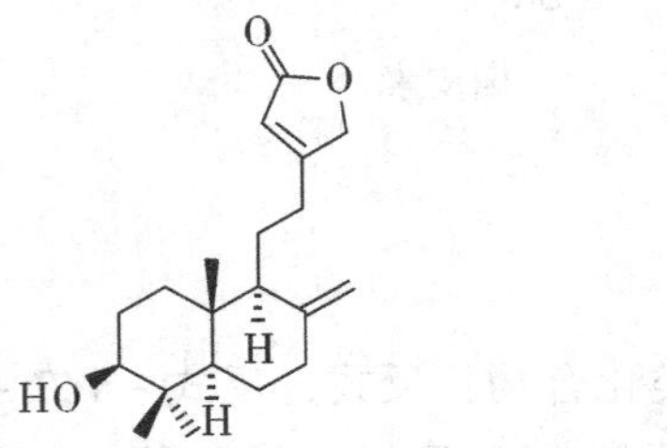

3β,18-dihydroxylabda-8(17),13-dien-15,16-olide

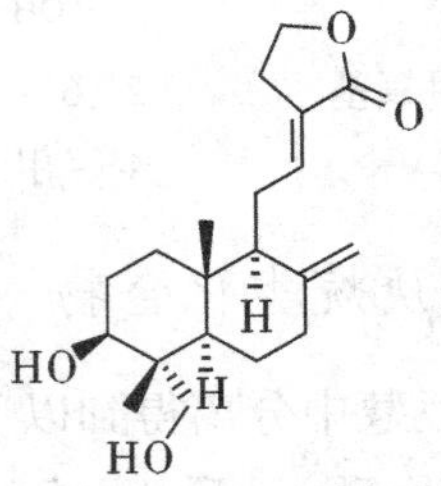

(12E)-3β,18-dihydroxylabda-8(17),13-dien-15,16-olide

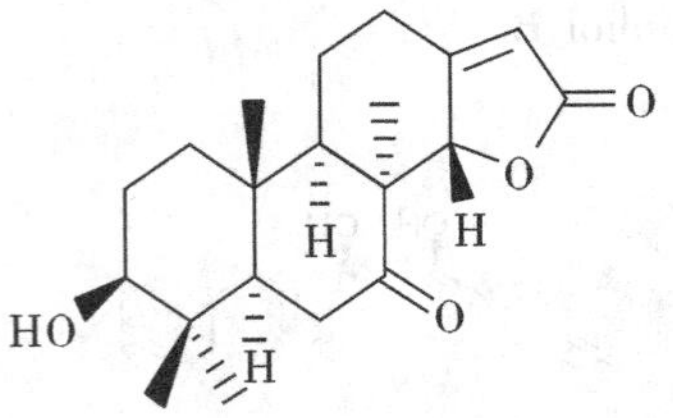

Kravanhin A

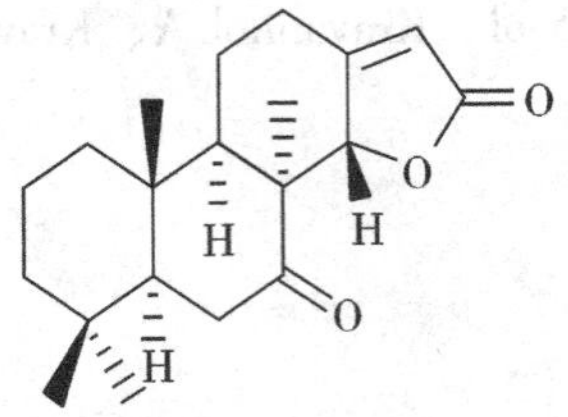

Kravanhin B

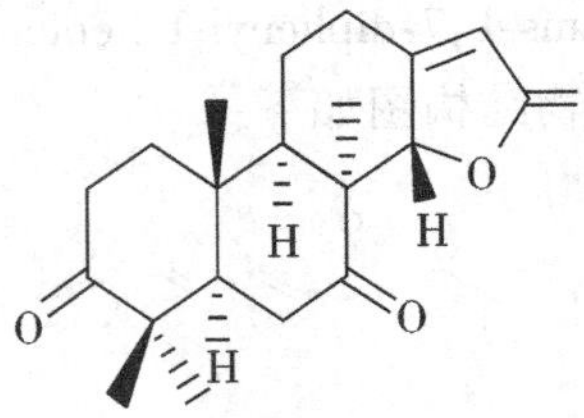

Kravanhin C

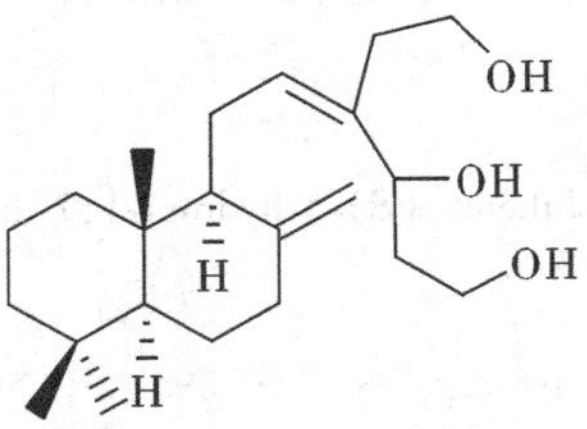

(12Z,14R)-labda-8(17),12-diene-14,15,16-triol

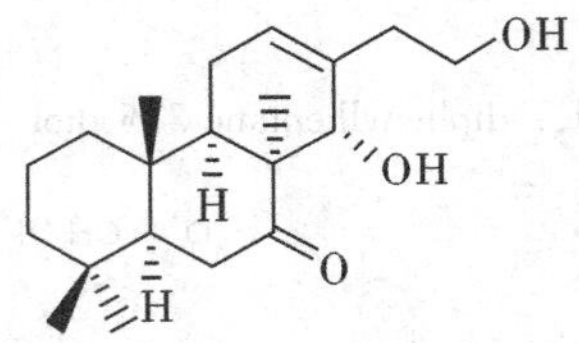

Kravanhin D

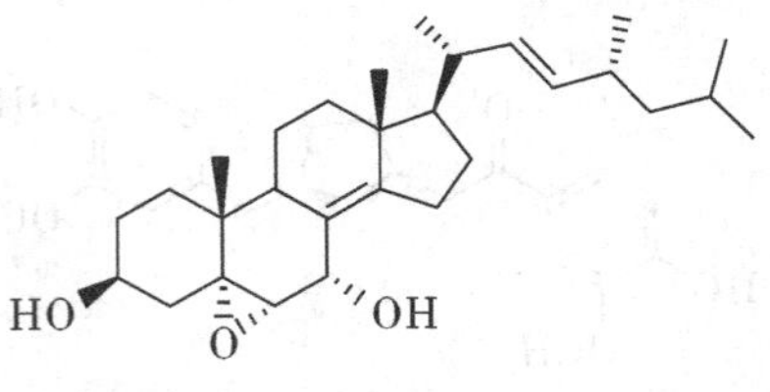

5α,6α-epoxy-(22E,24R)-ergosta-8(14),22-diene-3β,7α-diol

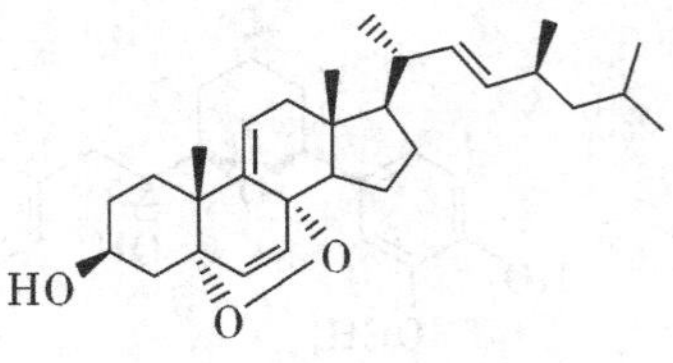

(22E,24S)-5α,8α-epodiosy-24-methyl-cholesta-6,9(11),22-trien-3β-ol

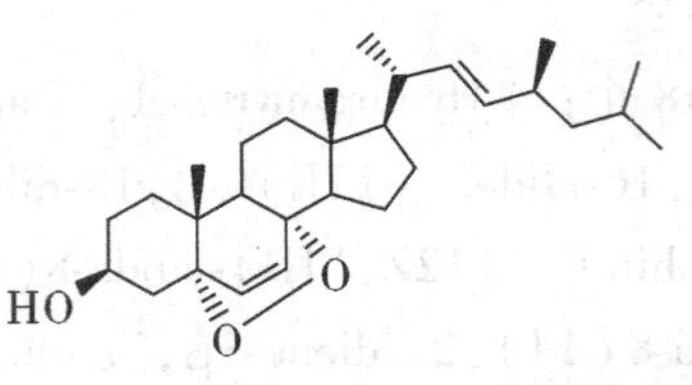

(22E,24S)-5α,8α-epidioxy-24-methyl-cholesta-6,22-trien-3β-ol

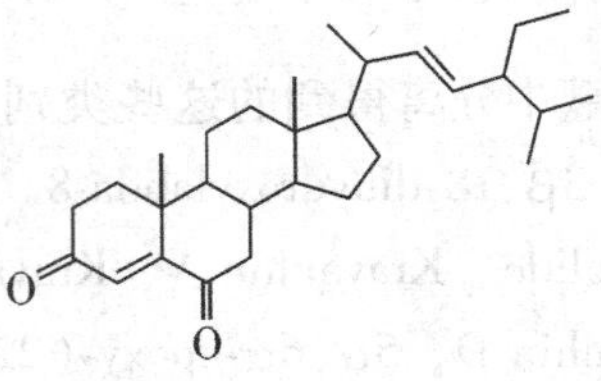

Stigmast-4,22-dien-3,6-dione

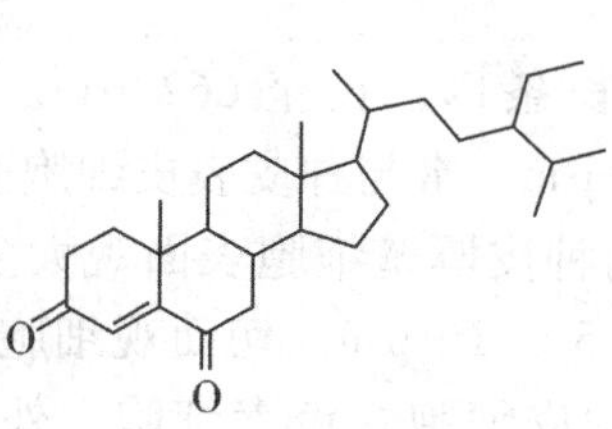

Stigmast-4-en-3,6-dione 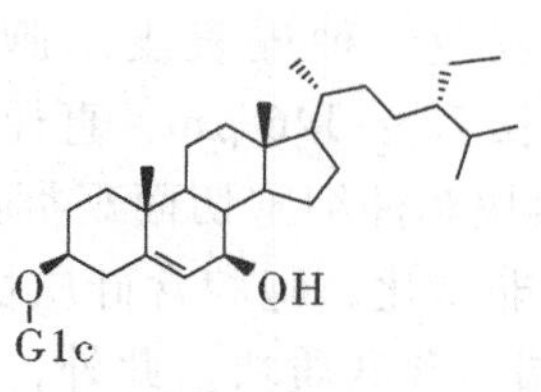   7β-hydrozysitosterol-3-O-β-D-glucoside 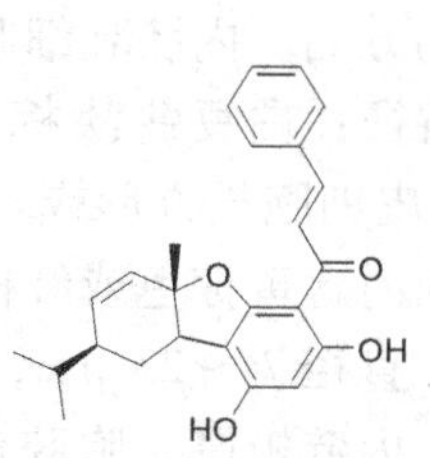   Sumadain C

（六）麦角甾醇类化合物

从白豆蔻中分离得到麦角醇类化合物 3β-hydroxy-5α,8α-epidioxyergosta-6,22-diene。
该化合物结构图如下：

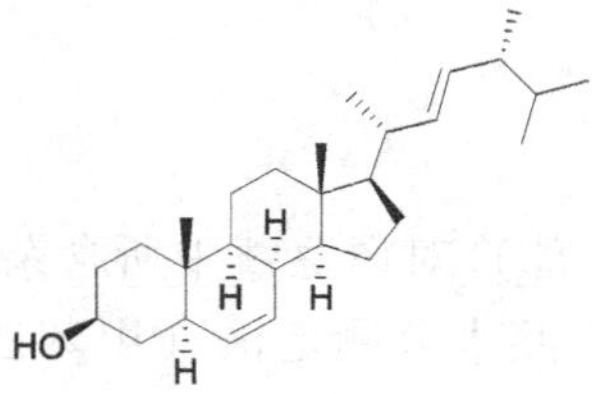

3β-hydroxy-5α,8α-epidioxyergosta-6,22-diene

（七）苯酚类化合物

从白豆蔻中分离的苯酚类化合物为（+）-(R)-de-O-methyl lasiodiplodin。
该化合物结构式见下图：

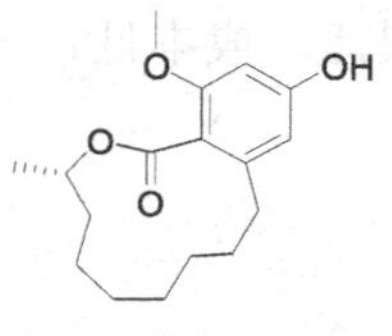

（+）-(R)-de-O-methyl lasiodiplodin

五、质量研究

（一）鉴别实验

1. 性状鉴别

白豆蔻果实类球形，长 1.1～2 cm，直径 1.2～1.8 cm，具 3 条钝棱，表面黄白色或淡黄棕色，光滑，有多数纵向脉纹，先端有突起的柱基，基部有凹入的果柄痕，两端均有黄色绒毛。果皮薄，受压易开裂，内表面淡黄色且有光泽，中轴胎座，三室，每室有种子 7～10 颗，种子集结成团。种子呈不规则多面形，背面略隆起，直径 3～4 mm，表面暗棕色或灰棕色，有稍规则的颗粒状突起，外被类白色膜状假种皮，较窄端有圆形窝点状种脐，另一端有合点，种脊位于腹面，凹陷为浅纵沟。气味芳香而浓烈，似樟脑；以粒大、果皮薄而色洁白、饱满、气味浓者为佳。

2. 显微鉴别

种子横切面：类梯形或不规则三角形，外周微波状。假种皮细胞多列，切向延长。种皮表皮细胞径向延长，长圆形或类长方形，长 40～90 μm，直径 10～40 μm，外被角质层。下皮细胞 1 列，切向延长，内含红棕色或黄棕色色素。油细胞 1 列，多切向延长，内含油滴。色素层细胞 4～7 列，切向延长，内含黄红色、黄棕色或红棕色色素。内种皮厚壁细胞 1 列，褐红色或棕红色，径向延长，圆柱形，长至 26 μm，直径至 21 μm，胞腔含硅质块。外胚乳细胞含有微小淀粉粒集结成的淀粉团，并有细小草酸钙方晶。内胚乳细胞含糊粉粒。胚细胞含糊粉粒及油滴。

粉末特征：白豆蔻淡棕色或红灰色。种皮表皮细胞表面现长条形，长至 662 μm，直径 18 ～ 58 μm。下皮细胞长方形或多角形，长 72 ～ 146 μm，直径 16 ～ 50 μm，常与种皮表皮细胞上下层垂直排列。胞腔内含黄棕色或红棕色色素块。油细胞切面观类方形。内种皮厚壁细胞表面观大多呈五角形或六角形，直径 7 ～ 23 μm，壁厚，非木化，胞腔含硅质块，直径 5 ～ 16 μm；切面观细胞排成栅状，外壁较薄，内壁极厚，胞腔位于上端，含硅质块。此外，还有假种皮细胞、色素细胞、外胚乳细胞、内胚乳细胞及草酸钙方晶、簇晶等。

3. 薄层鉴别

取白豆蔻挥发油作供试品溶液，另取 1,8 - 按树脑作对照品溶液，吸取上述溶液各 10 μL，分别点于同一硅胶 G 薄层板上，以苯 - 醋酸乙酯（9.5∶0.5）为展开剂展开，展开后晾干，喷以 5% 香草醛硫酸溶液，在 105 ℃下烘 5 ～ 10 min，待斑点显示后立即检视。供试品色谱中，在与对照品色谱相应的位置上，显相同颜色的斑点。

（二）含量测定

《中华人民共和国药典》（以下简称《中国药典》）（2020 年版一部）对白豆蔻中所含杂质作出规定：白豆蔻所含杂质不得超过 1%。对白豆蔻中水分含量作出规定：照水分测定法（甲苯法）测定，白豆蔻中的水分不得超过 11.0%。

对于白豆蔻挥发油研究，运用超临界 CO_2 流体萃取该药中的挥发油，使用气相色谱 - 质谱技术对挥发油成分进行分析，得到 200 多个峰，鉴定出白豆蔻挥发油中 100 多种成分，为研究该药材的挥发油成分提供技术支持。

采用气相色谱 - 质谱总离子流指纹图谱方法，鉴定出白豆蔻中 42 种化合物，通过比对色谱指纹图谱增加了定性信息，开发提取多离子重建色谱软件，可计算出化合物的相对含量，更直观、量化地评价白豆蔻药材及相关中成药的生产，确保得到质量均一的产品。该法简单快捷、成本低，为白豆蔻及其中成药的生产应用提供了科学有效的质量控制方法。

六、防治消化系统疾病史记

（一）民间与史书记载

白豆蔻首次在宋朝的《开宝本草》中被详细描写："出伽罗古国，呼为多骨。形如芭蕉，叶似杜若，长八九尺，冬夏不凋，花浅黄色，子作朵，如葡萄，其子初出微青，熟者变白，七月采。"伽罗古国为当时南方一个小国，现已无据可考，推测大概范围是如今东南亚一带。根据以上记载，白豆蔻叶片与杜若相似，花色为淡黄色，果实成熟后为白色，七月即可采收，结合产地、基源、植物形态特征和采收时间，与如今所用白豆蔻相符合。根据《本草纲目》记载，该药材："仁气味辛，大温无毒，主治积冷气，止吐，逆反胃，消谷下气，散肺中滞气，宽膈进食，去白睛翳膜，补肺气益脾胃，理元气收脱气，治噎膈除疟疾，寒热解酒毒。"同时，该药材亦有解酒毒作用。

《本草正义》："白豆蔻，辛而温，治积冷气，止吐逆反胃，消食下气。盖温胃醒脾，固亦与草豆蔻、肉豆蔻异曲同工。其同得豆蔻之名，固亦以此。惟白豆蔻其气清芬，辛热视彼为尤，而无涩滞之味，则芳香之气尤善上行，开泄上焦气滞，与草果、肉果之专治中下者不同。东垣谓散肺中滞气，海藏谓补肺气，皆以其气独胜。辛升作用，功效必在上部，所以宽胸利膈，尤其独擅胜场。而苏恭竟谓气味俱薄，专入肺经，得毋误会。况乎此物气味皆极浓厚，必不可妄谓其薄。而咀嚼久之，又有一种清澈冷冽之气，隐隐然沁入心脾，则先升后降，所以又能下气，亦与其他言辛升者绝不相同。"此处记述了白豆蔻的性味、主治。

宋·魏岘《魏氏家藏方》："治气膈脾胃，全不进食，取白豆蔻仁、缩砂各二两，陈米一升（淘洗后铣内炒），丁香半两（不见火）。上为细末，枣肉为丸，如小赤豆大。每服五七十丸至百丸，米饮下。"清·吴仪洛《成方切用》："治胸膈胃脘逆气难解，疼痛，呕哕胀满，痰饮，膈噎，诸药不效者，取白豆蔻仁、丁香等分。为末。清汤调下七分，甚者一钱，日数服不拘。若寒气作痛者，姜汤送下。"清·丁其誉《寿世秘典》："治胃冷久呃沉香、白豆蔻、苏叶各一钱。上共为末。每服七分，柿蒂汤下。"清·黄元御《玉楸药解》："白豆蔻，清降肺胃，最驱肺上郁浊，极疗恶心呕哕，嚼之辛凉，清肃肺腑，郁烦应时开爽。古方谓其大热，甚不然也。"清·赵其光《本草求原》："此味辛温而又凉，能和寒热之气，故升阳剂中，降收剂中，与寒热互用之剂，皆可用之。佐入血药又能通润二肠，使气行血自润。不论血寒血热，俱可于寒热方中少佐之，以行其升降。"以上记载均显示了白豆蔻具有清降肺胃、祛除郁浊、通肠等作用，可用于治疗脾胃滞气、食欲不振等脾胃不适病症。

（二）传统药对研究

白豆蔻的常用传统药对有：白豆蔻配丁香、白豆蔻配藿香、白豆蔻配黄连、白豆蔻配陈皮、白豆蔻配杏仁。各药对的主要活性成分、药性配伍、配伍比例及药理作用见下表。

药对名称	主要活性成分	药性配伍	配伍比例	药理作用
白豆蔻配丁香	挥发油类配挥发油类	二药合用，行气健脾、温中散寒	1:1	治疗胃寒气逆、胸脘胀痛、痰饮呕哕、霍乱气逆
白豆蔻配藿香	挥发油类配挥发油类	二药相伍，温中行气、化湿之力加强	—	可用于治疗气滞湿停或寒湿内停之呕吐、胃脘满闷、饮食不佳
白豆蔻配黄连	挥发油类配生物碱类	二药相伍，清热除湿、理气止呕、健脾和胃	—	治疗湿热中阻、脘腹胀闷、纳差、恶心呕吐
白豆蔻配陈皮	挥发油类配黄酮、挥发油	二药相配，理气健脾之功加强	1:1	治疗脾胃虚弱、湿浊郁滞之胸腹满闷、泛呕纳果、吐泻等
白豆蔻配杏仁	挥发油类配氰、挥发油	二药相配，宣畅气机、行气化滞	1:1	可用于治疗湿温初起、湿重于热之证

七、现代药理与机制研究

（一）芳香健胃、祛风

白豆蔻挥发油中因含有樟脑、龙脑等成分，从而具有刺激、兴奋、发汗、祛痰、芳香健胃、祛风等作用，能促进胃液分泌，不仅可以兴奋肠管蠕动，还可以驱除肠内积气，并抑制肠内异常发酵。

（二）镇痛、抗溃疡

豆蔻属药用植物相关药理实验表明，该药用植物对小鼠具有明显的镇痛和抗溃疡作用，能够显著抑制大鼠胃酸分泌及胃蛋白酶表达，且研究发现白豆蔻对小鼠和豚鼠的胃肠输送和运动机能可发挥促进作用。

（三）抗胃癌

白豆蔻是一种具有抗癌特性的中药。1995年的日本药局注解上就有白豆蔻治疗胃癌的记载。白豆蔻提取物具有广泛的抗癌活性，具体的抗癌机制是：通过抑制Bcl-2蛋白表达水平，诱导肿瘤细胞的凋亡；通过调控肝解毒作用，促进DNA附加体的表达，起到预防癌症的作用；通过升高抗氧化物活性，发挥抗氧化作用，抑制癌细胞的增殖与促癌细胞凋亡；此外，与抗癌药物联合给药，发挥协同作用，从而使耐药性降低。研究表明，白豆蔻提取物可抑制人胃癌细胞裸鼠移植瘤的生长，联合抗癌药物5-FU给药后，发现二者发挥协同作用，抑制胃癌原位移植瘤的生长。亦有研究显示，采用白豆蔻提取物联合血管生成抑制剂能够抑制胃癌原位移植瘤的生长，并且在联合给药后该效果可更加明显。

（四）抗菌

白豆蔻精油对大肠杆菌、枯草芽孢杆菌这两种食品中常见菌有抑制作用。抑菌活性大小（以抑菌圈大小计）为：枯草芽孢杆菌＜大肠杆菌。

（五）抗氧化作用

白豆蔻精油具有较强的清除亚硝酸钠的能力，当精油溶液的用量为 0.80 mL 时，白豆蔻精油对亚硝酸钠的清除作用是最强的，并且与对照组相比，白豆蔻精油的这一清除能力大于维生素 C。另外，白豆蔻精油具有清除 1,1 - 二苯基 - 2 - 三硝基苯肼 DPPH 自由基的能力，但清除效果较弱，当该药材的精油溶液浓度为 70 mg/mL 时，清除这一自由基的效率为 35.27%。

（六）抑制脂肪酶和黄嘌呤氧化酶活性

白豆蔻精油对脂肪酶活性有抑制作用，当该药材精油溶液浓度为 20 mg/mL 时，针对脂肪酶活性的抑制率为 25.80%，显现出了较弱的抑制活性。内在的物质基础研究显示，白豆蔻精油中对该酶活性发挥抑制作用的主要成分是 1,8 - 桉树脑。这一药材的精油不仅对脂肪酶有抑制作用，对黄嘌呤氧化酶活性也有抑制作用。当精油溶液浓度为 0.25 mg/mL 时，对于黄嘌呤氧化酶的抑制率为 18.47%，对这个氧化酶活性的抑制作用较弱，但内在物质基础研究亦表明是白豆蔻精油中的 1,8 - 桉树脑发挥这一药理活性。

八、白豆蔻方剂的临床应用

白豆蔻疗效确切，应用历史悠久。其味辛，性温；归肺、脾、胃经；化湿行气，温中止呕，开胃消食。其常与其他药物配伍使用。制剂有丸剂、片剂、胶囊、膏剂、曲剂、酒剂、散剂、颗粒剂、冲剂等。目前临床上应用健胃十味丸、清肝二十七味丸来治疗溃疡性结肠炎和肝病。

健胃十味丸为蒙医传统名方，文献记载该方具有增强胃动力、助消化之功效。这一方剂由白豆蔻、肉桂、寒水石、荜茇、石榴等十味中药材组成。将该药与化学药联合给药（试验组），在临床试验中显示临床治疗总有效率为 96.67%，较对照组（单独给药化学药，治疗总有效率 80%）有明显升高。试验组 1 年复发率（6.67%）显著低于对照组，表明健胃十味丸联合化学药治疗后，针对轻中度活动期溃疡性结肠炎的效果确切，能够有效改善患者的临床症状，减少疾病复发。相关机制研究表明，这一方剂的作用特点为多成分、多途径、多靶点的协同作用，这使其在消化系统疾病的治疗上具有独特优势。

清肝二十七味丸由白豆蔻、红花、诃子、丁香、栀子、川楝子、寒水石、石膏、草果等 27 味药材组成。目前，肝病是青壮年人群临床中的常见病及多发病，严重威胁人类的健康和生命，给人们日常生活带来烦忧，而清肝二十七味丸可用于治疗慢性乙型肝炎及肝炎等方面的疾病。临床研究显示，使用这一制剂作为治疗组，显效 34 例、有效 31 例，总有效率高达 92%；常规西药对照组则是显效 8 例、有效 10 例，总有效率才为 65%。清肝二十七味丸治疗的作用机制是二十七味中药材从多方面进行调理，能够有效改善右上腹及肝区疼痛、颜面及身体发黄、乏力、厌油、腹胀、目赤、消化不良、恶心等临床症状，并且这一丸剂能够使转氨酶水平显著降低，显示出了极好的治疗肝病的药理活性。

九、产品开发与利用研究

白豆蔻除药用外，还大量用作调味料、香料、药酒等；在化妆品方面，白豆蔻提取物具有抗氧化作用，多用于制成护肤品；在保健食品方面白豆蔻也占有一席之地，被广泛应用于保健食品中。

抗氧化作用：以合成抗氧化剂没食子酸丙酯（PG）为参照物，从总体抗氧化、清除超氧阴离子自由基和羟基自由基 3 个方面，分别评价白豆蔻精油的抗氧化活性。实验结果显示：在总体抗氧化能力方面，白豆蔻精油低于 PG；在浓度范围为 0.5～2.0 mg/mL 时，白豆蔻精油清除超氧阴离子自由基的能力高于 PG，且与精油浓度呈正相关；在 $1 \times 10^{-5} \sim 5 \times 10^{-5}$ mg/mL 的浓度范围内，白豆蔻精油的羟基自由基清除率是 61.87% ～ 96.87%，并且高于 PG。白豆蔻精油是天然产物，无毒副作用，与其他合成抗氧化剂合用，不仅降低了合成抗氧化剂的使用量，还可以降低合成抗氧化剂的使用风险。

杀虫、驱虫作用：以白纹伊蚊为试验对象，评价白豆蔻的驱蚊活性。首先用水蒸气蒸馏法提取白豆蔻的精油，然后利用所获得的精油进行驱蚊试验。结果显示，白豆蔻精油有 0.5 ～ 1.0 h 的有效驱蚊时间，具有一定的驱蚊活性，显示出天然驱蚊剂的潜力。但由于精油的挥发性强，有效驱蚊时间较短，在大面积推广应用上存在问题，可以通过加入增效剂或挥发抑制剂的方式，改善其有效驱蚊时间短的缺点。

抵抗呼吸道炎症：研究发现白豆蔻提取物可发挥治疗支气管哮喘的药理活性。通过研究相关作用的分子机制，发现这一药材醇提取物在由卵清蛋白诱导的 BALB/c 小鼠哮喘动物模型中，使得血红素加氧酶 - 1 基因及蛋白的表达水平增强，从而发挥抵抗呼吸道炎症的活性。

参考文献

[1] 冯佳祺. 白豆蔻香气成分萃取、分析及功能性研究 [D]. 哈尔滨：哈尔滨商业大学，2015.
[2] 朱云霞. 戒毒中药济泰片中白豆蔻及肉桂的活性组分分离纯化研究 [D]. 上海：华东理工大学，2011.
[3] 李思琪，席海灵，王富文，等. 基于网络药理学和分子对接技术的蒙古族药健胃十味丸治疗慢性胃炎的作用机制探讨 [J]. 中国现代中药，2022，24（10）：1902 - 1915.
[4] 邸胜达，姜子涛，李荣. 天然调味香料白豆蔻精油的研究进展 [J]. 中国调味品，2015，40（1）：123 - 127.

大　青

一、基源

该药物来源于马鞭草科植物大青（*Cleredendrum cwtophyllum* Turcz.）的茎、叶。于夏、秋季采收、洗净，鲜用或切段晒干。

二、植物形态特征与分布

形态特征：灌木或小乔木，高达 4 m。枝条黄褐色，内部具坚实的白色中髓，幼时被短柔毛，很快脱落。叶对生，为椭圆形或卵状椭圆形，长 6～17 cm，宽 3～5.5 cm，顶端渐尖或急尖，基部圆形或阔楔形，全缘，罕具锯齿，两面无毛或沿叶脉被稀疏白色短毛，侧脉每边 5～8 条，近叶缘处向上弯曲，相互连接；叶柄具沟，长为 1.5～4.5 cm。伞房状聚伞花序顶生，排列疏松，长 10～16 cm，宽 20～25 cm，总花梗细长，密生黄褐色细柔毛；苞片线形，长 3～7 mm；花萼钟状，外面微被黄褐色短柔毛和腺点，长约 5 mm，顶端 5 裂，裂片三角状卵形，长约 2 mm；花冠白色，长约 2 cm，外面具稀疏微毛和腺点，冠筒细长，长约 1.2 cm，上部 5 裂，裂片卵状长圆形，长约 7 mm；雄蕊 4 枚，着生于冠筒的上部，花丝细长，长 2～2.5 cm，伸出；花柱伸出，柱头 2 裂，子房 4 室，每室含 1 颗胚珠，通常不完全发育。核果球形或倒卵形，直径 5～7 mm，绿色或蓝绿色，基部为红色宿萼包围。花、果期在 4—7 月。

生长环境与分布：海南及华东、中南、西南（四川除外）各省区均有分布。生长于海拔 1700 m 以下的平原、丘陵、山地林下或溪谷旁。朝鲜、越南和马来西亚等国也有分布。

三、传统习用

味苦，性寒。归胃、心经。清热解毒，凉血止血。主治外感热病、热盛烦渴、咽喉肿痛、口疮、黄疸、热毒痢、急性肠炎、痈疽肿毒、衄血、血淋、外伤出血。

（1）用于心胃热毒，治疗儿童疳热、丹毒。大青气寒，味微苦咸，泻肝胆之实火，能解心胃之邪热，所以小儿疳热、丹毒为要药。（《本经逢原》）

（2）用于治伤寒发赤斑烦痛，用犀角大青汤：取大青七钱半，犀角二钱半，栀子十枚，豉二撮，分一日二服。每服用水一盏半，煎八分，温服。亦可服用大青四物汤：取大青一两，阿胶、甘草各二钱半，豉二合，分一日三服。每服用水一盏半，煎一盏，入胶烊化服。（《南阳活人书》）

（3）用于解散邪热明，治疗胃家实热之证。大青禀至阴之气，故味苦气寒且无毒。甄权："大青，臣，味甘，祛大热，治瘟疫寒热。因大寒兼苦，其能解散邪热明矣。经曰：大热之气，寒以取之。此之谓也。时行热毒，头痛，大热，口疮，皆为胃家实热之证，此药乃对症之药也。"（《本草经疏》）

（4）用于喉风、喉痹。取大青叶捣汁灌之，见效即止。（《卫生易简方》）

（5）治疗儿童口疮。大青十八铢，黄连十二铢。水三升，煮至一升，分二服，以瘥为度。（《千金方》）

（6）用于热病下痢困笃者，治疗伤寒、黄汗、黄疸。李象先《指掌赋》："阳毒则狂斑烦乱，以大青、升麻可回困笃。大青汤用大青四两，甘草、赤石脂各三两，胶二两，豉八合。水一斗，煮至三升，一日三服，不过二剂瘥。"（《本草纲目》《本草图经》《肘后方》）

（7）治疗儿童肚皮青黑。小儿卒然肚皮青黑，乃血气失养，风寒乘之，危恶之候也，大青研为粉末，以酒送入口中服下。（《保幼大全方》）

四、化学成分

（一）苯丙素类化合物

目前从大青中鉴定的苯丙素类化合物有 20 个，分别是类叶升麻苷、连翘酯苷 E、绿原酸、七叶亭、咖啡酸、甲氧基香豆素、异补骨脂素、茵芋苷、阿魏酸、4－羟基肉桂酸甲酯、升麻素、香叶木素、亚麻木酚素、异麦角甾苷、松柏醛、阿魏酸甲酯、肉苁蓉苷 D、Tortoside F、Acantrifoside E、肉苁蓉苷 C。

部分化合物结构图如下：

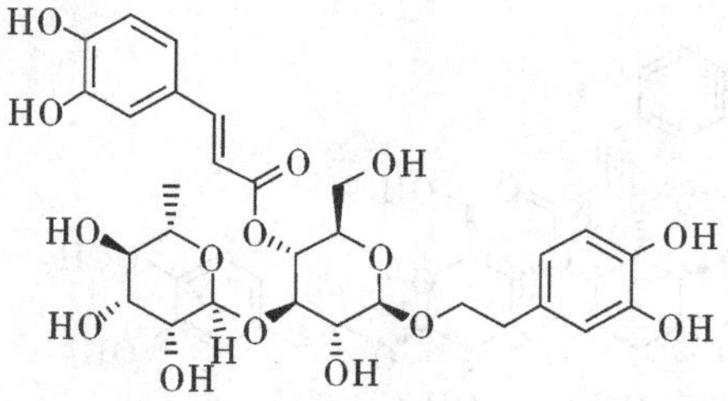

类叶升麻苷 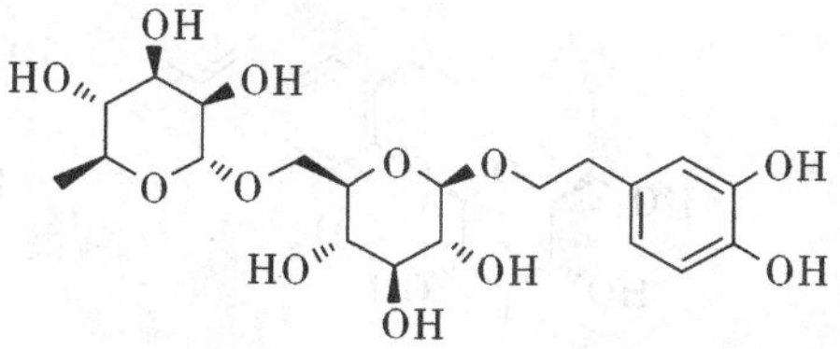　　　　　　　连翘酯苷 E 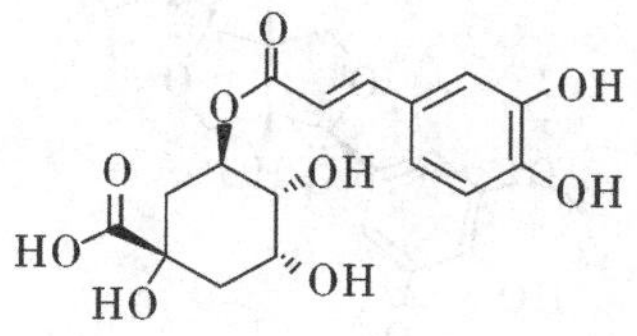　　　　　　　绿原酸

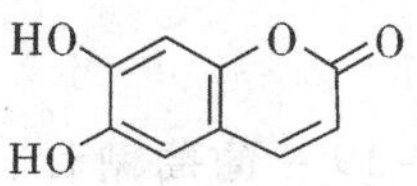

七叶亭 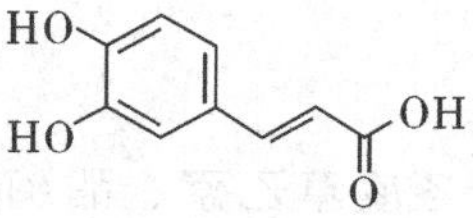　　　　咖啡酸 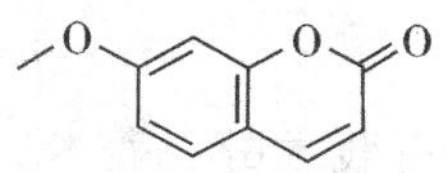　　　　甲氧基香豆素 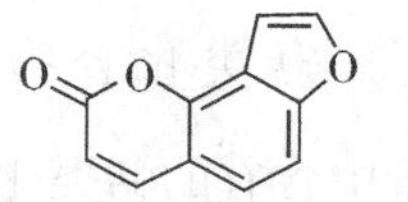　　　　异补骨脂素

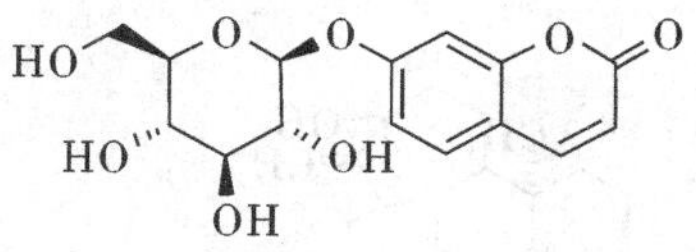

茵芋苷 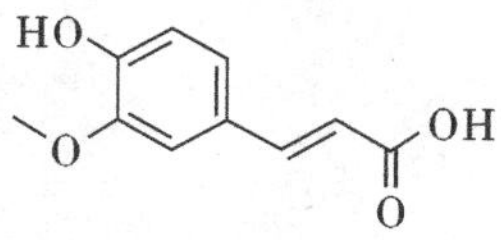　　　　阿魏酸 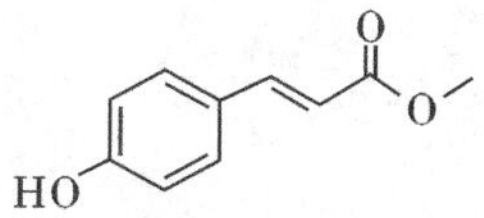　　　　4－羟基肉桂酸甲酯 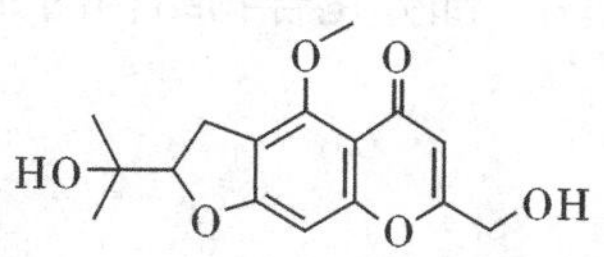　　　升麻素

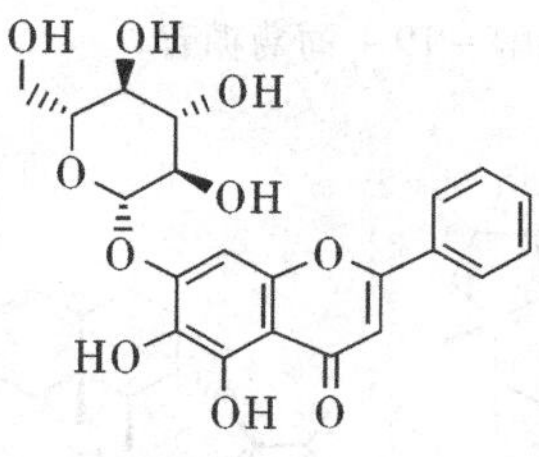

香叶木素 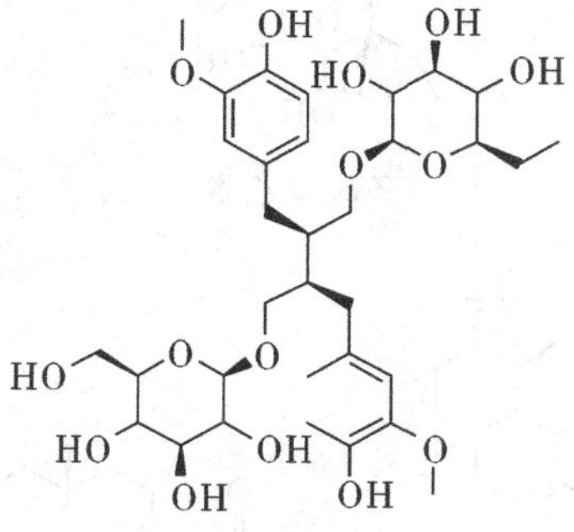　　　　　　亚麻木酚素 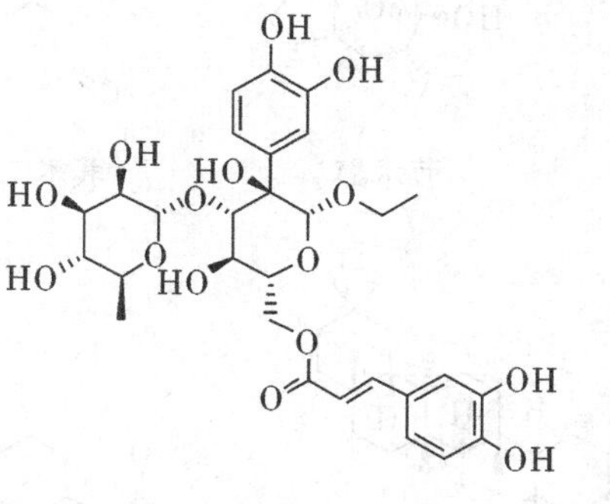　　　　　　异麦角甾苷

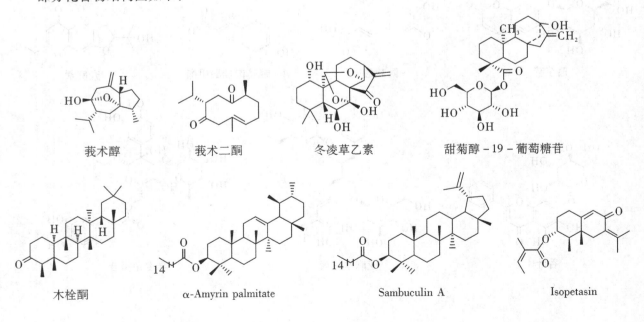

松柏醛　　　　　阿魏酸甲酯　　　　　　　肉苁蓉苷 D

Tortoside F　　　　　Acantrifoside E　　　　　肉苁蓉苷 C

（二）萜类化合物

大青中含有的萜类化合物有莪术醇、莪术二酮、冬凌草乙素、甜菊醇 - 19 - 葡萄糖苷、木栓酮、α-Amyrin palmitate、Sambuculin A、Isopetasin、Taraxasteryl palmitate、Gharpagoside、京尼平苷、Harpagide。

部分化合物结构图如下：

莪术醇　　　莪术二酮　　　冬凌草乙素　　　甜菊醇 - 19 - 葡萄糖苷

木栓酮　　　　α-Amyrin palmitate　　　　Sambuculin A　　　　Isopetasin

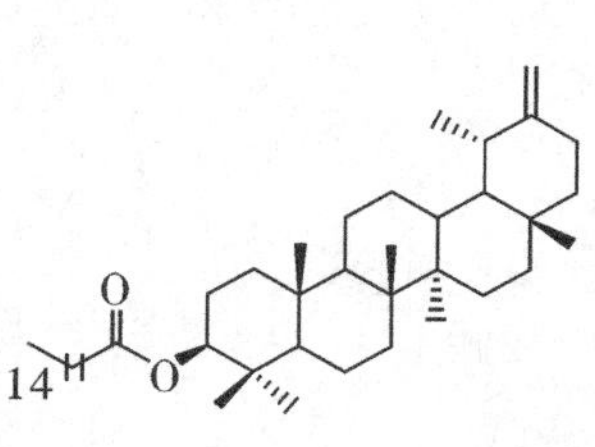

Taraxasteryl palmitate 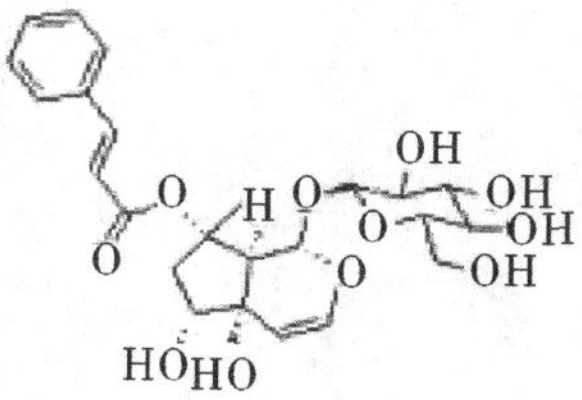   Gharpagoside 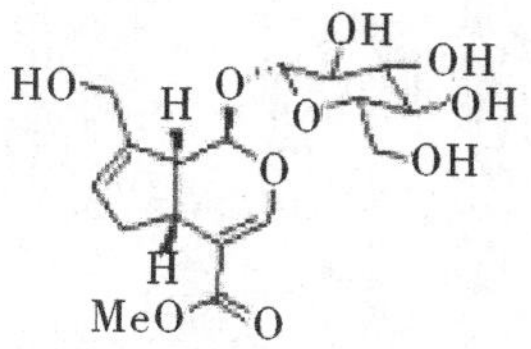   京尼平苷 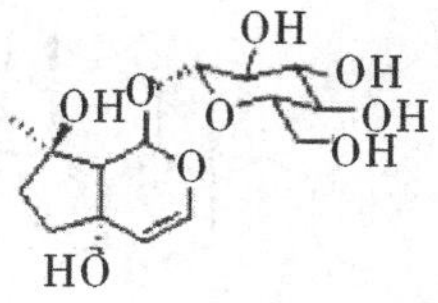   Harpagide

（三）甾体类化合物

从大青中共分离鉴定出以下 9 个化合物，分别是 Stigmasta-5,22,25-trien-3β-ol、Clerosterol、豆甾醇、β－谷甾醇、γ－谷甾醇、22-dehydroclerosterol-3-O-β-D-(6′-O-margaroyl)-glucopyranoside、3-O-β-D-galactopyranosyl-(24β)-ethylcholesta-5,22,25-trien、22-dehydroclerosterol、Stigmasta-5,22,25-7-on-3β-ol。

部分化合物结构图如下：

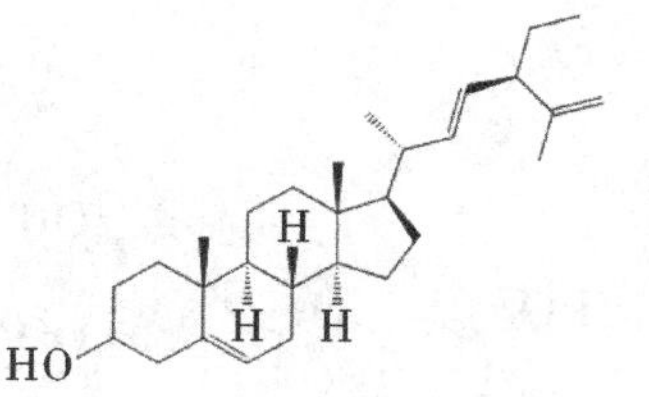

Stigmasta-5,22,25-trien-3β-ol 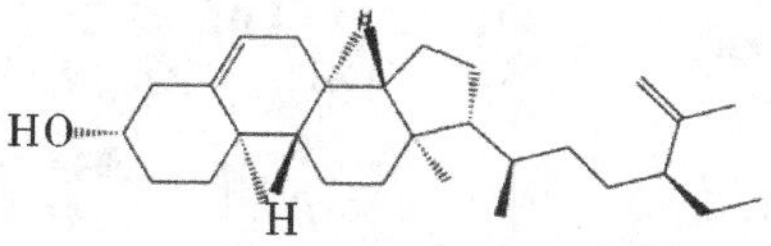   Clerosterol 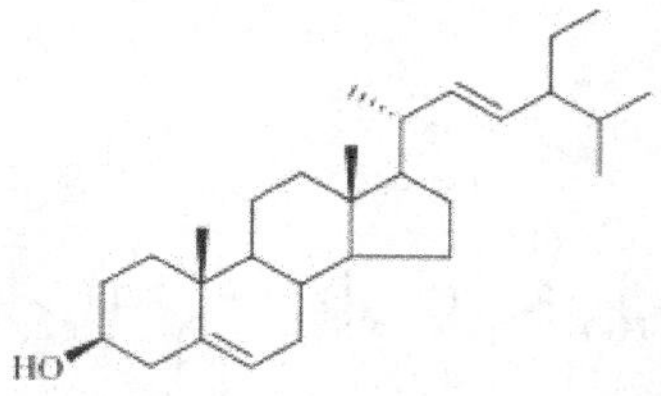   豆甾醇

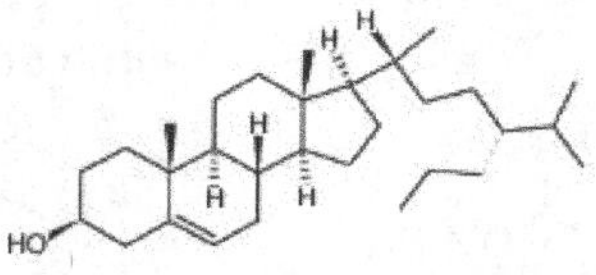

β－谷甾醇 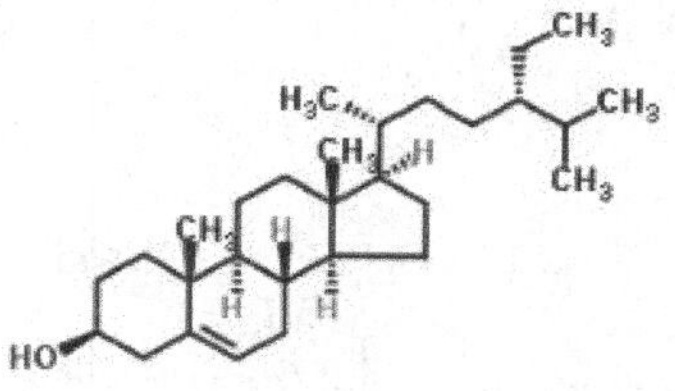   γ－谷甾醇

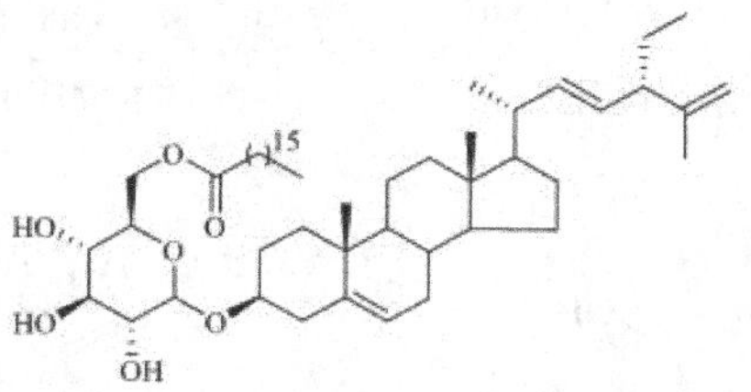

22-dehydroclerosterol-3-O-β-D-(6'-O-margaroyl)-glucopyranoside

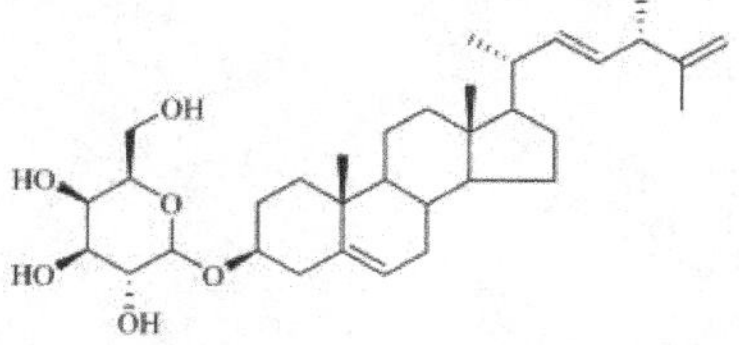

3-O-β-D-galactopyranosyl-(24β)-ethylcholesta-5,22,25-trien 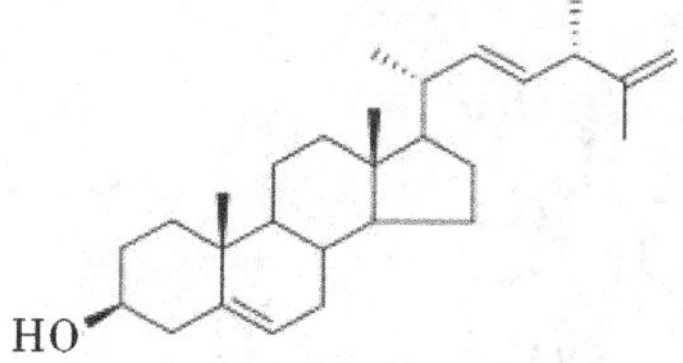   22-dehydroclerosterol

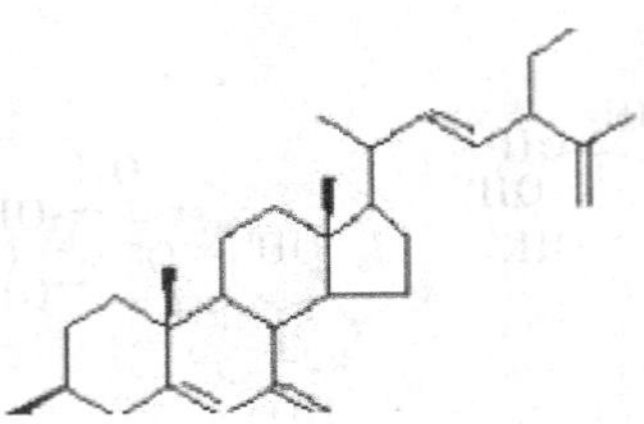

Stigmasta-5,22,25-7-on-3β-ol

（四）黄酮类化合物

大青中含该类化合物有以下 12 个，分别是野黄芩苷、灯盏花乙素甲酯、木樨草素、木樨草苷、金丝桃苷、木蝴蝶苷 A、香叶木素、高车前苷、山奈酚 – 7 – O – β – D – 葡萄糖苷、芹菜素 – 7 – O – β – D – 吡喃葡萄糖苷、棕矢车菊素、芒柄花苷。

部分化合物结构图如下：

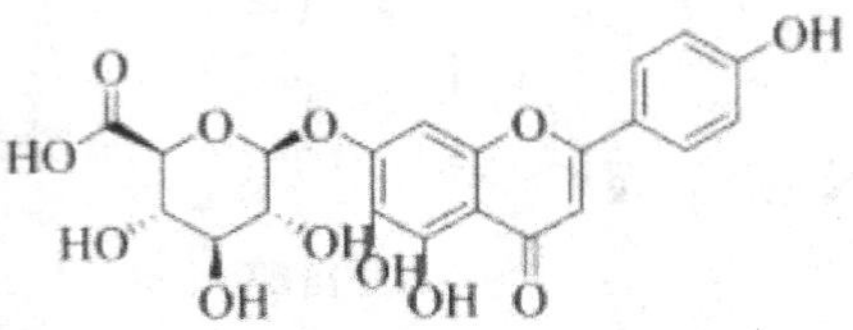

野黄芩苷 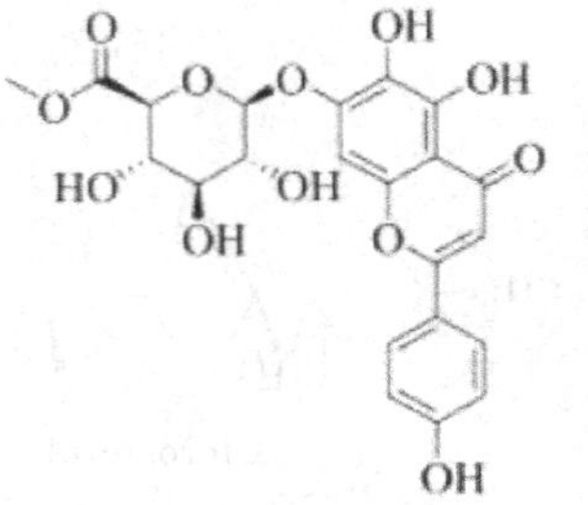　　　　　　　　灯盏花乙素甲酯 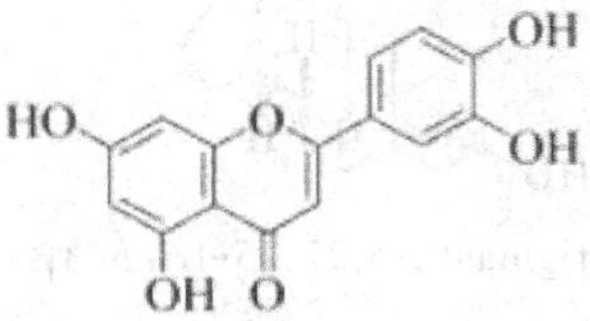　　　　　　木犀草素

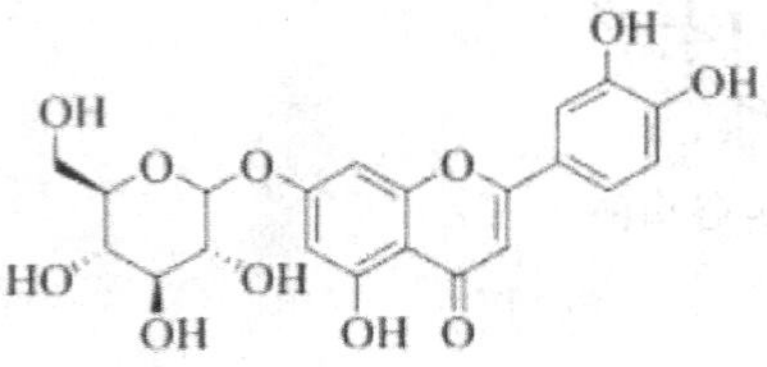

木犀草苷 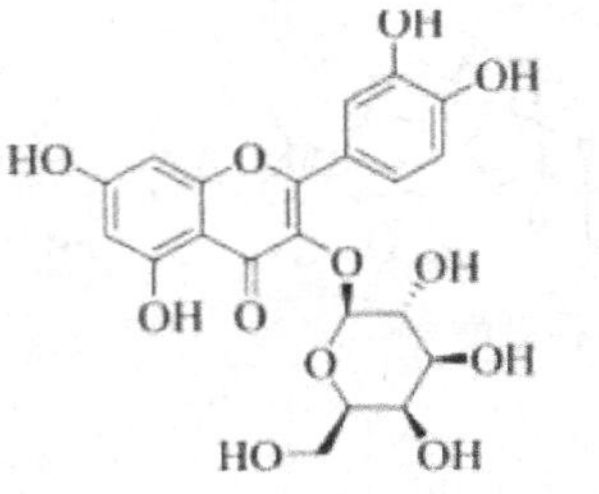　　　　　　　　金丝桃苷 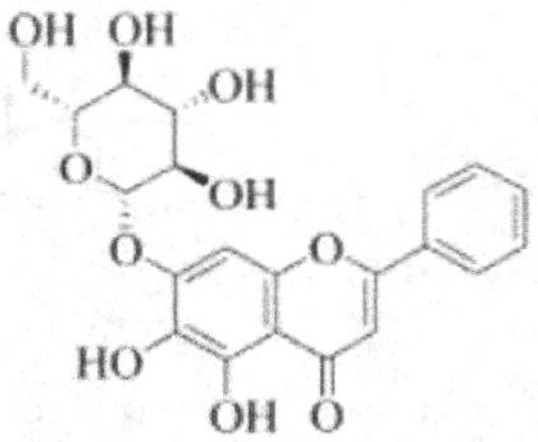　　　　　　　木蝴蝶苷 A

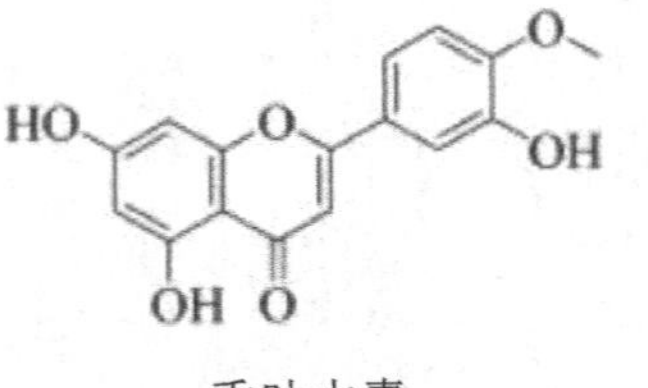

香叶木素 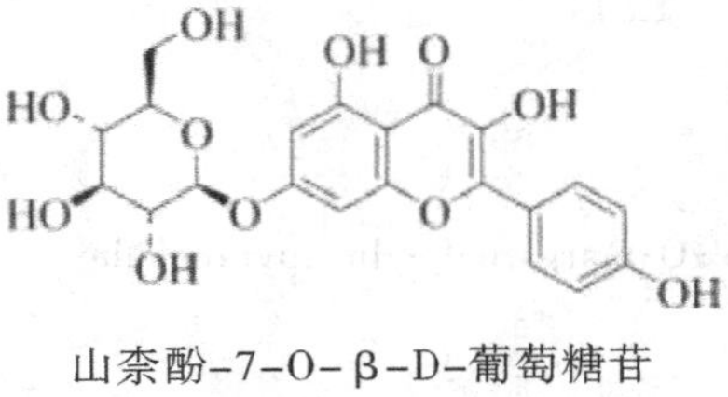　　　山奈酚–7–O–β–D–葡萄糖苷 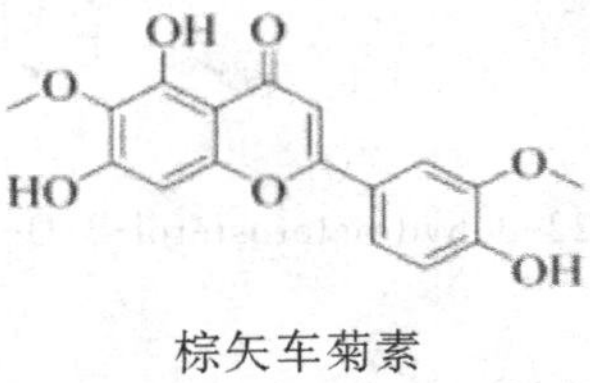　　棕矢车菊素

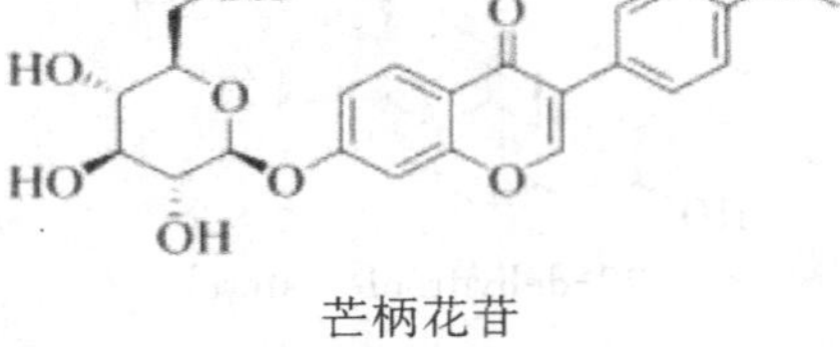

芒柄花苷

（五）脂肪酸类化合物

大青中脂肪酸类化合物有 12 个，分别为没食子酸甲酯、异香草酸、藁本内酯、α – 亚麻酸、

Stearic acid、原儿茶酸、原儿茶醛、香兰素、丁香醛、壬二酸、甲氧基苯甲醛、Balanophonin。

部分化合物结构图如下：

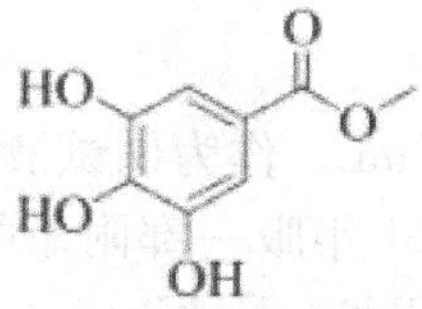

没食子酸甲酯 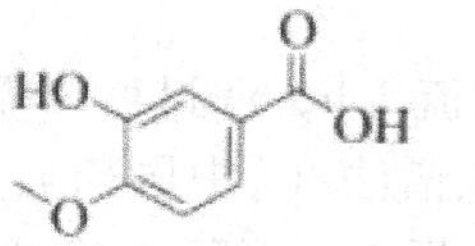　　异香草酸 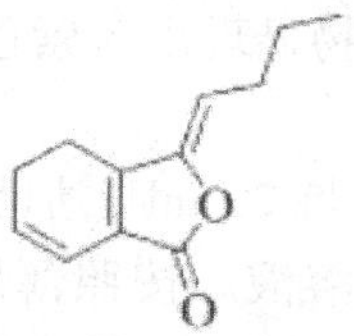　　藁本内酯 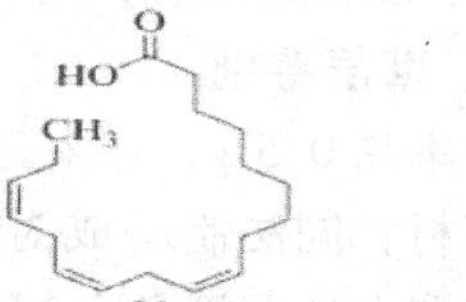　　α-亚麻酸

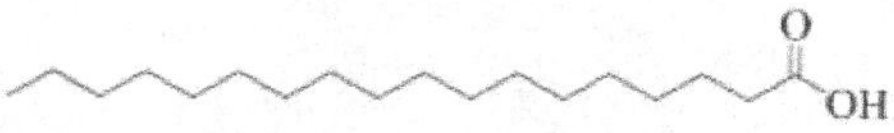

Stearic acid 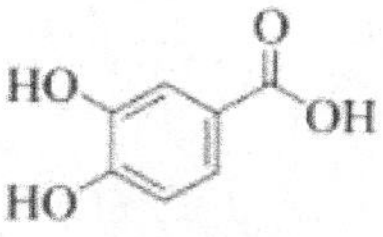　　原儿茶酸 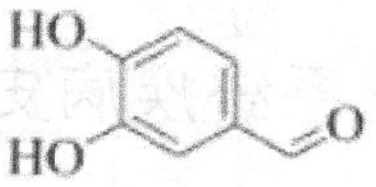　　原儿茶醛 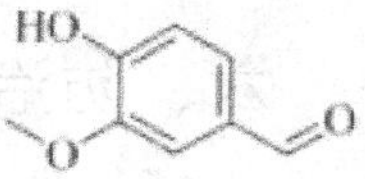　　香兰素

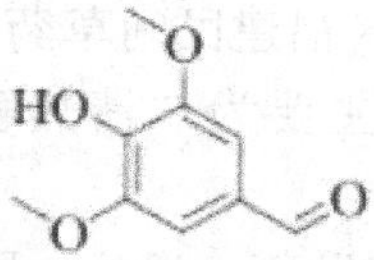

丁香醛 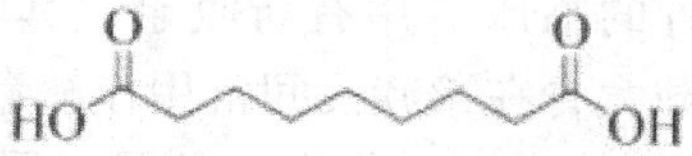　　壬二酸 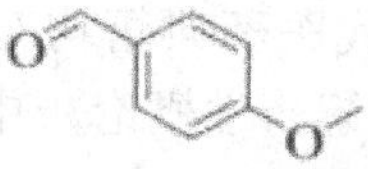　　甲氧基苯甲醛 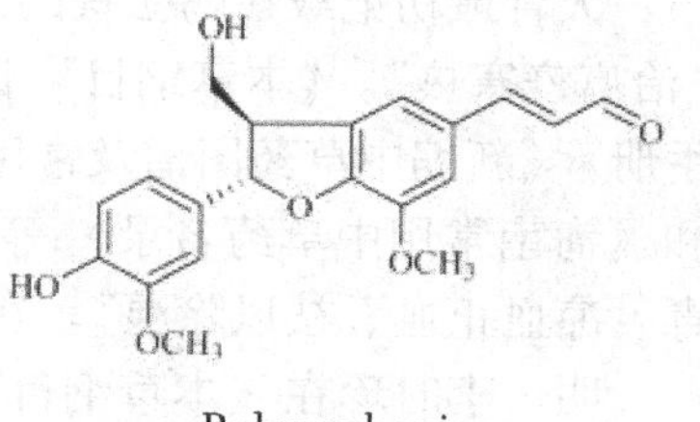　　Balanophonin

（六）叶绿素类化合物

大青中分离鉴定的叶绿素类化合物有 Purpurin 7 dimethyl ester、Pheophorbide a。

部分化合物结构图如下：

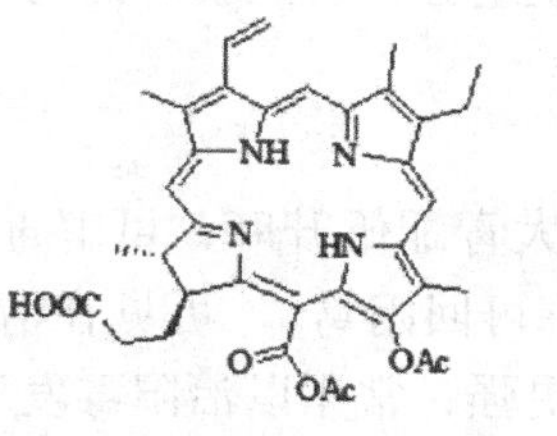

Purpurin 7 dimethyl ester 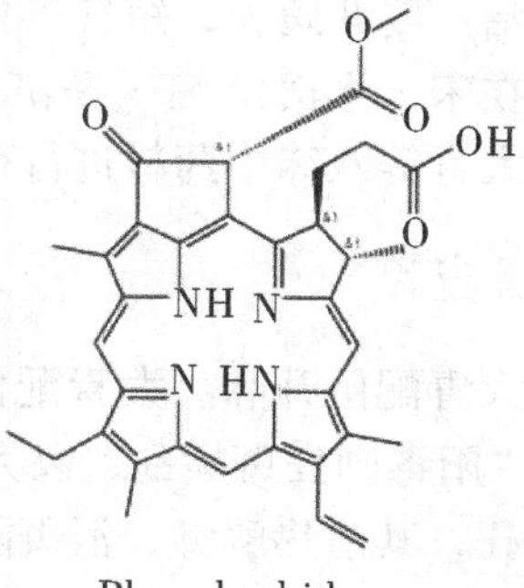　　Pheophorbide a

五、质量研究

鉴别实验

1. 性状鉴别

该品为棕黄色，长椭圆形，全缘，叶序对生，长 5～12 cm，宽 3～5 cm。

2. 显微鉴别

叶表面观，叶上表面表皮细胞垂周壁弯曲，头部腺毛有 8～12 个细胞，柄部腺毛为单细胞，茎部细胞直径 34～126 μm，表面疣状突起明显。叶下表面表皮细胞垂周壁波状弯曲，气孔为不定式。叶横切面，叶肉有一列栅栏组织，海绵组织间隙较大；主脉约有 8 列厚角组织，维管束排列几乎成环，薄壁组织含晶厚壁细胞。

3．理化鉴别

将大青进行微量升华后，结晶形状为蓝色针状片状或簇状结晶，以70％乙醇浸滴于滤纸上，在紫外灯（365 nm）照射下，升华物显现出蓝紫色荧光。

4．薄层鉴别

取本品0.5 g，加入三氯甲烷20 mL，加热回流1 h，滤过后浓缩至3 mL，作为供试液，另取大青对照药材，同法制备成对照品溶液。按照薄层色谱法（《中国药典》2020年版一部附录ⅥB）试验，分别吸取上述溶液各5 μL，点于同一硅胶G薄层板上，以环己烷－三氯甲烷－丙酮（5∶4∶2）为展开剂，展开后晾干，日光下检视。供试品色谱中，在与对照药材色谱相应的位置上，显相同颜色的斑点。

六、防治消化系统疾病史记

（一）民间与史书记载

大青最初记载在陶弘景的《名医别录》中，主治"时气头痛，大热口疮"。唐代甄权认为大青可"治瘟疫寒热"。《本草纲目》记载大青"主热毒痢、胃烂、黄疸、喉痹、丹毒"。《袖珍中药炮制速查手册》《新编中草药图谱及常用配方》《实用中草药原色图谱》《中国民间百草良方》《福建民间草药》和《海南常用中草药名录》等现代医药典籍均对大青的临床应用有所收录，其功效主要为"清热解毒、凉血止血、祛风除湿"。在《黎药学概论》中记载大青在黎族民间常用作解毒药。

明·李时珍在《本草纲目》中记载，用和剂方治疗热毒痢、伤寒、狂躁、胃烂、发斑、温瘴、脚气、黄疸、头痛目昏、鼻塞、口疮、喉痹、肠痈等疾病。方子具体如下：炼去滓的川朴消十斤，羚羊角（屑）、黄芩、升麻各三两，人参、赤芍药、槟榔、枳壳（麸炒）、生甘草、淡竹叶、木香各二两，木通、栀子、葛根、桑白皮、大青、蓝叶各一两半，苏方木六两并锉片水二斗五升，煎至九升滤过去滓，再次煎沸手搅动，待水汽将尽，倾入器中，将凝时入一两朱砂、半两麝香，经宿成雪，一日一服，二钱热水化服一两。据宋·朱肱《南阳活人书》卷二十中记载"六物黄芩汤处方中含黄芩、大青、甘草等六味药材。功能主治：婴儿腹大，短气，食不安，谷为之不化"，显示出了大青与其他药物组方后能明显治疗消化不良。在宋·太医院编《圣济总录》卷四十三记载道"山栀子汤可润肠胃"，这一方剂中将山栀子、大黄、大青等八味中药材进行科学的配伍组方，有润肠胃的功效。

（二）传统药对研究

大青的常用药对是大青配伍升麻、大青配伍黄连。大青配伍升麻，可解毒消斑、清热除烦。李象先《指掌赋》记载道："阳毒则狂斑烦乱，以大青、升麻可回闲笃。"可见在清热解毒方面两药相须为用，入心胃而解斑毒热狂，其清热解毒、消斑除烦功效更强，常用以治阳毒发斑。

大青配伍黄连，比例为3∶2，二者两寒配伍，大青性寒，黄连性寒，可用于清热燥湿、泻火解毒，温治小儿口疮不得吮乳。

七、现代药理与机制研究

目前对大青的药理研究主要集中在抗脾胃积热火毒、抗病毒、抗氧化、抗肿瘤、抗菌等方面，在降压、镇痛、消肿止痛方面也有部分研究。

（一）抗脾胃积热火毒

临床上用生黄芪、白术、鸡血藤、大青、茯苓、当归、熟地黄、牡丹皮、紫草、甘草等药材组方，随患者病程中的不同症状加减药方，全方共奏补气健脾、凉血解毒之功，改善患者因化疗导致的血气大伤、因暴饮暴食导致的脾胃大伤。而对于饮食不节、暴饮暴食、伤脾害胃、积热火毒外发导致的痤疮患者以及脾胃积热火毒致唇炎的患者，以生何首乌、白头翁、大青、龙葵、金银花、蒲公英、吴茱萸、甘草等药材，和牵牛子、黄芩、大青、蒲公英、牡丹皮等药材组方来治愈患者，有消积导滞、凉血解毒、通腑泄热之功。

（二）抗病毒

研究显示大青注射液对被人巨细胞病毒（HCMV AD169）感染的人胚肺 HEL 成纤维细胞产生的病变有一定的抑制作用，其治疗指数较高，为 3.54，是潜在的抗 HCMV 病毒药物。亦有研究发现，临床上内服鲜大青的汁用以治疗重型乙型脑炎，展现出了较高的疗效，患者治疗几天即可痊愈，且无后遗症。临床上也使用肝康复合剂（该方由大青、火炭母、盘上芫荽组成）用于急性黄疸型肝炎患者的治疗。

（三）抗氧化

研究发现，大青甲醇提取物既具有清除自由基（DPPH）活性，也能有效抑制一氧化氮（NO）产生活性，同时能较好保护 DNA 和蛋白质免受 DPPH、NO 损伤。另有学者对大青二氯甲烷部位、乙酸乙酯部位及正丁醇部位进行抗氧化实验，发现这在 3 个部位中，乙酸乙酯部位清除 DPPH、ABTS、Q-2 以及还原 Fe^{3+} 能力最强，但清除·OH 及螯合 Fe^{2+} 能力最强的分别是正丁醇部位和二氯甲烷部位。在对大青进行的研究中发现，分离制备得到的苯丙素类化合物——类叶升麻苷与白藜芦醇、维生素 E、丙丁酚、维生素 C 相比，具有较强的清除 DPPH 活性，显现出良好的抗氧化作用。由此可见，苯丙素类化合物应是大青抗氧化作用的物质基础。

（四）抗肿瘤

研究发现，来自大青的萜类、甾体类、叶绿素类化合物显现出了一定的抗肿瘤活性。如从大青茎部水提取物中分离得到的萜类化合物对 HL-60 细胞和肺腺癌细胞 A549 均有较好的抑制活性。又如国外学者对从大青中分离出的 C29 甾体化合物 Stigmasta-5,22,25-7-on-3β-ol 和叶绿素类化合物 Purpurin 7 dimethyl ester、Pheophorbide a 进行深入研究，发现前者对乳腺癌 MCF-7 细胞有抑制作用；而叶绿素类化合物则对 A549 细胞、盲肠癌 HTC-8 细胞、肾癌 CAKI-1 细胞、MCF-7 细胞、恶性黑色素瘤 SK-MEL-2、卵巢癌 1A9 细胞、鼻咽癌鳞状 KB 细胞等均表现出较强的细胞毒性，其中 Purpurin 7 dimethyl ester 对上述各类癌细胞的 ED_{50} 分别是 1.8 μg/mL、1.6 μg/mL、1.3 μg/mL、1.6 μg/mL、1.1 μg/mL、0.64 μg/mL、0.7 μg/mL，而 Pheophorbide a 表现出的 ED_{50} 分别为 1.5 μg/mL、1.5 μg/mL、0.88 μg/mL、1.60 μg/mL、0.91 μg/mL、0.48 μg/mL、0.46 μg/mL。

（五）抗菌

大青对多种痢疾杆菌均有杀灭效果，即便是对抗生素、小檗碱等耐药的痢疾杆菌，大青水煎剂对其也能展现出很好的杀灭效果。此外，该药对脑膜炎球菌、钩端螺旋体波蒙那群、黄疸出血群沃尔登型、七日热型亦有杀灭作用，并且对金黄色葡萄球菌也显现出很好的抑菌作用。该药的水煎剂在浓缩后，干燥成粉末，于低浓度下对福氏痢疾杆菌 2a 型、2b 型、3a 型、4 型、志贺氏型、鲍氏 4 型等痢疾杆菌有抑制和杀伤作用，即便是耐药菌株也能被低浓度的大青叶粉末抑制和杀伤。以上研究均表明大青对痢疾杆菌有强大的抑制和杀伤活性，初步展现出大青在临床上治疗痢疾方面的开发应用前景。

（六）其他

大青还具有降压、镇痛、缓解蛇咬之后的肿胀疼痛等活性。大青水煎剂对实验狗产生缓慢而持久的降压作用；大青醇提液有一定镇痛作用；大青还可治疗毒蛇咬伤，用鲜大青的汁治疗被青竹蛇咬伤的患者，发现该药对消肿止痛有显著疗效。

八、大青方剂的临床应用

大青疗效确切，应用历史悠久。其性味苦、寒，归胃、心经。清热解毒，凉血止血。主治外感热病热盛烦渴、咽喉肿痛、口疮、黄疸、热毒痢、急性肠炎、痈疽肿毒、衄血、血淋、外伤出血。常与其他药物配伍使用，有丸剂、散剂、颗粒剂等。

据《圣惠》卷九十五中记载，红雪通中散主治烦热黄疸、脚气温瘴、眼昏头痛、鼻塞口疮、重舌、喉闭、肠痈，以及伤寒狂躁、胃烂发斑。该处方中含川朴消、羚羊角屑、川升麻、黄芩、枳壳、赤芍药、人参、大青等中药材。临床应用上，通中散联合泮托拉唑肠溶片及硫糖铝凝胶用药，对治疗胃脘痛脾胃湿热证有良好效果，证候总有效率为96.08%，能有效改善舌红苔黄腻、口干苦、大便不爽等症状。在胃脘痛、纳差方面，与单独服用泮托拉唑肠溶片及硫糖铝凝胶组相比，并无差异，在胃镜方面总有效率为92.16%。治疗期间并无明显的不良反应，是有效治疗胃脘痛的方药。

据《北京市中药成方选集》记载，加味芦荟丸主治小儿疳积体瘦、痞块坚硬、肚大青筋、面黄肌瘦。疳积是疳证和积滞的总称，是中医临床儿科的常见症状，主要是由于喂养方式不当、偏食、消耗性疾病等原因，造成患儿脾胃功能受损，导致消化吸收功能下降，进而引起一系列症状的出现。疳积患儿常出现脾胃功能紊乱症状，如食欲降低、腹胀、腹满等；常表现为面黄肌瘦，全身皮下脂肪出现消减，比如腹部、臀部、四肢脂肪消减。处方中含有银柴胡、君子、黄连、芦荟、胆草、厚朴、甘草、大青叶等中药材。

九、产品开发与利用研究

大青除以上药用外，还可用作强身健体的补药、止血药、接骨药及杀菌驱虫剂等，亦可用作健脾开胃的中兽药、强身健体的新型保健品。有学者在田野调查发现，大青被用来炖鸡，产妇吃了有利于产后恢复，常人吃了强身健体，被看作是补药。止血作用：大青的叶子捣碎后，敷在伤口处，具有止血作用。接骨作用：大青的枝干搭配其他药可作接骨药。杀菌驱虫作用：在插秧前将大青的枝叶焚烧在田里，用作田间养鱼前的消毒杀菌驱虫。

将大青、山药、穿心莲、甘草等中药材按照一定的质量分数配比，具有理气开胃、消食化瘀等作用，从而提高家禽牲畜免疫力。

参考文献

[1] 广东省植物研究所. 海南植物志（第四卷）[M]. 北京：科学出版社，1977：24.
[2] 裴鉴，陈守良. 中国植物志（第六十五卷第一分册）[M]. 北京：科学出版社，1982：164.
[3] 杨小丽. 通中散联合西药治疗胃脘痛脾胃湿热证的临床效果观察 [J]. 临床合理用药杂志，2019，12（8）：8-9，4.
[4] 李丽君. 大青木在贵州侗族民间的应用及科学性探究 [D]. 贵阳：贵州民族大学，2018.
[5] 张丛，杨旭，陈中，等. 一种健脾开胃的中兽药及其制备方法 [P]. 河南省：CN115154560A，2022-10-11.
[6] 门毅，李景杰，李正财. 一种预防感冒的新鲜花叶饮料的制备方法 [P]. 北京市：CN114304338A，2022-04-12.

火 炭 母

一、基源

该药物是蓼科蓼属植物火炭母（*Polygonum chinense* L.）的干燥全草。

二、植物形态特征与分布

形态特征：多年生草本，高达 1 m。茎直立，无毛，多分枝。叶卵形或长卵形，长 4～10 cm，宽 2～4 cm，先端渐尖，基部平截或宽心形，无毛，下面有时沿叶脉疏被柔毛；下部叶叶柄长 1～2 cm，基部常具叶耳，上部叶近无柄或抱茎，托叶鞘革质，无毛，长 1.5～2.5 cm，偏斜，无缘毛。头状花序常数个组成圆锥状，花序梗被腺毛；苞片宽卵形；花被 5 深裂，白色或淡红色，花被片卵形，果时增大；雄蕊 8；花柱 3，中下部连合。瘦果宽卵形，具 3 棱，长 3～4 mm，包于肉质蓝黑色宿存花被内。花期在 7～9 月，果期在 8～10 月。

生长环境与分布：生于山谷、水边、湿地，在海拔 30～2400 m 的山谷湿地、山坡草地亦有。分布于中国陕西南部、甘肃南部、华东、华中、华南和西南，在浙江、福建、江西、湖北、湖南、广东、广西、海南、四川、贵州、云南、西藏、台湾等省区均有分布。日本、菲律宾、马来西亚、印度也均有分布。

三、传统习用

味苦、辛，性凉。清热利湿，凉血解毒，平肝明目，活血舒筋。主治痢疾、泄泻、咽喉肿痛、白喉、肺热咳嗽、百日咳、肝炎、带下、痈肿、中耳炎、湿疹、眩晕耳鸣、角膜云翳、跌打损伤。

（1）用于治赤白痢。火炭母草和海金沙捣烂取汁，加入沸水，再加糖少许服之。（《岭南采药录》）

（2）用于治痢疾、肠炎、消化不良。取火炭母、小凤尾、布渣叶各 18 g，水煎服。（广东《中草药处方选编》）

（3）用于治疗扁桃体炎。将鲜火炭母 3～60 g 和鲜苦蘵 30 g，水煎服。（《福建药物志》）

（4）用于治痢疾、肠炎、消化不良等疾病。火炭母清利湿热、消滞解毒，用于治痢疾、肠炎、消化不良、肝炎、扁桃体炎、咽喉炎、痈肿、跌打扭伤、皮炎、湿疹瘙痒。（广州部队《常用中草药手册》）

（5）用于治黄疸、咽喉肿痛、百日咳等疾病。火炭母清热利湿、解毒、凉血，用于治湿热泻痢、黄疸、白带、肝热目赤、眼生翳膜、眩晕耳鸣、感冒发热、咽喉肿痛、毒蛇咬伤、血热吐血、便血，又用于治百日咳、白喉、霉菌性阴道炎、子宫颈癌。（《四川中药志》）

（6）可去皮肤风热，流注骨节，痈肿疼痛。（《本草图经》）

（7）用以洗毒、消肿。（《植物名实图考》）

（8）炒蜜食能止痢症。敷疮、敷跌打、贴烂脚，拔毒、干水、敛口。（《生草药性备要》）

（9）治骨节酸疼，可去热舒筋；治痈疽恶疮。（《药性考》）

（10）用于治疗小儿身热惊搐、膙胀。（《岭南采药录》）

（11）治气虚耳聋，妇人带下。（《分类草药性》）

（12）治虚弱、风热、头昏，火炭母益气、行血、祛风、解热。（《重庆草药》）

四、化学成分

火炭母的化学成分较为复杂，按化合物结构类型，主要有黄酮类、酚酸类、鞣质类、甾体类以及挥发油等化合物。

（一）黄酮及黄酮苷类化合物

黄酮及其苷类化合物是火炭母的主要成分之一。从火炭母中分离得到了 Isorhamnetin、Apigenin、Kaempferol、Quercetin、Luteolin、Avicularin、Isoquercitrin、Quercitrin、Naringenin、Batatifolin、Kaempferol-7-O-glucoside、Kaempferol-3-O-glucuronide。

部分化合物结构式图如下：

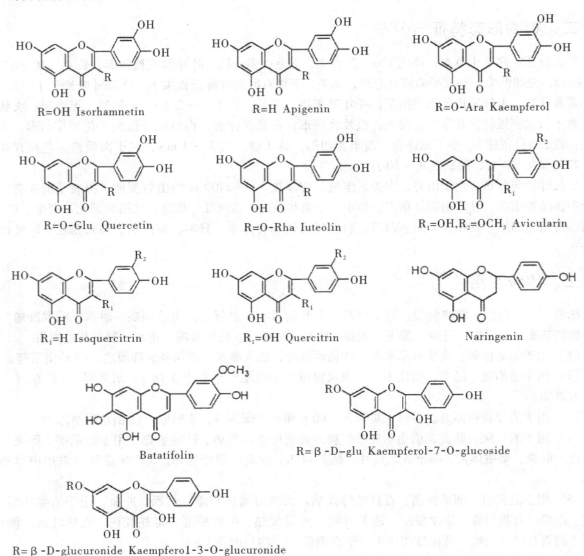

R=OH Isorhamnetin

R=H Apigenin

R=O-Ara Kaempferol

R=O-Glu Quercetin

R=O-Rha Iuteolin

R₁=OH,R₂=OCH₃ Avicularin

R₁=H Isoquercitrin

R₁=OH Quercitrin

Naringenin

Batatifolin

R=β-D-glu Kaempferol-7-O-glucoside

R=β-D-glucuronide Kaempferol-3-O-glucuronide

（二）有机酚酸类及鞣质类化合物

从火炭母中分离得到的有机酚酸类化合物有 Gallic acid、Syringic acid、Protocatechuic acid、3-O-methylellagic acid、Gallicin、Caffeic Acid，鞣质类有 Ellagic acid、3,3'-di-O-methylellagic acid。

化合物结构图如下：

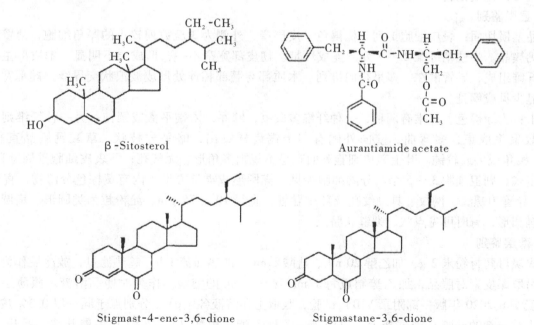

$R_1=R_2=OH$　Gallic acid　　$R_1=R_2=OCH_3$　Syringic acid　　$R_1=H,R_2=OH$　Protocatechuic acid

$R_1=OH,R_2=OCH_3$　3-O-methylellagic acid　　Gallicin　　Caffeic acid

$R_1=R_2=OH$　Ellagic acid　　$R_1=R_2=OCH_3$　3,3'-di-O-methylellagic acid

（三）甾体类化合物

有学者从火炭母叶和根茎中分离得到的甾体类化合物有 β-sitosterol、Aurantiamide acetate、stigmast-4-ene-3,6-dione、stigmastane-3,6-dione、Hecogenin、25R-Spirost-4-ene-3,12-dione。

部分化合物的结构图如下：

β-Sitosterol　　　　Aurantiamide acetate

Stigmast-4-ene-3,6-dione　　　　Stigmastane-3,6-dione

Hecogenin　　　　　　　　　　25R-Spirost-4-ene-3,12-dione

（四）挥发油及其他类化合物

用水蒸气蒸馏法提取火炭母中的挥发油，并采用气相－质谱联用（GC-MS）对挥发油成分进行分析，结果表明火炭母挥发油的主要成分为脂肪酸类物质，含量较高的成分为正十六烷酸（相对含量高达52.88%）。采用超临界 CO_2 萃取法提取火炭母中的挥发油，并采用GC-MS对其进行分析，结果显示，含量较高的成分分别为邻苯二甲酸、6，10，14－三甲基－2－十五烷酮、邻苯二甲酸二异丙基酯。另外，火炭母根中含有 L－鼠李糖（L-rhamnose）、L－肌醇（L-inositol）、D－半乳糖（D-galactose）、硬脂酸（Steatic acid）、棕榈酸（Palmitic acid）、亚麻酸（Linolenic acid）等。

五、质量研究

（一）鉴别实验

1. 性状鉴别

茎扁圆柱形，有分枝，节稍膨大，下部节上有须根；表面淡绿色或紫褐色，无毛，有细棱；质脆，易折断，断面灰黄色，多中空。叶互生，多卷缩、破碎，叶片展平后呈卵状长圆形，长5～10 cm，宽2～4.5cm，先端短尖，基部截形或稍圆，全缘，上表面暗绿色，下表面色较浅，两面近无毛；托叶鞘筒状，膜质，先端偏斜。气微，味酸、微涩。

2. 显微鉴别

本品茎横切面：表皮细胞1列，棕褐色。皮层窄，外侧为3至数列较小的厚角细胞，薄壁组织中有草酸钙簇晶。中柱鞘纤维2～6列，连成环带。韧皮部宽窄不一，形成层不明显。木质部主要由导管和木纤维组成，导管散在，多呈径向排列。木质部与髓部相连处形成波浪状交界线。髓部宽阔，草酸钙簇晶少见或偶见。

粉末：为绿褐色。纤维有两种，一种纤维多成束，壁厚，末端平截或圆钝；另一种纤维则单个散在或少数聚集成束，多弯曲，壁向外侧有多个锯齿样突出，略呈分枝状。草酸钙簇晶直径12～80 μm，棱角锐尖或较钝。叶上表皮细胞表面观呈不规则多角形，无气孔；下表皮细胞垂周壁稍弯曲，气孔不定式，副卫细胞3～5个。分泌细胞少见，椭圆形或类长方形，内有黄棕色分泌物，直径30～80 μm。导管为螺纹、网纹、具缘纹孔及环纹导管，直径10～75 μm。淀粉粒为类圆形、扁圆形、卵形或长椭圆形，有时可见点状、裂缝状脐点。

3. 薄层鉴别

取火炭母药材粉末2 g，加乙醇20 mL、盐酸1 mL，加热回流1 h，趁热滤过，放冷后作为供试品溶液。另取槲皮素对照品，加乙醇制成每1 mL含0.5 mg的溶液，作为对照品溶液。照薄层色谱法（《中国药典》2020年版一部附录ⅥB）试验，吸取上述溶液各4 μL，分别点于同一以0.3%羧甲基纤维素钠为黏合剂的硅胶G薄层板上，以甲苯－乙酸乙酯－甲酸（5∶2∶1）为展开剂，展开，取出，晾干，喷以三氯化铝试液，置紫外光灯（365 nm）下检视。供试品色谱中，在与对照品色谱相应的位置上，显相同的橙黄色荧光斑点。

取本品粉末1 g，加甲醇25 mL，超声处理15 min，滤过，滤液浓缩至1 mL，作为供成品溶液。另取鞣花酸对照品，加甲醇制成每1 mL含1 mg的溶液，作为对照品溶液。照薄层色谱法（《中国药典》

2020 年版通则 0502）试验，吸取上述溶液各 5 μL，分别点于同一硅胶 G 薄层板上，以二氯甲烷 - 乙酸乙酯 - 无水甲酸 - 水（8：8：4：1）为展开剂，展开，取出，晾干，喷以 3% 三氯化铁乙醇溶液，在 105 ℃下加热至斑点显色清晰。供试品色谱中，在与对照品色谱相应的位置上，显相同颜色的斑点。

4. 理化鉴别

取本品粗粉约 5 g，加乙醇 50 mL，加热回流 30 min，稍冷，加活性炭少量，滤过，滤液浓缩至约 5 mL。滤液做以下试验：①取滤液 2 mL，加镁粉少量与盐酸 5 滴，置水浴中加热 3 min，显橙色或橙红色；②滤液点于滤纸上，干后，置于紫外光（365 nm）灯下观察，显黄色荧光，再喷以三氯化铝试液，荧光加强。

取本品粗粉 1 g，加甲醇 10 mL，热浸，滤过。滤液做以下试验：①取滤液 1 mL，加 3～5 滴浓盐酸及少量镁粉，加热，显淡红色，用以检查黄酮；②取滤液 1 mL，加 1% 三氯化铁乙醇液 2～3 滴，显暗蓝紫色，用来检查酚性物质和鞣质。

取本品粗粉 1 g，加 10% 硫酸 10 mL，于沸水浴上加热，冷却后，加乙醚 5 mL，振摇萃取，取乙醚层，加 10% 氨水 2 mL，振摇后放置，乙醚层退为无色，碱液显橙红色。

5. 紫外鉴别

称取火炭母粗粉 5 份，每份 1 g，分别置于试管中，再加入石油醚（30～60 ℃）、氯仿、乙酸乙酯、正丁醇和无水乙醇各 25 mL，冷浸 24 h，滤过，取滤液，在适宜波长下扫描。该药材的石油醚提取液在 668 nm、408 nm 和 268 nm 波长处具有特征峰；该药材的氯仿提取液在 667.609 nm、537.503 nm、414 nm 和 327 nm 波长处具有特征峰；该药材的乙酸乙酯提取液在 665 nm、607 nm、533 nm、504 nm、408 nm、310 nm 和 271 nm 波长处具特征峰；该药材的正丁醇提取液在 666 nm、608 nm、535 nm 和 411 nm 波长处具有特征峰；该药材的无水乙醇提取液在 664 nm、300 nm 和 272 nm 波长处具有特征峰。其中火炭母的氯仿和乙酸乙酯提取液特征峰多，适用于火炭母药材的紫外 - 可见光谱鉴别。

（二）含量测定

火炭母中成分类型较多，选择合适的指标性成分是能否合理控制药材质量的关键。已报道的火炭母及其制剂中含量测定的指标性成分有鞣酸、槲皮苷，为火炭母药材及其相关制剂的质量控制提供了一定的参考依据。

1. 鞣酸的含量测定

用干酪素比色法测定火炭母中鞣酸的含量，测得其鞣酸含量为 1.78%，通过比较得出，鞣酸含量与其有效酸度（pH）成正比，为火炭母中鞣酸含量测定方法提供了理论依据。

2. 槲皮苷的含量测定

用高效液相色谱法测定广东地区 10 批火炭母药材中槲皮苷的含量，采用的色谱条件如下：流动相为乙腈 - 四氢呋喃磷酸水溶液（37：163）等度洗脱，柱温 35 ℃，检测波长 365 nm。经过方法学验证，得出槲皮苷在 0.8～10.0 μg 范围内线性关系良好，10 批样品的槲皮苷含量在 0.6%～2.84% 之间。这一方法准确、可靠，值得推广。

（三）检查

（1）水分：不得过 14.0%（《中国药典》2015 年版通则 0832 第二法）。

（2）总灰分：不得过 8.0%（《中国药典》2015 年版通则 2302）。

（3）酸不溶性灰分：不得过 2.0%（《中国药典》2015 年版通则 2302）。

（4）浸出物：照醇溶性浸出物测定法（《中国药典》2015 年版通则 2201）项下的热浸法测定，用稀乙醇作溶剂，不得少于 15.0%。

六、防治消化系统疾病史记

(一) 民间与史书记载

本品始载于《本草图经》:"生南恩州原野中。味酸,平,无毒。去皮肤风热,流注骨节,痈肿疼痛。茎赤而柔似细蓼,叶端尖,近梗方。夏有白花。秋实如菽,青黑色,味甘可食。不拘时采炒,敷肿痛处,经宿一易。"本书记载与如今所用火炭母描述一致。

广东《中草药新医疗法处方集》中记载:"火炭母与小凤尾、布渣叶各取六钱,加水煎服,对痢疾、肠炎、消化不良有疗效。"广州部队《常用中草药手册》:"清利湿热,消滞解毒。治痢疾、肠炎、消化不良、肝炎、扁桃体炎、咽喉炎、疖肿、跌打扭伤、皮炎、湿疹、瘙痒。"南川《常用中草药手册》:"益气行血,祛风解热。治虚弱、风热、头昏、血气痛。"《生草药性备要》:"将火炭母炒蜜食能止痢症。敷疮、敷跌打、贴烂脚,拔毒、干水、敛口。"《植物名实图考》:"火炭母,宋代图经始著录。今南安平野有之,形状与图极符。俗呼乌炭子,以其子青黑如炭,冬初尚茂。"以上记载了火炭母详细的功能主治以及形态。

(二) 传统药对研究

火炭母传统药对有火炭母配海金沙、火炭母配野牡丹、火炭母配鸡骨草、鲜火炭母配白鸡冠花,具体药性配伍、配伍比例及药理作用等相关信息见下表。

药对名称	主要活性成分	药性配伍	配伍比例	药理作用
火炭母配海金沙	黄酮类配三萜类	凉寒配伍,火炭母性凉、海金沙性寒	1:1	可用于清热利湿、凉血解毒、消积利湿、活血止血,治急慢性菌痢
火炭母配野牡丹	黄酮类配酚酸类	两药配伍,火炭母与野牡丹均性凉	1:1	用于治疗慢性菌痢
火炭母配鸡骨草	黄酮类配生物碱类	两药合用,火炭母与鸡骨草均性凉	1:1	用于利湿退黄、清热解毒,治湿热黄疸
鲜火炭母配白鸡冠花	黄酮类配黄酮类	二药相配,则理气健脾之功加强	二两(三朵):三两(五朵)	可用于妇女带下

七、现代药理与机制研究

(一) 对肠平滑肌的作用

火炭母煎剂对离体豚鼠回肠无明显影响,但是该药材的水提物却表现出了明显的收缩作用,并且对离体兔十二指肠的张力表现出了轻度增强活性,具体的分子机制有待进一步研究。

(二) 改善肝损伤作用

研究发现,火炭母口服液对伤寒杆菌引起的小鼠肝损伤具有明显的缓解作用,通过调控 TBK1 - IRF3 信号通路减轻肝组织中炎症反应,改善肝细胞坏死及凋亡的情况。同时,还有研究表明,火炭母中的总黄酮对 D - 氨基半乳糖诱导的肝损伤小鼠模型具有保护作用,能够改善肝组织中的炎症反应、氧化应激及脂代谢紊乱,具体作用机制是调节 Th1/Th2 细胞平衡。

(三) 抗氧化及清除自由基

黄酮类化合物具有良好的抗氧化反应活性,可以清除自由基,阻断自由基链反应,是良好的抗氧化剂，其中的构效关系是黄酮类化合物中的酚羟基。火炭母药材中富含黄酮类化合物，如槲皮素、芹菜素、柚皮素、异鼠李素等均具有多个酚羟基。将这一药材用 80% 甲醇提取，用改良的 ABTS 法测定其抗氧化活性，结果表明，其抗氧化活性相当于阳性对照水溶性维生素 E 的 57.5%；还测定了该醇提物清除羟基自由基的活性，用二丁基羟基甲苯（BHT）做阳性对照，测定结果表明，火炭母醇提取物清除羟基自由基的能力相当于 BHT 的 21.6%。

（四）抗菌和抗病毒

火炭母中的黄酮类和酚酸类化合物对许多病原微生物具有广泛的抑制和杀灭作用。大量文献表明，黄酮苯环上羟基的位置与数量决定着黄酮类化合物抑菌活性的大小；而酚酸类化合物因具有酸性，能使蛋白质凝固或变性，从而起到杀菌或抑菌的作用。《中药志》（第四版）中记载："火炭母的醇提取液和水提液均对金黄色葡萄球菌、大肠杆菌、绿脓杆菌、肺炎杆菌和痢疾杆菌等有较强的抗菌作用。"通过研究这一药材煎剂对禽大肠杆菌的抗菌活性，发现其具有明显抑菌效果，其对分离株 MIC 值为 3.9 mg/mL，并且对 O 型、O2 型、Os 型菌株 MIC 值分别为 250 mg/mL、187.5 mg/mL、23.6 mg/mL；此外在对这一煎剂抗病毒作用的研究中，发现其可抑制乙肝病毒 DNA 多聚酶（抑制率为 50% 以上）及降解 HBV-DNA（降解率为 25% 以上），提示其具有较好的抗乙肝病毒潜力。

（五）抗炎镇痛

研究发现，黄酮类化合物具有明显的抗炎镇痛作用。以乙酰水杨酸为阳性对照，采用二甲苯致小鼠耳肿胀法和角叉菜致大鼠足踝肿胀两个动物模型研究火炭母中 Luteolin 的抗炎作用，采用小鼠热板法和化学刺激法研究 Luteolin 的镇痛作用。研究结果表明，火炭母中 Luteolin 的抗炎作用强度和镇痛效果均比阳性药物组好。相关机制研究提示，该抗炎作用机理可能与其抑制炎症介质有关。

（六）降压作用

火炭母煎剂在给麻醉犬静脉注射 0.1 g/kg 后，有降压作用。

（七）中枢抑制作用

给小鼠腹腔注射火炭母水提取物 10 g（鲜生药）/kg 后，对小鼠中枢具有抑制作用，表现为小鼠运动失调，并能延长环巴比妥钠的催眠时间。

八、火炭母方剂的临床应用

火炭母疗效确切，应用历史悠久。味苦、辛，性凉。清热利湿，凉血解毒，平肝明目，活血舒筋。常与其他药物配伍使用。制剂有丸剂、片剂、胶囊、曲剂、酒剂、散剂、颗粒剂、冲剂等。

胃肠宁颗粒收录于《中华人民共和国卫生部药品标准中药成方制剂（第二册）》，由布渣叶、辣蓼、番石榴叶、火炭母、功劳木药材制成，加工成冲剂。其具有清热祛湿、健胃止泻的功效，用于急性胃肠炎、消化不良。临床上对照组患者采用胶体枸橼酸铋、克拉维酸和替硝唑联合用药治疗；治疗组则是给药胃肠宁颗粒（广州汉方现代中药研究开发有限公司生产），一日三次，每次一袋，开水冲服。连续服药 6 周后，发现对照组总有效率为 66%，而治疗组总有效率高达 90%。治疗组的治疗效果明显优于对照组，两组比较差异有统计学意义（$P < 0.05$）。

飞扬肠胃炎胶囊是由飞扬草、火炭母及救必应组成的方剂，具有泻火解毒、除湿止痛之功效，主治细菌性痢疾和急、慢性肠胃炎，临床应用广泛，疗效确切。飞扬肠胃炎胶囊具有明显抗乙醇引起的实验性胃溃疡（GU）作用，包括减少 GU 面积、升高胃内容物 pH、减轻黏膜下水肿和白细胞浸润。这一制剂可以提高谷胱甘肽、过氧化氢酶和超氧化物歧化酶的表达水平，并抑制硫代巴比妥酸反应物的产生，内在分子机制是主要通过抑制氧化应激，激活 Nrf2/HO-1 信号通路来对抗实验性胃溃疡，发挥胃保护作用。

　　临床上运用结肠灵汤（主要由党参、茯苓、火炭母等中药组成）治疗肝郁气滞型消化不良患者，发现与西药对照组相比，该汤剂的总有效率较高（86%），能明显改善患者的腹痛、腹胀、食欲不振、头晕和恶心等症状。

九、产品开发与利用研究

　　火炭母除药用外，还大量用作食品方面，是多种凉茶如"广东凉茶""王老吉""二十四味"等的主要组成之一，可作为一种功能性"药食同源"食品；在化妆品方面，含有火炭母提取物的化妆品具有美白，抗氧化的作用。

　　食用：首先把火炭母草的叶子捣烂，然后把捣烂的汁水装入杯子里，再加入适量的蜂蜜，就可以直接饮用了。若是用来煲汤，就可以把少量的火炭母草直接和食物（如鸡、鸭等）放在一起，煲2个小时后即可食用。但是孕妇要慎重食用火炭母。

　　食品添加剂：火炭母提取物中的有效成分对羟自由基、1,1-二苯基-2-三硝基苯肼自由基、超氧阴离子自由基均具有很强的清除能力。同时，火炭母药理活性显著，如抑菌作用、抗炎作用、抗肿瘤作用、降脂等显著，故可将其作为天然氧化剂。

　　绿化环境：绿化环境也是火炭母的重要作用之一，它可以作为绿化植物，栽种在庭园或者园林景区中，不仅能让景区增加一些山野气息，还能让景区变得更有韵味与情趣。

　　预防高血压和神经衰弱：火炭母还是一种具有明显降压功效的中药材，平时用它泡水喝或者煮水喝，都能预防高血压发生，增加人体心脑血管收缩功能，加快血液循环，防止血管病变。另外，火炭母的提取物还能直接作用于人类的中枢神经，能提高神经功能，既能镇静安神，也能预防失眠和神经衰弱。

参考文献

[1] 叶青美. 火炭母的化学成分及质量标准初步研究 [D]. 广州：暨南大学，2011.

[2] 任恒春. 火炭母和血三七化学成分及火炭母质量标准研究 [D]. 北京：中国协和医科大学，2009.

[3] 程建国，侯丽丽，晏永新. 火炭母药材薄层鉴别方法的研究 [J]. 中国动物保健，2015，17（5）：63-65.

[4] 张可锋，高雅. 火炭母的显微和光谱鉴别 [J]. 安徽农业科学，2012，40（3）：1412-1414.

[5] 王小平. 胃肠宁颗粒治疗慢性胃炎50例临床观察 [J]. 亚太传统医药，2013，9（8）：182-183.

[6] 周丹，田天，李骅，等. 飞扬肠胃炎胶囊对实验性胃溃疡的保护作用及机制研究 [J]. 西北药学杂志，2021，36（3）：408-414.

[7] 宋姗姗，杨艾华，王微微，等. 火炭母提取物抗氧化性及稳定性研究 [J]. 中国食品添加剂，2021，32（12）：23-30.

[8] 韩飞. 自拟结肠灵汤治疗肝郁气滞型功能性消化不良临床观察 [J]. 光明中医，2021，36（4）：517-519.

假　蒟

一、基源

该药物为胡椒科胡椒属植物假蒟（*Piper sarmentosum* Roxb.）的地上部分。全年均可采收，阴干或者鲜用。

二、植物形态特征与分布

形态特征：多年生、匍匐、逐节生根草本，长数至 10 余米；小枝近直立，无毛或幼时被极细的粉状短柔毛。叶近膜质，有细腺点，下部的阔卵形或近圆形，长 7～14 cm，宽 6～13 cm，顶端短尖，基部心形或稀有截平，两侧近相等，腹面无毛，背面沿脉上被极细的粉状短柔毛；叶脉 7 条，干时呈苍白色，背面显著凸起；上部的叶小，卵形或卵状披针形，基部浅心形、圆形、截平或稀有渐狭；叶柄长 2～5 cm，被极细的粉状短柔毛，匍匐茎的叶柄长可达 7～10 cm；叶鞘长约为叶柄之半。花单性，雌雄异株，聚集成与叶对生的穗状花序。雄花序长 1.5～2 cm，直径 2～3 mm；总花梗与花序等长或略短，被极细的粉状短柔毛；花序轴被毛；苞片扁圆形，近无柄，直径 0.5～0.6 mm；雄蕊 2 枚，花药近球形，2 裂，花丝长为花药的 2 倍。雌花序长 6～8 mm，于果期稍延长；总花梗与雄株的相同，花序轴无毛；苞片近圆形，直径 1～1.3 mm；柱头 4，稀有 3 或 5，被微柔毛。浆果近球形，具 4 角棱，无毛，直径 2.5～3 mm，基部嵌生于花序轴中并与其合生。花期在 4～11 月。

生长环境与分布：喜温暖湿润的环境，耐半阴，要求疏林透射光以及富含腐殖质的肥沃土壤，较耐湿，不耐干旱。分布于中国、印度、越南、马来西亚、菲律宾、印度尼西亚、巴布亚新几内亚。在中国分布于福建、广东、广西、云南、贵州及西藏各省区。生长于林下或村旁湿地上。

三、传统习用

味苦，性温。入肝、脾经。祛风散寒，行气止痛，活络，消肿。主治脘腹胀满、泄泻痢疾。

（1）用于治气滞腹痛。假蒟叶 15 g 水煎服。（源自《广西民间常用中草药手册》）

（2）用于治腹痛腹胀。假蒟鲜叶 15 g，捣烂后加入米粉在锅上煎成饼状，隔布热敷在肚脐。（源自《广东中草药》）

（3）用于腹泻食、欲不振等，假蒟可温中暖胃、祛风行气。主治腹胀腹痛、肠炎腹泻、食欲不振、肾炎水肿、风湿痛。（源自广州部队《常用中草药手册》）

（4）用于治伤风咳嗽。假蒟叶 30 g 和猪血 120 g 炖后服用。（源自《上海民间常用中草药手册》）

（5）用于治疗水肿等疾病，假蒟能化湿消肿、行气通窍、消滞化痰。治水肿、风湿性关节炎、疝气痛、风寒咳嗽。（源自《广东中草药》）

（6）可治产后脚肿。假蒟叶同鳝鱼，煮醋（食）。（源自《本草求原》）

（7）用于治跌打肿痛。取假蒟叶适量，捣烂后酒炒，敷与伤患处。（源自《广西民间常用中草药手册》）

（8）治外伤出血。取假蒟叶适量，捣烂后敷出血点，或用干假蒟叶研磨成粉，撒在伤患处。（源自《广西民间常用中草药手册》）

四、化学成分

假蒟中富含生物碱类、挥发油类、黄酮类、酚类、苯丙素类、木质素类和其他类化合物，具有广泛的生物活性。

（一）生物碱类化合物

从假蒟中分离纯化得到以下生物碱类化合物：Sarmentine、Sarmentosine、1-[（2E,4E,9E）-10-(3,4-methylenedioxyphenyl)-2,4,9-undecatrienoyl]pyrrolidine、Pellitorine、N-Isobutyl-2E,4E-octadienamide、N-Isobutyl-2E,4E-Dodecadienamide、N-Isobutyl-2E,4E-Tetradecadienamide、N-Isobutyl-2E,4E-Hexadecadienamide、N-Isobutyl-2E,4E-Octadecadienamide、Guineensine、Pipercide、N-[9-(3,4-Methylenedioxyphenyl)-2E,4E,8E-nonatrienoyl]pyrrolidine、Brachyamide A、Brachyamide B、1-[（2E,10E）-11-(3,4-methylened-ioxyphenyl)undeca-2,10-dienoyl]pyrrolidine、1-[1-oxo-9(3,4-Methylenedioxyphenyl)-8E-nonenyl]pyrrolidine、Piperoleine、Piperyline、3,4,5-Trimethoxycinnamoyl pyrrolidine、1-[（8E）-1-oxo-9-(3,4-methylenedioxyphenyl)nona-8-enyl]pyrrolidine、Pipercallosine、Langkamide、Piplartine、Demethoxypiplartine、Agrocybenine、Adenosine、Guanosine、Inosine。

部分化合物结构图如下：

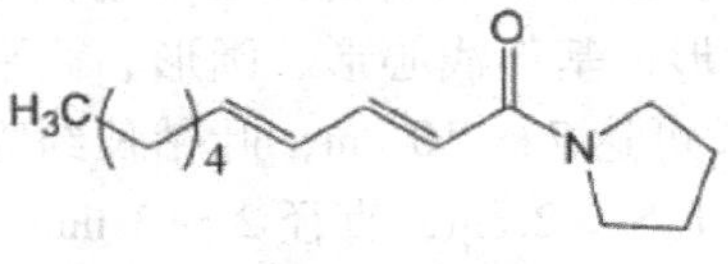

Sarmentine

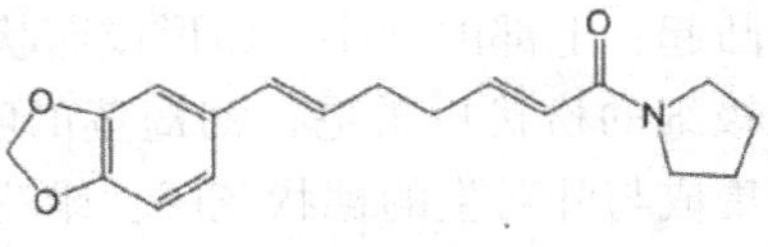

Sarmentosine

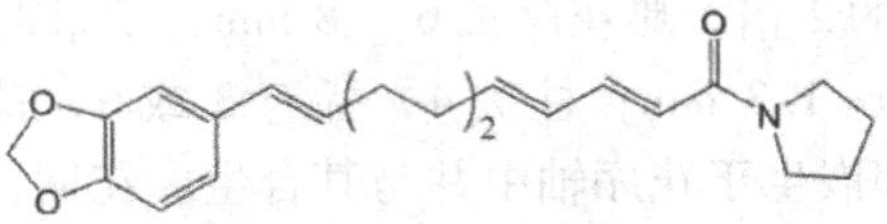

1-[(2E,4E,9E)-10-(3,4-methylenedioxyphenyl)-2,4,9-undecatrienoyl]pyrrolidine

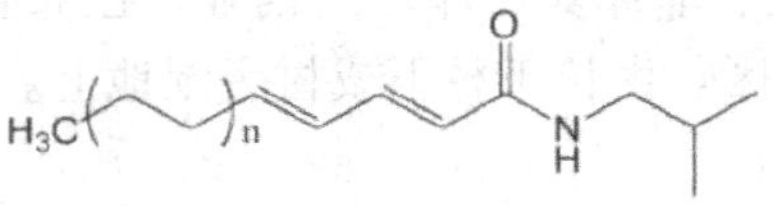

N=2　Pellitorine

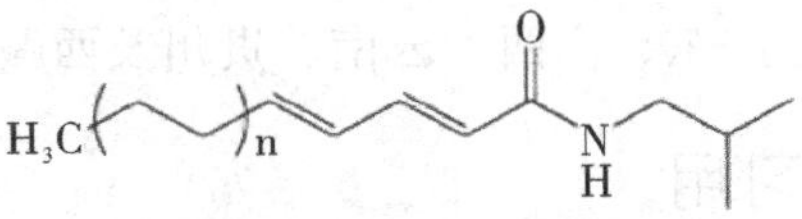

N=1　N-Isobutyl-2E,4E-octadienamide

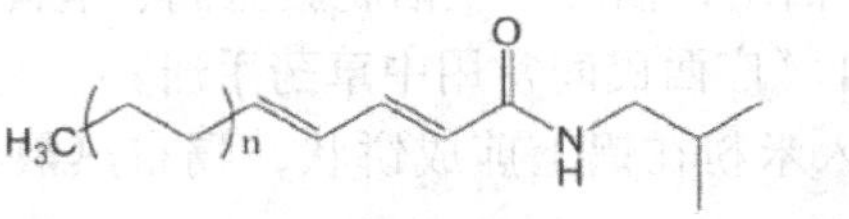

N=3　N-Isobutyl-2E,4E-dodecadienamide

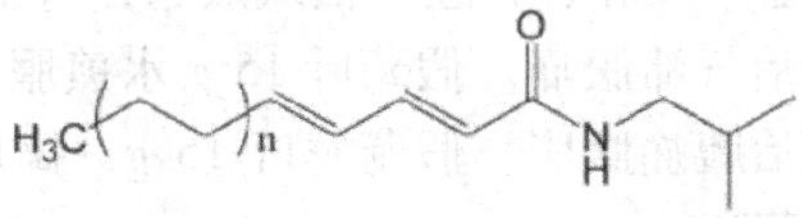

N=4　N-Isobutyl-2E,4E-tetradecadienamide

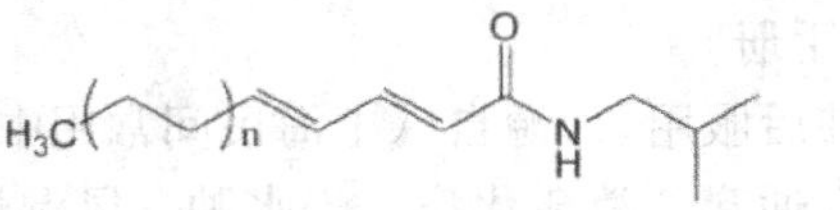

N=5　N-Isobutyl-2E,4E-hexadecadienamide

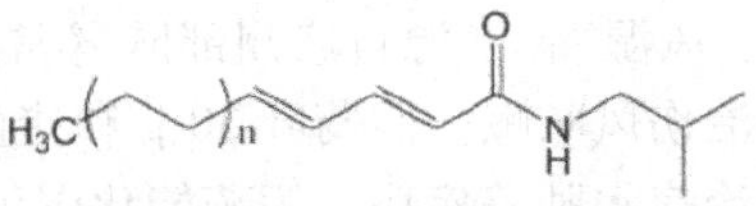

N=6　N-Isobutyl-2E,4E-octadecadienamide

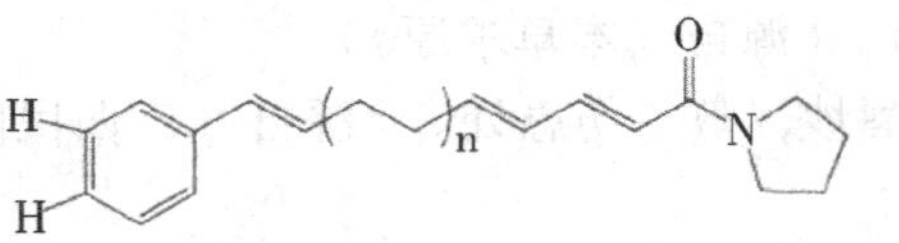

N=1　Guineensine

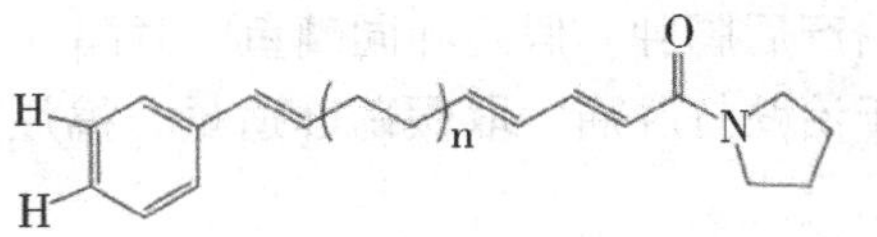

N=3　Pipercide

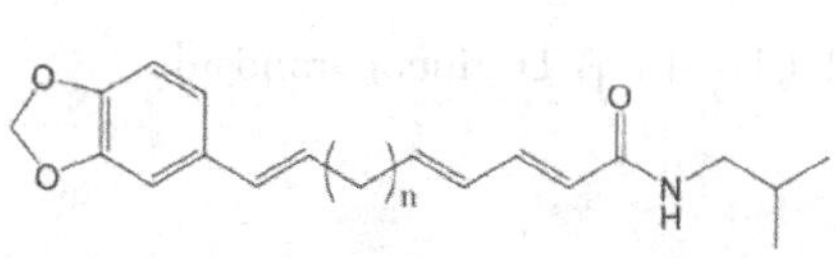

N=4   N-[9-(3,4-Methylenedioxyphenyl)-2E,4E,8E-nonatrienoyl]pyrrolidine

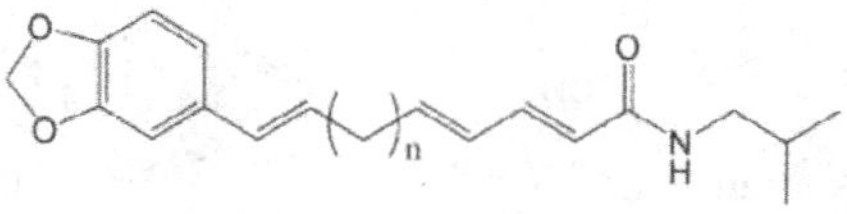

N=8   Brachyamide A

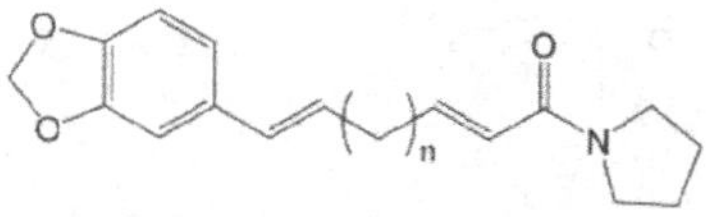

N=4   Brachyamide B

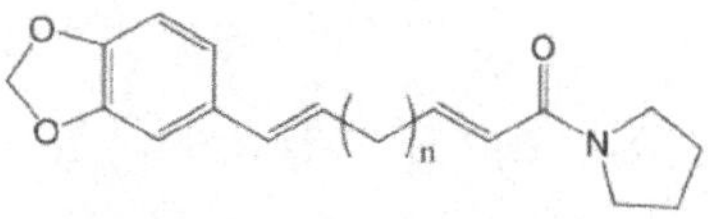

N=6   1-[(2E,10E)-11-(3,4-methylenedioxyphenyl)undeca-2,10-dienoyl]pyrrolidine

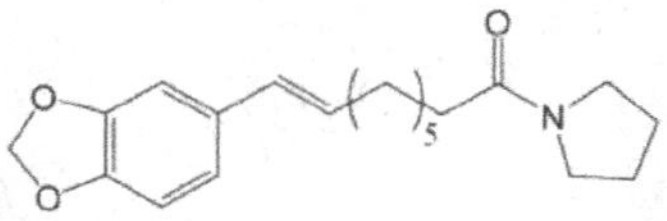

1-[1-oxo-9(3,4-Methylenedioxyphenyl)-8E-nonenyl]-pyrrolidine

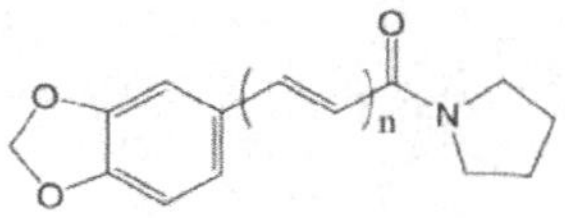

N=3   Piperoleine

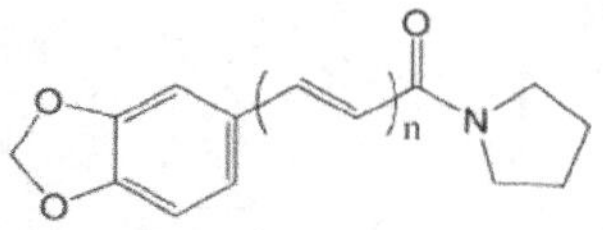

N=2   Piperyline

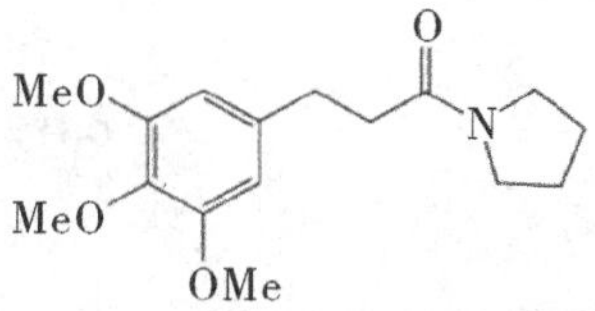

3,4,5-Trimethoxycinnamoyl pyrrolidine

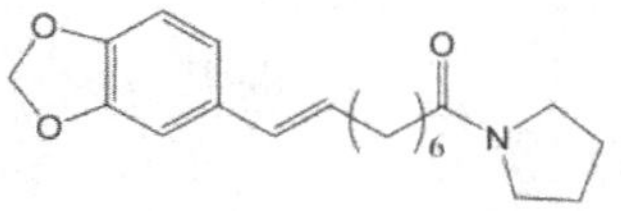

1-[(8E)-1-oxo-9-(3,4-methylenedioxyphenyl)nona-8-enyl] pyrrolidine

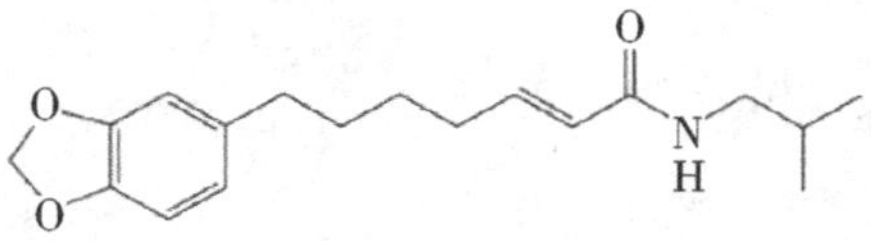

Pipercallosine

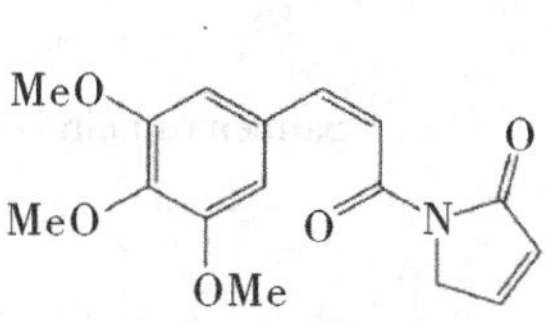

Langkamide

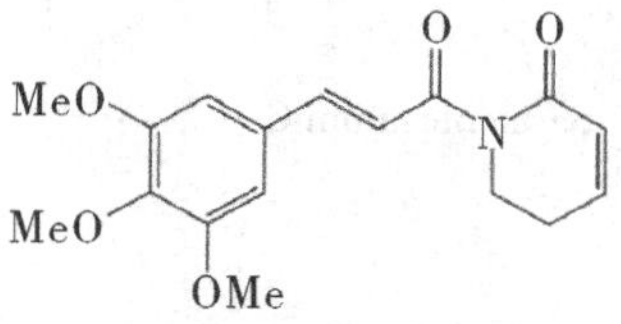

Piplartine

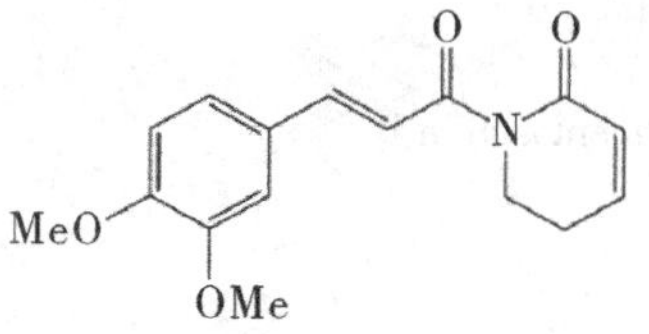

Demethoxypiplartine

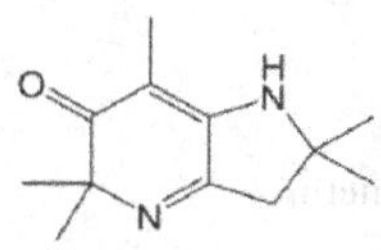

Agrocybenine

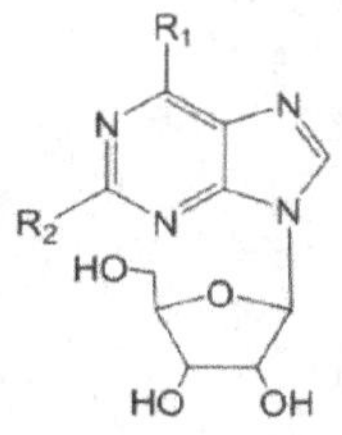

$R_1=NH_2,R_2=H$ Adenosine

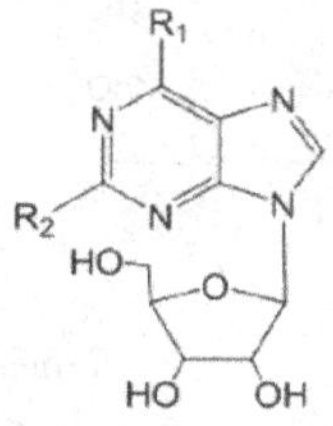

$R_1=NH_2,R_2=OH$ Guanosine

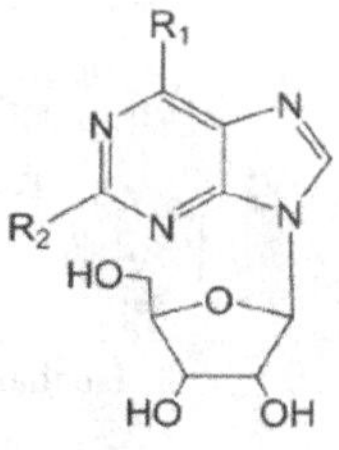

$R_1=OH,R_2=H$ Inosine

（二）黄酮类化合物

在假蒟茎、叶等不同部位中，分离提纯得到以下黄酮类化合物：Naringenin、Myricetin、Quercetin、Rutin、Apigenin、Sarmentosumin A、Sarmentosumin B、Sarmentosumin C、Sarmentosumin D、Isochamanetin、7-methoxychamanetin、Dichamanetin、7-methoxydichamanetin、2‴-hydroxy-5″-benzylisouvarinol-B、Pinocembrin、8-C-（4″-O-α-L-rhamnopyranosyl）-β-D-glucopyranosylapigenin、Vitexin、Isoschaftoside、Isoscutellarein-4′-

methylether-8-O-α-L-arabinopyranosyl-(1→4)-β-D-glucopyranoside。

部分化合物结构图如下：

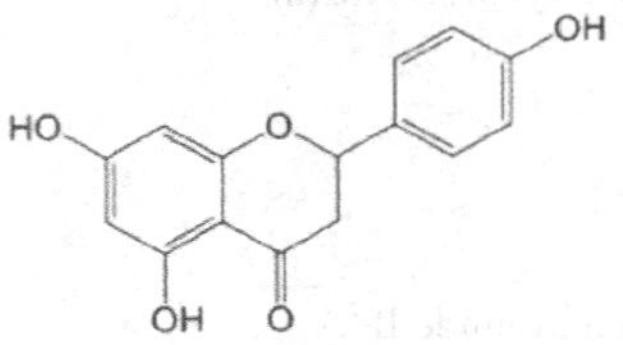

Naringenin

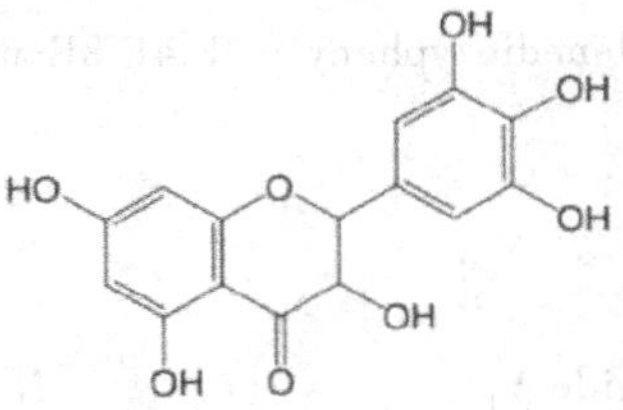

Myricetin

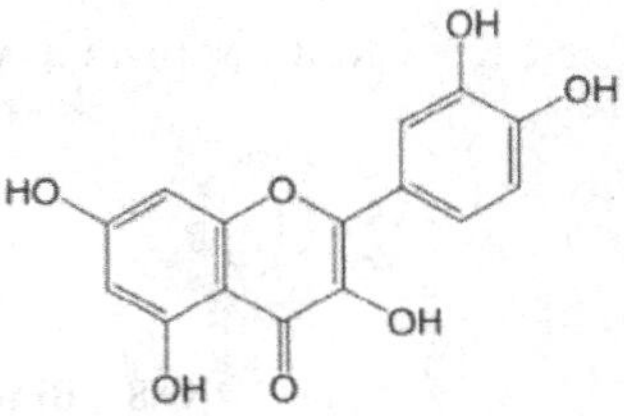

Quercetin

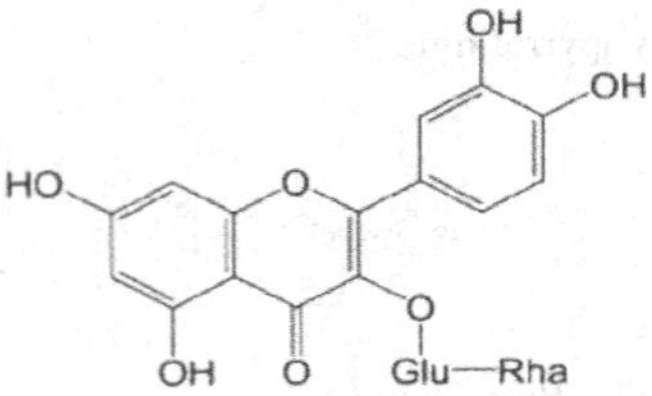

Rutin

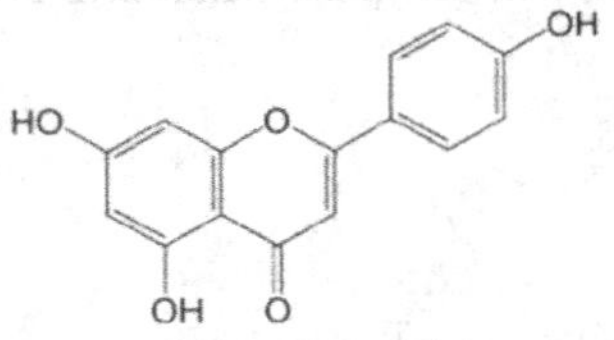

Apigenin

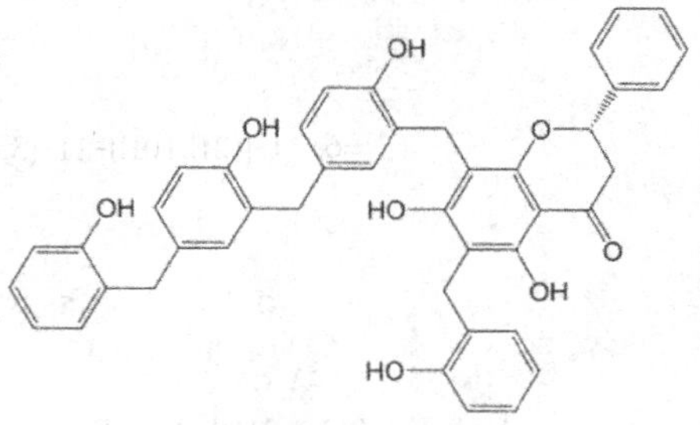

Sarmentosumin A

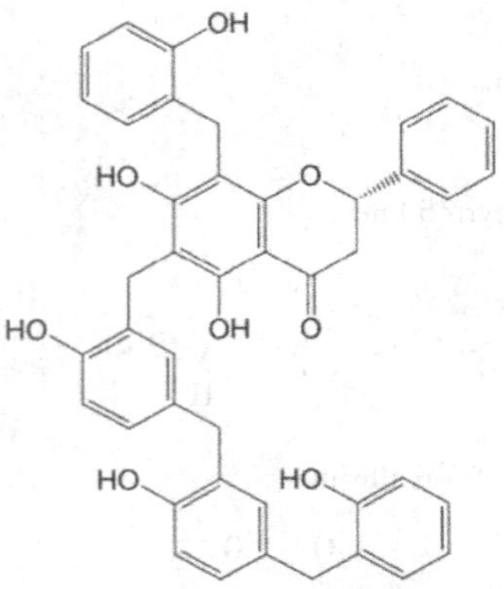

Sarmentosumin B

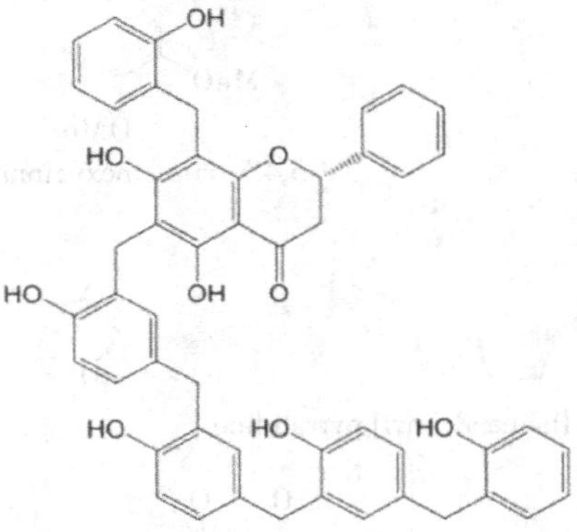

Sarmentosumin C

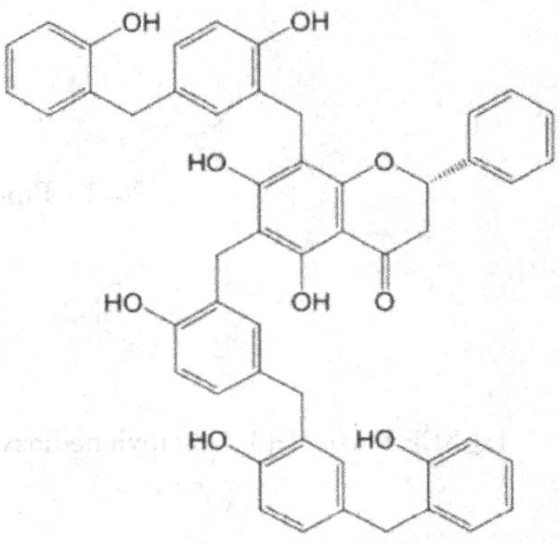

Sarmentosumin D

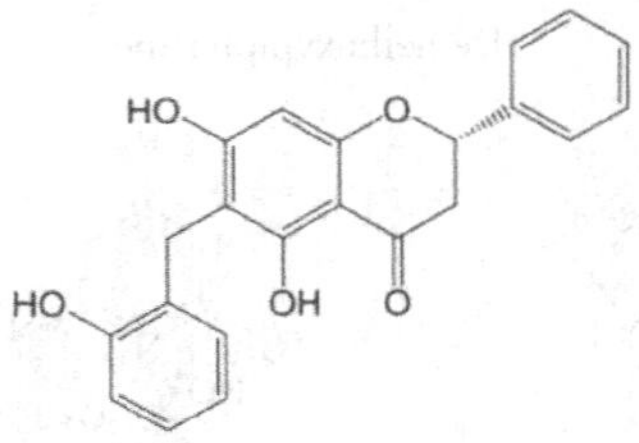

Isochamanetin

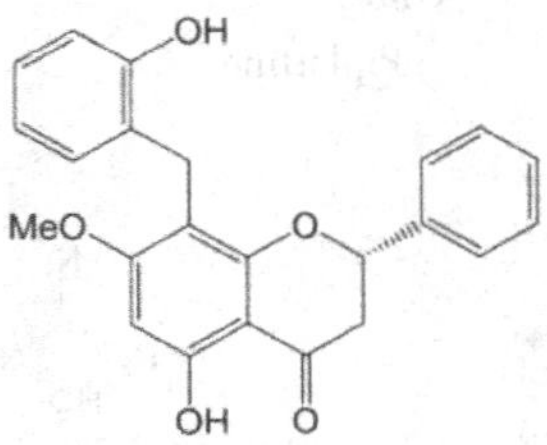

7-methoxychamanetin

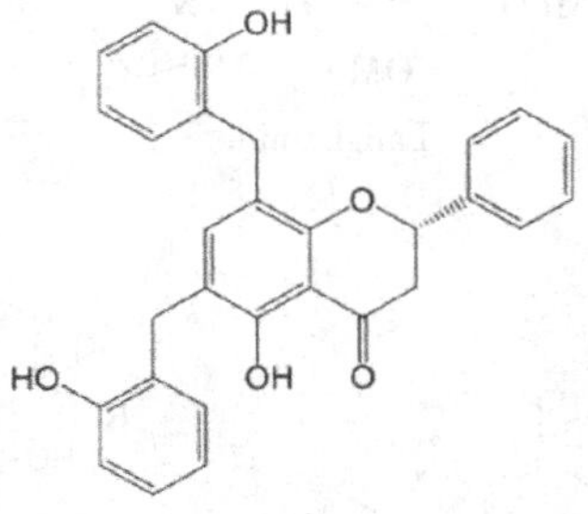

Dichamanetin

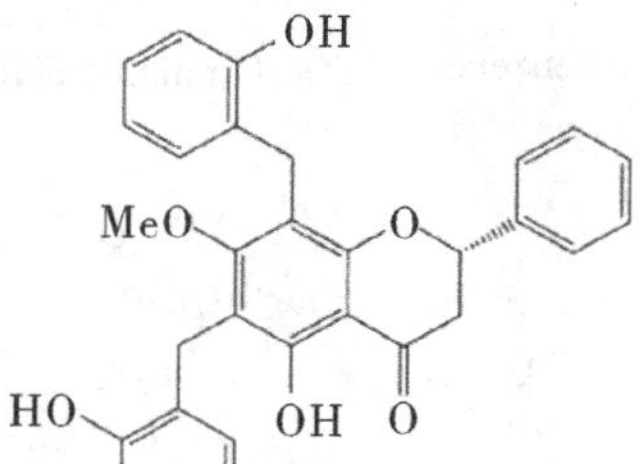

7-Methoxydichamanetin

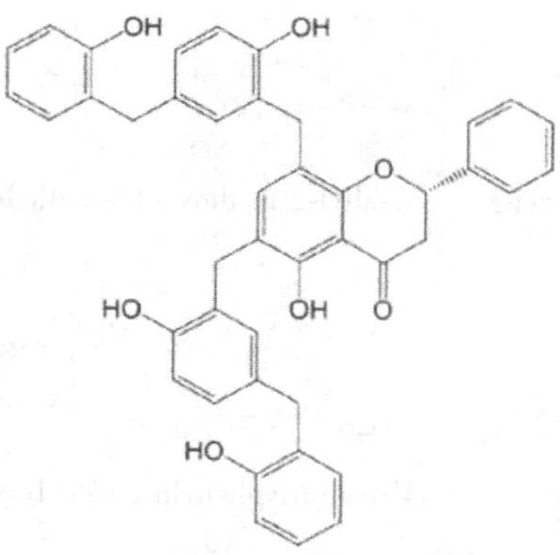

2‴-hydroxy-5″-benzylisouvarinol-B

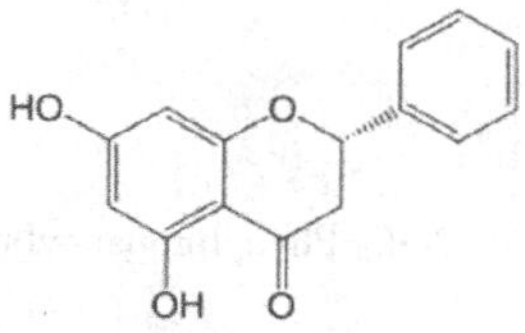

Pinocembrin

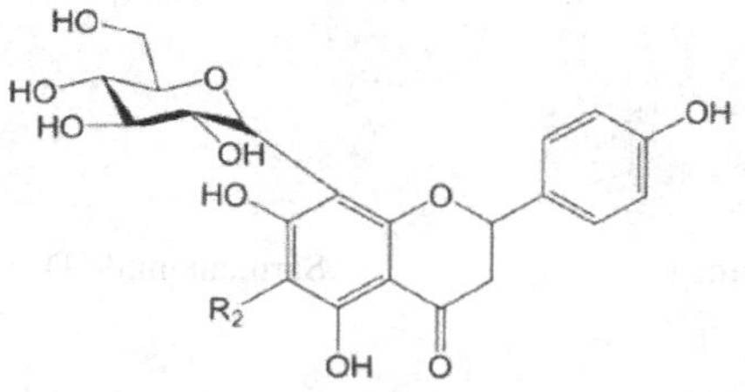

R₁=Rha,R₂=H 8-C-(4″-O-α-L-rhamnopyranosyl)-β-D-glucopyranosylapigenin

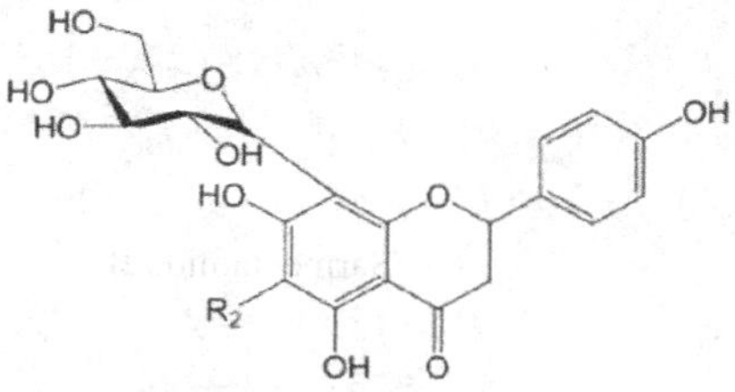

R₁=H,R₂=H   Vitexin

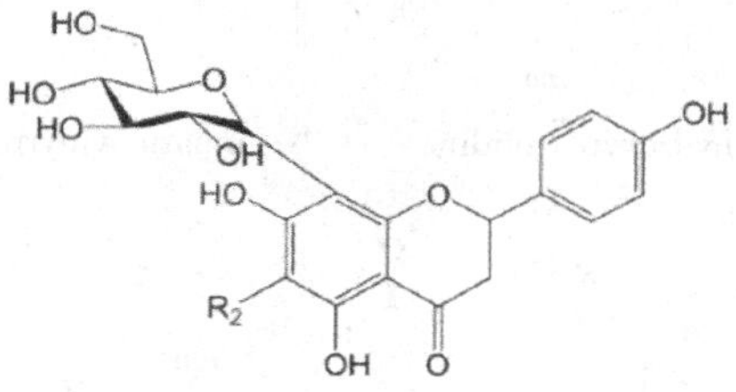

R₁=H,R₂=Ara   Isoschaftoside

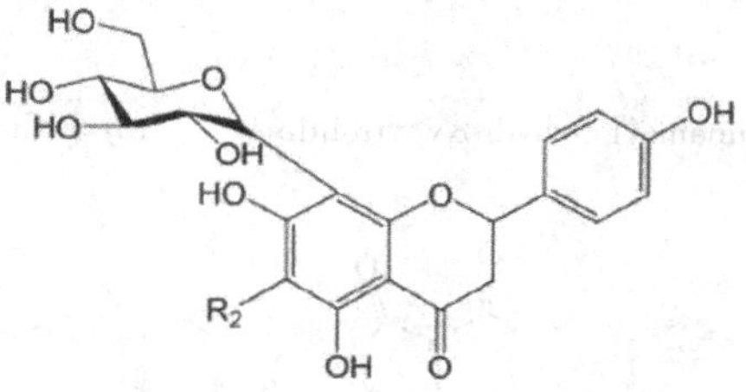

R1 = Ara,R2 = H Isoscutellarein-4′-methylether-8-O-α-L-arabinopyranosyl-(1→4)-β-D-glucopyranoside

（三）苯丙素类化合物

有学者从假蒟中分离提纯得到以下苯丙素类化合物：Hydrocinnamic acid、1-allyl-2,6-dimethoxy-3,4-methylenedioxybenzene、1-allyl-2,4,5-trimethoxybenzene、1-(1-E-propenyl)-2,4,5-trimethoxybenzene、1-allyl-2-methoxy-4,5-methylenedioxybenzene、Cinnamic acid、N-(3-Phenylpropanoyl)pyrrole、3-(4′-methoxy-phenylpropanoyl)pyrrole、Sarmentamide A、Sarmentamide B、Sarmentamide C、Sarmentamide D、(1E,3S)-1-cinnamoyl-3-hydroxypyrrolidine、(S)-1-Cinnamoyl-2′-hydroxypyrrolidine、N-cinnarmoylpyrrolidine、Chaplupyrrolidone A、Chaplupyrrolidone B、Deacetylsarmentamide B、3-(3′,4′,5′-trimethoxyphenylpropanoyl)pyrrolidine、Piperlotine A、Deacetylsarmentamide B、3,4,5-Trimethoxycinnamic acid、Methyleugenol。

部分化合物结构图如下：

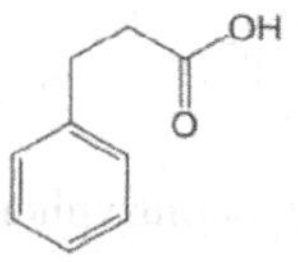

Hydrocinnamic acid

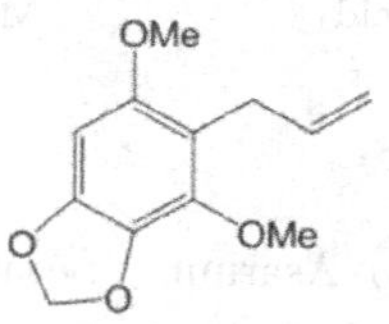

1-allyl-2,6-dimethoxy-3,4-methylenedioxybenzene

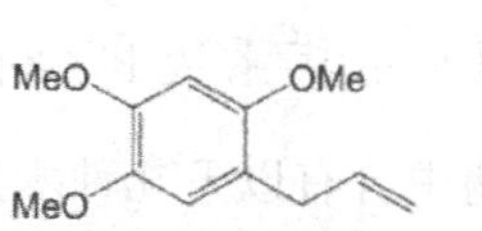

1-allyl-2,4,5-trimethoxybenzene

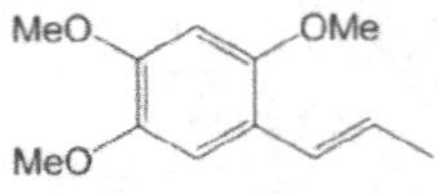

1-(1−E−propenyl)-2,4,5-trimethoxybenzene

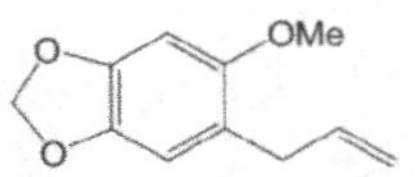

1-allyl-2-methoxy-4,5-methylenedioxybenzene

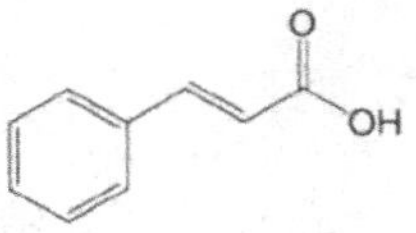

Cinnamic acid

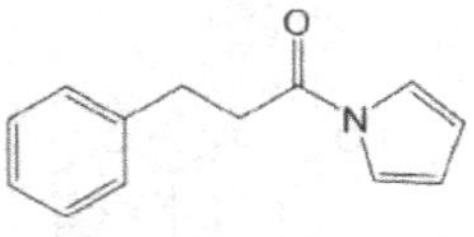

N-(3-Phenylpropanoyl)pyrrole

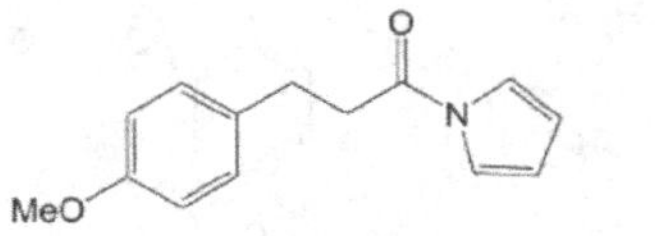

3-(4′-methoxyphenylpropanoyl)pyrrole

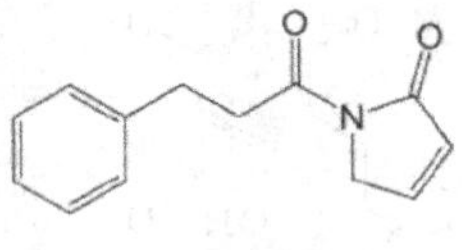

Sarmentamide A

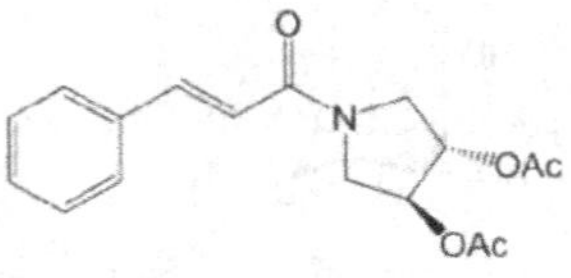

Sarmentamide B

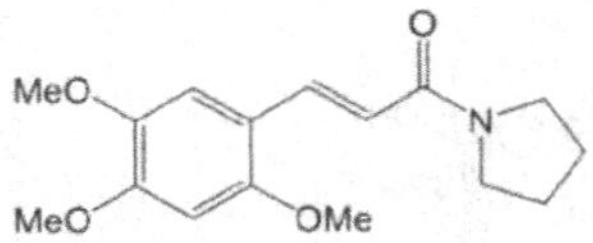

Sarmentamide C

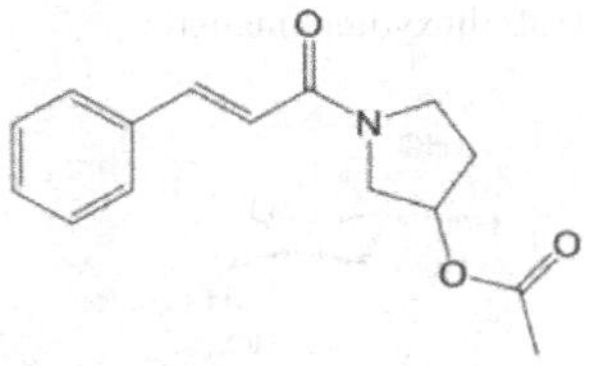

Sarmentamide D

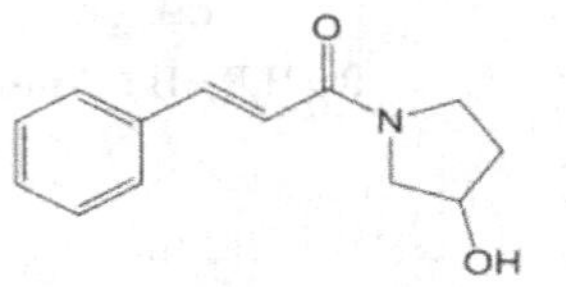

(1E,3S)-1−cinnamoyl-3-hydroxypyrrolidine

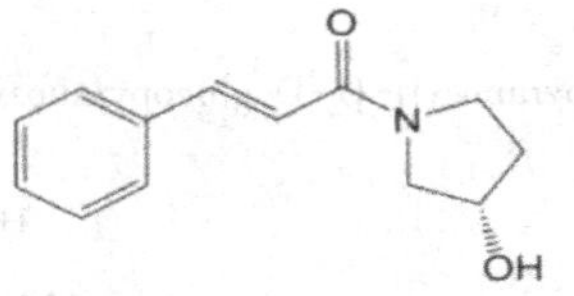

(S)-1-Cinnamoyl-2′-hydroxypyrrolidine

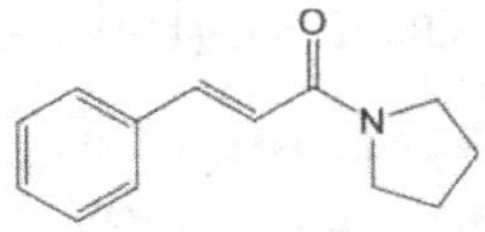

N-cinnarmoylpyrrolidine

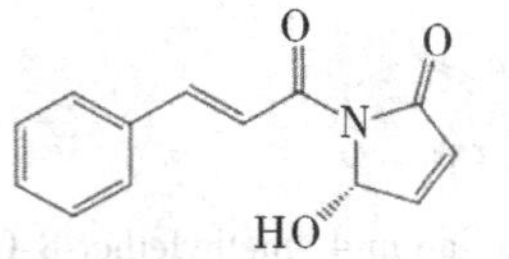

Chaplupyrrolidone A

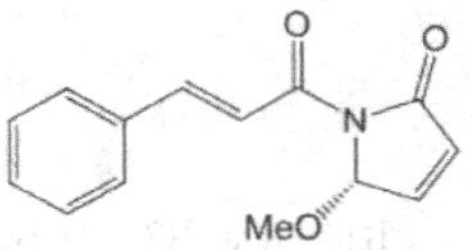

Chaplupyrrolidone B

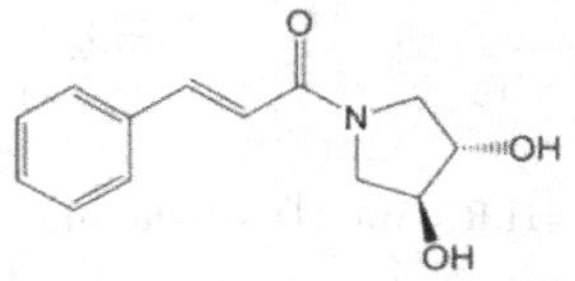

Deacetylsarmentamide B

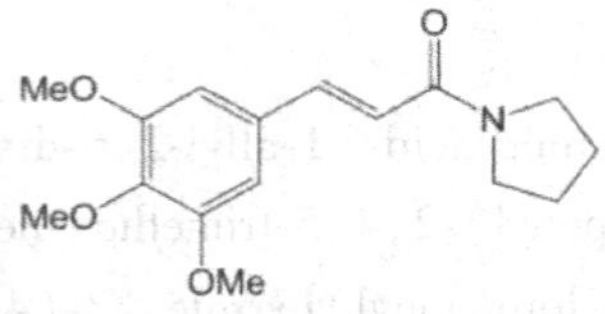

3-(3′,4′,5′-trimethoxyphenylpropanoyl)pyrrolidine

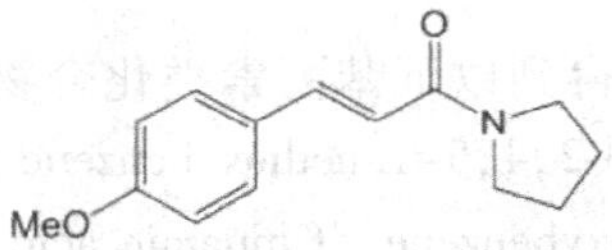

Piperlotine A

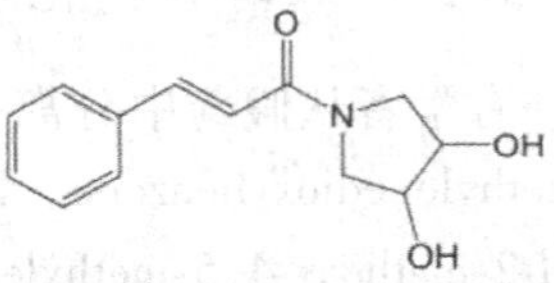

Deacetylsarmentamide B

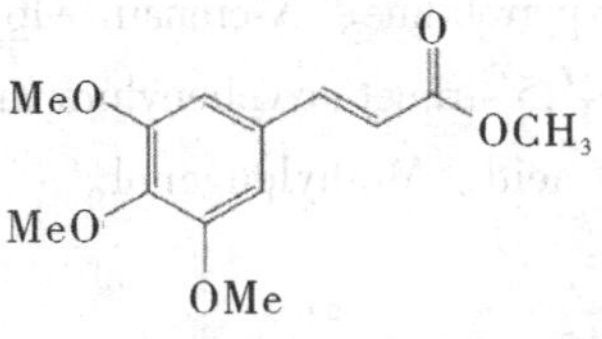

3,4,5-Trimethoxycinnamic acid

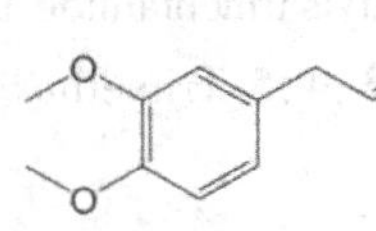

Methyleugenol

（四）木质素类化合物

假蒟中含有以下几种木质素类化合物：（＋）-Asarinin、Sesamin、1-(3,4-methylenedioxyphenyl)-1E-tetradecene、Methylpiperate、Stigmasterol、2,4,5-Trimetoxy-1-propenyl-benzene、1-Nitrosoimino-2,4,5-trim-ethoxybenzene、Horsfieldin、Sarmentomicine、Magnoflorine、Laurifoline、（－)-N-methyl-coclaurine、Reticuline。

部分化合物结构式图如下：

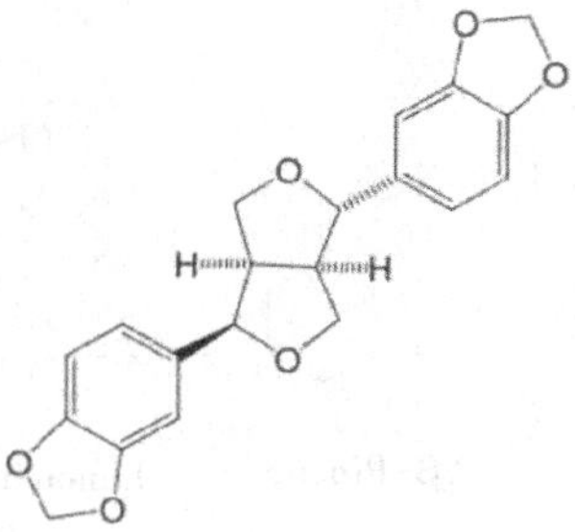

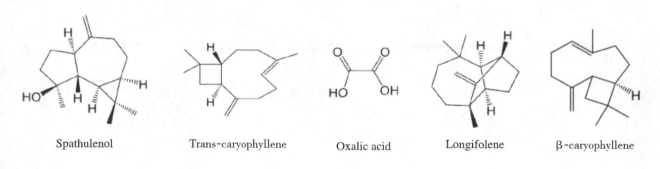

(+)-Asarinin 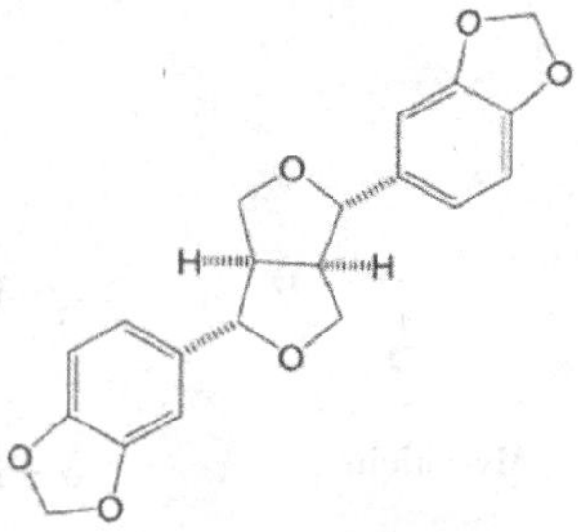　　　　　Sesamin 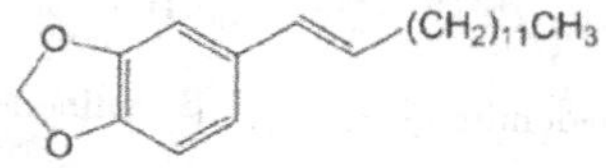　　　　　1-(3,4-methylenedioxyphenyl)-1E-tetradecene

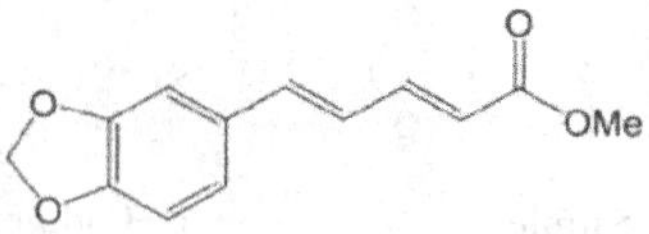

Methylpiperate 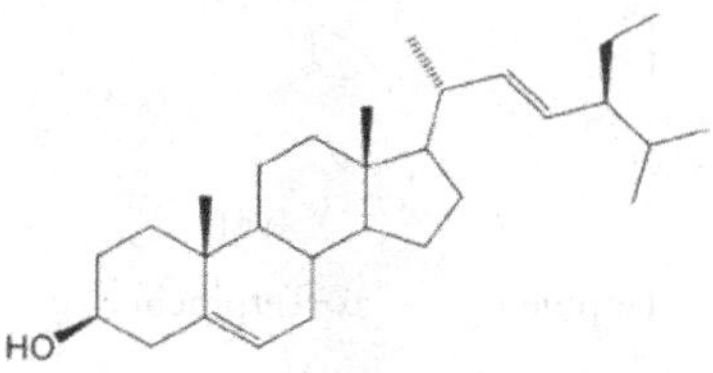　　　　　Stigmasterol 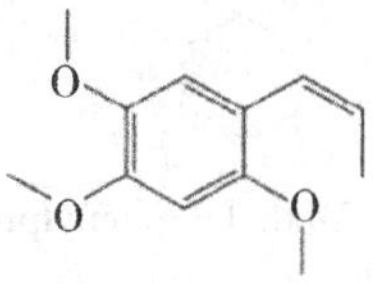　　　　　2,4,5-Trimetoxy-1-propenyl-benzene

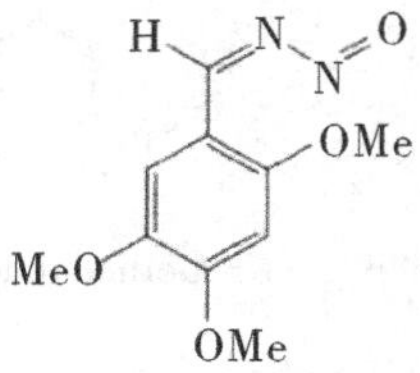

1-Nitrosoimino-2,4,5-trimethoxybenzene 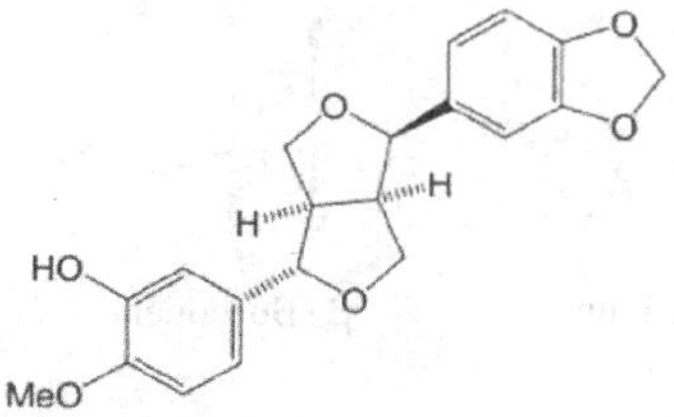　　　　　Horsfieldin 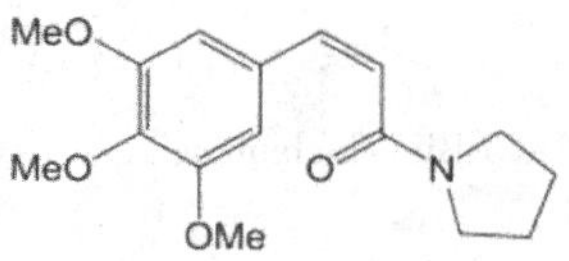　　　　　Sarmentomicine

（五）挥发油类化合物

在假蒟挥发油中，提取鉴定出以下挥发油类化合物：Spathulenol、Trans-caryophyllene、Oxalic acid、Longifolene、β-caryophyllene、Allo-aromadendrene、β-Selinene、Myristicin、α-Pinene、β-Pinene、Limonene、Linalool、Methyl 3-phenylpropionate、4-Terpineo、α-Terpineol、Safrole、α-Cadinene、Bicycloelemene、α-Copaene、β-Borbonene、β-Cadinene、Germacrene-D、（ − ）-Alloaromadendrene、β-Elemene、α-Humulene、Germacrene B、δ-Cadinene、Elemicine、（ − ）-Caryophyllene oxide、Cedarene、Cadinol、Isobutylphthalate、Butylphthalate、Bis（2-ethylhexyl）phthalate、α-Thujenc。

部分化合物结构式图如下：

Spathulenol　　　　　Trans-caryophyllene　　　　　Oxalic acid　　　　　Longifolene　　　　　β-caryophyllene

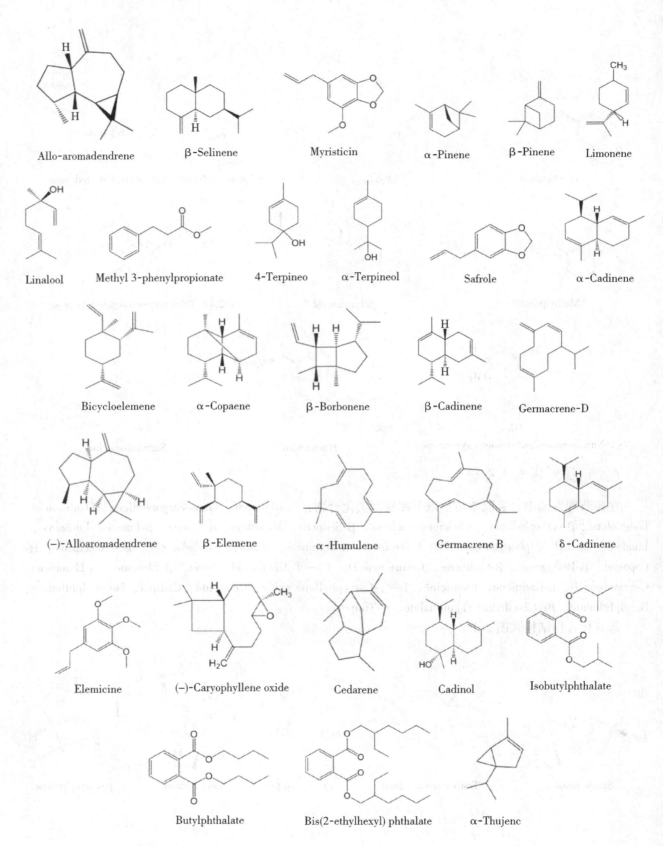

Allo-aromadendrene　　β-Selinene　　Myristicin　　α-Pinene　　β-Pinene　　Limonene

Linalool　　Methyl 3-phenylpropionate　　4-Terpineo　　α-Terpineol　　Safrole　　α-Cadinene

Bicycloelemene　　α-Copaene　　β-Borbonene　　β-Cadinene　　Germacrene-D

(−)-Alloaromadendrene　　β-Elemene　　α-Humulene　　Germacrene B　　δ-Cadinene

Elemicine　　(−)-Caryophyllene oxide　　Cedarene　　Cadinol　　Isobutylphthalate

Butylphthalate　　Bis(2-ethylhexyl) phthalate　　α-Thujenc

（六）酚类化合物

从假蒟中分离提纯得到的酚类化合物有 Sarmentosumol A、Sarmentosumol B、Sarmentosumol C、Sarmentosumol D、Sarmentosumol E、Sarmentosumol F、（＋）-Lyoniresinol-3α-O-β-D-glucopyranoside、（＋）-

Isolariciresinol-9′-β-glucopyranoside、（＋）-5，5′-Dimethoxy secoislariciresinol-3α-O-β-D-glucopyranoside、（S）-1-Phenylethyl-β-D-glucopyranoside、 Benzyl-l-O-β-D-galactopyranoside、 Methoxyhydroquinone-4-β-D-glucopyranoside、Erigeside C 等。

部分化合物结构式图如下：

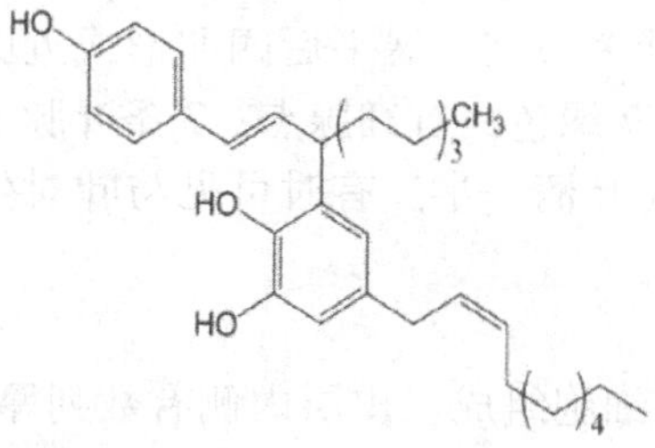

Sarmentosumol C

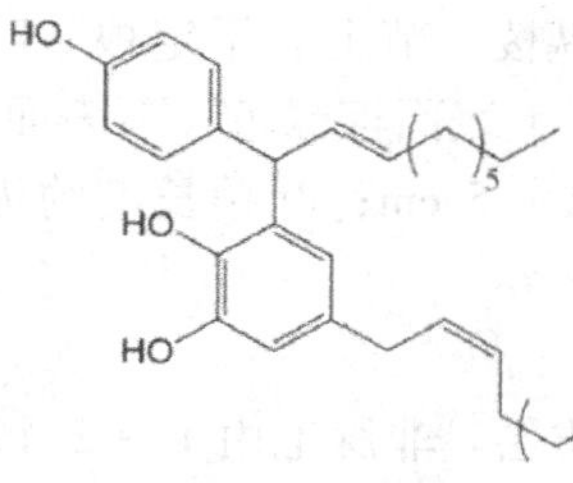

Sarmentosumol D

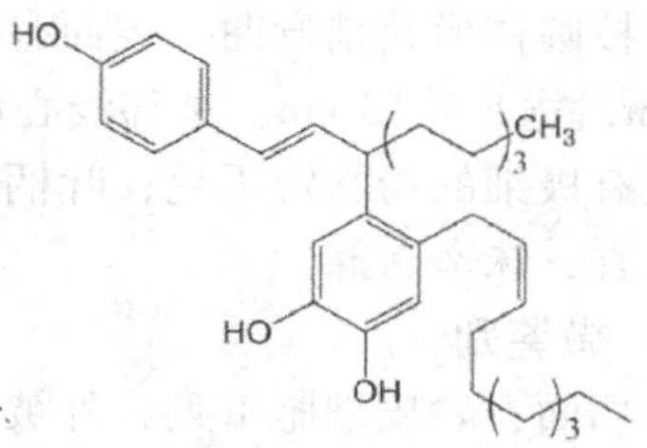

Sarmentosumol E

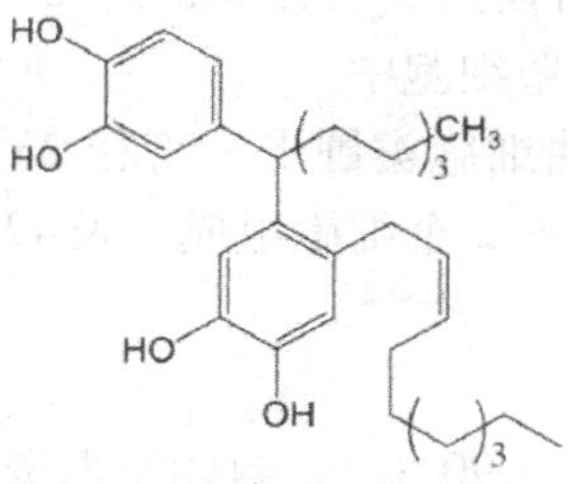

Sarmentosumol F

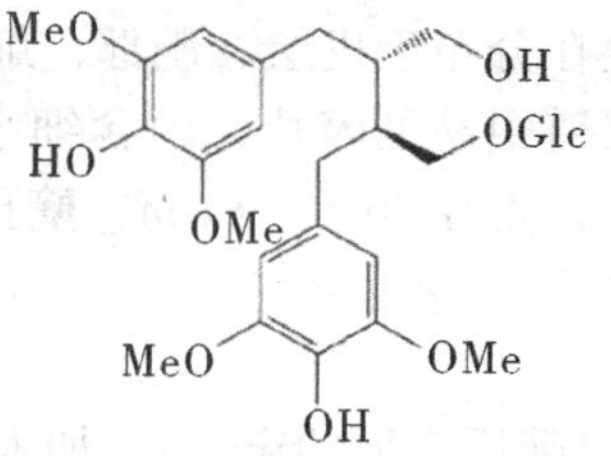

(+)-5,5'-Dimethoxysecoislariciresinol-3 α-O- β -D-glucopyranoside

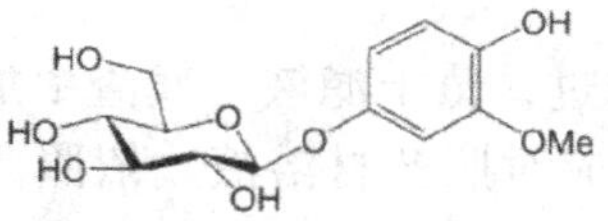

Methoxyhydroquinone-4- β -D-glucopyranoside

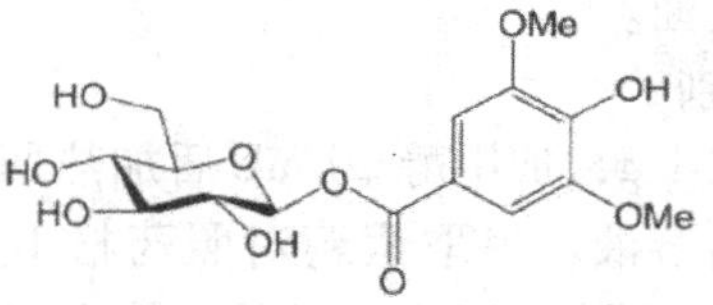

Erigeside C

（七）其他类化合物

假蒟中除了含有生物碱类、黄酮类、苯丙素类、木质素类、挥发油类、酚类等化合物，还有 Myrcene、Trans-b-ocimene、n-Tridecane、Nerol、n-Heptadecane、Phytol、N-2′-Methylbutyl-2E,4E-decadienamide 等其他类化合物。

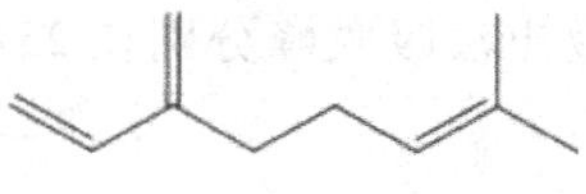

Myrcene

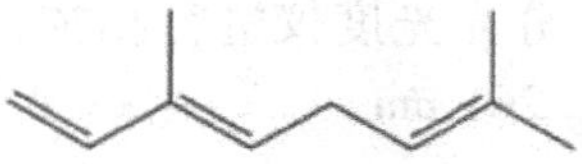

Trans-b-ocimene

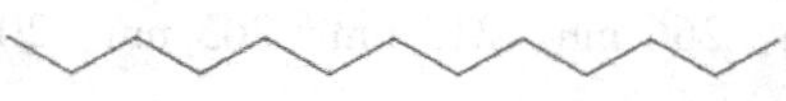

n-Tridecane

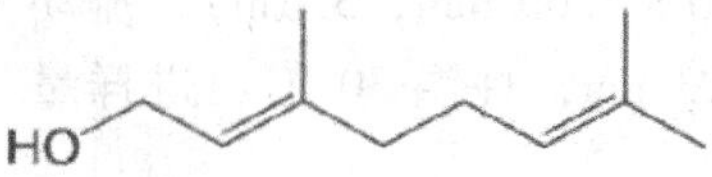

Nerol

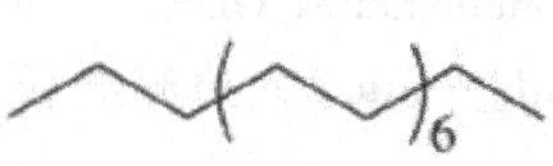

n-Heptadecane

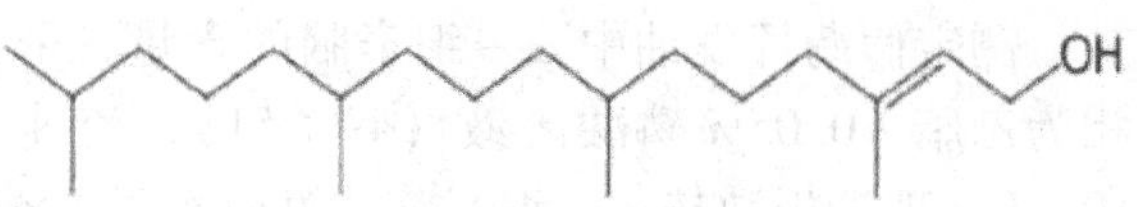

Phytol

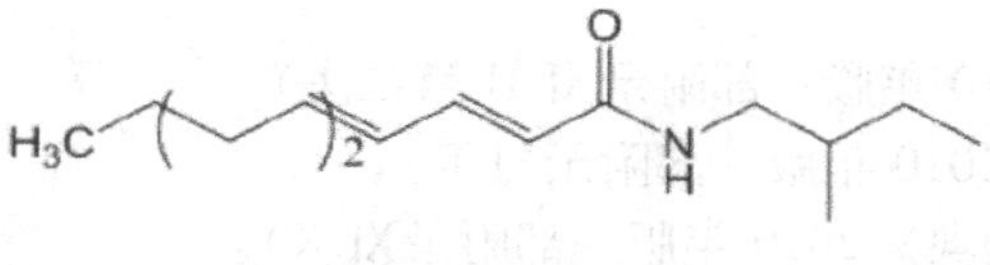

N-2'-Methylbutyl-2E,4E-decadienamide

五、质量研究

（一）鉴别实验

1. 性状鉴别

茎、枝圆柱形，稍弯曲，表面有细纵棱，节上有不定根。叶多皱缩，展平后阔卵形或近圆形，长 6～14 cm，宽 5～13 cm，基部浅心形，上表面棕绿色，下表面灰绿色，有细腺点；7 条叶脉于叶背突出，脉上有极细的粉状短柔毛；叶柄长 2～5 cm；叶鞘长度约为叶柄一半。有时可见与叶对生的穗状花序。气香，味辛、辣。

2. 显微鉴别

茎横切面：表皮细胞 1 列，外被角质层。非腺毛由 1～2 个细胞组成。皮层内侧有数列厚角组织，断续呈环。中柱维管束 20～25 个，环列；韧皮部外侧有半月形纤维束；木质部较宽，导管径向排列；髓部宽广，约占茎的 3/4，髓中维管束 5～7 个，环列；中央有 1 个分泌道，直径 245～460 μm，可见棕黄色分泌物。油细胞散在分布于皮层、髓部；细小淀粉粒分布在薄壁细胞中。

粉末：灰绿色，分泌道中易见碎片，内含细小颗粒状分泌物。油细胞类圆形，直径 23～38 μm。石细胞类圆形、类长方形，直径 26～79 μm，壁孔明显。非腺毛由 1～2 个细胞组成，长 42～87 μm。纤维、螺纹导管或梯纹易见。

3. 理化鉴别

将假蒟叶粉末过 40 目筛后，取粉末 1 g，加入 10 mL 石油醚（60～90 ℃），封闭室温浸泡 3 h，过滤后将滤液置水浴锅中蒸干，加入 1% 香草浓硫酸溶液 1 mL，残渣逐渐变为紫红色，这一方法用于检视假蒟中的挥发油。

4. 薄层鉴别

取本品粉末 1 g，加甲醇 20 mL 后加热回流 1 h，滤过，蒸干滤液，残渣中加入甲醇 5 mL 进行溶解，作为供试品溶液。另取假蒟对照药材 1 g，同法制成对照药材溶液。依照薄层色谱法（《中国药典》2010 年版一部附录 VI B）试验，取上述溶液各 10 μL，点于同一硅胶 G 薄层板，用环己烷 - 丙酮（10∶4）展开，展距 12 cm，薄层板预饱和时间 30 min，温度 30 ℃，湿度 65%，展开后取出，晾干，喷以 10% 磷钼酸乙醇溶液，在 105 ℃ 下加热至斑点显色清晰，供试品色谱与对照药材色谱在同一位置显示相同斑点。

5. 紫外鉴别

将假蒟地上部分粉末过 40 目筛后分 4 份，各取粉末 2 g，分别加入 40 mL 石油醚（60～90 ℃）、氯仿、无水乙醇、蒸馏水，密闭室温浸泡 24 h，过滤，分别取续滤液 1 mL 稀释至 50 mL，置于 1 cm 石英比色皿中，在 200～400 nm 波长处用紫外分光光度仪进行扫描，各浸出液吸收峰分别在 257 nm、241 nm、266 nm、213 nm、265 nm、201 nm、261 nm。

（二）含量测定

测定假蒟挥发油中 α - 细辛脑的含量，采用 phenomenex ODS2 柱（250×4.60 mm，5 μm），流动相为乙腈 - 0.05% 磷酸溶液（49∶51），流速 1 mL · min⁻¹，检测波长 313 nm，柱温 30 ℃，进样量 10 μL。理论板数按 α - 细辛脑计算应大于 1×10^4。

（三）检查

（1）水分：不得超过 13.0%（源自《中国药典》2010 年版一部附录 XI H 第二法）。

（2）总灰分：不得超过 17.0%（源自《中国药典》2010 年版一部附录 XI K）。

（3）酸不溶性灰分：不得超过 3.7%（源自《中国药典》2010 年版一部附录 XI K）。

（4）水溶性浸出物：照水溶性浸出物测定法（源自《中国药典》2010 年版一部附录 X A）项下的冷浸法测定，取浸出液离心 10 min（5000 R/min），依法测定，浸出物不得少于 15.0%。

六、防治消化系统疾病史记

（一）民间与史书记载

假蒟首次在《生草药性备要》中记载，具有祛风散寒、行气止痛、活络、消肿等功效，主治风寒咳嗽、风湿痹痛、脘腹胀满、泄泻痢疾、产后脚肿、跌打损伤。

唐·李珣《海药本草》记载："假蒟主老冷心痛，水泻，虚痢，呕逆醋心，产后泄利"，阐述了假蒟能够治疗痢疾腹泻，尤其是产后的一些泻痢。明·李时珍《本草纲目》中说到假蒟除了对胃肠疾病有帮助，对头痛、牙痛也有疗效，具有消炎止痛的效果，能够散热去热。清·赵学敏《本草拾遗》记载："假蒟温中下气，补腰脚，消食，除胃冷，阴疝，疬癖"，一语道出假蒟温中补气，能够消食，促进胃肠道消化，解除胃冷、胃胀的功能。

宋·寇宗奭《本草衍义》记载："走肠胃中冷气，呕吐，心腹满痛"，表明假蒟可以驱肠胃中的冷气，减少呕吐，治疗心腹胀痛，具有温补的疗效，对身体具有很好的医用和保健效果。明·张介宾《本草正》记载："假蒟味大辛，须同参、术、归、地诸甘温补剂用之尤效。"清·赵学敏《陆川本草》记载："行气消肿，止痛，祛风，治脚气浮肿，腹痛气胀，气滞腹痛，取假蒟叶五钱，水煎服。"

（二）传统药对研究

目前并未检索到假蒟的传统药对研究，大多是假蒟与食物的合用。常见的是假蒟搭配猪血，比例是 1 : 8，可祛风利湿、消肿止痛，治疗伤风咳嗽；假蒟搭配冬瓜册，比例是 1 : 3，可祛风利湿、利水消肿，治百日咳。

七、现代药理与机制研究

（一）防治腹泻

运用脂多糖诱导的猪小肠上皮细胞（IPEC-J2）炎症模型，发现假蒟提取物能够降低 TNF-α、IL-6、IL-1 等炎症细胞因子的含量，下调 TLR2、TLR9 的基因水平。其内在分子机制是抑制肠道上皮细胞 NF-κB、p38MAPK 通路，由此改善了 IPEC-J2 细胞炎症反应。这为假蒟作为防治牲畜腹泻的饲料添加剂提供了科学的理论依据。

（二）治疗胃痛、消炎

我国及东南亚民间常取假蒟茎叶及果穗治腹痛、风湿痛、疝气痛、外伤出血、跌打损伤、冻疮等疾病及症状，证明其有一定的镇痛、消炎作用。有学者采用角叉菜胶诱导足爪肿胀的大鼠为动物模型，灌胃给药假蒟提取物 3 h 后，发现足爪肿胀消退了，并且呈剂量依赖性，内在分子机制可能是该药材提取物在肌肉神经接触点具有显著的阻断作用，且很有可能具有抑制神经递质（乙酰胆碱）从突触末梢释放的功能。亦有学者证明了假蒟根的乙醇提取物具有抗炎、镇痛和散热的作用，其内在机制与阿片类药物作用机制相似。假蒟根提取物在中枢神经和外周神经系统方面发挥显著镇痛作用，且具有剂量依赖性。

（三）抗氧化

研究发现假蒟叶甲醇提取物具有很高的抗氧化活性，相关物质基础可能是假蒟叶富含维生素 E 和叶黄素。通过研究假蒟根、茎、叶和果实的水提物与乙醇提取物，发现假蒟乙醇提取物的抗氧化能力比水提物的抗氧化能力更强，其抗氧化活性与总酚、黄酮类化合物和酰胺的含量之间有正相关性。另有报道，假蒟甲醇提取物能够显著清除黄嘌呤/黄嘌呤氧化酶系统中产生的超氧阴离子自由基。内在分子实验表明，该药材提取物具有抑制 1 - 环氧酶（COX-1）和 5 - 脂氧合酶（LOX-5）活性的作用，进一步由药材中分离出了 2 个酰胺类化合物，即异丁酰胺和甲基丁基酰胺，显示二者具有抑制 COX-1 和 LOX-5 活性的作用，其 IC_{50} 值分别为 19 和 10 μg/mL，阐明了假蒟抗氧化药效的物质基础。

此外，通过分析假蒟水提取物、甲醇提取物、正己烷提取物的抗氧化应激作用，发现假蒟各提取物均能通过诱导细胞间黏附分子 – 1（ICAM-1）和 NADPH 氧化酶基因表达和促进超氧化物歧化酶、过氧化氢酶、谷胱甘肽过氧化物酶的表达，减轻过氧化氢诱导人脐静脉内皮细胞的氧化应激作用。也有学者研究证明假蒟具有抗肺组织氧化应激的能力，可能的机理是这一药材可降低脂质过氧化和维持谷胱甘肽过氧化物酶的正常活性。

（四）抗动脉粥样硬化

假蒟叶水提物可抑制高胆固醇血症诱导的动脉粥样硬化病变，显著减少动脉粥样硬化斑块。此外，假蒟水提物可以通过促进人脐静脉内皮细胞产生一氧化氮，从而抑制氧化应激、改善血管内皮功能和抗动脉粥样硬化。通过进一步的分子机制研究发现，假蒟叶水提物通过降低血管细胞黏附分子 – 1、ICAM-1 和 C – 反应蛋白的水平，缓解动脉粥样硬化病变。

（五）抗血管增生

采用大鼠主动脉环模型，研究假蒟不同提取物抗血管生成的活性，发现氯仿提取物具有较高的抗血管增生活性，其 IC_{50} 值为 45 μg/mL，因此进一步研究了假蒟氯仿提取物的毒性、化学成分、药物动力学及其稳定性，发现假蒟氯仿提取物具有较好的生物利用度，并且毒副作用小。

（六）抗菌

目前有大量报道显示，假蒟提取物具有抗菌活性。假蒟提取物对于大肠杆菌和枯草杆菌具有显著的抑菌作用，并且该作用与假蒟所含的化合物 1-allyl-2,6-dimethoxy-3,4-methylenedioxybenzene 有关。而假蒟叶甲醇提取物对金黄色酿脓葡萄球菌和金黄色葡萄球菌、肺炎杆菌、绿脓假单胞菌和大肠杆菌具有显著的抗菌活性。此外，假蒟 70% 甲醇提取物抗菌实验表明，这一提取物对耐甲氧西林金黄色葡萄球菌具有抑菌作用，且发挥这一活性有可能与其所含的黄酮类和生物碱类化合物有关。从假蒟正己烷提取物中分离得到的化合物 Sarmentine、1-Piperettyl pyrrolidine、Guineensine、Pellitorine、Brachyamide B、1-(3,4-methylenedioxyphenyl)-1Etetradecene 具有抗结核分枝杆菌的作用，并且 MIC 范围为 25～200 μg/mL，阐明了假蒟抗菌的物质基础。

（七）降糖

采用链脲佐菌素诱导大鼠糖尿病模型，发现假蒟水提物能明显降低血糖水平，且该药材的甲醇提取物降糖活性比水提物更好。亦有研究发现假蒟叶提取物具有较强的 α – 葡萄糖苷酶抑制活性，并从中分离出 3 种苯丙酰胺，其中 2 种苯丙酰胺化合物表现出强烈的 α – 葡萄糖苷酶抑制活性。其内在的分子机制是通过竞争性抑制位于小肠中的各种 α – 葡萄糖苷酶，使淀粉分解为葡萄糖的速度减慢，从而减缓肠道内葡萄糖的吸收，降低餐后高血糖。

八、假蒟方剂的临床应用

假蒟疗效确切，应用历史悠久。其味苦、性温，有祛风散寒、行气止痛、活络、消肿的功能。主治风寒咳喘、风湿痹痛、脘腹胀满、泄泻痢疾、产后脚肿、跌打损伤。制剂有丸剂、片剂、胶囊、膏剂、曲剂、酒剂等。

用于治疗小儿胃炎的中药敷脐剂，内含假蒟、草豆蔻、香樟等中药材，经过蜂蜜调成糊状后，临床上用于小儿脐部，对小儿呕吐、腹痛、食积等症状，总有效率高达九成，且无不良反应。而用于脾胃虚弱型小儿迁延性腹泻的中药制剂，包括兰花参、菱壳、假蒟子等中药材，有补中益气、健脾和胃、消食化积、温中散寒、行气止痛、活血祛瘀、渗湿利水、涩肠止泻之功效，人体肠道吸收效果好，疗效显著，且无毒副作用及临床不良反应。

中华跌打丸这一中成药则是由牛白藤、假蒟、地耳草等32味中草药组成，具有消肿止痛、舒筋活络、止血生肌、活血祛瘀之功效。临床上以口服中华跌打丸来治疗风湿寒性关节痛患者，总有效率高达95%。目前膝关节骨性关节炎（KOA）发病率较高，通过研究发现，治疗组应用温针灸联合中华跌打丸外敷治疗，总有效率为92.5%，说明中华跌打丸可促进KOA患者的恢复。这一中成药能活血化瘀通络，消肿止痛力强，由此在治疗关节炎等病症时疗效显著，且治愈率较高。在临床应用方面，该药可广泛用于治疗关节炎、静脉炎、乳腺炎、皮肤病、软组织损伤、骨折、消化性溃疡、注射后局部硬结等临床病症，提示该药对外科多种疾病具有较广泛的适应证。

九、产品开发与利用研究

假蒟除药用外，还大量用作香薰精油、添加剂、保鲜剂、杀虫剂、有机肥料等方面。

杀虫抑菌剂：假蒟提取物对斜纹夜蛾、橡副珠蜡蚧、萝卜蚜、香蕉炭疽病菌和橡胶炭疽病菌具有很好的防治效果。以假蒟药材提取物制备的植物源杀虫抑菌剂，具备高效、低毒、对环境无污染、安全等特点，在有害生物的综合防治方面潜力很大，具有十分广阔的前景。并且该杀虫剂工艺简单、原料易得、成本低廉，符合目前农药的发展趋势，适宜于推广应用。

保鲜剂：水果在保鲜、储运过程中易受炭疽病菌的侵染，而由假蒟提取物制成的保鲜剂不仅能抑制水果被炭疽病菌感染，还能延长货架期。将假蒟提取物和咪酰胺按一定比例混合制成的保鲜剂，能有效降低水果炭疽病发病率，延长水果保鲜期，且制备工艺简单易行、成本低、高效安全，对食品风味无影响，符合果蔬保鲜的绿色环保要求。

抗猪热应激的饲料添加剂：当温度高于其上限临界值时，动物容易遭受热应激，热应激会造成猪内分泌紊乱，使其免疫力降低、行为异常，从而影响猪的生产力和健康，严重损害养猪生产的经济效益。而在饲料中添加假蒟、山药多糖、白藜芦醇等药材，不仅能够提高猪的抗热应激能力，还能提高猪的生长性能、改善机体的免疫功能、增强抗氧化能力、调节血清激素水平，有利于提高养殖的经济效益，具有较好的应用前景。

有机肥料：化学肥料在多年实际应用中，使得土壤中无机物含量暴增、有机物含量锐减、微量元素失衡，且病虫害严重造成作物生长缓慢甚至生长不良，而将假蒟、竹炭、艾叶等制作成为土壤改性剂加入土壤中，可以使得作物快速生长、保护其免受虫害。这一土壤改性剂制备简单，可大量生产并推广。

参考文献

[1] 李清. 假蒟的抗抑郁作用和化学成分研究 [D]. 上海：第二军医大学，2017.

[2] 桂贞才，颜萍花，唐玉荣，等. 壮药假蒟药材质量标准研究 [J]. 中国民族民间医药，2014，23（16）：21 – 23，25.

[3] 周斯仪，袁颖雅，黄晓桦，等. 假蒟植物化学成分及其生物活性的研究进展 [J]. 农产品加工，2015（2）：65 – 68.

[4] 孔庆玉，尹秀梅. 一种治疗小儿急性胃炎的中药敷脐剂 [P]. 山东省：CN103705826B，2016 – 03 – 16.

[5] 张永青，王玉兰，李刚. 一种治疗脾胃虚弱型小儿迁延性腹泻的中药制剂 [P]. 山东省：CN109106899A，2019 – 01 – 01.

[6] 钟海森，陈章美，赵芳惠，等. 中华跌打丸研究概况 [J]. 广西中医药大学学报，2018，21（4）：68 – 71.

[7] 符悦冠，毕仁军，韩冬银，等. 假蒟提取物及其在制备杀虫抑菌剂中的应用 [P]. 海南省：CN102038007B，2013 – 11 – 13.

［8］韦锦思，杨新月，韦敏，等．一种含假蒟提取物和咪鲜胺的保鲜剂［P］．广西壮族自治区：CN107343532A，2017 − 11 − 14.

［9］赵鑫，姜文，张书金，等．一种抗猪热应激的饲料添加剂及其制备方法和应用［P］．福建省：CN113841801A，2021 − 12 − 28.

［10］姚其兵．一种蔬菜有机肥料及其制备方法［P］．安徽省：CN104151019B，2016 − 05 − 18.

九 翅 豆 蔻

一、基源

该药物来源于姜科豆蔻属植物九翅豆蔻（*Amomum maximum* Roxb.），该植物的果实和根均可以入药。

二、植物形态特征与分布

形态特征：植株达 3 m。茎丛生。叶形状长圆形或长椭圆形，长 30～90 cm，宽 10～20 cm，叶先端尾部尖，基部渐窄，向下延伸，上表面无毛，下表面及叶柄被白绿色柔毛覆盖；叶柄长 1～8 cm，叶舌分 2 裂，长圆形，长 1.2～2 cm，被稀疏白色柔毛，边缘膜质较干。穗状花序近似球形，径约 5 cm；苞片呈现淡褐色，长 2～2.5 cm，有柔毛。花萼管长约 2.3 cm，管内被淡紫红色斑纹，裂齿 3，披针形，长约 5 mm；花冠白色，花冠管比萼管稍长，裂片呈长圆形，唇瓣呈卵圆形，长约 3.5 cm，全缘，先端稍反卷，白色，中脉两侧黄色，基部两侧有红色条纹；花丝短，花药线形，长约 1 cm；柱头具缘毛。蒴果卵圆形，长 2.5～3 cm，成熟时紫绿色，3 裂，果皮表面淡黄色或棕黄色，具有明显的 9 翅，被稀疏白色短柔毛，翅上更为密集，先端具残存的宿萼；果柄长 0.7～1 cm。种子多数，不规则形，略扁，表面褐色、深棕色或浅棕色，芳香。花期在 5～6 月，果期在 6～8 月。

生长环境与分布：喜阴暗潮湿，多生于海拔 350～800 m 的溪边。分布于海南省（三亚市、保亭市、万宁市）、广东省、广西壮族自治区、云南省、西藏自治区南部。国外主要分布在东南亚地区、南亚次大陆。

三、传统习用

味辛，性温。功能主治腹部冷痛、腹胀、食欲不振、嗳腐吞酸、消化不良。果实和根供药用，能开胃消食、行气止痛、补气健胃。在印度、越南等东南亚热带地区和国家，九翅豆蔻果实和根茎常被民间作为传统药物用来治疗胃肠道疾患。

（1）用于治"接短短嘎"（腹痛腹胀）。取九翅豆蔻根、红豆蔻根、草蔻根、生姜、姜黄、野姜各等药材适量，研磨成粉末，混匀，3～5 g，温开水送服。（源自傣医传统经方"雅朋勒"）

（2）治"拢梅兰申"（关节酸疼、难屈伸、风湿寒）。取九翅豆蔻根、姜黄、野姜、生姜鲜品各适量，捣烂后加少量猪油、淘米水，炒热，包敷患处。（源自西双版纳州傣医院傣医康郎腊验方）

四、化学成分

（一）萜类化合物

目前从九翅豆蔻中分离得到的萜类化合物有二萜类化合物。具体如下：Amomax A、3β,14β-dihydroxylabda-8（17），12-dien-15,16-olide、 （12S）-hydroxy-15-ethoxy-labdan-8（17），13-dien15,16-olide、Isocoronarin D、Amomax B、Amomax C、Amomaxin A、Amomaxin B、Ottensinin。

部分化合物结构图如下：

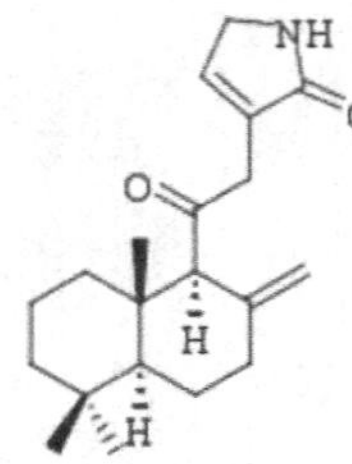

Amomax A

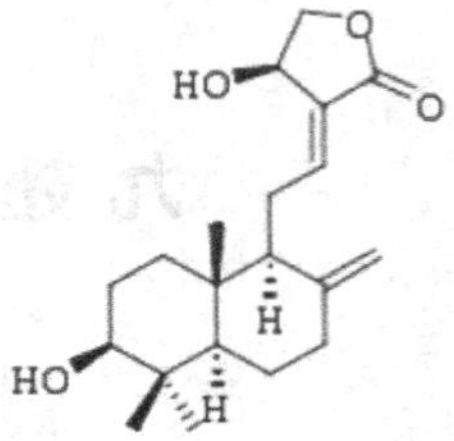

3β,14β-dihydroxylabda-8(17),12-dien-15,16-olide

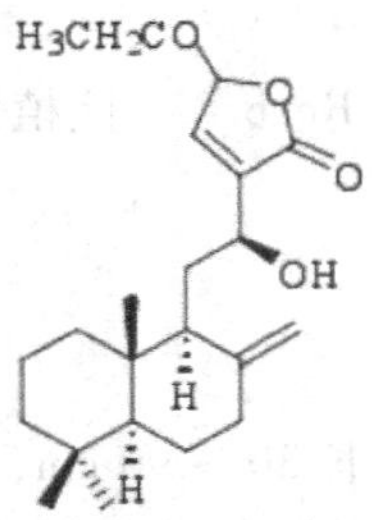

(12S)-hydroxy-15-ethoxy-labdan-8(17),13-dien15,16-olide

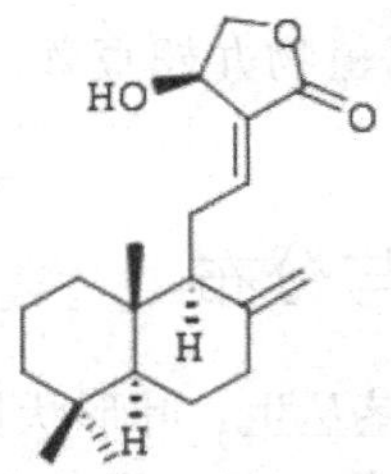

Isocoronarin D

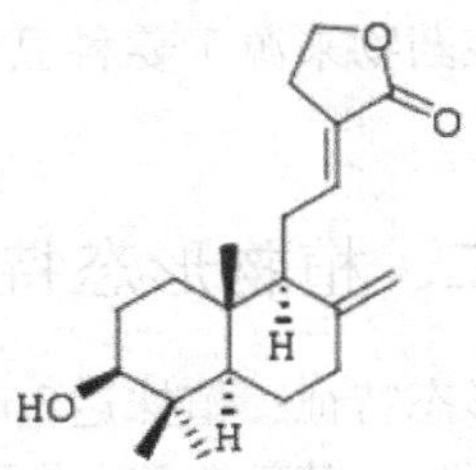

Amomax B

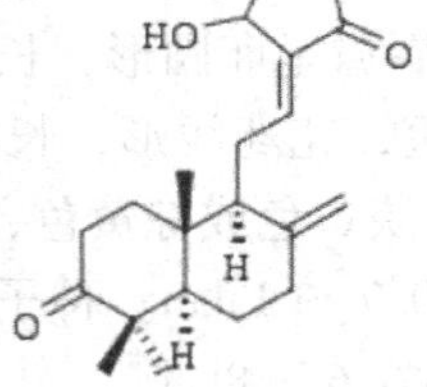

Amomax C

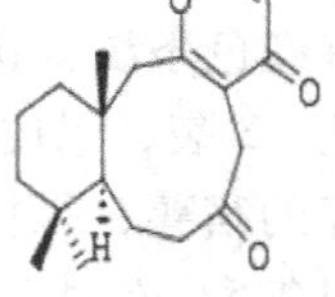

Amomaxin A

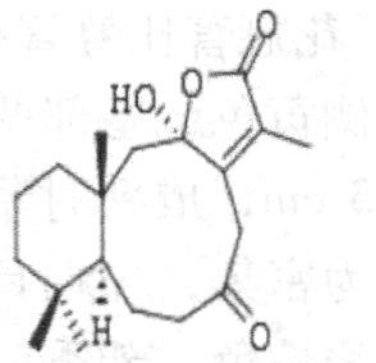

Amomaxin B

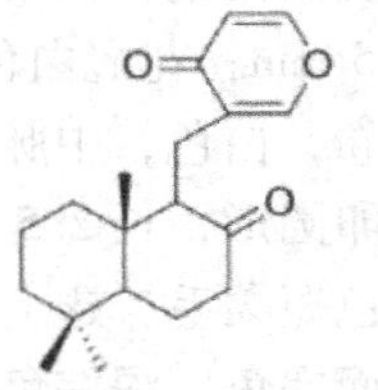

Ottensinin

（二）二苯庚烷类化合物

二苯庚烷是豆蔻属植物的主要化学成分，结构简单易判断。目前从九翅豆蔻分离得到的二苯庚烷类化合物有以下 5 个：Amomaxi A、Amomaxi B、（E）-1-（3-methoxy-4-hydroxyphenyl）-7-phenyl-6-hepten-3-one、（3S）-7-（4-hydroxyphenyl）-l-phenyl-（6E）-6-hepten-3-ol、（3S）-7-（4-methoxyphenyl）-l-phenyl-（6E）-6-hepten-3-ol。

化合物结构图如下：

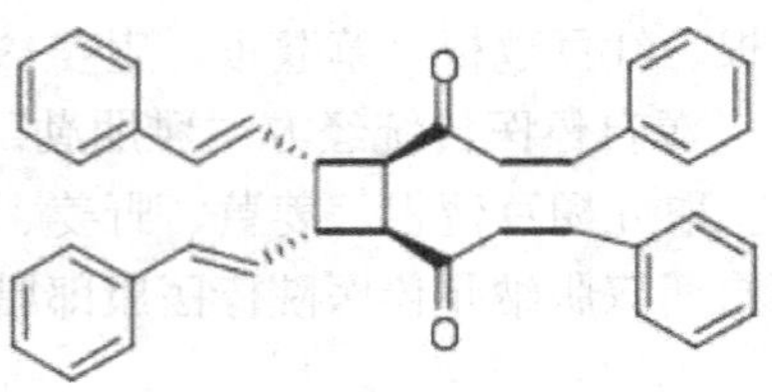

Amomaxi A

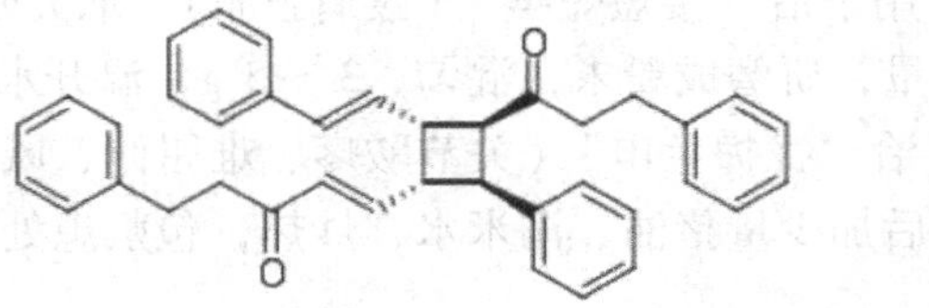

Amomaxi B

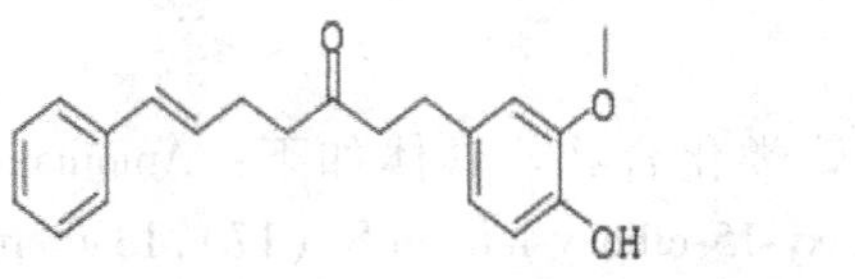

(E)-1-(3-methoxy-4-hydroxyphenyl)-7-phenyl-6-hepten-3-one

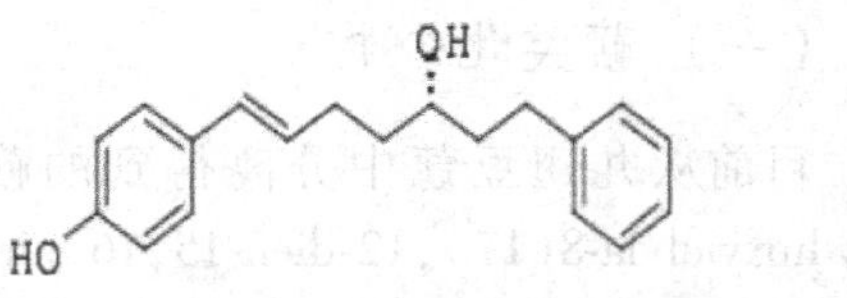

(3S)-7-(4-hydroxyphenyl)-l-phenyl-(6E)-6-hepten-3-ol

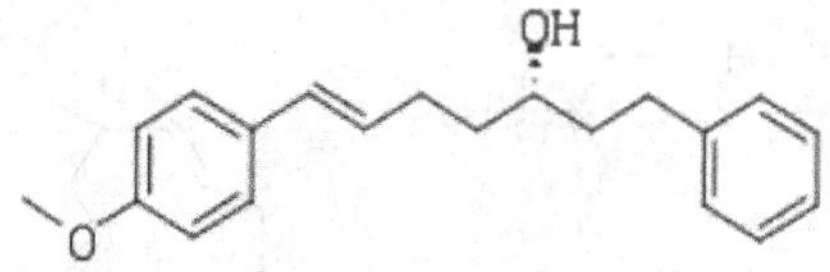

(3S)-7-(4-methoxyphenyl)-l-phenyl-(6E)-6-hepten-3-ol

（三）黄酮类化合物

从九翅豆蔻中分离得到的黄酮类化合物有：Amaximum E、Amaximum A、Amaximum B、Amaximum C、Amaximum D。

化合物结构图如下：

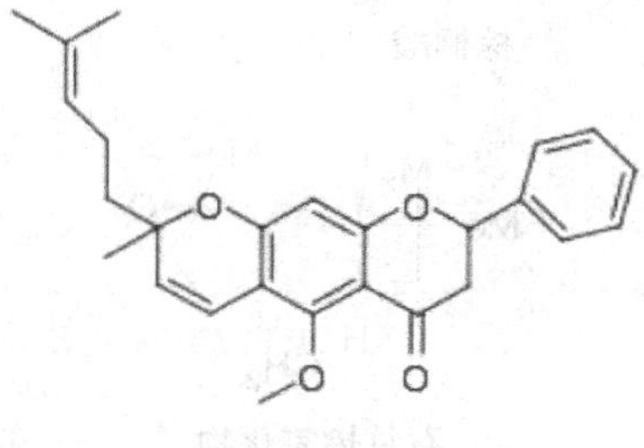

Amaximum E

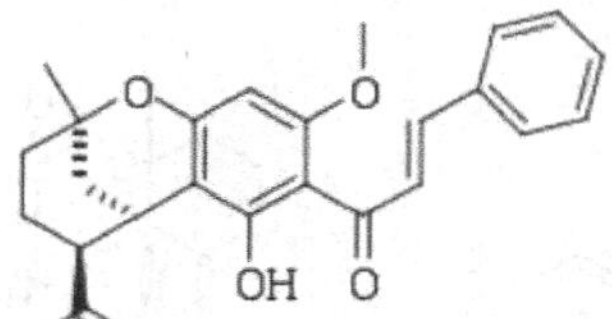

Amaximum A

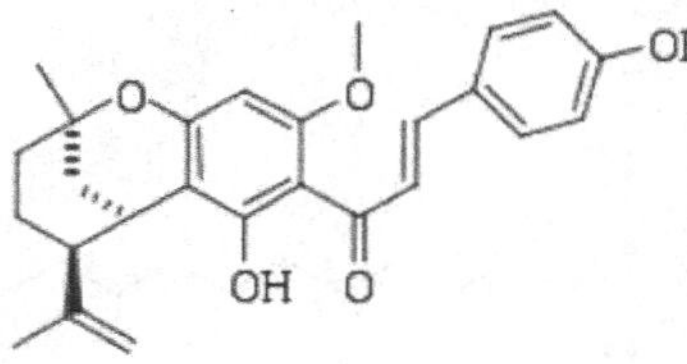

Amaximum B

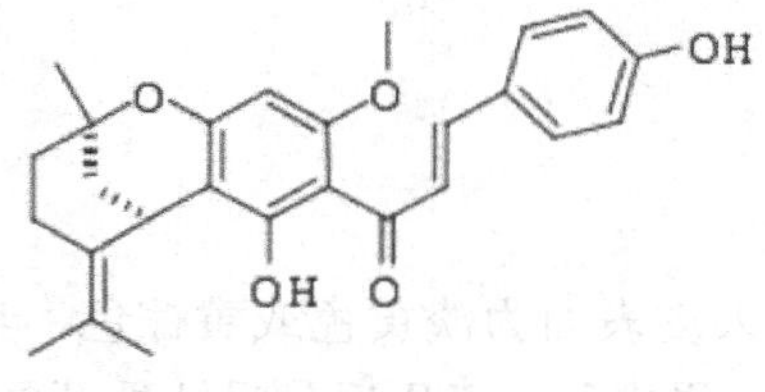

Amaximum C

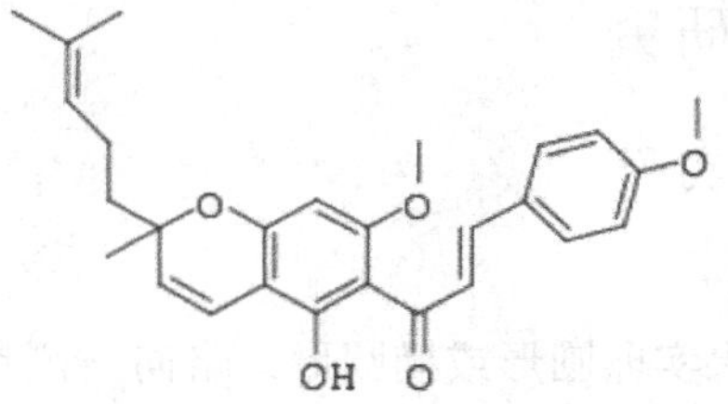

Amaximum D

（四）挥发油类化合物

从九翅豆蔻中分离得到的挥发油类化合物有：2-甲基壬醛、己醛、壬醛、α-蒎烯、β-蒎烯、D-柠檬烯、桉油精、反式-松香芹醇、桃金娘烯醇、2,3-二氢苯并呋喃、乙酸小茴香酯、2-甲氧基-4-乙烯基苯酚、石竹烯、α-蛇麻烯、α-杜松烯、十三醛、棕榈酸、叶绿醇、异土木香内酯、石竹烯氧化物。

化合物结构图如下：

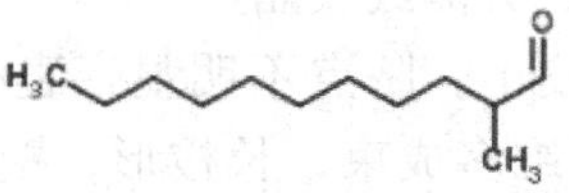

2-甲基壬醛

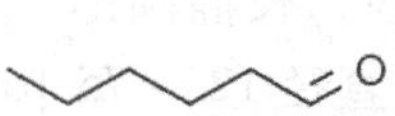

己醛

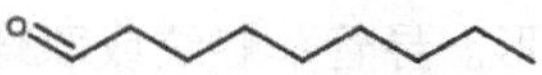

壬醛

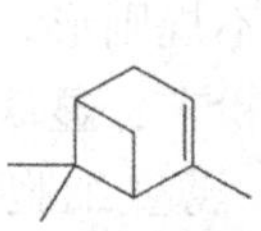

α-蒎烯

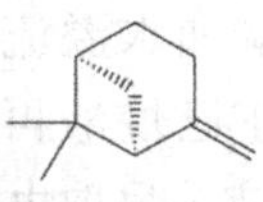

β-蒎烯

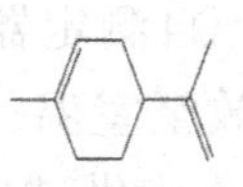

D-柠檬烯

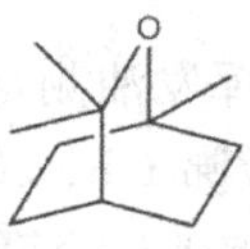

桉油精

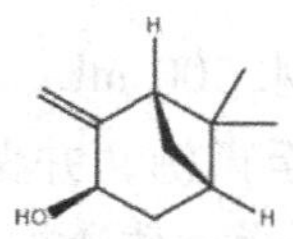

反式-松香芹醇

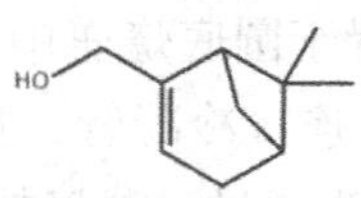

桃金娘烯醇

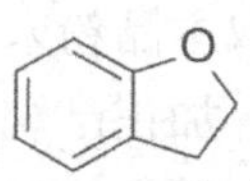

2,3-二氢苯并呋喃

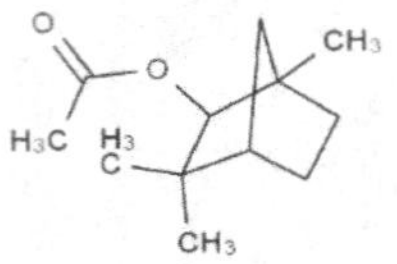

乙酸小茴香酯 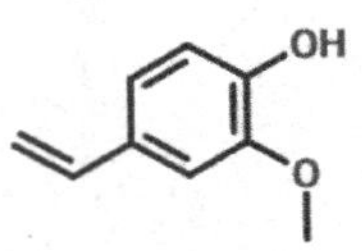　　2-甲氧基-4-乙烯基苯酚 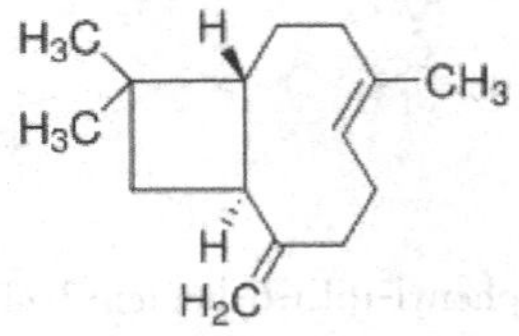　　石竹烯 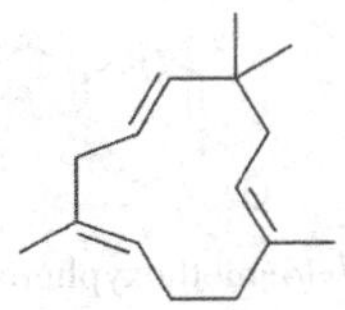　　α-蛇麻烯

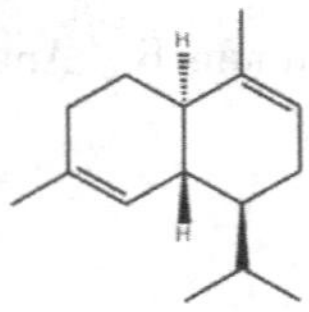

α-杜松烯 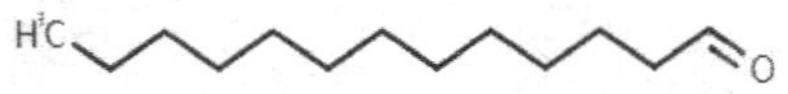　　十三醛 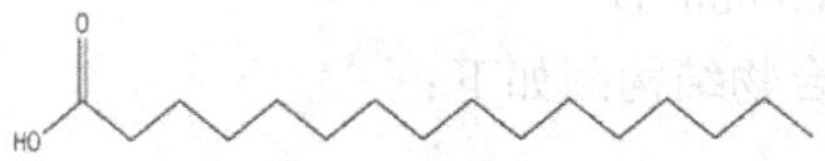　　棕榈酸

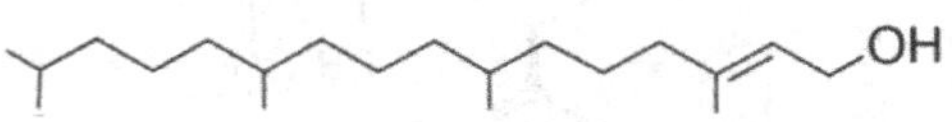

叶绿醇 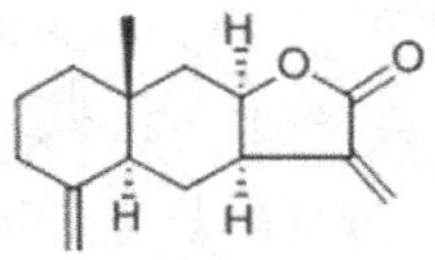　　异土木香内酯 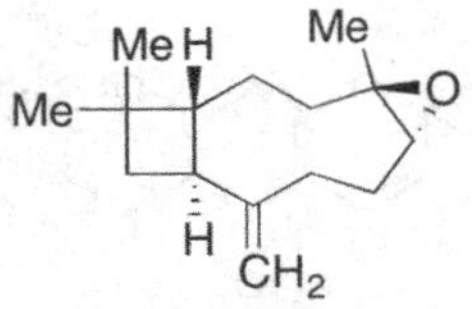　　石竹烯氧化物

五、质量研究

（一）鉴别实验

1. 性状鉴别

九翅豆蔻的果实卵圆形或椭圆形，略向一侧弯曲。果皮表面为淡黄色或黄棕色，具明显九翅，上面覆盖稀疏白色短柔毛，除果翅外，纵走棱线肉眼可见。果皮薄，经压后易沿棱处开裂，内表皮黄色，中轴胎座，3 室，种子团圆形或圆锥形，一端较尖长，每室有种子团 2～12 粒。种子不规则形，略扁，表面褐色、深棕色或浅棕色。气微香，味辛。其根可加工成块切片，未切片呈不规则块状，具分枝，长 5～20 cm，厚 1～4 cm，表面具纵皱纹及凸起的环节，分枝常有残存叶鞘，有多数须根及须根根痕。

2. 显微鉴别

种子横切面：假种皮细胞多层，有的不完整。上表皮细胞方形或类方形，紧密排列。下皮细胞长条形或不规则长方形，胞内含黄红色、黄绿色或淡黄色色素。分布于种脊维管束周围的为油细胞，类圆形或不规则形，内含油滴。内种皮含大量硅质块。外胚乳细胞含草酸钙方晶或簇晶。

根粉末：显淡棕黄色，淀粉粒众多，均为单粒，长椭圆形，一端较小。脐点不明显，直径 11～40 μm，薄壁细胞类圆形。导管单螺纹或双螺纹，直径 12～75 μm；纤维多成束，长梭形，壁薄，直径 15～44 μm。

3. 薄层鉴别

取本品粉末 5 g，置于圆底烧瓶中，加水 200 mL，连接挥发油测定器；自测定器上端加水溢流至烧瓶，加正己烷 5 mL，连接冷凝管，加热至微沸，并保持微沸 1 h，冷却放至室温；取正己烷液再经过含有无水硫酸钠的漏斗滤过，滤液挥发干燥，残渣加正己烷 1 mL 溶解，作为供试品溶液。另取九翅豆蔻根对照药材 5 g，同法制成对照药材溶液。照薄层色谱法（源自《中国药典》一部附录）试验，吸取上述溶液各 10 μL，分别点于同一硅胶 G 薄层板上，以石油醚（60～90 ℃）-乙醚（10∶1）为展开剂，展开后晾干，喷以 5% 香草醛硫酸溶液，在 105 ℃温度下加热至斑点显色清晰。供试品色谱中，在与对照药材色谱相应的位置上，显相同颜色的斑点。

（二）含量测定

九翅豆蔻中富含挥发油类化合物，利用气相－质谱联用方法测定了挥发油中化合物的含量。气相色谱条件如下：PE-35MS 色谱柱（30 m × 0.32 mm × 0.25 μm），柱温为梯度升高，0 ～ 5 min 柱温为 50 ℃，5 ～ 10 min 以 10 ℃/min 的速率由 50 ℃升至 150℃，10 ～ 15 min 以 3 ℃/min 的速率由 150 ℃升至 240 ℃，进样口温度为 250℃，载气是氦气，流速为 1.5 mL/min，进样量为 1.0 μL，分流比是 20∶1。质谱条件如下：接口温度为 220 ℃，离子源温度也是 220 ℃，正电模式下检测，电子能量是 70 eV，在 40 ～ 400 amu 的范围内进行质量扫描，溶剂延迟 5 min。检测发现九翅豆蔻挥发油中 β－蒎烯含量最高，占 65.29%，其次是 α－蒎烯、桃金娘烯醇、反式－松香芹醇。这为九翅豆蔻挥发油含量测定提供了科学依据。

（三）检查

（1）水分：照水分测定法（《中国药典》一部附录第二法）测定，不得超过 14%。
（2）总灰分：不得超过 8%（《中国药典》一部附录）。
（3）酸性不溶性灰分：不得超过 6%（《中国药典》一部附录）。
（4）浸出物：照醇溶性浸出物测定法项下的热浸法（《中国药典》一部附录）测定，用稀乙醇作溶剂，不得少于 10%。

六、防治消化系统疾病史记

民间与史书记载

九翅豆蔻始载于《海南植物志》：果实有开胃、消食、行气、止痛的功能。在傣医传统经方"雅朋勒"中曾记载道"接短短嘎，拢沙呃，冒开亚毫，斤毫冒兰"，表明九翅豆蔻可治疗腹痛腹胀、消化不良。

《中国傣医药彩色图谱》记载道"补土健胃，通气消食，理气止痛"，显示九翅豆蔻主治腹部胀痛、消化不良、食欲不振。

七、现代药理与机制研究

（一）补气健胃、通气消食

九翅豆蔻可与其他健胃补气消食方剂合用，如九翅豆蔻、鸡矢藤、黄樟树、姜黄等制成的傣药"雅朋勒"（健胃止痛胶囊），具有补土健脾胃、行气消食胀、理气而止痛的功效。

（二）降血糖活性

α－葡萄糖苷酶是淀粉和其他多糖重要的消化酶之一，九翅豆蔻提取物可以抑制该酶的活性，从而有效延缓多糖消化效率，进而降低小肠对葡萄糖的吸收速率，有利于抑制餐后血糖水平大幅波动，对控制糖尿病具有重要意义。九翅豆蔻提取物对 α－葡萄糖苷酶抑制活性强度依次是：石油醚提取物 = 甲醇提取物 = 阳性药物阿卡波糖 > 三氯甲烷提取物，但是该药材的水提取物并没表现出抑制活性。

（三）抑制一氧化氮生成活性

目前有关豆蔻属植物中分离得到的化学成分的活性研究，主要是抑制一氧化氮（NO）生成活性。从九翅豆蔻中分离得到带有九环骨架的化合物 Amomaxin B 表现出一般的抑制 NO 生成活性（IC_{50} = 31.33 μM）。

（四）细胞毒活性

从九翅豆蔻中分离得到半日花烷型二萜对抑制人骨肉瘤 MG-63 细胞表现出很好的细胞毒活性（$IC_{50} = 3.3 \pm 0.8$ mg/mL），提示九翅豆蔻具有潜在的抗肿瘤活性。

（五）抗氧化活性

九翅豆蔻根茎 4 种不同溶剂提取物对 DPPH 和 ABTS 两种自由基都显示出不同程度清除效果，且对自由基的清除效果表现出浓度依赖性。其中，甲醇提取物清除自由基的能力最强，而石油醚提取物的能力最弱。但是所有九翅豆蔻的提取物对自由基的清除效果都低于阳性对照组维生素 C。

（六）抗炎活性

利用脂多糖诱导的 RAW264.7 炎症细胞模型评价了九翅豆蔻石油醚、三氯甲烷、甲醇和水提取物的抗炎活性，研究发现：石油醚和三氯甲烷提取物均能够明显地抑制 NO 的过度释放，且抑制效果呈浓度依赖性，甲醇提取物在最高测试浓度时也能够降低 NO 的释放水平，但是水提取物对 NO 的释放水平无明显的效果。同时检测九翅豆蔻的这 4 种提取物对 RAW264.7 细胞增殖的影响，结果表明：甲醇提取物和水提取物对细胞正常增殖没有明显的影响，但是石油醚提取物和三氯甲烷提取物分别在 50 μg/mL 和 100 μg/mL 浓度时会显著抑制细胞的生长。因此该药的石油醚提取物、三氯甲烷提取物和甲醇提取物具有潜在的抗炎活性，但是水提取物无明显的抗炎活性。

八、九翅豆蔻方剂的临床应用

九翅豆蔻疗效确切，味辛，性温。功能主治腹部冷痛、腹胀、食欲不振、嗳腐吞酸、消化不良。果实和根供药用，能开胃消食、行气止痛、补气健胃。相关制剂有胶囊、片剂、颗粒剂、散剂、丸剂等。

健胃止痛胶囊是由嘿多吗（鸡矢藤）、贺姑（九翅豆蔻根）、埋中荒（黄樟树）、晚害闹（莪术）、毫命（姜黄）、咪火哇（山大黄）、波波罕（南千斤藤、山乌龟）制成。全方合用具有补土健脾胃、行气消食胀、理气而止痛之功。健胃止痛胶囊在临床上能够显著降低胃液量、游离酸、总酸度、总酸排出量、胃蛋白酶排出量，对胃黏膜具有保护作用，其作用机制与药物降低胃酸和胃蛋白酶的侵蚀力以及增强胃黏膜的保护作用有关。

而以药材的重量份数制成的用于治疗胃病（如急慢性胃炎、肠炎、胃窦炎、胃溃疡、消化不良、胆囊炎、结石等引起的胃脘疼痛）的药物，经过临床应用之后的观察和进行相关毒性的实验表明，该方子未发现毒副反应，并且安全可靠、疗效显著。该药物组成包括：姜黄 1～4.5 份、莪术 1～4.5 份、黄姜 1～4.5 份、九翅豆蔻 2～5 份、黄樟树心 1～5 份等。

九、产品开发与利用研究

九翅豆蔻除药用外，还可用作膳食特色香料，它本身具有不错的去腥臊效果，对于腥味较大的肉类食材，可以搭配生姜，或者直接使用，从而达到去腥抑臭的目的；在化妆品方面，九翅豆蔻提取物具有抗氧化、抗衰老的作用。

市面上已有消食药膳产品，相关原料按重量份数计，包括山楂、红曲、九翅豆蔻、炙黄芪、布渣叶等药材。该产品能治疗肠胃食积、脾胃虚弱，起到改善消化不良、促进胃排空的作用。

市面上还公开了补脾消食健胃傣药膳汤，由制黄精、砂仁、草果仁、太子参、九翅豆蔻根等中药材组成，能够起到补气养阴、健脾、润肺、化湿和胃、止泻理气等功效，对脾胃虚弱、食欲不振、胃寒呕逆、脘腹胀痛、消化不良等症能起到显著调节作用。

目前市场上售卖的还有九翅豆蔻桂木果风味奶酪饼干、山油柑风味九翅豆蔻果丹皮及九翅豆蔻治胃痛酸菜丝。风味奶酪饼干是以九翅豆蔻、桂木果为原料，同时添加假百合、干饧糟、斑唇马先蒿等食材，制作出的一种保健型九翅豆蔻桂木果风味奶酪饼干。其充分利用九翅豆蔻、桂木果的营养价值，与中药相互配伍，协同增效，从而达到消食化积、健脾开胃等功效。成品香甜可口、香气浓郁、易保存，长期食用可明显改善消化不良、食欲不振人群的身体不适。而山油柑风味九翅豆蔻果丹皮则是以山油柑、九翅豆蔻为原料，同时添加蘹草、姜花果实制作出来的；其充分利用山油柑、九翅豆蔻的营养价值，与中药相互配伍，协同增效，具有温中止痛、开胃消食的功效；制得的成品酸甜爽口、口感细腻，且保健功能突出，长期食用可明显改善食欲不振、不思饮食人群的不适。九翅豆蔻桂木果风味奶酪饼干和山油柑风味九翅豆蔻果丹皮的制作工艺简单，易于实现，保健功能十足，符合市场发展需要。对于九翅豆蔻治胃痛酸菜丝，其克服了酸菜食用不便、包装好的酸菜口感较差、现有酸菜营养价值较低等缺点，长期食用具有开胃消食、温中止痛、补中益气的效果，疗效显著，老少皆宜，其含有九翅豆蔻、鸡嗉子花、金老梅花、酒瓶花、酸菜等药材及相关食材。

此外，将刺梨子、九翅豆蔻、树番茄、佛手、芋头杆等进行组方制成健胃胶囊，其富含蛋白质、维生素、20多种氨基酸、10余种对人体有益的微量元素，不仅营养丰富全面，而且功效显著，能开胃健胃、促进消化，有效预防脾胃虚弱、保护胃黏膜、强壮滋补、润肠通便，且分子结构小，更易吸收，成本低，效果好，满足了人们对健康生活的追求。

参考文献

［1］九翅豆蔻［J］.中草药，2022，53（2）：402.
［2］彭琪琪.两种药用植物九翅豆蔻和五指茄的化学成分研究［D］.昆明：云南中医学院，2018.
［3］蔡雨千.九翅豆蔻的化学成分研究［D］.昆明：云南中医学院，2017.
［4］卢传礼，董丽华.傣药九翅豆蔻不同溶剂提取物的化学成分分析及其抗氧化、抗炎和降血糖活性研究［J］.中国民族民间医药，2017，26（12）：31－36.
［5］刀红英，曾君，玉腊波，等.傣药雅朋勒（健胃止痛胶囊）的制备研究［J］.中国民族医药杂志，2008，14（10）：58.
［6］段立纲，林艳芳，赵应红，等.一种用于治疗胃病的药物［P］.云南省：CN101810830B，2011－11－09.
［7］邓玉林，辛念，孙俐丽，等.一种消食药膳素产品及其制备方法与应用［P］.北京市：CN112335881A，2021－02－09.
［8］李祯，林艳芳，沈立厚.一种补脾消食健胃傣药膳汤及其制备方法［P］.云南省：CN110959834A，2020－04－07.
［9］刘薇.一种九翅豆蔻桂木果风味奶酪饼干［P］.安徽省：CN106689297A，2017－05－24.
［10］刘薇.一种山油柑风味九翅豆蔻果丹皮［P］.安徽省：CN106689625A，2017－05－24.

马 齿 苋

一、基源

该药物来源于马齿苋科马齿苋属植物马齿苋（*Portulaca oleracea* L），传统以其全草入药。

二、植物形态特征与分布

形态特征：一年生草本，全株无毛。茎斜倚或平卧、散铺在地上，分枝多，呈圆柱形，长 10～15 cm，淡绿色或带暗红色。叶有时对生，多数情况下叶互生；叶片肥厚，倒卵形，扁平，似马齿状，长 1～3 cm，宽 0.6～1.5 cm，顶端平截或圆钝，有时微凹，基部楔形，全缘，上表面暗绿色，下表面淡绿色或带暗红色，中脉微微隆起；叶柄粗短。花无梗，直径 4～5 mm，常 3～5 朵簇生枝端，午时盛开；苞片 2～6 片，叶状，膜质，近轮生；萼片 2 片，呈对生，绿色，盔形，长约 4 mm，具有急尖顶端，基部合生；花瓣 5 瓣，少有 4 瓣，黄色，倒卵形，长 3～5 mm，顶端微凹，基部合生；雄蕊通常 8，或更多，长约 12 mm，花药黄色；子房无毛，花柱比雄蕊稍长，柱头 4～6 裂，线形。蒴果卵球形，长约 5 mm，盖裂。种子细小，多数，偏斜球形，黑褐色，有光泽，直径小于 1 mm，具小疣状凸起。花期在 5～8 月，果期在 6～9 月。

生长环境与分布：马齿苋性喜高湿，耐旱、耐涝，具向阳性，适宜在各种田地和坡地栽培，以中性和弱酸性土壤较好。其发芽温度为 18 ℃，最适宜生长温度为 20～30 ℃。中国南北各地均产。生于菜园、农田、路旁，为田间常见杂草。广布全世界温带和热带地区。

三、传统习用

性酸、寒，归肝、大肠经。生湿生寒、清热止痛、退烧消炎、解渴肥体、凉血止血、通利小便。主治干热性或胆液质性疾病，如热性肝痛、胃痛、体瘦口渴、出血、血痢、月经过多、小便不通等。

（1）用于治血痢。马齿苋二大握（切），粳米三合。上以水和马齿苋煮粥，不着盐醋，空腹淡食。（《太平圣惠方》马齿粥）

（2）用于治久痢不止，或赤或白。马齿苋（细切），生姜（细切）二两。上二味和匀，用湿纸裹煨熟，不拘多少，细嚼，米饮调下。（《圣济总录》）

（3）用于肛门肿痛。马齿苋叶、三叶酸草等分，煎汤熏洗，日二次有效。（《濒湖集简方》）

（4）用于治黄疸。鲜马齿苋绞汁，开水冲服，每日 2 次，每次约 30 g。（《食物中药与便方》）

（5）用于止泻止痢、软坚除疣、降低性欲等。马齿苋治扁平疣、性欲过旺、腹泻痢疾等。（《注医典》）

（6）可解毒护肠、降低胆液质的烈性、降逆止吐、解毒驱虫等，马齿苋治胆液质过盛、恶心呕吐、毒虫叮咬、肠道生虫等。（《拜地依药书》）

（7）用于治痔漏。将马齿苋入花椒团煎，洗三五次即效。（《种杏仙方》）

四、化学成分

马齿苋富含生物碱、有机酸、黄酮、木脂素、多糖、萜类、蛋白质、维生素等多种类型的化学成分。

（一）生物碱类化合物

马齿苋中发现的生物碱骨架类型包括苯乙胺衍生物、异喹啉类、吲哚啉类、肉桂酰胺类、苯并氮杂䓬类等，多数生物碱为儿茶酚胺衍生物。

苯乙胺衍生物包括含有磺酸基的水溶性儿茶酚胺生物碱 Portulacacids A、Portulacacids B、Portulacacids C，以及含吡咯烷二酮的水溶性生物碱（S）-（－）-3-hydroxy-1-（3,4-dihydroxyphenethyl）-pyrrolidine-2,5-dione、（±）-2-[1-（3,4-dihydroxyphenethy1）-3-hydroxy-2,5-dioxopyrrolidin-3-yl] acetic acid 和（±）-2-[1-（4-hydroxyphenethyl）-3-hydroxy-2,5-dioxopyrrolidin-3-yl] acetic acid。

异喹啉类生物碱包括 Portulacacids D、Portulacacids E、Portulacacids F、Oleraciamide G、4-carboxy-6,7-dihydro-9,10-dihydroxy-benzo[a]quinolizinium carboxylate inner salt 和6,7-dihydro-1,10,11-trihydroxy-benzo[a]quinolizinium hydroxide。

吲哚啉类化合物包括 Oleraindole A、Oleraindole B、Oleraindole C、Oleraindole D、Oleraindole E、Oleraindole F、Oleracein X、Oleracein Y、Oleracein Z、Oleracein ZA、Oleracein ZB、Oleraisoindole A、（2R,3S,3'S,5S,6R）-2-ethoxy-5-hydroxy-6-（hydroxymethyl）-2',3',4',5,6,9'-hexahydro-2H,4H-spiro[pyran-3,1'-pyrido[3,4-b]indole]-3'-carboxylic acid、（－）-neoechinulin A、Neoechinulin D、Isoechinulin A、MT-6。

肉桂酰胺类生物碱包括（E）-N-[4-（β-D-glucopyranosyloxy）phenethyl]-3-（4-hydroxyphenyl）acrylamide、（E）-N-[3-hydroxy-4-（β-D-glucopyranosyloxy）phenethyl]-3-（4-hydroxyphenyl）acrylamide、（E）-3-[4-（β-D-glucopyranosyloxy）-3-methyoxyphenyl]-N-[2-（4-hydroxy-3,5-dimethoxyphenyl）ethy]-2-propenamide、Oleraciamide E、Oleraciamide F、Oleracrylimides A、Oleracrylimides B、Oleracrylimides C。

苯并氮杂䓬类生物碱包括 Oleracone L、Portulacatone B、Portulacatal、Portulacatone A。此外，还有哒嗪类生物碱 Oleradazine、咪唑啉酮生物碱（S,Z）-（－）-5-（3,4-dihydroxybutylidene）imidazolidine-2,4-dione。

部分化合物结构图如下：

R=Cl　Portulacacids A

R=H　Portulacacids B

Portulacacids C

(S)-(−)-3-hydroxy-1-(3,4-dihydroxyphenethyl)-
pyrrolidine-2,5-dione

(±)-2-[1-(3,4-dihydroxyphenethy1)-3-
hydroxy-2,5-dioxopyrrolidin-3-yl] acetic acid

(±)-2-[1-(4-hydroxyphenethyl)-3-hydroxy-
2,5-dioxopyrrolidin-3-yl] acetic acid

Portulacacids D

Portulacacids E

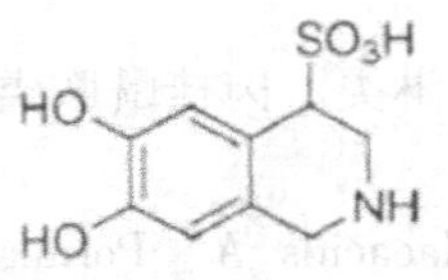

portulacacids F

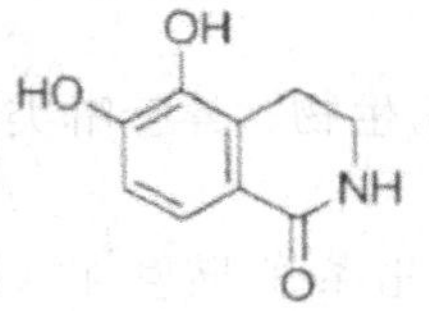

oleraciamide G

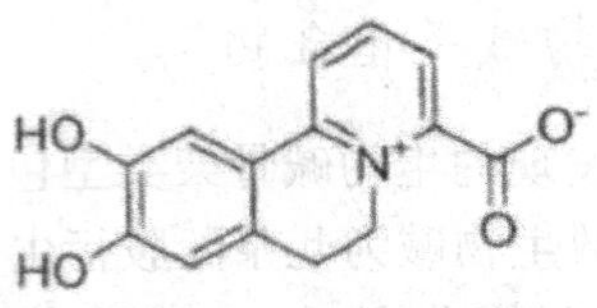

4-carboxy-6,7-dihydro-9,10-dihydroxy-benzo
[a] quinolizinium carboxylate inner salt

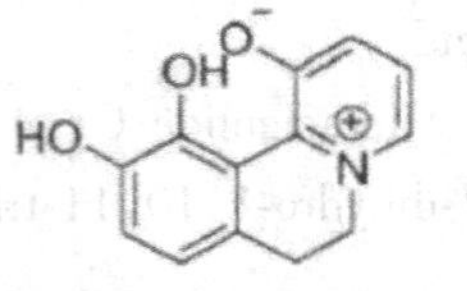

6,7-dihydro-1,10,11-trihydroxy-benzo
[a] quinolizinium hydroxide

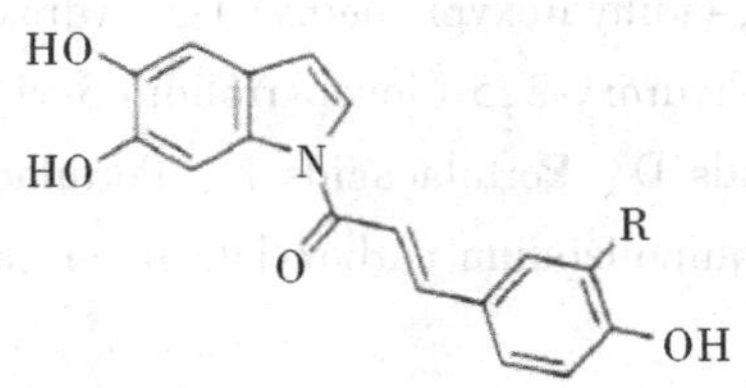

R=H   Oleraindole A

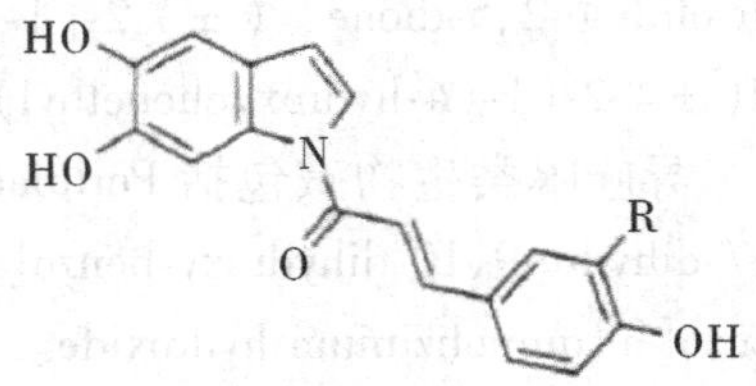

R=OCH₃   Oleraindole B

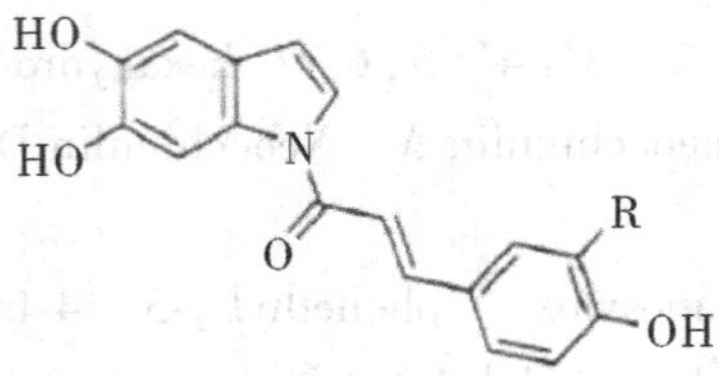

R=OH   Oleraindole C

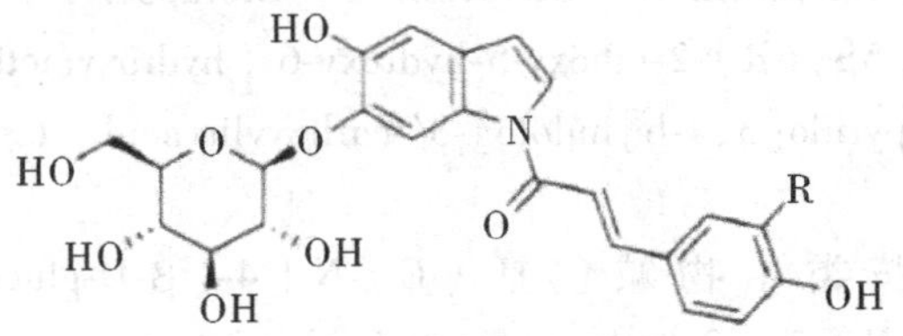

R=H   Oleraindole D

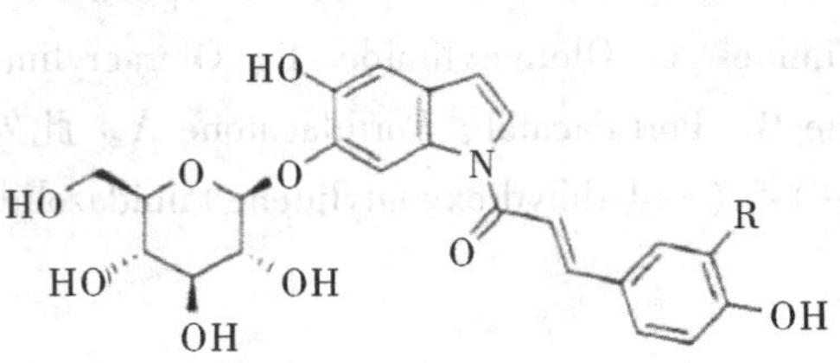

R=OCH3   Oleraindole E

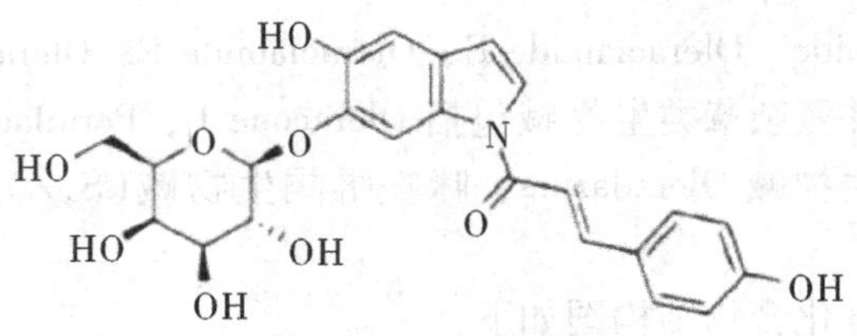

Oleraindole F

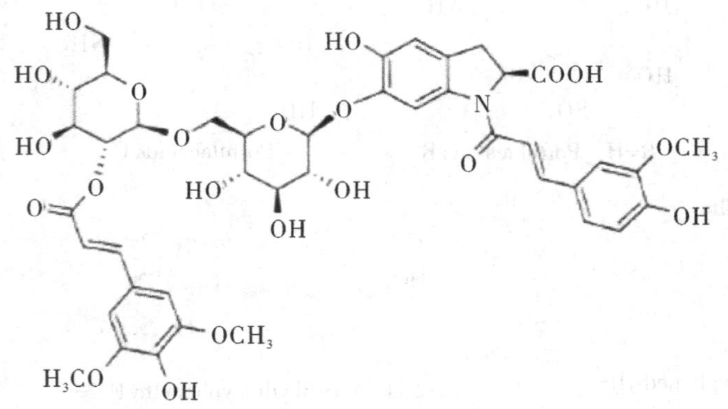

Oleracein X

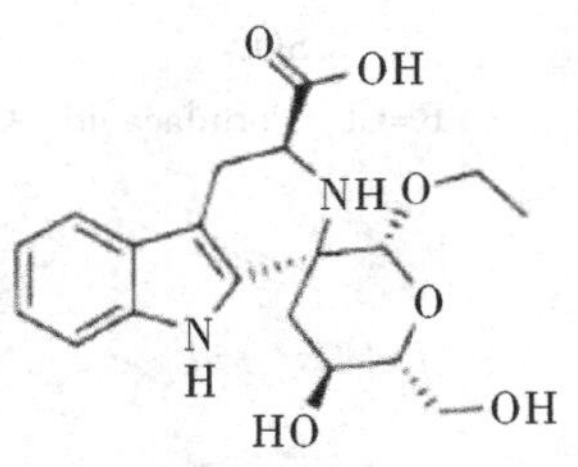

Oleraisoindole A
(−)-neoechinulin A
Neoechinulin D

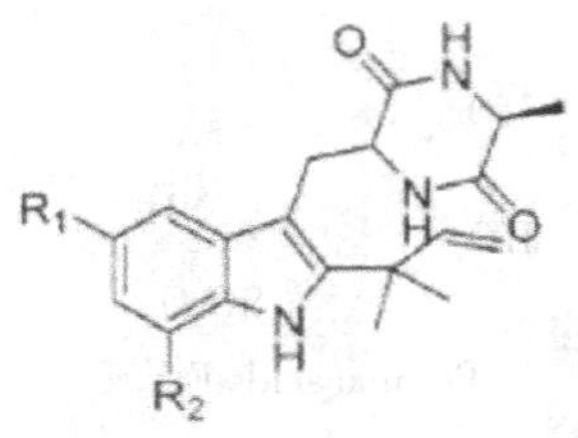

isoechinulin A

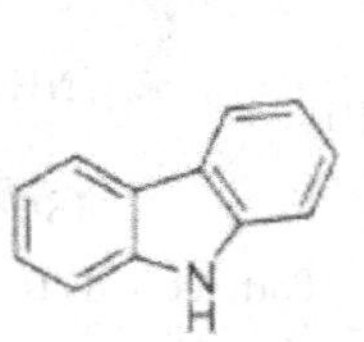

MT-6

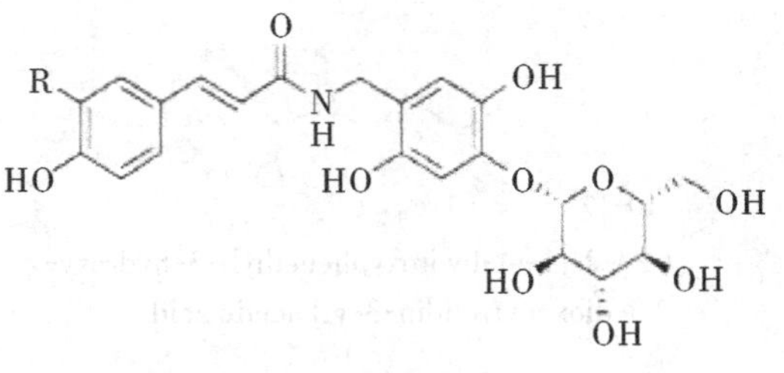

R=H   Oleraciamide E

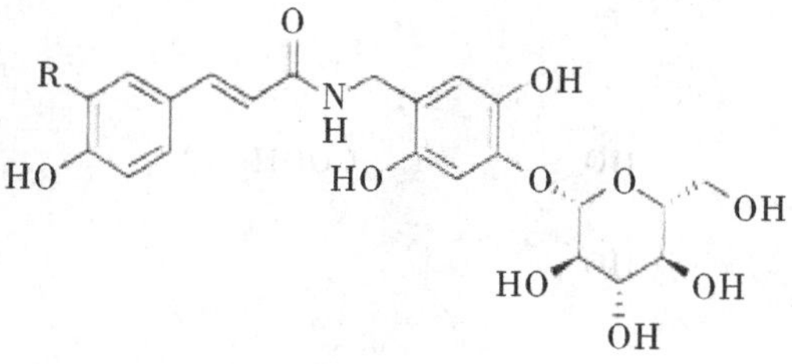

R=OCH₃　Oleraciamide F

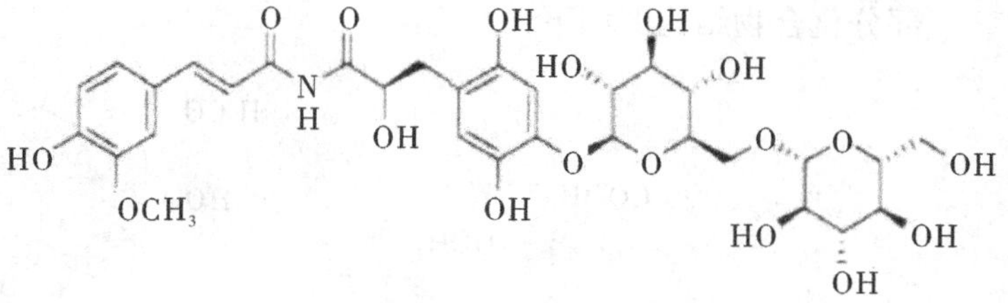

Oleracrylimides C

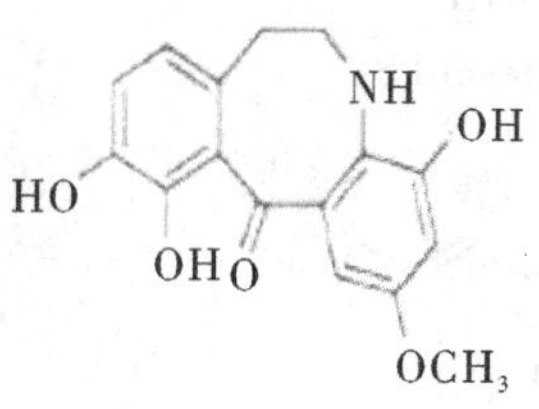

Oleracone L

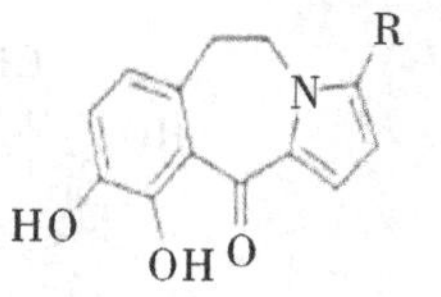

R=H　Portulacatone B

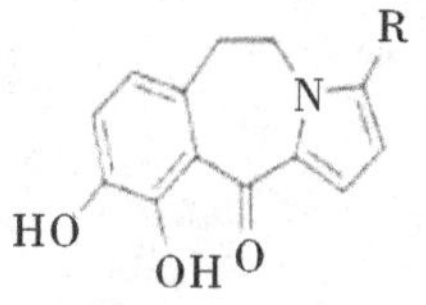

R=OCH₃　Portulacatal

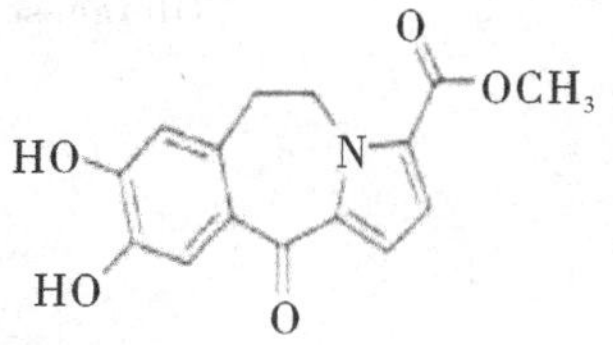

Portulacatone A

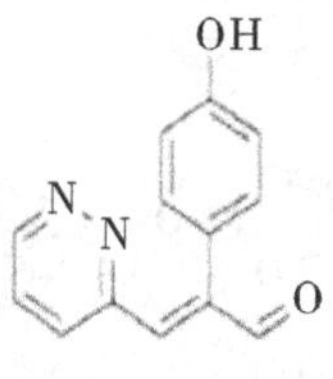

Oleradazine

（二） 黄酮类化合物

目前从马齿苋中分离得到的黄酮类化合物有芹菜素、柰酚、木樨草素、槲皮素、异鼠李素、山奈酚-3-O-葡萄糖苷、芦丁、Oleracone J、Oleracone K、5-hydroxy-6,7-dimethoxy-3-(2'-hydroxybenzyl)-4-chromanone、(E)-5-hydroxy-7-methoxy-3-(2'-hydroxybenzyl)-4-chromanone、2,2'-dihydroxy-4',6'-dimethoxychalcone、Portulacanone E、Oleracone G。

部分化合物结构图如下：

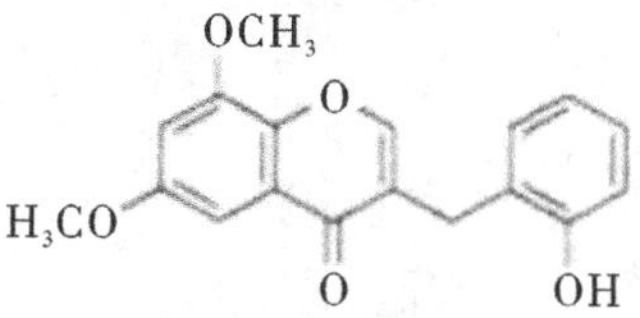

Oleracone J

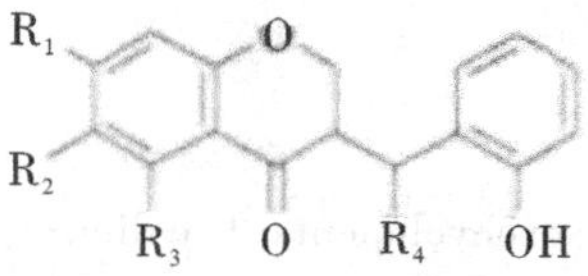

R₁=OCH₃,R₂=H,R₃=OCH₃,R₄=H　Oleracone K

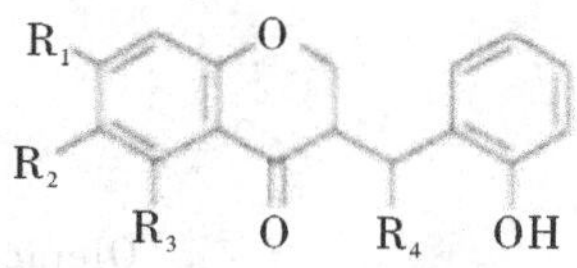

R₁=OCH₃,R₂=H,R₃=OCH₃,R₄=OH　Portulacanone E

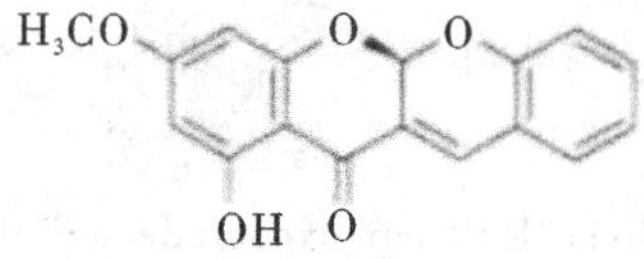

Oleracone G

（三） 有机酸及酚类衍生物

近年来在马齿苋中发现的有机酸及酚类衍生物主要包括酚酸、酚醛、脂肪酸及脂肪酸内酯等衍生物。目前在马齿苋中发现了许多酚酸类化合物，包括咖啡酸、苯甲酸、丁香酸、对香豆酸、阿魏酸、没食子酸、龙胆酸、Oleracescid、Oleralignan B、Oleracescid B、4-(2,4-dihydroxyphenoxy)-4-oxobutanoic acid、Isoaspergin、Flavoglaucin、Transcoumari acid methyl ester、Isololiolide、Dehydrololiolide、Olerafuran A、5-hydroxy-3-methyl-4-phenylfuran2-(5H)-one、1-ethyl 7-(4-octyl-5-oxocyclopenta-1,3-dien-1-yl)heptanedioate、 ethyl(7E,9E)-6-oxooctadeca-7,9-dienoate、Oleraceacid A。

部分化合物结构图如下：

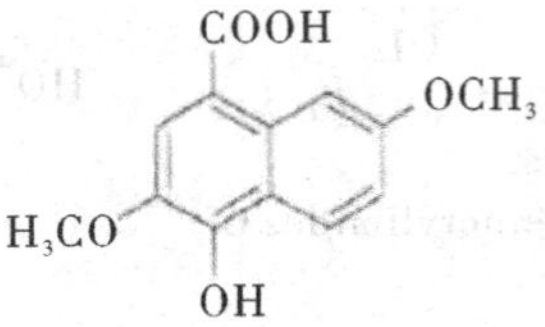

Oleracescid

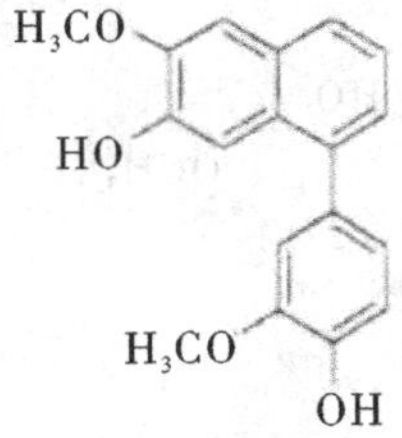

Oleralignan B

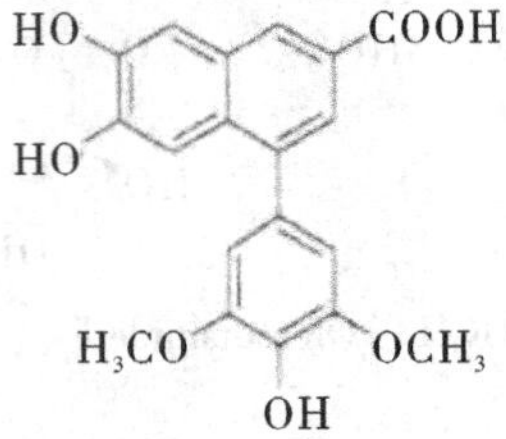

Oleracescid B

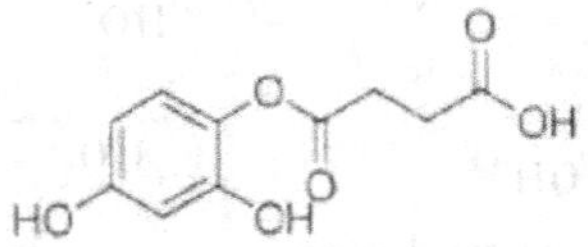

4-(2,4-dihydroxyphenoxy)-4-oxobutanoic acid

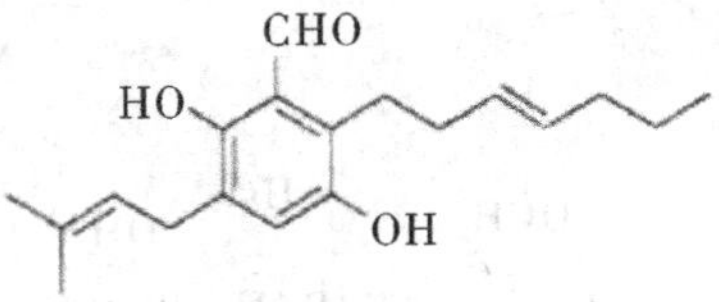

Isoaspergin

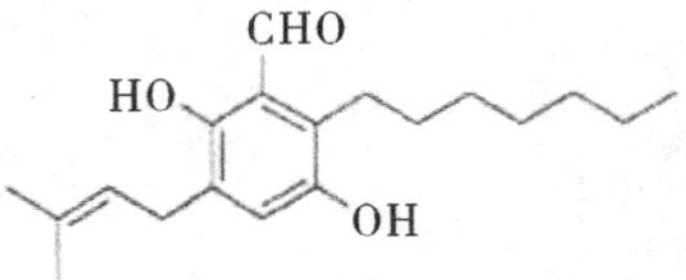

Flavoglaucin

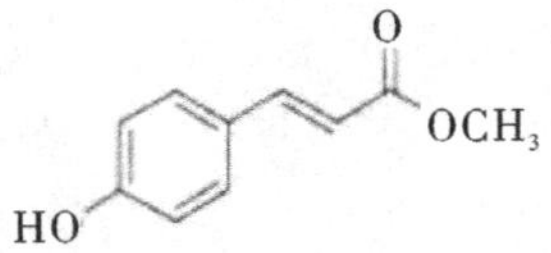

Transcoumari acid methyl ester

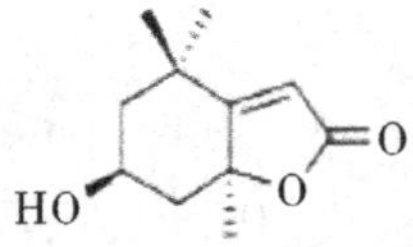

Isololiolide

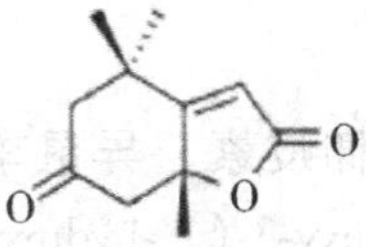

Dehydrololiolide

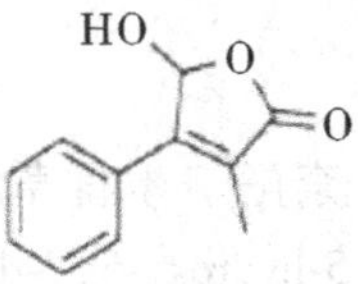

Olerafuran A

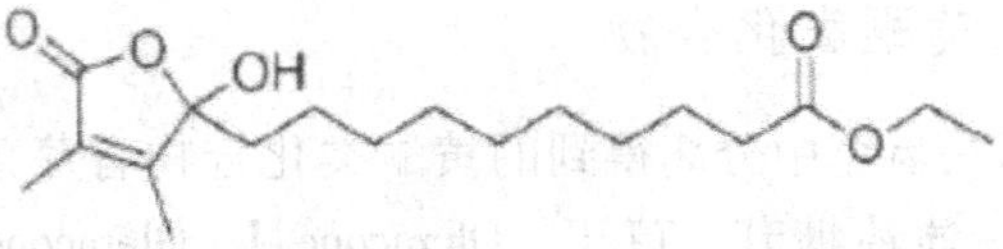

5-hydroxy-3-methyl-4-phenylfuran2-(5H)-one

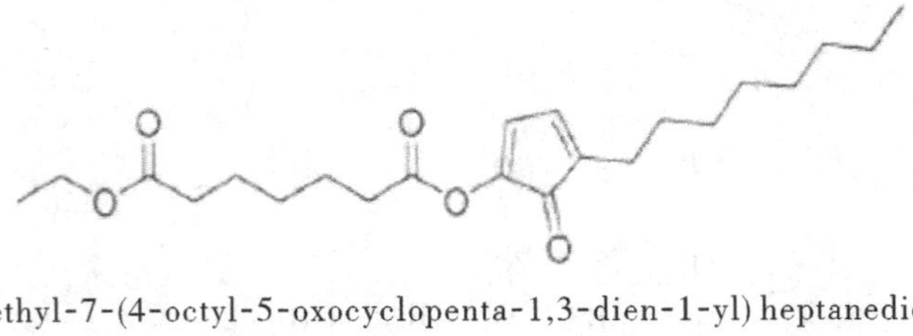

1-ethyl-7-(4-octyl-5-oxocyclopenta-1,3-dien-1-yl) heptanedioate

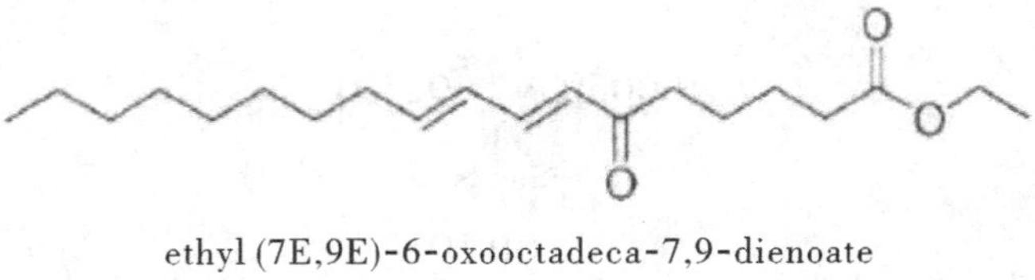

ethyl (7E,9E)-6-oxooctadeca-7,9-dienoate

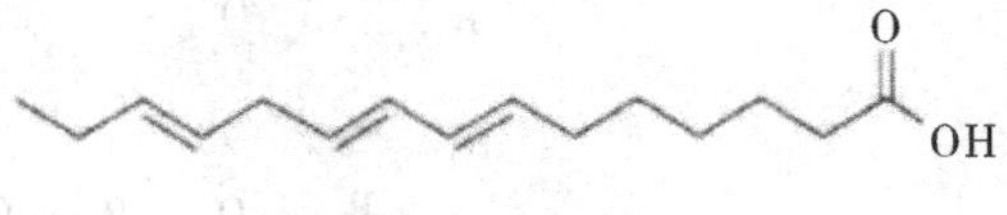

Oleraceacid A

（四）木脂素类化合物

近些年在马齿苋中发现的木脂素类化合物具有抗乙酰胆碱酶活性的木脂素类化合物 Oleralignan A。该化合物结构图如下：

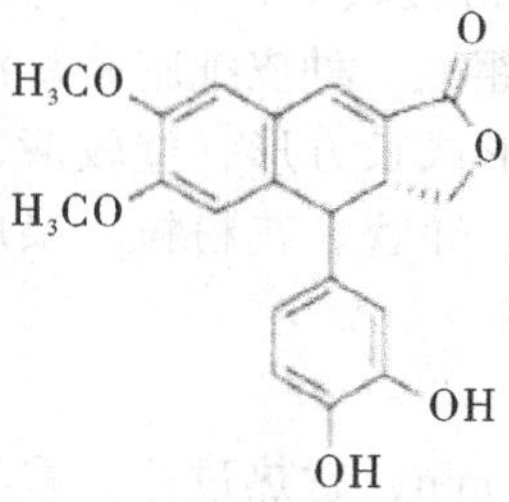

Oleralignan A

（五）硝基化合物

在马齿苋中发现了 9 个硝基化合物，包括 Portulacacid G、Portulacacids H、Portulacacids I、cis-3-(3-nitro-4-hydroxyphenyl)-methyl acrylate、trans-3-(3-nitro-4-hydroxyphenyl)-acrylic acid、trans-3-(3-nitro-4-hydroxyphenyl)-methyl acrylate、(2R)-(+)-2-chloro-3-(3-nitro-4-hydroxyphenyl)-methylpropionate、(2S)-(−)-2-chloro-3-(3,5-dinitro-4-hydrox-yphenyl)-methyl propionate、3-methoxy-4,5-dinitrophenol。

部分化合物结构图如下：

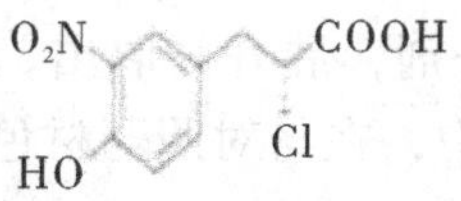

Portulacacid G

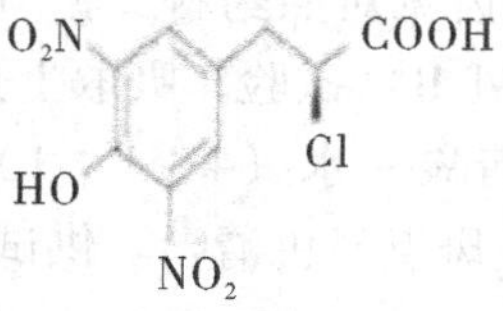

Portulacacids H

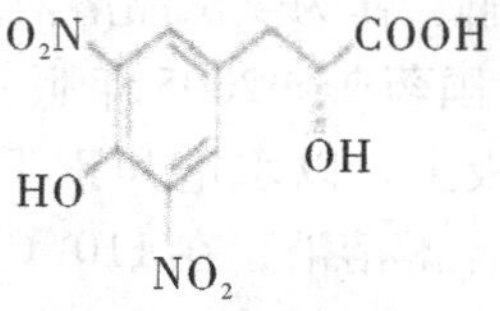

Portulacacids I

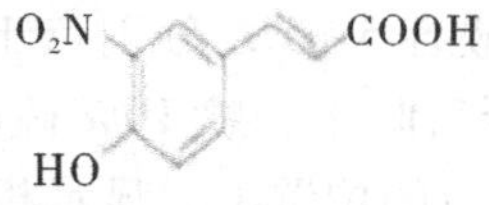

trans-3-(3-nitro-4-hydroxyphenyl)-acrylic acid

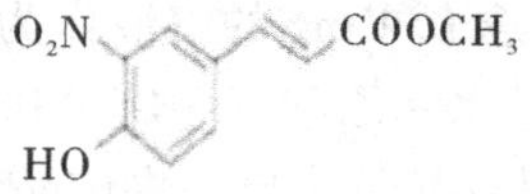

trans-3-(3-nitro-4-hydroxyphenyl)-methyl acrylate

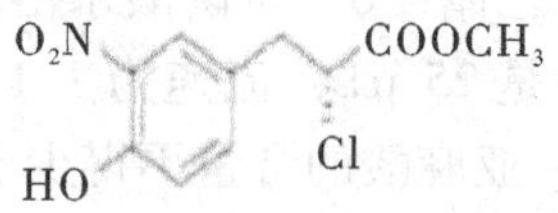

(2R)-(+)-2-chloro-3-(3-nitro-4-hydroxyphenyl)-methylpropionate

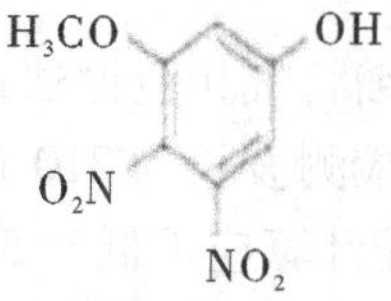

3-methoxy-4,5-dinitrophenol

五、质量研究

（一）鉴别实验

1. 性状鉴别

全草多皱缩卷曲成团。茎圆柱形，长 10～30 cm，直径 1～3 mm，表面黄棕色至棕褐色，有明显扭曲的纵沟纹。叶易破碎或脱落，完整叶片呈倒卵形，绿褐色，长 1～2.5 cm，宽 0.5～1.5 cm，具有钝平或微缺的先端，全缘。花少见，黄色，于枝端生长。蒴果圆锥形，长约 5 mm，帽状盖裂，内含多数黑色细小种子。气微，味微酸而带黏性。

2. 显微鉴别

表皮细胞 1 列，皮层宽阔，外侧为 1～3 列厚角组织，皮层薄壁细胞中含草酸钙簇晶，直径 15～60 μm，有时可见淀粉粒及细小的棱状结晶；维管束外韧型，8～20 个排列成环，束间形成层明显；髓部细胞中亦含草酸钙簇晶。

粉末特征：绿色。叶上表皮细胞表面观，细胞壁较平直，下表皮细胞垂周壁常呈波状弯曲；角质层纹理明显，气孔平轴式。叶肉细胞中含草酸钙簇晶，直径 7～37 μm。淀粉粒较少，单粒类圆形，直径 5～20 μm，脐点点状或裂缝状，层纹不明显；复粒少见，由 2～3 分粒组成。种皮细胞碎片深棕红色，表面观细胞呈多角星状，有多数小突起。果皮石细胞大多成群，长梭形或长方形，壁较薄，亦有类圆形，壁较厚者。尚可见有果皮薄壁性大形网孔细胞。另有茎表皮细胞、导管、花粉粒、果皮表皮细胞等。

3. 理化鉴别

检查香豆精：取本品粉末 2 g，加 5% 盐酸乙醇溶液 15 mL，加热回流 10 min，趁热过滤。取滤液 2 mL，加 3% 碳酸钠溶液 1 mL，置水浴中加热 3 min 后，在冰水中冷却。加新配制的重氮化对硝基苯胺试液 1 滴，显红色。

检查多巴类成分：取本品粉末 10 g，加蒸馏水 100 mL，并用甲酸调 pH 至 3～4，冷浸 24 h，时时振摇，滤过。滤液倒入蒸发皿中置水浴中浓缩至约 10 mL，滤过，滤液备用。取滤液数滴置比色板上，加 1% 铁氰化钾水溶液 1～2 滴，再加 1% 三氯化铁乙醇溶液 1～2 滴，溶液变绿并出现蓝色沉淀。用去甲肾上腺素 0.2% 水溶液及多巴水溶液做对照，结果相同。

4. 薄层鉴别

取本品粉末 2 g，加水 20 mL，加甲酸调节 pH 至 3～4，冷浸 3 h，滤过，滤液蒸干，残渣加水 5 mL 使之溶解，作为供试品溶液。另取马齿苋对照药材 2 g，同法制成对照药材溶液。参照薄层色谱法（源自《中国药典》2005 年版一部附录Ⅵ B）试验，吸取上述两种溶液各 1～2 μL，分别点于同一硅胶 G 薄层板上，以水饱和正丁醇－冰醋酸－水（4：1：1）为展开剂，展开，取出，晾干，喷以 0.2% 茚三酮乙醇溶液，在 110 ℃下加热至斑点显色清晰。供试品色谱中，在与对照药材色谱相应的位置上，显相同颜色的斑点。

取本品加甲醇溶解并制成每 1 mL 含 10 mg 溶液作为供试品溶液，另取 α－亚麻酸对照品适量，加甲醇制成每 1 mL 含 0.4 mg 的溶液作为对照品溶液。吸取上述溶液各 5 μL，分别点于同一硅胶板上，以苯－乙酸乙酯－水－乙酸（6：1：0.5：0.03）为展开剂，展开后晾干，喷 10% 硫酸乙醇溶液，在 105 ℃下加热至斑点显色明显。供试品色谱中，在与对照品色谱对应的位置上，显示相同颜色的斑点。

（二）含量测定

采用毛细管气相色谱法进行测定，流动相为甲醇－乙腈－0.5% 磷酸水溶液（66：22：12），采用等度洗脱，检测波长为 210 nm，柱温为 26 ℃，进样量是 25 μL，流速为 1.1 mL/min，理论塔板数按 α－亚麻酸峰计算应不低于 5000。本品按干燥品计，α－亚麻酸的含量不得少于 0.90%。重复进样的相对标准差小于 2.0%。这一方法专属性较强、灵敏度高、重现性好，α－亚麻酸在 0.0162～0.1944 mg/mL 的浓度范围内线性关系良好，为马齿苋的质量控制提供了科学依据。

（三）检查

（1）水分：不得超过 12.0%（《中国药典》2010 年版一部附录Ⅺ H 第二法）。

（2）总灰分：不得超过 33.0%（《中国药典》2010 年版一部附录Ⅺ K）。

（3）酸不溶性灰分：不得超过 7.0%（《中国药典》2010 年版一部附录Ⅺ K）。

（4）浸出物：照醇溶性浸出物测定法（《中国药典》2010 年版一部附录Ⅹ A）项下的热浸法测定，以乙醇作为溶剂，浸出物不得少于 5.8%。

六、防治消化系统疾病史记

（一）民间与史书记载

马齿苋最早收录于汉代《神农本草经》："苋实，味甘、寒。主治青盲，明目，除邪，利大小便，去寒热……一名马苋。"在这里，虽然混淆了马齿苋和苋实，但根据描述，其与如今的马齿苋一致。

《唐本草》记："马苋，亦名马齿草，味辛，寒，无毒。主诸肿，疣目，捣揩之，饮汁。主反胃，诸淋，金疮，血流，破血，症癖，小儿尤良。"此处补充论述了马齿苋的性味、功能、主治，表明这一药材可用于反胃和止血等病症。

陈藏器《本草拾遗》记载："治诸肿，破兹癖，止消渴，皆寒凉解热之正治。"道出了马齿苋具有寒凉性，能够解热，尤其容易解除胃肠道的热性。李时珍《本草纲目》记载，马齿苋能"散血消肿，利肠止泻，解毒通淋"。因马齿苋性寒滑利、味酸收敛，归大肠、肝经，利于清肠道热毒，又可调气凉血止痢，为治痢疾的要药。将马齿苋用于治痢疾的方法很多，可单方入味，亦可配伍成方，或者煎液稀释后保留灌肠，抑或制成注射剂进行肌肉注射。民间常用单味水煎服或取新鲜马齿苋洗净捣烂，取汁一杯加入少许黄酒来治疗痢疾。

北宋·王怀隐、王祐等编写的《太平圣惠方》中记载："马齿苋粥专治血痢，即下痢脓血，里急后重，腹痛不止。"唐·昝殷《产宝》中记载了马齿苋可治疗产后血痢，利于通小便、止腹痛，并提供了这一药材治疗这类病症的用法用量："产后血痢，小便不通，脐腹痛，生马齿菜杵汁三合，煎一服下，蜜一合，搅服。"元·佚人《居家必用事类全集》中，对马齿苋有记载，"治老人青白翳，明目，除邪气，利大肠，去寒热，取马齿苋一斤。右为末，每服一匙，煮葱豉粥，和搅食之"，阐述了这一药材可明目、祛邪、利大肠。

汉代医圣张仲景治疗肠痈的代表方剂为"大黄牡丹皮汤"和"薏苡附子败酱散"。单纯性阑尾炎初期可将马齿苋 60 g（若为鲜品则取 180 g）、生大黄 15 g、赤芍 12 g 以及田七粉、柴胡、甘草适量，加水煎成 600 mL，每日 2 次。临床亦可将马齿苋配白花蛇舌草、牡丹皮、败酱草等中药材来治疗急性阑尾炎。

（二）传统药对研究

马齿苋传统药对有马齿苋配木香、马齿苋配白头翁、马齿苋配蒲公英、马齿苋配黄柏、马齿苋配丹砂，具体药性配伍、配伍比例以及相关药理作用见下表。

药对名称	药性配伍	配伍比例	药理作用
马齿苋配木香	温寒配伍，马齿苋性温、木香性寒	1：1	清热利湿，健脾消食，止痛止痢
马齿苋配白头翁	两寒配伍，马齿苋、白头翁均性寒	1：1	清热利湿，治痢疾
马齿苋配蒲公英	两寒配伍，马齿苋、蒲公英均性寒	1：1	清热解毒、消肿、消炎，治急性阑尾炎
马齿苋配黄柏	两寒配伍，马齿苋、黄柏均性寒	2：1	解毒消肿、解毒疗疮，治恶疮
马齿苋配丹砂	两寒配伍，马齿苋、丹砂均性寒	1：1	解毒消肿，治甲疽

七、现代药理与机制研究

（一）治疗急、慢性细菌性痢疾

运用马齿苋、铁苋菜制备的马铁针剂（每 1 mL 含生药各 1 g），成人每日肌注 2～3 次，每次 2 mL，儿童酌情删减剂量，3 天为 1 疗程，失水严重者根据病情适当补液。有研究发现，运用马铁针剂共治疗 188 例细菌性痢疾患者，结果有效率为 97.4%，平均治愈时间 2～36 天，这与止痢西药相比，运用马齿苋、铁苋菜制备的马铁针剂疗效为优。另有报道用马齿苋煎剂给药后临床观察 403 例细菌性痢疾患者，其治愈率为 83.62%，其中对 33 例急性细菌性痢疾患者的疗效尤为满意，治愈率近九成。

（二）治疗慢性结肠炎

取马齿苋、白头翁、黄柏各 50 g，加水煎成 100 mL，再加入 2% 普鲁卡因 2 mL，备用。每晚睡前保留灌肠 1 次，给药后，嘱患者保持左侧卧位至少 30 min，15 天为 1 疗程。共治疗 60 例慢性结肠炎患者，结果治愈七成，好转两成，总有效率达 96.7%。

（三）抗菌

马齿苋提取物在体外对痢疾杆菌、伤寒杆菌、绿脓杆菌和大肠杆菌等均有显著抗菌作用。此外，对金黄色葡萄球菌也有一定抑制作用，但对结核杆菌无效。

（四）对骨骼肌的作用

有学者曾研究马齿苋的甲醇提取物、乙醚提取物和水提取物及可透析成分对大鼠膈神经膈肌的作用，结果表明上述成分可显著降低 K^+ 和咖啡因所致挛缩的颤搐/强直比例，减轻烟碱所致腹直肌挛缩。此外，可透析成分能使小鸡肌肉松弛，起到松弛肌肉的作用，这可能与细胞外液的 Ca^{2+} 相关。

（五）抗氧化、抗衰老

马齿苋水提取物和乙醇提取物在一定的质量浓度范围内，表现出对 H_2O_2 诱导人淋巴细胞 DNA 损伤的保护作用。马齿苋酚类提取物具有较强的抗氧化活性，清除 DPPH 自由基和对 Fe^{3+} 还原能力明显高于人工合成抗氧化剂，具备用作天然抗氧化剂的潜力。此外，马齿苋酚类提取物能增强老年小鼠认知功能，发挥预防老化和相关认知功能障碍的作用。马齿苋黄酮对羟自由基的清除率近七成，对超氧阴离子的清除率有 82.26%，对油脂也表现出较强的抗氧化作用。有学者对马齿苋中分离得到的 Oleraindole A、Oleraindole B、Oleraciamide E、Oleracone J、Oleracone K、Portulacanone E、Oleracone G、Oleracescido、Lerafuran A、Oleralignan B、4-(2,4-dihydroxyphenoxy)-4-oxobutanoic acid 等化合物进行活性研究，发现它们具有 DPPH 自由基清除活性。

（六）止咳、平喘

研究发现马齿苋醇提取物可刺激气管平滑肌上的 β 肾上腺素受体。而马齿苋水提取物可松弛气管平滑肌，改善通气量，可抑制组胺、乙酰胆碱诱发的支气管痉挛，减轻痉挛的程度，对支气管痉挛性喘息有明显的抑制作用。马齿苋水提取物还可显著抑制氨水诱发的咳嗽、减少咳嗽次数，具有止咳作用。

（七）降血脂、降血糖

马齿苋多糖可提高糖尿病小鼠血清胰岛素水平和降低小鼠空腹血糖，并具有较强的调脂作用。服用粗品马齿苋多糖可显著增加身体质量，明显改善糖尿病大鼠的葡萄糖耐量。此外，粗品马齿苋多糖可显著降低糖尿病大鼠的肿瘤坏死因子和白细胞介素 −6 水平，还可以抑制糖尿病大鼠肝组织中超氧脱氢酶活性。有学者研究发现，由马齿苋中分离得到的化合物 (E)-5-hydroxy-7-methoxy-3-(2'-hydroxybenzyl)-4-chromanone 能通过激活 3T3-L1 脂肪细胞的 PI3K/Akt 和 AMPK 通路，刺激 GLUT4 转位到质膜，从而增加葡萄糖摄取，发挥降血糖的药理活性。

（八）潜在改善阿尔茨海默病药物

生物碱的抗乙酰胆碱酯酶活性及其结构多样性使其成为良好的治疗阿尔茨海默症候选药物。马齿苋中分离得到的生物碱类化合物 Oleraindole A、Oleraindole B、Oleraindole C、Oleraindole D、Oleraindole E、Oleraciamide E 有抗乙酰胆碱酯酶作用，其 IC_{50} 值分别为 55.12 ± 0.20 μM、46.76 ± 0.08 μM、

44.75 ±0.08 μM、58.78 ±0.36 μM、65.71 ±0.15 μM、52.43 ±0.33 μM。此外，马齿苋中的 oleracone J、Oleracone K、1-ethyl 7-(4-octyl-5-oxocyclopenta-1,3-dien-1-yl) heptanedioate、ethyl (7E,9E)-6-oxooctadeca-7,9-dienoate、Oleraceacid A 也有抗乙酰胆碱酯酶活性。

（九）抗炎

从马齿苋中分离提纯得到的化合物 cis-3-(3-nitro-4-hydroxyphenyl)-methyl acrylate，研究表明其有抗炎活性，可剂量依赖性地抑制 LPS 诱导的 RAW 264.7 小鼠巨噬细胞释放 NO，EC_{50}值为 18.0 μM。

八、马齿苋方剂的临床应用

马齿苋疗效确切，应用历史悠久。性酸、寒，归肝、大肠经。有清热止痛、退烧消炎、解渴肥体的功能，用于肠炎、痢疾。常与其他药物配伍使用。制剂有丸剂、片剂、胶囊、颗粒剂、冲剂、膏剂等。《国家中成药标准汇编（内科脾胃分册）》和《中华人民共和国卫生部药品标准中药成方制剂（第五册）》中收载含马齿苋的成方制剂有三味泻痢颗粒和马齿苋片。

三味泻痢颗粒由石榴皮、马齿苋、车前子等中药组成，分别为酸寒、甘寒和酸温涩之品，具有清热解毒、分清别浊、利水止泻之功效，有固肠止泻、杀菌消炎作用。马齿苋具有清热解毒、凉血止痢、除湿通淋功能，可用于湿热泄泻、痢疾等病症。这一药材对金黄色葡萄球菌、大肠杆菌有明显的抑制作用，且富含维生素 A 样物质，能使得上皮细胞功能趋于正常化，因此不仅对致病菌有直接杀灭或抑制作用，还对损伤的胃肠道黏膜有修复和调整功能。三味泻痢颗粒既能抗炎、抗病毒，又能保护肠黏膜、减轻水样便，缩短病程，对感染性、非感染性的腹泻均有较好的疗效。

马齿苋片：选马齿苋 1000 g，去除杂质，洗净，加水煎煮 2 次，每次 2 h，合并煎液，静置，滤取上清液，浓缩至相对密度为 1.33（80～85 ℃）的浸膏，按干浸膏加淀粉按比例制成软材，干燥后粉碎过筛。以 85% 乙醇为湿润剂，制成颗粒，低温干燥，加 2% 滑石粉，压片，即得。每片 0.3 g，相当于原药材 10.4 g。这一制剂功能主治抗菌消炎，可用于肠道感染、肠炎、菌痢。

九、产品开发与利用研究

马齿苋除药用外，还大量用作食品、香料、药酒等。在化妆品方面，含有马齿苋提取物的有薇诺娜修红霜、无印良品化妆水、孔凤春马齿苋喷雾等。

降低血糖和血压：马齿苋中含有高浓度的去甲肾上腺素和二羟基苯乙胺（去甲肾上腺素的前体），能调整体内糖代谢过程，促进胰腺分泌胰岛素，调节人体糖代谢，达到降血糖的效果。马齿苋含有大量的钾盐，有良好的利水消肿作用；钾离子还可直接作用于血管壁上，使血管壁扩张，阻止动脉管壁增厚，从而起到降低血压的作用。

抗菌消炎、抗衰老癌变：马齿苋有天然抗生素之称，对痢疾杆菌、伤寒杆菌和大肠杆菌有较强的抑制作用，可用于各种炎症的辅助治疗。马齿苋中还含有维生素 E 和胡萝卜素，这两种物质都是天然的抗氧化剂，能有效防止自由基对人体组织所造成的损害。

预防心脏病、消除尘毒：马齿苋含有钾盐、黄酮类、强心苷等活性物质和丰富的脂肪酸，能抑制人体内血清胆固醇和甘油三酯的生成，促使血管扩张，可以预防血小板聚集、冠状动脉痉挛和血栓形成，从而起到预防心脏病的作用。马齿苋能消除尘毒，防止吞噬细胞变性和坏死，还可以防止淋巴管发炎和阻止纤维性变化，对白癜风也有一定的疗效。

参考文献

[1] 唐凯俊. 马齿苋的化学成分及其活性研究 [D]. 青岛：山东大学，2022.

[2] 王天宁，刘玉婷，肖凤琴，等. 马齿苋化学成分及药理活性的现代研究整理 [J]. 中国实验方剂学杂志，2018，24（6）：224－234.

[3] 侯银环. 马齿苋化学成分及品质评价研究 [D]. 沈阳：沈阳药科大学，2008.

[4] 李倩，孙远岭. 马齿苋在消化系统疾病中的应用 [J]. 现代中西医结合杂志，2010，19（16）：2071－2072.

[5] 张雪睿. 三味泻痢颗粒治疗小儿腹泻的临床体会 [J]. 西南国防医药，2013，23（6）：645－647.

山　姜

一、基源

该药物是姜科山姜属植物山姜 [*Alpinia japonica* (Thunb.) Miq.] 的干燥根茎及种子团。山姜属多年生草本植物。

二、植物形态特征与分布

形态特征：株高 35～70 cm，有横生、分枝的根茎。叶片 2～5 片，呈披针形、倒披针形或狭长椭圆形，长 25～40 cm，宽 4～7 cm，两端渐尖，顶端小尖头，两面特别是叶背被短柔毛，近无柄至具长达 2 cm 的叶柄；叶舌 2 裂，长约 2 mm，覆盖短柔毛。总状花序顶生，长 15～30 cm，花序轴密生绒毛；总苞片披针形，长约 9 cm，开花时脱落；小苞片极小，早落；花通常 2 朵聚生，在 2 朵花之间常有退化的小花残迹可见；小花梗长约 2 mm；花萼棒状，长 1～1.2 cm，被短柔毛，顶端 3 齿裂；花冠管长约 1 cm，被小疏柔毛，花冠裂片长圆形，长约 1 cm，覆盖绒毛；侧生退化雄蕊线形，长约 5 mm；唇瓣卵形，宽约 6 mm，白色而具红色脉纹，顶端 2 裂，边缘具不整齐缺刻；雄蕊长 1.2～1.4 cm；子房密被绒毛。果球形或椭圆形，直径 1～1.5 cm，被短柔毛，熟时橙红色，顶有宿存的萼筒。种子多角形，长约 5 mm，径约 3 mm，有樟脑味。花期在 4～8 月；果期在 7～12 月。

生长环境与分布：山姜喜温暖潮湿的生长环境，多生长在疏林下和田野边，喜排水良好、土壤肥沃的疏松土地。多分布在中国东南部、南部和西南部省区。

三、传统习用

根茎性温，味辛，能理气止痛、祛湿、消肿、活血通络，可治风湿性关节炎、胃气痛、跌打损伤。果实供药用，为芳香性健胃药，治消化不良、腹痛、呕吐、嗳气、慢性下痢。

（1）用于腹中冷痛，煮服甚效。（《本草经集注》）

（2）用于去恶气，温中。（治）中恶霍乱，心腹冷痛，功用如姜。（《本草拾遗》）

（3）山姜根茎及叶，用于温肺、散寒、止咳。（《贵阳民间药草》）

（4）用于除风湿，解疮毒。治风湿筋骨痛、劳伤吐血、跌损瘀血停滞、月经不调及无名肿毒。（《四川中药志》）

（5）有温中行气、消肿止痛之功效。主治腹痛泄泻、胃痛、食滞腹胀。（《广西本草选编》）

（6）用于咳嗽，消化不良，呕吐，噎膈，慢性腹泻。（《湖北中草药志》）

（7）可理气止痛、活血通络，治胃痛附方：山姜根与乌药各 3～6 g，研磨为粉末，温开水送服。（《江西草药》）

（8）用于治腹胀痛，取山姜根、萝卜根、血藤等药材各 15 g，木通、香附各 9 g，加水煎服。（《湖南药物志》）

（9）治疗久咳，山姜根二钱（石灰水浸泡 24 h，淘米水或清水洗净蒸热，晒干）、白芷和追风伞各取二钱，泡酒一斤，每次服用一两。（《贵州民间药草》）

四、化学成分

山姜化学成分主要含黄酮类、萜类、挥发油等化合物。

（一）黄酮类化合物

从山姜中分离得到的黄酮类化合物有 Rhamnocitrin、Kumatakenin、山姜素。
化合物结构图如下：

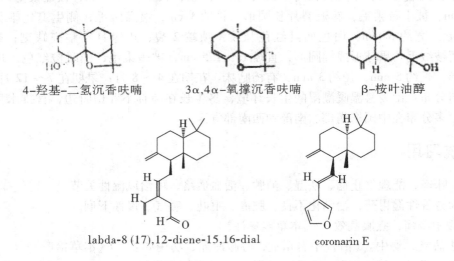

Rhamnocitrin   Kumatakenin   山姜素

（二）萜类化合物

在山姜甲醇提取物中，分离得到以下萜类化合物：4 - 羟基 - 二氢沉香呋喃、α - 沉香呋喃、3α，4α - 氧撑沉香呋喃、β - 桉叶油醇、labda-8(17),12-diene-15,16-dial、Coronarin E。
部分化合物结构图如下：

4-羟基-二氢沉香呋喃   3α,4α-氧撑沉香呋喃   β-桉叶油醇

labda-8 (17),12-diene-15,16-dial   coronarin E

（三）挥发油类化合物

从山姜中分离得到的挥发油类化合物有 β - 蒎烯、莳醇、花柏烯、β - 水芹烯、β - 榄香烯等。
部分化合物结构图如下：

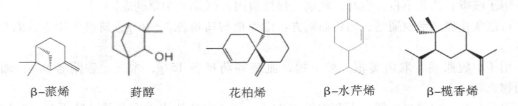

β-蒎烯   莳醇   花柏烯   β-水芹烯   β-榄香烯

（四）矿物质元素

对山姜内矿物质元素进行含量分析，结果表明山姜内含丰富的 Si、Mg、Ca、Mn、Fe、Al、Zn、Cu、Sr 等微量元素。

五、质量研究

（一）鉴别实验

1. 性状鉴别

本品呈圆柱形，有分枝，长 5～20 cm，直径 0.3～1.2 cm。表面棕色或红棕色，有细密的纵皱纹及灰棕色的细密环节，被有鳞皮状叶鞘，节上有细长须根及圆形的根痕。分枝顶端有茎痕或芽痕，质地柔韧，不易折断。断面黄白色或灰白色，纤维性较强，有明显的粉性。圆形内皮层环纹明显，可见细小的孔隙及筋脉点。气香，味辛辣。

2. 显微鉴别

本品横切面：表皮细胞 1 列，类长方形或类方形。皮层宽广，众多叶迹维管束，外韧型，内皮层不甚明显，为 1 列扁平薄壁细胞。宽广中柱，中柱为 1 列薄壁细胞，细胞扁长方形。皮层和中柱薄壁组织中散有多数分泌细胞，内含黄色或红棕色树脂状物；薄壁细胞充满淀粉粒。叶上、下表皮显微特征含有大量叶绿素，有腺毛；上表皮细胞排列紧密，无气孔，下表皮细胞大量环式气孔存在，副卫细胞数目不定；有绒毛，可见草酸钙晶体。

粉末显微特征：淀粉粒众多，但多被打碎，单粒呈圆形、椭圆形、矩圆形或卵形，直径为 5～25 μm；脐点点状、棒状、裂缝状；复粒多见，由 2～6 粒组成。薄壁细胞，淡黄棕色，较大，呈类圆形、类多角形、纺锤形或不规则形，直径 64～80 μm，壁稍厚，约至 5 μm，非木化，纹孔类圆形，疏密不一；近导管处的细胞较狭长。石细胞，螺纹导管，草酸钙方晶，草酸钙簇晶，淀粉粒，棕色色素团块为山姜根茎粉末特征。

3. 薄层鉴别

取本品 1 g，加乙酸乙酯 20 mL，超声提取 30 min，滤过后滤液蒸干，加甲醇 1 mL 使残渣溶解，作为供试品溶液。另取山柰素对照品，加甲醇制成每 1 mL 含 1 mg 的溶液，作为对照品溶液。参照薄层色谱法（源自《中国药典》2005 年版一部附录Ⅵ B），吸取上述溶液各 2 μL 分别点于同一硅胶 G 薄层板上，以环己烷－乙酸乙酯－甲酸（8：4：0.4）为展开剂，展开后晾干，喷 1% 三氯化铝试液。置紫外灯（365 nm）下检视，供试品色谱中，在与对照品色谱相应的位置上，显相同颜色的荧光斑点。

取本品粉末 2 g，加甲醇 50 mL，超声提取 1 h，滤过后滤液蒸干，加甲醇 1 mL 使残渣溶解，作为供试品溶液。另取山姜对照药材 2 g 同法制成对照品溶液。参照薄层色谱法（源自《中国药典》2010 年版一部附录Ⅵ B），吸取上述溶液各 5～10 μL，点于同一硅胶 G 薄层板上，以石油醚（60～90 ℃）－乙酸乙酯（4：1）作展开剂，展开后取出晾干，喷 5% 磷钼酸乙醇溶液，在 105 ℃下加热至斑点显色清晰，供试品色谱中，在与对照品色谱相应的位置上，显相同颜色的斑点。

（二）检查

（1）水分：按照水分测定法（源自《中国药典》2010 年版一部附录Ⅸ H 第一法）测定，不得过 12.0%。

（2）总灰分：按照《中国药典》2010 年版一部附录Ⅸ K 测定，不得超过 14.0%。

（3）酸不溶性灰分：按照《中国药典》2010 年版一部附录Ⅸ K 测定，不得超过 8.0%。

（4）浸出物：按照醇溶液浸出物测定法（源自《中国药典》2010 年版一部附录Ⅹ A）项下的热浸法测定，以稀乙醇作溶剂，不得少于 8.0%。

六、防治消化系统疾病史记

（一）民间与史书记载

山姜之名始载于《本草经集注》："山姜根及苗，并如姜而大，作樟木臭，南人食之。又有子姜，黄色而紧，辛辣，破血气殊强于此姜。"《本草图经》外草类谓："山姜，生卫州……开紫花，不结子，八月、九月采根用。"李时珍《本草纲目》："山姜，生南方。叶似姜，花赤色，甚辛；子似草豆蔻，根如杜若及高良姜。"《植物名实图考》："山姜，江西、湖南山中多有之，与阳藿、茈姜无别。惟根如嫩姜，而味不甚辛，颇似黄精，衡山所售黄精，多以此伪为之。"这里描述了山姜的产地、性味、形态特征，并且将其与高良姜、生姜、草豆蔻等其他中药材区别开来。

《全国中草药汇编》中写道："山姜根、乌药各 1～2 钱，研磨为粉末，温开水送服，可治疗胃痛。"刘恂《岭表录异》记载"茎叶皆姜也，但根不堪食。亦与豆蔻花相似，而微小尔。花生叶间，作穗如麦粒，嫩红色。南人取其未大开者，谓之含胎花，以盐水淹藏入甜糟中，经冬如琥珀色，辛香可爱，用为，无以加矣。又以盐杀治曝干者，煎汤服之，极除冷气，甚佳。"说明了山姜可食用的部分和山姜的形态特征，同时还说明了山姜作为药物的一种用药方法，即盐杀曝干、煎汤服之，可以保暖、去除冷气。

（二）传统药对研究

山姜常和乌药配伍使用，具体药性配伍、配伍比例及药理作用见下表。

药对名称	药性配伍	配伍比例	药理作用
山姜配乌药	两温配伍，山姜、乌药均性温	1∶1	补气养阴，健脾，行气止痛，治胃痛

七、现代药理与机制研究

（一）抗胃溃疡和保护胃黏膜

有关消化性胃溃疡的发病机理至今尚未完全清楚，可能与胃液消化作用、胃黏膜环氧酶、组胺含量以及神经系统、迷走神经相关。研究发现山姜抗胃溃疡内在机理可能与抑制胃酸分泌、降低迷走神经兴奋及抑制组胺释放等因素有关。山姜能降低胃游离盐酸和总酸度，且这一药材对离体胃肌条有抑制作用，能降低胃张力，均为山姜治疗胃溃疡、胃痛等病症提供了科学依据。值得注意的是，山姜虽然会降低胃酸浓度，却会增加胃蛋白酶活性，有利于帮助蛋白质消化。

（二）抗溃疡性肠炎和保护肠黏膜

炎性肠病（IBD）以肠道炎症和黏膜损伤为特点，目前这一疾病的发病机制尚不完全清楚，随着科学技术发展，肠黏膜免疫失调被认为是其发病机制之一。研究表明山姜中的山姜素能显著抑制结肠组织 IL-6 的蛋白和基因表达，起到抑制肠道中炎症反应的作用，能够上调紧密连接蛋白 ZO-1、Occludin 的表达，下调成孔蛋白的表达。其内在分子机制是山姜素可能通过调控 IL-6/STAT3 通路、Nrf2/HO-1 通路，调节紧密连接蛋白的表达，发挥保护肠黏膜屏障功能的作用。

（三）抗肿瘤

山姜素可抑制不同癌细胞株的增殖并诱导细胞凋亡，发挥抗癌活性。经过实验研究发现，随着山姜素浓度和作用时间的增加，食管癌 EC9706 细胞活性明显下降，提示山姜素对食管癌具有抗肿瘤作用。其作用机理可能是与山姜素下调食管癌 EC9706 细胞中 Ki67、PCNA 蛋白表达水平，使得 EC9706 细胞凋亡数逐渐增加，并且通过调控 PI3K/AKT/mTOR 信号通路，抑制磷酸化 PI3K、AKT 和 mTOR 蛋白表达水平，从而发挥调控癌细胞的生长、增殖、凋亡和分化的作用。这初步显示出该药物潜在的抗食管癌药理活性。

八、山姜方剂的临床应用

山姜疗效确切，应用历史悠久。其性温、味辛。其花和果实入药有调中下气、消食、祛寒燥湿、温胃止呕的功能，用于胃寒腹泻、反胃吐酸、食欲不振。常与其他药物配伍使用。制剂有胶囊、片剂、膏剂、曲剂、酒剂、口服液等。《中华人民共和国卫生部药品标准中药成方制剂（第十一册）》有胃得安片，《中华人民共和国卫生部药品标准中药成方制剂（第十九册）》有胃得安胶囊和闽东建曲。

胃得安胶囊由砂仁、白术、神曲、茯苓、黄柏、厚朴、木香、山姜子等中药组成。其功能主治和胃止痛、健脾消食，可用于慢性胃炎、胃溃疡、十二指肠溃疡等。尤其是上腹部胀痛、嗳气，经其健脾和胃、降逆止呕、芳香化浊，在改善胃溃疡症状的同时还可以通过调节整体的生理机能，促进局部损伤的黏膜组织与功能修复，达到促进消化性溃疡愈合的目标。

闽东建曲是临床常用的药物之一，这一药物由山姜子、高良姜、丁香、荆芥、青蒿、木香、羌活、佛手等多味中药材组方制成。其功能主治芳香化湿、疏风解表，用于呕吐腹泻、消化不良、胸闷腹胀等症状；还可健脾化湿、调胃化滞，在临床上针对脾胃虚寒、食滞胃脘、水湿凝聚引起的腹痛腹泻、下痢不止、脘腹痞满、吐呕、胸肋逆满、赤白带下等症状都显现出良好效果。此外，其还能够舒肝和胃、行气解郁。在临床方面，对肝气郁结、脏腑气机运行失常、胸闷、胁胀、脘痛、呕恶、呃逆、喘息等症状，可将其作为药物之一。

九、产品开发与利用研究

山姜除药用外，在食用方面还可用作调味料、香料、药酒，以及用于泡茶、炒菜、炖汤、腌制等。山姜性温味辛，含有的姜辣素可以很好地刺激血液循环，扩张毛孔，把体内的寒气和毒素排除出来，特别适合风寒体质的人群食用。山姜和茶、蜂蜜一起泡着喝，可以促进身体的新陈代谢，加强消化吸收，有瘦身和淡斑的功效。平时经常喝山姜茶的人，皮肤有活力、没有斑点。山姜还可以消除老人斑。经期腹痛也可以喝一些山姜红糖水来缓解。山姜和龙胆草、川芎、茯苓、石斛等组成的功夫保健茶，有健脾养胃、补气血、安神等保健功效。而将山姜与人参、芦荟、白茅根加工制作成三清保健茶，则有安神保健、润肠通便、清热解毒等效果。

在化妆品、护肤品方面，山姜提取物是众多化妆品成分之一，其应用非常广泛。山姜提取物可增强皮肤的活性，活化肌肤，具有抗氧化、抗衰老的作用；还能促进头发的生长，可用作头发促进剂；同时具有保湿和抑制臭味的作用。将山姜提取物制成一种天然保湿温和的防晒乳，可延长防晒时间，提高皮肤保湿度和紧致性，且长期使用还有美白效果。此外，将山姜、郁金、金银花等制成中药沐浴露，可提高沐浴露的滋润作用，具有美容养颜的性能。千足堂舒络调理体贴膜、艾瑞芙嫩肤滋养修护暖手霜、千足堂六味山姜体贴膜、千足堂大花山姜体贴膜等都含有山姜提取物。

在调味品方面，将黑胡椒、花椒、肉桂、山奈、山姜、草果等组成菜肴调味品及散剂，可使得菜肴芳香扑鼻，令人唇齿留香、回味无穷。

抗菌作用：山姜中含有的桉油精、山姜素等营养成分具有消炎抗菌的作用，主要是针对结肠炎耶尔森菌、摩根变形杆菌和福氏痢疾杆菌有一定的抗菌作用，但对肠毒素型大肠杆菌则没有抑菌、杀菌作用。

参考文献

[1] 周翊婷，王进喜，王文春，等. 苗药山姜性状与显微鉴别研究 [J]. 海峡药学，2021，33（5）：41-44.

[2] 倪峰，郑兴中. 山姜抗溃疡的实验研究 [J]. 中药药理与临床，1995（4）：29-31.

[3] 谭悦. 山姜素对溃疡性结肠炎肠上皮屏障作用的影响 [D]. 沈阳：中国医科大学，2018.

[4] 唐凤，杨春华，张万涛，等. 山姜素对食管癌 EC9706 细胞的凋亡和自噬及其 PI3K/AKT/mTOR 信号通路的影响 [J]. 广西医科大学学报，2021，38（10）：1887-1892.

[5] 封英娟，张志丽，谢志维，等. 胃得安胶囊治疗胃溃疡的临床疗效及相关作用机制研究 [J]. 时珍国医国药，2017，28（6）：1397-1398.

［6］牛忻群. 闽东建曲的临床运用［J］. 山西中医，1992（6）：45.

［7］缪雪峰. 一种功夫保健茶［P］. 浙江省：CN104904946A，2015 – 09 – 16.

［8］李创华. 一种植物天然保湿温和的山姜防晒乳［P］. 广东省：CN107550823B，2021 – 02 – 19.

［9］贾芳平. 一种中药沐浴露有机添加剂配方［P］. 安徽省：CN108338952A，2018 – 07 – 31.

［10］孙富清. 一种菜肴调味品组合物及散剂［P］. 内蒙古自治区：CN112641079A，2021 – 04 – 13.

山 奈

一、基源

该药物来源于山奈属植物山奈（*Kaempferia galanga* Linnaeus.），传统以其干燥根茎入药。

二、植物形态特征与分布

形态特征：块状根茎，单生或数生，绿白色或淡绿色，芳香气味。叶通常 2 片，生长贴近地面，近似圆形，长 7～13 cm，宽 4～9 cm；叶背被稀疏的长柔毛或无毛，干时于叶面可见红色小点，几乎无柄；叶鞘长 2～3 cm。花半藏于叶鞘中，多为 4～12 朵，顶生分布；苞片披针形，长 2.5 cm；花香颜白，易凋谢；花萼约与苞片等长；花冠管长 2～2.5 cm，线形裂片，长 1.2 cm；侧生退化，雄蕊为楔形，呈现倒卵状，长 1.2 cm；唇瓣白色，紫斑长于基部，长 2.5 cm，宽 2 cm，深至中部以下 2 裂；雄蕊无花丝，正方形附属体，2 裂。果为蒴果。花期在 8～9 月。

生长环境与分布：山奈喜温湿、向阳的气候环境，怕干旱，不耐寒，生长于热带、南亚热带平原或低山丘陵，喜疏松、排灌方便的沙质土。其主要分布于我国台湾、广东、广西、云南等省区。南亚至东南亚地区亦有分布，常被栽培以供药用或调味用。

三、传统习用

味辛、性温，归胃经。具有行气温中、止痛消食之效，用于胸膈胀满、脘腹冷痛、饮食不消。

（1）治心腹冷痛。山奈、丁香、当归、甘草等分，为末，醋糊丸，梧子大，每服三十丸，酒下。（源自《濒湖集简方》）

（2）治胃火衰败，消化不良，胸口巴达干症，铁垢巴达干症。瞭万年 100 g，山奈、紫硇砂、沙棘、荜菱各 5 g，制成水丸，每次 2～3 g，每日 1～2 次，温开水送服。（源自《蒙医金匮》白丸）

（3）治感冒食滞，胸腹胀满，腹痛泄泻。山奈 15 g，山苍子根 6 g，南五味子根 9 g，乌药 4.5 g，陈茶叶 3 g，研末，每次 15 g，开水泡或煎数沸后取汁服。（源自《全国中草药汇编》）

四、化学成分

（一）萜类化合物

从山奈中提取分离得到以下萜类化合物：6β-Acetoxy-1α-14α-dihydroxyisopimara-8（9），15-diene、Hedytriol、（3R,4R,6S)-3,6-Dihydroxy-1-menthene、Oxyphyllenodiol B、（1R,2S,4R)-p-Menth-5-ene-1,2,8-triol。

化合物结构图如下：

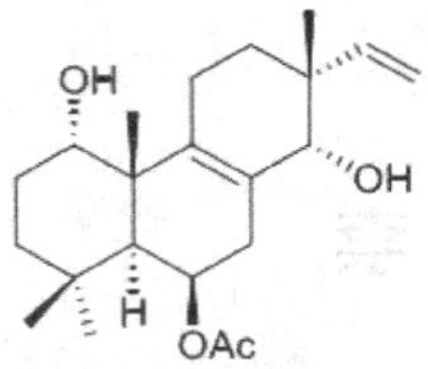

6β-Acetoxy-1α-14α-odihydroxyisopimara-8(9),15-diene

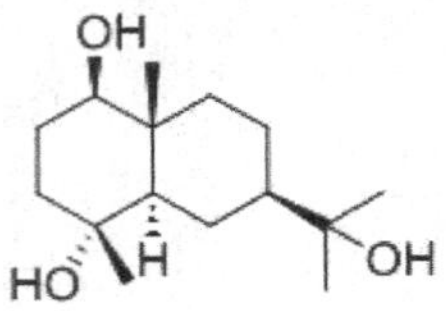

Hedytriol

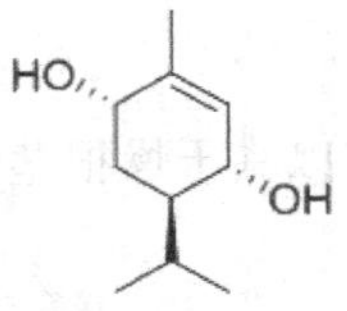

(3R,4R,6S)-3,6-Dihydroxy-1-menthene

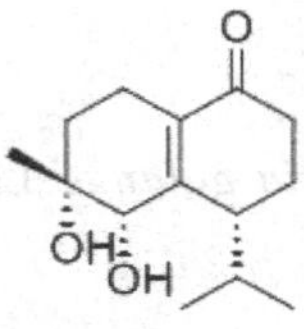

Oxyphyllenodiol B

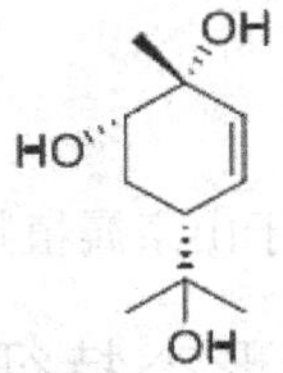

(1R,2S,4R)-p-Menth-5-ene-1,2,8-triol

（二）二苯基庚烷类化合物

从山奈根茎中提取得到以下二苯基庚烷类化合物：（1R,3R,5R）-1,5-Epoxy-3-hydroxy-1-（3,4-dihydroxyphenyl）-7-（3,4-dihydroxyphenyl）heptane、（1R,3R,5R）-1,5-Epoxy-3-hydroxy-1-（3,4-dihydroxy-phenyl）-7-（4-hydroxyphenyl）heptane 3-O-β-D-glucopyranoside、1-（4-hydroxy-3-methoxyphenyl）-7-（4-hydro-xyphenyl）heptane-1,2,3,5,6-pentaol、Hedycoropyran B、Phaeoheptanoxide、（3R,5S）-3,5-Dihydroxy-1,7-bis（3,4-dihydroxyphenyl）heptane。

化合物结构图如下：

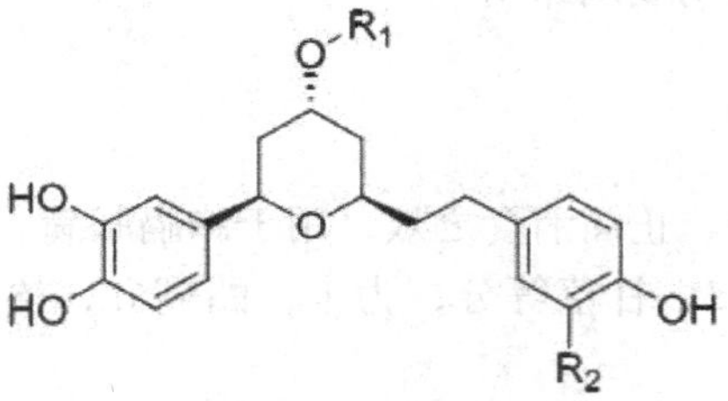

R₁=H,R₂=OH
(1R,3R,5R)-1,5-Epoxy-3-hydroxy-1-(3,4-dihydroxyphenyl)-7-(3,4-dihydroxyphenyl) heptane

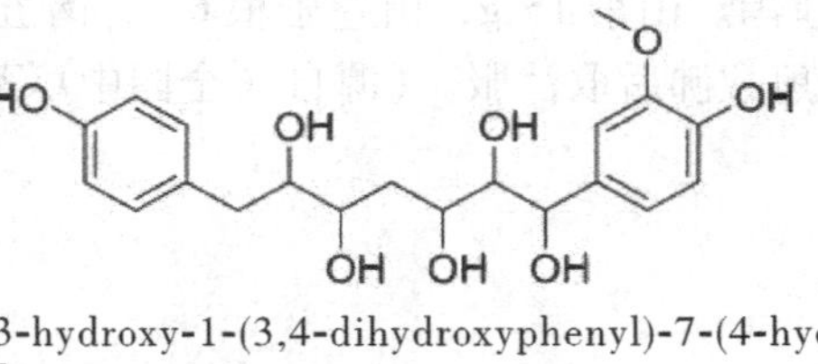

(1R,3R,5R)-1,5-Epoxy-3-hydroxy-1-(3,4-dihydroxyphenyl)-7-(4-hydroxyphenyl) heptane
3-O-β-D-glucopyranoside

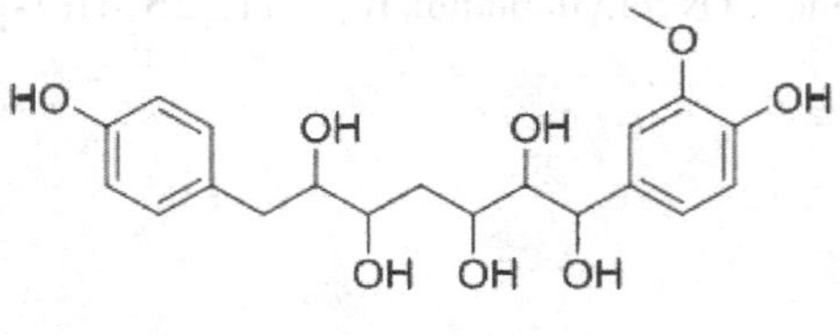

1-(4-hydrxy-3-methoxyphenyl)-7-(4-hydroxyphenyl)heptane-1,2,3,5,6-pentaol   Hedycoropyran B

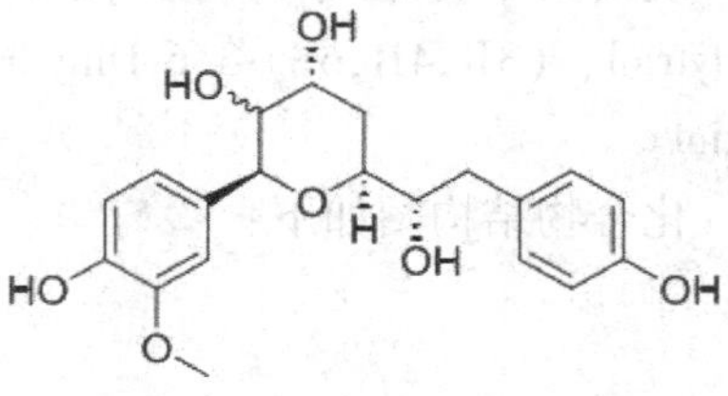

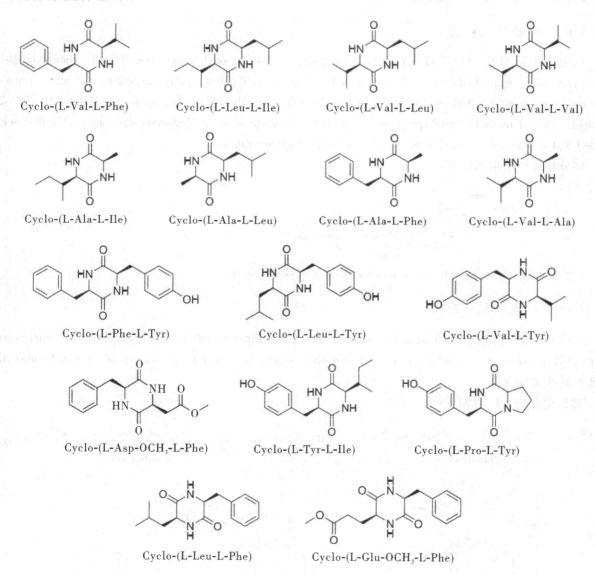

Phaeoheptanoxide　　　　(3R,5S)-3,5-Dihydroxy-1,7-bis(3,4-dihydroxyphenyl)heptane

（三）环二肽类化合物

采用山奈根茎的乙醇提取物，运用环己烷、氯仿、乙酸乙酯、正丁醇萃取不同部位，从其中分离得到以下环二肽类化合物：Cyclo-（L-Val-L-Phe）、Cyclo-（L-Leu-L-Ile）、Cyclo-（L-Val-L-Leu）、Cyclo-（L-Val-L-Val）、Cyclo-（L-Ala-L-Ile）、Cyclo-（L-Ala-L-Leu）、Cyclo-（L-Ala-L-Phe）、Cyclo-（L-Val-L-Ala）、Cyclo-（L-Phe-L-Tyr）、Cyclo-（L-Leu-L-Tyr）、Cyclo-（L-Val-L-Tyr）、Cyclo-（L-Asp-OCH₃-L-Phe）、Cyclo-（L-Tyr-L-Ile）、Cyclo-（L-Pro-L-Tyr）、Cyclo-（L-Leu-L-Phe）、Cyclo-（L-Glu-OCH3-L-Phe）。

化合物结构图如下：

Cyclo-(L-Val-L-Phe)　　Cyclo-(L-Leu-L-Ile)　　Cyclo-(L-Val-L-Leu)　　Cyclo-(L-Val-L-Val)

Cyclo-(L-Ala-L-Ile)　　Cyclo-(L-Ala-L-Leu)　　Cyclo-(L-Ala-L-Phe)　　Cyclo-(L-Val-L-Ala)

Cyclo-(L-Phe-L-Tyr)　　Cyclo-(L-Leu-L-Tyr)　　Cyclo-(L-Val-L-Tyr)

Cyclo-(L-Asp-OCH₃-L-Phe)　　Cyclo-(L-Tyr-L-Ile)　　Cyclo-(L-Pro-L-Tyr)

Cyclo-(L-Leu-L-Phe)　　Cyclo-(L-Glu-OCH₃-L-Phe)

（四）谷甘氨酸类化合物

从山奈根茎中提取分离得到以下 3 个谷氨酸类化合物：L-pGlu-L-Leu-OCH₃、Pyroglutamyl-phenylalanine methyl ester、Pyroglutamyl-tyrosine methyl ester。

化合物结构图如下：

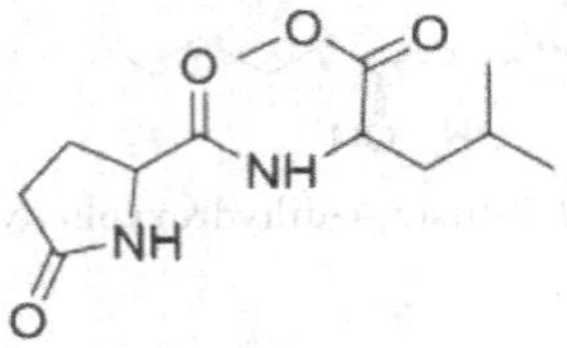

L-p Glu-L-Leu-OCH₃

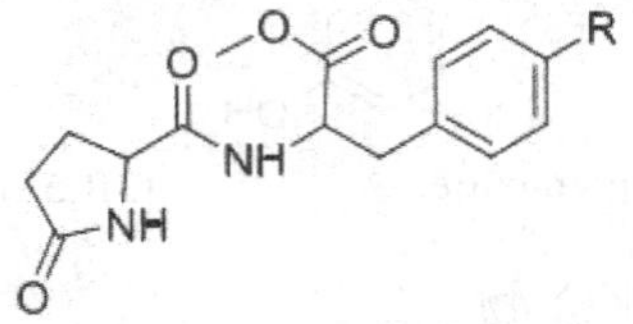

R=H　Pyroglutamyl-phenylalanine methyl ester

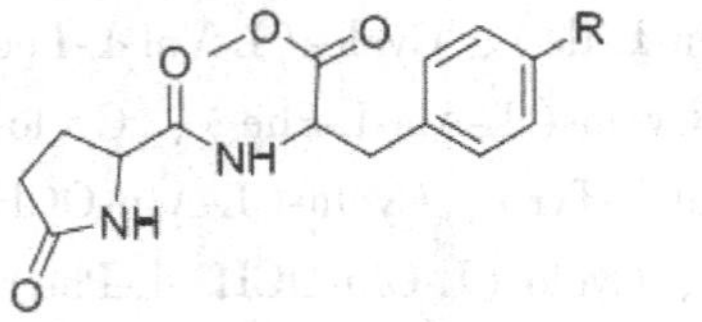

R=OH　Pyroglutamyl-tyrosine methyl ester

（五）酚酸类化合物

从山柰中提取得到以下 12 个酚酸类化合物：1-O-4-Carboxylphenyl-（6-O-4-hydroxybenzoyl）-β-D-glucopyranoside、trans-4-Methoxy ethyl cinnamate、Ferulic acid、trans-p-Hydroxy-cinnamic acid、trans-4-Methoxycinnamic acid、Methyl（2R,3S）-2,3-dihydroxy-3-（4-methoxyphenyl）propanoate、Ethyl（2R,3S）-2,3-dihydroxy-3-（4-methoxyphenyl）propanoate、p-Hydroxybenzoic acid、p-Methoxybenzoic acid、Vanillic acid、Methyl 3,4-dihydroxybenzoate、4-methoxybenzyl-O-β-D-glucopyranoside。

部分化合物结构图如下：

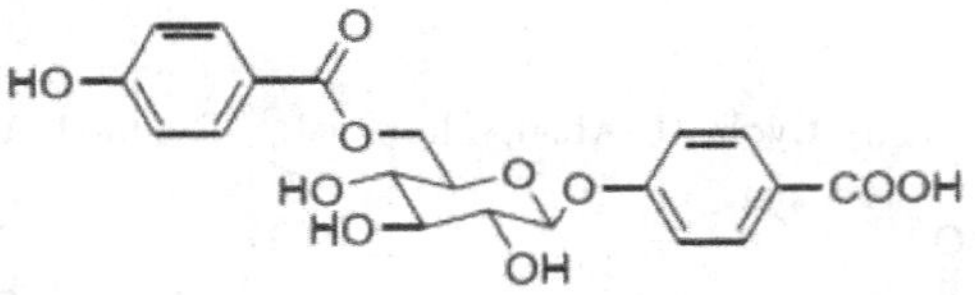

1-O-4-Carboxylphenyl-(6-O-4-hydroxybenzoyl)-β-D-glucopyranoside

（六）其他类化合物

从山柰中分离得到 Linolenic acid、Linoleic acid、5,6-Dimethyl citrate、3-Carboxyethyl-3-hydroxyglutaric acid 1,5-dimethyl ester、Trimethyl citrate、1,5-Dimethyl citrate、β-Sitosterol、β-Daucosterol、Furan-2-carboxylic acid 等其他类化合物。

部分化合物结构图如下：

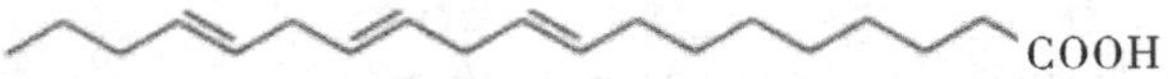

Linolenic acid

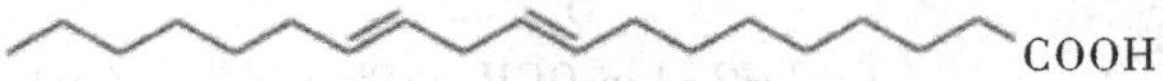

Linoleic acid

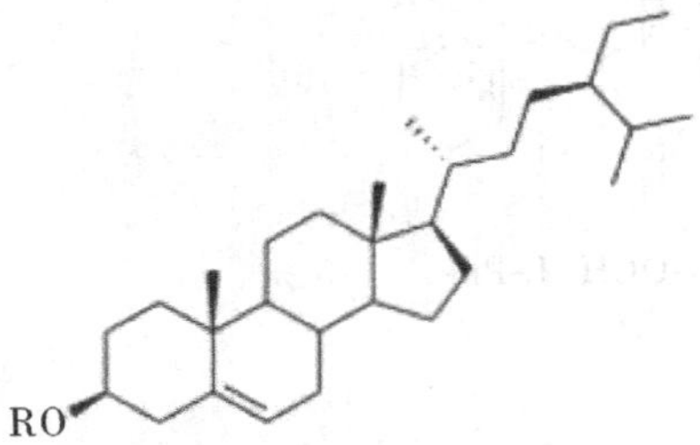

R=H　β-Sitosterol

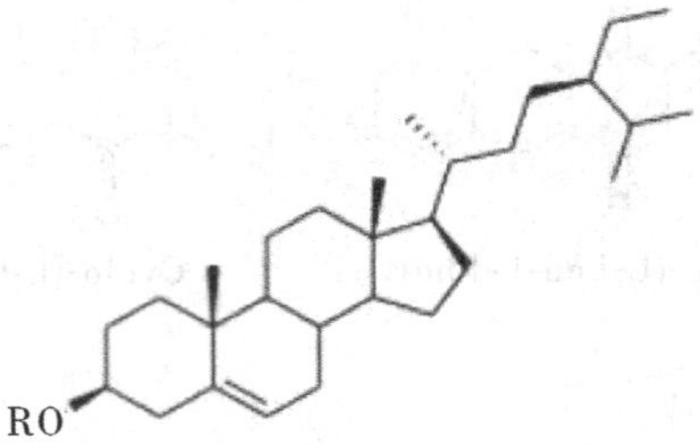

R=β-D-Glc　β-Daucosterol

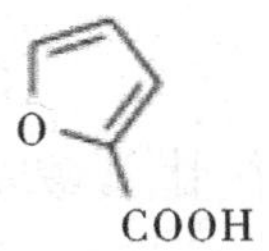

Furan-2-carboxylic acid

（七）挥发油

采用超临界 CO_2 萃取法结合气相－质谱联用分析鉴定山奈中的挥发油成分，发现山奈挥发油中富含对甲氧基桂酸乙酯、桂皮酸乙酯、十七烷、1，8 桉油素、十五烷、δ－蒈烯、二甲基苏合香烯、龙脑、樟烯、α－蒎烯、β－蒎烯、肉桂酸乙酯等成分。

（八）微量元素

有学者采用原子吸收光谱法对山奈中微量元素进行分析，发现其中镁元素含量最高，其次是钾、锰、钙、锌、铁元素。

五、质量研究

（一）鉴别实验

1. 性状鉴别

根茎多为圆形或近圆形的横切片，直径 1～2 cm，厚 0.3～0.5 cm。黄褐色或浅黄色外皮，呈皱缩状，部分有根痕或残存须根；类白色切面，粉性，常鼓凸，习称"缩皮凸肉"。质脆，易折断。有特异香味，味辛辣。

2. 显微鉴别

根茎横切面：7～10 层木栓细胞，薄壁细胞组成皮层，其中随处可见油细胞，并散有根迹维管束。具有明显的内皮层，占大部分根茎的为中柱，维管束散列，亦散有油细胞。薄壁组织中均含有淀粉粒。

粉末特征：类黄白色。淀粉粒众多，主要为单粒，呈圆形、椭圆形或类三角形，多数扁平，直径 5～30 μm；脐点、层纹均不明显。油细胞呈类圆形或椭圆形，壁较薄，直径 40～130 μm，胞腔内含浅黄绿色或浅紫红色油滴。螺纹导管直径 18～37 μm，色素块不规则形，呈黄色或黄棕色。木栓细胞呈长方形，壁薄。

3. 理化鉴别

检查挥发油：取本品粉末 2 g，加乙醚 10 mL，浸渍 30 min，时时振摇滤过，滤液挥去乙醚，残渣加 5% 香草醛硫酸溶液 1～2 滴，显紫红色。

检查豆素：取粉末 2 g，加乙醇 10 mL，置水浴上加热回流 10 min，放冷，滤过。取滤液 1 mL，加 3% 碳酸钠溶液 1 mL，加热 3 min，放冷后，加重氮苯磺酸试液 1～2 滴，溶液显红色。

4. 薄层鉴别

取本品粉末适量，用石油醚提取，回收石油醚，提取物用甲醇稀释至约 10 倍量，点于硅胶 G 薄板上，以（Ⅰ）石油醚－乙酸乙酯（85：15）或（Ⅱ）甲苯－乙酸乙酯－甲酸（5：4：1）为展开剂，展距 14 cm。（Ⅰ）用 10% 磷钼酸乙醇液显色；（Ⅱ）置紫外光灯（365 nm）下检视，呈现 5 个斑点。

5. 紫外吸收鉴别

取样品粗粉 1 g，加乙醇 100 mL，浸泡 12 h，过滤，取滤 1 mL 稀释成 50 mL，测定紫外吸收光谱，发现山奈在 210 nm、226 nm、310 nm 有最大吸收。

（二）含量测定

照挥发油测定法（源自通则 2204 乙法）测定，本品含挥发油不得少于 4.5%（mL/g）。

（三）检查

（1）水分：不得超过 15%（源自通则 0832 第四法）。
（2）总灰分：不得超过 8%（源自通则 2302）。
（3）酸性不溶性灰分：不得超过 3%（源自通则 2302）。

（4）浸出物：照醇溶性浸出物测定法（源自源自通则2201）项下的热浸法，用乙醇作溶剂，不得少于6%。

六、防治消化系统疾病史记

（一）民间与史书记载

山柰始载于《本草品汇精要》："其根分蒔，春月抽芽，直上生一叶似车前而卷，至秋旁生一茎，开碎花红白色，不结子，其本旁生小根，作丛，每根发芽，亦生一叶，至冬则凋，土人取根作段，市之一其香清馥。"这里写出了这一药材的形态特征，与现用山柰相符合。在《本草纲目》中对该药材的药用部位及功能主治作出了详细记载："根叶如生姜，作樟木香气，切断暴干，则皮赤黄色、肉白色，古之所谓廉姜，恐其类也，暖中，辟瘴疠恶气，治心腹冷痛，寒湿霍乱。"

明·倪朱谟于《本草汇言》中记载道："山柰暖中气，辟寒瘴之药也。辛温而香，去寒暖胃，凡入山行。宜常佩之。除瘴病惑气，治心腹冷病，寒湿霍乱，停食不化，一切寒中诸证。"明·黄宫绣在《本草求真》中记载："功能暖胃辟恶。凡因邪气而见心腹冷痛，寒湿霍乱，及风虫牙痛，用此治无不效。以其气味芬芳，得此则能温霄辟恶耳。若使诸证概非湿秽，不得妄用。"在古书中，描写了山柰能够发挥温中辟恶暖胃的功效，可改善心腹冷痛、寒湿霍乱等病症。

对于山柰的功能主治还有以下这些记载。《四部医典》记载："治'培根'与'龙'的合并症，消化不良，提升胃温。"《甘露利乐库》记载："提升胃温，破血化血，治'培根'病，内服过量耗体液。"《藏药志》记载："生胃火、回阳，促进食欲，止泻，舒胸，止呕。"这些书籍中皆记载了山柰能够散寒暖胃、促消化、舒胸、止泻止吐、改善食欲不振、改善消化不良等作用。

（二）传统药对研究

山柰的传统药对有：山柰配白术、山柰配当归、山柰配甘松、山柰配甘草、山柰配赤芍，相关药性配伍以及药理作用见下表，因为没有查询到各个药对的配伍比例，所以表中并未列出。

药对名称	药性配伍	药理作用
山柰配白术	辛甘助阳，温中健脾	用于脾虚不运的痞满、饮食停滞、吐血痰饮
山柰配当归	相互促进，温经逐寒，行气止痛	治心腹冷寒
山柰配甘松	两温配伍，山柰、甘松均性温	行气止痛，开郁醒脾，治阳明风火
山柰配甘草	辛甘助阳，温中散寒，健脾益气，缓急止痛	用于脾胃虚寒心腹冷痛、食积疼痛
山柰配赤芍	寒温并用，相得益彰，有活血逐淤、消神止痛之效	用于目齿肿痛、跌打损伤、瘀积作痛

七、现代药理与机制研究

目前对山柰防治消化系统疾病方面的药理与机制研究主要在抗胃癌与胃部肿瘤、保护肝功能、抗肝部炎症、抗氧化、镇痛、抑菌驱虫等方面。

（一）抗胃部肿瘤及其他肿瘤的作用

山柰挥发性油可显著控制人胃癌细胞生长。研究显示山柰中的乙基甲氧基肉桂酸，具有较强的抗肿瘤药理活性；山柰的水溶性多糖可抑制 H22 实体瘤的形成。山柰的甲醇提取物对艾氏腹水瘤具有显著抑制作用，在浓度为 100 μg/mL 时，抑制率达到了 89.37%，相关内在分子机制可能是山柰能够抑制肿瘤血管生成、癌细胞增殖，从而发挥抑制肿瘤转移、复发的作用。

（二）抗炎，保护肝功能

在抗炎方面，山柰常用于治疗胃脘疼痛、牙痛等症，具有一定的消炎功效。相关的分子机制包括：山柰中的二苯基庚烷化合物可抑制脂多糖诱导的巨噬细胞产生 NO。另将，山柰醇提物制成黏稠膏剂，利用角叉胶诱导的大鼠急性炎症模型，以低、中、高 3 个浓度膏剂进行给药，发现山柰乙醇提取物抗炎作用明显。将山柰制成膏剂并进行临床应用，有待进一步开发。此外，体内外实验表明，山柰叶水提物发挥抗炎的作用比药用部位根茎的水提物更加显著。

在保肝方面，山柰酚对肝组织氧化应激引起的损伤具有保护作用，山柰酚能促进胆汁酸的排泄和转运、维持肝细胞线粒体膜电位，并具有抗炎作用，从而达到保护肝细胞的作用。此外，山柰酚固体分散体可显著减少肝细胞坏死区域，使肝细胞炎性浸润减轻，肝组织病理损伤因此得到改善，炎症因子的释放被抑制，减少炎症渗出，从而发挥较好的保护肝脏的作用。

（三）抑菌、驱虫活性

山柰乙醇提取物、正己烷提取物对绿色木霉、黄曲霉、黑曲霉、蜡状芽孢杆菌有明显的抑制作用，而山柰挥发油则对鼠伤寒沙门氏菌、金黄色葡萄球菌有抑制活性。在 27 个科、40 余种药用植物中，山柰的甲醇提取物杀线虫活性是最强的。这个活性与山柰中的肉桂酸乙酯化学成分含量密切相关，研究表明反式肉桂酸乙酯及对甲氧基肉桂酸乙酯的杀线虫活性高达 100%。

（四）抗氧化活性

在抗氧化活性方面，虽然山柰的活性较高良姜弱，但采用 DPPH 法和 ABTS 法，通过对 80% 乙醇溶液的石油醚、氯仿、乙酸乙酯和正丁醇部位抗氧化活性进行分析，结果表明各部位均能表现出一定的抗氧化活性，其中氯仿部位的抗氧化活性最强，乙酸乙酯部位、正丁醇部位、石油醚部位的抗氧化活性依次减弱，水相几乎没有抗氧化活性。

（五）镇痛及抗感染活性

山柰在胃痛、牙痛上有较好疗效。通过体内动物实验研究，发现山柰的水提取物具有明显的镇痛作用，并且山柰叶水提取物发挥镇痛的作用比药用部位根茎的水提物更加显著。使用醋酸诱导扭体模型、热板和甩尾模型，探究山柰甲醇浸出物浸膏对大小鼠的镇痛效果，发现该提取物镇痛效果强于阿司匹林，可能的作用机制是通过神经系统的外周和中央神经上介导的，也可能通过阿片类介导的机制发挥作用。

八、山柰方剂的临床应用

山柰应用历史悠久。味辛、性温，归胃经。具有行气温中、止痛消食之效，用于胸膈胀满、脘腹冷痛、饮食不消。常与其他药物配伍使用。制剂有膏剂、片剂、胶囊、丸剂等。

消积洁白丸由万年灰（制）、山柰、紫硇砂、沙棘、荜茇制成；其功能主治湿中散寒、消积止痛，用于中焦虚寒、食积内停、痞满胀痛、消化不良。该药可用于治疗急性肠胃炎、消化不良、积食腹胀等患者。

安胃止痛散由海螵蛸、小茴香、珍珠母、肉桂、干姜、山柰、大黄、丁香、陈皮（制）、花椒、薄荷脑、甘草制成；其功能主治和胃制酸、理气止痛，用于胃气不和引起的胃脘胀闷、疼痛、反酸吞酸等症。该药对虚寒性腹泻具有很好的治疗效果，治疗时将其置于脐中并敷贴固定，可补五脏经气、清除病邪、治疗腹泻。

九、产品开发与利用研究

山柰除药用外，还大量用作调味料、香料等。将黑胡椒、花椒、肉桂、山柰、山姜、草果等药材食物组成菜肴调味品及散剂，可使得菜肴芳香扑鼻，令人唇齿留香、回味无穷；而将姜黄、蒲黄、山奈、佛手、孜然等制成具有咖喱风味的调味料，可使得菜品气香浓郁，具有健脾化湿、缓解疼痛等作用。山奈亦常用作白切鸡的食用佐料，而在烧烤烹饪中，山奈可以研磨成粉末状，与孜然等香料组合从而达到解腻增香的功效。此外，山奈搭配香叶等香料可以对猪肉、牛羊肉等进行去腥增香；同时山奈也可以直接作为配菜食用，具有开胃消食、温中散寒的作用。

在化妆品方面，含有山奈提取物的产品有绮怡调律莹润滋养乳、透蜜育发精华液、SNOWBERRY 广谱隔离防晒霜 SPF15、米云生姜暖润洗发乳、同村人草本养发液等。而含有山奈、白芍、茯苓等药材的组合物，可起到美白祛斑、抗皱等美容养颜效果，并且安全无毒副作用。在防晒护肤方面，山奈提取物和巴松 1789 按质量比 1∶1 和 0.05∶3 配制成的己二酸二异丙醋溶液，经紫外光和夏天正午的太阳光照射测试，对 UVA 有很好的防晒效果，且山奈提取物中的防晒成分能提高巴松 1789 光稳定性。以山奈提取物为主作防晒剂制备的防晒奶液，SPF 值可在 6～30 之间，且对皮肤无刺激。同时在化妆品中加入质量分数 0.1%～1% 的山奈提取物可以防止化学物质引起的皮肤刺激和皮肤变色。

在保健品方面，将蚕豆、山奈、白扁豆花、白术等药材按比例制成开胃豆，服用之后，健脾和胃、改善脾胃虚寒，可开胃健脾、增进食欲。市面上有山奈保健酒，除了山奈外还含有紫苏籽、黄芥子等。这一保健酒营养丰富、具有独特的山奈风味。除了上述作用，还可将山奈、薄荷、白芷、丁香、檀香等药材组合制成香袋，具有避秽醒神的功效。

参考文献

[1] 姚发壮. 山奈根茎的化学成分研究 [D]. 广州：广东药科大学，2018.

[2] 陈福北，陈少东，罗少华，等. 山奈的研究进展 [J]. 广西轻工业，2008（10）：14 - 15.

[3] 张奎. 山奈的生药学研究 [D]. 乌鲁木齐：新疆医科大学，2021.

[4] 曹丽萍，金红柳，洪晔，等. 山奈酚固体分散体对 α - 萘异硫氰酸诱导大鼠胆汁淤积性肝损伤的影响 [J]. 中药材，2022（7）：1740 - 1743.

[5] 徐莉，邢霞，申爱荣. 安胃止痛散神阙穴贴敷治疗虚寒性腹泻患者的疗效观察 [J]. 中国民康医学，2015，27（11）：75 - 76.

[6] 孙富清. 一种菜肴调味品组合物及散剂 [P]. 内蒙古自治区：CN112641079A，2021 - 04 - 13.

[7] 王惠忠. 一种具有咖喱风味的调味料及其制备方法 [P]. 河北省：CN115530349A，2022 - 12 - 30.

[8] 周奕姝，吴以禄，陈忻，等. 山奈中功能成分的研究进展 [J]. 化学工程与装备，2022（9）：246 - 247.

[9] 施雪冰. 中药美白祛斑组合物、其制备方法及应用 [P]. 黑龙江省：CN111481478A，2020 - 08 - 04.

[10] 杨龙兴. 一种开胃豆及其制备方法 [P]. 湖南省：CN112890107A，2021 - 06 - 04.

土 沉 香

一、基源

土沉香为瑞香科植物白木香 ［*Aquilaria sinensis*（Lour.）Gilg］ 含有树脂的木材，是《中国药典》2015 年版一部收载的中药沉香的唯一基原植物，也是国产沉香最主要的植物资源。

二、植物形态特征与分布

形态特征：乔木，高 5～15 m；树皮暗灰色，平滑，纤维坚韧；小枝圆柱形，幼时被疏柔毛，后渐渐脱落，无毛或近无毛。叶革质，圆形、椭圆形至长圆形，有时近倒卵形，长 5～9 cm，宽 2.8～6 cm；先端锐尖或急尖而具短尖头，基部宽楔形；上表面暗绿色或紫绿色，光亮，下表面淡绿色，两面均无毛，侧脉小脉纤细，近平行，不明显，边缘有时被稀疏的柔毛。叶柄长约 5～7 mm，被毛。花芳香，黄绿色，多朵，组成伞形花序；花梗长 5～6 mm，密被黄灰色短柔毛；萼筒浅钟状，长 5～6 mm，两面均密被短柔毛，5 裂，裂片卵形，长 4～5 mm，先端圆钝或急尖，两面被短柔毛；花瓣 10，鳞片状，着生于花萼筒喉部，密被毛；雄蕊 10，排成 1 轮，花丝长约 1 mm，花药长圆形，长约 4 mm；子房卵形，密被灰白色毛，2 室，每室 1 胚珠，花柱极短或无，柱头头状。蒴果果梗短，卵球形，幼时绿色，长 2～3 cm，直径约 2 cm，顶端具短尖头，基部渐狭，密被黄色短柔毛，2 瓣裂，2 室，每室具有 1 种子。种子褐色，卵球形，长约 1 mm，宽约 5.5 mm，被稀疏柔毛，基部具有附属体，附属体长约 1.5 cm，上端宽扁，宽约 4 mm，下端成柄状。花期春夏，果期夏秋。

生长环境与分布：喜温暖湿润气候，耐短期霜冻，耐旱。幼龄树耐阴，成龄树喜光，对土壤的适应性较广，可在红壤或山地黄壤上生长。在富含腐殖质、土层深厚的土壤上生长较快，但结香不多。在瘠薄的土壤上生长缓慢，长势差，但利于结香。生于平地、丘陵土岭的疏林酸性黄壤土或荒山中，并有栽培，分布于广东、广西、海南、台湾等省区。

三、传统习用

味辛、苦，性微温。归脾、胃、肾经。行气止痛，温中止呕，纳气平喘。用于胸腹胀闷疼痛、胃寒呕吐呃逆、肾虚气逆喘急。

（1）治腹胀气喘，坐卧不安。沉香、枳壳各五钱，萝卜子炒一两。每服五钱，姜三片，水煎服。（《赤水玄珠》沉香饮）

（2）用于治胃冷久呃。沉香、紫苏、白豆蔻各一钱，为末。每服五七分，柿蒂汤下。（《活人心统》）

（3）用于治大肠气滞，虚闭不行。沉香磨汁八分，以当归、枳壳、杏仁泥、肉苁蓉各三钱，紫苑一两，水煎，和沉香汁服。（《本草汇言》引《方脉正宗》）

（4）治一切积聚脾湿肿胀，肚大青筋，羸瘦恶证。沉香二钱，海金沙一钱半，轻粉一钱，牵牛头末一两。上同研末，研独料蒜如泥为丸，如梧桐子大。每服三十至五十丸，煎百沸灯心通草汤送下，空腹食前。（《医学发明》沉香海金沙丸）

（5）治一切哮症。沉香二两，莱藤子（淘净，蒸熟，晒干）五两。上为细末，生姜汁为细丸。每服八分，白滚汤送下。（《丹台玉案》二仙丹）

（6）用于治心痛。沉香（锉）一两，鸡舌香一两，熏陆香半两（研），麝香一分（研，去筋膜）。上四味，捣为细末。每服三钱，水一中盏，煎至七分，去滓，饭后温服。（《圣济总录》沉香汤）

（7）用于治胸中痰热，积年痰火，无血者。沉香二两，半夏曲八两（用姜汁一小杯，竹沥一大盏制），黄连二两（姜汁炒），木香一两。为细末，甘草汤为丸。空心服姜汤下二钱。（《张氏医通》沉香化痰丸）

（8）治产后利下赤白，里急后重，病刺疼痛。桃胶（瓦上焙干）、沉香、蒲黄（纸隔炒）各等分，上为末。每服二钱，陈米饮调下，空心服。（《产育宝庆集》沉香桃胶散）

（9）用于治冷痰虚热，诸劳寒热。沉香、附子（炮）。上㕮咀，煎露一宿，空心服。（《澹察集验方》冷香汤）

（10）治咳嗽。沉香、阿胶（槌碎，慢火炒）各半两，人参、桑白皮（碎，锉）各一两，制为散剂。不以大人、小儿、妊妇，每服二钱，水八分盏，入生姜二片，煎至五七沸，和渣食后服，小儿半钱。（《卫生家宝》沉香阿胶散）

四、化学成分

土沉香中的化学成分包括：色酮类（2－苯乙基）、倍半萜类及其他类化学成分。

（一）色酮类化合物（2－苯乙基）

色酮类（2－苯乙基）是沉香的主要化学成分之一，也是沉香药材的特征性成分。迄今为止，已从白木香来源的沉香中分离鉴定了 70 多个 2-（2－苯乙基）色酮类化合物，一般可把 2-（2－苯基）色酮分为简单 2-（2－苯乙基）色酮、四氢 2-（2－苯乙基）色酮和 2-（2－苯乙基）色酮多聚体。简单 2-（2－苯乙基）色酮类化学成分包括：2-(2-phenylethyl) chromone、AH_3、Qinanone F、Qinanone E、Qinanone D、2-[2-(4-methoxyphenyl) ethyl] chromone、AH_7、6-hydroxy-2-(2-hydroxy-2-phenylethyl) chrornone、2-[2-hydroxy-2-(4-hydroxyphenyl) ethyl] chromone、6-methoxy-2-[2-(4-methoxypbenyl) ethyl]-4H-chromen-4-one、5-hydroxy-6-methoxy-2-(2-phenylethyl)-4H-chromen-4-one、6-hydroxy-2-[2-(4-methoxyphenyl) ethyl] chromone、Aquilarone H、Qinanone A、Qinanone C、Qinanone B、2-[2-hydroxy-2-(4-methoxyphenyl) ethyl] chromone、8-chloro-6-hydroxy-2-(2-phenylethyl) chromen-4-one、8-chloro-6-hydroxy-2-[2-(4-methoxyphenyl)-ethyl] chromen-4-one、AH_8、Qinanone G、5,8-dihydroxy-2-[2-(4-methoxyphenyl) ethyl] chromone、6,7-dihydroxy-2-(2-(4-methoxyphenyl) ethyl) chromone、6-hydroxy-7-methoxy-2-[2-(4-hydroxyphenyl) ethyl] chromone、6-hydroxy-2-[2-(3-methoxy-4-hydroxyphenyl) ethyl] chromone、6-hydroxy-2-[2-(3-hydroxy-4-methoxyphenyl) ethyl] chromone、6-methoxy-2-[2-(3-hydroxy-4-methoxyphenyl) ethyl] chromone、5-hydroxy-6-methoxy-2-[2-(3-hydroxy-4-methoxyphenyl) ethyl] chromone、6-hydroxy-7-methoxy-2-[2-(3′-hydroxy-4′-methoxyphenyl) ethyl] chromone、7-hydroxy-6-methoxy-2-[2-(3′-hydroxy-4′-methoxyphenyl) ethyl] chromone、Aquilarone G、6,8-dihydroxy-2-[2-(3′-methoxy-4′-hydroxyphenyl) cthyl] chromone、6,8-dihydroxy-2-[2-(3′-hydroxy-4′-methoxyphenyl) ethyl] chromone、6,7-Dimethoxy-2-[2-(3′-hydroxy-4′-methoxyphenyl) ethyl] chromone、6,7-Dimethoxy-2-[2-(4′-hydroxy-3-methoxyphenyl) ethyl] chromone、6-hydroxy-7-methoxy-2-[2-(4-methoxyphenyl) ethyl] chromone、6-hydroxy-2-[2-(3,4-dimethoxyphenyl) ethyl] chromone、6,8-dihydroxy-2-[2-(4-methoxyphenyl) ethyl] chromone、8-chloro-6-hydroxy-2-[2-(3-methoxy-4-hydroxyphenyl) ethyl] chromone、5-methoxy-6-hydroxy-2-[2-(3-methoxy-4-hydroxyphenyl) ethyl] chromone、(R)-6,7-dimcthoxy-2-(2-hydroxy-2-phenylethyl) chromone、(S)-6,7-dimethoxy-2-(2-hydroxy-2-phenylethyl) chromone、6-hydroxy-2-[2-(4′-hydroxy-3′-methoxyphenyl) ethenyl] chromone。

四氢 2-（2－苯乙基）色酮则包括：AH_{23}、Aquilarone F、AH_1、Aquilarone E、AH_{17}、5,6-epoxy-7β-hydroxy-8β-methoxy-2-(2-phenylethyl) chromone、AH_{1A}、Aquilarone D、(5S,6R,7S,8R,7′R)-7′-hydroxyisoagarotetrol、(5S,6R,7S,8R,7′S)-7′-hydroxyisoagarotetrol、AH_{16}、5,6,7,8-tetra-hydroxy-2-(3-hydroxy-4-methoxyphenethyl)-5,6,7,8-tetrahydro-4H-chromen-4-one、Aquilarone B、Aquilarone C、Aquilarone A、8-

chloro-2-（2-phenylethyl）-5，6，7-trihydroxy-5，6，7，8-tetrahydrochromone、8-chloro-5，6，7-trihydroxy-2-（3-hydroxy-4-methoxyphenethyl）-5,6,7,8-tetrahydro-4H-chromen-4-one、（5S*，6R*，7R*）-5,6,7-trihydroxy-2-（3-hydroxy-4-methoxyphenethyl）-5,6,7,8-tetrahydro-4H-chromen-4-one、（5S*，6R*，7S*）-5,6,7-trihydroxy-2-（3-hydroxy-4-methoxyphenethyl）-5,6,7,8-tetrahydro-4H-chromen-4-one、AH$_9$、6,7-dihydroxy-2-（2-phenylethyl）-5,6,7,8-tetrahydrochromone。

从土沉香中分离得到的 2 -（2 - 苯乙基）色酮多聚体类化合物有以下 8 个：AH$_{12}$、AH$_{13}$、AH$_{21}$、AH$_{14}$、AH$_{20}$、AH$_{18}$、AH$_{19a}$、AH$_{19b}$。

色酮类化合物部分结构图如下：

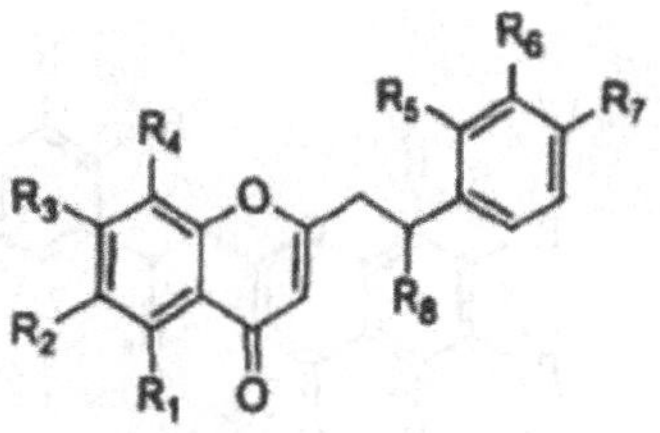

R$_1$=R$_2$=R$_3$=R$_4$=R$_5$=R$_6$=R$_7$=R$_8$=H 2-(2-phenylethyl) chromone

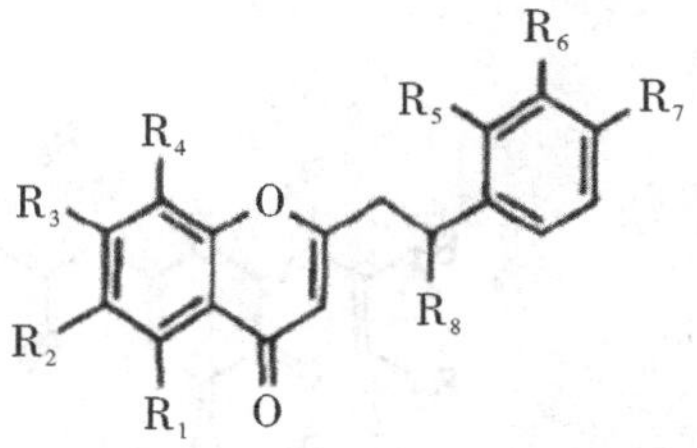

R$_1$=R$_3$=R$_4$=R$_5$=R$_6$=R$_7$=R$_8$=H,R$_2$=OH AH$_3$

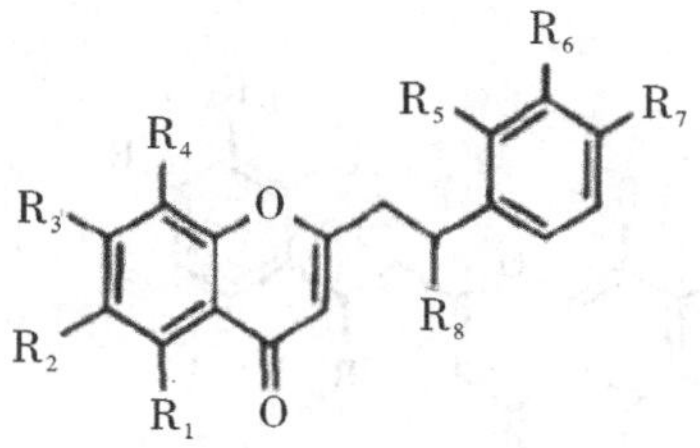

R$_1$=R$_2$=R$_3$=R$_4$=R$_6$=R$_7$=R$_8$=H,R$_5$=OH Qinanone F

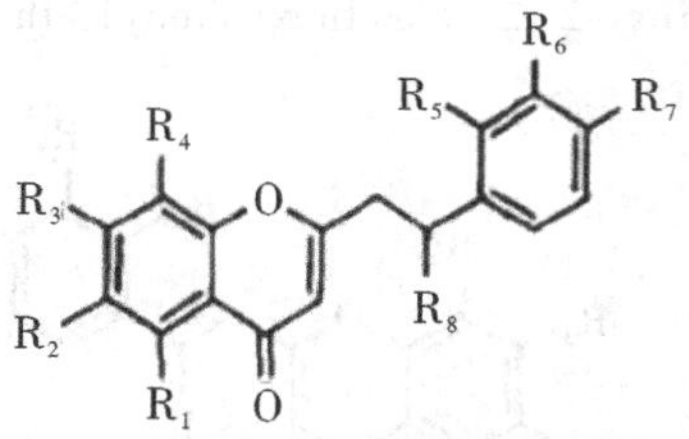

R$_1$=R$_2$=R$_3$=R$_4$=R$_5$=R$_7$=R$_8$=H,R$_6$=OH Qinanone E
R$_1$=R$_2$=R$_3$=R$_4$=R$_5$=R$_6$=R$_8$=H,R$_7$=OH Qinanone D

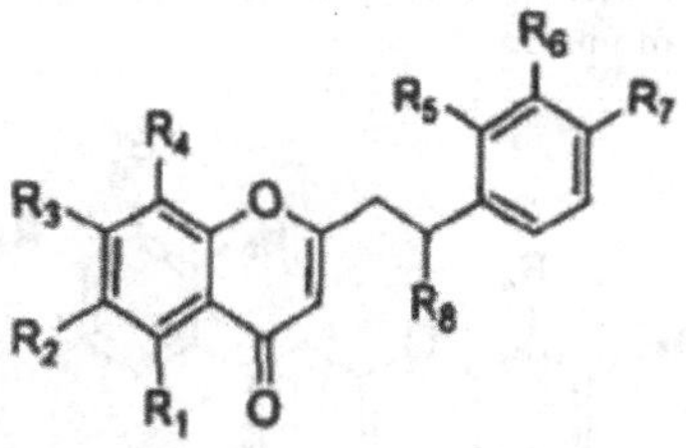

R$_1$=R$_2$=R$_3$=R$_4$=R$_5$=R$_6$=R$_8$=H,R$_7$=OCH$_3$
[2-(4-methoxyphenyl)ethyl]chromone

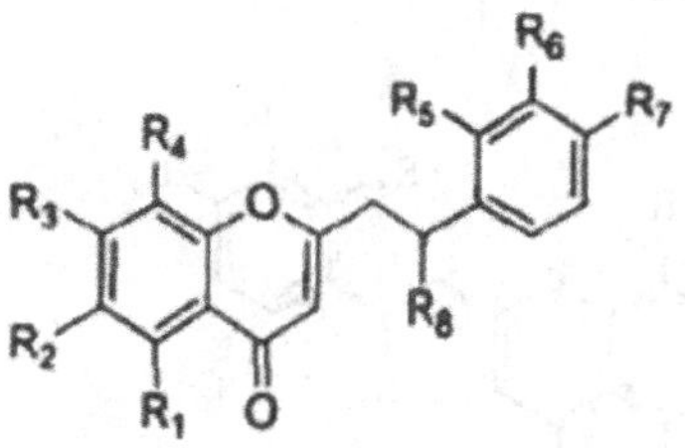

R$_1$=R$_4$=OH,R$_2$=R$_3$=R$_5$=R$_6$=R$_7$=R$_8$=H AH$_7$

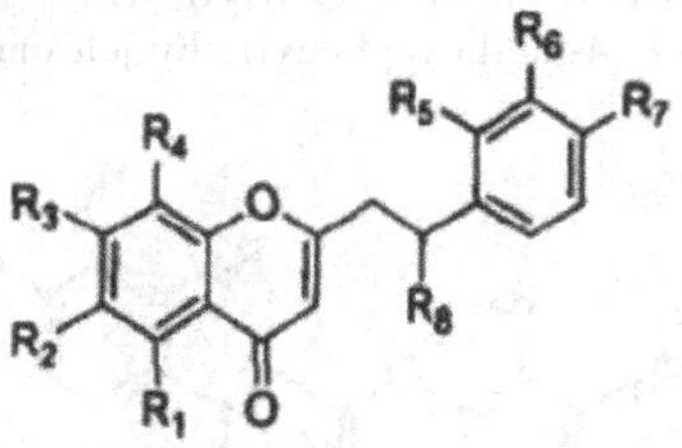

R$_2$=R$_8$=OH,R$_1$=R$_3$=R$_4$=R$_5$=R$_6$=R$_7$=H
6-hydroxy-2-(2-hydroxy-2-phenylethyl)chrornone

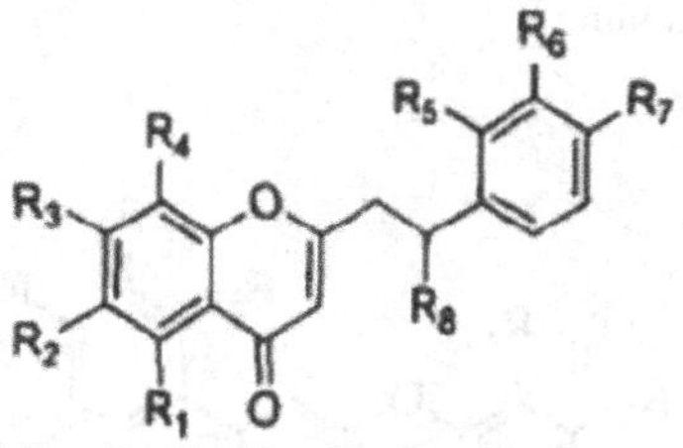

R$_7$=R$_8$=OH,R$_1$=R$_2$=R$_3$=R$_4$=R$_5$=R$_6$=H
2-[2-hydroxy-2-(4-hydroxyphenyl)ethyl]chromone

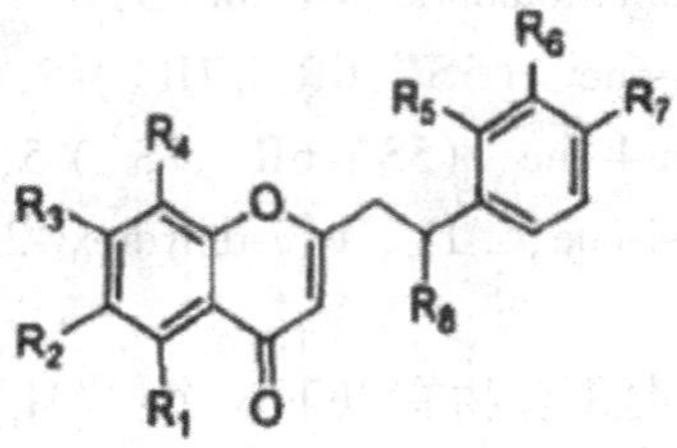

R₂=R₇=OCH₃,R₁=R₃=R₄=R₅=R₆=R₈=H
6-methoxy-2-[2-(4-methoxypbenyl)ethy1]-
4H-chromen-4-one

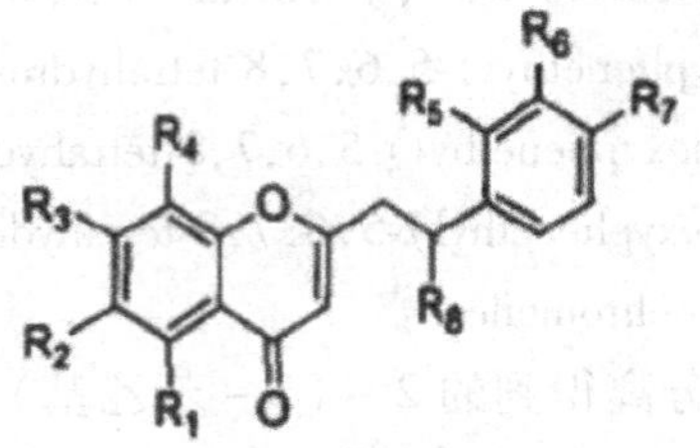

R₁=OH,R₂=OCH₃,R₃=R₄=R₅=R₆=R₇=R₈=H
5-hydroxy-6-methoxy-2-(2-phenylthyl)-4H-
chromen-4-one

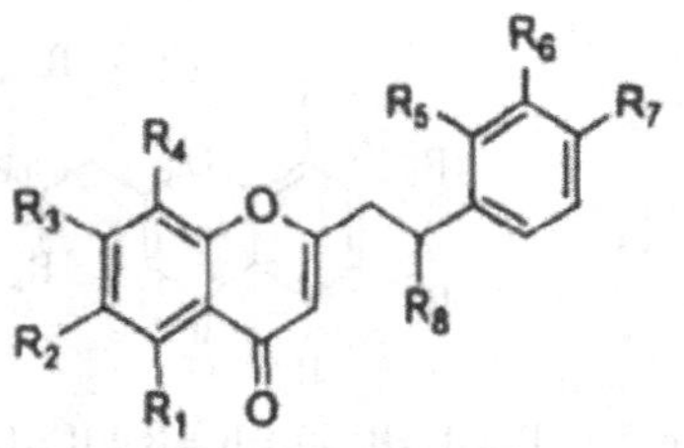

R₂=OH,R₇=OCH₃,R₁=R₃=R₄=R₅=R₆=R₈=H
6-hydroxy-2-[2-(4-methoxypheny1)ethy]chromnone

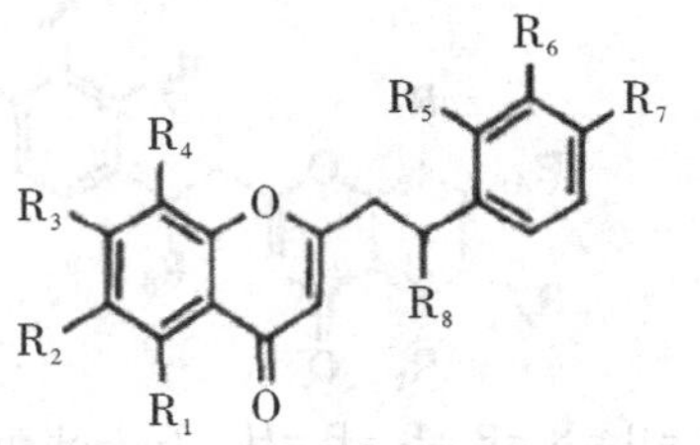

R₂=OCH₃,R₇=OH,R₁=R₃=R₄=R₅=R₆=R₈=H
Aquilarone H

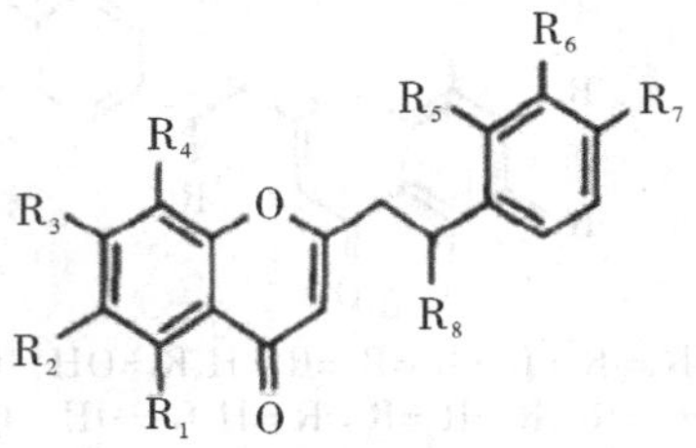

R₆=OH,R₇=OCH₃,R₁=R₂=R₃=R₄=R₅=R₈=H
Qinanone A

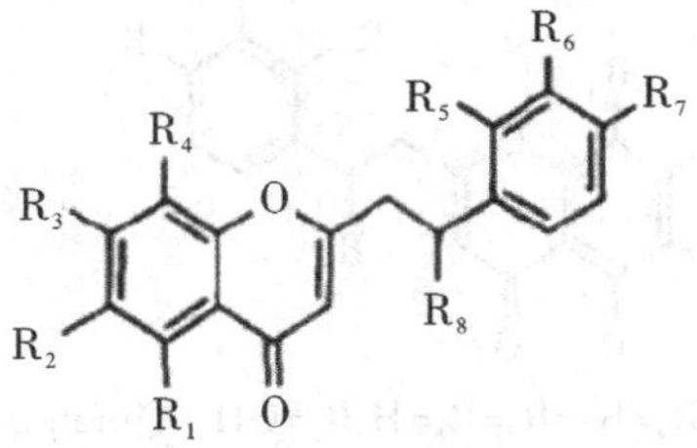

R₅=OH,R₇=OCH₃,R₁=R₂=R₃=R₄=R₆=R₈=H
Qinanone C

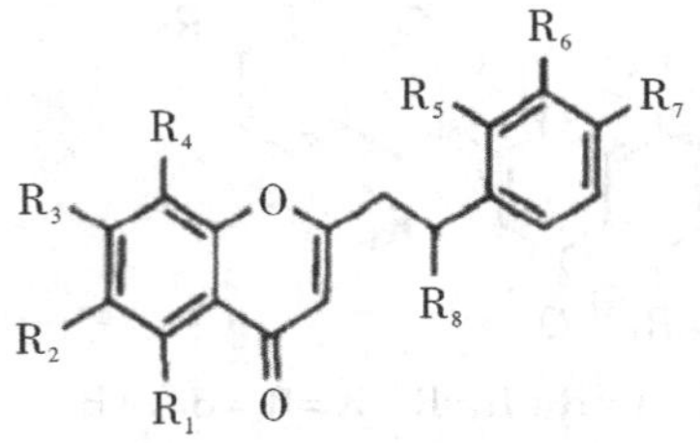

R₆=OCH₃,R₇=OH,R₁=R₂=R₃=R₄=R₅=R₈=H
Qinanone B

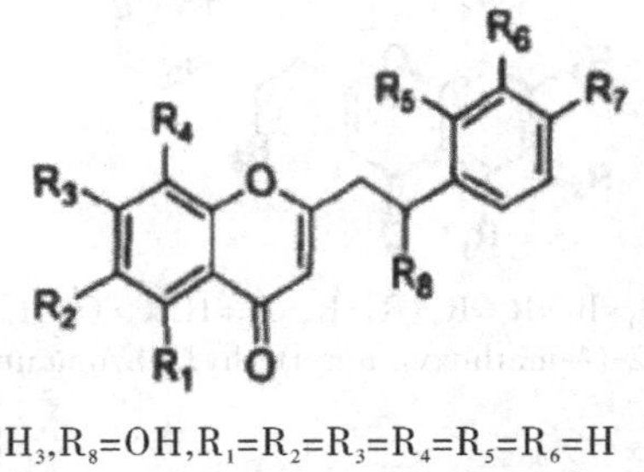

R₇=OCH₃,R₈=OH,R₁=R₂=R₃=R₄=R₅=R₆=H
2-[2-hydroxy-2-(4-methoxyphenyl)ethyl]chromone

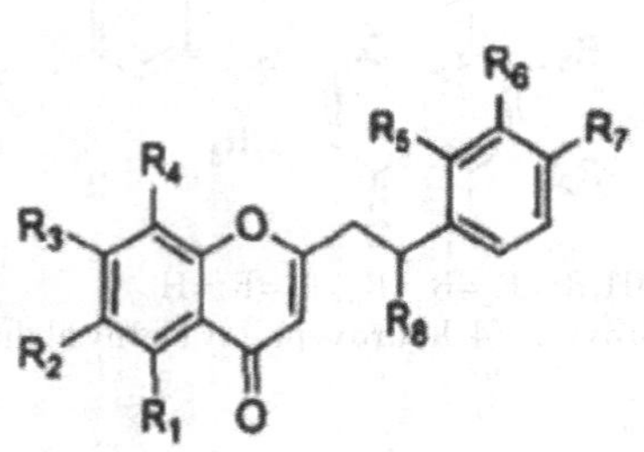

R₂=OH,R₄=Cl,R₁=R₃=R₅=R₆=R₇=R₈=H
8-chloro-6-hydroxy-2-(2-phenylethyl)chromen-4-one

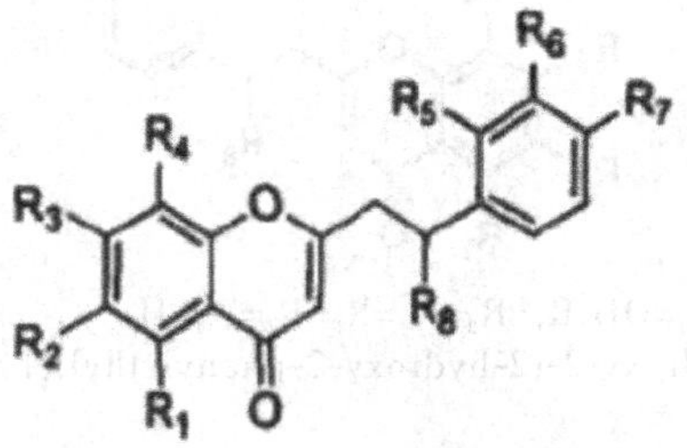

R₂=OH,R₄=Cl,R₇=OCH₃,R₁=R₃=R₅=R₆=R₈=H
8-chloro-6-hydroxy-2-[2(4-methoxyphenyl)-ethy1]
chromen-4-one

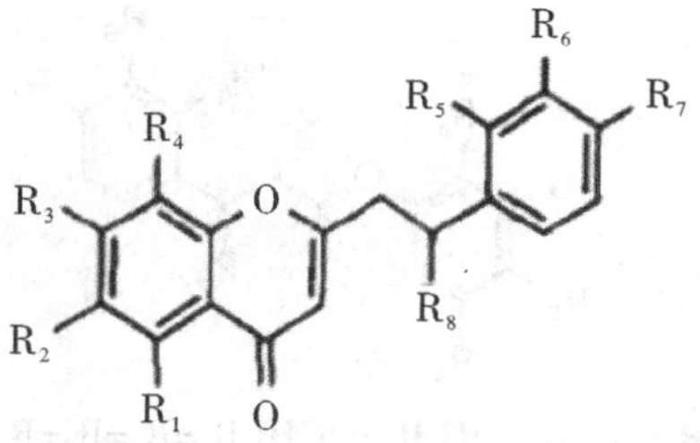

R₂=R₃=R₇=OCH₃,R₁=R₄=R₅=R₆=R₈=H   AH₈

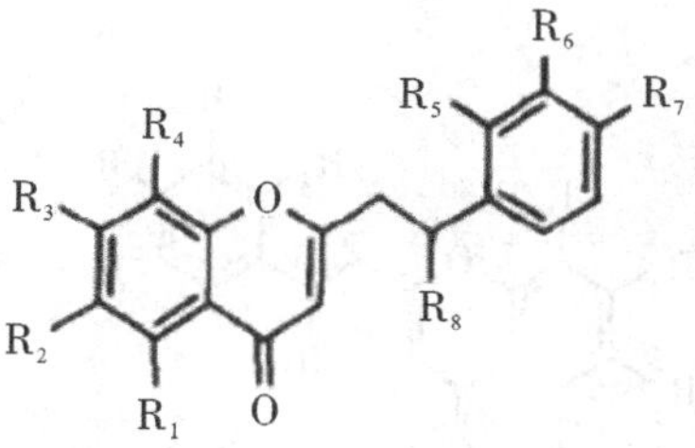

R₂=R₃=OCH₃,R₇=OH,R₁=R₄=R₅=R₆=R₈=H   Qinanone G

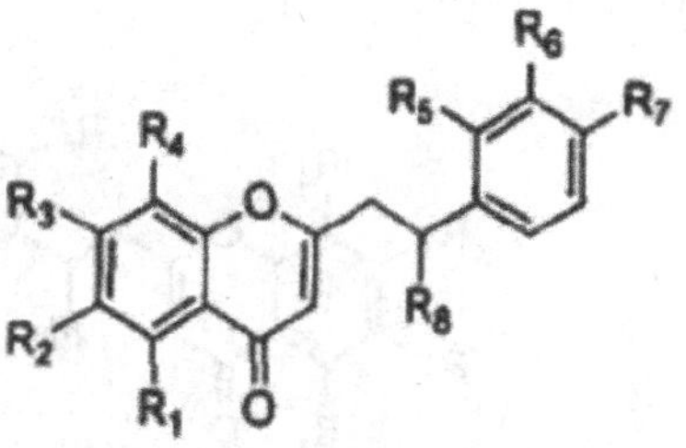

R₁=R₄=OH,R₇=OCH₃,R₂=R₃=R₅=R₆=R₈=H
5,8-dihydroxy-2-[2-(4-methoxyphenyl)ethyl]chromone

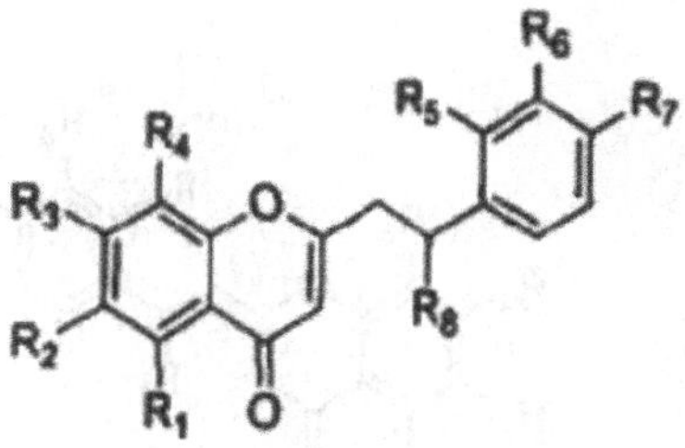

R₂=R₃=OH,R₇=OCH₃,R₁=R₃=R₅=R₆=R₈=H
6,7-dihydroxy-2-[2-(4-methoxyphenyl)ethyl]chromone

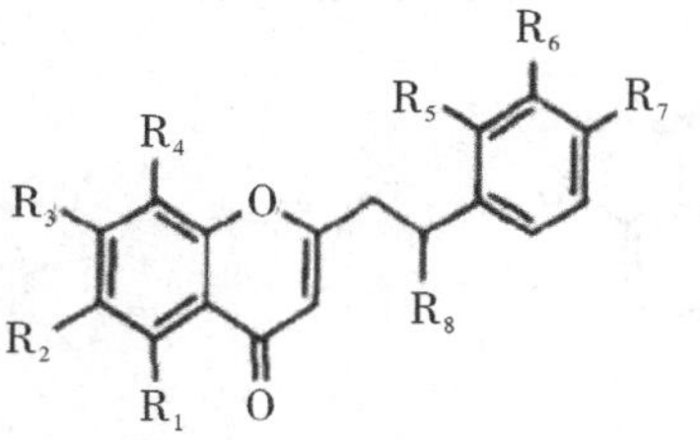

R₂=R₇=OH,R₃=OCH₃,R₁=R₄=R₅=R₆=R₈=H
6-hydroxy-7-methoxy-2-[2-(4-hydroxypheny1)
ethyl]chromone

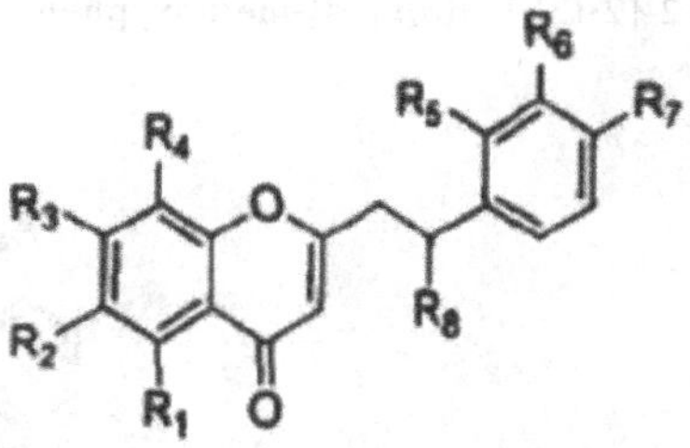

R₂=R₇=OH,R₆=OCH₃,R₁=R₃=R₄=R₅=R₈=H
6-hydroxy-2-[2-(3-methoxy-4-hydroxyphenyl)
ethyl]chromone

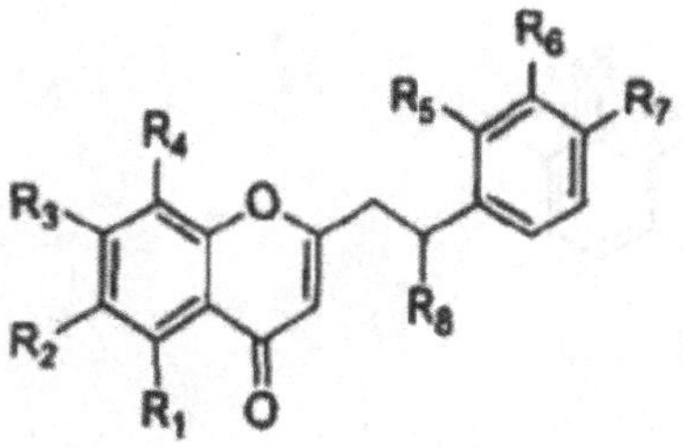

R₂=R₆=OH,R₇=OCH₃,R₁=R₃=R₄=R₅=R₈=H
6-hydroxy-2-[2-(3-hydroxy-4-methoxyphenyl)
ethyl]chromone

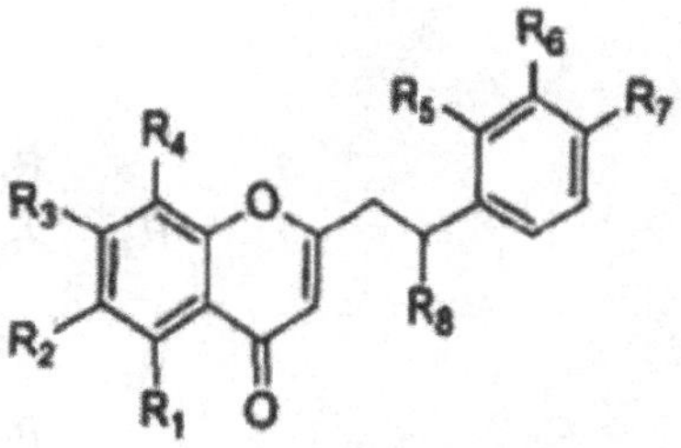

R₁=R₆=OH,R₂=R₇=OCH₃,R₃=R₄=R₅=R₈=H
5-hydroxy-6-methoxy-2-[2-(3-hydroxy-4-
methoxyphenyl)ethy1]chromone

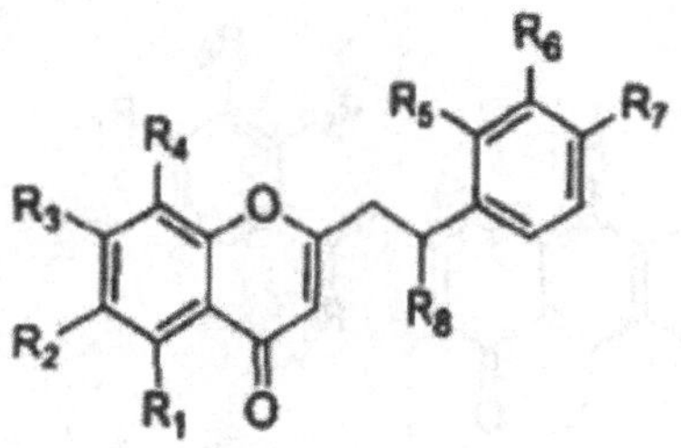

R₂=R₆=OH,R₃=R₇=OCH₃,R₁=R₄=R₅=R₈=H
6-hydroxy-7-methoxy-2-[2-(3'-hydroxy-4'-
methoxyphenyl)ethy1]chromone

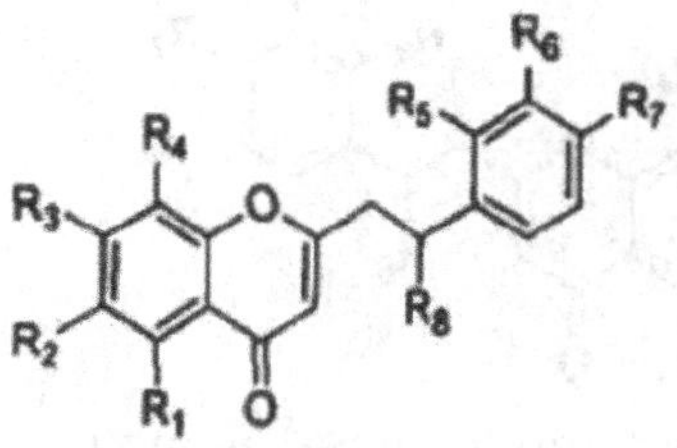

R₂=R₇=OCH₃,R₃=R₆=OH,R₁=R₄=R₅=R₈=H
7-hydroxy-6-methoxy-2-[2-(3'-hydroxy-4'-methoxy-
phenyl)ethyl]chromone

R₂=R₇=OH,R₃=R₆=OCH₃,R₁=R₄=R₅=R₈=H   Aquilarone G

R₂=R₄=R₇=OH,R₆=OCH₃,R₁=R₃=R₅=R₈=H
6,8-dihydroxy-2-[2-(3'-methoxy-4'-hydroxy
phenyl)cthyl]chromone

R₂=R₄=R₆=OH,R₇=OCH₃,R₁=R₃=R₅=R₈=H
6,8-dihydroxy-2-[2-(3'-hydroxy-4'-methoxyphenyl)ethyl]chromone

R₂=R₃=R₇=OCH₃,R₆=OH,R₁=R₄=R₅=R₈=H
6,7-Dimethoxy-2-[2-(3'-hydroxy-4'-
methoxyphenyl)ethyl]chromone

R₂=R₃=R₆=OCH₃,R₇=OH,R₁=R₄=R₅=R₈=H
6,7-Dimethoxy-2-[2-(4-hydroxy-3-methoxyphenyl)ethyl]chromone

R₂=OH,R₃=R₇=OCH₃,R₁=R₄=R₅=R₆=R₈=H
6-hydroxy-7-methoxy-2-[2-(4-methoxyphenyl)ethyl]chromone

R₂=OH,R₆=R₇=OCH₃,R₁=R₃=R₄=R₅=R₈=H
6-hydroxy-2-[2-(3,4-dimethoxyphenyl)
ethyl]chromone

R₂=R₄=OH,R₇=OCH₃,R₁=R₃=R₅=R₆=R₈=H
6,8-dihydroxy-2-[2-(4-methoxyphenyl)ethyl]chromone

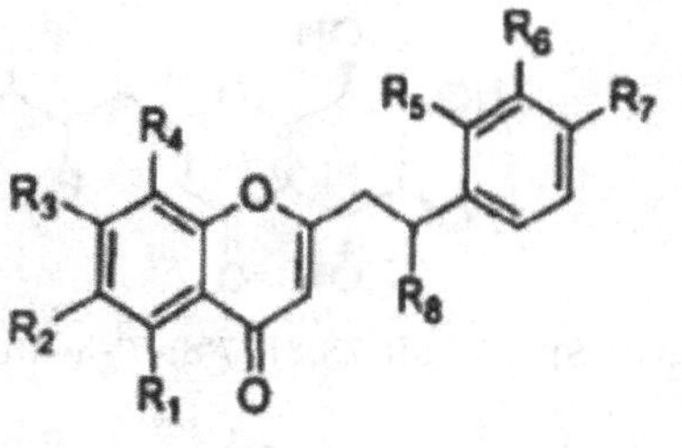

R$_2$=R$_6$=OH,R$_4$=Cl,R$_7$=OCH$_3$,R$_1$=R$_3$=R$_5$=R$_8$=H
8-chloro-6-hydroxy-2-[2-(3-methoxy-4-hydroxyphenyl)ethyl]chromone

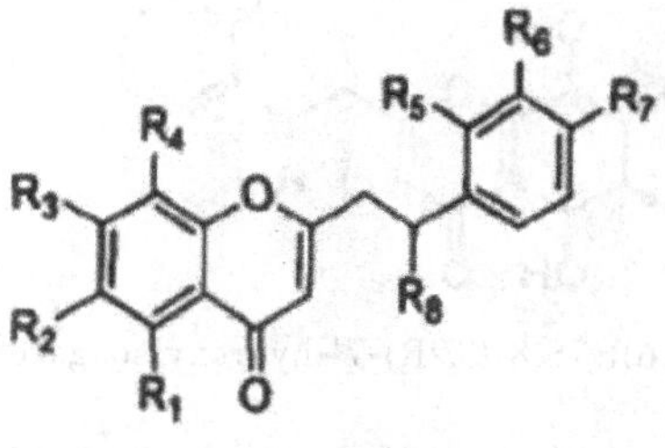

R$_1$=R$_7$=OCH$_3$,R$_2$=R$_6$=OH,R$_3$=R$_4$=R$_5$=R$_8$=H
5-methoxy-6-hydroxy-2-[2-(3-methoxy-4-hydroxyphenyl)ethyl]chromone

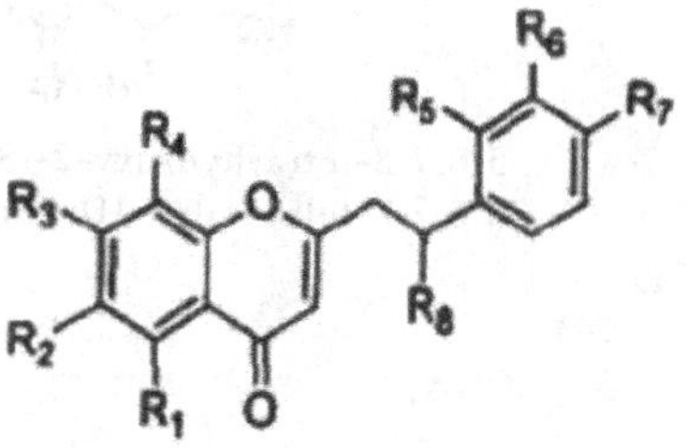

R$_2$=R$_3$=OCH$_3$,R$_8$=OH,R$_1$=R$_4$=R$_5$=R$_6$=R$_7$=H
(R)-6,7-dimethoxy-2-(2-hydroxy-2-phenylethyl)chromone

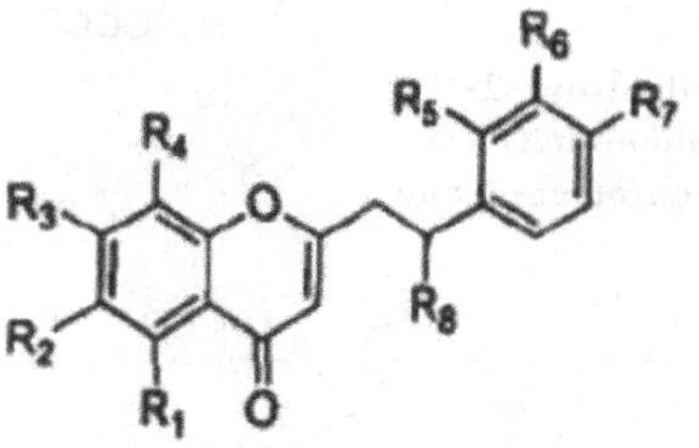

R$_2$=R$_3$=OCH$_3$,R$_8$=OH,R$_1$=R$_4$=R$_5$=R$_6$=R$_7$=H
(S)-6,7-dimethoxy-2-(2-hydroxy-2-phenylethyl)chromone

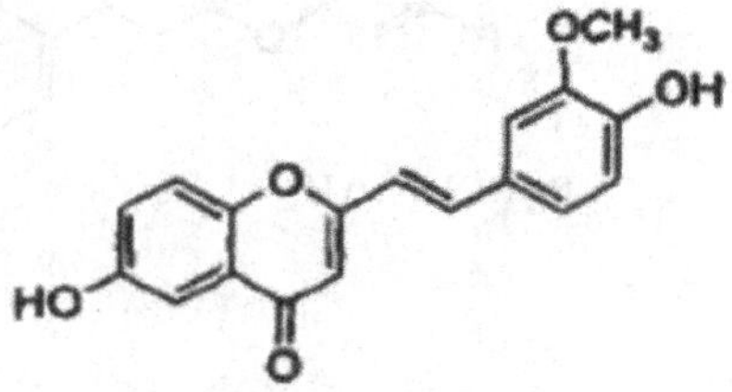

6-hydroxy-2-[2-(4'-hydroxy-3'-methoxyphenyl)ethenyl]chromone AH$_{17}$

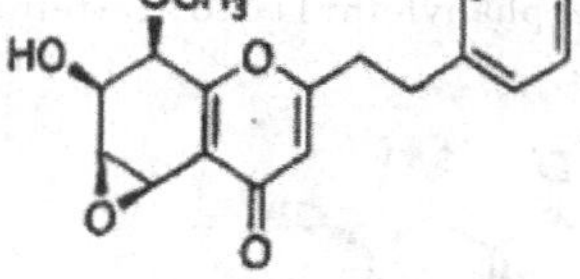

5,6-epoxy-7β-hydroxy-8β-methoxy-2-(2-phenylethyl)chromone

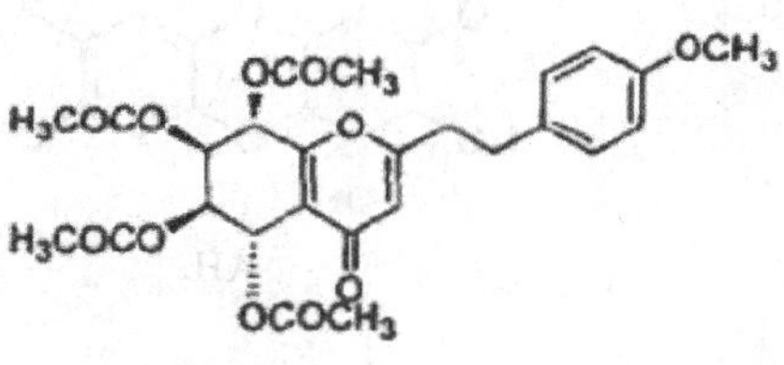

AH$_{1A}$

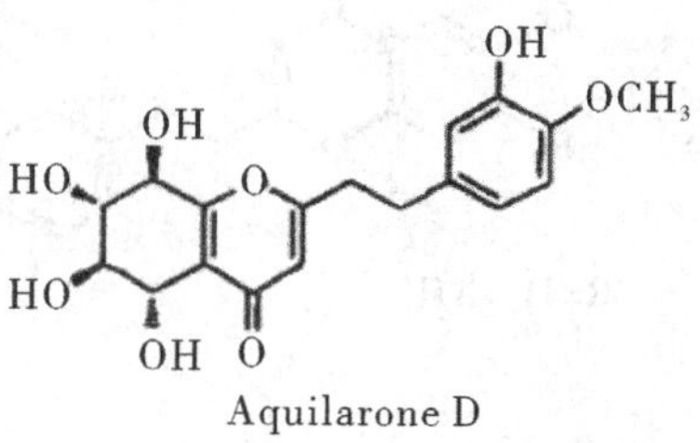

Aquilarone D

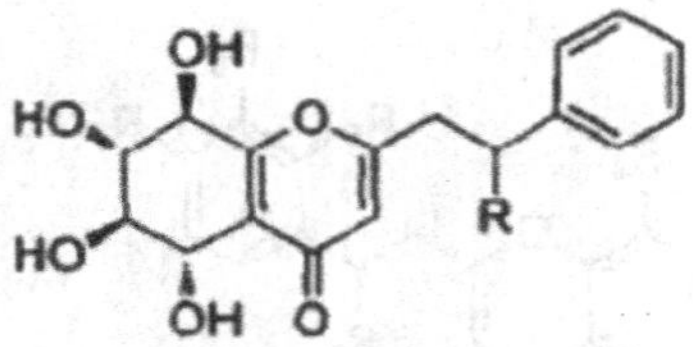

R=OH(R)　(5S,6R,7S,8R,7'R)-7'-hydroxyisoagarotetrol

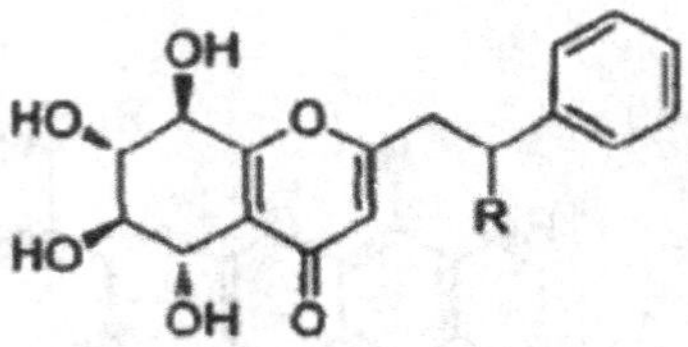

R=OH(S)　(5S,6R,7S,8R,7'S)-7'-hydroxyisoagarotetrol

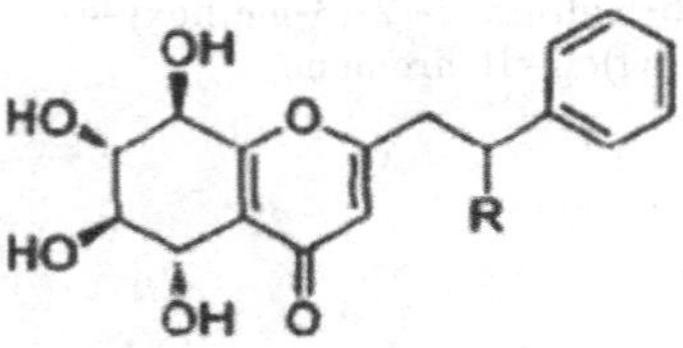

R=H　AH₁₆

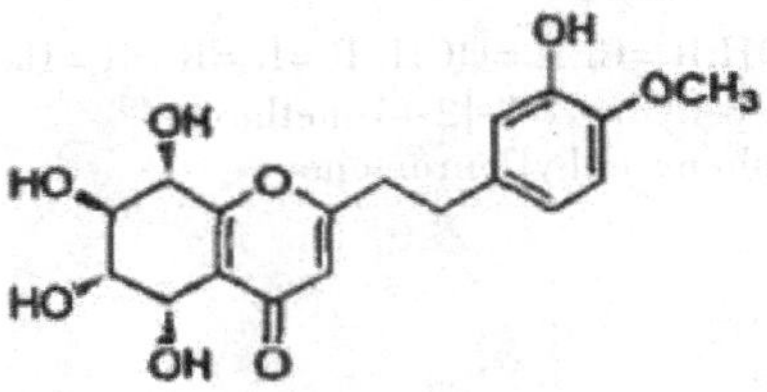

5,6,7,8-tetra-hydroxy-2-(3-hydroxy-4-methoxyphenethyl)-
5,6,7,8-tetrahydro-4H-chromen-4-one

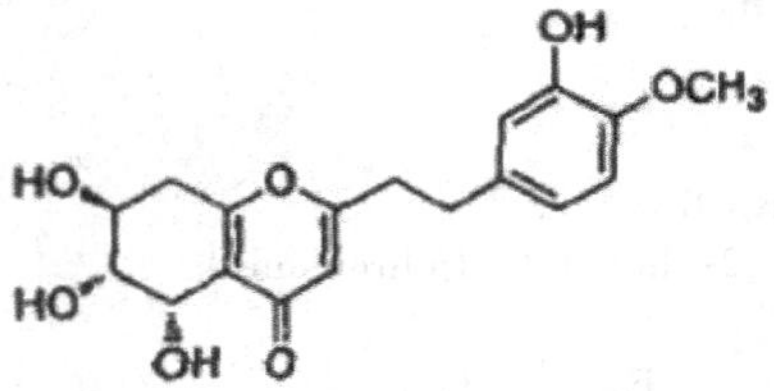

(5S*,6R*,7S*)-5,6,7-trihydroxy-2-
(3-hydroxy-4-methoxyphenethyl)-
5,6,7,8-tetrahydro-4H-chromen-4-one

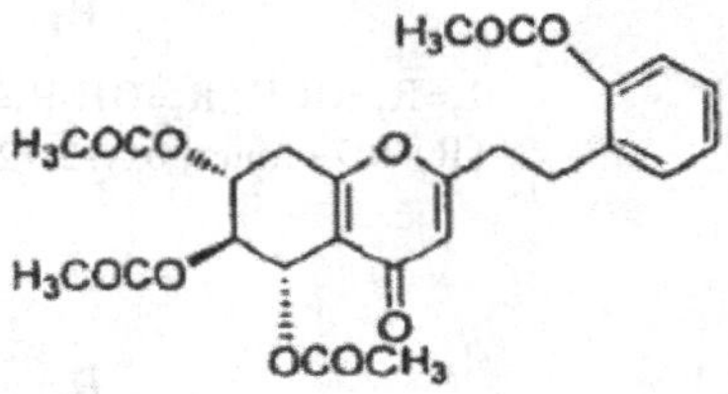

AH₉

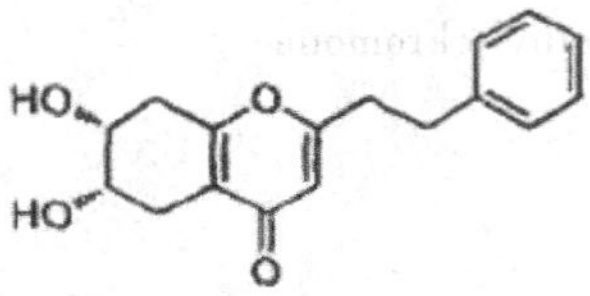

6,7-dihydroxy-2-(2-phenylethy1)-5,6,7,8-tetrahydrochromone

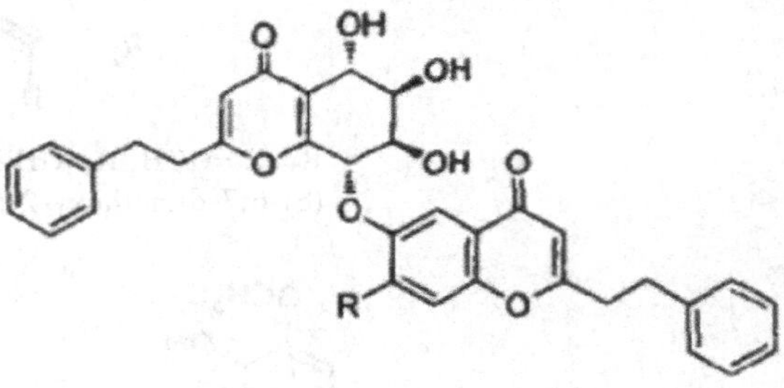

R=OCH₃　AH₁₂

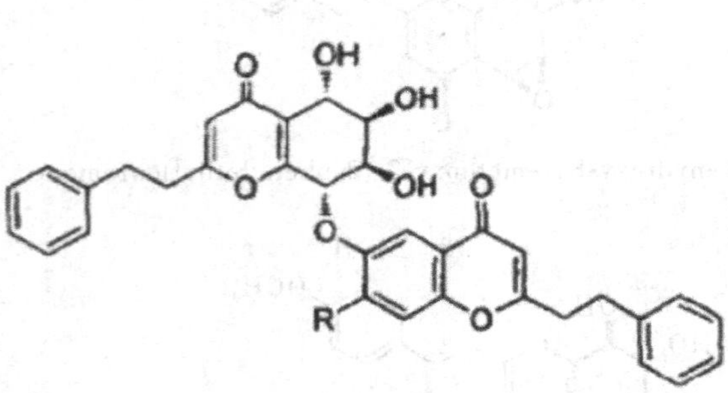

R=H　AH₁₃

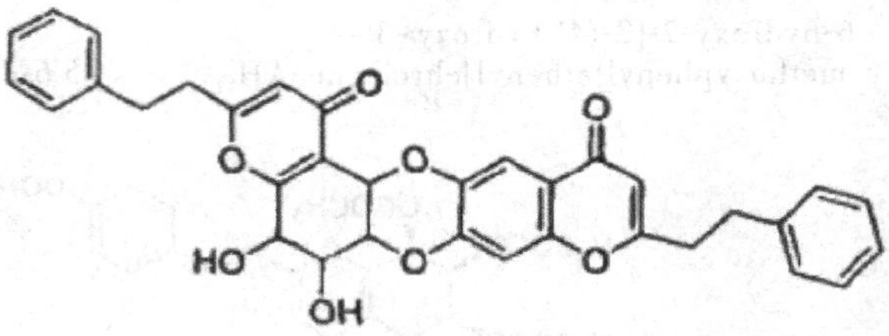

AH₂₁

AH₁₄

AH₂₀

（二）倍半萜类化合物

倍半萜类化合物是沉香主要的化学成分之一，也是特征性成分之一，目前从土沉香中分离鉴定了20多个倍半萜类化合物，分为3种类型：桉叶烷型、愈创木烷型、沉香螺旋烷型。其中，桉叶烷型化合物包括：selina-3,11-dien-14-ol、selina-3,11(13)-dien-12-ol-14-al、(＋)9-hydroxy-selina-3,11-dien-12-al、(－)9-hydroxy-selina-3,11-dien-14-al、(＋)-9-hydroxy-eudesma-3,11(13)-dien-12-methyl ester、(＋)-9-hydroxy-selina-4,11-dien-14-al、(＋)-8,12-dihydroxy-selina-4,11-dicn-14-al、12,15-dioxo-a-selnen、15-hydroxyl-12-oxo-α-selinen、eudesmane-1β,5α,11-triol、(－)-7βH-eudesmane-4α,11-diol、ent-4-eudesmen-lα,11-diol、(＋)-(4S,5R)-dihydrokaranone、eremophila-9,11-dien-8-one(Neopetasane)、7α-H-9(10)-ene-11,12-epoxy-8-oxoeremophilane、7β-H-9(10)-ene-11,12-epoxy-8-oxoeremophilane、baimuxinol、4-hydroxylbaimuxinol、dehydrobaimuxinol、isobaimuxinol、baimuxifuranic acid。

愈创木烷型化合物主要包括：sinenofuranal、sinenofuranol、epi-ligulyl oxidc、(＋)-8β-hydroxy-longicamphenylone、11β-hydroxy-13-isopropyl-dihydrodehydrocostuslactone。

沉香螺旋烷型化合物包括以下3个：agarospirol、baimuxinic acid、baimuxinal。

部分倍半萜类化合物结构图如下：

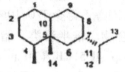

10-en;11(12)-epoxy;8-one
7β-H-9(10)-ene-11,12-epoxy-8-oxoeremophilane

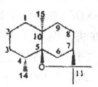

14-01 baimuxinol

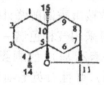

4,14-diol 4-hydroxylbaimuxinol

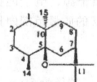

3(4)-en;14-ol dehydrobaimuxinol

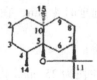

15-ol isobaimuxinol

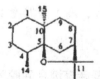

14-COOH baimuxifuranic acid

（三）其他类化合物

除了上述成分外，土沉香中还含有黄酮类、二苯甲酮类、生物碱类、三萜类、香豆素类、酚酸、甾体、酯类及无机盐等成分。

五、质量研究

(一) 鉴别实验

1. 性状鉴别

本品呈不规则的片块，有的为小碎块。表面凹凸不平，有刀痕，偶有孔洞，孔洞及凹窝表面呈现朽木状，可见黑褐色树脂。气芳香，燃烧时香气更浓，味微苦。

2. 显微鉴别

横切面：导管呈类圆形，有时略具多角形，通常为 2～4 个径向排列或呈管孔团，也有单个散在，直径 30～120 μm，常含黄棕色树脂。射线宽 1～2 列，由长方形或类椭圆形细胞组成，直径 42～128 μm，含棕色树脂。木间韧皮部甚多，与射线成直交，常呈纺锤状或椭圆形，多为薄壁细胞，有时可见数个多角形相聚的木化厚壁细胞，纤维众多，类圆形或多角形，直径 20～45 μm。木化；偶见草酸钙方晶。

3. 理化鉴别

取浸出物项下醇溶性浸出物，进行微量升华，得黄褐色油状物，香气浓郁；油状物上加盐酸及香草醛少量，再滴加乙醇 1～2 滴，渐显樱红色，放置后颜色加深。

4. 薄层鉴别

取土沉香对照药材 0.5 g，加入乙醚 30 mL，超声 60 min，滤过，滤液蒸干，残渣加三氯甲烷 2 mL 溶解，作对照品溶液；另取本品粉末 0.5 g，同法制成供试品溶液。参照薄层色谱法（源自《中国药典》）实验，吸取上述溶液各 10 μL，分别点于同一硅胶 G 薄层板上，以三氯甲烷 - 乙醚（10∶1）为展开剂，展开晾干，在紫外灯（365 nm）下检视，供试品色谱中，在与对照药材色谱相应的位置上，显相同颜色的斑点。

(二) 含量测定

按高效液相色谱法（通则 0512）测定。以十八烷基硅烷键合硅胶为填充剂，以乙腈（A），0.1% 甲酸溶液为流动相，梯度洗脱：0～10 min，15%→20% A；10～19 min，20%→23% A；19～21 min，23%→33% A；21～25 min，33% A；25.1～35 min，95% A。柱温为 30 ℃，检测波长为 252 nm，理论塔板数按沉香四醇峰计算不低于 6000。本品按干燥品计算，含沉香四醇不得少于 0.10%。

也可采用气相色谱 - 质谱联用方法，测定土沉香中的芳香族化合物、倍半萜类、脂肪酸/烷类及 2 -（2 - 苯乙基）色酮类化合物。气相条件：色谱柱采用 Varian Cp sil 5 CB（30 m × 0.25 mm × 0.25 μm）弹性石英毛细管柱；进样口温度 260 ℃；载气为氦气；流速 1 mL/min；不分流进样，进样量为 1 μL。升温程序：90 ℃保持 4 min，1 ℃/min 升至 145 ℃，保持 30 min，再以 2 ℃/min 升至 180 ℃，最后以 2 ℃/min 升至 230 ℃，保持 60 min。质谱条件：EI 为离子源，电子能量是 70 eV，电离电压 1957 mV，离子源温度 172 ℃，溶剂延时 4 min，在 50～500 m/z 的质量范围内扫描。

(三) 特征图谱

以十八烷基硅烷键合硅胶为填充剂（柱长为 25 cm，内径为 4.6 mm，粒径为 5 μm，Diamonsil C18 或 Phenomenex luna C18 色谱柱）；以乙腈（A）、0.1% 甲酸溶液为流动相，梯度洗脱：0～10 min，15%→20% A；10～19 min，20%→23% A；19～21 min，23%→33% A；21～39 min，33% A；39～40 min，33%→35% A；40～50 min，35% A；50.1～60 min，95% A。流速为每分钟 0.7 mL，柱温为 30 ℃，检测波长为 252 nm，理论塔板数按沉香四醇峰计算不低于 6000。

（四）检查

浸出物：照醇溶出物测定法《中国药典》下的测定，用乙醇作溶剂，不得少于 10.0%。

六、防治消化系统疾病史记

（一）民间与史书记载

土沉香药用在《名医别录》中首次记载"沉香，薰陆香、鸡舌香、藿香、詹糖香、枫香并微温"，被列为上品。《唐本草》中记载："沉香、青桂、鸡骨、马蹄、栈香等，同是一树，叶似橘叶，花白，子似槟榔，大如桑葚，紫色而味辛。树皮青色，木似榉柳。"此处将沉香与鸡舌香、藿香、青桂香等药材统一归为同一来源和物种，有待进一步探讨。

宋·苏颂《本草图经》记载："沉香、青桂香、鸡骨香、马蹄香等，同是一本，旧不著所出州土，今淮海南诸国及交、广、崖州有之。"此处写出了沉香的产地，与今用沉香一致，之后又有宋·丁谓的《天香传》、明·陈嘉谟《本草蒙筌》、明·李中立《本草原始》都指出了与《本草图经》中一致的沉香产地。

在吴越时期的《日华子本草》中详细记载了沉香的性味及功能主治："味辛，热，无毒。调中，补无脏，益精，壮阳，暖腰膝，去邪气，止转筋吐泻冷气，破癥癖，冷风麻痹，骨节不任，湿风皮肤痒，心腹痛气痢。"到了明代，李中立《本草原始》中对沉香相关药效进行补充描述："主心腹痛，霍乱，治上热下寒，气逆喘急，大肠虚闭，小便气淋。"同时书中引用了吴球《活人心统》用这一药材治疗胃冷久呃的方子："沉香、紫苏、白豆蔻仁各一钱，为末，每柿蒂汤服五七分。"而李时珍在《本草纲目》中对土沉香的主治、相关药方进行总结，发现这一药材还能有"补脾胃，及痰涎、血出于脾"的疗效。以上都显示出了沉香可益于脾胃大肠，治疗腹痛、胃冷久呃。现代赵存义《本草名考》："本品性温，具有行气止痛之功，故用治于寒凝气滞、胸腹胀满作痛等证。"因本品有温降调中的作用，故可用于胃寒呕吐、呃逆等证。

（二）传统药对研究

常用药对有：沉香配陈皮、沉香配麝香、沉香配槟榔、沉香配丁香、沉香配木香、沉香配肉桂、沉香配赤茯苓、沉香配乌药、沉香配附子、沉香配阿胶。各个药对的主要活性成分、药性配伍、配伍比例及药理作用见下表。

药对名称	主要活性成分	药性配伍	配伍比例	药理作用
沉香配陈皮	（2－苯乙基）色酮类配黄酮类	两药能升能降，合而用之，升降结合，相互促进，行气消胀、和胃止痛	—	用于气滞痰阻引起的脘腹闷满、胀痛不止等症；慢性肝炎、胃炎等疾病引起的腹胀、腹痛等症
沉香配麝香	（2－苯乙基）色酮类配大环类	性味相投，功用相似，合为香窜化浊	1:1/1:3	因湿浊闭阻、脾胃气滞引起的吐逆之症
沉香配槟榔	（2－苯乙基）色酮类配生物碱类	两药合用，降逆行气之力大增，下痰平喘、温中降逆	1:1/3:1	用于脾胃虚寒、气滞食阻、呕吐恶心、腹胀、胸膈痞闷、肺肾气虚
沉香配丁香	（2－苯乙基）色酮类配挥发油类	两药合用，温中降逆、行气止痛	1:1/1:2	用于虚寒呃逆及胃寒呕吐、腹痛等症
沉香配木香	（2－苯乙基）色酮类配倍半萜内酯类	两药配对，相须为用，理气健脾止痛、降逆行气	1:4/1:6	常用于胃失和降、气逆不顺而致的脘腹胀痛、呕吐呃逆，痰气上逆，腹胀气喘

药对名称	主要活性成分	药性配伍	配伍比例	药理作用
沉香配肉桂	（2－苯乙基）色酮类配苯丙素类	沉香走于气，肉桂行于血	1：1/1：3	理气通络，温肾散寒
沉香配赤茯苓	（2－苯乙基）色酮类配三萜类	二药配伍，使湿不内停，则白浊不生，小便自利，尿痛自止	1：1	治疗肾虚水湿不化、清浊不分、阻滞气机，小便白浊不利，时有作痛者
沉香配乌药	（2－苯乙基）色酮类配生物碱类	同走气分，下达下焦	1：1/1：3	降逆行滞，醒脾散寒
沉香配附子	（2－苯乙基）色酮类配生物碱类	二药相伍，阴阳通达，其热自除	沉香1块，附子1只	治疗冷痰虚热、诸劳寒热
沉香配阿胶	（2－苯乙基）色酮类配蛋白质	二药相配，一降一补，且沉香能防阿胶腻膈之弊	1：1	治疗肺虚阴亏、火灼肺络、咳嗽咯血

七、现代药理与机制研究

（一）对消化系统的作用

沉香的水煮液和水煮醇沉液能抑制离体豚鼠回肠的自主收缩，对抗组胺、乙酰胆碱引起的痉挛性收缩。对于新斯的明诱导小鼠肠推进运动减慢模型，通过腹腔注射沉香水煮醇沉液可发挥肠平滑肌解痉作用；对于乙酰胆碱诱导肠管收缩幅度增强、蠕动加快模型，沉香能明显改善这一情况。此外，沉香能降低胃窦环行肌收缩波平均振幅，但对其他肌条无影响。

（二）对中枢神经系统的作用

沉香的苯提取组分能明显延长小鼠环己巴比妥的睡眠时间。此组分在给药 10～20 min 后，小鼠自发运动量减少，20～30 min 后也可看到运动量减少的倾向，但60 min 后沉香作用降低，不能明显看到小鼠运动量减少。

（三）抗菌

沉香具有抗菌功效，其叶提取液抗菌能力极强。研究发现沉香乙酸乙酯部位中的活性成分能使沉香获得更佳的抗菌活性，从沉香提取物中分离得到的 β－石竹烯能抑制 2 种真菌和 6 种人类致病菌的生长。

（四）镇痛、镇静

沉香具有行气止痛之效，中医上将其归为行气药的一种。同时，现代药理研究显示沉香具有良好的镇静、镇痛药理作用，通过沉香提取物对镇痛相关药效评价分析，发现沉香总提物和正丁醇部分均有明显的镇痛活性。此外，采用"通体结香技术"所产沉香能发挥良好的镇静效果，具有催眠作用。

（五）抗肿瘤

沉香提取物具有较强的抗肿瘤活性，可对多种肿瘤细胞系产生抑制作用，具有良好的治疗前景。沉香精油对人乳腺癌细胞的抑制作用很强。另有研究发现，能对人相关肿瘤细胞系具有细胞毒性的沉香化合物多达 16 种；研究亦发现2－（2－苯乙基）色酮二聚体类化合物对人骨髓性白血病细胞系具有抑制活性。

（六）抑制乙酰胆碱酯酶

近年来对沉香化学成分的分析显示，沉香对乙酰胆碱酯酶的抑制活性极好。研究发现，从这一药材中分离得到的 6，7 - 二甲基 -2 -（2 - 苯乙基）色酮、5 - 羟基 -6 - 甲氧基 -2 -［2 -（3 - 羟基 -4 - 甲氧基苯基）乙基］色酮和 oxidoagaro-chromone B 等化合物对乙酰胆碱酯酶的抑制率最高可达 70.7%，相比之下其他从沉香中分离到的 6 - 羟基 -2 -［2 -（4 - 甲氧基苯基）乙基］色酮、6 - 羟基 -2 -［2 -（3 - 甲氧基 -4 - 羟基苯基）乙基］色酮和 Qinanone E 等化合物的抑制活性就较弱一些。目前学者已确定 30 个倍半萜类化合物和 21 个色酮类化合物均能在不同程度上抑制乙酰胆碱酯酶活性。此外，两广地区已有民间使用沉香作为乙酰胆碱酯酶抑制剂治疗神经退行性疾病的案例。

八、土沉香方剂的临床应用

土沉香疗效确切，应用历史悠久。味辛、苦，性微温。归脾、胃、肾经。行气止痛，温中止呕，纳气平喘。用于胸腹胀闷疼痛、胃寒呕吐呃逆、肾虚气逆喘急，常与其他药物配伍使用。制剂有丸剂、片剂、胶囊、曲剂、散剂、颗粒剂、冲剂等。

研究沉香对肠平滑肌的药理作用发现，沉香提取物可抑制乙酰胆碱引起的胃肠道紧张性痉挛，从沉香中提取分离的化学物质苍术醇可用于治疗胃部疾病。临床上，采用沉香提取物为主要药物成分，根据中医指导理论，组补脾益气活血止痛方，发现其在治疗慢性胃炎上具有显著疗效。将含有沉香的四磨汤联合马来酸曲美布汀给药，有助于功能性消化不良的治愈，且研究发现六磨汤能治疗便秘型肠易激综合征。而在临床应用中观察到加味沉香散这一方子能有效治疗消化性溃疡。

快胃舒肝丸收录于《国家中成药标准汇编（内科脾胃分册）》，由柴胡、佛手、沉香等多种中药材制成。其具有健胃止呕、舒郁定痛的功能，用于肝郁食滞、两肋膨胀、胃脘刺痛、嗳气吞酸、呕吐恶心、饮食无味、身体倦怠。《内经》中有言："见肝之病，知肝传脾。"可见，脾胃之病与肝密切相关。研究表明快胃舒肝丸对胃黏膜有修复作用，可以改善胃黏膜充血、糜烂、萎缩等，内在机理是通过改善组织血液循环，给组织提供营养，促进疾病恢复，并能降低毛细血管通透性、减少炎症渗出、促进炎症吸收，发挥逆转慢性胃炎的病理作用。

八味沉香胶囊是由沉香、肉豆蔻、丁香、广枣、木香等组成的蒙药制剂，具有平息气血相搏、止痛、补心益气之功效，用于气血相搏、心区疼痛、昏厥、心悸、失眠、急躁不安、健忘症、癫痫等病的治疗。八味沉香胶囊能使心肌缺血大鼠心律失常发生时间移后、持续时间缩短，并且可降低室颤发生率，缩小心肌梗死范围；可明显降低心肌缺血后血清中丙二醛含量，提高超氧化物歧化酶活性和一氧化氮含量，对氧自由基的产生具有抑制作用，同时也能增强内源性氧自由基清除系统的功能。内在机制研究显示，这一制剂对大鼠心肌缺血有明显的保护作用，可能是通过有效地拮抗自由基损伤、提高心肌组织抗氧化能力来实现的。

九、产品开发与利用研究

沉香除药用外，还大量用作精油、香水、香薰等。在化妆品方面，AgalBio - 上品沉香缘是一家专业的沉香养肤品牌，以沉香为原材料萃取其中精华佐以独特配方，结合全球领先生物技术，打造沉香护肤品。沉香缘的护肤产品可以达到延缓衰老、深层滋养补水、改善肌肤暗沉、恢复健康态与年轻化的效果。

装饰品：沉香手串是最常见的一种沉香产品，有佛珠手串、随行手串、男款沉香木手串。沉香摆件也分为多种。比如，原型摆件，就是沉香木自然形成的形状，加上底座形成的一件极具艺术感的摆件。虫漏沉香摆件也是沉香木的一种，这种木头不像沉香木一样表面光滑，而是有密密麻麻的虫漏。沉香木雕刻摆件，自古以来雕刻就是一种艺术，这种雕刻技术到现在也越来越成熟，所以对普通的沉香木能雕刻出各种各样的形状，人物、风景、场景都是可以重现的。

美容作用：沉香粉还具有出色的美容功效，在很多时候，人们都喜欢把沉香粉进行提纯加工，得到香料以后再加入其他原料，制成化妆品供人们涂抹，这样能滋养细嫩肌肤，而且能延缓皮肤衰老，并能去除皮肤表面的痤疮。沉香粉不经过深度加工也具有一定美容作用，在需要的时候，可以把沉香粉加入适量蜂蜜调成膏状直接敷在皮肤上，十几分钟以后把它取下，用清水把皮肤洗净，坚持使用也能起到特别明显的美容作用。

参考文献

［1］霍会霞. 沉香的化学成分分析及抗动脉粥样硬化作用机制研究 ［D］. 北京：北京中医药大学，2019.

［2］霍会霞. 沉香的化学成分研究 ［D］. 北京：北京中医药大学，2016.

［3］白发平，靳若宁，唐硕，等. 中药沉香化学成分、药理作用及其应用研究进展 ［J］. 中国野生植物资源，2022，41（12）：61 – 66.

［4］胡航源. 快胃舒肝丸治疗慢性胃炎 68 例临床疗效观察 ［J］. 亚太传统医药，2016，12（11）：125 – 126.

［5］李月玲，杨玉梅，钱立娜，等. 蒙药八味沉香胶囊对大鼠心肌缺血的保护作用 ［J］. 时珍国医国药，2011，22（4）：831 – 832.

鸦　胆　子

一、基源

该药物为苦木科鸦胆子属植物鸦胆子〔*Brucea javanica*（L.）Merr.〕的干燥成熟果实。

二、植物形态特征与分布

形态特征：灌木或小乔木；嫩枝、叶柄和花序均被黄色柔毛。叶长 20～40 cm，有小叶 3～15 片；小叶卵形或卵状披针形，长 5～13 cm，宽 2.5～6.5 cm，先端渐尖，基部宽楔形至近圆形，通常略偏斜，边缘有粗齿，两面均被柔毛，背面柔毛较密；小叶柄短，长 4～8 mm。花组成圆锥花序，雄花序长 15～40 cm，雌花序长约为雄花序的一半；花细小，暗紫色，直径 1.5～2 mm；雄花的花梗细弱，长约 3 mm，萼片被微柔毛，长 0.5～1 mm，宽 0.3～0.5 mm，花瓣有稀疏的微柔毛或近于无毛，长 1～2 mm，宽 0.5～1 mm，花药长 0.4 mm；雌花的花梗长约 2.5 mm，萼片与花瓣和雄花同，雄蕊退化或仅有痕迹。核果 1～4，分离，长卵形，长 6～8 mm，直径 4～6 mm，成熟时灰黑色，干后有不规则多角形网纹，外壳硬骨质而脆。种仁黄白色，卵形，有薄膜，含油丰富，味极苦。花期夏季，果期在 8～10 月。

生长环境与分布：喜温暖湿润气候，不耐寒、耐旱、耐瘠薄。以选择向阳、疏松肥沃、富含腐殖质的沙质壤土栽培为宜。分布于亚洲东南部至大洋洲北部，在中国分布于福建、台湾、广东、广西、海南和云南等省区。在中国云南生长于海拔 950～1000 m 的旷野或山麓灌丛中或疏林中。分布在亚热带温暖湿润的地区，有耐干旱瘠薄的习性，多生长在丘陵荒坡、灌木丛中或向阳处。

三、传统习用

味苦、性寒，有小毒。归大肠、肝经。清热，解毒，杀虫，截疟，蚀疣。主治热毒血痢、冷痢、休息痢、疟疾、痔疮、痈肿、阴痒、白带、猴疣、鸡眼、毒蛇咬伤。

（1）用于治痢，治痔。（《本草纲目拾遗》）

（2）可去腐肉，止积痢。（《本草求原》）

（3）可治冷痢久泻、痔疮。去皮肤恶毒，又能杀虫，捣汁饲之；患痔疮者，以子七粒，包圆眼肉吞下，立即痊愈。（《岭南采药录》）

（4）用于热性赤痢，防腐生肌，止疼点痣。鸦胆子为凉血解毒之要药，善治热性赤痢，因热下血，最能清血分之热及肠中之热，防腐生肌，诚有奇效。将其连皮捣细，醋调，敷疗毒甚效，立能止疼。其仁捣如泥，可以点痣。（《医学衷中参西录》）

（5）用于凉血，去脾家疮，资牛毒，理跌打。（《生草药性备要》）

（6）用于治疟疾和阿米巴性痢疾，是特效药。制成油质，可治外耳道乳状瘤、乳头瘤，以及尖锐湿疣。（《科学的民间药草》）

（7）治疗毒蛇咬伤。（《岭南草药志》）

（8）治直肠癌、食管癌、外耳道皮肤鳞状上皮癌、大肠癌、子宫颈癌。（《抗癌本草》）

（9）可治疗滴虫性阴道炎。（《河北中医药集锦》）

（10）治诸痔，通肠，去积滞，化湿热，杀虫，止赤痢。将其捣烂涂痔疮之炎肿出血亦有效。（《现代实用中药》）

四、化学成分

鸦胆子中含有多种活性成分，主要包括苦木素类、生物碱类、三萜类、甾体类、苯丙素类、黄酮类化合物。

（一）苦木素类化合物

苦木素类是鸦胆子中含量最高且活性最好的成分，鸦胆子分为 Bruceines 类化合物、Yadanziolides 类化合物、Javanicolides 类化合物、鸦胆子酮酸类化合物、苦木素苷类化合物及其他苦木素类化合物。学者从鸦胆子中分离得到以下 Bruceines 类化合物：Bruceine D、Bruceine H、Bruceine E、Bruceine F、Bruceine M、Bruceine K、Bruceine L、Bruceine J、Bruceine A、Bruceine B、Bruceine C、Bruceine I、Brusatol、Bruceantarin、Bruceantin、Bruceantinol、Desmethyl-brusatol 和 Bruceantinol B。

鸦胆子中的 Yadanziolides 类化合物包括：Yadanziolide A、Yadanziolide C、Yadanziolide B、Yadanziolide D、Yadanziolide W、Yadanziolide X、Yadanziolide Y、Yadanziolide Z、Yadanziolide S、Yadanziolide Q。

Javanicolides 类化合物里则含有：Javanicolide H、Javanicolide E、Javanicolide F、Javanicolide A、Javanicolide B、Javanicolide C、Javanicolide D。

从鸦胆子中分离得到的鸦胆子酮酸类化合物有：Bruceaketolic acid、Bruceanic acid E、Bruceanic acid F、Bruceanic acid C、Bruceanic acid E methyl este、Javanic acid A、Javanic acid B、Brujavanol A、Brujavanol C、Brujavanol D、$5\alpha,14\beta,15\beta$-trihydroxyklaineanone。

苦木素苷类化合物中有以下这些化合物：Bruceoside C、Bruceoside B、Bruceoside A、Bruceoside D、Bruceoside E、Bruceoside F、Yadanzioside B、Yadanzioside D、Yadanzioside E、Yadanzioside H、Yadanzioside A、Yadanzioside C、Yadanzioside G、Yadanzioside F、Yadanzioside J、Yadanzioside O、Yadanzioside M、Yadanzioside N、Yadanzioside K、Yadanzioside I、Yadanzioside L、Yadanzioside P、Javanicoside A、Javanicoside B、Javanicoside C、Javanicoside D、Javanicoside E、Javanicoside F、Javanicoside G、Javanicoside H、Bruceantinoside A、Desmethyl-bruceantinoside A、Butyl ester of bruceoside D、Bruceine E 2-β-D glucoside、Yadanzigan、20-hydroxy-Yadanzigan。

除了上述苦木素类化合物外，还分离得到了其他苦木素类化合物，具体如下：Quassin A、Bruceene A、Bruceene、Javanicin、Quassilactone A、Quassilactone B、Dehydrobrusatol、Dehydrobruceantinol、Dehydrobruceine A、Dehydrobruceine B、Dehydrobruceine C、Dihydrobruceine A、Bruceolide、Aglycone of Yadanzioside D。

部分化合物结构图如下：

R = CH₃　Bruceine D　　　　R = CH₂OH Bruceine H　　　　R₁ = OH,R₂ = CH₃ Bruceine E

R₁ = OH,R₂ = CH₂OH Bruceine F　　　R₁ = OH,R₂ = CH₂OH Bruceine M　　　　Bruceine K

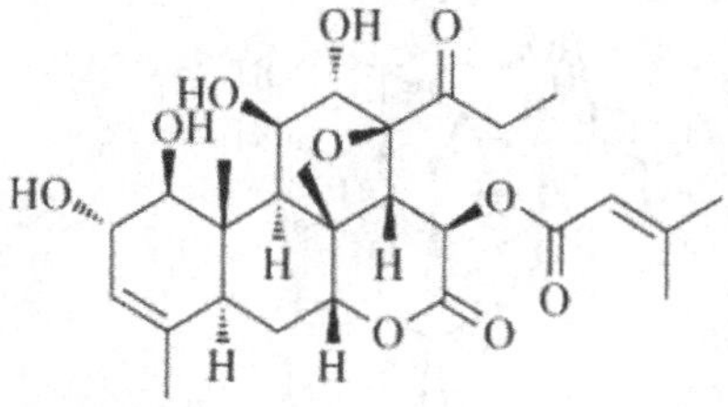

Bruceine L

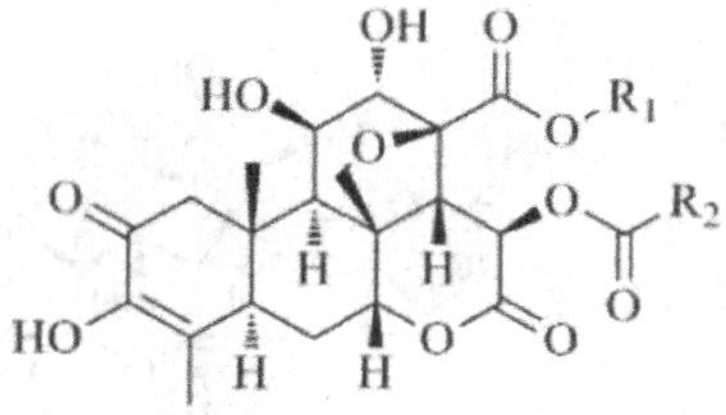

$R_1 = H, R_2 = CH_2CH(CH_3)_2$ Bruceine J

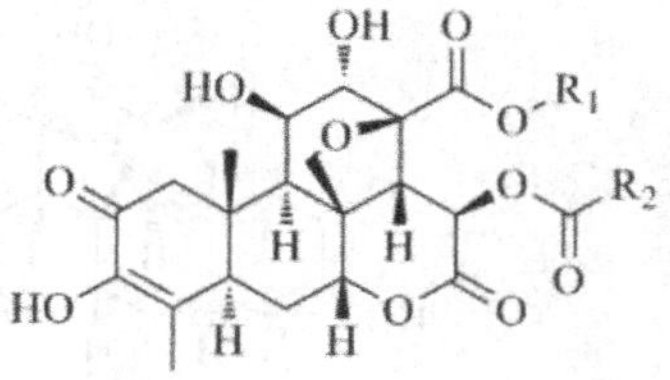

$R1 = CH_3, R_2 = CH_2CH(CH_3)_2$
Bruceine A

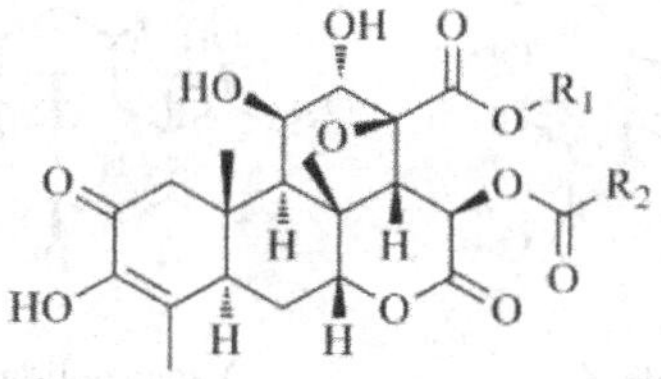

$R_1 = CH_3, R_2 = CH_3$ Bruceine B

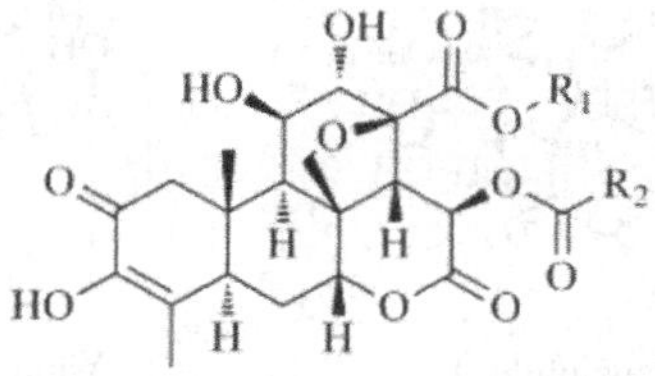

$R_1 = CH_3, R_2 = HC =$
$C(CH_3)C(CH_3)_2OH$ Bruceine C

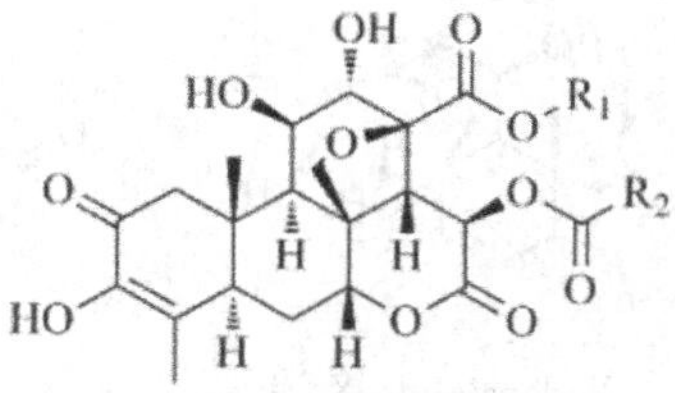

$R_1 = CH_2CH_3, R_2 = H$ Bruceine I

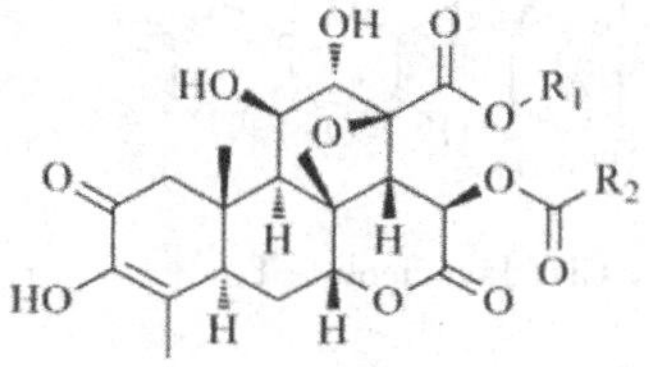

$R_1 = CH_3, R_2 = HC = C(CH_3)_2$ Brusatol

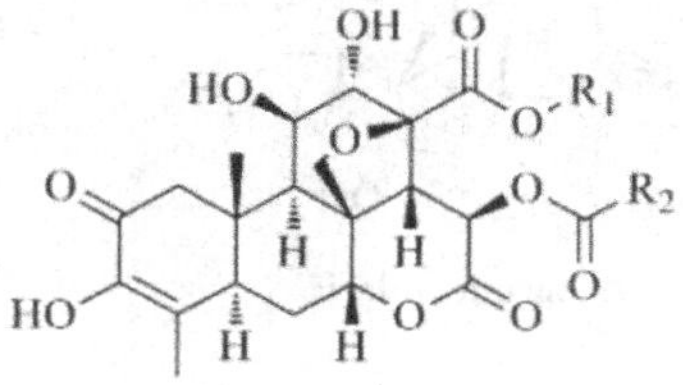

$R_1 = CH_3, R_2 = Ph$ Bruceantarin

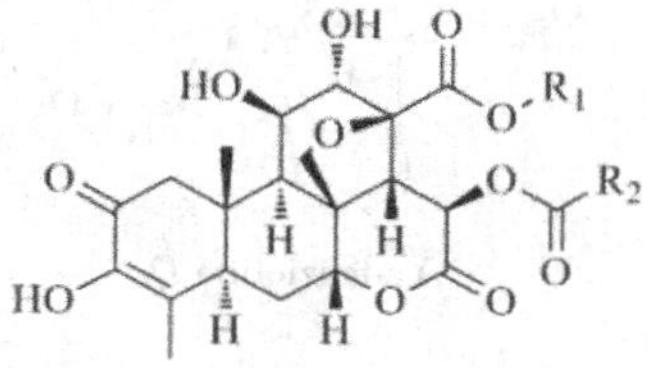

$R_1 = CH_3, R_2 = HC = C(CH_3)CH(CH_3)_2$
Bruceantin

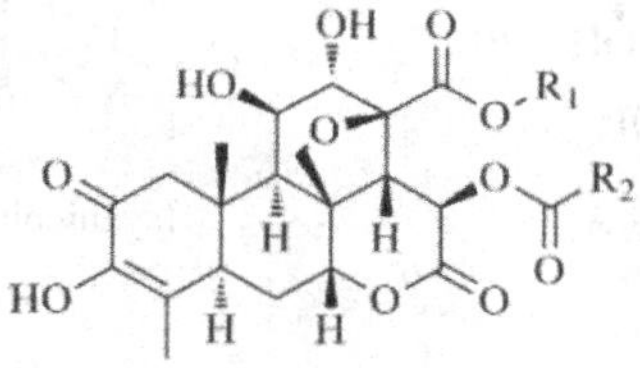

$R_1 = CH_3, R_2 = HC = C(CH_3)C(CH_3)_2OAc$ Bruceantinol

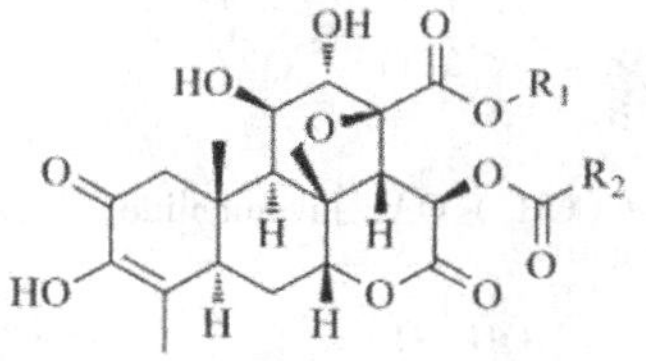

$R_1 = H, R_2 = HC = C(CH_3)_2$ Desmethyl-brusatol

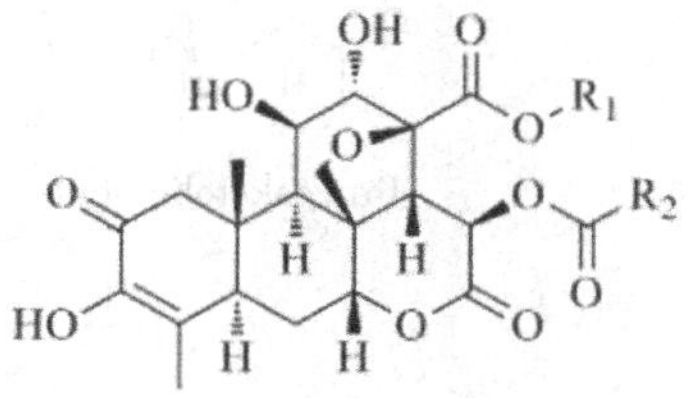

$R_1 = H, R_2 = HC = CHC(CH_3)_2OAc$ Bruceantinol B

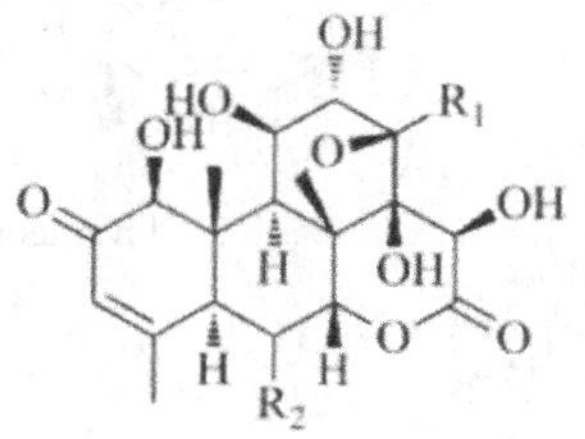

$R_1 = OH, R_2 = H$ Yadanziolide A

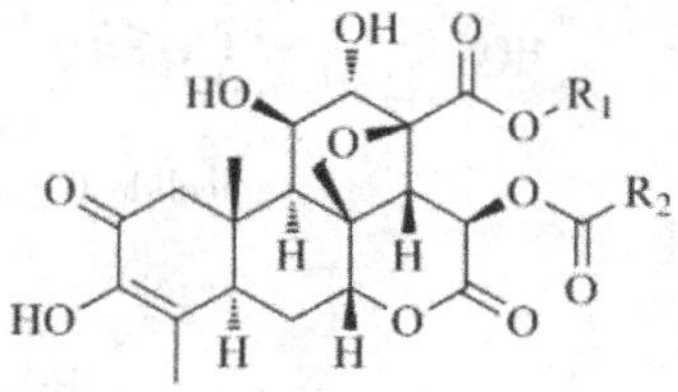

$R_1 = CH_3, R_2 = H$ Yadanziolide C

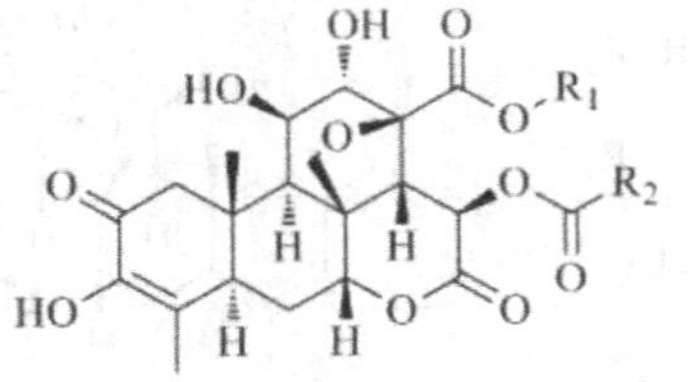

$R_1 = OH, R_2 = OH$ Yadanziolide B

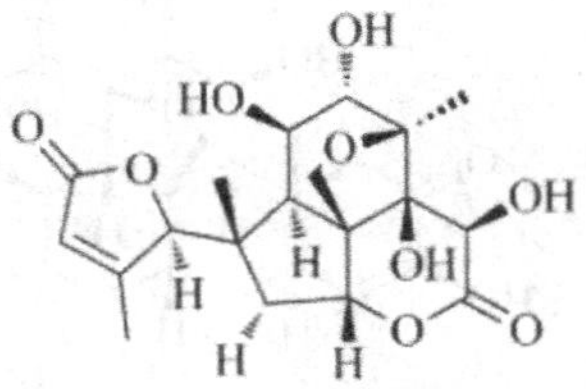

Yadanziolide D

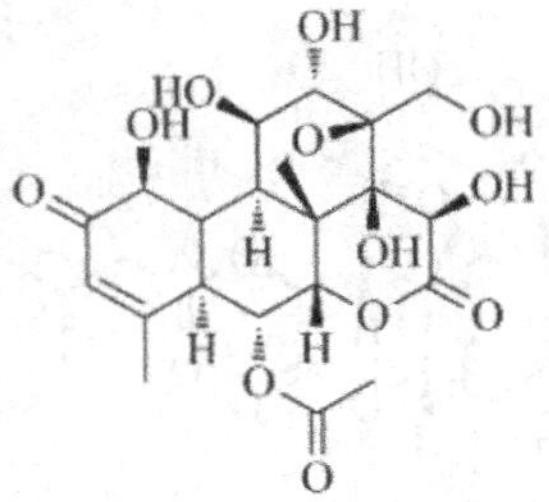

Yadanziolide W

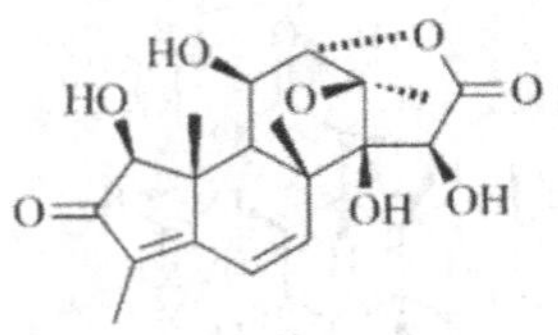

Yadanziolide X

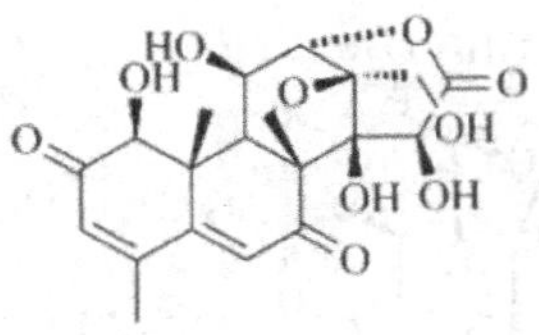

Yadanziolide Y

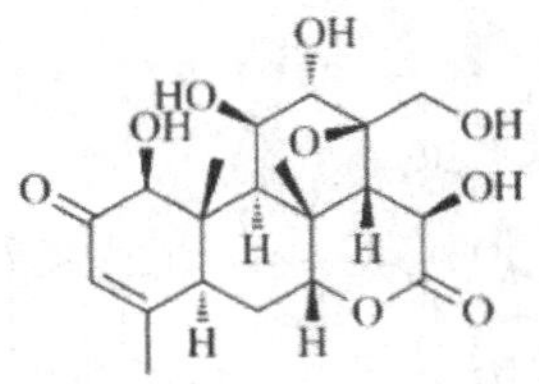

Yadanziolide Z

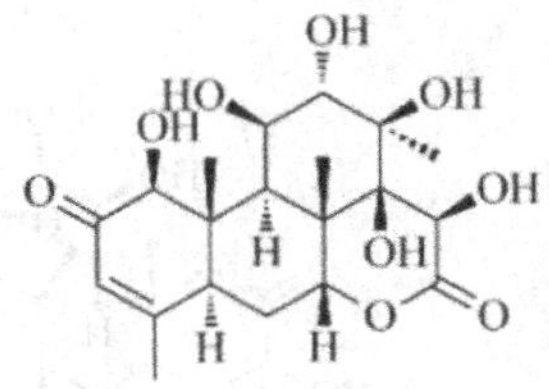

Yadanziolide S

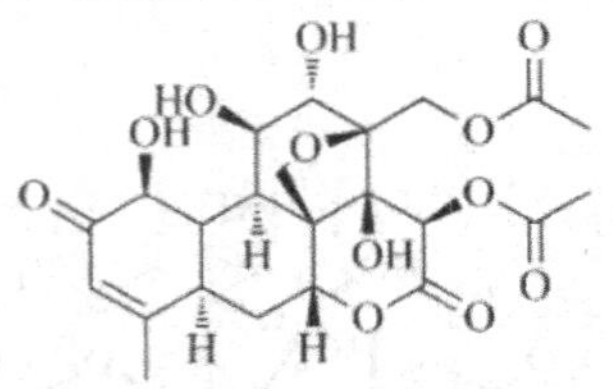

Yadanziolide Q

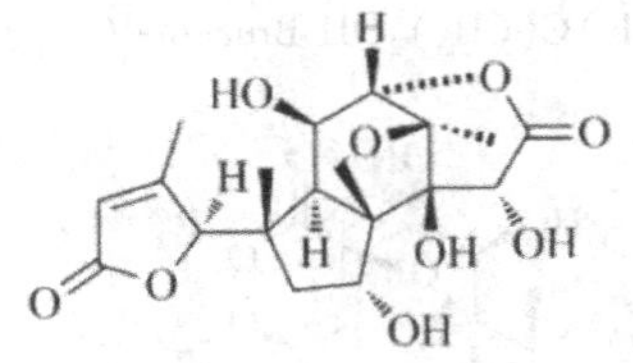

Javanicolide H

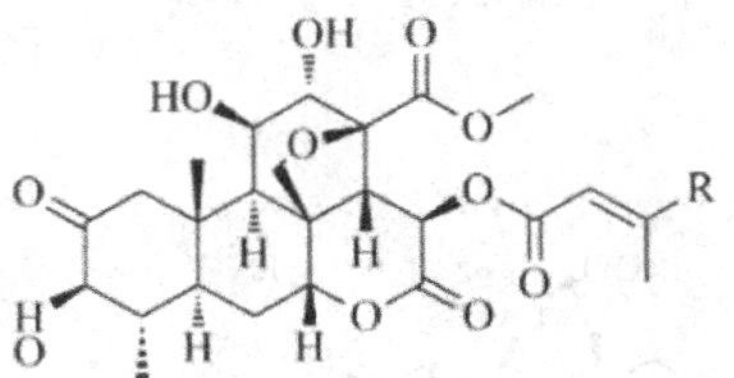

$R = CH_3$ Javanicolide E

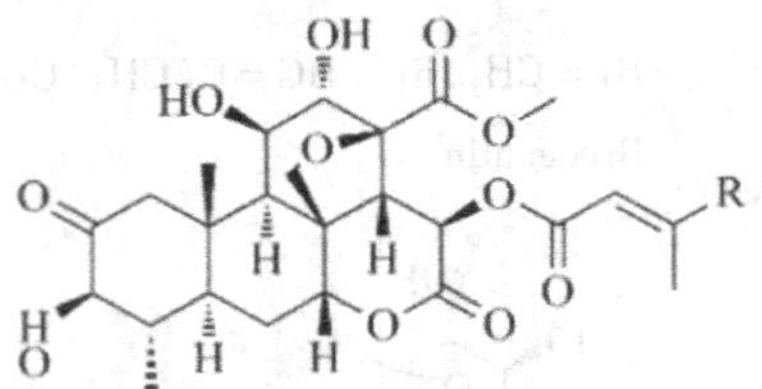

$R = C(CH_3)_2OAc$ Javanicolide F

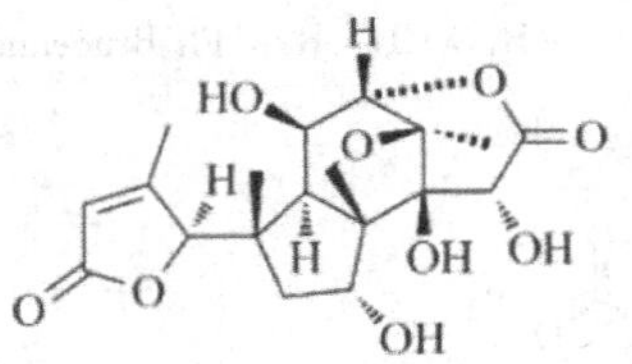

Javanicolide A

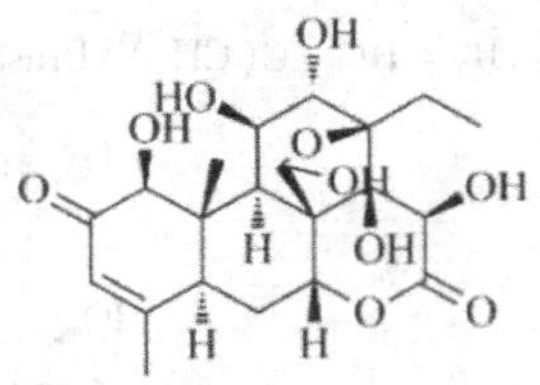

Javanicolide B

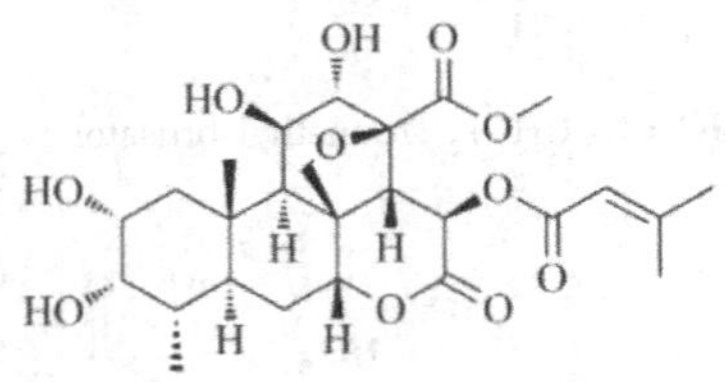

Javanicolide C

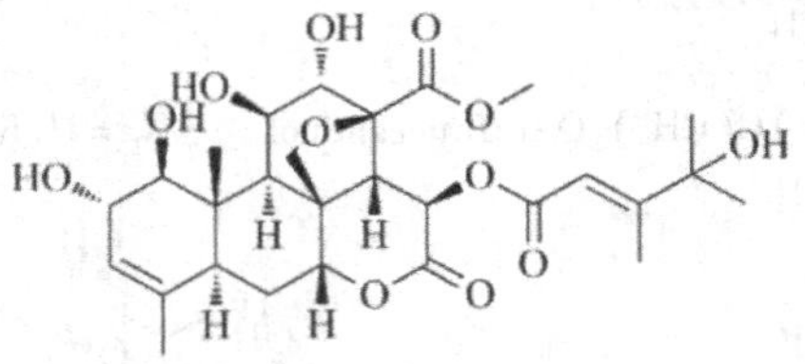

Javanicolide D

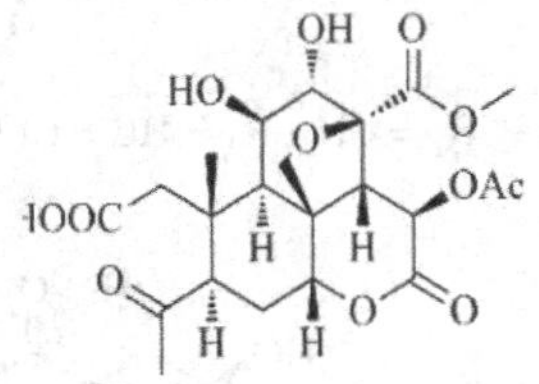

Bruceaketolic acid

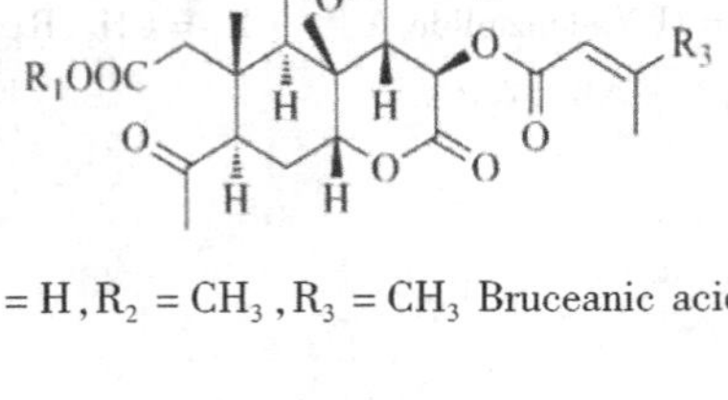

$R_1 = H, R_2 = CH_3, R_3 = CH_3$ Bruceanic acid E

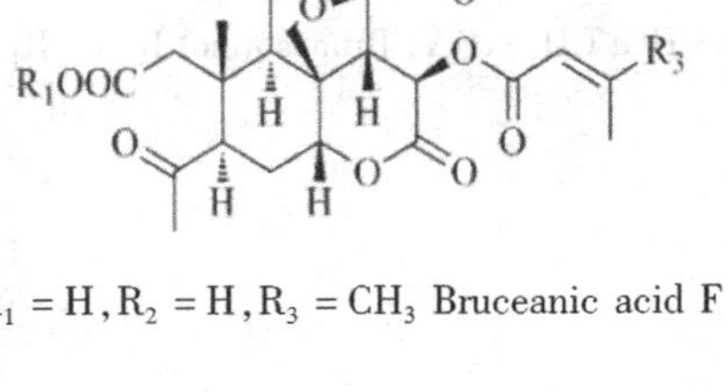

$R_1 = H, R_2 = H, R_3 = CH_3$ Bruceanic acid F

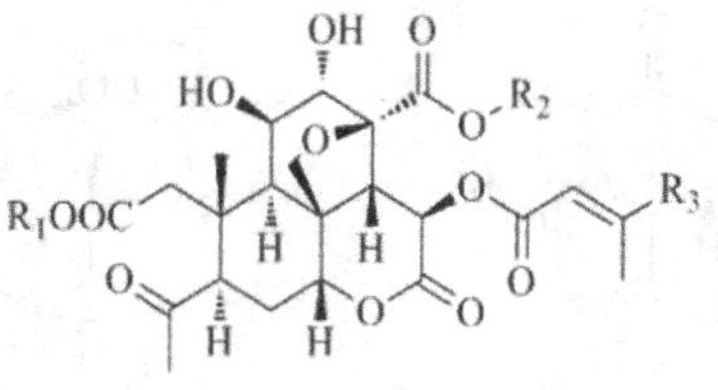

$R_1 = H, R_2 = CH_3, R_3 = C(CH_3)_2OAc$ Bruceanic acid C

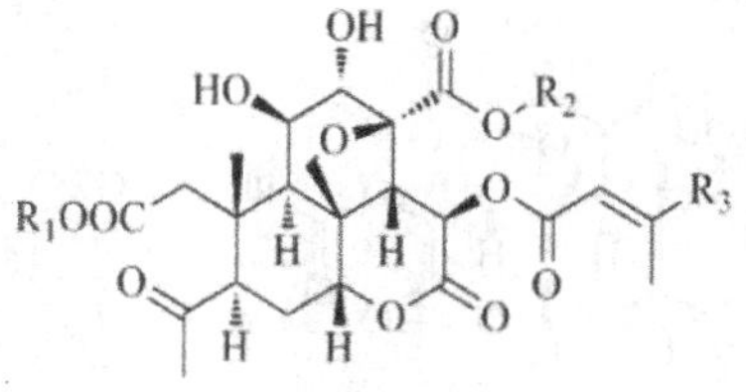

$R_1 = CH_3, R_2 = CH_3, R_3 = C(CH_3)_2OAc$
Bruceanic acid E methyl este

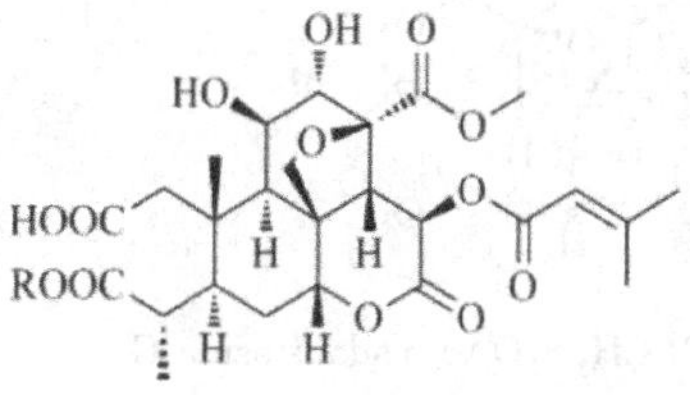

R = H Javanic acid A

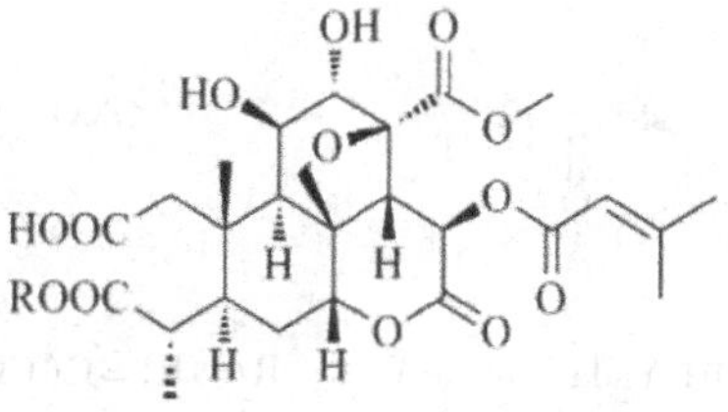

R = CH₃ Javanic acid B

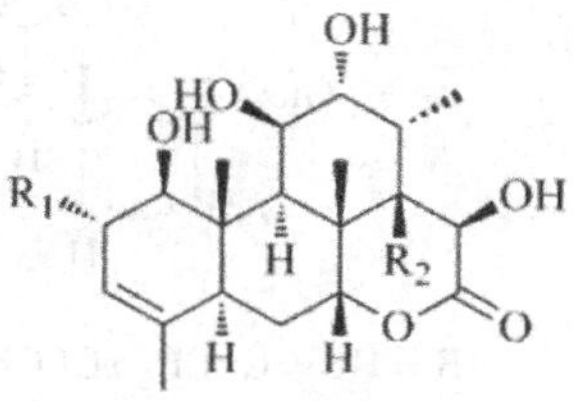

$R_1 = OH, R_2 = H$ Brujavanol A

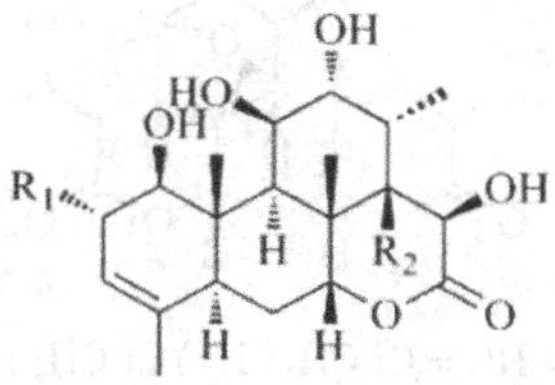

$R_1 = OCH_3, R_2 = OH$ Brujavanol C

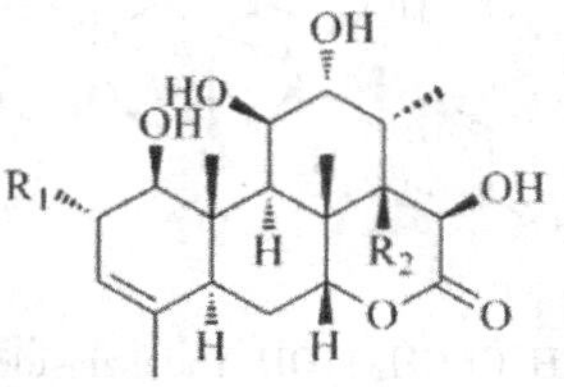

$R_1 = OCH_3, R_2 = H$ Brujavanol D

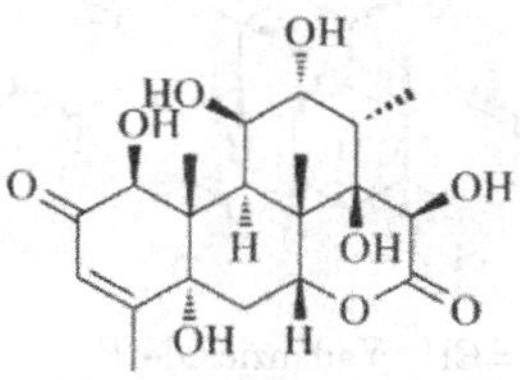

$5\alpha,14\beta,15\beta$-trihydroxyklaineanone

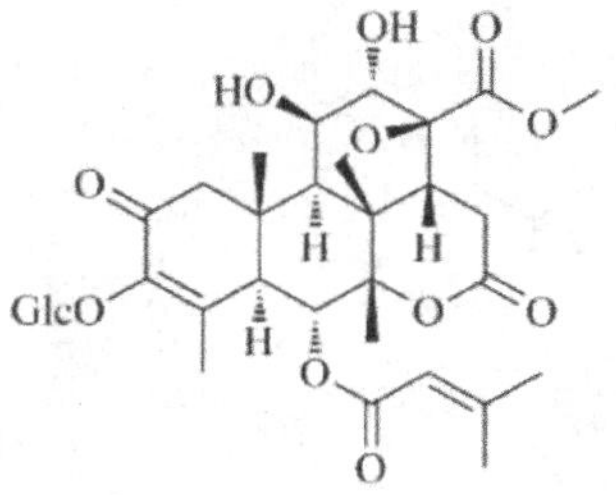

Bruceoside C

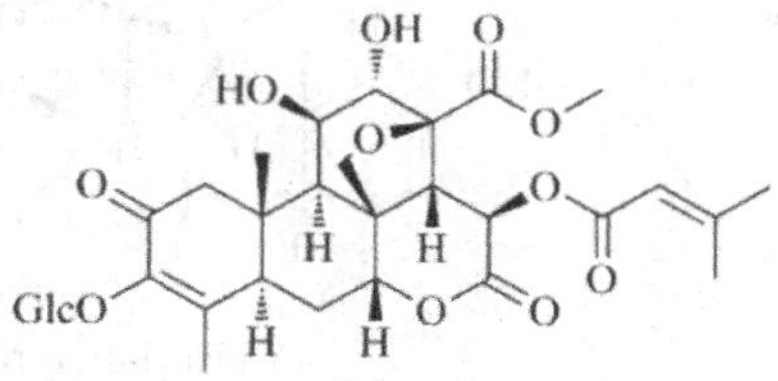

Bruceoside B

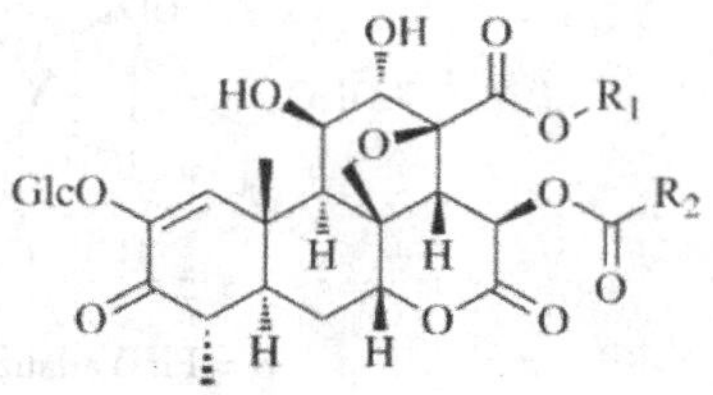

$R_1 = CH_3, R_2 = HC = C(CH_3)_2$ Bruceoside A

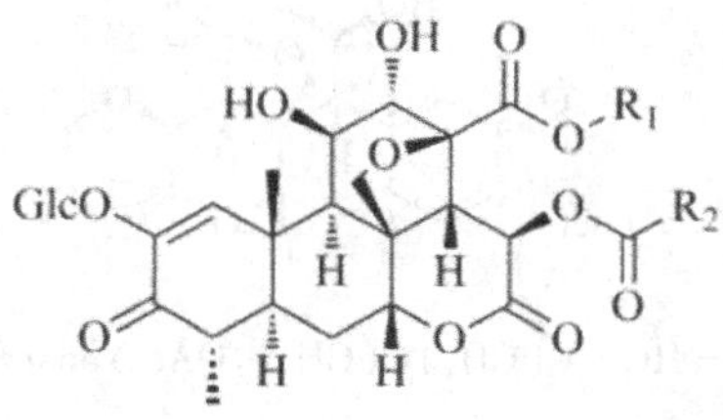

$R_1 = H, R_2 = HC = C(CH_3)_2$ Bruceoside D

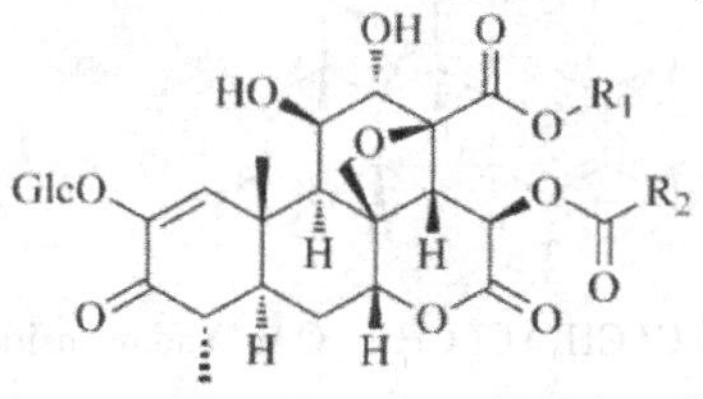

$R_1 = H, R_2 = CH_2CH(CH_3)_2$ Bruceoside E

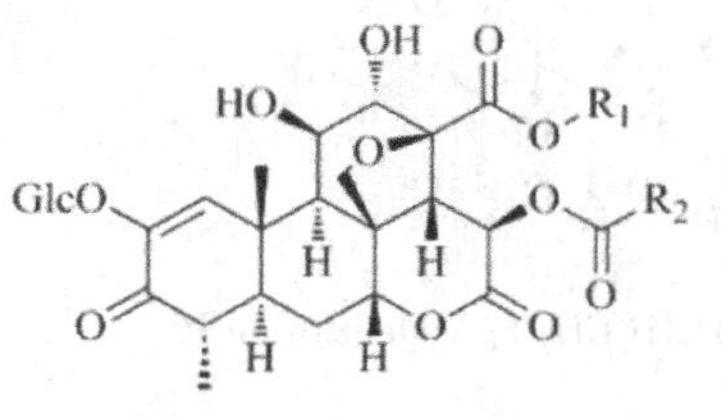

$R_1 = CH_3, R_2 = HC = C(CH_3)_2OAc$ Bruceoside F

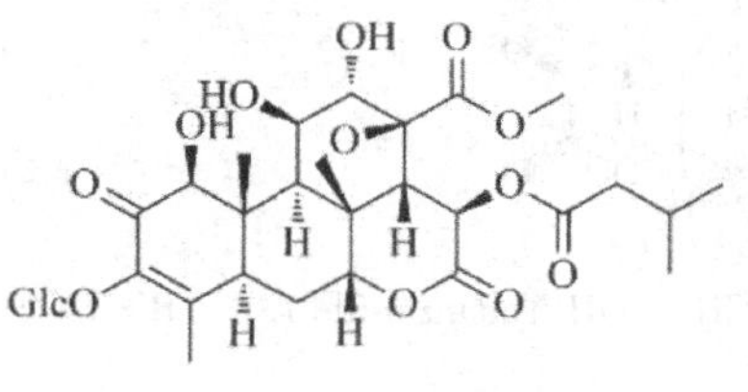

Yadanzioside B

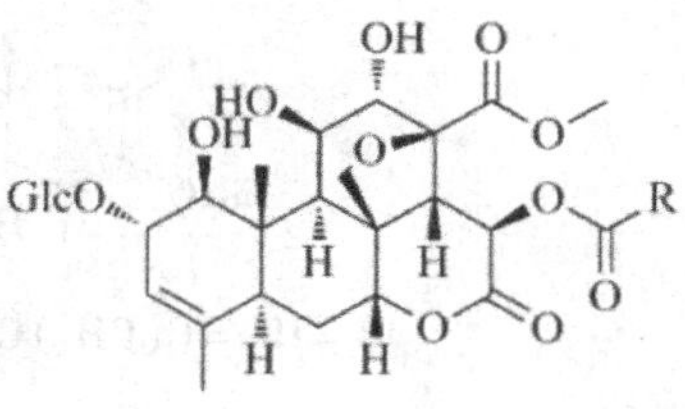

R = CH₃ Yadanzioside D

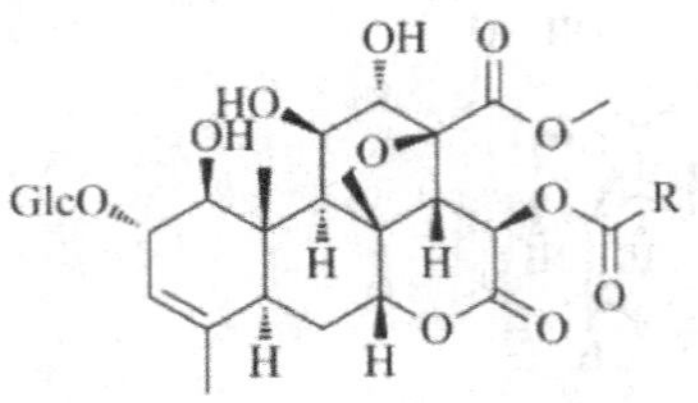

R = HC = C(CH₃)₂ Yadanzioside E 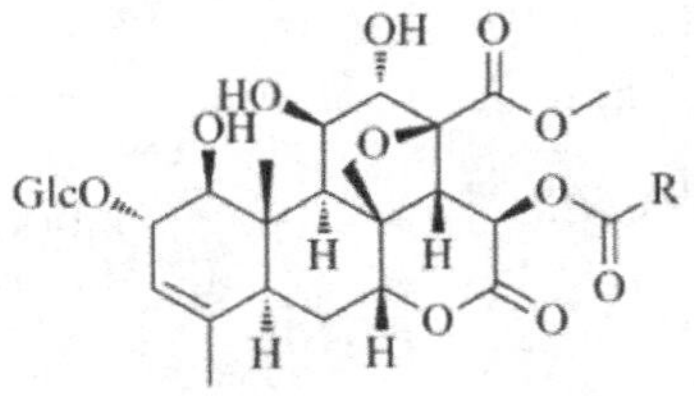　　　R = CH₂CH(CH₃)₂ Yadanzioside H 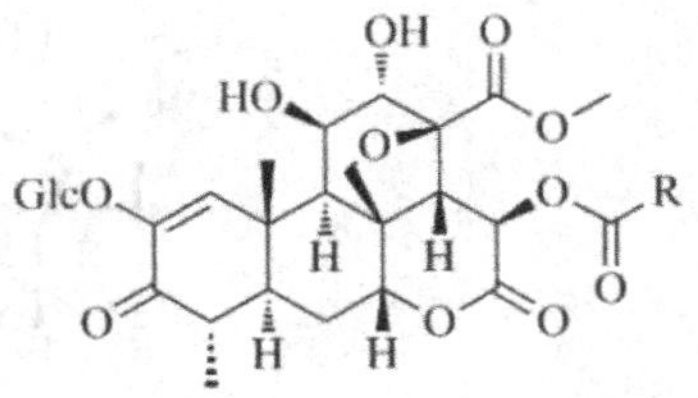　　　R = CH₂CH(CH₃)₂ Yadanzioside A

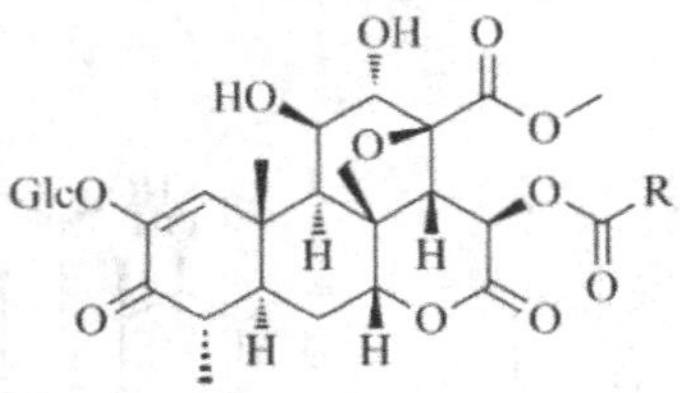

R = HC = C(CH₃)C(CH₃)₂OH Yadanzioside C 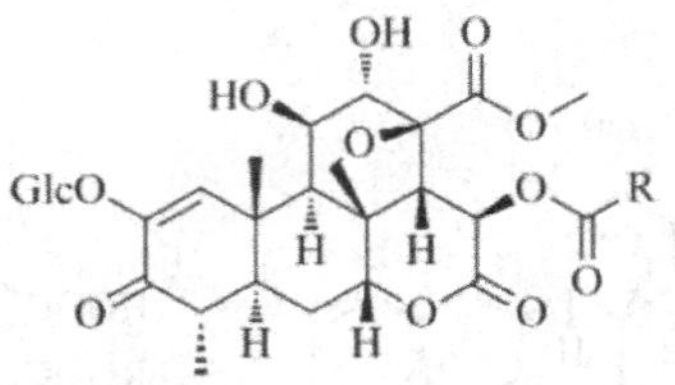　　　R = HC = C(CH₃)C(CH₃)₂OAc Yadanzioside G

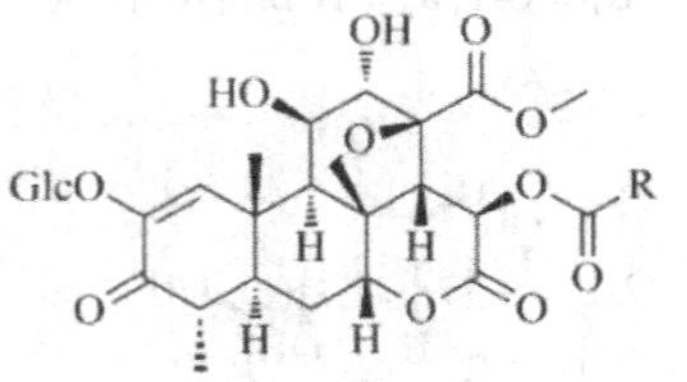

R = CH₃ Yadanzioside F 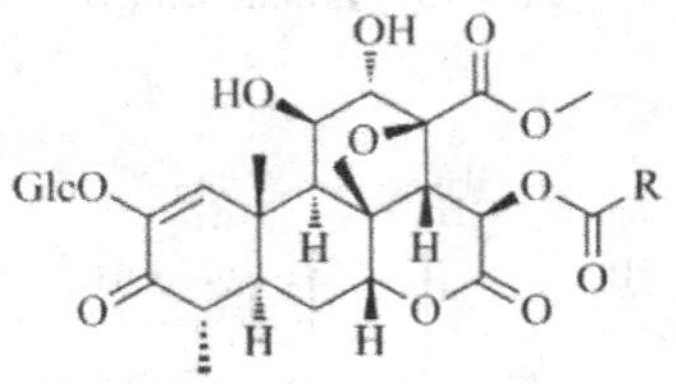　　　R = CH₂C(CH₃)₂OH Yadanzioside J 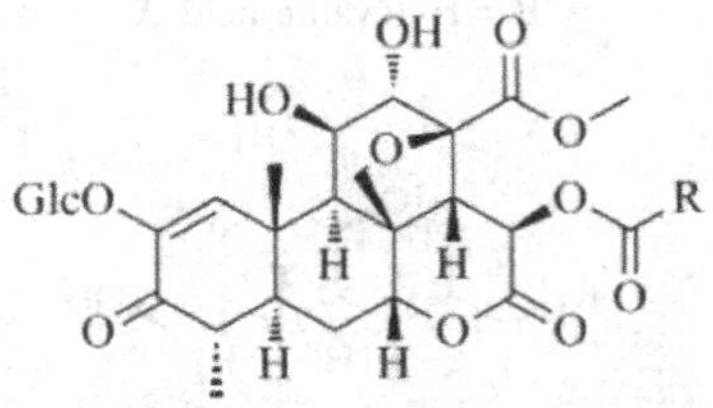　　　R = HC = C(CH₂CH₃)C(CH₃)₂OAc Yadanzioside O

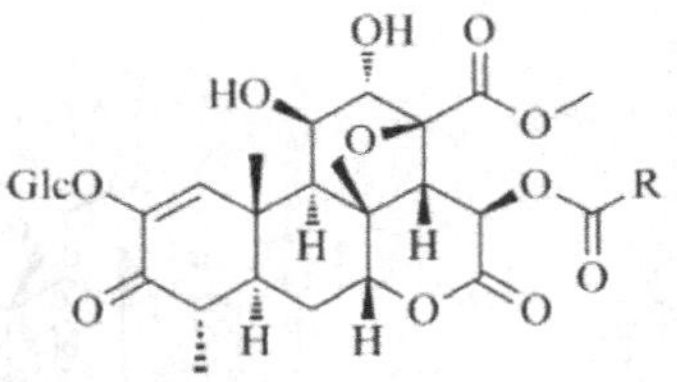

R = Ph Yadanzioside M 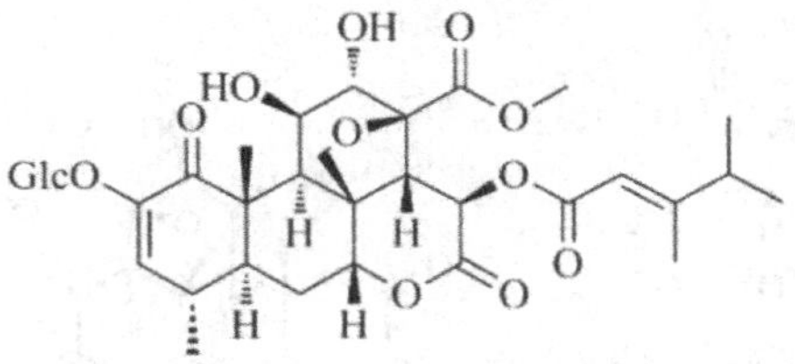　　　Yadanzioside N

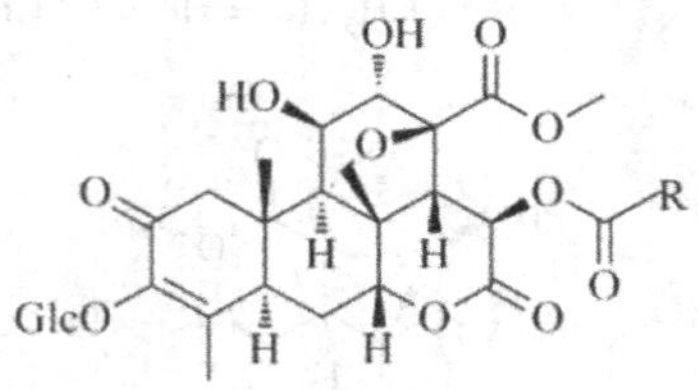

R = HC = C(CH₃)C(CH₃)₂OAc Yadanzioside K 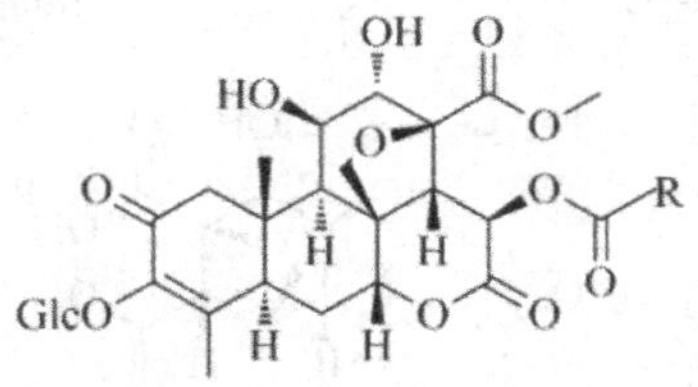　　　R = HC = C(CH₃)C(CH₃)₂OAc Yadanzioside I

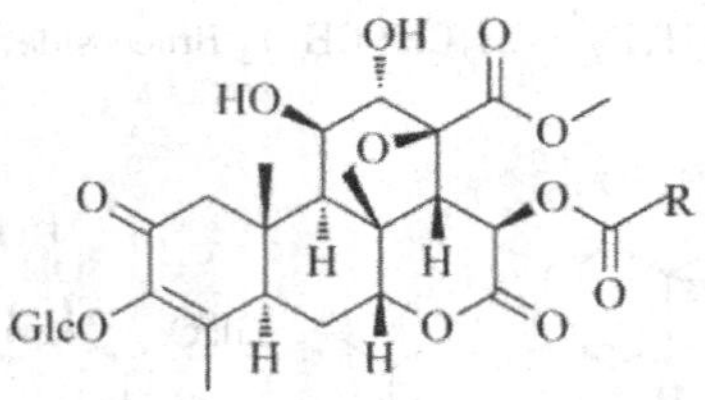

R = HC = C(CH₃)C(CH₃)₂OH Yadanzioside L 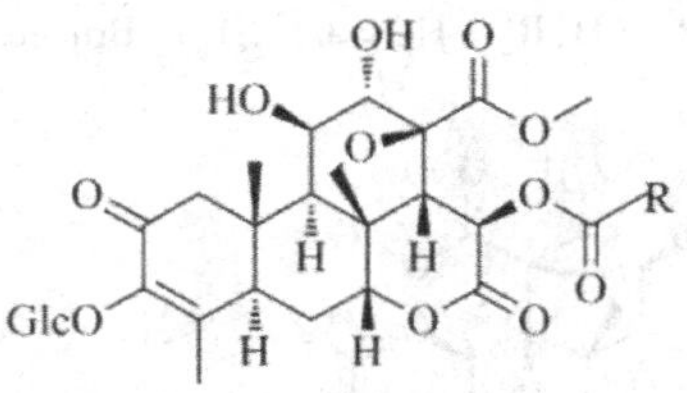　　　R = HC = C(CH₃)CH(CH₃)₂ Yadanzioside P

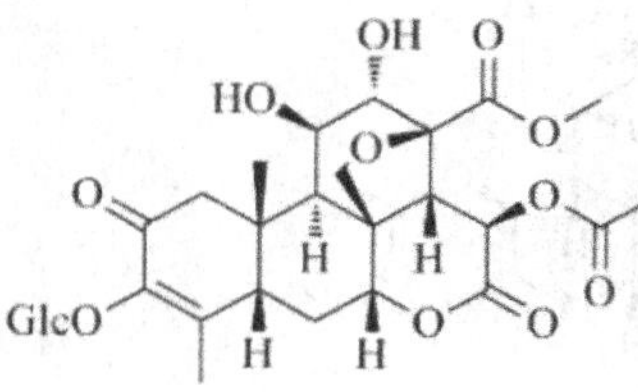

Javanicoside A

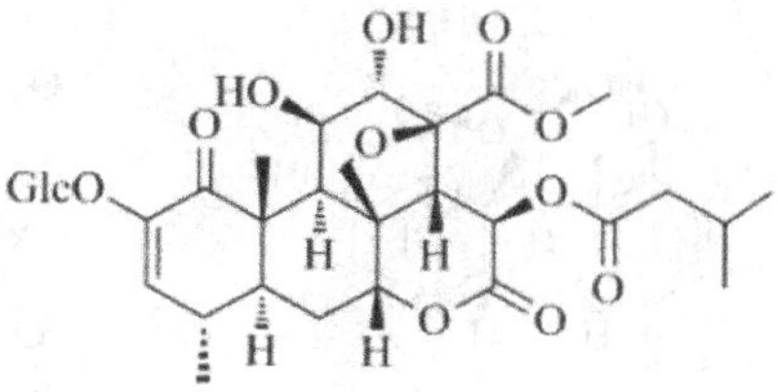

Javanicoside B

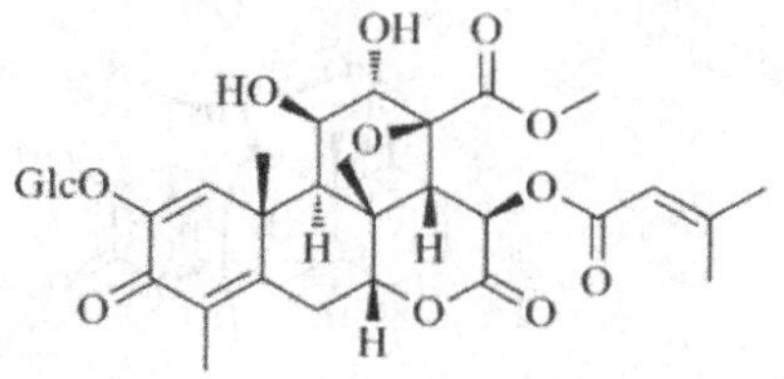

Javanicoside C

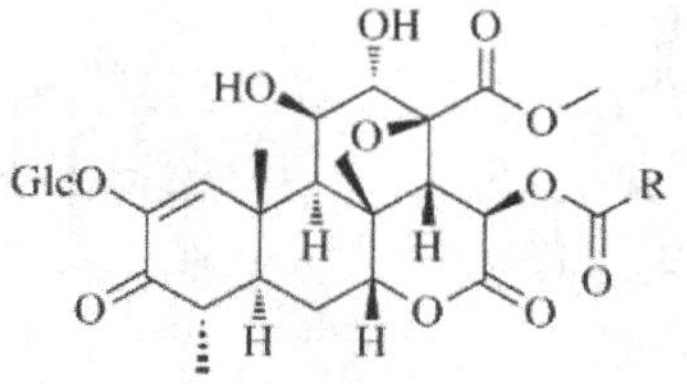

R = HC = C(CH₃)C(CH₃)₂OH Javanicoside D

$R = HC = C(CH_3)C(CH_3)_2OH$ Javanicoside D

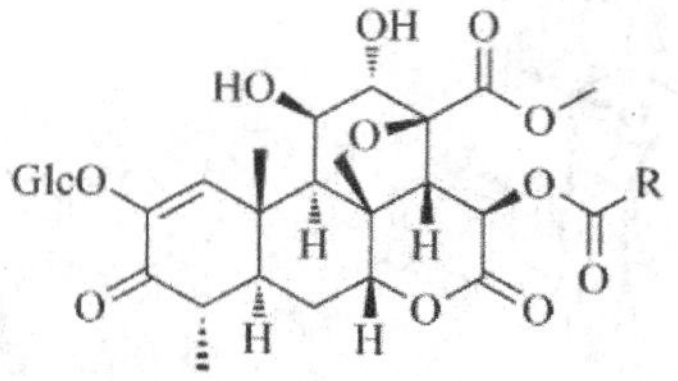

$R = CH_2CH(CH_3)_2OAc$ Javanicoside E

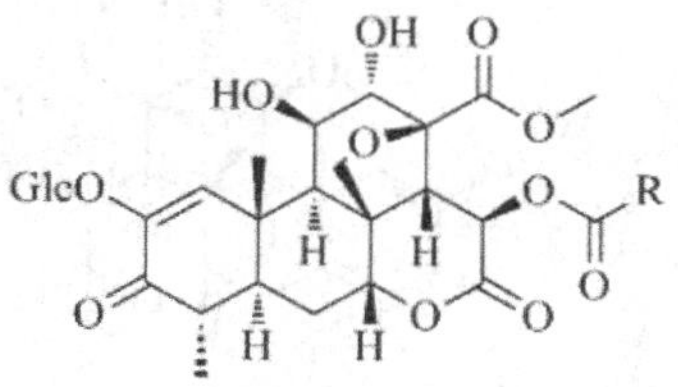

$R = HC = C(CH_3)CH_2CH_3$ Javanicoside F

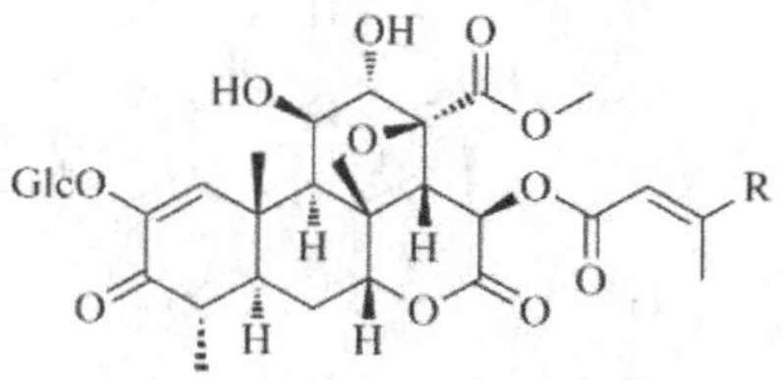

$R = CH_3$ Javanicoside G

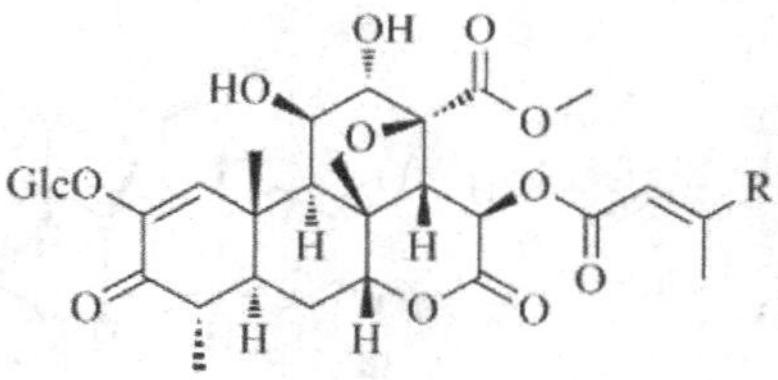

$R = C(CH_3)_2OAc$ Javanicoside H

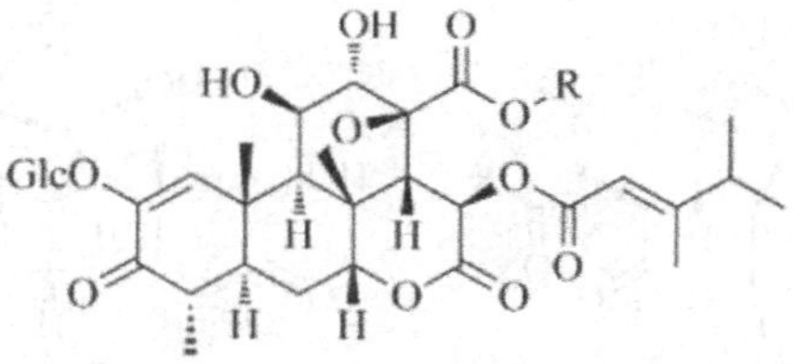

$R = CH_3$ Bruceantinoside A

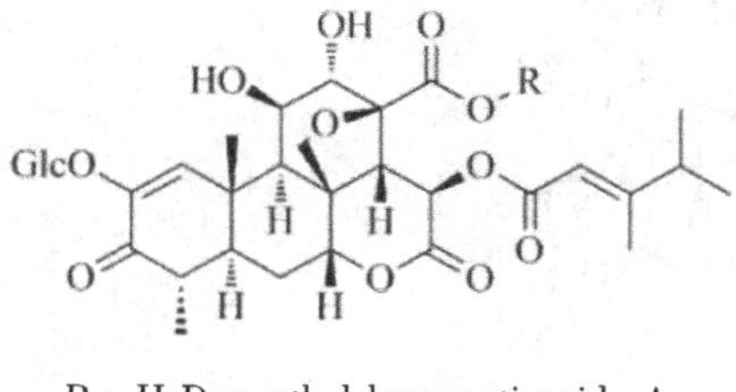

R = H Desmethyl-bruceantinoside A

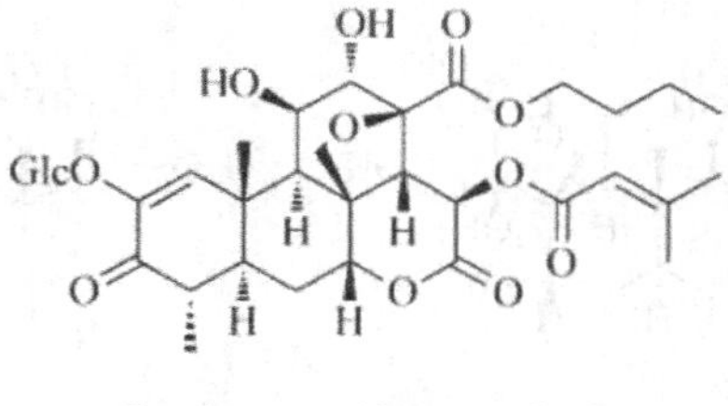

Butyl ester of bruceoside D

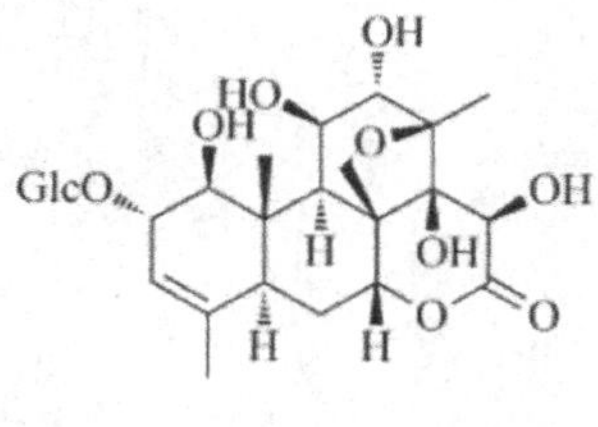

Bruceine E 2-β-D-glucoside

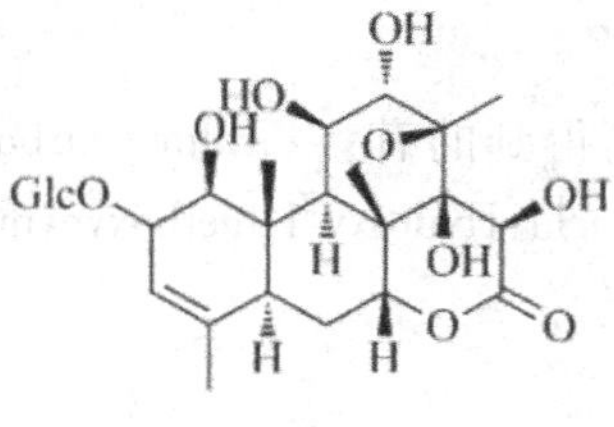

Yadanzigan

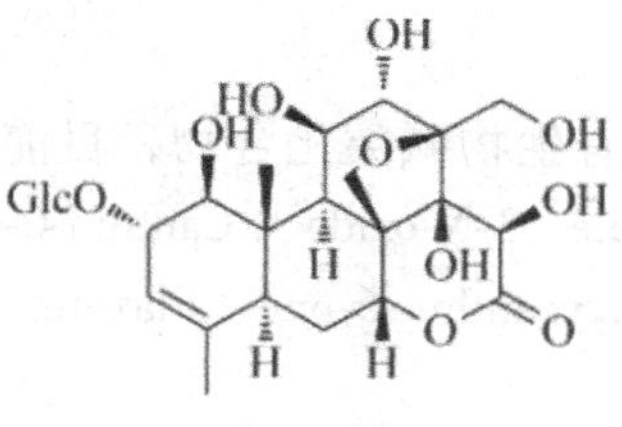

20-hydroxy-Yadanzigan

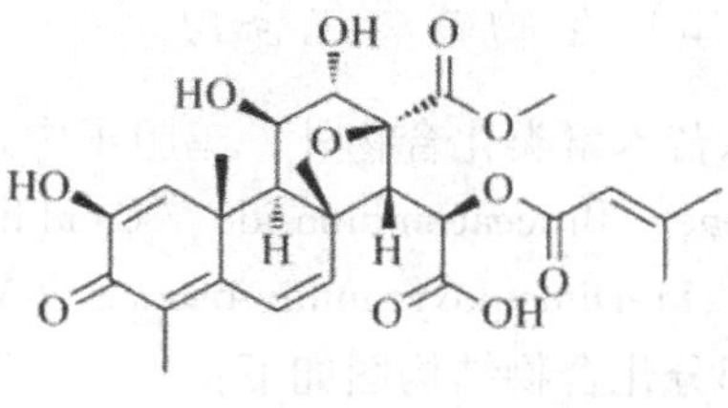

Quassin A

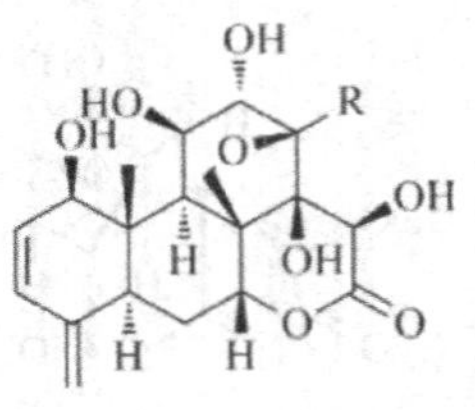

R = CH₃ Bruceene A

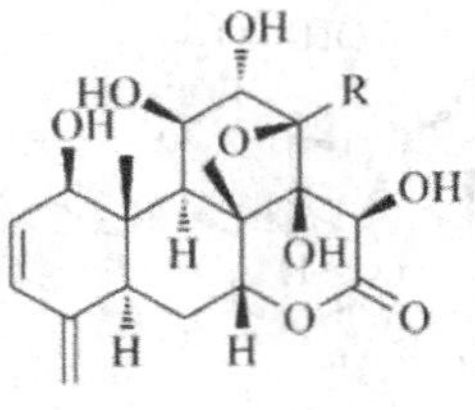

R = CH₂OH Bruceene

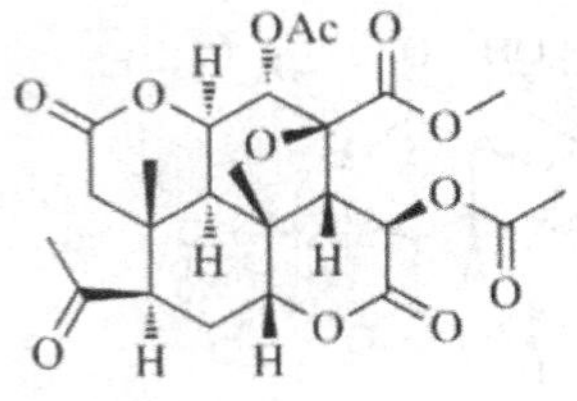

Javanicin

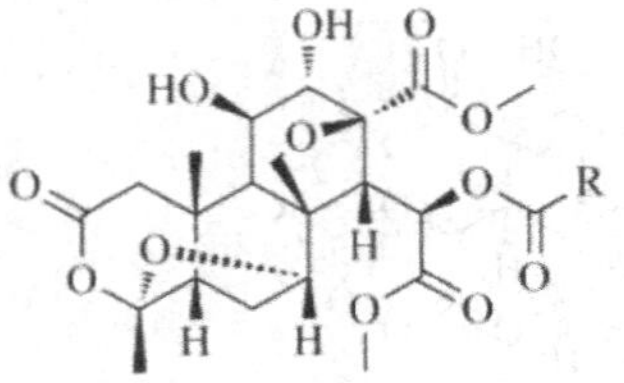

$R = HC = C(CH_3)_2$ Quassilactone A 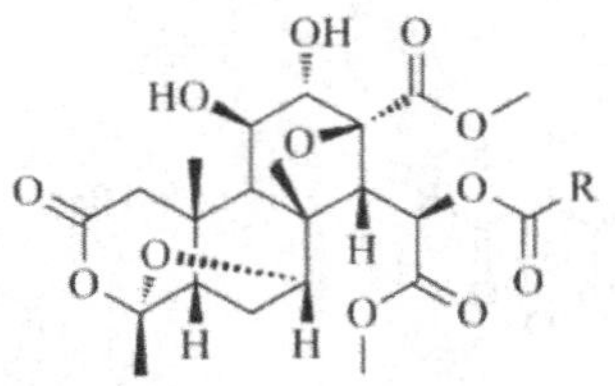 $R = CH_2CH(CH_3)_2$ Quassilactone B 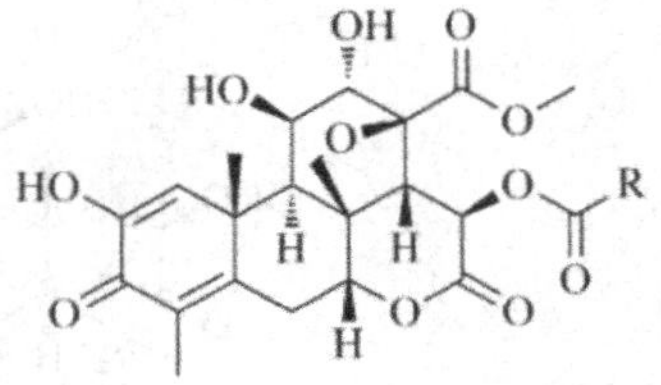 $R = HC = C(CH_3)_2$ Dehydrobrusatol

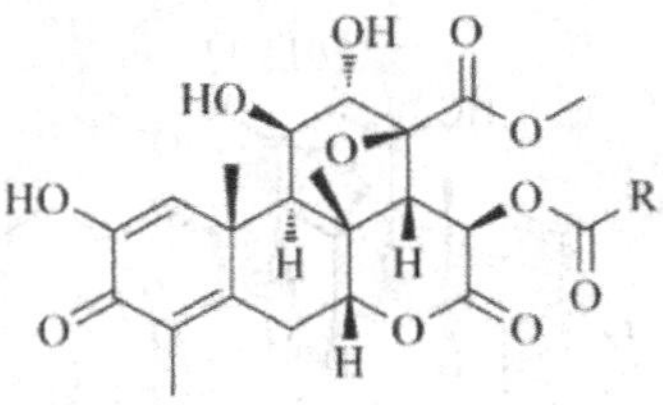

$R = HC = C(CH_3)C(CH_3)_2OAc$ Dehydrobruceantinol 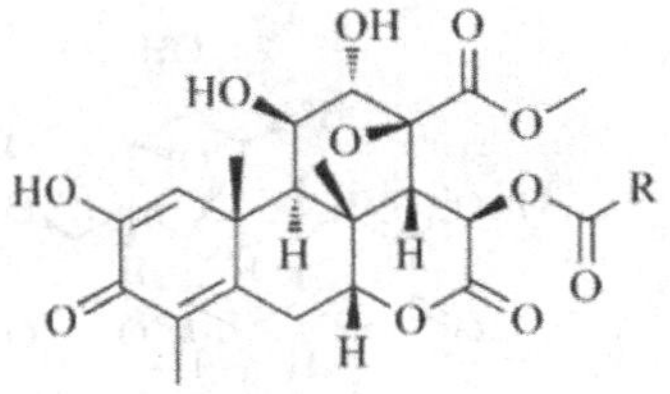 $R = CH_2CH(CH_3)_2$ Dehydrobruceine A

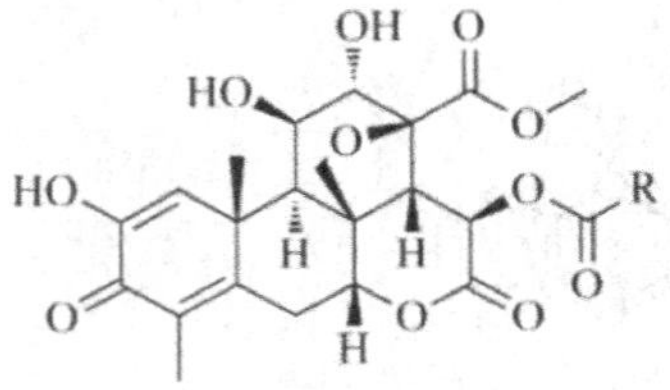

R = CH₃ Dehydrobruceine B 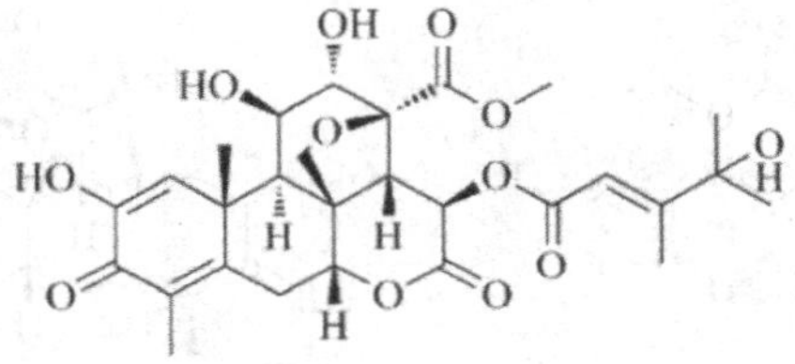   Dehydrobruceine C 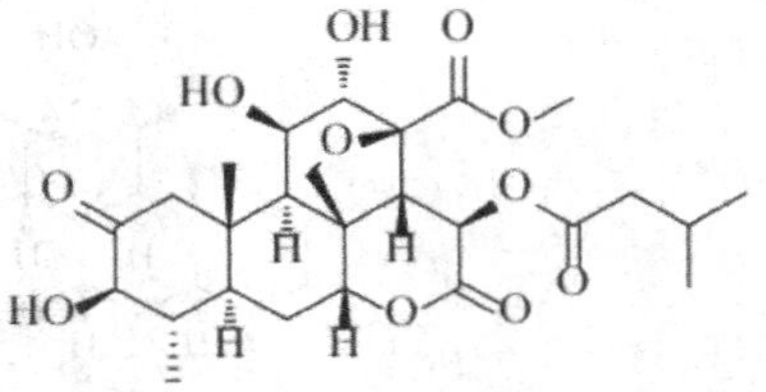   Dihydrobruceine A

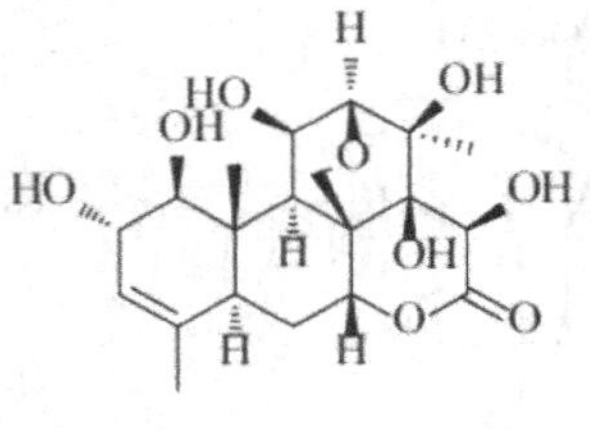

Bruceolide 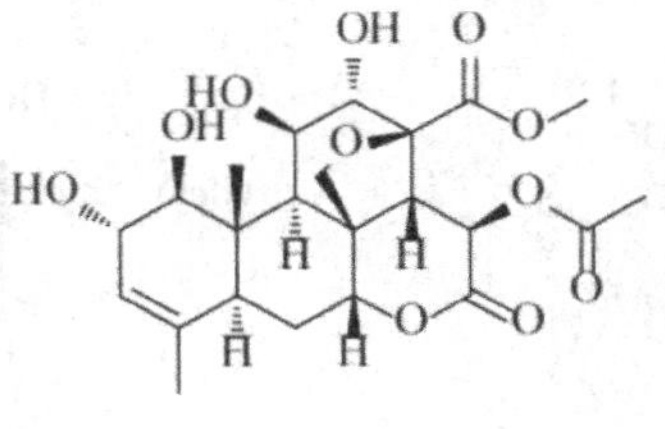   Aglycone of Yadanzioside D

（二）生物碱类化合物

除苦木素类化合物外，鸦胆子中还含有生物碱类化合物，目前分离得到的有：4-Ethoxycarbonyl-2-quinolone、Bruceacanthinoside、Canthin-6-one 3-N-oxide、Canthin-6-one、11-Hydroxy-1-methoxycanthin-6-one、5,11-Dimethoxycanthin-6-one、5-Methoxycanthin-6-one、Flazine。

部分化合物结构图如下：

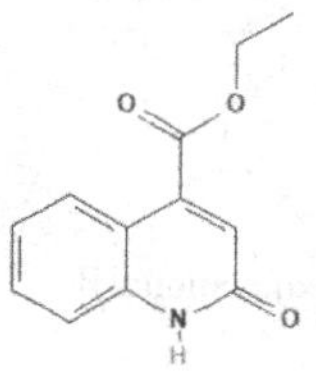

4-Ethoxycarbonyl-2-quinolone 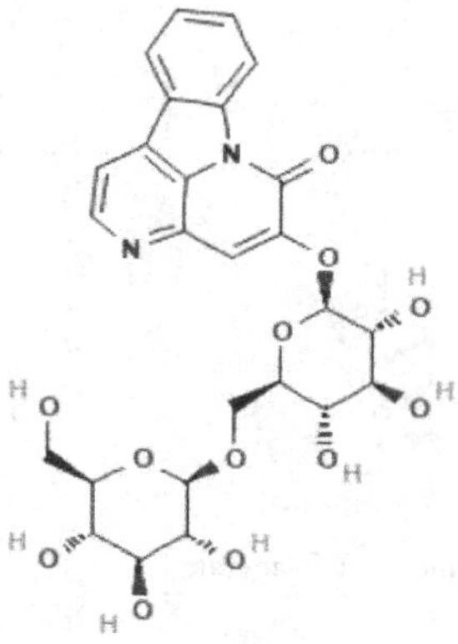　　Bruceacanthinoside 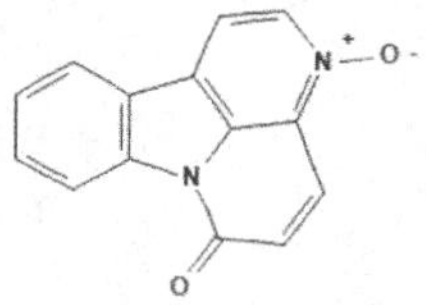　　Canthin-6-one 3-N-oxide 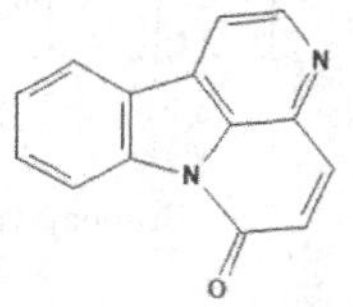　　Canthin-6-one

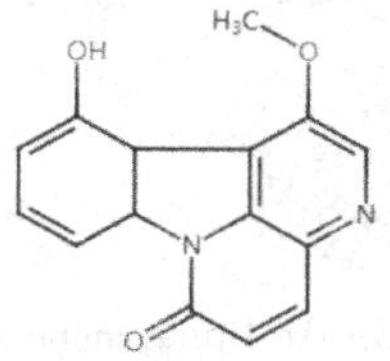

11-Hydroxy-1-methoxycanthin-6-one 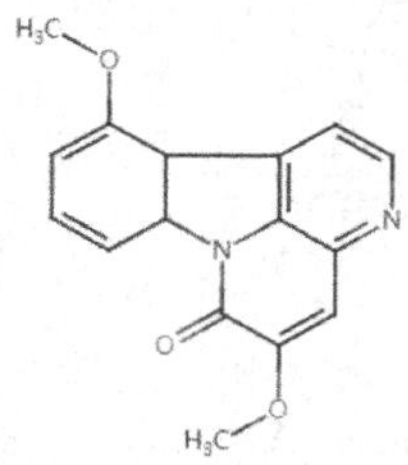　　5,11-Dimethoxycanthin-6-one 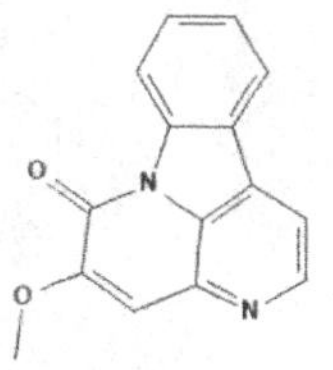　　5-Methoxycanthin-6-one 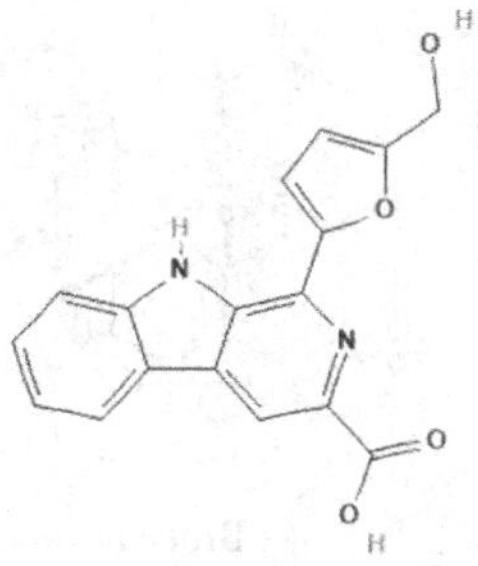　　Flazine

（三）三萜类化合物

从鸦胆子中分离提纯得到的三萜类化合物有：Bruceajavanin A、Dihydrobruceajavanin A、Bruceajavanin B、Bruceajavanone A、Bruceajavanone A-7-acetate、Bruceajavanone B、Bruceajavanone C、Bruceajavaninone A、Brujavanone A、Brujavanone B、Brujavanone C、Brujavanone D、Brujavanone E、Brujavanone F、Brujavanone G、Brujavanone H、Brujavanone I、Brujavanone J、Brujavanone K、Brujavanone L、Brujavanone M、Brujavanone N。

化合物结构图如下：

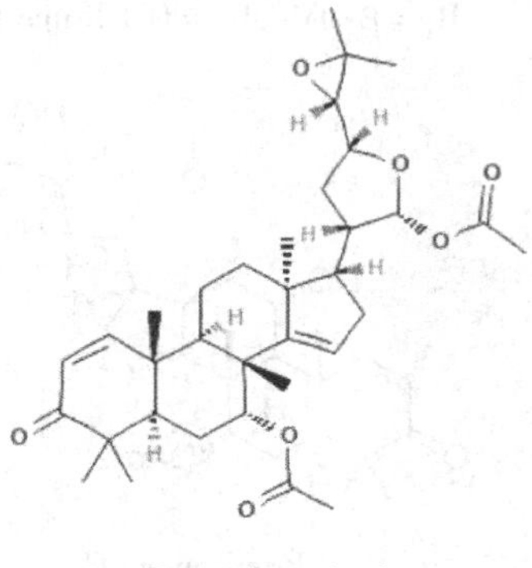

Bruceajavanin A 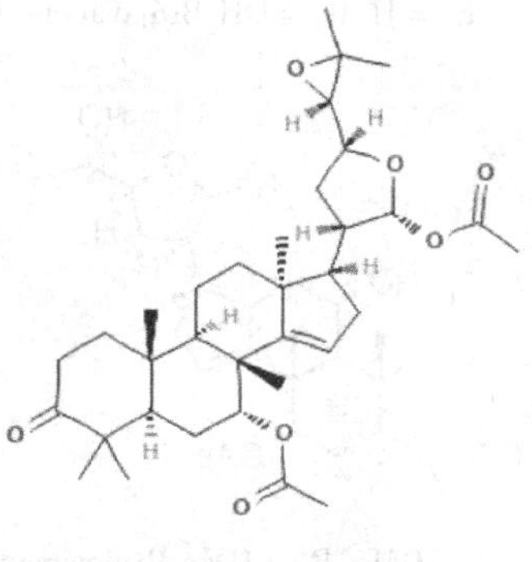　　　Dihydrobruceajavanin A 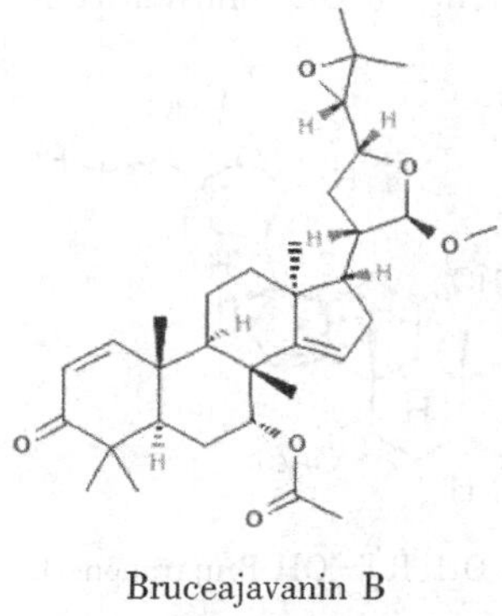　　　Bruceajavanin B

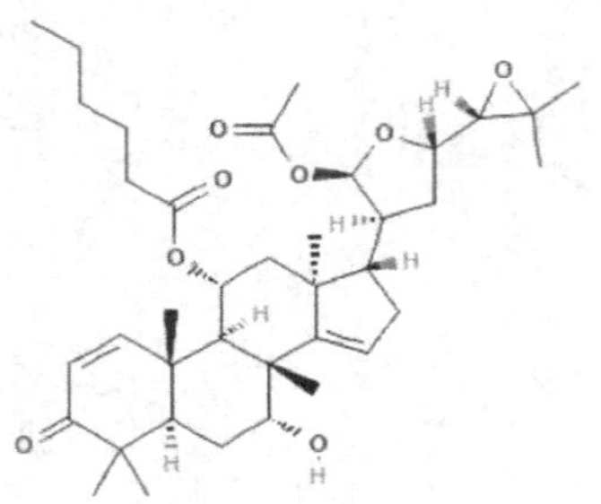

Bruceajavanone A

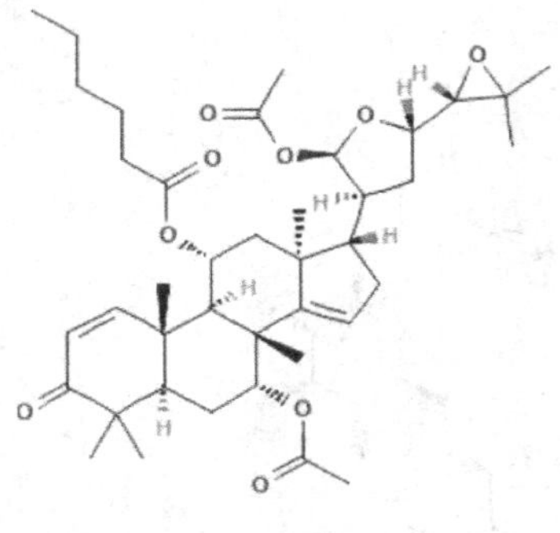

Bruceajavanone A-7-acetate

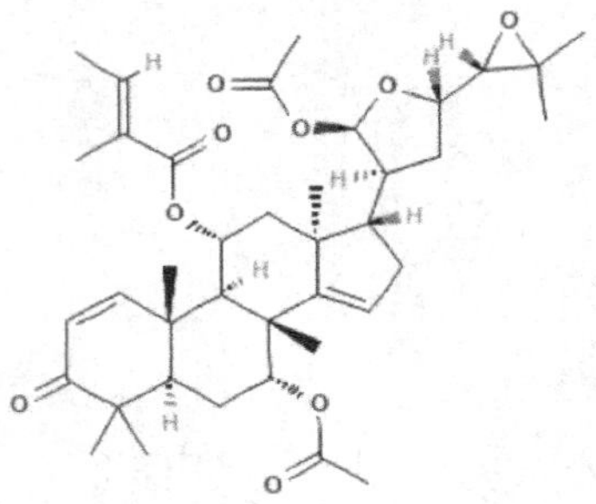

Bruceajavanone B

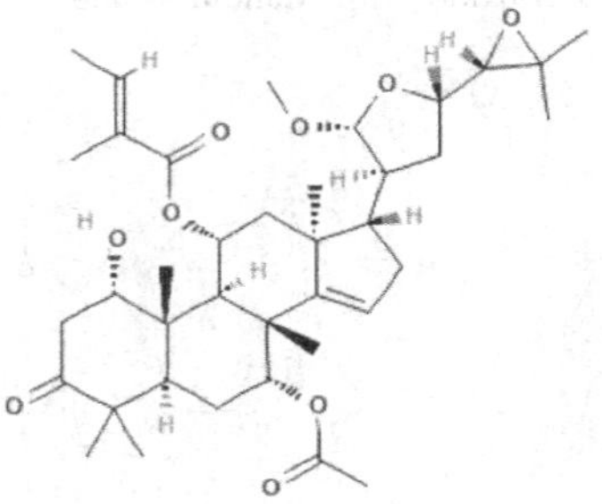

Bruceajavanone C

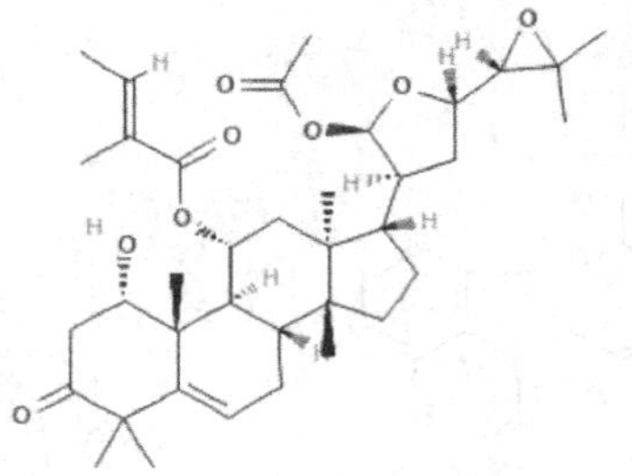

Bruceajavaninone A

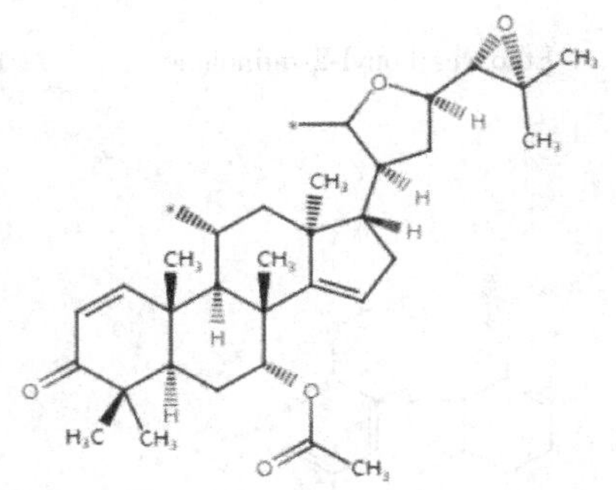

$R_1 = OH$, $R_2 = \beta$-OAc Brujavanone A

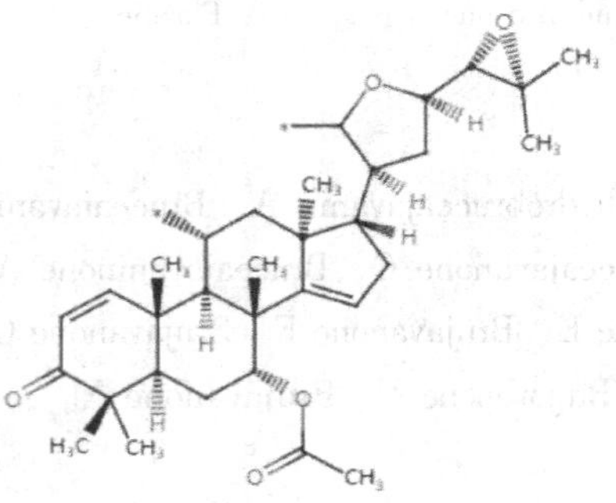

$R_1 = OH$, $R_2 = \alpha$-OAc Brujavanone B

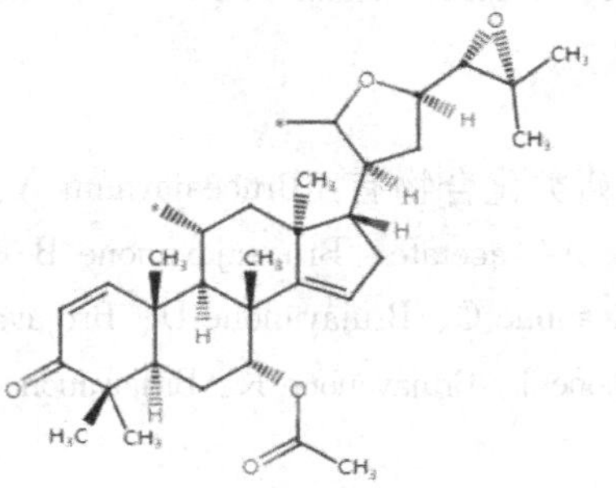

$R_1 = H$, $R_2 = OH$ Brujavanone C

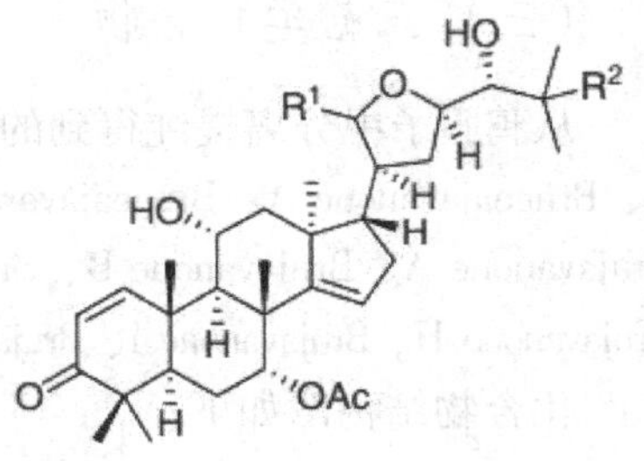

$R_1 = \beta$-OMe, $R_2 = OH$ Brujavanone D

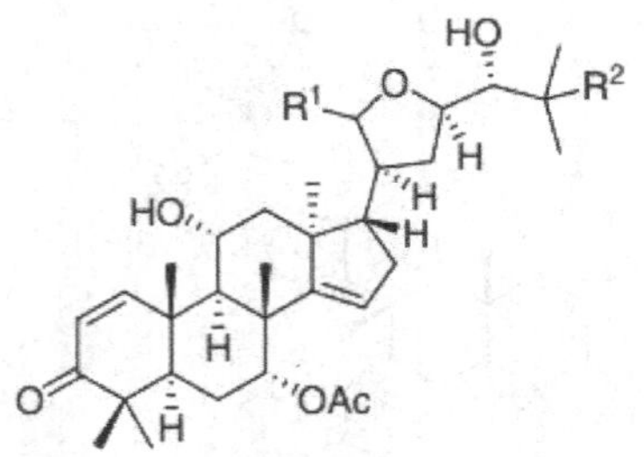

$R_1 = \beta$-OH, $R_2 = OH$ Brujavanone E

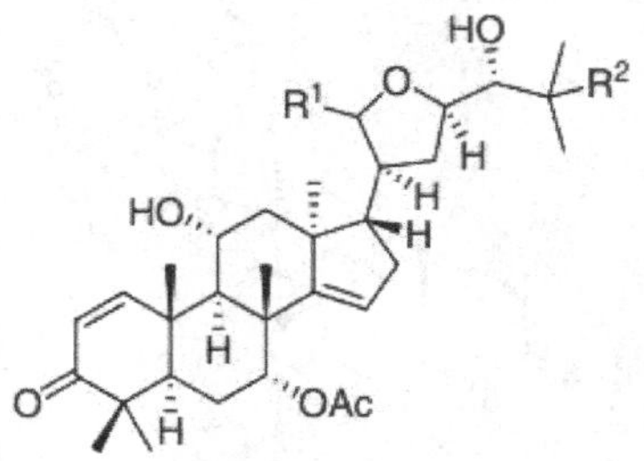

$R_1 = \alpha$-OMe, $R_2 = OMe$ Brujavanone F

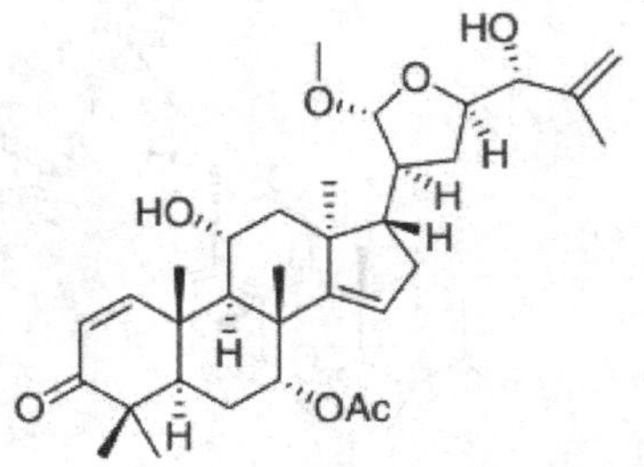

Brujavanone G

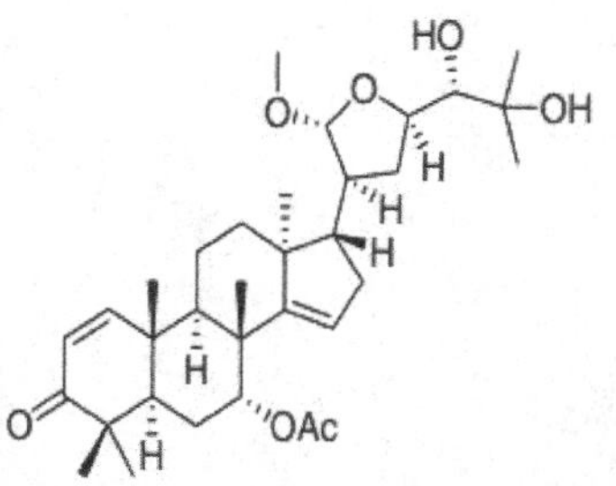

Brujavanone H

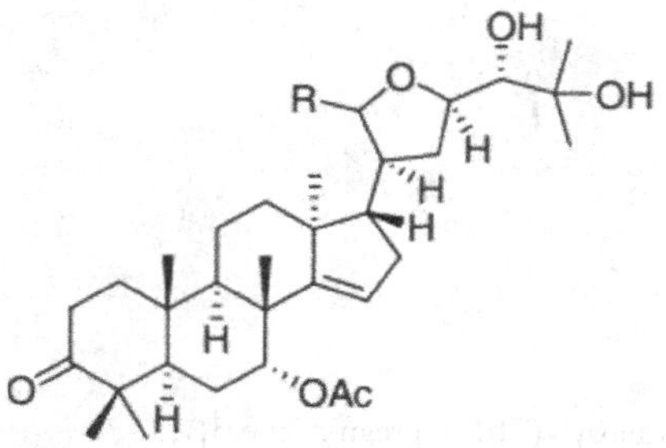

$R_1 = A, R_2 = OMe$ Brujavanone I

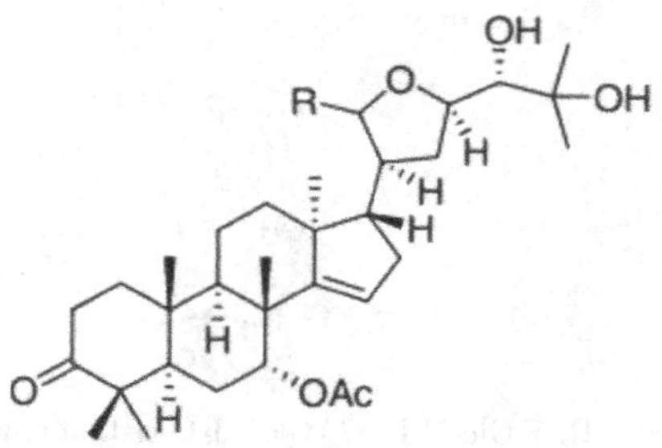

$R_1 = H, R_2 = OE$ Brujavanone J

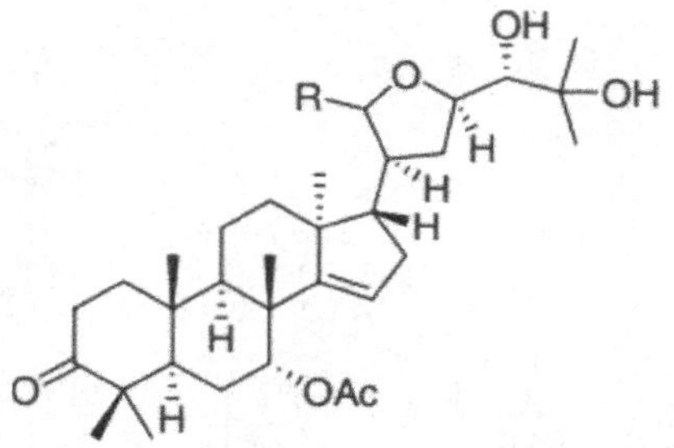

$R = \alpha\text{-OMe}$ Brujavanone K

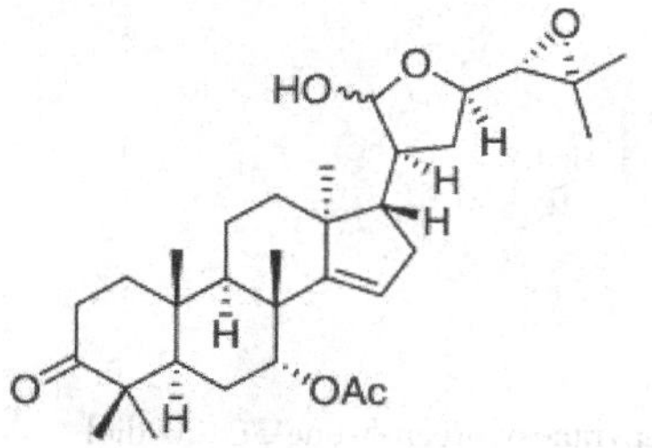

Brujavanone L

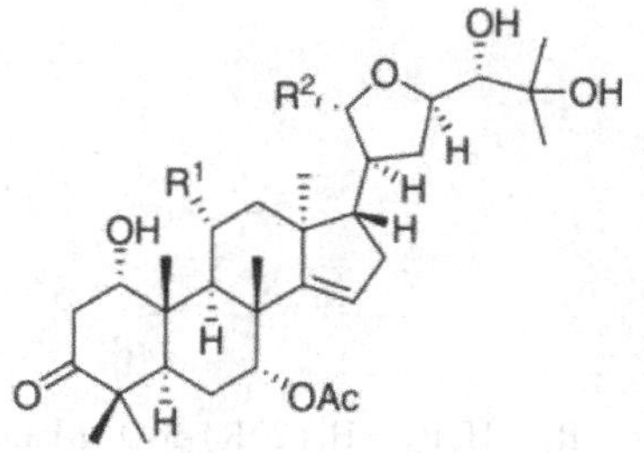

$R = \beta\text{-OMe}$ Brujavanone M

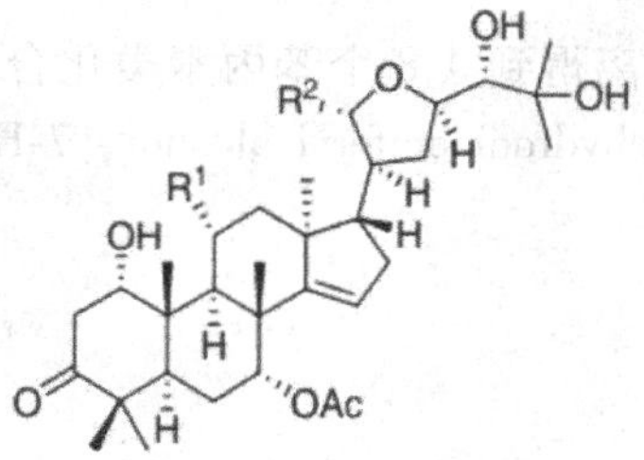

$R = \beta\text{-OH}$ Brujavanone N

（四） 甾体类化合物

目前，由鸦胆子中分离得到了 4 个甾体类化合物，具体如下：3-O-β-D-glucopyranosyl-（1→2）-a-l-arabinopyranosyl-（20R）-pregn-5-ene-3β, 20-diol、3-O-α-L-arabinopyranosyl-（20R）-pregn-5-ene-3β, 20-diol-20-O-β-D-glucopyranoside、3-O-α-L-arabinopyranosyl-（20R）-pregn-5-ene-3β, 20-diol-20-O-β-D-glucopyranosyl-（1→2）-β-D-glucopyranoside、（20R）-3-O-α-larabinopyranosylpregn-5-ene-3β, 20-diol。

部分化合物结构图如下：

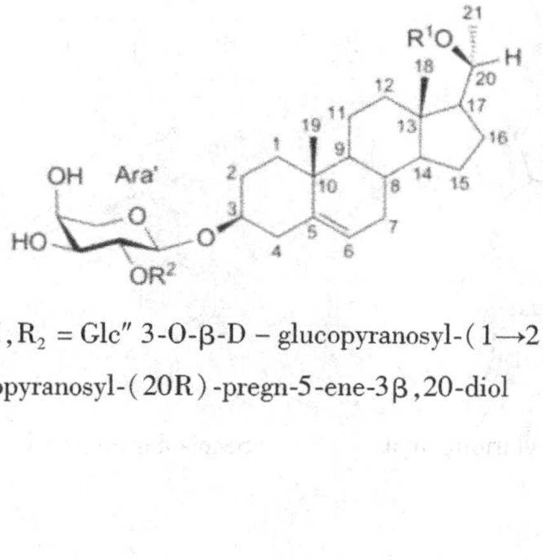

$R_1 = H, R_2 = Glc''$ 3-O-β-D – glucopyranosyl-（1→2）-a-l-arabinopyranosyl-（20R）-pregn-5-ene-3β, 20-diol

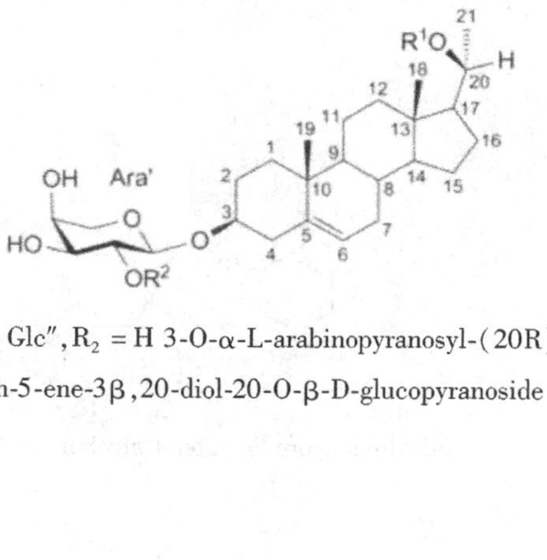

$R_1 = Glc'', R_2 = H$ 3-O-α-L-arabinopyranosyl-（20R）-pregn-5-ene-3β, 20-diol-20-O-β-D-glucopyranoside

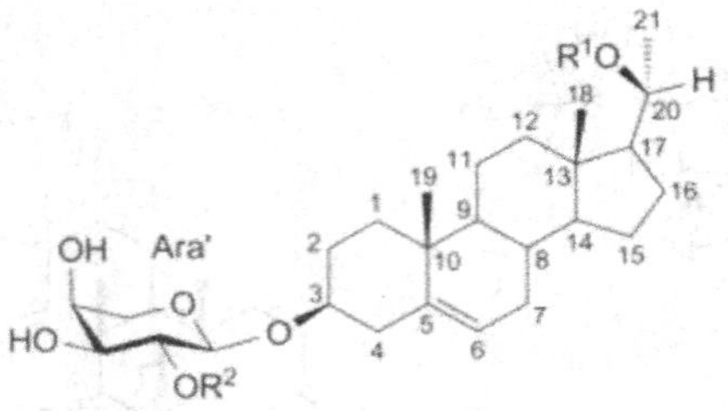

$R_1 = Glc''''(1\rightarrow2)Glc''$,3-O-α-L-arabinopyranosyl-(20R)-pregn-5-ene-3β,

20-diol-20-O-β-D-glucopyranosyl-(1→2)-β-D-glucopyranoside

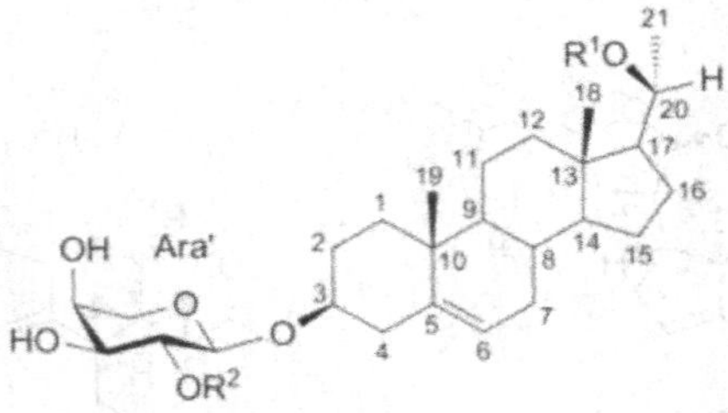

$R_1 = H$,$R_2 = H$(20R)-3-O-α-larabinopyranosylpregn-5-ene-3β,20-diol

（五）苯丙素类化合物

苯丙素类化合物是酚性物质，多具有苯酚结构。现已从鸦胆子中分离得到共 8 个苯丙素类化合物，包括：（＋）-Isolariciresinol、Cleomiscosin A、Cleomiscosin B、Dihydrodehydrodiconiferyl alcohol、7-Hydroxylariciresinol、Secoisolariciresinol、Pinoresinol、Wikstroemol。

化合物结构图如下：

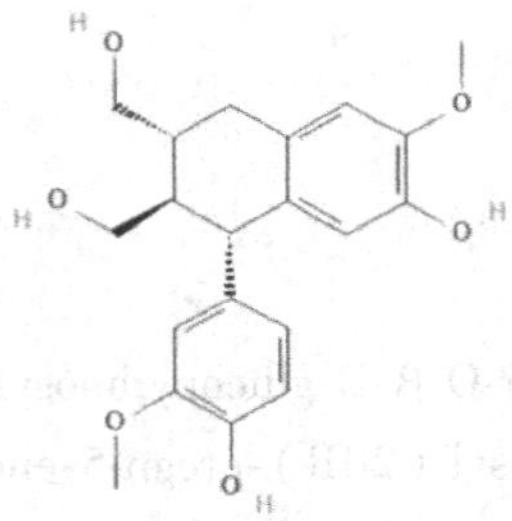

（＋）-Isolariciresinol 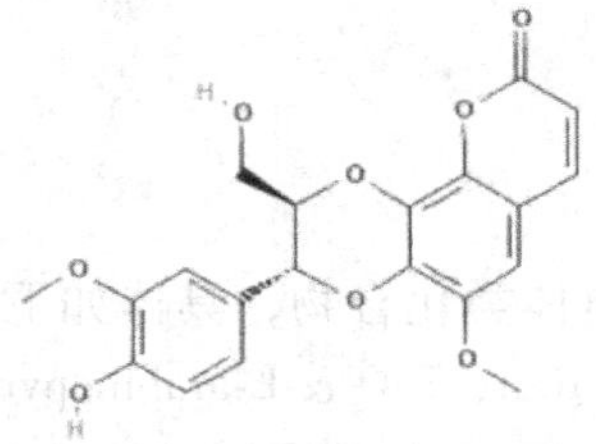　　　　Cleomiscosin A 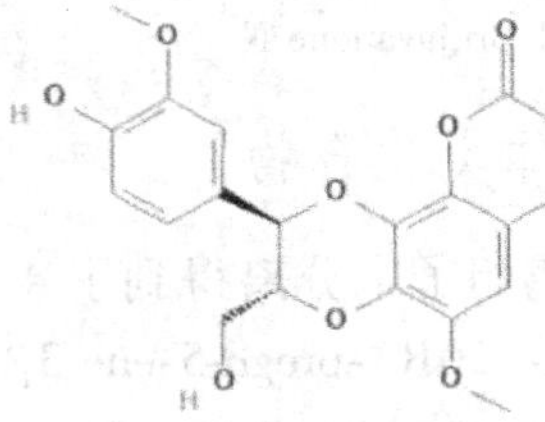　　　　Cleomiscosin B

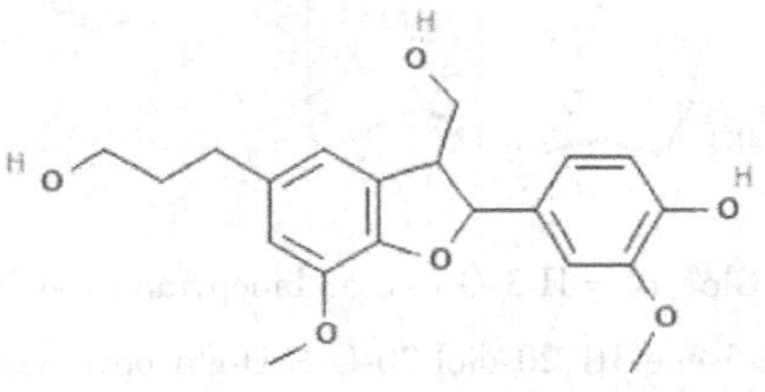

Dihydrodehydrodiconiferyl alcohol 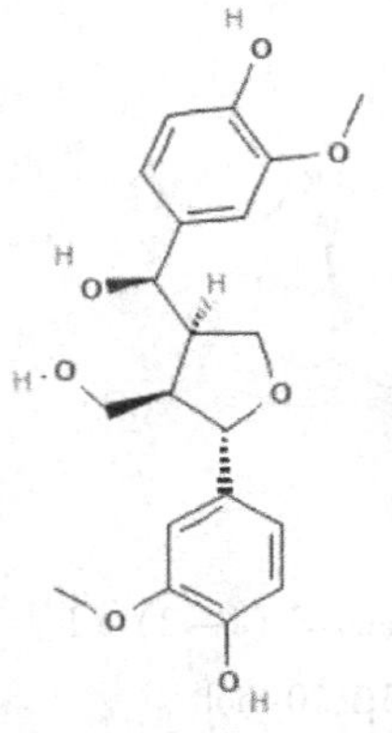　　　7-Hydroxylariciresinol 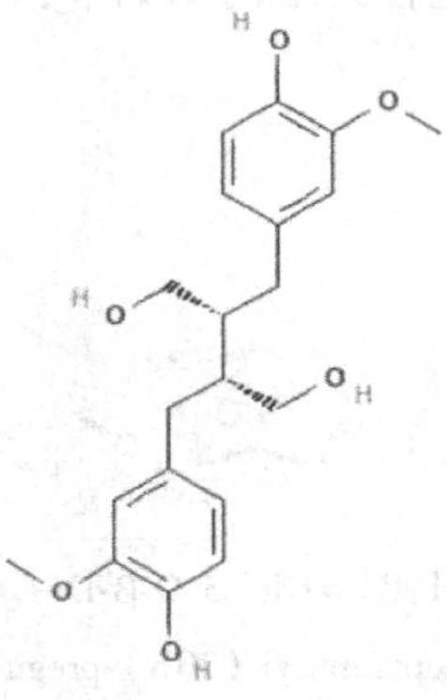　　　Secoisolariciresinol

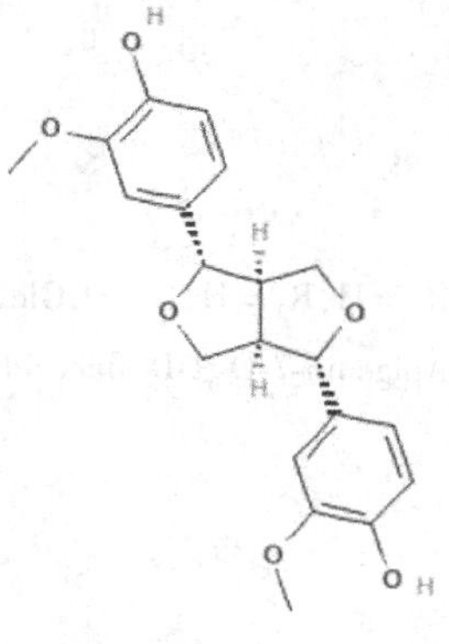

Pinoresinol

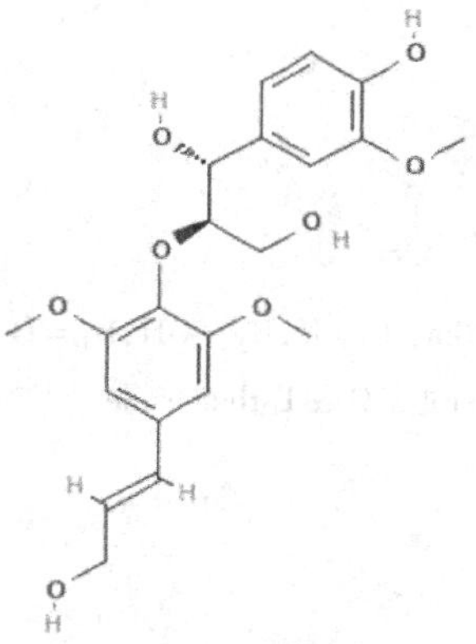

Wikstroemol

（六）黄酮类化合物

从鸦胆子果实的乙醇提取物中，分离得到黄酮类化合物有：Luteolin、Apigenin、Luteolin-7-O-β-D-glucoside、7-Methoxy-luteolin、Quercetin-3-O-α-L-rhamnoside、Luteolin-3′-O-β-D-glucoside、Kaempferol-3-O-α-L-rhamoside、Apigenin-7-O-β-D-glucoside、3′-Methoxy-Luteolin、Rutin、Isovitexin、（－）-Hydnocarpin、Thevetiaflavone、Chrysoeriol。

化合物结构图如下：

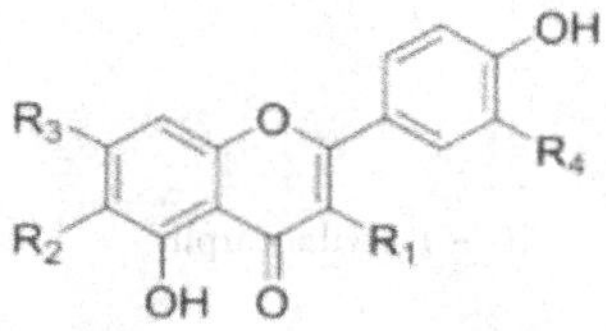

$R_1 = H, R_2 = H, R_3 = OH, R_4 = OH$ Luteolin

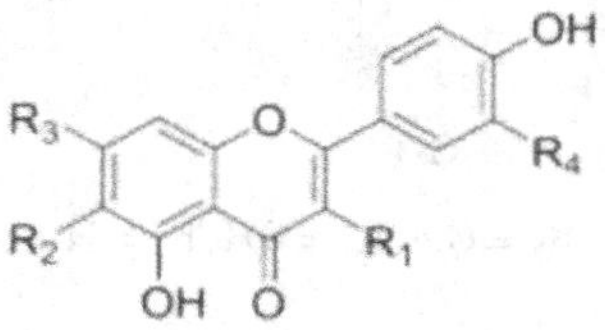

$R_1 = H, R_2 = H, R_3 = OH, R_4 = H$ Apigenin

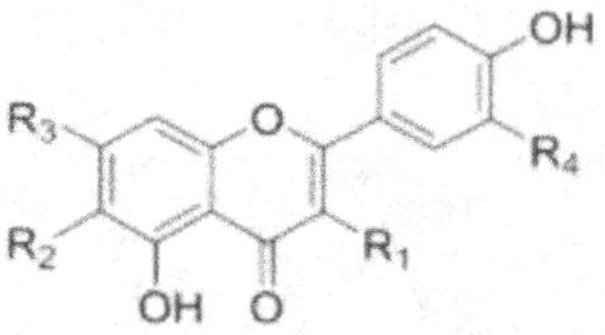

$R_1 = H, R_2 = H, R_3 = OGlc, R_4 = OH$

Luteolin-7-O-β-D-glucoside

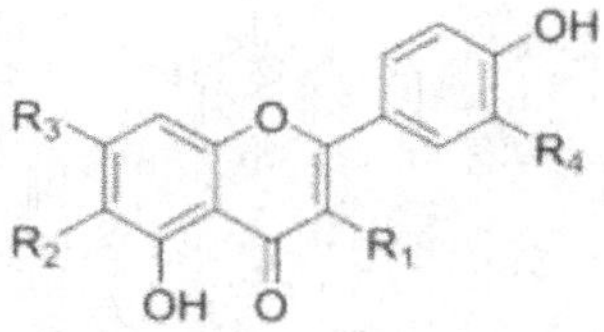

$R_1 = H, R_2 = H, R_3 = OCH_3, R_4 = OH$

7-Methoxy-luteolin

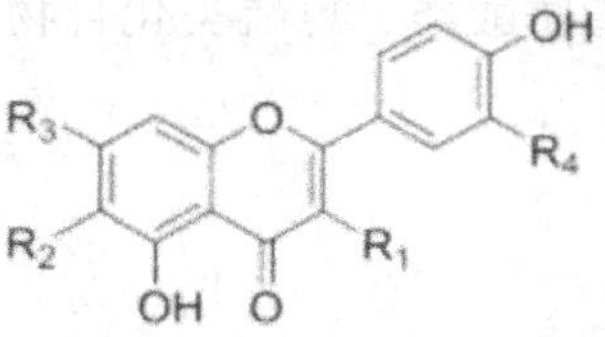

$R_1 = ORha, R_2 = H, R_3 = OH, R_4 = OH$

Quercetin-3-O-α-L-rhamnoside

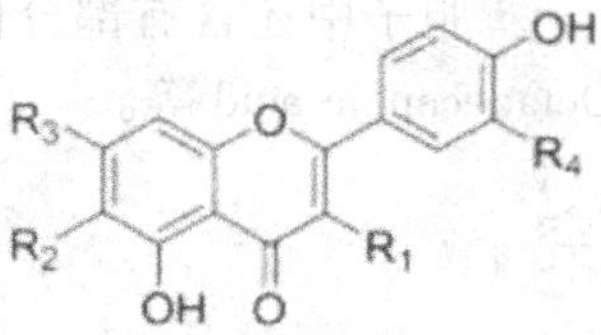

$R_1 = H, R_2 = H, R_3 = OH, R_4 = OGlc$

Luteolin-3′-O-β-D-glucoside

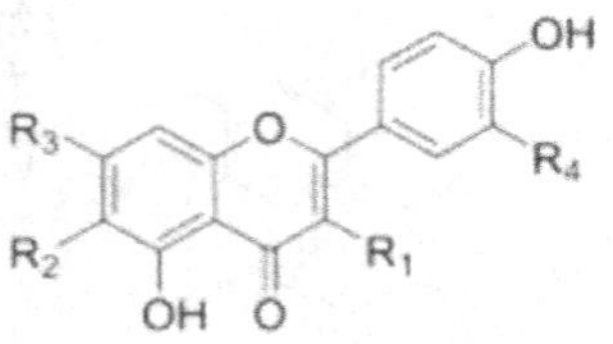

R₁ = ORha, R₂ = H, R₃ = OH, R₄ = H
Kaempferol-3-O-α-L-rhamoside

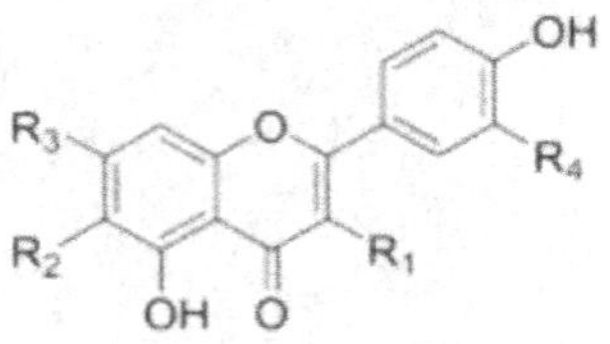

R₁ = H, R₂ = H, R₃ = OGlc, R₄ = H
Apigenin-7-O-β-D-glucoside

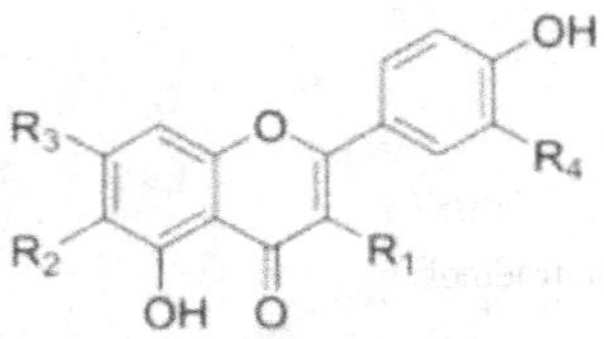

R₁ = H, R₂ = H, R₃ = OH, R₄ = OCH₃
3′-Methoxy-luteolin

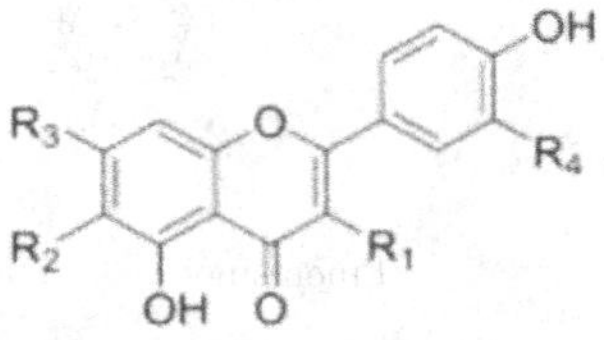

R₁ = OGlc(6→1)Rha, R₂ = H, R₃ = OH, R₄ = OH Rutin

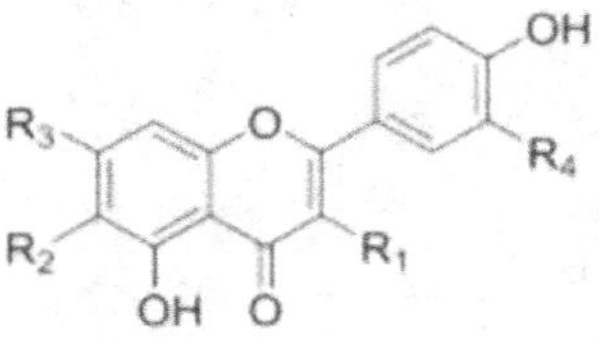

R₁ = H, R₂ = Glc, R₃ = OH, R₄ = H Isovitexin

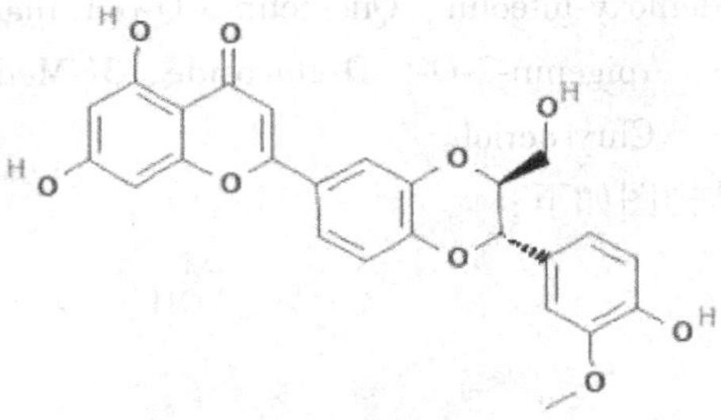

(–)-Hydnocarpin

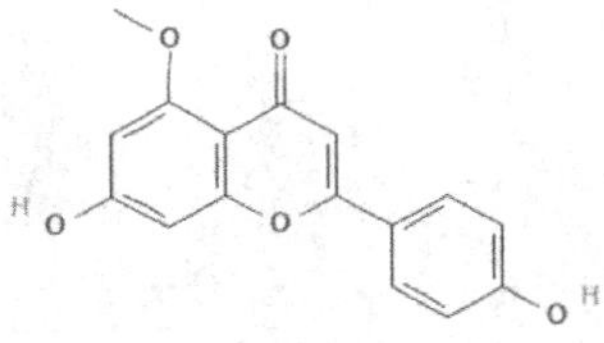

Thevetiaflavone

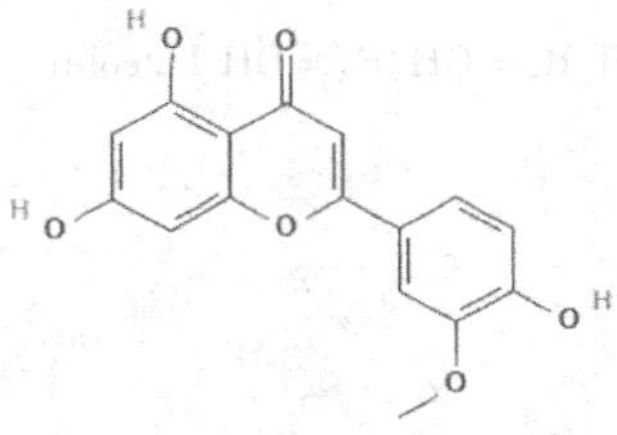

Chrysoeriol

（七）其他

除上述化合物外，鸦胆子中还含有部分倍半萜类、脂肪酸类、蒽醌类化合物，如 Brucojavans1-3、Hexadecanoic acid、Octadecanoic acid 等。

五、质量研究

（一）鉴别实验

1. 性状鉴别

核果卵形或椭圆形，略扁，长 0.6～1 cm，直径 4～7 mm，表面黑色，有隆起网状皱纹，顶端有鸟嘴状短尖的花柱残基，腹背两侧有明显的棱线，基部钝圆，有凹点状果柄痕，果肉易剥落。果核坚硬，破开后内面灰棕色平滑，内含种子 1 颗。种子卵形，长 5～6 mm，直径 3～5 mm，表面乳白色或黄白色，有稍隆起的网纹，顶端短尖呈鸟嘴状，其下有长圆形种脐，近基部有棕色圆形合点，种脐与合点间有稍隆起的种脊；种皮薄，胚乳和胚富油性。气微特异，味极苦。

2. 显微鉴别

果实横切面：外果皮最外有 1 列表皮细胞，较小，有气孔；其内为 2～3 列类方形薄壁细胞，内含红棕色物。中果皮为 6～20 列类圆形薄壁细胞，中部有维管束环列，薄壁细胞含草酸钙簇晶。内果皮由 2 条石细胞环带及 1 条厚壁细胞环带构成，向外形成多个角状突起。外侧环带为 1～5 列大型石细胞，类圆形或方圆形，壁较厚，木化，壁孔和孔沟明显；中部环带为 1～6 列厚壁细胞，壁稍木化，通常壁孔及孔沟不明显，胞腔内含棕黄色物，近内侧的胞腔内有草酸钙方晶；内侧环带最宽，为多列纵横交织的石细胞团，细胞界限多不明显，壁甚厚，有孔沟，木化较强。种皮表皮细胞 1 列，其内为 1 至数列营养层薄壁细胞，再内为狭窄的黏液层。胚乳及子叶薄壁细胞充满糊粉粒和脂肪油。

粉末特征：果皮粉末棕褐色。表皮细胞多角形，含棕色物。薄壁细胞多角形，含草酸钙簇晶及方晶，簇晶直径约 30 μm。石细胞类圆形或多角形，直径 14～38 μm。种子粉末黄白色。种皮细胞略呈多角形，稍延长。胚乳和子叶细胞含糊粉粒。

3. 理化鉴别

检查苦味素：取样品粉末 0.5 g，用乙醇 20 mL 回流提取 10 min，过滤。取滤液数滴置瓷蒸发皿中，于水浴上蒸干，残渣滴加浓硫酸 3～5 滴，溶液由黄色变为紫红色。

4. 薄层鉴别

取样品粉末 4 g，于水浴上用水提取 2 次，合并水提取液并浓缩至 10 mL，用氯仿萃取 2 次（一次加入氯仿 10 mL，一次加入 5 mL），合并氯仿液，浓缩至 1 mL 作供试品溶液。以鸦胆子苦醇为对照品，点样于同一硅胶 G 板上，用氯仿 - 甲醇（9：1）展开，晾干后喷 5% 三氯化铁乙醇液显色。供试品色谱在与对照品色谱的相应位置上，显相同的蓝紫色斑点。

（二）含量测定

采用高效液相色谱 - 蒸发光散射检测器建立了鸦胆子中油酸含量的方法，作为用于鸦胆子和油乳注射液质量标准的方法。采用 Eclipse XDB - C18（4.6×150 mm，5 μm）色谱柱，甲醇 - 水 - 醋酸（88：11：1）为流动相，柱温为 25 ℃，流速为 1 mL/min；蒸发光散射检测器分析检测温度为 70 ℃，N_2 载气流量为 1.5 mL/min。

采用高效液相色谱法测定鸦胆子中 Bruceoside B、Bruceoside A 和 Brusatol 的含量测定方法，色谱条件为：Comsmosil（4.6×250 mm，5 μm）C18 色谱柱。流动相为 H_2O-CH_3OH（B），采用梯度洗脱法：0～10 min，15%→35% B；10～30 min，35%→45% B；30～60 min，45%→60% B，流速为 1.0 mL/min。检测波长为 221 nm，柱温为 29 ℃。这一方法显示专属性强，各化合物分别在 0.722～2.166 mg、2.074～6.222 mg、0.503～1.509 mg 范围内线性关系良好，准确度高。

（三）体内代谢

采用超高液相 - 质谱法，测定大鼠口服鸦胆子水提物和醇提物组分后血浆中的活性成分。色谱条件：ACQUITY UPLC HSS T3（1.8 μm，2.1×100 mm）。流动相选择 0.1% 甲酸 - 水（A）和乙腈（B）梯度洗脱：0～8.5 min，95%→36% A；8.5～8.8 min，36%→95% A；8.8～11 min，95% A。流速设为 0.3 mL/min，柱温选择 35 ℃，进样量 5 μL。质谱条件：电喷雾离子源在正离子模式下，进行多反应检测模式扫描鸦胆子苦素 D、鸦胆子苦醇和内标化合物京尼平苷，气帘气 15 psi，碰撞气 6 psi，离子喷雾压 5000 V，温度 350 ℃，气流 1、2 分别是 15 psi、30 psi。该法高效、简单便捷。

六、防治消化系统疾病史记

（一）民间与史书记载

鸦胆子最早在明清的《生草药性备要》中被记载："老鸦胆，味苦，性平。凉血，去脾家疮，资牛毒，理跌打。"随后《本草纲目拾遗》增加了鸦胆子功能主治的记载："治痢、治痔。"这里的老鸦胆即为如今的鸦胆子，描述了这一药材的功效。而在《吉云旅抄》《本草纲目拾遗》《植物名实图考校释》《医学衷中参西录》《中药志》《广西中药志》《广西中草药》《中国中药资源植物志》等书中，又将鸦胆子称为鸦胆、苦榛子、苦参子、鸦蛋子、鸭胆子、羊屎兰等。《中华本草》中针对这一药材的描写如下："本品成熟时黑色，大小如鸟胆、榛子，且味极苦，故有鸦胆子、苦榛子之名。"此处写出了鸦胆子的性状、性味。鸦胆子历代名称虽不一致，但均与现用名有关。

清·张锡纯《医学衷中参西录》记载："即苦参所结之子。味极苦，性凉。为凉血解毒之要药，善治热性赤痢（赤痢间有凉者），二便因热下血，最能清血分之热及肠中之热，防腐生肌，诚有奇效。遇生平用此药治愈至险之赤痢不胜纪，用时去皮，每服二十五粒，极多至五十粒，白糖水送下。可以治疗治热性赤痢及二便因热下血。"这里写明了苦参子即鸦胆子可用于止痢疾、去肠热、防腐生肌。在《医宗汇编》中给出了治疗痢疾的方子记载："白石榴烧灰一钱，真鸦片切片二钱，鸦胆子去壳纸包，压去油三两，人参海南沉香各三分，枯矾二分，共为细末，调粥为丸，重五六厘，晒干后储存。红痢用蜜一匙，滚水调下。红白相兼，阴阳水送下。肚胀，滚汤下。水泻，米汤开水送下。同时忌一个月的油腻腥酸。"这里不仅写出了鸦胆子治疗痢疾的具体使用方法，还写明了用药的注意事项。

《本草纲目拾遗》记录到金御乘说："近日闽中板客皆带鸦胆子来，治痔如神。有患者，以子七粒包圆眼肉吞下，立愈。至圣丹：治冷痢久泻，一服即愈。至于虚人冷积致痢，外无烦热燥扰，内无肚腹急痛，有赤白相兼，无里急后重，大便流痢，小便清长。"这里写明了鸦胆子可用于治疗痔疮、痢疾等。

（二）传统药对研究

常见的药对有鸦胆子配龙眼肉、鸦胆子配三七、鸦胆子配木香、鸦胆子配白糖、鸦胆子配丈菊子。各药对的主要活性成分、药性配伍及配伍比例、药理作用见下表。

药对名称	主要活性成分	药性配伍	配伍比例	药理作用
鸦胆子配龙眼肉	苦木素类配酚类、多糖类	二者合用，驱邪扶正	1：1 1：3	治疗阿米巴痢疾
鸦胆子配三七	苦木素类配皂苷类	二者配伍，清热解毒，活血化瘀	1：1	治疗痢疾日久、瘀血内阻、下血鲜红久不愈者
鸦胆子配木香	苦木素类配倍半萜内酯类	二药配伍，一寒一温，气血并治	1：1	治疗痢疾、里急后重
鸦胆子配白糖	—	平寒配伍，鸦胆子性寒，白糖性平	1：1	清热解毒、截疟止痢，治热性赤痢及二便因热下血
鸦胆子配丈菊子	寒温配伍，鸦胆子性寒，丈菊子性温		1：1	清热平肝、潜阳降压、活血止痛，治花柳毒淋，有热

七、现代药理与机制研究

（一）驱肠虫作用

研究发现一方面用鸦胆子治疗阿米巴痢疾时，肠内寄生虫如鞭虫、蛔虫、绦虫等也被驱出，因此，鸦胆子对上述寄生虫有毒性。而鸦胆子仁及其有效成分对痢疾杆菌、伤寒杆菌、霍乱弧菌等没有抑制作用，但对原虫如阿米巴、草履虫及疟原虫均有杀灭效力。把去油鸦胆子水浸液加入溶组织内阿米巴培养基中，发现1：1000的稀释中性液与培养基接触48 h后，能杀灭两种阿米巴，因此，认为试管内有杀灭阿米巴之效力，但缺乏临床相关研究。另一方面鸦胆子中的苦木素苷类化学成分在较高浓度时能杀灭肺吸虫成虫，但在犬肺吸虫病的实验治疗中，并无效果，对钩虫似亦无效。

（二）对小肠的作用

鸦胆子仁浸剂可兴奋小肠而增进蠕动，但从鸦胆子中分离得到的鸦胆子苷类化合物则无上述作用。此外，这一制剂的小量注射，能使犬在体小肠发生强烈的收缩运动。

（三）抗白血病

鸦胆子含苦木素苷类化学成分 Brnceoside A、Brnceoside B、Yadanziosides A-H、Yadanziosides F、Yadanziosides I、Yadanziosides J、Yadanziosides L、Yadanziosides P 显示有抗白血病活性。鸦胆子苦醇对 P-388 白血病显示有抗白血病作用，Cleomiscosin A 在体外对 P-388 淋巴性白血病有活性（半数有效量 $= 0.4$ μg/mL）。

（四）抗肿瘤

鸦胆子油的水包油静脉乳液在体外能抑制小鼠艾氏腹水癌细胞及腹水型肝癌细胞；整体试验中该制剂对小鼠艾氏腹水癌有较好抗癌效果，对肉瘤局部给药也有一定疗效。鸦胆子水针剂和水包油静脉乳液对小鼠精原细胞有丝分裂有明显抑制作用。通过腹腔注射鸦胆子乳剂发现这一制剂有抑制小鼠实体型和腹水型肝癌及大鼠癌肉瘤的活性作用。鸦胆子水浸剂和水浸剂的氯仿提取物在体外对来自鼻咽癌的 KB 细胞有抑制作用，其 IC_{50} 值分别为 16.85 μg/mL 和 0.55 μg/mL。

（五）抗菌和抗病毒

鸦胆子油对金黄色葡萄球菌、大肠杆菌、铜绿假单胞菌、白色念珠菌、溶血性链球菌、淋球菌都具有较强的抑制作用和较强的抗阴道滴虫作用，并具有一定的镇痛、止痒、抗炎作用。鸦胆子苷 A、C、F 和 G 具抗病毒作用。

（六）治疣及乳头瘤

鸦胆子仁或油对正常皮肤或黏膜面有刺激作用，具一种细胞毒性，临床上治疣或乳头状瘤有效。研究中针对小鼠的实验性乳头状瘤，用鸦胆子仁或水剂（油剂效果较差）能使瘤组织细胞发生退行性变与坏死；作用于正常皮肤组织与癌组织时，也具有类似的作用。

（七）其他作用

静脉注射去油鸦胆子仁粉浸剂和各种粗制有效成分，可使哺乳动物血压暂时下降，在阻断两侧迷走神经情况下，不影响这一药物的降压作用；此外，其还可以抑制哺乳动物的在体和离体心脏的搏动，扩张后肢血管。从鸦胆子中提取鸦胆子苷甲对离体兔心有短暂的抑制作用，能引起兔的血压下降，对离体兔耳或蛙下肢血管呈收缩作用；鸦胆子苷乙对兔及蛙心也有短暂的抑制。此外，鸦胆子冷浸液（5%～10%）可杀灭蚊幼虫，将其茎、叶放入积水缸内亦有效。

八、鸦胆子方剂的临床应用

鸦胆子疗效确切，应用历史悠久。味苦，性寒，有小毒。归大肠、肝经。用于热毒壅滞、积滞不清、下痢赤白、里急后重及冷积久痢、痔疮、直肠息肉、溃疡性结肠炎等。常与其他药物配伍使用。目前相关制剂有乳剂、胶囊等。

鸦胆子油是从鸦胆子的成熟果实中提取得到的脂肪油，进一步加工制成鸦胆子乳剂，可用于治疗溃疡性结肠炎。将鸦胆子乳剂 50 mL，加入 0.9% 生理盐水 50 mL 保留灌肠，每晚睡前 1 次，15 天为 1 个疗程，各疗程可连续进行。有研究使用该药共治疗 23 例溃疡性结肠炎患者，其中 1 例并用口服法，每日三餐前 15～20 min 口服 10 mL，结果治愈 15 例，有效 7 例，无效 1 例。该药物还可抑制幽门螺杆菌。鸦胆子乳剂 10 mL，每餐前 30 min 口服，每日 3 次，共服用 8 个星期。临床使用依药治疗消化性溃疡幽门螺杆菌阳性者91例，结果其中45例患者的幽门螺杆菌转阴，转阴率近50%，明显优于西咪替丁（甲氰咪胍）阳性对照组。

治疗消化性溃疡：10%鸦胆子油乳剂口服20 mL，每日2次。服药45天后复查胃镜并活检。有研究使用该药共治疗41例消化性溃疡患者，其中胃溃疡患者26例，痊愈22例，好转3例，总有效率96.2%；十二指肠球部溃疡患者15例，痊愈8例，好转4例，总有效率80%。

慈丹胶囊由莪术、山慈姑、马钱子粉、鸦胆子等药材制成，能够化瘀解毒、消肿散结、益气养血，为原发性肝癌辅助治疗药，适用于原发性肝癌瘀毒蕴结证。合并介入化疗，可改善临床症状，提高病灶缓解率，显著提高中晚期恶性肿瘤患者的免疫力，控制其病情的发展。

九、产品开发与利用研究

鸦胆子除上述药理作用外，还可用于去疣痣、中和色斑、治疗日晒疮、改善皮肤、防脱发、驱虫驱蚊，制成飞防专用农药，田间应用效果显著，也可制成消毒液。

一种纯植物复配液，含半夏、芝麻花、鸦胆子、石榴汁、芦荟等植物的提取液，用于去疣痣效果良好，且对皮肤刺激性较小；而将鸦胆子、樟脑、生川乌、干姜等药材按比例组方，则可达到中和色斑的效果。一种含有阿莫西林、鸡蛋油、鸦胆子、炉甘石粉的黏稠药膏，在临床上用于治疗日晒疮，可以改善色素沉着。根据中医药辨证理论，将木槿皮、雄黄、三白草、鸦胆子、王不留行等药材进行科学组方，可以促进头皮血液循环、头发新陈代谢，从而达到改善感染性脱发的目的。采用鸦胆子、高良姜、鸡屎藤、苦楝皮制成复合保护剂，可以防止茉莉花被牲畜啃咬，且具有驱蚊驱虫效果。将鸦胆子油制成飞防专用农药，该药抗漂移作用明显，于田间使用药效明显。目前，市面上有一种含有鸦胆子的保健酒，营养丰富、口感香醇，可增强人体免疫力、调节机体平衡。

参考文献

[1] 范欣悦，杨璐铭，扶佳俐，等. 鸦胆子化学成分及药理作用研究进展[J]. 中国药学杂志，2022，57（14）：1137-1145.

[2] 吴佳辉，何潇，熊紫微，等. 鸦胆子中苦木素类成分及其生物活性[J]. 中成药，2022，44（8）：2528-2535.

[3] 何潇，郭文静，吴佳辉，等. 鸦胆子中黄酮及其抗炎、抗补体活性的研究[J]. 天然产物研究与开发，2020，32（12）：2094-2100，1991.

[4] 胡晨. 鸦胆子质量标准及指纹图谱研究[D]. 杭州：浙江工业大学，2012.

[5] 秦星. 用慈丹胶囊辅助治疗胆囊癌的临床效果观察[J]. 当代医药论丛，2018，16（3）：112-113.

[6] 程春生. 一种用于祛除瘊子、疣、鸡眼病的药剂及其制备方法[P]. 陕西省：CN115501247A，2022-12-23.

[7] 魏峰. 一种祛痣、疣和色斑中药膏的制备方法[P]. 吉林省：CN111569043A，2020-08-25.

[8] 王淑丽. 一种治疗感染性脱发的中药[P]. 河南省：CN108126046A，2018-06-08.

[9] 白伟峰，何青. 一种茉莉花专用防啃食驱虫复合保护剂[P]. 广西壮族自治区：CN110477057A，2019-11-22.

[10] 黄素青，张志祥，徐汉虹. 一种含鸦胆子油的飞防专用农药及其制备方法[P]. 广东省：CN112931496A，2021-06-11.

凤 尾 草

一、基源

该药物来自凤尾蕨科植物井栏边草（*Pteris multifida* Poir.）的干燥全草。

二、植物形态特征与分布

形态特征：凤尾草无地上茎，叶从根茎丛生地上，高 30～50 cm，叶分为 5～7 片、宽 1～2 cm 的小叶，短而呈带状，边缘有小锯齿，叶片两侧有波状皱褶。能育叶狭长，孢子囊群着生于边缘下侧产生。整丛色泽嫩绿，叶片披散，极具风姿，尤以山岩盆景为妙。地栽要选择背阴湿润的地方，成片、成排绿化都可以。叶子可以与插花搭配。在自然界，凤尾草的繁殖主要是由能够繁殖叶子的孢子来培育。家种早春可从田间地头移栽，根系要尽量保存；长成大丛后，再进行分株繁衍。喜钙质土，园土亦可旺生，易栽培。散射光不强能满足其光照的需要，避免日光直射，在室内一年四季都可以生。土壤应保持不干燥，特别喜欢湿润的空气，叶面最好一天喷上一两次水雾，以保持色泽青绿、叶尖不泛黄为宜。对肥料要求不高，液体肥一年二三遍即可。如果长得不好，可以放在露天背阴处，接纳雨水，经过一段时间便能恢复元气。四季皆可采之，洗之，鲜之，晒之。

生长环境与分布：多产于海南、广西、湖南、浙江、陕西、江苏、福建、四川、广东、山西、贵州、江西等省区。日本、越南也有少量分布。其主要生长于阴湿的岩壁、墙脚或井边。

三、传统习用

在中药的用法上，凤尾草味淡、微苦，性寒。清热利湿，消肿解毒。主治泄泻、痢疾、淋浊、淋巴结核、吐血、便血、尿血及外伤出血、乳腺炎、高热抽搐等。老人不可多服。

（1）用于治痢疾。凤尾草 30 g，地锦草 15 g。水煎，糖调服。（江西《草药手册》）

（2）用于治五淋白浊、赤白带下。凤尾草、海金沙、薏苡根、车前草各 12 g。水煎服。（《湖南药物志》）

（3）用于治尿路结石。凤尾草、白花蛇舌草各 15 g，车前草、金钱草各 30 g。水煎服。（《安徽中草药》）

（4）用于治尿路感染。凤尾草全草 30～60 g，冰糖 15 g。浓煎内服，每日 2 次，连服 3～5 天。（《江苏医药》）

（5）用于治黄疸型肝炎。凤尾草 60 g，虎杖 15 g，炼菜（千油菜）30 g；水煎服。（《四川中药志》）

（6）用于治五毒发背。小金星凤尾和根洗净，用慢火焙，入生甘草一钱。捣末，分作四服。每服用酒一升，煎一二沸后，更以冷酒三二升相和，入瓶器内，封却。时时饮服，忘叫冷油腻毒物。（《履巉岩本草》）

（7）用于治鹅门疮。鲜凤尾草 20～40 g。混入菜油内，煎约 1 分钟，去渣加适量蜂蜜搅匀。每日涂抹患处 3～4 次，一般 2～3 次即愈。（《黑龙江中医药》）

（8）用于治乳腺炎。鲜凤尾草 60 g。酒、水各半，煎服，外用鲜叶同酒酿糟捣烂敷于患处。

（9）用于治高热抽搐、心烦目赤。鲜凤尾草 30 g，鲜三白草根 30 g。同捣烂，加井水（或冷开水）1 碗擂汁，去渣。分 2 次服，小儿酌减。

（10）用于治蛇虫蜈蚣咬伤。凤尾草叶 60 g，酢浆草嫩叶 30 g。共捣烂，敷伤处。（《草药手册》）

（11）用于治咳嗽，痰中带血。凤尾草根茎（除去须根）30 g 左右，加苦参、桔梗各 12 ～ 15 g。水煎，冲入红糖，黄酒适量。每日中、晚饭前各服 1 次。（《天目山药用植物志》）

（12）用于治内痔出血、尿血。鲜凤尾草、鲜旱莲草各 30 g，猪瘦肉 120 g。煮服。（《草药手册》）

四、化学成分

凤尾草具有清热利湿、抗菌消炎、消肿止痛的作用，其根茎用于治疗糖尿病、抗肿瘤。

（一）萜类化合物

目前从凤尾草中分离得到的萜类化合物有单萜类化合物、倍半萜类化合物及烯萜类化合物。具体如下：

1. 倍半萜类化合物

从凤尾草中分离得到 5 个以 1H – 茚 – 1 – 酮为骨架的倍半萜类化合物：（2S,3S)-Pterosin C、（2R, 3S)-Pterosin C、（2S,3S)-Pterosin C 3-O-β-D-glucoside、（2R,3S)-Pterosin C-3-O-β-D-glucoside、（2R)-acetyl Pterosin B。

化合物结构图如下：

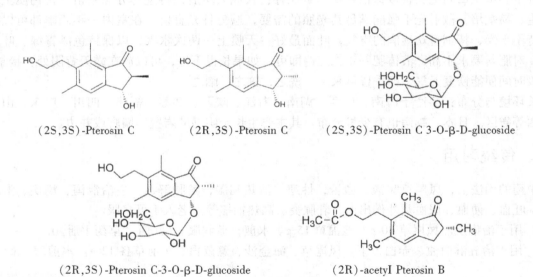

（2S,3S)-Pterosin C　　　　（2R,3S)-Pterosin C　　　　（2S,3S)-Pterosin C 3-O-β-D-glucoside

（2R,3S)-Pterosin C-3-O-β-D-glucoside　　　　（2R)-acetyl Pterosin B

2. 二萜类化合物

从凤尾草中分离得到 4 个对映贝壳杉院（烯）二萜类化合物：2β,6β,15α-trihydroxy-16-ent-Kaurene、2β,6β,16α-trihydroxy-ent-Kaurane、2β,15α-dihydroxy-16-ent-Kaurene、15α-hydroxy-16-ent-kaurenediol-2-O-β-D-Glucoside。

化合物结构图如下：

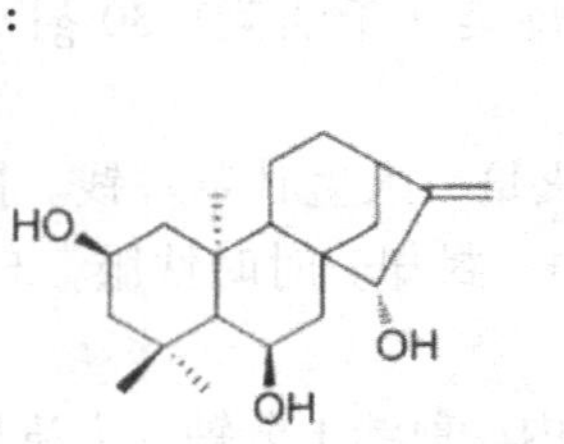

2β,6β,15α-trihydroxy-16-ent-Kaurene 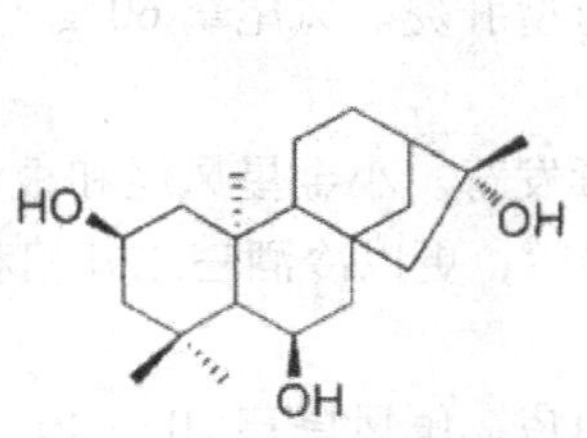　　　　2β,6β,16α-trihydroxy-ent-Kaurane

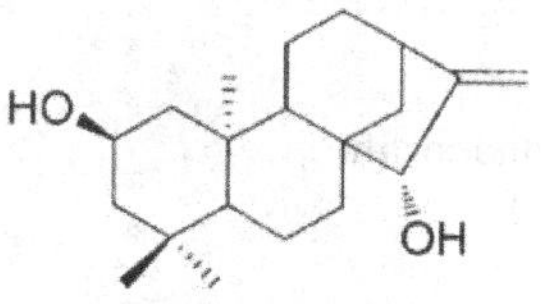

2β,15α-dihydroxy-16-ent-Kaurene

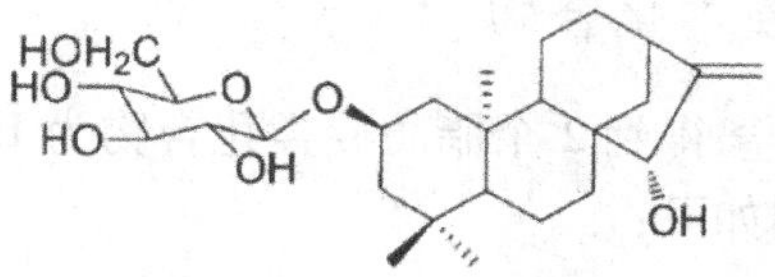

15α-hydroxy-16-ent-Kaurenediol-2-O-β-D-Glucoside

（二）黄酮类化合物

从凤尾草中分离得到 4 个黄酮类化合物为 Apigenin、Luteolin、Apigenin-7-O-β-D-glucoside、Apigenin-7-O-rutinoside。

化合物结构图如下：

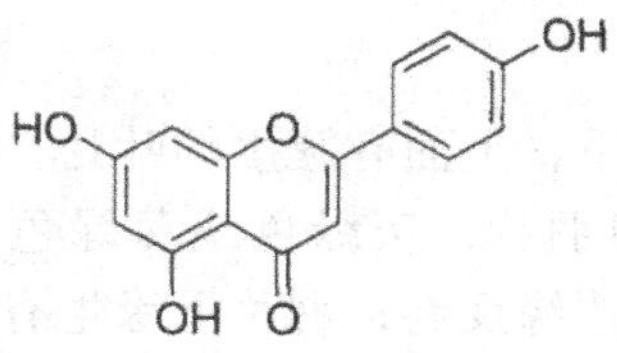

apigenin

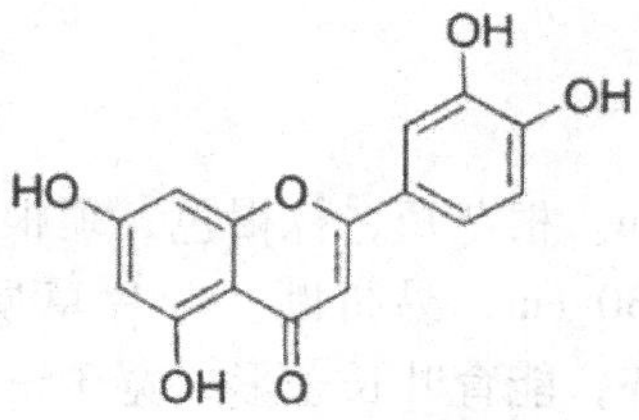

Luteolin

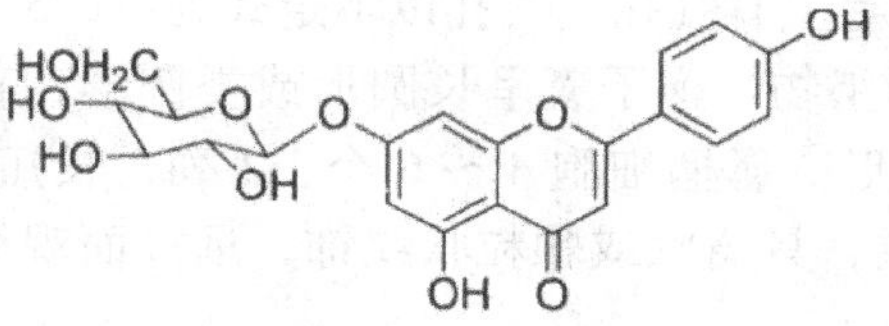

Apigenin-7-O-β-D-glucoside

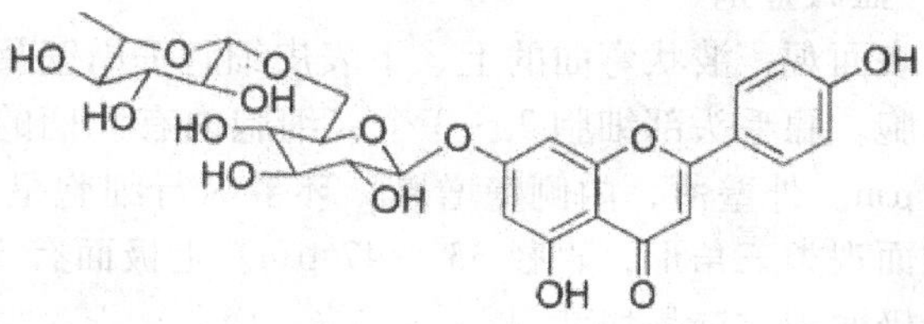

Apigenin-7-O-rutinoside

（三）甾醇类化合物

从凤尾草中分离得到 2 个甾醇类化合物为 β-Sitosterol、Daucosterol。

化合物结构图如下：

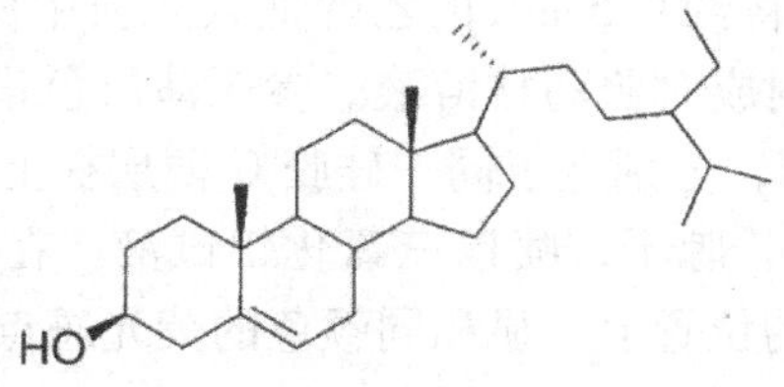

β-Sitosterol

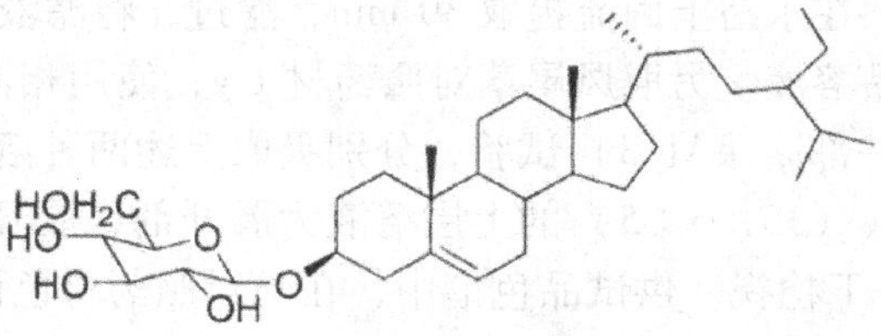

Daucosterol

（四）芳香族类化合物

从凤尾草中分离得到 3 个芳香族类化合物为 Isovanillic acid、Syringic acid、Ferulic acid。

化合物结构图如下：

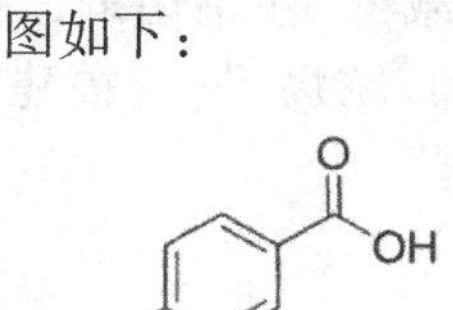

Isovanillic acid

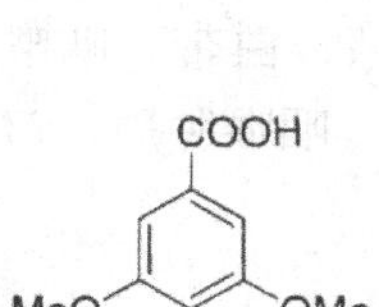

Ayringic acid

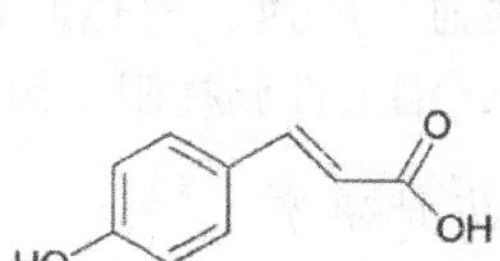

Ferulic acid

（五）脂肪族类化合物

从凤尾草中分离得到 2 个脂肪族类化合物为 Hexacosane 和 Nonacosane。

化合物结构图如下：

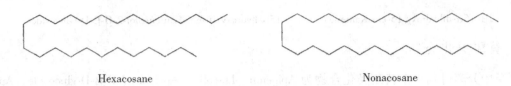

Hexacosane   Nonacosane

五、质量研究

鉴别实验

1. 性状鉴别

全株长 25～70 cm。根茎短，棕褐色，须根丛生于下，上面有簇生的叶片，叶柄细而具棱，棕黄色或黄绿色，长 4～30 cm，易折断。叶片草质，一回羽状，灰绿色或黄绿色。不育叶羽片宽 4～8 cm，边缘锯齿不整齐，能育叶长条形，宽 3～6 cm，边缘反卷；羽片下缘生有孢子囊群。气微、味淡或微涩。

2. 显微鉴别

叶表面观：波状弯曲的上、下表皮细胞垂周壁及少数腺毛上有气孔。气孔以不定式为主，3～4 个副卫细胞。腺毛头部细胞 2～3 个，细胞内有无柄的褐色分泌物。孢子囊呈长圆形或类圆形，直径约为 320 μm。外壁薄，内侧壁增厚，环带纵行细胞呈类长方形。囊柄细胞 4～6 个，2 列，长短不一。孢子极面观类三角形，直径 33～47 μm。近极面有 3 条裂纹，具瘤状或颗粒状纹饰，远极面观纹饰较大，近极面观纹饰呈块状。

3. 理化鉴别

检查黄酮类物质：取 1 g 本品粗粉，加入 10 mL 甲醇，在水浴上倒流抽取 10 min，趁热过滤。取 1 mL 滤液，滴入 4～5 滴盐酸和少量镁粉，溶液显橙红色。

4. 薄层鉴别

取本品 1 g，加 15 mL 石油醚（60～90 ℃），冷浸 30 min，滤过，将滤液挥干；将 20 mL 乙醇加入残渣中，在水浴上回流提取 30 min，滤过，将滤液蒸干；将约 0.5 mL 的乙醇加入残渣中使之溶解，作为供试品溶液。另取凤尾草对照药材 1 g，使用相同方法制成对照药材溶液。参照薄层色谱法（《中国药典》一部附录Ⅵ B）试验，分别吸取上述两种溶液 5 μL，分别点于同一硅胶 G 薄层板上。以苯 - 甲醇 - 醋酸（35∶5∶5）的上层溶液为展开剂，展开，取出，晾干，喷以三氯化铝试液，在紫外光灯（365 nm）下检视。供试品色谱中，在与对照药材色谱相应的位置上，显相同颜色的荧光斑点。

六、防治消化系统疾病史记

（一）民间与史书记载

凤尾草始载于唐·陈藏器《本草拾遗》。《浙江药用植物志》记载："主治菌痢，肠炎，黄疸型肝炎，尿路感染，便血，尿血，胃热吐血，遗精，白带，咽喉肿痛，肺脓疡。"《福建药物志》记载："主治鼻衄，咳血，蛔虫性肠梗阻，风火牙痛，咽喉肿痛，口腔炎疗。"

（二）传统药对研究

常见的药对有凤尾草配马齿苋、凤尾草配车前草。各药对的主要成分、药性配伍及配伍比例、药理作用见下表。

药对名称	药性配伍	配伍比例	药理作用
凤尾草配马齿苋	两凉配伍，凤尾草、马齿苋均性凉	1：2	治痢疾、泄泻
凤尾草配车前草	寒凉配伍，凤尾草性凉、车前草性寒	2：1	治急慢性尿路感染

七、现代药理与机制研究

（一）抗腹泻作用

研究中药抗腹泻机理最常用的方法之一是正常小鼠的小肠推进作用实验。使用凤尾草提取物研究其对小鼠的小肠推进以及胃排空的作用，结果显示虽然雌、雄小鼠之间有一定的差异，但是凤尾草均能抑制小鼠的小肠蠕动以及提高半固体糊胃内残留率。因此可以得知凤尾草可以抑制正常小鼠的胃排空作用，并且可以极其显著地抑制小鼠的小肠蠕动。该研究还采用了多潘立酮成功创建了小鼠胃肠亢进模型，使用该模型研究凤尾草对小鼠的胃肠推进运动的影响。实验结果显示凤尾草的乙醇提取物可以明显降低雄性小鼠的小肠推进率。由于多潘立酮是目前临床上广泛使用的促进胃肠动力药，可以不通过血脑屏障直接作用于消化系统，促使胃肠道平滑肌出现紧张性收缩。由此可以得知凤尾草是通过拮抗胃肠平滑肌紧张性收缩的兴奋功能，调节胃肠运动，使得肠道恢复节律性运动。

（二）治疗黄疸型肝炎的作用

退黄汤，其主要成分为凤尾草，使用退黄汤治疗黄疸型肝炎，总有效率达 100%。

（三）抗肝损伤的作用

草仙乙肝胶囊为中药组成的复方制剂，其主要成分为凤尾草、蒲公英、白花蛇舌草。硫代乙酰胺是一种弱致癌物，可引起肝细胞坏死和肝纤维化，甚者发生肝硬化和肿瘤。通过实验研究发现用凤尾草、白花蛇舌草、蒲公英等药对硫代乙酰胺（TAA）、四氯化碳（CCl_4）所导致的肝损伤具有保护作用。发现其可以明显降低中毒动物的谷丙转氨酶活性以及丙二醛（MDA）含量，提高白蛋白以及总蛋白的含量，促进损伤肝脏蛋白质的合成。硫代乙酰胺与四氯化碳均能使肝细胞结构发生破坏、细胞膜通透性增高，使得细胞内的谷丙转氨酶溢至血液中，并且还可引起肝脏的脂质过氧化，增加毒性代谢产物对细胞膜的攻击。该实验结果证实了其中药组成复方制剂可以显著降低谷丙转氨酶活性和丙二醛含量，提高总蛋白以及白蛋白含量，促进损伤肝脏的蛋白质的合成。

（四）抗菌作用

用和中化湿汤（内含凤尾草）治疗 43 例小儿慢性泄泻患者，总有效率达 86.1%。胡浩斌等临床实践发现复方凤尾草胶囊不仅可以治疗小儿腹泻，而且还可以治疗吸收不良综合征、局限性肠炎、小儿腹泻，其显效率分别为 97.3%、97.4%、93.3%。王芬用抗溃结方配合中药灌肠治疗溃疡性结肠炎患者 36 例，有效率为 94%。吴小华等研究凤尾草佐治小儿菌痢，对痢疾杆菌效果明显。钟颖等临床观察复方凤茋颗粒（由凤尾草、黄芪、白茅根制成）治疗泌尿系感染患者 90 例，总有效率为 92.2%。用蟾蛇愈淋煎治疗慢性非细菌性前列腺炎患者 60 例，总有效率为 78.3%。临床观察前列腺液（由凤尾草、鱼腥草、三七制成）防治经尿道前列腺腔内气化术并发症患者 30 例，总有效率为 96.7%。临床观察凤尾草根外治急性乳腺炎患者 80 例，总有效率为 95%。在临床实践中用凤尾草鸭蛋汤治牙痛患者 42 例，每日 1 剂，3 剂可愈，随访 3 月未复发。将新鲜凤尾草 20 g 捣烂，用麻油调和，用生理盐水局部清洁后敷于隐翅虫皮炎患处。研究表明凤尾草水提取物对金黄色葡萄球菌、枯草芽孢杆菌、大肠杆菌、青霉、黑曲霉均有很强的抑菌效果，但对黄曲霉未表现出抑制作用。实验发现，凤尾草与珍珠草合用对 4 种泌尿系统感染常见的致病菌均有一定的抑制作用，并且二者配伍使用具有增效的作用，抑菌环的直径大小排列是金黄色葡萄球菌 > 粪肠球菌 > 变形杆菌 > 大肠埃希菌，其中对金黄色葡萄球菌的作用尤为显著。研究单味中药凤尾草颗粒剂治疗慢性前列腺炎也发现，凤尾草对大肠杆菌、枯草杆菌、金黄色葡萄球菌、黑曲霉均有较强的抑菌作用。研究发现凤尾草对引起乳腺炎的金黄色葡萄球菌有抑制作用。从凤尾草根中分离出 3β-Caffeoxyl-1β，8α-Dihydroxyeudesm-4（15）-ene、Ludongnin V、Isoneorautenol 3 种萜类化合物分别对大肠杆菌、鼠伤寒沙门氏菌、金黄色葡萄球菌具有效抑制作用。这可能是井栏边草能消炎灭菌的原因之一。

（五）抗肿瘤的作用

实验发现凤尾草煎剂 1∶100 对肝癌细胞有抑制作用，其抑制率为 30%。运用化痰消症汤治疗卵巢囊肿患者 72 例，有效率达 97.2%。对用乳康 I 方配合 CMF 方案化疗抑制乳癌转移进行临床观察，发现治疗组的 VEGF 阳性表达率为 37.7%、nm23 基因的阳性表达率为 55.74%。用全草醇浸出液对小鼠经腹腔注射，发现凤尾草提取物对体内移植的小鼠肉瘤株（S180）和小鼠肝癌细胞株（H22）具有显著的抑制肿瘤增殖活性，同时结果显示凤尾草提取物对小鼠胸腺指数和脾指数有提高作用，在体外实验中对脾细胞增殖有促进作用。已知多种黄酮类、萜类和甾醇类化合物都能有效抑制肿瘤，这可能是凤尾草能抗肿瘤的原因。

八、凤尾草方剂的临床应用

凤尾草味苦，性冷。归大肠、肝、心经。有凉血止血、清热利湿、消肿解毒的功效。主治泄泻、淋巴结核、乳腺炎、痢疾、高热抽搐、吐血、便血、尿血及外伤出血。常与其他药物配伍使用。

（1）夺命丹由白僵蚕（炒，去丝、嘴）、寒水石（煅）、贯众、缩砂仁、紫河车、山豆根、干胭脂、马勃各 30 g，白茯苓（去皮）、乌贼鱼骨、磁石各 15 g，乌芋 45 g，南硼砂 3 g，象牙末 3 g，甘草 30 g（炙），飞罗面 90 g，金星凤尾草 30 g，麝香 3 g（别研）组成。该药主治缠喉风，急喉痹，牙关紧急，口不能开；重舌、木舌，单双乳蛾；误吞竹刺、木刺、鸡骨、鱼刺。

（2）飞廉分清汤由飞廉草 50 g、萹蓄 30 g、凤尾草 15 g、茯苓 15 g、菟丝子 15 g、熟地 15 g 组成。该药主治脾肾不足、湿热内蕴。

（3）济生散由郁金、蝉蜕、牛黄、麦冬、甲珠、僵蚕、酒洗紫草、梅花蕊、凤尾草组成。该药主治麻疹、火邪相搏、胃窍受邪、狂乱谵语、吐泻惊候。

（4）解毒玉壶丸由白茯苓、贯众、硼砂（别研）、马屁勃二钱，紫河车（水煮）四钱，山豆根四钱，乌鱼骨四钱，金星凤尾草四钱，山药四钱，白术四钱，白僵蚕四钱，密陀僧四钱，大甘草一钱，寒水石三钱，坏子胭脂一钱，乳香四钱（别研），麝香半钱（别研），象牙末一钱组成。该药主治喉风喉闭，误吞针线竹刺物及诸恶毒物。

（5）金星膏由金星凤尾草一两五钱、实竹叶一两、葱白 32 根、侧柏叶一两五钱组成。该药主治痰核。

（6）新生饮由凤尾草 30 g、过路黄 30 g、山楂 15 g、茅根 15 g 组成。该药主治疏肝利胆、清热利湿、活血祛瘀，以及阳黄、湿热阻络。

（7）复方烫伤膜剂由凤尾草提取液、1% 羧甲基纤维素钠溶液、4% 聚乙烯醇溶液、甘油和 95% 乙醇通过精准的质量比混合离心后制得。本膜剂克服了现有膜剂的不足，有效保证对烫伤患处的治疗，提升膜剂的成膜效果，减少成膜时间，进一步保证膜表面的完整性，提升整体的治疗效果。

九、产品开发与利用研究

凤尾草除药用外，其提取物也被用作化妆品原料，并且其还对雷公藤甲素具有减毒作用。

参考文献

[1] 高燕萍，吴强，张亚梅，等. 凤尾草化学成分及药理活性研究进展 [J]. 安徽农业科学，2017，45（29）：126-130.

[2] 南苹瑶，王立琦，鲍光明，等. 凤尾草提取物抗腹泻的药理学研究 [J]. 江西农业大学学报，2020，42（6）：1222-1230.

[3] 沈金花，邱海婷. 凤尾草乙醇提取物舒张小鼠气管平滑肌作用机理 [J]. 中南民族大学学报（自然科学版），2021，40（2）：138-143.

[4] 姜坤，杨胜祥. 凤尾草化学成分和药理作用的研究进展 [J]. 赤峰学院学报（自然科学版），2013，29（3）：192-195.

[5] 周国梁，魏敏，俞浩，等. 一种凤尾草复方烫伤膜剂及其制备方法 [P]. 安徽省：CN115569126A，2023-01-06.

红 豆 蔻

一、基源

该药物别名大良姜、山姜，为姜科山姜属植物大高良姜 [*Alpinia galanga*（L.）Willd] 的果实。

二、植物形态特征与分布

形态特征：多年生草本。根状茎粗壮而横走，块状，淡棕红色并略有辛辣味；茎直立，高 1～2 m。叶排生为 2 列，具细短柄或无柄；叶鞘长而抱茎；叶片长圆形至长披针形，长 30～50 cm，宽 7～15 cm，两面无毛或背面有长柔毛，有光泽；叶舌短而圆，生毛。夏、秋季开花，圆锥花序顶生，长 15～30 cm。花多数，直立，花序轴密生短柔毛，有多分枝；总苞片线性，长约 20 cm，每分枝基部有长圆状披针形的苞片 1 枚，长约 1～2 mm。花绿白色稍带淡红色条纹，子房外露，清香。花萼管状，顶端不等的 3 浅裂，有缘毛；花冠管与萼管略等长，裂片，长圆形，唇瓣倒卵形至长圆形，长 2.5～3 cm，宽 8～12 mm，基部成爪状，有红色条纹。雄器 1，与唇瓣等长，花药长圆形，退化雌蕊 2，披针形，长 6～10 mm，着生于唇瓣基部。子房下位，无毛，花柱细长，柱头略膨大。果短圆形不开裂，熟后橙红色，直径约 9 mm，顶端有宿存花萼。种子多角形，黑色，有香辣味。花期 6～7 月，果期 7～10 月。

生长环境与分布：一般生于山野沟谷阴湿林下、山坡、广阔的草地或灌木丛中，集中分布于广东、广西、海南、云南等省区。

三、传统习用

红豆蔻味辛辣、性温。归脾、胃、肺经。醒脾消食，温中燥湿。主治食积腹胀、呕吐泄泻、噎膈反胃、痢疾。阴虚有热者禁服。

（1）用于治胃脘疼痛（包括慢性胃炎、神经性胃痛）：红豆蔻 3 g，研末，每服 1 g，红糖汤送服，日 3 次（《食物中药与便方》）。红豆蔻、香附、生姜各 9 g，每日 1 剂，水煎，分 2 次服。（《壮族民间用药选编》）

（2）用于治风寒牙痛：红豆蔻为末，随左右以少许搐鼻中，并掺牙取涎，或加麝香。（《卫生家宝方》）

（3）用于治慢性气管炎，咯痰不爽：红豆蔻 3 g，莱菔子、苏子各 6 g。水煎，日分 2 次服。（《食物中药与便方》）

四、化学成分

根据国内外文献报道，红豆蔻的主要化学成分包含有挥发油类、萜类、苯丙素类、二苯基庚烷类等化合物。

（一）挥发油类化合物

红豆蔻中的主要化学成分是挥发油类化合物。目前发现红豆蔻中挥发油的成分包括布黎烯、1,8-桉叶油素、顺-γ-杜松烯、愈创烯、β-石竹烯、α-法尼烯、α-松油醇和 β-蒎烯。

（二）单萜类化合物

该类化合物有 3 个：（1R,2R,4S）-trans-2-Hydroxy-1,8-cineole β-D-glucopyranoside、（1S,2S,4R）-trans-2-Hydroxy-1,8-cineole β-D-glucopyranoside、（1R,3S,4S）-trans-3-Hydroxy-1,8-cineole β-D-glucopyranoside。

化合物结构图如下：

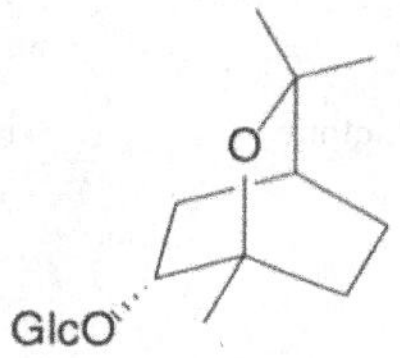

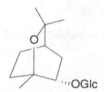

（1R,2R,4S）-trans-2-Hydroxy-1,8-cineole β-D-glucopyranoside

（1S,2S,4R）-trans-2-Hydroxy-1,8-cineole β-D-glucopyranoside

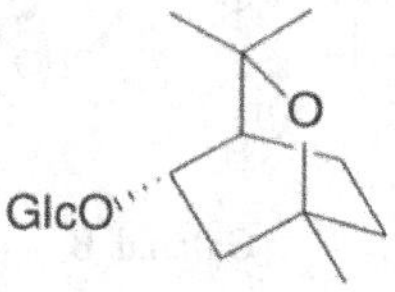

（1R,3S,4S）-trans-3-Hydroxy-1,8-cineole β-D-glucopyranoside

（三）倍半萜类化合物

倍半萜类化合物分为石竹烷型倍半萜类及血苋烷型倍半萜类。

石竹烷型倍半萜类包括：Caryophyllene oxide、Caryophyllenol-Ⅰ、Caryophyllenol-Ⅱ。

化合物结构图如下：

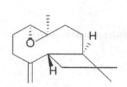
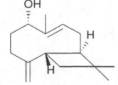
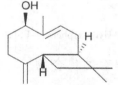

Caryophyllene oxide   Caryophyllenol-Ⅰ   Caryophyllenol-Ⅱ

血苋烷型倍半萜类包括：3（12）,7（13）,9（E）-Humulatriene-2,6-diol、Humulene epoxideⅡ、9（E）-Humulene-2,3,6,7-diepoxide。

化合物结构图如下：

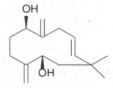
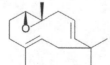

3（12）,7（13）,9（E）-Humulatriene-2,6-diol   Humulene epoxideⅠ 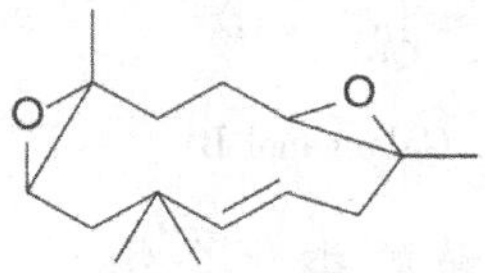   9（E）-Humulene-2,3,6,7-diepoxide

（四）二萜类化合物

该类化合物有（E）-8β,17-Epoxylabd-12-ene-15,16-dial、Galanolactone、lsocoronarin D、Galaganin、Galanal A、Galanal B。

化合物结构图如下：

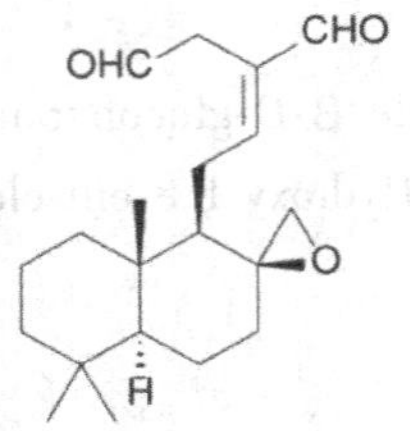

(E)-8β,17-Epoxylabd-12-ene-15,16-dial 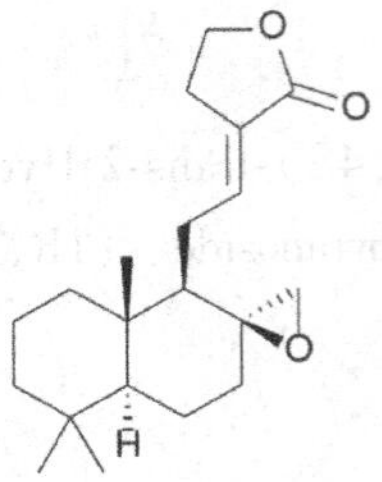   Galanolactone   lsocoronarin D

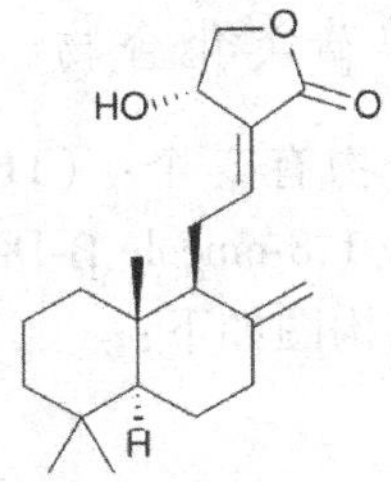

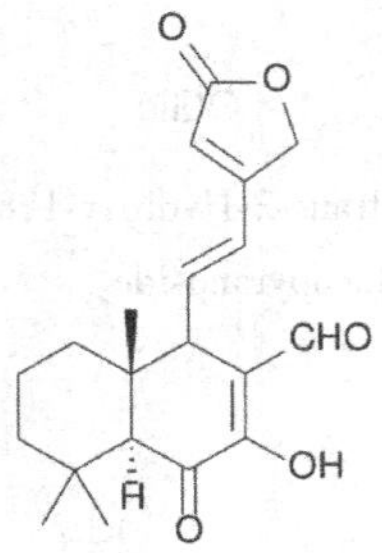

Galaganin 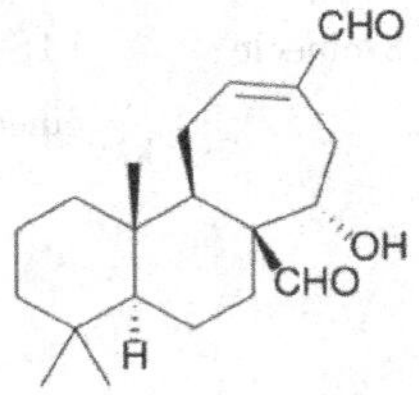   Galanal A 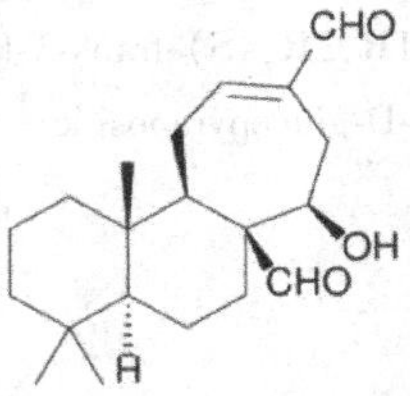   Galanal B

（五）二苯基庚烷类化合物

该类化合物有 1,7-bis(4-Hydroxyphenyl)-1,4,6-heptatrien-3-one、Bisdemethoxycurcumin。

化合物结构图如下：

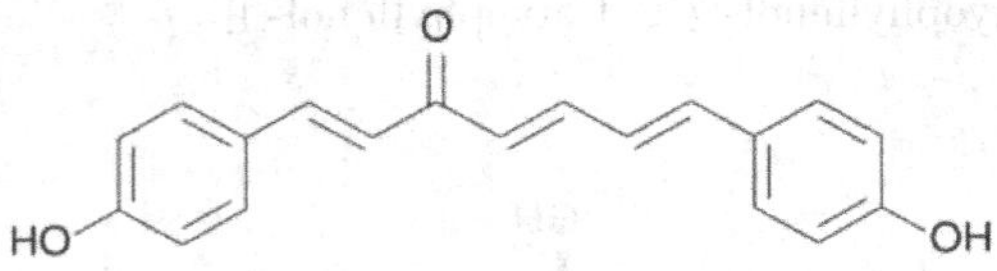

1,7-bis(4-Hydroxyphenyl)-1,4,6-heptatrien-3-one 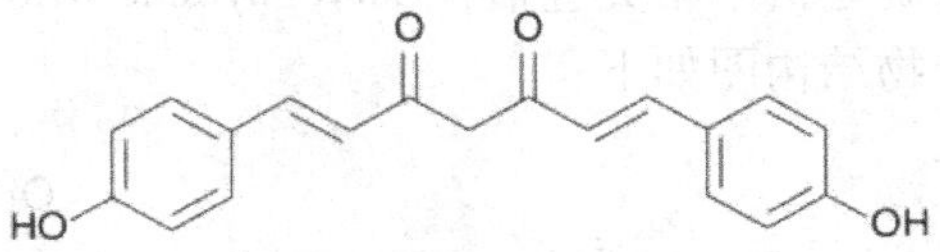   Bisdemethoxycurcumin

（六）木脂素类化合物

该类化合物有 Galanganol B。

化合物结构图如下：

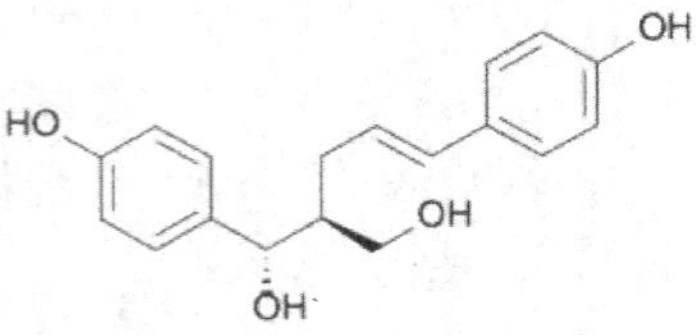

Galanganol B

（七）黄酮类化合物

该类化合物有 5-Hydroxy-7,8-dimethoxyflavone、5-Hydroxy-2′,7,8-trimethoxyflavone、5-Hydroxy-7,8,2′,5′-tetramethoxyflavone、3-Methoxykaempferol、Alpinone。

化合物结构图如下：

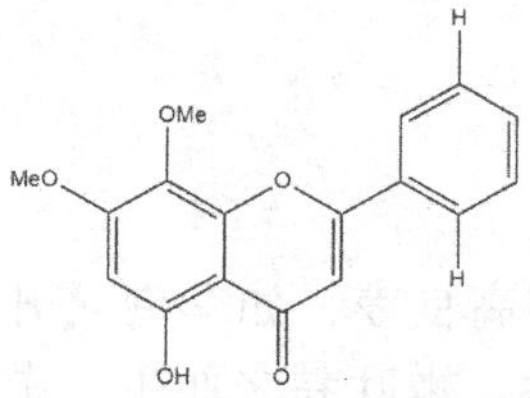

5-Hydroxy-7,8-dimethoxyflavone 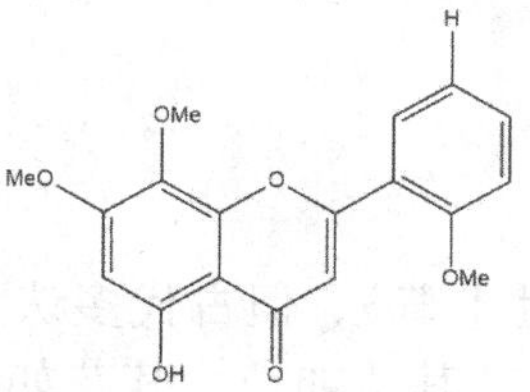　　　5-Hydroxy-2′,7,8-trimethoxyflavone 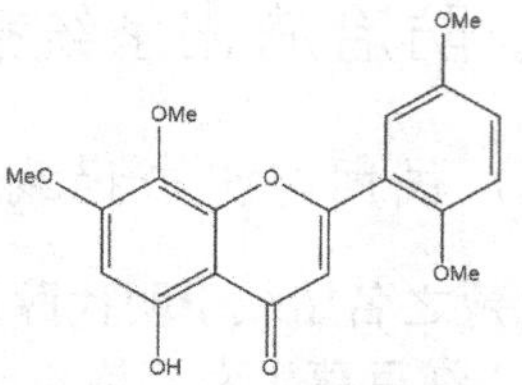　　　5-Hydroxy-7,8,2′,5′-tetramethoxyflavone

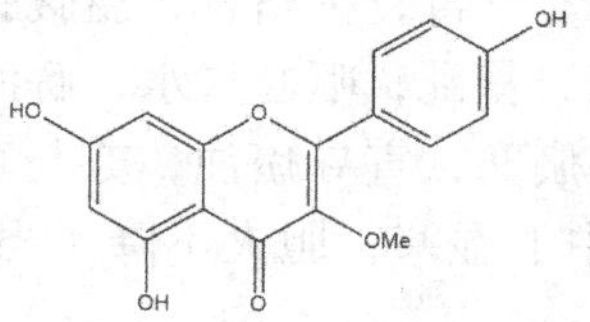

3-Methoxykaempferol 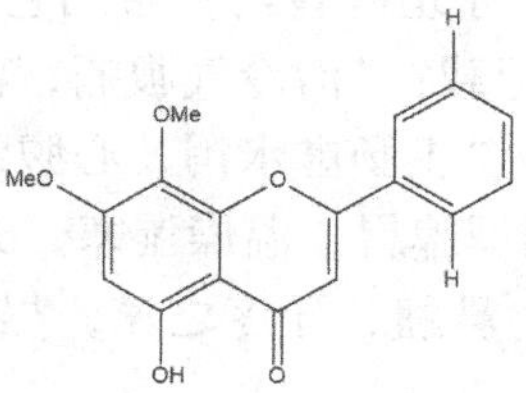　　　　　Alpinone

五、质量研究

（一）鉴别实验

1. 性状鉴别

果实椭圆长球形，中间略细，长 8～15 mm，直径 7～10 mm；表面红棕色或淡棕色，光滑或有皱纹。顶端有黄白色宿萼，长 2～5 mm，基部有果柄痕；果皮薄而脆，易破碎。内面淡黄色，子房 3室，中轴胎座，每室有种子 2 枚，种子块往往与果皮脱离。种子呈扁圆形或三角状多面形，背面有凸起，长、宽均为 4～5 mm；表面黑棕色或红棕色，外被浅棕色膜状假种皮；胚乳灰白色。气香，味辛辣。

2. 显微鉴别

种子横切面：假种皮细胞 4～7 列，圆形或切向延长。种皮的外层为 1～5 列非木化厚壁纤维，呈圆形或多角形，直径 13～45 μm，其下为 1 列扁平的黄棕色或深棕色色素细胞；油细胞 1 列，方形或长方形，直径 16～54 μm。色素层细胞 3～5 列，含红棕色物；内种皮为 1 列栅状厚壁细胞，长约 65 μm，宽约 30 μm，黄棕色或红棕色。内壁及靠内方的侧壁极厚，胞腔偏外侧，内含硅质块。外胚乳细胞充满淀粉粒团，偶见草酸钙小方晶。内胚乳细胞含糊粉粒及脂肪油滴。

3. 理化鉴别

薄层色谱取样品粉适量，加水蒸馏，提取的挥发油用无水硫酸钠脱水后，点于硅胶 GCMC 板上，以乙烷 - 乙酸乙酯（85:15）为展开剂，以樟脑、芳樟醇、1,8 - 桉叶素为对照品，展距 17 cm，用 10% 磷钼酸乙醇液显色。供试品色谱中在与对照品色谱相应位置上显蓝黑色斑点。

4. 薄层鉴别

精密取制备的 β - 石竹烯溶液 1 μL 和制备的供试品溶液 1 μL 点于硅胶 GF254 高效预制薄层板上。点样条带宽度为 7 mm，点样速度为 5 μL/min，展开剂为甲苯 - 乙酸乙酯（9:1），二次展开的条件为温度 4 ℃，相对湿度 47%，第一次展距 3 cm，第二次展距 8.5 cm，取出，挥干溶剂，在 5% 的香草醛硫酸溶液下进行显色，在 105 ℃下加热至斑点清在晰，在日光下观察并拍照。

（二）含量测定

取本品种子，照挥发油测定法测定。本品种子含挥发油不得少于 0.4%（mL/g）。

六、防治消化系统疾病史记

（一）民间与史书记载

红豆蔻之名始载于明代薛己撰的《药性本草》，但古代多认为红豆蔻即高良姜，如李珣《开宝本草》谓："红豆蔻生南海诸谷，高良姜子也，其苗如芦，其花如姜，花作穗，嫩叶卷之而生，微带红色，嫩者入盐，累累作朵不散落。"李时珍亦认为红豆蔻为高良姜的种子，故在《本草纲目》中将红豆蔻并入高良姜下，并谓李东垣脾胃药中常用它。现在商品正品应为红豆蔻的果实。

唐·甄权《药性论》记载："治冷气腹痛，消瘴雾气毒，去宿食，温腹肠，吐泻，痢疾。"

宋代《开宝本草》云："主肠虚水泻，心腹绞痛，霍乱，呕吐酸水，解酒毒。"清·黄元御《玉楸药解》记载："红豆蔻，调理脾胃，温燥湿寒，开通瘀塞，宣导瘀浊，亦与草豆蔻无异，而力量稍健，内瘀极重者宜之。上热易为鼻衄、牙疼之家，尽属中下湿寒，胆火不降，当温燥中下，候上热不作而用之。去壳研用。"

明·李时珍《本草纲目》记载："治噎膈反胃，虚疟寒胀，燥湿散寒。""若脾肺素有伏火者，切不宜用。"清·汪绂《医林纂要》记载："温中散寒，醒脾燥湿。"

（二）传统药对研究

常见的药对有红豆蔻配乌贼骨、红豆蔻配黄连等。各药对的主要成分、药性配伍及配伍比例、药理作用见下表。

药对名称	药性配伍	配伍比例	药理作用
红豆蔻配乌贼骨	两温配伍，红豆蔻、乌贼骨均性温	1 : 2	温中、理气、制酸
红豆蔻配黄连	温寒配伍，红豆蔻性温、黄连性寒	10 : 3	治慢性胃炎、消化性溃疡

七、现代药理与机制研究

（一）抗溃疡作用

红豆蔻作为传统健胃中药，1'-乙酰氧基胡椒酚乙酸酯（1'-acetoxychavicol acetate）和1'-乙酰氧基丁香酚乙酸酯（1'-acetoxyeugenol acetate）均可用甲醇从红豆蔻的种子中提取分离得到。将分离出的1'-乙酰氧基丁香酚乙酸酯和1'-乙酰氧基胡椒酚乙酸酯用于大鼠胃溃疡造模模型，在其腹腔注射2～10 mg/kg，数小时后将大鼠剖腹观察，可发现这两种成分均可明显抑制大鼠的溃疡，其作用机制主要是通过降低胃酸的分泌量来抑制大鼠的胃溃疡。

（二）抑制胃肠运动

将豚鼠回肠摘出，采用摘出回肠的马格纳斯法对红豆蔻中挥发油成分1'-乙酰氧基对稀丙基苯酚乙酸盐和1'-乙酰氧基丁香酚乙酸盐的作用进行研究，观察到这两种成分均对豚鼠的回肠因为高浓度氯化钠、氨甲酰单碱、5-羟色胺引起的收缩反应具有一定的抑制作用。

（三）对胃黏膜的保护作用

胃实寒证大鼠胃黏膜可用红豆蔻的挥发油进行保护，挥发油为其主要成分，而红豆蔻的水煎液、去挥发油水提液中也含有有效成分。

（四）抗病原微生物作用

从红豆蔻的挥发油中提取分离得到1'-乙酰氧基胡椒酚乙酸酯和1'-乙酰氧基丁香酚乙酸酯，并且使用细胞培养等方法进行红豆蔻抗菌作用的研究发现，红豆蔻具有抗微生物活性，包括酵母菌、革兰氏阳性菌以及一些皮肤真菌、皮癣菌。其中 1′-乙酰氧基胡椒酚乙酸酯具有广谱的抗菌活性，可以对抗金黄色葡萄球菌、产气杆菌、枯草芽孢杆菌、普通变形杆菌、啤酒酵母、大肠埃希氏杆菌、黑曲霉、假丝酵母、青霉等。其对皮肤真菌的最低抑菌浓度（MIC）为 50～250 μg/mL，并且其抗细菌活性弱于抗真菌活性，抗革兰氏阳性菌活性强于抗革兰氏阴性菌活性。

（五）抗肿瘤作用

从红豆蔻种子中分离出的 1′-乙酰氧基胡椒酚乙酸酯和 1′-乙酰氧基胡椒酚乙酸酯，注射到具有恶性肿瘤腹水的大鼠中，随后采用总包装细胞体积法测定，结果显示这两种物质均具有抗肿瘤的作用。其中 1′-乙酰氧基丁香酚乙酸酯的抗肿瘤活性与毒性均强于 1′-乙酰氧基胡椒酚乙酸酯。双键结合的亲核反应是其抗肿瘤的作用机制，该反应是由 1′-乙酰氧基消除产生的，这种消除会随着抗肿瘤成分变化而变化。

（六）降血糖作用

红豆蔻的根茎提取物对四氧嘧啶诱导的诱导性大鼠无降血糖作用，而对正常大鼠具有降血糖的作用，由此推断红豆蔻的根茎提取物具有诱导胰岛分泌胰岛素的作用。

八、红豆蔻方剂的临床应用

红豆蔻味辛、性温。温中散寒、理气健胃。主治食滞不化、脘腹冷痛、食积腹胀、呕吐泄泻。常与其他药物配伍使用。

（1）半夏饮由半夏（生姜汁炒黄）、干姜（炮）各 30 g，枣肉（焙）、附子（炮裂，去皮、脐）、青橘皮（汤浸，去白，焙）各 15 g，陈橘皮（汤浸，去白，焙）、红豆蔻（去皮）各 7.5 g，木香 4 g，草豆蔻（去皮）2 枚组成。该药主治中焦有寒、脾胃不和、不能饮食、见食吐逆。

（2）荜茇汤由荜茇、荜澄茄、红豆蔻（去皮）、莲花、甘草各等分组成。该药主治水气病，经服轻粉丸，水退后，须用此药补之。

（3）荜澄茄丸由荜澄茄一两、白豆蔻（去皮）一两、肉豆蔻（去壳）一两、木香一两、草豆蔻（去皮，炒）一两、丁香一两、白术一两、缩砂仁一两、红豆蔻一两、官桂（去粗皮）一两、益智（去皮）一两、诃黎勒（煨，去核）一两、人参一两、白茯苓（去黑皮）一两、附子（炮裂，去皮、脐）一两、茴香子（舶上者，炒）一两、槟榔（锉）一两、胡椒一两、干姜（炮）一两、阿魏（面裹煨，去面）一两、青橘皮（汤浸，去白，焙）二两、陈橘皮（汤浸，去白，焙）二两、甘草（炙）四两组成。该药主治胃心痛、腹胀满、口吐酸水、饮食无味，及一切气疾。

（4）豆蔻散由肉豆蔻（去壳）半两、红豆蔻（去皮）半两、草豆蔻（去皮）半两、白豆蔻（去皮）半两、细辛（去苗叶）一分、丁香半两、官桂（去粗皮）一两、甘草（炙，锉）半两、人参半两、赤茯苓（去黑皮）半两组成。该药主治口臭。

（5）反胃降逆丹由柿蒂一两、红豆蔻三钱、人参（去芦）八钱、干姜四钱、川附子二两、砂仁五钱、厚朴（炙）五钱、橘皮八钱、肉桂（去粗皮）四钱、丁香四钱组成。该药主治气逆胸满、食道狭窄、噎膈反胃、朝食暮吐。

（6）高良姜丸由白术一两半、厚朴（去粗皮，涂生姜汁，炙令香熟）二两、人参（去芦头）一两、高良姜（锉）一两、桂心一两、甘草（炙微赤，锉）半两、京三棱（微煨，锉）一两、红豆蔻（去皮）半两、干姜（炮裂，锉）半两组成。该药主治伤寒后宿食不消、脾胃积冷、多吐酸水、不思饮食。

（7）红豆蔻散由红豆蔻（去皮）一两、木香半两、当归一两、附子（炮裂，去皮、脐）一两、陈橘皮（汤浸，去白瓤，焙）一两、白术半两、神曲（微炒令黄）三分组成。该药主治脾脏冷气、攻心腹疼痛、宿食不消、腹胁胀闷、不思饮食。

（8）红豆蔻丸由红豆蔻（去皮）一两、木香一两、缩砂仁一两、槟榔（锉）一两、诃黎勒（炮，用皮）一两、藿香叶一两、陈橘皮（去白，炒）二两、胡椒一分、荜澄茄半两、茴香子（炒香）一两半组成。该药主治一切气、饮食不消。

（9）藿香丸由藿香、木香各45 g，半夏（汤洗去滑）60 g，丁香、槟榔（锉）各23 g，白术30 g，荜澄茄、红豆蔻（去皮）各15 g组成。该药主治反胃吐逆、虚气上攻、心腹疼痛、多吐酸水。

（10）妇女紫金丹由砂仁一两五钱、枳壳（炒焦）一两五钱、天台一两五钱、乌药一两五钱、广木香一两、陈皮一两、延胡索一两、红豆蔻一两、蓬莪术一两、京三棱一两、槟榔一两三钱组成。该药主治妇女气郁血凝寒滞、经水不通或乱经痛经、不能受孕及肝血气块作痛。

九、产品开发与利用研究

红豆蔻除了药用外，其提取物还被用作化妆品原料。

红豆蔻花精油：取红豆蔻花，加入适量超纯水，水蒸气蒸馏提取4 h，收集馏出液，分液后用无水硫酸钠干燥，即获得红豆蔻花精油。

红豆蔻醒脾消食含片：由红豆蔻、山楂、黑虎掌菌、北沙参、广枣、蜂蜜、石楠藤、大青叶、羧甲基纤维素、水溶性淀粉、葡萄糖等原料构成，经过选料、烘干、煎煮、混合、制粉、压片、包装制成成品。具有补而不燥、营养结构合理、增强人体体质的功效。本含片具有保健、醒脾消食、纯天然、无污染、无毒副作用、方便服用并且滋补身体等优点。

抗菌作用：研究发现，从大高良姜（*Alpinia galanga*）挥发油中提取、鉴定得到的1′-乙酰氧基胡椒酚乙酸酯、1′-乙酰氧基丁香酚乙酸酯和1'-hydroxychavicol acetate 具有抗革兰氏阳性菌（gram-positive bacteria）、酵母菌（yeast）和皮癣菌（dermatophyte）等活性。采用滤纸片法和试管连续稀释法对大高良姜提取物1′-乙酰氧基胡椒酚乙酸酯进行抗菌活性试验，结果显示1′-乙酰氧基胡椒酚乙酸酯具有广谱的抗菌性，其对金黄色葡萄球菌、枯草芽孢杆菌、产气杆菌、普通变形杆菌、大肠埃希氏杆菌、啤酒酵母、假丝酵母、黑曲霉、青霉等的最低抑菌浓度（MIC）也有所不同，分别为：0.25、0.25、0.25、0.5、2、2、2、2、2 mg/mL，且抗细菌活性大于抗真菌活性。

参考文献

[1] 卞梦芹. 红豆蔻乙酸乙酯部位化学成分研究［D］. 武汉：湖北中医药大学，2014.

[2] 马小妮. 高良姜化学成分及其抗癌活性研究［D］. 广州：广东药科大学，2016.

[3] 李明芳. 大高良姜、红豆蔻乙酸乙酯部位对胃溃疡寒证大鼠温胃散寒作用机制研究［D］. 南宁：广西中医药大学，2018.

[4] 李仁. 一种红豆蔻花精油的制备方法及其应用［P］. 云南省：CN113509409B，2022 - 06 - 21.

[5] 戴路. 一种红豆蔻醒脾消食含片及其生产方法［P］. 黑龙江省：CN106729269A，2017 - 05 - 31.

草 豆 蔻

一、基源

该药物来源于山姜属植物草豆蔻（*Alpinia katsumadai* Hayata），传统以其干燥近成熟种子团入药，普遍称为草豆蔻。

二、植物形态特征与分布

形态特征：植株高达 1～3 m。叶片呈线状披针形，长 50～65 cm，宽 6～9 cm，顶端尾状渐尖，具有一短尖头，基部渐狭，两面不对称，腹面无毛，背面近无毛或有极少极疏的长硬毛，边缘被毛。叶柄长 1.5～2 cm，叶舌长圆形，约 5～8 mm，外被长硬粗毛。总状花序直立，约长 20 cm，密被粗伏毛，花梗较小，约长 3～5 mm，苞叶乳白色，膨大，内卷，稍圆筒形，长 3～3.5 cm，先端 3 裂，外中部以下被硬毛，渐向上无毛；萼部圆锥形，长 2.2 cm，一侧裂至 1.2 cm，外被长硬毛，顶端边缘有不规则细齿裂。花冠管长 8 mm 左右，钟形，外面无毛，内面密被长柔毛，裂片 3 枚，近直立，倒卵状长圆形，长 2.5 cm，宽 1 cm，有缘毛。唇瓣三角状卵形，长 3.5～4 cm，顶端微 2 裂，自中部向边缘有彩色斑纹放射；子房被毛，直径 5 mm 左右；腺体长 1.5 mm；药室长 1.2～1.5 cm，有带状花丝。蒴果圆形，被茸毛。种子呈长圆状或卵状多角形，长约 4 mm，熟时金黄色，一面有纵沟，呈金黄色。花期在 4～6 月，果期在 5～8 月。

生长环境与分布：常生于林缘、灌丛或山坡草丛等亚热带或热带地区阴凉环境中。多产于海南东部、陵水、琼中、白沙等地，在广东、广西等省区也有分布。

三、传统习用

在中药的用法上，草豆蔻味辛、性温，归脾、胃经。温中燥湿、行气健脾，主治食欲不振、胃腹胀痛、反胃呕吐。

（1）用于治脾胃虚弱、饮食不思、吐满闷、心腹胀痛等症：草豆蔻种子八两、生姜（和皮切作片）一片、甘草四两（锉碎），以上三味匀和入银器内，用水过药三指许，慢火熬令水尽，取出，焙干，杵为末。每服一钱，沸汤点服。夏月煎之，作冷汤服亦妙。（《博济方》豆蔻汤）

（2）用于治呕逆不食、腹中之气逆症：豆蔻子七枚（碎）、生姜五两、人参一两、甘草一两（炙）。分二温服，相去如人行五六里。忌海藻、菘菜。（《广济方》豆蔻子汤）

（3）用于治寒痰吐逆、不利前胸等症：草豆蔻（去皮）、半夏（汤洗去滑，切，焙）各半两，陈橘皮（汤浸去白，焙）三分。上三味，粗捣筛。每服三钱，水一盏，入生姜五片，煎至七分，去滓温服。（《圣济总录》豆蔻汤）

（4）治食欲寒凉、食之无味及脾泄泻不止，兼治酒后数圊如痢、不思饮食、心胸不快症：草豆蔻半两（每个面裹煨，候面焦黄，去面用）、甘草一两（炙）、肉桂（去皮）一两、陈皮（去白）一两、蛮姜一两。以上五味，同为细末。每服一钱半，更入陈皮末一钱，水一盏，枣二枚，同煎七分，温服，其滓再煎服之。（《博济方》草豆蔻散）

四、化学成分

目前发现草豆蔻的化学成分均为极性或者中等极性，因此采用不同体积分数的乙醇、丙酮和蒸馏水等作为提取溶剂。黄酮类和挥发油类化合物为草豆蔻的主要化学成分，此外在草豆蔻内还有多糖和微量元素等成分。

（一）挥发油类化合物

草豆蔻为辛温类药材，挥发油不仅是其有效成分之一，还赋予其特殊芳香味。其挥发油的主要成分有：4－苯基－2－丁酮、3－蒈烯、1,8－桉叶油素、3－苯基－2－丁酮、α－石竹烯、法呢醇和α－法呢醇。

（二）萜类化合物

Rubraine、Isorubraine 和 Sumadain C 是从草豆蔻（*A. katsumadai*）中分离到的新的单萜与查耳酮偶联体。新化合物 Katsumadain 和新化合物（E)-1-(1-Terpinen-4-olyl)-3-methoxystilbene、1-Terprnen-4-ol 也是从草豆蔻植物中分离得到的。

化合物结构图如下：

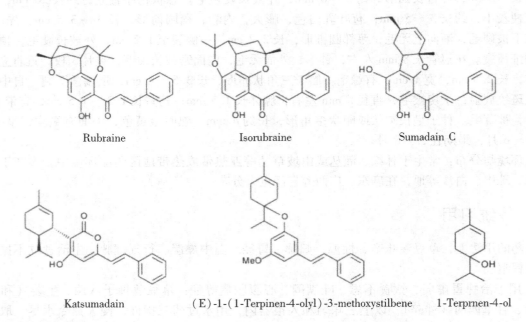

Rubraine　　　　　　Isorubraine　　　　　　Sumadain C

Katsumadain　　　（E)-1-(1-Terpinen-4-olyl)-3-methoxystilbene　　1-Terprnen-4-ol

1. 倍半萜类化合物

链状倍半萜有 trans, trans-Farnesol。

化合物结构图如下：

trans, trans-Farnesol

2. 二萜类化合物

该类化合物有 （E）-8β,17-Epoxylabd-12-ene-15,16-dial、Rhodomollein I。

化合物结构图如下：

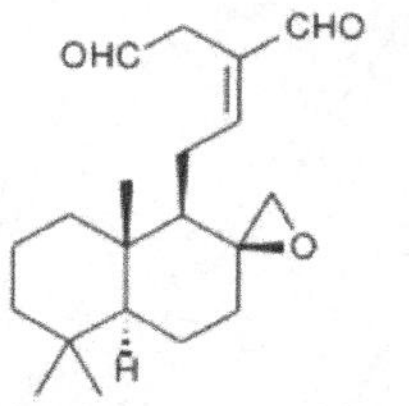

（E）-8β,17-Epoxylabd-12-ene-15,16-dial 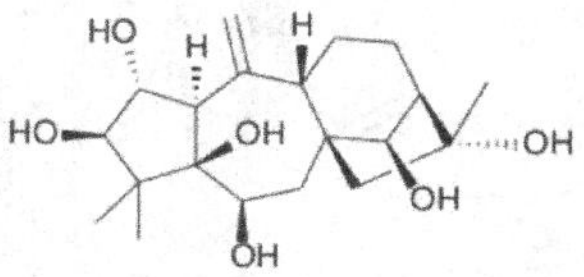   Rhodomollein I

3. 三萜类化合物

链状三萜类化合物有 2,3,22,23-tetrahydroxyl-2,6,10,15,19,23-hexamethyl-6,10,14,18-tetracosatetraene。

化合物结构图如下：

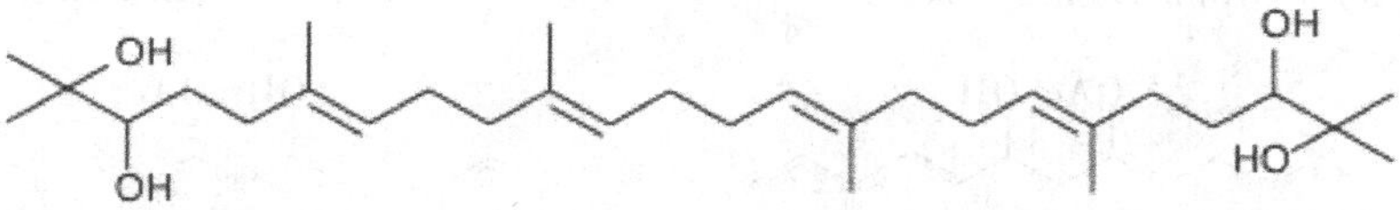

2,3,22,23-tetrahydroxyl-2,6,10,15,19,23-hexamethyl-6,10,14,18-tetracosatetraene

（三） 二苯基庚烷类化合物

1. 链状二苯基庚烷类

该类化合物有 （3S,5S)-trans-3,5-Dihydroxy-1,7-diphenyl-1-heptene、（E,E)-5-Hydroxy-1,7-diphenyl-4,6-heptadien-3-one、（S)-1,7-Diphenyl-6（E）-hepten-3-ol、Alnusonte、（4Z,6E）-5-Hydroxy-1,7-diphenyl-4,6-heptadien-3-one、（3S,5R)-3,5-Dihydroxy-1,7-diphenyl-heptane、（5R,6E)-1,7-Diphenyl-5-hydroxyhept-6-en-3-one、5-Hydroxy-1-（4'-hydroxyphenl）-7-phenyl-hepta-6-en-3-one、（ －)-（ R)-4″ Hydroxyyashabushiketol、（3S,5S)-Alpinikatin、3-（Acetyloxy）alpinikatin、5-（Acetyloxy）alpinikatin、trans-1,7-Diphenyl-5-hydroxy1-heptene。

化合物结构图如下：

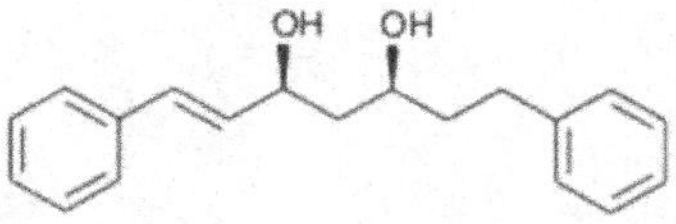

（3S,5S)-trans-3,5-Dihydroxy-1,7-diphenyl-1-heptene 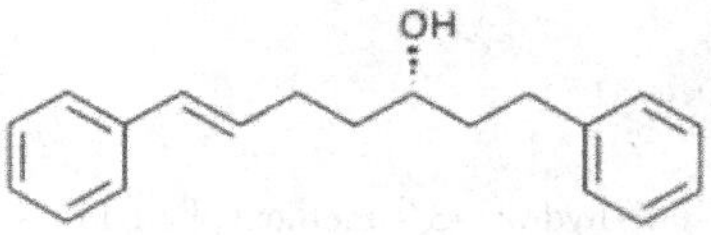   （S)-1,7-Diphenyl-6（E）-hepten-3-ol

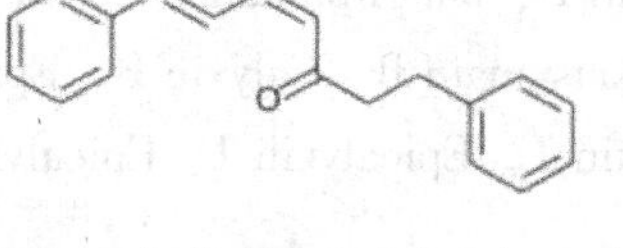

（E,E)-5-Hydroxy-1,7-diphenyl-4,6-heptadien-3-one 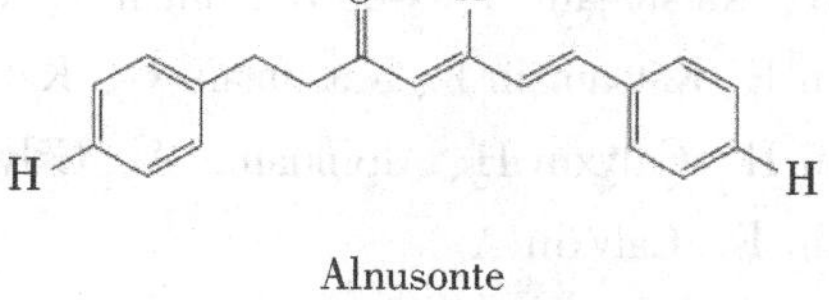   Alnusonte

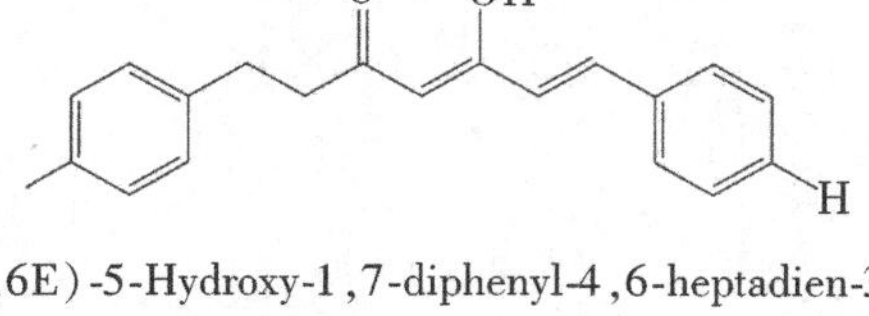

（4Z,6E)-5-Hydroxy-1,7-diphenyl-4,6-heptadien-3-one 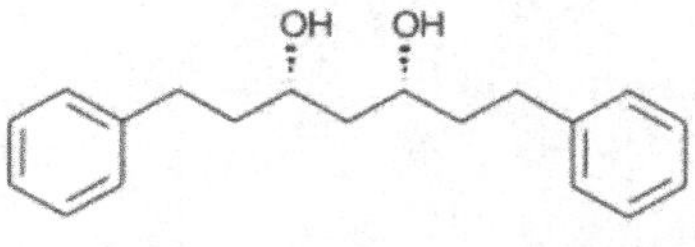   （3S,5R)-3,5-Dihydroxy-1,7-diphenyl-heptane

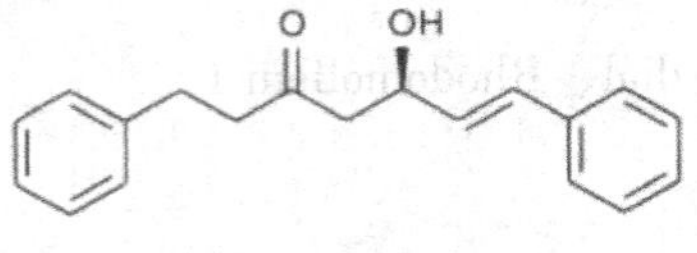

(5R,6E)-1,7-Diphenyl-5- hydroxyhept-6-en-3-one

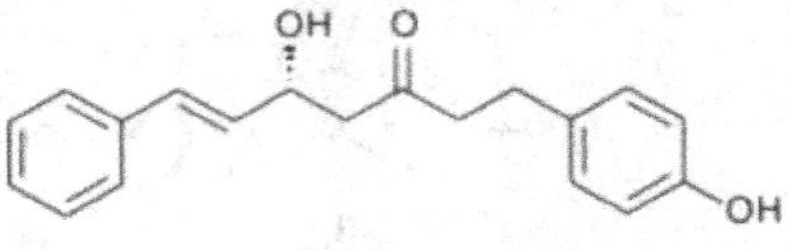

5-Hydroxy-1-(4'-hydroxyphenl)-7-phenyl-hepta-6-en-3-one

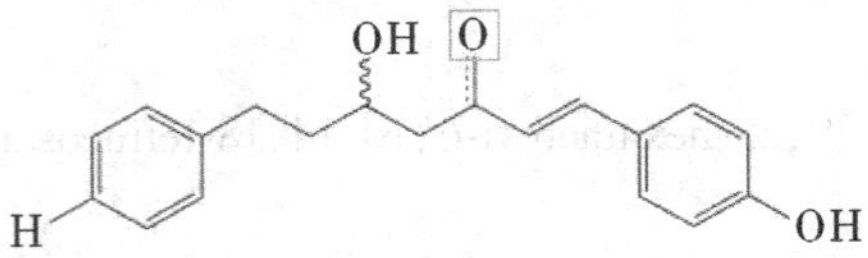

(－)-(R)-4″ Hydroxyyashabushiketol

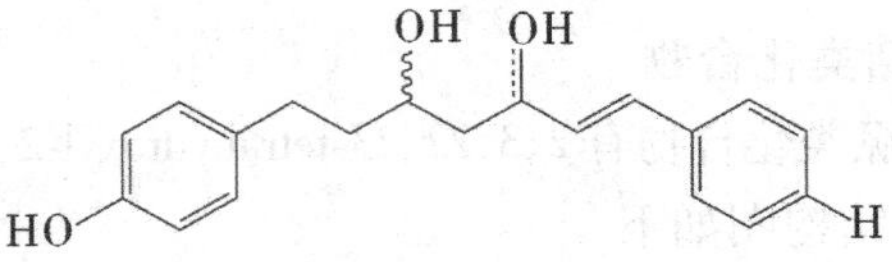

(3S,5S)-Alpinikatin

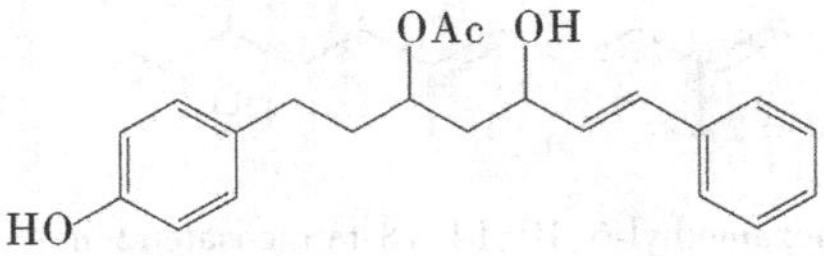

3-(Acetyloxy)alpinikatin

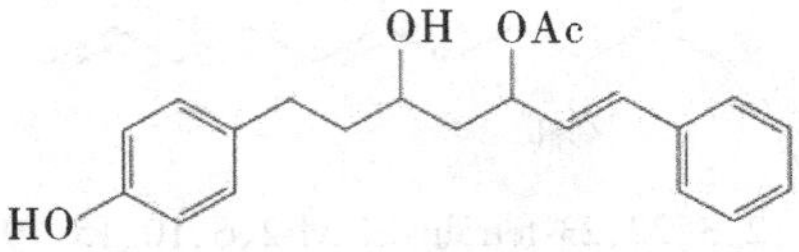

5-(Acetyloxy)alpinikatin

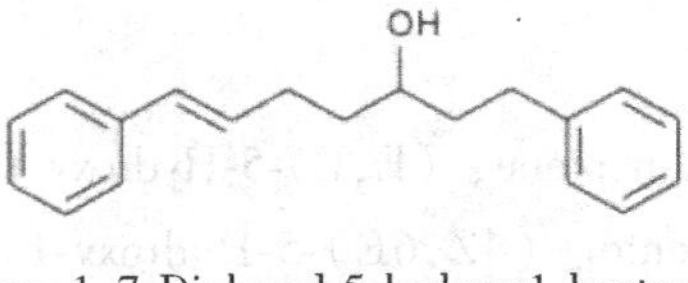

trans-1,7-Diphenyl-5-hydroxyl-heptene

2．环状二苯基庚烷类

该类化合物有 3,6-Furan-7-(4″-hydroxy-3″-methoxyphenyl)-1-phenylheptane。

化合物结构图如下：

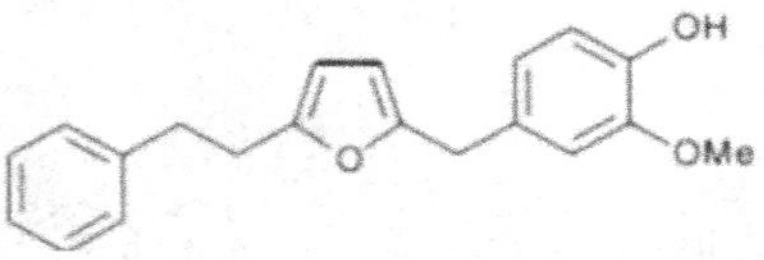

3,6-Furan-7-(4″-hydroxy-3″- methoxyphenyl)-1-phenylheptane

3．与黄酮偶联的二苯基庚烷类

该类化合物有 Calyxin N、Calyxin O、ent-Calyxin O、ent-Calyxin N、Calyxin P、9″-Epicalyxin P、Calyxin Q、Calyxin R、Katsumain C、7-eprKatsumain C、ent-Alpinnanin B、ent-Alpinnanin A、ent-Calyxin H、Katsumain D、Katsumain E、Katsumain F、Katsumain G、Katsumain A、Katsumain B、Calyxin B、Epicalyxin B、Alpinnanin B、Epicalyxin H、Calyxin H、Alpinnanin A、Calyxin I、Calyxin L、Epicalyxin I、Epicalyxin F、Calyxins F、6-Hydroxycalyxin F、Calyxin A。

部分化合物结构图如下：

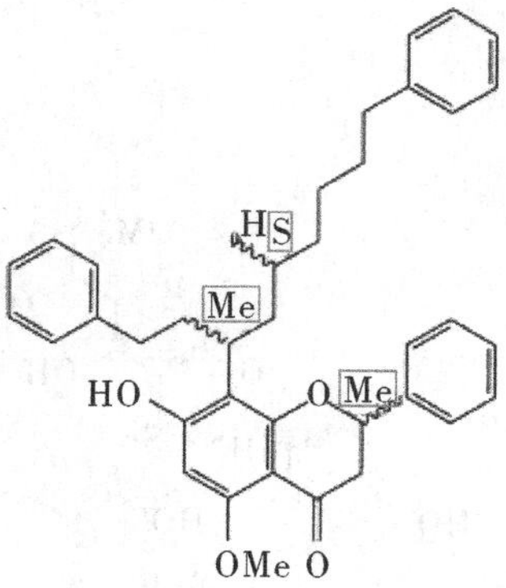

Calyxin N

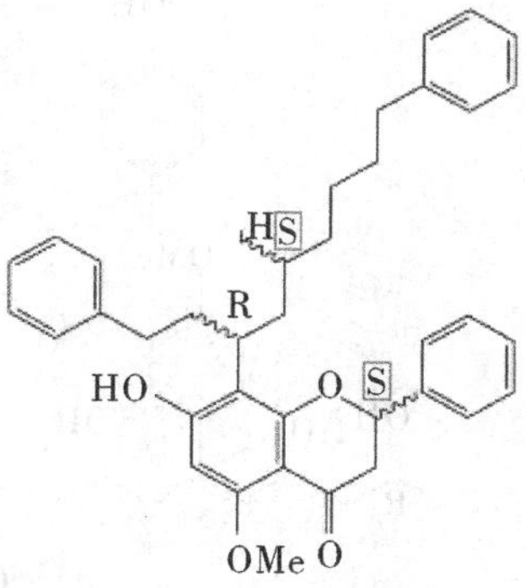

Calyxin O

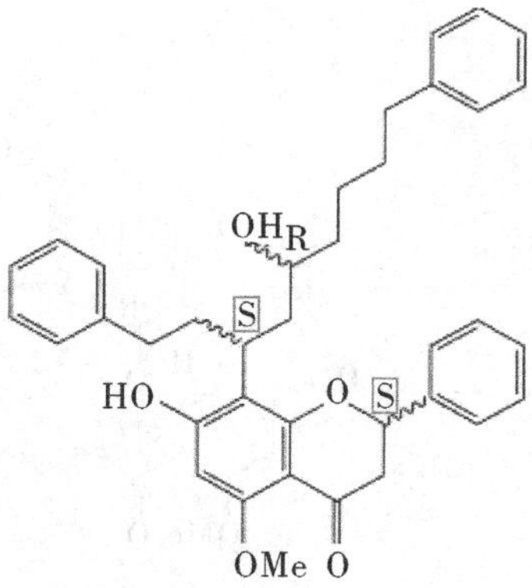

ent-Calyxin N

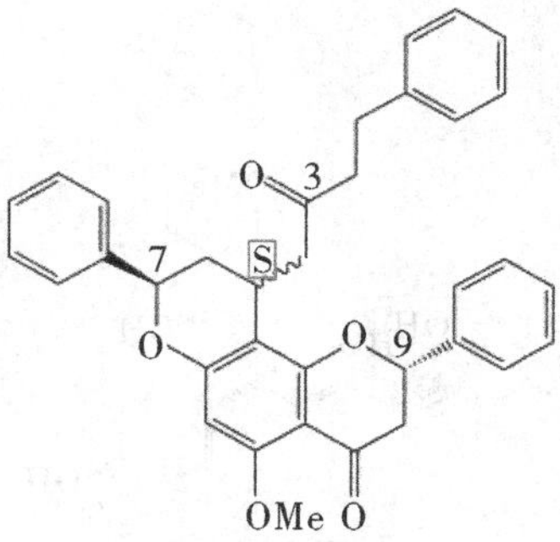

Calyxin Q

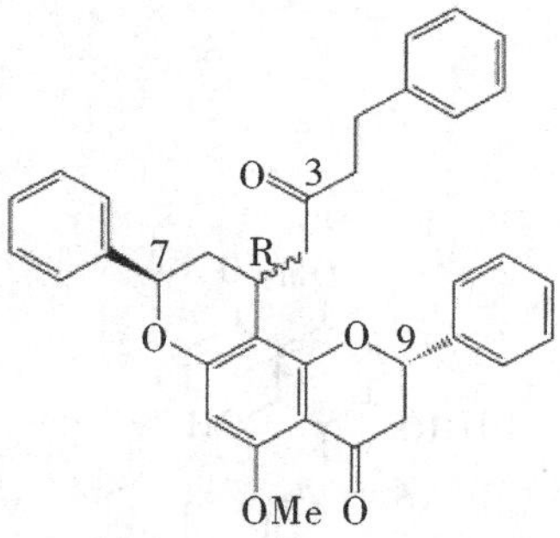

Calyxin R

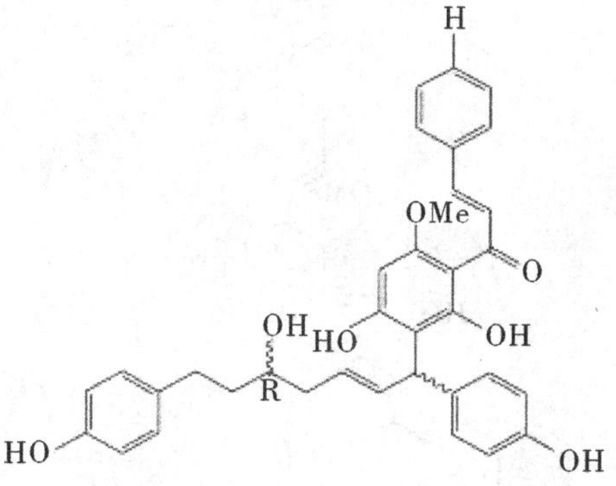

7-eprKatsumain C

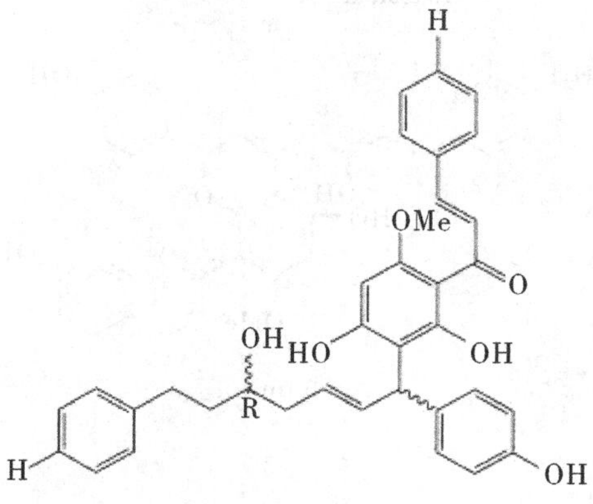

ent-Alpinnanin B

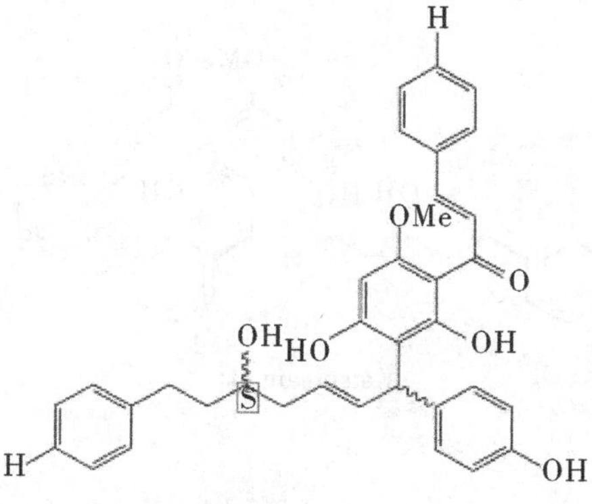

ent-Alpinnanin A

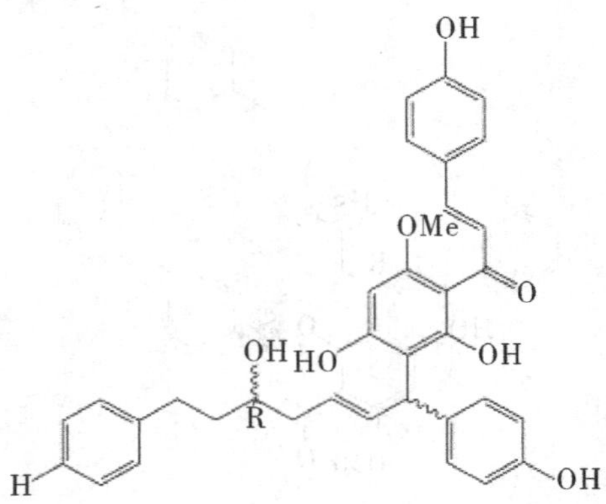

ent-Calyxin H

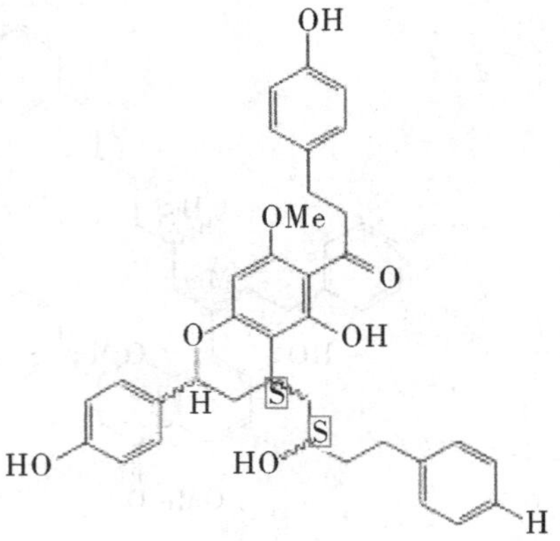

Katsumain G

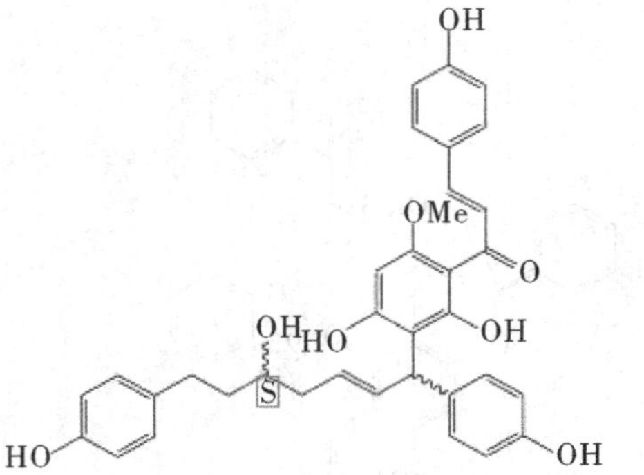

Calyxin B

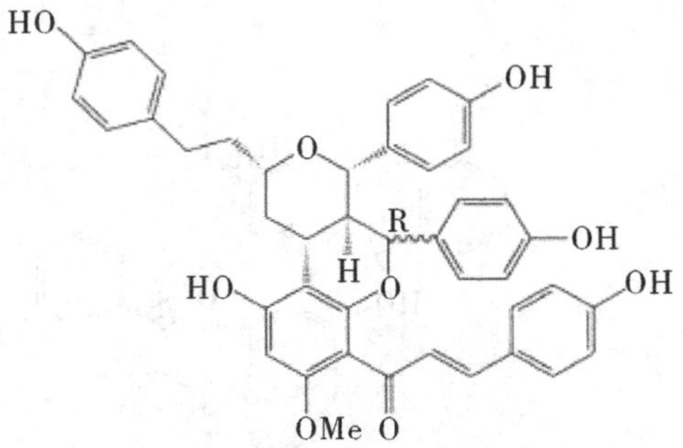

Calyxin I

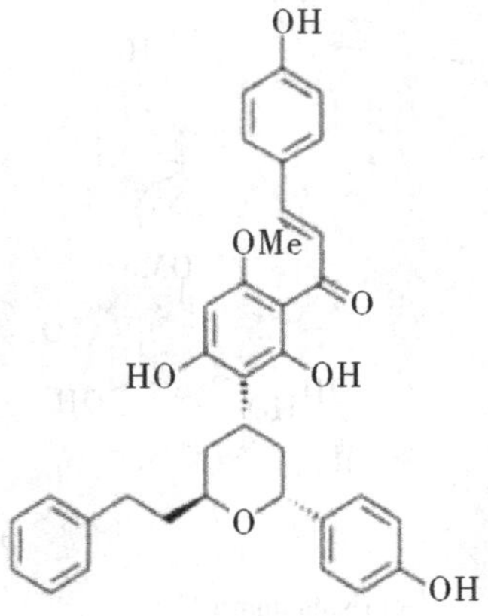

Katsumain D

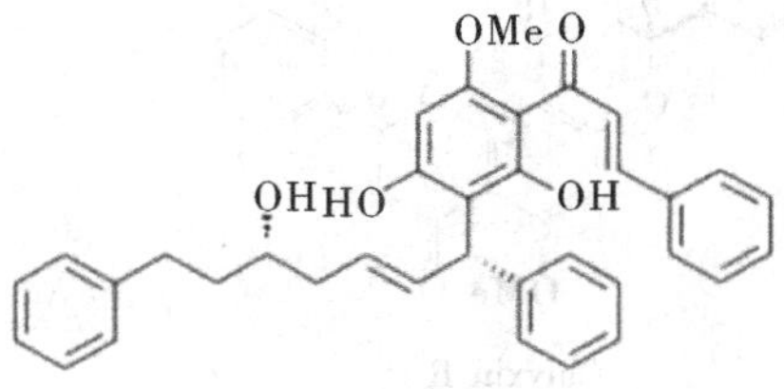

Katsumain A

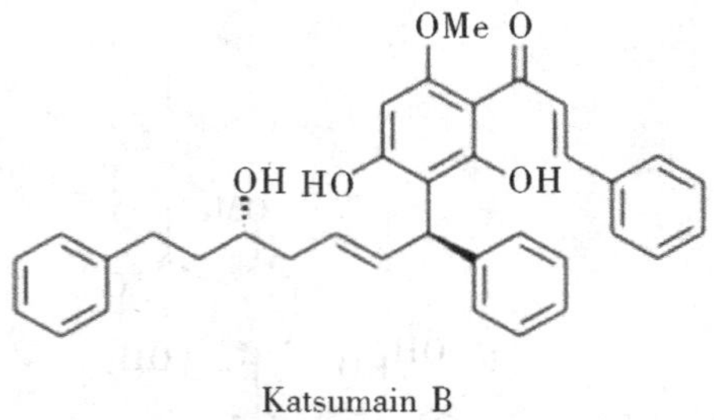

Katsumain B

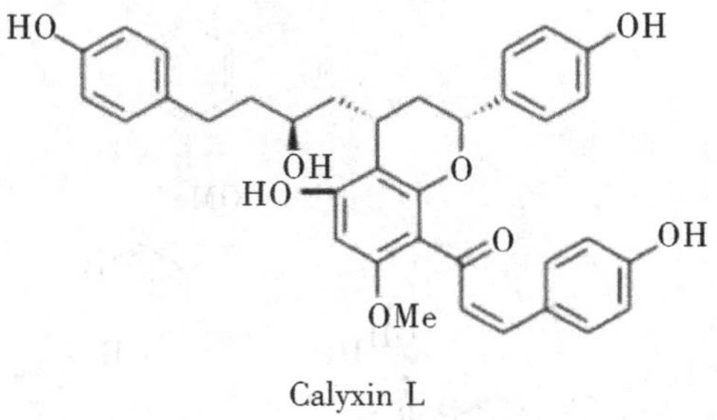

Calyxin L

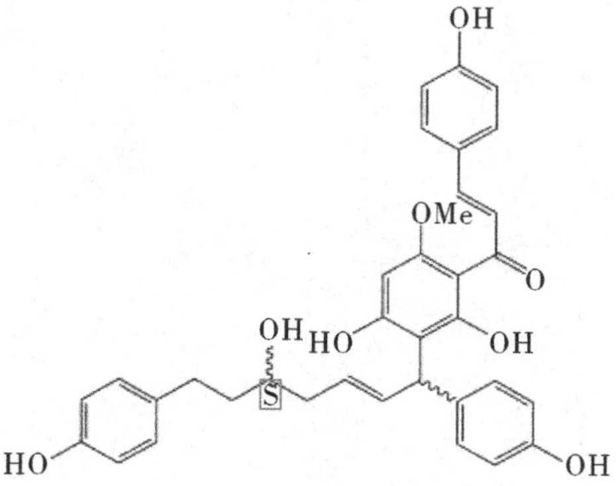

Epicalyxin B

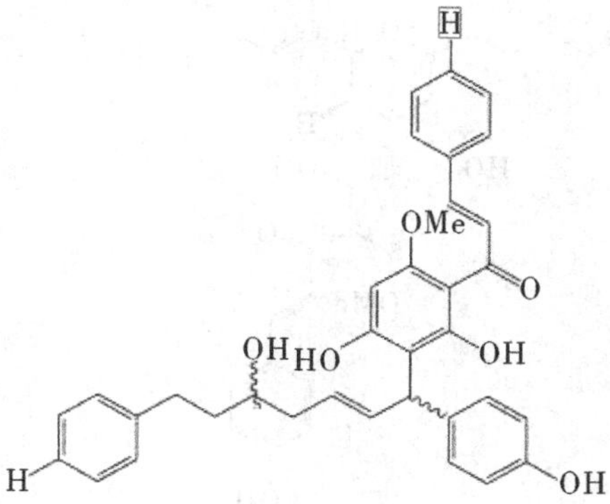

Alpinnanin B

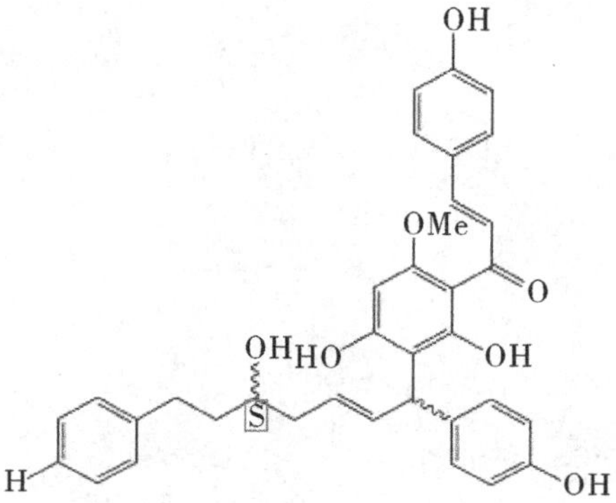

Epicalyxin H

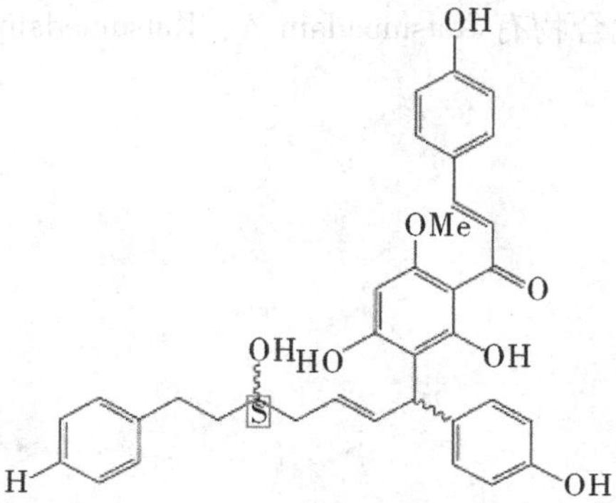

Calyxin H Alpinnanin A

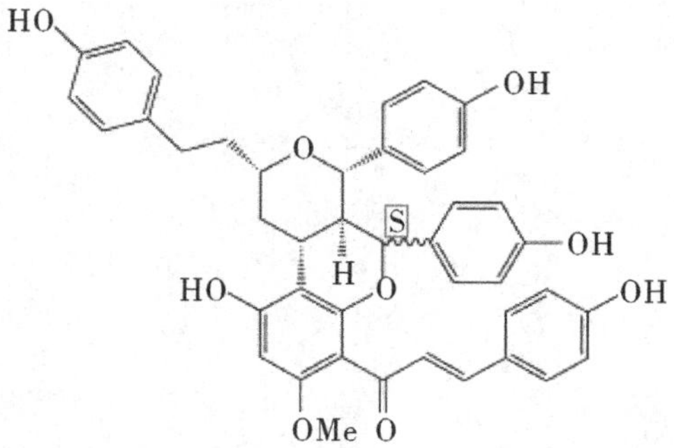

Epicalyxin I

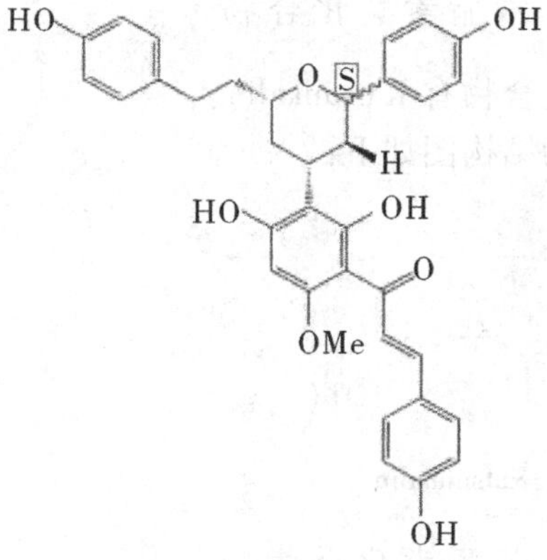

Epicalyxin F

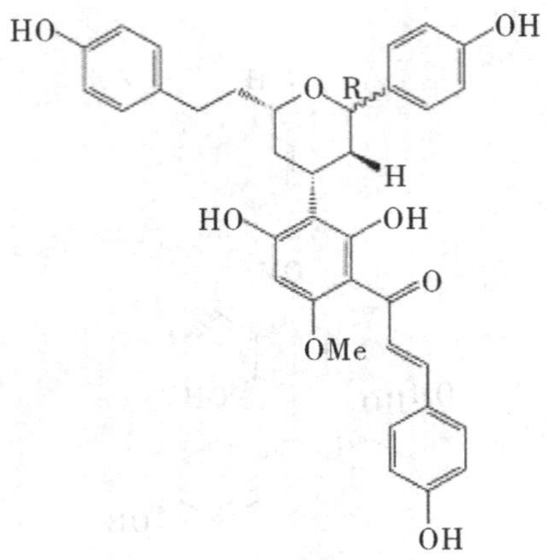

Calyxins F

4. 其他类型的二苯基庚烷

该类化合物有 Katsumadain A、Katsumadain B。

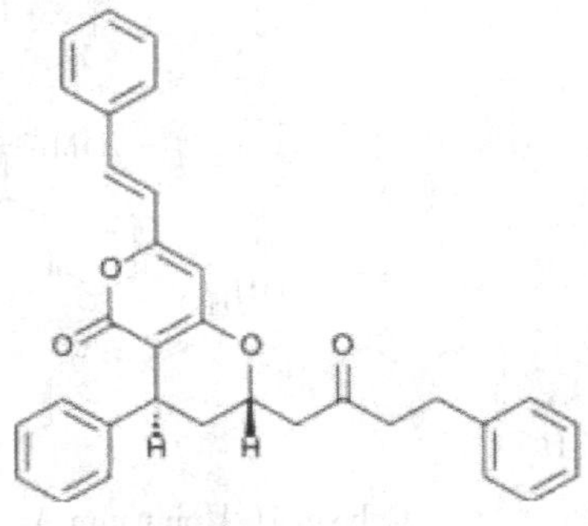

Katsumadain A

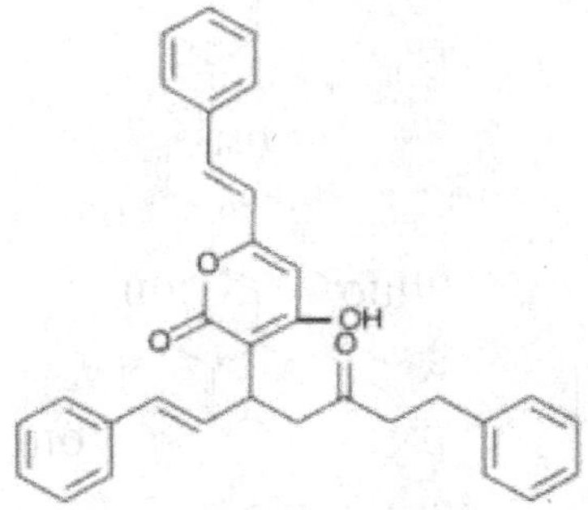

Katsumadain B

（四）木脂素类化合物

该类化合物有 Katsumadin。

化合物结构图如下：

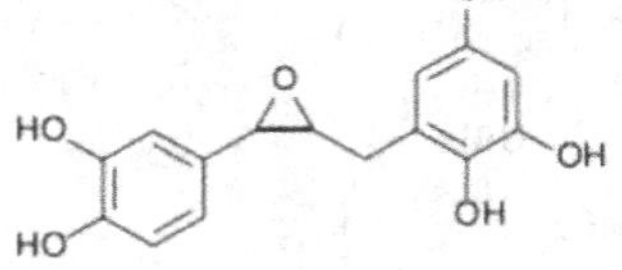

Katsumadin

（五）黄酮类化合物

1. 黄酮醇类

该类化合物有 3-Methoxykaempferol、Izalpinin、3-Methylethergalangin、Kumatakenin。

化合物结构图如下：

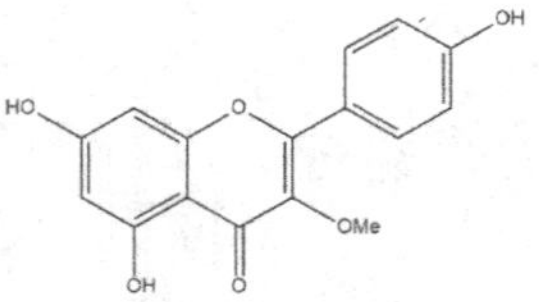

3-Methoxykaempferol

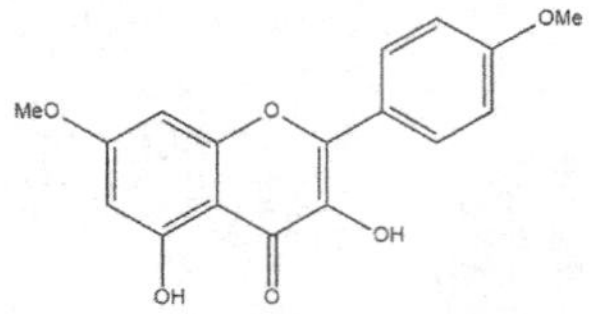

Izalpinin

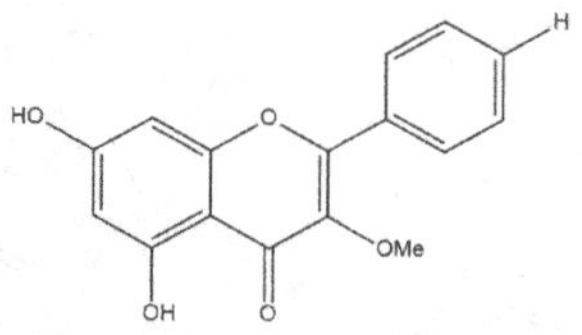

3-Methylethergalangin 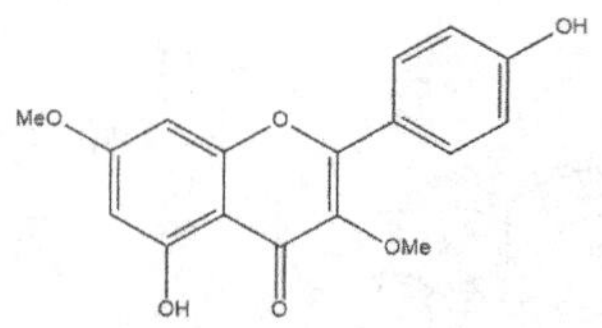   Kumatakenin

2. 二氢查尔酮类

该类化合物有 Uvangoletin。

化合物结构图如下：

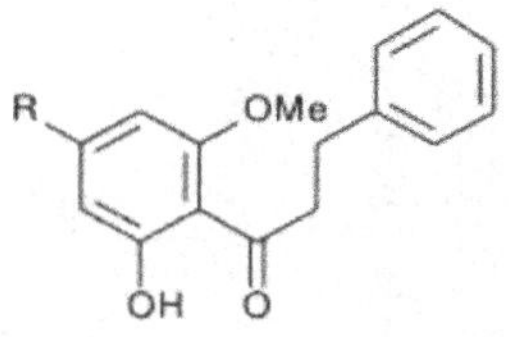

Uvangoletin

3. 查尔酮类

该类化合物有 Pinocembrin chalcone。

化合物结构图如下：

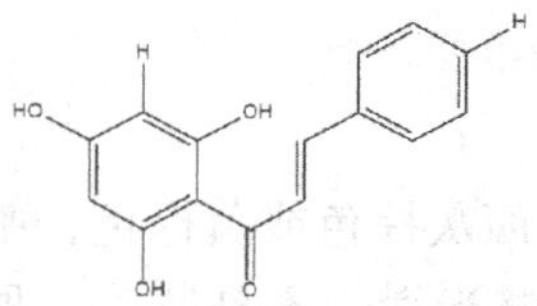

Pinocembrin chalcone

4. 黄酮苷类

该类化合物有 Quercetin-3-O-robinobioside、Galangoflavonoside、Quercetin 3-O-(2,6-di-O-rhamnopyra-nosylgalactopyranoside)、lsorhamnetin 3-O-(2,6-di-O-rhamnopyranosylgalactopyranoside)、Pinocembrin-3,7-di-β-D-glucoside、lsorhamnetin-3-O-β-D-galactosyl-(6→1)-a-L-rhamnoside。

化合物结构图如下：

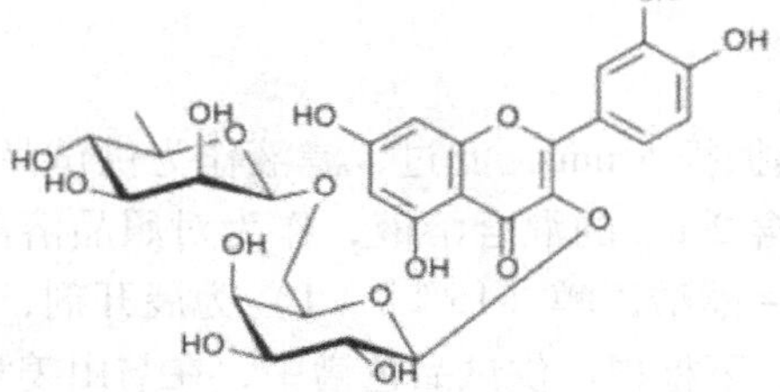

Quercetin-3-O-robinobioside 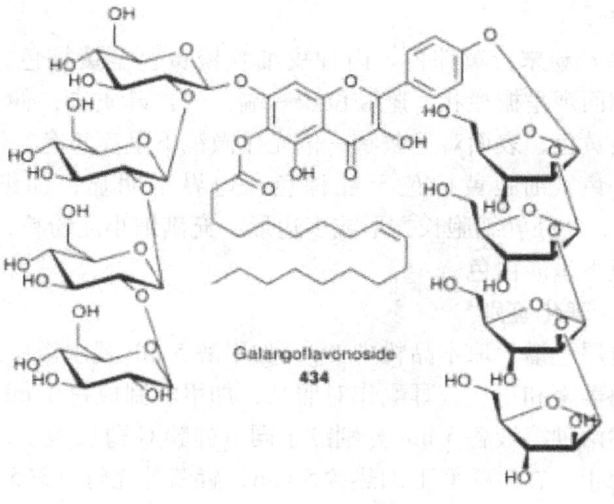   Galangoflavonoside

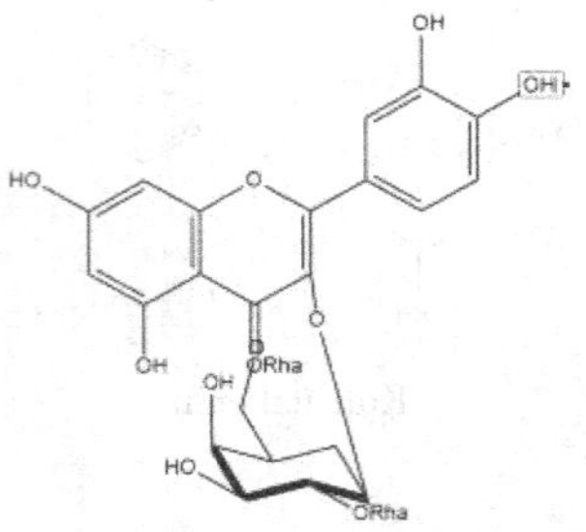

Quercetin-3-O-
（2,6-di-O-rhamnopyranosylgalactopyranoside）

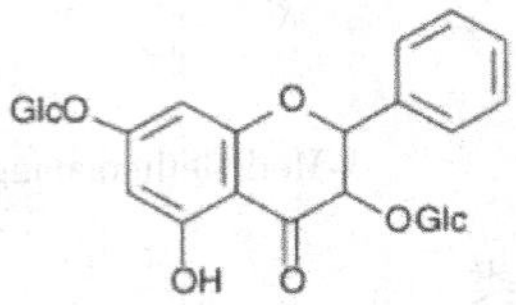

Pinocembrin-3,7-di-β-D-glucoside

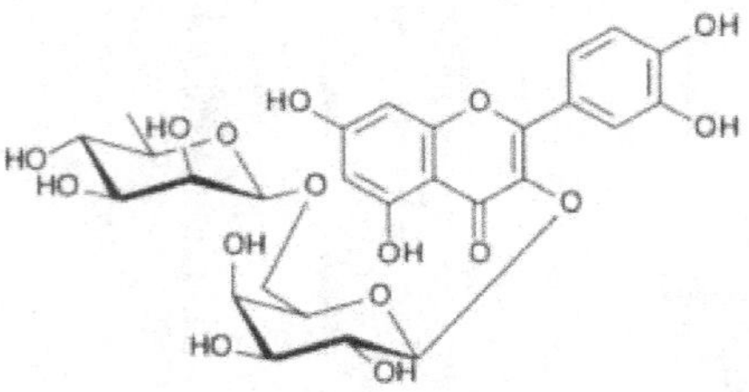

lsorhamnetin-3-O-β-D-galactosyl-（6→1）-a -L-rhamnoside

五、质量研究

（一）鉴别实验

1. 性状鉴别

种子团呈类球形或椭圆形，具较明显的 3 钝棱及 3 浅沟，长 1.53 cm，表面灰棕色或黄棕色，中间有黄白色的隔膜，将种子团分成 3 室，每室有种子 22～100 粒，密集成团，略光滑，不易散落。种子呈卵圆状多面体，长 3～5 mm，直径约 3 mm；外被淡棕色的膜质假种皮，背面稍隆起，合点约在中央；种脐为一凹点，在背侧面；种脊为一纵沟，经腹面而至合点；质坚硬，破开后可见灰白色种仁（胚乳）。气香，味辛辣。

2. 显微鉴别

（1）横切面：种皮表皮细胞类圆形，假种皮偶见。下皮由 1～3 列切向延长的细胞组成。色素层由数列细胞组成，细胞边界不明显，散有类圆形油细胞。内种皮由 1 列栅状厚壁细胞组成，内壁与侧壁极厚，胞腔小，含硅质块。外胚乳细胞充满细小的淀粉粒，有的含有小草酸钙方晶。内胚乳细胞含糊粉粒。

（2）粉末：黄棕色。内种皮细胞橙黄色至黄棕色，表面观呈多边形或类圆形，壁厚，内含硅质块；侧面观呈栅栏状，胞腔位于一端，内含硅质块；偏光显微镜下呈橙黄色或棕色。种皮表皮细胞无色或淡黄色，表面观呈条状；偏光显微镜下呈亮黄色。下皮细胞无色或淡黄色，下层常连有种皮表皮细胞。色素细胞黄棕色至红棕色，边界不明显；油细胞常散在于色素细胞，类圆形，直径 11～59 μm。外胚乳细胞长方形或多边形，充满细小淀粉粒，有的内含直径 1～13 μm 的草酸钙方晶；偏光显微镜下呈淡白色。

3. 理化鉴别

薄层色谱：取本品粉末 1 g，加甲醇 5 mL 置水浴中加热振摇 5 min，滤过，滤液作为供试品溶液。另取山姜素和小豆查耳酮作对照品，加甲醇制成每 1 mL 各含 2 mg 的混合溶液，作为对照品溶液。吸取上述两种溶液各 5 mL 分别点于同一硅胶 G 薄层板上，以－醋酸乙醇（15：4：1）为展开剂，展开，取出晾干，在 100 ℃下加热约 5 min，置紫外光灯（365 nm）下检视。供试品色谱中，在与山姜素对照品色谱相应的位置上显相同的浅蓝色荧光斑点；在与小豆查耳酮对照品色谱相应的位置上，显相同的棕褐色斑点。再喷以 5% 三氯化铁乙醇溶液，日光下检视。供试品色谱中，在与小豆蔻耳酮对照品色谱相应的位置上，显相同的褐色斑点。

4. 薄层鉴别

精密取制备的桉油精对照品溶液 1 μL 和制备的供试品溶液 2 μL 点于硅胶 GF254 高效预制薄层板上。点样条带宽为 7 mm，点样速度为 5 μL/min，展开剂分别是甲苯－乙酸乙酯（9：1）和甲苯－乙酸乙酯（20：1），在温度 4 ℃、相对湿度 18% 条件下二次展开，展距分别为 3 cm 和 8.5 cm，取出，挥干溶剂，在 5% 的香草醛硫酸溶液下显色，在 105 ℃ 于加热至斑点清晰并于日光下拍照。

（二）含量测定

按照挥发油测定法测定，本品含挥发油不得少于 1.0%（mL/g）。

六、防治消化系统疾病史记

（一）民间与史书记载

姜科植物草豆蔻的种子，始载于梁·陶弘景《名医别录》，列为上品。宋·卢多逊等《开宝本草》谓其"下气，止霍乱"。宋·苏颂的《本草图经》将《名医别录》中所载豆蔻称为草豆蔻，并记述其产地及形态为："生南海，今岭南皆有之。苗似芦，叶似山姜、杜若辈，根似高良姜，花作穗，嫩叶卷之而生。"

元·朱丹溪《本草衍义补遗》记载："草豆蔻性温，能散滞气，消膈上痰。若明知身受寒邪，日食寒物，胃脘作疼，方可温散，用之如鼓应桴；或湿痰郁结成病者，亦效。"明·倪朱谟《本草汇言》记载："草豆和中暖胃、消宿滞之药也，专主中膈不和，吞酸吐水，心疼肚痛，泄泻积冷，凡一切阴寒襄滞之病，悉主治也。其功用与白豆相同。白者入脾胃，复入肺经，行气而又有益气之妙。草者仅入脾胃二经，长于利气破滞而已。"清·黄宫绣《本草求真》记载："草豆，辛热香散，功与肉豆相似，但此辛热燥湿除寒，性兼有涩，不似肉豆涩性居多，能止大肠滑脱不休也。又功与草果相同，但此止逐风寒客在胃口之上，症见当心疼痛，不似草果辛热浮散，专治瘴病寒疟也。故凡湿郁成病，而见胃脘作痛，服之最为有效。"清·赵其光《本草求原》记载："辛散外寒，温淡而香，大温中土。味又先苦，故燥湿，凡寒冷食滞及寒痰湿郁而成病者宜之。无毒，主呕吐，健脾消食，冷气胀满，短气，泄泻，虚弱不食，痰饮积聚，嗫、霍乱烦渴及客寒侵而心胃腹痛、腰痛，著瘦瘕疯。"

（二）传统药对研究

常见的药对有草豆蔻配诃子、草豆蔻配甘草、草豆蔻配党参、草豆蔻配黄连、草豆蔻配半夏等。各药对的名称、药性配伍及配伍比例、药理作用见下表。

药对名称	药性配伍	配伍比例	药理作用
草豆蔻配诃子	两温配伍，草豆蔻、诃子均性温	1：2	治疗伤寒后气不和、自利无度
草豆蔻配甘草	平温配伍，草豆蔻性温、甘草性平	10：3	治疗胃痛不食、两胁刺痛、壅闷
草豆蔻配黄连	温寒配伍，草豆蔻性温、黄连性寒	—	治疗霍乱心烦渴、吐利之症
草豆蔻配半夏	两温配伍，草豆蔻、半夏均性温	—	治疗冷疾呕逆、胸膈不利之症
草豆蔻配党参	两温配伍，草豆蔻、党参均性温	—	治疗寒湿困脾、脾胃虚寒见脘腹冷痛、口泛清涎、恶心呕吐、大便溏薄、舌苔白腻等症

七、现代药理与机制研究

现代药理学研究表明，草豆蔻有健胃、抗胃溃疡、保护胃黏膜、促胃肠动力、止吐、抗氧化、抑制血小板聚集、抑菌、抑制肿瘤形成、抗炎、细胞保护等多种药理作用。具体如下：

（一）保护胃黏膜、抗胃溃疡作用

草豆蔻的挥发油对大鼠醋酸性胃溃疡具有良好的治疗效果，可以明显地降低胃蛋白酶活性以及胃液的总酸度，促进醋酸性胃溃疡的愈合。当胃黏膜受到损害时，大量的氧自由基会在酶系统以及非酶系统中产生，与胃黏膜中的多价不饱和脂肪酸结合导致脂质的过氧化损害，MDA 等脂质过氧化物随之产生。超氧化物歧化酶是清除氧自由基的主要酶，广泛存在于体内各组织中。研究发现，体内的过氧化物歧化酶会与脂质过氧化物（如 MDA）反应，产生的分解产物可以反映机体的抗氧化反应能力以及炎症反应情况。实验研究证明，草豆蔻的挥发油可以使得大鼠血清内的过氧化物歧化酶的活性明显升高，显著降低 MDA 的含量，因此草豆蔻治疗大鼠醋酸性胃溃疡的可能作用机制为清除大鼠体内的自由基。

（二）促胃肠动力作用

草豆蔻提取物具有显著地促进胃肠动力的作用。李海英等从胃肠动力与神经递质的影响关系初步说明草豆蔻促胃肠动力作用可能与血液和胃肠道 MTL、SP 含量的增加有关。

（三）镇吐作用

研究表明，双苯庚酮类化合物为草豆蔻中发挥镇吐止呕的有效成分。

（四）抑菌作用

研究表明，幽门螺杆菌为导致胃炎胃溃疡的主要原因，是胃十二指肠溃疡和慢性活动性胃炎的重要病原菌。研究发现，金黄色葡萄球菌的活性可以被草豆蔻的水提取物显著抑制。草豆蔻抑制幽门螺杆菌的活性成分是双苯庚酮类化合物反，反 – 1,7 – 二苯基 – 4,6 – 庚二烯 – 3 – 酮、二氢黄酮类化合物乔松素和山姜素及查尔酮类化合物豆蔻明。由于草豆蔻具有显著抑制幽门螺旋杆菌的活性，因此可以用于治疗胃部疾病。

（五）抗炎作用

草豆蔻抗炎的化学成分及作用机制研究主要集中在黄酮类化合物。研究表明，黄酮可抑制促炎性介质如肿瘤坏死因子 – α、IL-1β、iNOS 的上调，抑制 JNK、p38 MAPK 的活化，说明了草豆蔻的水提物对金黄色葡萄球菌等具有显著的抑菌活性。黄文哲等证明：豆蔻明、乔松素、反，反 – 1,7 – 二苯基 – 4,6 – 庚二烯 – 3 – 酮和山姜素对幽门螺杆菌有抑制作用。进一步研究表明：化合物豆蔻明能明显抑制 LPS 诱导的小鼠腹腔巨噬细胞产生 NO 和 PGE，有强烈的抗脓毒症作用。研究口服草豆蔻的作用，结果表明口服草豆蔻能显著提高败血症小鼠的存活率和平均动脉压，组织学检查和血清 ALT、AST 表明草豆蔻能治疗动物的肺和肝组织损伤及功能障碍。尽管草豆蔻缺乏直接抑菌或杀菌活性，但是它能增加腹膜细菌膜间隙和脓毒性小鼠的白细胞数量，显著降低血清炎性因子（TNF-α、IL-1β）水平，对鼠败血症有预防作用。

（六）抗肿瘤作用

黄酮类和萜类化合物为草豆蔻抗肿瘤的活性成分，其抗肿瘤的作用机制可能是：通过调节免疫系统、影响细胞有丝分裂 G_0/G_1 期、使得肿瘤细胞中的抗凋亡基因下调，将拮抗促调控基因蛋白的表达增加，诱导肿瘤细胞凋亡，抑制肿瘤细胞的增殖以及肿瘤细胞的侵袭与转移，最终使得肿瘤细胞凋亡，从而起到抗肿瘤的作用。

（七）抗氧化作用

草豆蔻的总黄酮具有较强的抗氧化作用，对羟自由基、脂质过氧化物、超氧阴离子自由基具有较强的清除能力，并且随着草豆蔻的浓度增加抗氧化能力也随之增加。实验研究表明，草豆蔻既可以提高血浆中的超氧化物歧化酶活性，还能降低 MDA 的含量；既能减少氧化剂的产生，又能够调节抗氧化的防御目标系统，维持细胞能量。

（八）其他作用

辛本茹等发现草豆蔻中黄酮（2R,3S)-pinobanksin-3-cinnamate 具有神经保护作用，作用机制可能是通过清除 PC12 细胞内 ROS 进行的。

八、草豆蔻方剂的临床应用

草豆蔻其气香、味辛、性温，归脾、胃经，具有燥湿行气、温中止呕之功效。临床用于寒湿中阻、脾胃气滞之脘腹胀满冷痛、恶心呕吐、泄泻等症。常与其他药物配伍使用。

厚朴温中汤由姜厚朴、陈皮、炙甘草、茯苓、木香、草豆蔻、干姜组成，功用行气除满、温中燥湿。该药主治脾胃寒湿气滞证。

加味枳术丸由麸炒白术、枳实、法半夏、神曲、炒苍术、炒莱菔子、草豆蔻、黄连片、葛花、泽泻组成，功用健脾消积。该药主治痰积、食积、酒积、茶积之腹痛、脉沉数滑者。

阿魏丸由高良姜（东壁土炒）八两、黑牵牛八两、蓬术四两、赤豆四两、砂仁四两、三棱一两、青皮一两、陈皮一两、干姜一两、草豆蔻一两、槟榔一两、肉桂一两、真阿魏五钱组成，醋调神曲糊炮制为丸。该药主治男妇肠胃内外或食积、血积成块、虫积久聚，经络肌理之间，寒痰湿气留滞不通，久则成痞块，症痕。

八宝瑞生丹由当归 78 g，茯苓、草果各 67.5 g，元胡 108 g，干姜 45 g，草豆蔻 75 g，良姜 67.5 g，郁金、肉桂各 45 g，山楂 108 g，香附 90 g，神曲 75 g，紫蔻、炙甘草各 30 g 组成，共碾细面，炼蜜炮制为丸，每丸 6 g。该药主治开郁健胃，也治心胃疼痛、胸闷腹胀、吞酸呕吐、消化不良、气逆不舒、胸胁攻痛。

八神汤由神曲、甘草各三两，生姜六两，胡椒二分，草豆蔻 2 个（大者，面裹，烧黄熟），丁香二钱组成，炮制上除了丁香、胡椒外，将其他六味合杵成粗滓，带润淹 1 宿，焙干。该药主治辟除雾露山岚之气、消饮食、温脾益胃、消酒化食、胸膈痞闷、呕吐恶心。

半夏丸由半夏二两（汤洗 7 遍去滑）、干姜一两（炮裂，锉）、白矾一两（烧令汁尽）、草豆蔻一两（去皮）组成，上为末，以生姜汁煮面糊炮制为丸，如梧桐子大。该药主治痰结实不消、见食欲呕。

九、产品开发与利用研究

草豆蔻除了药用之外，还用于调味香料精油、挥发油等。

保鲜作用：草豆蔻精油香蕉保鲜剂是由草豆蔻精油、吐温 80 和无水乙醇混合制备而得的草豆蔻精油微乳液。该香蕉保鲜剂对香蕉炭疽病菌具有良好的抑制作用，对香蕉炭疽病的防治有效毕达到 88%以上，并能够达到对香蕉果实采摘后的绿色安全保鲜处理效果，实现在保鲜过程中有效抑制香蕉炭疽病的真菌性病害和维持香蕉果实采后品质。

祛痘修护作用：由草豆蔻提取液 0.1~4 份、多元醇 1~10 份、保湿剂 1~10 份、增稠剂 0.1~1 份、螯合剂 0.02~0.1 份、pH 调节剂 0.1~1 份、祛痘修复剂 0.5~10 份、皮肤调理剂 0.3~8 份、防腐剂 0.1~1 份、去离子水加量至 100 份组成。本发明的草豆蔻祛痘修护原液通过添加草豆蔻果提取物、齿叶乳香树脂提取物、积雪草提取物、金钗石斛茎提取物、野大豆蛋白、鱼腥草提取物、己脒定二（羟乙基磺酸）盐等多种植物草本祛痘精华，可在有效抑制皮脂过度分泌、打开阻塞毛孔、杀灭痤疮杆菌、消除炎症的同时，修复受损肌肤，使肌肤重获健康自然的光滑状态。

参考文献

[1] 曾志，符林，叶雪宁，等. 白豆蔻、红豆蔻、草豆蔻和肉豆蔻挥发油成分的比较 [J]. 应用化学，2012，29（11）：1316 – 1323.

[2] 王萍，石海莲，吴晓俊. 中药草豆蔻抗肿瘤化学成分和作用机制研究进展 [J]. 中国药理学与毒理学杂志，2017，31（9）：880 – 888.

[3] 谢鹏，秦华珍，谭喜梅，等. 草豆蔻化学成分和药理作用研究进展 [J]. 辽宁中医药大学学报，2017，19（3）：60 – 63.

[4] 郇志博，褚祚晨，薛书敏，等. 一种草豆蔻精油香蕉保鲜剂及保鲜方法 [P]. 海南省：CN114903080A，2022 – 08 – 16.

[5] 解勇，朱玉文，廖春燕，等. 一种含草豆蔻提取物的祛痘修护原液及其制备方法 [P]. 广东省：CN109330959A，2019 – 02 – 15.

阳　春　砂

一、基源

该药物来源于豆蔻属植物阳春砂（*Amomun villosum* Lour.），传统以其干燥成熟的果实入药。

二、植物形态特征与分布

形态特征：卵圆形或椭圆形，三棱不明显，长 1.5～2 cm，直径 1～1.5 cm。表面棕褐色，具密生刺状突起，顶端具花被残基，基部常具果柄。果皮比较薄、比较软。种子结集成团，有三钝棱，中间有白色隔膜，每瓣种子有 5～26 粒，将种子团分成 3 瓣。种子为不规则多面体，直径 2～3 mm，表面棕红色或暗褐色，有细皱纹；外表被淡褐色膜质假种皮覆盖，质地较硬，胚乳呈灰白色。气香而浓，味辛，微苦。

生长环境与分布：多生于山地阴湿之处。一般分布于福建、广东、广西和云南等省区。

三、传统习用

阳春砂为常用中药，性温，味辛。其具有化湿开胃、温脾止泻、理气安胎等功效。用于治疗湿浊中阻、脾胃虚寒、食积不消、脘痞不饥、呕吐泄泻、妊娠恶阻、胎动不安。

（1）用于治疗脾虚食欲不振、腹痛泄泻、咳嗽多痰。砂仁、木香、陈皮、甘草各一钱，法半夏、党参、白术、茯苓各二钱，水煎服。（《民方一》）

（2）用于治疗胃腹胀痛、食积不化。砂仁一钱半，木香一钱，枳实二钱，白术三钱，水煎服。（《民方二》）

（3）用于治疗脘腹气滞胀痛、消化不良，加强行气止痛之功。与木香同用，治气病尤速。（《本草汇方》）

（4）"醒脾调胃，快气调中，则于腹痛痞胀有功"。（《本草求真》）

（5）用于安胎，常与补益药同用，可使之补而不滞，兼能"安气滞之胎"。（《本草正》）

四、化学成分

（一）挥发性成分

目前阳春砂的化学成分主要分为挥发性成分以及非挥发性成分，其中砂仁所含的挥发性成分较多，为其主要成分。目前已从阳春砂仁的果壳以及种子中鉴定出来 138 种挥发性成分，其挥发油成分主要有 7 种，分别是 α-柯巴烯、α-蒎烯、β-蒎烯、莰烯、龙脑、樟脑及乙酸龙脑酯，其中樟脑为其挥发性成分中的主要成分。2010 年版《中国药典》一部规定：阳春砂种子团含挥发油不得少于 3.0%（mL/g）。

（二）黄酮类化合物

黄酮具有抑菌、抗肿瘤等活性，是阳春砂仁中的非挥发性成分。孙兰等人首次将槲皮苷和异槲皮苷两种黄酮类化合物从阳春砂仁水溶物中分离出。

黄酮类化合物有槲皮素（Quercetin）、槲皮苷（Quercitrin）、异槲皮苷（Isoquercitrin）、异鼠李素 – 3 – O – 葡萄糖苷、3,5,7 – 三羟基 – 4′ – 甲氧基黄酮（3,5,7-trihydroxy-4′-methoxyflavone）、3,5 – 二羟基 – 7,4′ – 二甲氧基黄酮（3,5-dihydroxy-7,4′-dimethoxyflavone）、3,5,3′ – 三羟基 – 7,4′ – 二甲氧基黄酮（3,5,3′-trihydroxy-7,4′-dimethoxyflavone）、山姜素（Alpinetin）。

化合物结构图如下：

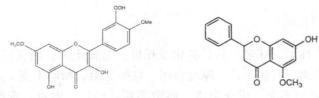

Quercetin　　　　Quercitrin　　　　Isoquercitrin

异鼠李素 – 3 – O – 葡萄糖苷　　3,5,7-trihydroxy-4′-methoxyflavone　　3,5-dihydroxy-7,4′-dimethoxyflavone

3,5,3′-trihydroxy-7,4′-dimethoxyflavone　　Alpinetin

（三）酚酸类化合物

目前从阳春砂仁中分离出了 11 个酚酸类化合物，分别是香草酸（Vanillicacid）、香草酸 1 – O – 葡萄糖苷（Vanilli-cacid-1-β-D-glucopyranosylester）、原儿茶酸（Pro-tocatechuicacid）、对羟基苯甲酸（p-hydroxybenzoic acid）、4 – 羟基 – 3 – 乙氧基苯甲酸（4-hydroxy-3-ethoxybenzoic acid）、对羟基桂皮 [（E）-p-hydroxycinnamic acid]、对甲氧基桂皮酸 [（E）-p-carboxycinnamic acid]、3,3′,4,4′, – 四羟基联苯（3,3′,4,4′-tetrahydroxybihenyl）、虎杖苷（Piceid）、benzyl-β-D-glucopyranoside。

化合物结构图如下：

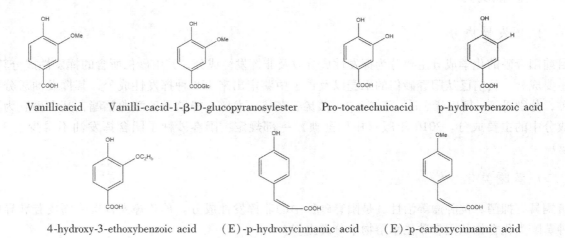

Vanillicacid　　Vanilli-cacid-1-β-D-glucopyranosylester　　Pro-tocatechuicacid　　p-hydroxybenzoic acid

4-hydroxy-3-ethoxybenzoic acid　　（E）-p-hydroxycinnamic acid　　（E）-p-carboxycinnamic acid

3,3′,4,4′-tetrahydroxybihenyl   Piceid   benzyl-β-D-glucopyranoside

（四）香豆素类化合物

香豆素类化合物有砂仁香豆素（Amomicoumarin）、叶枝杉香豆素（Phyllocoumarin）、砂仁脂素（Amomumnin）。

Amomicoumarin   Phyllocoumarin   Amomumnin

（五）二苯基庚烷类成分

二苯基庚烷类化合物有 3,5-diacetoxy-1,7-bis（3,4-dihydroxyphenyl）heptane、3,5-hydroxy-1,7-bis（4-hydroxyphenyl）heptane、3,5-dihydroxy-1-（3,4-dihydroxyphenyl）-7-（4-hydroxyphenyl）heptane、3,5-dihydroxy-1-（3,4-dihydroxyphenyl）-7-（4-hydroxy-3-methoxyphenyl）heptane、1,7-bis（4-hydroxyphenyl）-5-hepten-3-one、1-（3,4-dihydroxyphenyl）-7-（4-hydroxyphenyl）-5-hepten-3-one、1,7-bis（4-hydroxyphenyl）-3-heptanone、1,5-epoxy-1-（3,4-dihydroxyphenyl）-7-（4-hydroxyphenyl）heptane。

化合物结构图如下：

3,5-diacetoxy-1,7-bis（3,4-dinhydroxyphenyl）heptane   3,5-hydroxy-1,7-bis（4-hydroxyphenyl）heptane

3,5-dihydroxy-1-（3,4-dinhydroxyphenyl）-7-（4-hydroxyphenyl）heptane

3,5-dihydroxy-1-（3,4-dihydroxyphenyl）-7-（4-hydroxy-3-methoxyphenyl）heptane

1,7-bis（4-hydroxyphenyl）-5-hepten-3-one   1-（3,4-dinhydroxyphenyl）-7-（4-hydroxyphenyl）-5-hepten-3-one

1,7-bis（4-hydroxyphenyl）-3-heptenone　　　1,5-epoxy-1-（3,4-dihydroxyphenyl）-7-（4-hydroxyphenyl）heptane

（六）其他类化合物

单萜糖苷类：（1R,2S,4R,7S）-vicodiol-9-O-β-D-glucopyranoside、（1R,2R,4S,6R）-bomane-2,6-dio-2-O-β-D-glucopyranoside、（1R,2S,4S,5R）-angelicoidenol-2-O-β-D-glucopyranoside、（1R,2R,4S,6R）-bomane-2,6-diol-2-O-β-D-glucopyranoside、（1S,4S,6S）-6-hydroxycamphor β-D-glucopyranoside、（1S,4S,6S）-6-hydroxycamphor-β-D-glucopyranoside。芳香族化合物的糖苷类：vanillic acid-β-D-glucopyranosyl ester、benzyl β-D-glucopyranoside。正辛醇四醇化合物：（2S,7S）-（－）-octane-1,2,7,8-tetrol、腺苷（Adenosine）。甾体及其苷类：β-谷甾醇、豆甾醇、麦角甾醇、β-胡萝卜苷、硬脂酸、棕榈酸、醋酸、L-乳酸、苹果酸、香草酸、棕榈酸、硬脂酸等有机酸。无机元素如 Zn、Mn、Co、Ni、Cu、Fe、B、P 等。

部分化合物结构图如下：

（1R,2S,4R,7S）-vicodiol 9-O-β-D-glucopyranoside　　（1R,2R,4S,6R）-bomane-2,6-dio-2-O-β-D-glucopyranoside

（1R,2S,4S,5R）-
angelicoidenol-2-O-β-D-glucopyranoside

（1R,2R,4S,6R）-
bomane-2,6-diol-2-O-β-D-glucopyranoside

（1S,4S,6S）-6-hydroxycamphor-β-D-glucopyranoside　　（1S,4S,6S）-6-hydroxycamphor-β-D-glucopyranoside

vanillic acid-β-D-glucopyranosyl ester　　benzyl-β-D-glucopyranoside

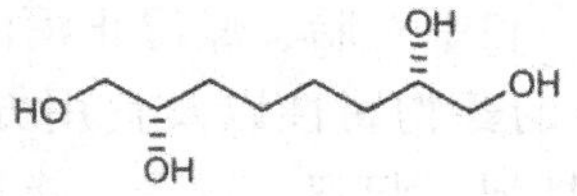

(2S,7S)-(﹣)-octane-1,2,7,8-tetrol 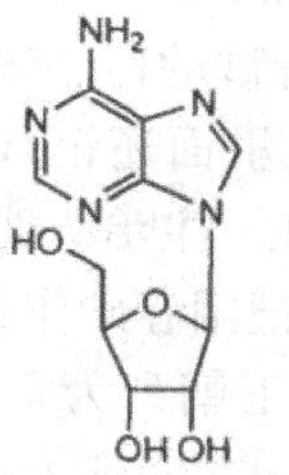   Adenosine

五、质量研究

鉴别实验

1. 性状鉴别

果实椭圆形或卵圆形，三棱不明显，长 1.5～2 cm，直径 1.5～1.5 cm；表面棕褐色，密生刺状突起，花被残基位于顶端，果梗常位于基部；果皮比较薄、比较软。籽团 3 瓣，每瓣有 6～15 粒的籽。种子呈不规则多面形，直径 2～3 mm；表面棕红色或暗褐色，外覆膜质，上覆膜；质地较硬，胚乳呈灰白色。香气浓郁，口感辛凉，略带苦涩感。

2. 显微鉴别

阳春砂种子横切面：假种皮有时会残留下来。种皮表皮细胞 1 列，呈放射状延长，壁略厚；皮细胞下列 1 列，内含褐色或红褐色物体。油细胞层长 76～106 μm，宽 16～25 μm，含黄色油滴，为 1 列油细胞。色素层为多角形、排列不规则的数列棕色细胞。内种皮为黄褐色、内壁和侧壁极厚的 1 列栅状厚壁细胞，细胞较小，内含硅质块状物。外胚乳细胞中含有淀粉粒，也有少量细小的草酸钙晶体。内胚乳细胞内含有细微的糊粉粒和脂肪粒。粉质为灰褐色。内种皮厚壁细胞呈红褐色或黄褐色，表面呈多角形，壁厚且不木质；胞腔内含硅质块，断面观为内壁和侧壁极厚、胞腔偏外侧、内含硅质块的 1 列栅状细胞。种皮表皮细胞淡黄色，表面呈长条状，常垂直排列于上下层的下皮细胞；下皮细胞内含有褐色或红褐色的物质。色素层细胞皱缩，界限不明确，含有红褐色或暗褐色的物质。外胚乳细胞呈类长方形或不规则形，内充满由微小淀粉粒聚集而成的淀粉团，部分包埋着细小的草酸钙方晶。内胚乳细胞内含有细微的糊粉粒和脂肪粒。油细胞无色、壁薄，偶有油滴散生。

3. 理化鉴别

取"含量测定"项下的挥发油，加乙醇制成每 1 ml 含 20 μL 的溶液，作为供试品溶液。另取醋酸龙脑酯对照品，加乙醇制成每 1 mL 含 10 μL 的溶液，作为对照品溶液。照薄层色谱法试验，吸取上述两种溶液各 1 μL，分别点于同一硅胶 G 薄层板上，以环己烷－醋酸乙酯（22：1）为展开剂，展开，取出，晾干，喷以 5% 香草醛硫酸溶液，加热至斑点显色清晰。供试品色谱中，在与对照品色谱相应的位置上，显相同的紫红色斑点。

4. 薄层鉴别

砂仁的薄层鉴别成分为乙酸龙脑酯、桉叶油醇和龙脑，展开剂为乙酸乙酯：甲苯 =7：93，显色剂为 5% 的茴香醛溶液。

六、防治消化系统疾病史记

（一）民间与史书记载

阳春砂在我国已有 1300 多年的历史。阳春砂早在唐代时就有记载，其原名为缩沙蜜，出自波斯国，味苦、辛，其功在化湿开胃、温脾止泻、理气止痛。

唐·甄权的《药性论》中首次提及了阳春砂仁。据该书记载："缩砂蜜出波斯（今伊朗），味苦辛。"阳春砂的产地与来源在唐代李珣的《海药本草》中云："缩砂蜜，生西海及西戎诸地。味辛，平，咸。"此处论述了阳春砂的性、味。

唐·甄权《药性论》里面还记载说，砂仁"主冷气腹痛，止休息气痢劳损，消化水谷，温暖脾胃"，论述了阳春砂的功能、主治。明代万历年间的《药鉴》中将春砂仁称为安胎之妙品，后世的各类医药方书中均有记载，把阳春砂作为健胃行气、和中安胎、燥湿止泻的要药。阳春砂作为一种优良的道地药材，被历代封建王朝列为贡品。阳春砂的药物属性以及食用方式在明代李时珍的《本草纲目》中做了明确的说明，其描述阳春砂：味辛、性温，归脾、胃经，能化湿开胃、温脾止泻、理气安胎，用于脾胃虚寒、食积不消、呕吐泄泻、妊娠恶阻、胎动不安。

关于阳春砂的用法也比较全面，例如阳春砂配木香："两药均是芳香，辛散温通之品，功效相同，皆有治疗脾胃气滞，食积不化之功。但阳春砂偏于醒脾和胃，木香偏于调中宣滞，两药配用，治疗脘腹气滞胀痛，消化不良，加强行气止痛之功。"正如清·郭佩兰《本草汇方》记载："与木香同用，治气病尤速。"

（二）传统药对研究

常见的药对有阳春砂配白豆蔻、阳春砂配厚朴等。各药对的名称、药性配伍及配伍比例、药理作用见下表。

药对名称	药性配伍	配伍比例	药理作用
阳春砂配白豆蔻	两温配伍，阳春砂、白豆蔻均性温	1 : 1	化湿醒脾、行气止痛
阳春砂配厚朴	两温配伍，阳春砂、厚朴均性温	1 : 2	行气除胀

七、现代药理与机制研究

（一）抗胃溃疡作用

砂仁的挥发油成分可发挥对抗胃肠黏膜攻击因子的作用，产生胃肠保护作用。通过结扎大鼠幽门以及收集大鼠分泌的胃液，结果证明砂仁挥发油在抑制胃酸、胃液、胃泌素的分泌，以及胃蛋白酶的活性等具有良好的作用，因此对胃黏膜具有一定的保护作用。进一步的研究发现，给大鼠喂食 137 mg/kg 的砂仁挥发油可以降低溃疡大鼠胃黏膜的高水平血小板活化因子（platelet activating factor，PAF）的表达，从而阻止胃溃疡的发生。阳春砂中的挥发油可以提高由于被幽门结扎性胃损伤导致胃黏膜前列腺素 E2 的分泌的下调和 VIP 的表达。有学者采用 ELISA 法研究了海南砂醇提物对大鼠醋酸性慢性胃溃疡的保护作用。结果表明，醇提物高、低剂量组和胃溃疡模型组大鼠比较，大鼠胃酸、胃蛋白酶的分泌可以被显著抑制，通过给大鼠灌喂海南砂醇提物 1.25 g/kg，从而起到了对胃黏膜的保护作用。

（二）对胃肠动力的影响

阳春砂仁通过促进胃排空以及促进胃蠕动两个方面影响胃肠动力。根据不同浓度的阳春砂仁对健康小鼠胃肠运动的结果可以发现，阳春砂仁对健康小鼠的胃排空具有双向调节作用，即低浓度促进、高浓度抑制，其主要作用机制可能是阳春砂仁可以促进胃动素（MTL）以及 P 物质（SP）的释放。取豚鼠、大鼠或兔小肠的一段置于台式液浴槽内，使用记录仪记录小肠的活动变化，观察药液对小肠自发活动的影响，以及拮抗乙酰胆碱和氯化钡的作用。结果显示，阳春砂仁煎剂的浓度为（$2.5 \times 10^{-3} \sim 5 \times 10^{-3}$g 生药/mL）时，可使小肠肠管收缩加强，而随着剂量的加大，对肠管产生抑制作用，表现为张力降低、振幅减少。阳春砂煎剂可以部分抑制乙酰胆碱和氯化钡所导致的大鼠小肠肠管强直性、紧张性收缩。对于兔肠管，当阳春砂浓度为（1.3×10^{-3}g 生药/mL）时，其挥发性部位可以使得肠管轻度兴奋随后转入明显抑制作用，表现为张力降低、振幅减少、收缩频率减慢；随着阳春砂浓度的改变，对乙酰胆碱以及氯化钡引起的肠管兴奋或痉挛表现为部分或完全拮抗作用。

(三) 对肠道推进运动的影响

将小鼠（20～24 g）随机分为给药组和对照组两组，其中给药组给砂仁煎剂（0.5 g/kg），对照组给蒸馏水。通过计算炭末到达肠段的长度/整个肠道的百分数，衡量肠推进运动的机能状态。结果表明给药组炭末百分数为 82.2±4.4%，与对照组（62.5±2.9）相比 $P<0.01$，说明砂仁可以促进肠道运动。

(四) 抑菌作用

研究发现，革兰氏阳性菌和革兰氏阴性菌可以被砂仁中的甲醇提取物以及石油醚抑制。研究发现，砂仁还对大肠杆菌、铜绿假单胞菌、沙门氏菌、肺炎克雷博菌以及葡萄球菌具有明显的抑制作用。至今砂仁的挥发油能对其起抑制作用的细菌或真菌分别是球菌、金黄色葡萄球菌、葡萄球菌、沙门氏菌、红色毛癣菌、枯草芽孢杆菌、粪肠球菌、铜绿假单胞菌、须毛癣菌等。阳春砂仁的种子或果壳部分的挥发油对部分菌类的抑制试验表明阳春砂仁对须毛癣菌、石膏样小孢子癣菌、红色毛癣菌及粪肠球菌和金黄色葡萄球菌表现出了显著的抑制活性。

(五) 抗氧化作用

取阳春砂仁的根和叶，以水为溶剂，超声提取，通过测定粗提物的还原能力、羟自由基以及超氧阴离子自由基的清除率来探讨阳春砂仁的抗氧化作用。研究结果发现，阳春砂仁的根和叶都具有一定的抗氧化作用。通过研究阳春砂仁中的总黄酮的抗氧化作用，发现总黄酮对羟基以及 DPPH 自由基具有良好的清除能力，并且其清除能力大于维生素 C，说明阳春砂仁中的黄酮具有极强的抗氧化活性。通过测定对自由基的清除能力比较了不同品种、不同产地的阳春砂仁总酚的抗氧化能力，发现其均具有显著的抗氧化能力，并且随着总酚的含量增加，抗氧化能力也随之增强。砂仁多糖（ASP）清除自由基的活性较强，可以显著抑制丙二醛在体外的形成并且可以在四氯化碳诱导的肝损伤小鼠中增强抗氧化酶活性。

(六) 镇痛作用

使用道地产区的阳春砂挥发油以及云南引进品种的阳春砂挥发油和乙酸龙脑酯研究其对由于醋酸导致的小鼠扭体模型和番泻叶导致的小鼠腹泻的治疗作用。研究发现这 3 组物质均对醋酸导致的小鼠扭体模型具有疼痛抑制作用，并且呈现剂量依赖性；同样对番泻叶导致的腹泻小鼠模型具有止泻作用，并呈剂量依赖性。结果说明阳春砂仁的挥发油以及乙酸龙脑酯均具有镇痛和止泻作用。

八、阳春砂方剂的临床应用

阳春砂性温、味辛，化湿开胃、温脾止泻、理气安胎。主治脾胃虚寒、食积不消、呕吐泄泻、妊娠恶阻、胎动不安。常与其他药物配伍使用。

(1) 安坤赞育丸由桑寄生、青毛鹿茸（去毛）、乳香、阳春砂等几十味中药组成。该药益气调经，主治妇女气虚血亏、经血不准、崩漏带下、腹痛腰酸、骨蒸潮热、面色萎黄。

(2) 八珍粉由淮山药四两、莲肉四两、白扁豆四两、白茯苓四两、苡仁四两、白术一两、芡实四两、楂肉二两、阳春砂仁一两组成。该药主治食积不消。

(3) 参苓白术汤由人参二钱、炒白术二钱、苡仁五钱、肉豆蔻一钱、炮姜八分、炙甘草五分、茯苓三钱、扁豆三钱（炒）、阳春砂八分（冲）、桔梗八分组成。该药主治痢伤脾胃、不饥而呕。

(4) 陈香橼散由陈干香橼 1 个（切开盖，去瓤）和阳春砂仁组成。该药主治胃气痛。

(5) 龟鹿滋肾丸由熟地八两、茯苓四两、阳春砂六钱、苁蓉（炙）二两、补骨脂（炙）一两、菟丝子一两、泽泻三两、当归五两、白术（炒）三两、远志肉（炙）一两、杞子四两、覆盆子三两、茯实（炒）四两、山药四两、莲子肉五两、丹皮三两、山萸肉（炙）三两、牛膝二两、杜仲炭四两、枣仁（炒）二两、人参（去芦）八两、鹿茸（去毛）三两、龟板胶三两、鹿角胶三两组成。该药主治滋阴补肾、添精益髓、肾气虚弱、阳痿精冷、夜寐多梦、遗精盗汗。

（6）经期腹痛丸由熟地八两、桑寄生六两、当归四两、阳春砂四两、党参（去芦）六两、益母草八两、白芍六两、香附（炙）四两、川芎六两、吴茱萸（炙）一两七钱、肉桂（去粗皮）一两七钱组成。该药养血调经、散寒止痛，主治月经不调、经期腹痛、寒热凝结、少腹绞痛。

（7）痢疾食料丸由陈莱菔英二斤、陈茶叶二斤、阳春砂仁四两、陈蚕豆二斤（炒）组成。该药主治痢疾、水泻。

九、产品开发与利用研究

阳春砂除药用外，其春砂仁还可以作调味料。新研究开发的一系列春砂仁食品包括蜜饯类、糖果类、饮料类、酒类等食品。

（1）春砂仁粉调味料：春砂仁粉味辛、性温，具有去膻、除腥、增味、增香等作用，用于食品的调味及保鲜。

（2）春砂仁保健饮料："春砂可乐"是以春砂仁和多种药用植物为原料，经提取配制而成的一种新可乐型饮料。它含有多种氨基酸、维生素以及人体所必需的矿物质元素，具有增进食欲、生津止渴的作用。春砂仁通便保健饮料是以春砂仁水提液、低聚异麦芽糖、阿斯巴甜、蜂蜜和水配制而成的，具有澄清度好、甜酸适度、清爽可口、风味独特的特点。对便秘模型小鼠的小肠推进和排便试验表明，春砂仁通便保健饮料能显著促进其小肠推进，缩短其首便时间、增加排便次数和排便重量，具有通便功能。

（3）春砂仁养胃蜜：春砂仁蜜具有温脾养胃、化湿止泻、理气安胎功能。适用于寒湿冷泻、恶心呕吐、脾胃虚寒、消化不良、胃胀腹痛、酒毒伤胃、胎动不安等。

（4）春砂仁功能酒：春砂仁酒饮多不上头，可以舒张血管，没有心胸气短的感觉，还具有饮后口气不臭、睡后精神抖擞、工作精神饱满的效果。

（5）春砂仁凝胶软糖：春砂仁凝胶软糖是以复合食品胶为原料，把春砂仁的浓缩提取物加入糖果中而制得的。产品微苦中带有甘凉，清爽，吃了不粘牙、有咬劲，具有春砂仁特有风味。在品尝这种休闲食品之余，还可以享受保健养生功效。

（6）砂仁油饼：砂仁油饼以砂仁粉为配料，有效抑制了反式脂肪酸、丙烯酰胺、丙二醛、4－羟基壬烯醛的产生，提高了油饼的健康性。此外，砂仁粉的添加，还有效提高了油饼的香味和酥脆度，改善了油饼的口感。

参考文献

[1] 李丽丽，田文仓，刘茵，等. 砂仁中化学成分及其药理作用的研究进展 [J]. 现代生物医学进展，2018，18（22）：4390－4396.

[2] 黄崇才. 砂仁的化学成分、药理作用及临床应用的研究进展 [J]. 内蒙古中医药，2017，36（Z1）：210－212.

[3] 杨建宇，刘桂香，张举昌，等. 中华中医药道地药材系列汇讲（21）道地药材阳春砂的研究近况 [J]. 现代医学与健康研究电子杂志，2020，4（21）：117－119.

[4] 徐开宇，邢学锋，许文学，等. 砂仁的化学成分及相关药理作用研究的新进 [J]. 中国中医药现代远程教育，2014，12（15）：100－101.

[5] 张怡评，施丽君，张红红，等. 砂仁叶油提取工艺研究及化学成分分析 [J]. 食品与药品，2021，23（2）：97－101.

[6] 姜春兰，蔡锦源，梁莹，等. 砂仁的有效成分及其药理作用的研究进展 [J]. 轻工科技，2020，

36（7）：43 −45，47.

[7] 陆山红，赵荣华，幺晨，等. 砂仁的化学及药理研究进展 [J]. 中药药理与临床，2016，32（1）：227 −230.

[8] 徐方方，陈伟英，蔡婉娜，等. 砂仁的化学成分及质量控制方法的研究进展 [J]. 世界中医药，2020，15（24）：3881 −3886，3894.

[9] 黄绿. 阳春砂仁资源综合开发利用研究 [D]. 昆明：云南中医药大学，2020.

[10] 刘祎帆，马路凯，黄国中，等. 一种砂仁油饼及其制备方法 [P]. 广东省：CN110915862A，2020 −03 −27.

郁　金

一、基源

郁金为姜科植物温郁金（*Curcuma wenyujin*）、姜黄（*Curcuma Longa*）、广西莪术（*Curcumakwangsiensis*）或蓬莪术（*Curcuma phaeocaulis*）的干燥块根。其中，姜黄习称"黄丝郁金"，广西莪术和蓬莪术按性状不同习称"桂郁金"或"绿丝郁金"。

二、植物形态特征与分布

形态特征：

温郁金：呈长圆形或卵圆形，稍扁，有的微弯曲，两端渐尖，长3.5～7 cm，直径1.2～2.5 cm。表面灰褐色或灰棕色，具不规则的纵皱纹，纵纹隆起处色较浅。质坚实，断面灰棕色，角质样；内皮层环明显。气微香，味微苦。

黄丝郁金：呈纺锤形，有的一端细长，长2.5～4.5 cm，直径1～1.5 cm。表面棕灰色或灰黄色，具细皱纹。断面橙黄色，外周棕黄色至棕红色。气芳香，味辛辣。

桂郁金：呈长圆锥形或长圆形，长2～6.5 cm，直径1～1.8 cm。表面具疏浅纵纹或较粗糙网状皱纹。气微，味微辛、苦。

绿丝郁金：呈长椭圆形，较粗壮，长1.5～3.5 cm，直径1～1.2 cm。气微，味淡。

生长环境与分布：主要产于海南，台湾、福建、江西、广西、四川及云南等有少量分布。国外，印度至马来西亚亦有分布。一般野生于山间或村边林下草地。

三、传统习用

味辛、苦，性寒。归肝、心、肺经。活血止痛，行气解郁，清心凉血，利胆退黄。用于胸胁刺痛、胸痹心痛、经闭痛经、乳房胀痛、热病神昏、癫痫发狂、血热吐衄、黄疸尿赤。

（1）用于治肠梗阻：郁金、桃仁、瓜蒌各三钱。水煎后加麻油五两，一次温服。（内蒙古《中草药新医疗法资料选编》）

（2）用于胸腹胁胀、痛经、结块：郁金长于疏肝行气、活血止痛，治胸胁疼痛属气滞血瘀者，可用郁金与木香配伍；偏于气滞痛者，倍用木香，偏于血瘀者，倍用郁金，如颠倒木金散。（《医宗金鉴》）

（3）用于治胸腹气痛：可与香附、甘草配用，如九气汤。（《云林神彀》）

（4）用于治妇女痛经或闭经：用郁金可以散瘀行气，通经止痛，常与当归、白香附等配用以增强行气、通气之功，如宣郁通经汤。（《傅青主女科》）

（5）用于温病神志不清及癫狂、痢诸证：治湿温病浊邪蒙闭清窍，神昏谵语，胸闷、烦躁不安，本品与清热化湿之葛蒲、连智子等清热化湿药配用，如蒲郁金汤。（《温病全书》）

（6）用于治狂气郁阻、闭塞心窍：本品与明配伍，以清心开窍醒神，如白金丸。（《普济本事方》）

（7）用于治痛疾：郁金与角、娱等祛搜风定搐之品配用，如郁金丹。（《摄生众妙方》）

四、化学成分

郁金中化学成分种类繁多，主要有倍半萜类、单萜类、二萜类、姜黄素类、多糖类、甾醇类、生物碱类、树脂、多肽类、黄酮类等。

（一）挥发油

挥发性成分为郁金的主要成分，主要包含有萜类化合物、脂肪族化合物、芳香族化合物。其中郁金中的萜类化合物是挥发油中最主要的化学成分，包括单萜类、二萜类和倍半萜类化合物，其中倍半萜的数量最多，是主要的活性成分。尹国平等通过文献检索总结出温郁金共有 69 种萜类化合物，其中倍半萜、单萜、二萜的数量分别为 57、6、6 种。随后，又新发现 43 个新的倍半萜类化合物，1 个新单萜类化合物 Wenyujinin L 和 1 个新的二萜化合物 Curcumrinol G。萜类按骨架类型分为以下几类：吉玛烷型、蒈烷型、愈创木烷型、桉烷型、没药烷型、榄烷型、苍耳烷型、拉松烷型、倍半萜二聚体等。马银宇等研究发现温郁金生品和醋制品中共有 11 种挥发性成分，分别为蒎烯、β-蒎烯、樟脑、异龙脑、α-松油醇、5-烯丙基愈创木酚、姜黄素和 1-石竹烯等。

（二）姜黄素类化合物

胡润淮等统计出温郁金中已分离鉴定出 20 种姜黄素类化合物，以二苯基庚烃类化合物为主，并含少部分戊烃类化合物。姜黄素类化合物按苯环上有无羟基可分为酚性、非酚性 2 类；根据苯环上不同基团可分为 6 类，其中姜黄素、去甲氧基姜黄素和双去甲氧基姜黄素是最为常见的成分。

（三）生物碱类化合物

除四甲基吡嗪外，张安将等在温郁金中还检测到另外 2 种结构不确定的吡嗪生物碱。黄伟分离出 1 个生物碱类化合物 Curcuminol I。

（四）其他

温郁金中含有阿拉伯糖、果糖、葡萄糖等。近年来，该属植物的脂多糖及其生物活性引起了广泛关注。6 分支葡聚糖是其高活性部分，比例较大。金建忠通过超临界 CO_2 萃取法发现温郁金中的软脂酸、亚油酸。阿魏酸、咖啡酸、香豆酸和反式肉桂酸在温郁金侧根茎片姜黄的醋酸乙酯提取物中被发现。温郁金中还含有锰、钙、镁、铁、钾等 20 种微量元素。杨丽珠等发现具有抗癌、抗衰老、抗氧化功能的硒在片姜黄和郁金中的含量低于莪术。温郁金根茎中分离的其他甾体类化合物有豆甾醇等。温郁金根茎中分离的其他化学成分有巴豆环氧素、正二十烷酸等。

五、质量研究

（一）鉴别实验

1. 性状鉴别

（1）温郁金：块根长圆形或卵圆形，稍扁，有的微弯曲，两端渐尖。长 3.5～7 cm，直径 1.2～2.5 cm。表面灰褐色或灰棕色，具不规则的纵皱纹，纵纹隆起处多较浅。质坚实，断面灰棕色或灰绿色，具蜡样光泽；内皮层环明显。气微香，味微苦。

（2）姜黄（黄丝郁金）：块根纺锤形，有的一端细长、一端肥大。长 2.5～4.5 cm，直径 1～1.5 cm。表面棕灰色或灰黄色，具细皱纹。质坚硬，断面角质，中央橙黄色，外周棕黄色或红色。气芳香，味辛辣。

（3）广西莪术（桂郁金）：块根长圆锥形或长圆形，长 2～6.5 cm，直径 1～1.8 cm。表面暗棕色或土黄色，具疏浅纵纹及较粗糙网状纹理，质坚硬。断面角质，灰棕至棕色，内皮层较明显。气微，味微辛、苦。

（4）蓬莪术（绿丝郁金）：块根长椭圆形，较粗壮，长 1.5～3.5 cm，直径 1～1.2 cm，表面灰色或灰黑色，具皱纹，质坚硬。断面半角质，微显灰棕色，内皮层较明显。气微，味淡。

（5）川郁金（白丝郁金或黄白丝郁金）：块根纺锤形或长圆形，长 1.7～5 cm，直径 1～1.2 cm，表面土黄或土棕色。断面角质，具蜡样光泽，浅棕色或近白色。气微，味辛。

2．显微鉴别

横切面：

（1）温郁金：根被细胞 1～8 列，壁薄。内皮层明显。韧皮部束与木质部束各 40～55 个，导管旁伴有纤维。薄壁细胞含糊化淀粉粒。

（2）姜黄（黄丝郁金）：根被细胞最内 1 列，壁增厚，木化。内皮层明显。木质部束与韧皮部束各 22～29 个，导管旁偶有纤维。油细胞和色素细胞众多。

（3）广西莪术（桂郁金）：根被细胞壁偶有增厚。木质部束与韧皮部束各 42～48 个，导管常伴有纤维。

（4）蓬莪术（绿丝郁金）：根被细胞壁无增厚。木质部束与韧皮部束各 64～72 个，导管旁多伴有纤维。

（5）川郁金：根被细胞壁增厚，非木化或偶有木化。木质部束与韧皮部束各 30～40 个，导管旁常伴有纤维。

3．理化鉴别

取温郁金、姜黄、广西莪术块根粉末各 100 g，用水蒸气蒸馏，取微量挥发油点样于硅胶薄层板上，以莪术醇、姜黄酮为对照品，以己烷-乙酸乙酯（85∶15）为展开剂展开。用 10% 磷钼酸乙醇溶液显色，样品色谱在与对照品色谱的相应位置上，有相同颜色的斑点。

4．薄层鉴别

取本品粉末 2 g，加无水乙醇 25 mL，超声处理 30 min，过滤，滤液蒸干，残渣加乙醇 1 mL 溶解，作为供试品溶液。另取郁金对照药材 2 g，同法制成对照药材溶液。参照薄层色谱法（《中国药典》附录ⅥB）试验，吸取上述两种溶液各 5 μL，分别点于同一硅胶 G 薄层板上，以正己烷-乙酸乙酯（17∶3）为展开剂，预饱和 30 min；展开，取出，晾干，喷以 10% 硫酸乙醇溶液，在 105 ℃下加热至斑点显色清晰。置日光和紫外光灯（365 nm）下检视。供试品色谱中，在与对照药材色谱相应的位置上，显相同颜色的主斑点或荧光斑点。

（二）含量测定

（1）川郁金：根据性状分有黄丝和有绿白丝两种规格，平均以每 1 kg 600 粒以内为一等；600 粒以外、直径不小于 0.5 cm 为二等。

（2）温郁金：有绿丝一种规格，以每 1 kg 280 粒以内为一等；280 粒以外、直径不小于 0.5 cm 为二等。

（3）桂郁金：不分规格和等级。

六、防治消化系统疾病史记

（一）民间与史书记载

郁金始载于唐·苏敬《新修本草》："苗似姜黄，花白质红，末秋出茎心而无实，其根黄赤。"从这些描述可认为这种植物是指姜黄。关于药用部位，据该书载"取四畔子根去皮火干"，这里所用的是根茎，与今药材姜黄相同。明·倪朱谟《本草汇言》云："治胸晋膈痛，两胁胀满，肚腹攻疼、饮食不思等证。""郁金，清气化痰，散瘀血之药也。其性轻扬，能散郁滞，顺逆气，上达高巅，善行下焦，心肺肝胃气血火痰郁遏不行者最验，故治胸胃膈痛，两胁胀满，肚腹攻疼，饮食不思等证。"

（二）传统药对研究

常见的药对有郁金配白矾、郁金配姜黄、郁金配木香、郁金配槐花等，各药对的名称、药性配伍及配伍比例、药理作用见下表。

药对名称	药性配伍	配伍比例	药理作用
郁金配白矾	两寒配伍，郁金、白矾均性寒	2.3：1	治疗痫癫
郁金配姜黄	温热配伍，郁金性寒、姜黄性温	1：1	治疗心绞痛
郁金配木香	温寒配伍，郁金性寒、木香性温	1：1	治疗胸痹心痛
郁金配槐花	两寒配伍，郁金、槐花均性寒	1：1	治溺血

七、现代药理与机制研究

（一）对肝损伤的保护作用

温郁金 1 号注射液能降低四氯化碳中毒大鼠血清丙氨酸转氨酶活性，增加血清总蛋白和清蛋白的含量。温郁金 1 号注射液腹腔注射 20 mL/kg，连续注射 7 d 能明显升高正常小鼠和四氯化碳中毒小鼠肝微粒体细胞色素 Ps 的含量，明显增加肝脏还原型谷胱甘肽含量，对半胱氨酸、硫酸亚铁激发小鼠肝匀浆脂质过氧化有非常明显的抑制作用，抑制率为 48.5%。该注射液通过诱导肝微粒体细胞色素 Pso 提高肝脏对趋肝毒物的生物转化机能，以增加肝脏解毒功能。该药物还能一定程度地对抗或减轻毒物对肝脏的破坏作用。脂质过氧化是肝脏中毒性损害的主要生化功能之一，而温郁金可抑制这一过程。用药后，肝脏还原性谷胱甘肽含量显著提高，不仅增强了肝脏抗脂质过氧化能力，亦可通过增强肝脏生物转化反应中谷胱甘肽与毒物的结合能力，加速肝脏对毒物的减毒或解毒过程，起到防治中毒性肝损害的作用。

（二）对免疫功能的影响

郁金 1 号注射液（内含 0.5% 郁金挥发油）对雄性小鼠每日腹腔注射 1.5 mL，连续注射 7 d，对正常小鼠溶血素产生有明显抑制作用，对溶血空斑形成细胞（PFC）也有明显影响，且溶血素产生量的减少与 PFC 的减少是一致的。用 ^{3}H-TdR 掺入法观测淋巴细胞转化，结果郁金 1 号注射液对小鼠脾淋巴细胞体外转化也有明显的抑制作用，以 1：20 时抑制作用最强，甚至药物在 1：160 的情况下仍有抑制作用。碳粒廓清试验结果表明对正常小鼠网状内皮系统吞噬功能无明显影响。郁金挥发油对四氯化碳所致的中毒性肝炎小鼠免疫功能具明显的抑制作用。中毒性肝炎小鼠的体液免疫功能亢进，溶血素含量较正常小鼠明显增高，PFC 也相应增多。应用郁金挥发油制剂对中毒性肝炎小鼠进行治疗后，其溶血素含量明显降低，脾细胞 PFC 也减少，证明郁金挥发油具有抑制抗体生成细胞和抑制特异性抗体产生的作用。它对缓解肝内损伤性免疫反应具有重要意义。温郁金的水浸醇提取物对实验性过敏性豚鼠脑脊髓炎模型（为免疫性炎症模型）有良好的抑制效果，可明显降低豚鼠发病率和死亡率。

（三）对中枢神经系统高级神经活动的影响

姜黄二酮（莪术二酮）是郁金的主要有效成分之一。研究表明，姜黄二酮 1：1 注射针剂（用 1 g 郁金生药制备 1 mL 姜黄二酮）腹腔注射（1 mL/kg），能明显延长家猫的各期睡眠，包括慢波睡眠 I 期（SWSI）和快动眼睡眠（REM），尤其对 REM 期睡眠的延长作用明显优于传统安神药朱砂安神丸。结果提示姜黄二酮具有明显的中枢神经抑制效应。另有实验表明，姜黄二酮能对离体海马脑片 CA 区锥体细胞群诱发场电位产生明显的抑制效应。

（四）　对心肌损伤的保护作用

用较大剂量维生素 D 制造大鼠心肌损伤模型，可见心肌损伤后超氧化物歧化酶（SOD）活性、谷胱甘肽过氧化物酶（GSH-Px）活性较正常组明显降低，脂质过氧化物（LPO）含量较正常组明显提高，差异均极显著，电镜下模型超微结构损伤严重。预先用郁金油后，SOD、GSH-Px 活性较损伤组明显提高，LPO 含量下降，超微结构接近正常，说明郁金油可有效地防止自由基对心肌的损伤。

（五）　抗孕作用

温郁金水煎剂和煎剂乙醇沉淀物水溶液，无论腹腔或皮下注射（小鼠 5～20 g/kg，家兔 8～10 g/kg），对小鼠早、中、晚期妊娠和家兔早期妊娠均有显著的终止作用，口服无效。温郁金无雌激素和抗雌激素活性，黄体酮对温郁金所致的小鼠早期流产有明显的拮抗作用。温郁金对未孕或早孕小鼠及家兔离体子宫有明显兴奋作用，其作用随剂量增加而加强。

（六）　对脏器 cAMP 含量的影响

温郁金 1 号注射液（每 2 mL 内含挥发油 0.01 mL，相当于生药 5 g）对小鼠心、肝、脾的 cAMP 含量均有非常明显的提高作用。这可能与其治疗冠心病、肝病、脾病有关。而 2 号注射液（每 2 mL 含多糖 20 mg）只对脾、肺 cAMP 含量有非常明显的提高作用。

（七）　其他作用

郁金水浸剂（1∶3）在试管内对多种致病真菌有抑制作用，用郁金挥发油乳剂作人胆囊造影剂时，其无收缩胆囊的作用。

八、郁金方剂的临床应用

郁金味辛、苦，性寒，行气解郁，凉血破瘀。主治胸闷肋痛、胃腹胀痛。常与其他药物配伍使用。

（1）肝炎片由郁金 1509 g、茵陈 1509 g、当归 1500 g、枳实（炒）1132 g、北败酱 1887 g 组成。取枳实、当归、郁金粉碎成细粉，过筛；其余二味水煎 2 次，滤过，合并滤液，滤液浓缩成膏。将上述粉末、浓缩膏混合，干燥，粉碎，过筛；加适量辅料，混匀，制粒，干燥，整粒；加润滑剂，混匀，压片，包糖衣。片重 0.4 g。除去糖衣后呈棕褐色，味微苦。功能为疏肝理气、开郁止痛。用于肝炎、肝仪作痛、前满胁胀。口服，每次 5～7 片，每日 3 次。忌辛、辣食物。（《吉林省药品标准》1986 年）

（2）癫痫散由郁金 400 g、巴豆（醋煮）50 g、全蝎（焙）140 g、香附（醋炒）250 g、蜈蚣 140 g 组成。取巴豆破碎，用醋 250 g 及水适量共煮至稠粥状，取出烘干，与郁金等四味粉碎成细粉；过筛，混匀，分装每瓶 3 g，即得。本品为淡黄色的粉末；气微，味微咸。功能为熄风、豁痰、定痫。用于羊痫风及一切痰迷癫狂之症。空腹温开水送服，每次 1 瓶，老弱者每次 0.5 瓶，服后半日不可进食。孕妇忌服。（《山东省药品标准》1986 年）

（3）白金丸（癫痫白金丸）由白矾 300 g、郁金 700 g 组成。以上二味，粉碎成细粉，过筛，混匀；用水泛丸，或另取石菖蒲 100 g 煎水泛丸；干燥，即得。本品为微黄色水丸，微香，味涩。本品置显微镜下观察，可见郁金显微特征。本品显钾盐、硫酸盐、铝盐的鉴别反应。功能为豁痰开窍。用于痰气壅塞、癫痫痴呆、口吐涎沫。口服，每次 6～9 g，每日 2 次。（《湖南省药品标准》1982 年；《浙江省药品标准》1983 年）

（4）金蒲丹片由郁金 40 g、石菖蒲 40 g、丹参 40 g、香附 20 g 组成。郁金、石草蒲、香附提取挥发油，然后制成浸膏，再将浸膏与辅料混合制成软材，烘干，粉碎成颗粒，喷入挥发油，整粒，压成 50 片，每片含药材 2.8 g，包糖衣。本品除糖衣后呈棕褐色，味香。功能为行气活血、涤痰安神。用于血瘀痰阻之痛证、精神分裂症。口服，每次 15～25 片，每日 2 次。（《中药通报》1986 年）

（5）胸痛片由郁金（醋）3300 g、桂枝 2000 g、延胡索（醋）3300 g、陈皮 1320 g 组成。取延胡索、桂枝打粉过 120 目筛，得细粉 3600 g，粗渣与其他药物一起煎煮 3 次；滤液浓缩至稠膏状，烘干，粉碎，与上述药粉混匀，加炼蜜适量制粒，干燥，压成 1000 片，每片 0.3 g。功能为行气解郁、破瘀止痛。用于硅肺患者的胸痛。口服，每次 3～5 片，每日 3 次。（《陕西省药品标准》1980 年）

九、产品开发与利用研究

（1）郁金除药用外，大量的郁金根油及其叶提取物被用作化妆品原料，如济州源郁金焕颜滋润精华乳、郁金焕颜滋润面膜、郁金焕颜滋润化妆水、郁金焕颜滋润面霜、郁金焕颜滋润酵素洁面粉。

（2）抗抑郁作用：以柴胡、郁金、佛手、白芍、贯叶金丝桃等为原料，经过乙醇提取分离，制成一定的剂型。上述药物合用具有疏肝理气、健脾养心、安神解郁功效。用于肝郁脾虚、心神失养所致的轻、中度抑郁症。药效学、临床疗效研究结果表明，本发明复方中药是治疗抑郁症及促进睡眠的有效药物。

参考文献

[1] 李博雯，王莹，祖禄，等. 郁金及其 3 种功效成分对朱砂致大鼠肝毒性的保护作用 [J]. 毒理学杂志，2020，34（4）：311–314.

[2] 秦洛宜. 姜黄、莪术、郁金的化学成分与药理作用研究分析 [J]. 临床研究，2019，27（2）：3–4.

[3] 袁晓旭，杨明明，赵桂琴. 郁金化学成分及药理作用研究进展 [J]. 承德医学院学报，2016，33（6）：487–489.

[4] 赵芸芸，韦宇，卫若楠，等. 郁金的临床应用及其量效探究 [J]. 吉林中医药，2021，41（6）：801–804.

[5] 李灵，陈健，郭炜，等. 基于网络药理学中药郁金治疗抑郁症作用机制研究 [J]. 辽宁中医药大学学报，2020，22（2）：121–125.

[6] 王宇红，韩远山. 一种治疗抑郁症的中药组合物 [P]. 湖南省：CN112426503B，2022–09–23.

鸡　矢　藤

一、基源

该药物为茜草科植物鸡矢藤［*Paederia scandens*（Lour.）Merr］的藤茎或全叶。

二、植物形态特征与分布

形态特征：多年生缠绕草质藤本，长2～4 m，基部木质，全株均被灰色柔毛，揉碎后有恶臭。根长大，棕色；枝较纤弱，节稍膨大。叶对生，有柄，叶片近膜质，卵形、椭圆形至椭圆状披针形，长5～11 cm，宽3～7 cm，先端短尖或渐尖，基部圆形或心形，上表面深绿，下表面浅绿，主脉明显；托叶三角形，脱落。聚伞花序呈顶生带叶的大圆锥花序排列，腋生或顶生，疏散少花，扩展；分枝为蝎尾状的聚伞花序；花白紫色，无柄。花萼齿短，三角形；花冠管钟形，长约1 cm，外面灰白色，具细茸毛，内面紫色，5裂；雄蕊5，着生于花冠管内；子房2室，每室1胚珠，花柱2，丝状，基部愈合。核果球形，淡黄色，熟时光亮，内有1～2核。浆果球形，直径5～7 mm，成熟时光亮，草黄色。花期在7～8月，果期在9～10月。

生长环境与分布：生于山坡荒野、路旁、阔叶林缘、灌木丛，及溪边、河边、路边等，常攀缘于其他植物或者岩石上。分布于广东、湖北、四川、江西、江苏、浙江、福建、贵州等省区。

三、传统习用

鸡矢藤味苦、气特臭、性凉。具有祛风利湿、止痛解毒、消食化积和活血消肿之功能。临床用于风湿筋骨痛、跌打损伤等外伤性疼痛、肝胆及胃肠绞痛，以及消化不良、小儿疳积、支气管炎和放射引起的白血球减少症；外用可治疗皮炎、湿疹及疮疡肿毒。

（1）治气郁胸闷、胃痛：鸡屎藤（同"鸡矢藤"，下同）根一至二两，水煎服。（《福建中草药》）

（2）治食积腹泻：鸡屎藤一两，水煎服。（《福建中草药》）

（3）治小儿疳积：鸡屎藤干根五钱、猪小肚一个，水炖服。（《福建中草药》）

（4）治妇女虚弱咳嗽、白带腹胀：鸡屎藤根四两、红小芭煎头四两，炖鸡服。（《重庆草药》）

（5）治红痢：鸡屎藤根四两、路边姜二两，炖肉服。（《重庆草药》）

（6）治小儿脱肛：鸡屎藤近根之头，老者，酒蒸晒十次，和羊肠煮食之。（《岭南采药录》）

（7）治阑尾炎：鲜鸡屎藤根或茎叶一至二两，水煎服。（《福建中草药》）

（8）治背疽：鲜鸡屎藤二两，酒水煎服；渣或另用鲜叶捣烂敷患处。（《福建中草药》）

（9）治跌打损伤：鸡屎藤根、藤一两，酒水煎服。（《福建中草药》）

（10）治有机磷农药中毒：鸡屎藤三两、绿豆一两，水煎成三大杯，先服一大杯，二至三小时服一次。服药后有呕吐、腹泻反应。（《单方验方调查资料选编》）

（11）用于治"拢害埋冒龙"：鸡矢藤20 g、旱莲草20 g，煎汤内服。（景洪市傣医康郎罕验方）

（12）用于治"拢蒙沙喉"：鸡矢藤鲜叶适量，捣烂外敷。（景洪市名傣医康郎仑验方）

（13）用于治"短赶短接，冒开亚毫"：鸡矢藤20 g、姜黄15 g、野姜20 g、九翅豆蔻15 g、红豆蔻15 g、茴香豆蔻15 g，煎汤内服。（景洪市名傣医康郎仑验方，《中华本草》傣药卷）

四、化学成分

鸡矢藤具有显著的抗炎、镇痛、镇静和降低尿酸等多种作用。鸡矢藤化学成分主要有环烯醚萜苷类、黄酮、三萜、甾体和苯丙素类以及挥发油等多种天然产物。

(一) 环烯醚萜苷类成分

鸡矢藤中含有大量的环烯醚萜苷类化合物。20 世纪 70 年代前后，由于当时条件所限，化合物中 10 位碳上连接的硫甲基乙酰酯被误定为硫代乙酸酯（CH₃COS—）。直至 1979 年，其重新被鉴定为硫代碳酸酯（CH₃SCOO—）。现今已报道的鸡矢藤环烯醚萜苷类成分有 30 多种，其主要成分是鸡矢藤苷、鸡矢藤酸和鸡矢藤酸甲酯等。

具体包括：鸡矢藤苷（Paederoside）、车叶草苷（Asperuloside）、鸡矢藤酸（Paederosidic acid）、6-β-hydroxy paederosidic acid、鸡矢藤苷甲酯（Methyl paederosidate）、6β-*O*-β-D-glucosyl paederosidic acid、鸡矢藤次苷（Scandioside）、10-acetyl Scandioside、鸡矢藤次苷甲酯（Scandioside methyl ester）、京尼平苷（geniposide std）、车叶草酸（asperulosidic acid）、交让木苷（daphylloside）、去乙酰车叶草苷（deacetylasperulosidic）、去乙酰车叶草苷酸甲酯（deacetyl asperulosidic acid methyl ester）、6-*O*-sinapinoyl scandoside methylester、鸡矢藤酸乙酯（paederosidic acid ethyl）、3,4-dihydro-3-methoxy paederoside、7-deoxy Loganic acid、7-deoxy、6′-*O*-E-feruloylmonotropein、10-*O*-E-feruloylmonotropein、Dimer of methyl paederosidate acid、Paederosidic acid、Dimer of paederoside acid、Saprosm oside K、Saprosm oside E、Paederoside B、Paedero scandoside、Dimer of methyl paederosidate and paederoside、Dimer of paederoside acid and paederoside、6b-*O*-b-D-glucosyl paederoside acid、paederol A、paederol B。

部分化合物结构图如下：

鸡矢藤苷（Paederoside）　　　车叶草苷（Asperuloside）　　　鸡矢藤酸（Paederosidic acid）

6-β-hydroxypaederosidic acid　　　6β-*O*-β-D-glucosyl paederosidic acid

鸡矢藤次苷（Scandioside）　　　10-acetyl Scandioside

（二）三萜类成分

鸡矢藤三萜类成分共报道有 13 个，从鸡矢藤中分离鉴定的有 Oleanic acid、Ursolic acid 和 3-O-β-D-glucopyranoseursolic acid，以及 2α−羟基乌苏酸、3β,13β−二羟基−乌索−11−烯−28−羧酸和 2α,3β,13β−三羟基−乌索−11−烯−28−羧酸。另有三萜类成分：熊果酮酸、蒲公英赛醇、Friedelan-3-one、Epifriedelanol、3−O−乙酰齐墩果酸等。齐墩果酸具有保护肝脏、解肝毒、抗胃溃疡、降糖、降脂、抗癌等作用。

部分化合物结构图如下：

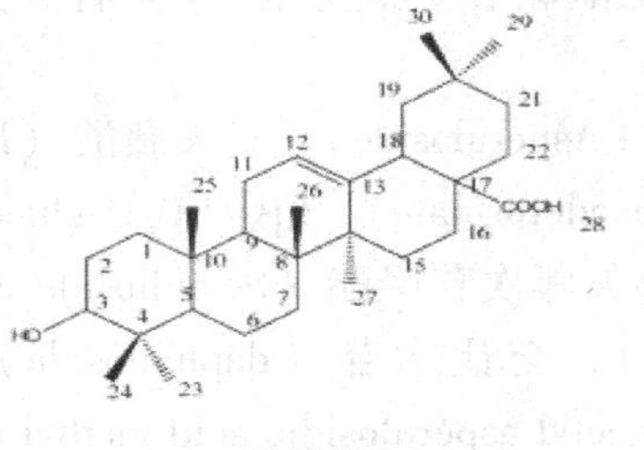

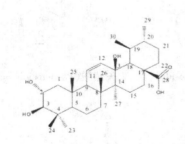

熊果酸 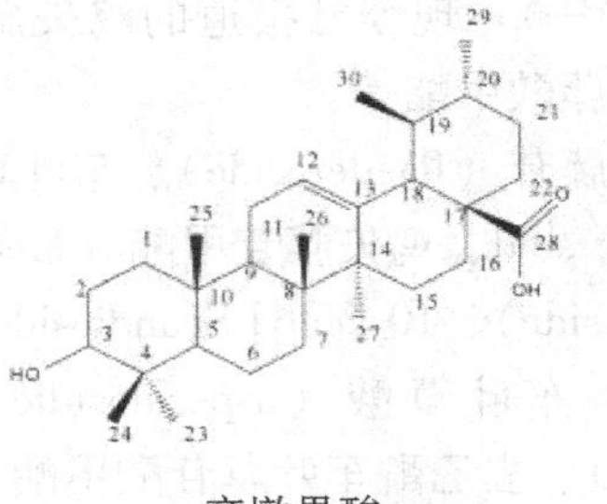　　　　　　　　　　　齐墩果酸

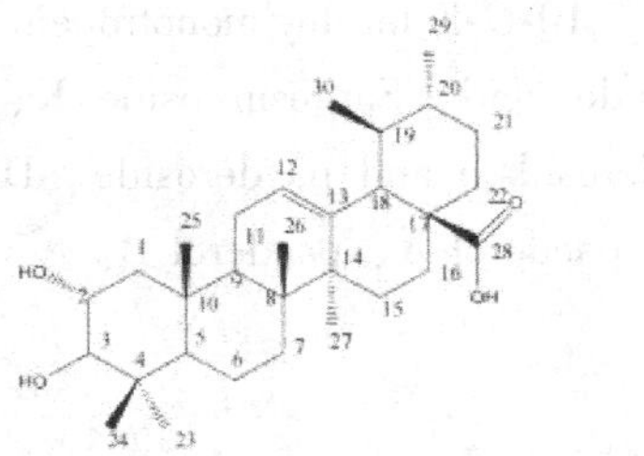

2α−羟基乌苏酸 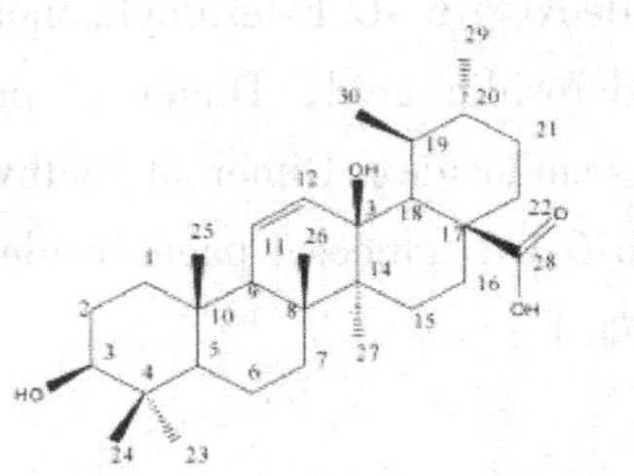　　　3β,13β−二羟基−乌索−11−烯−28−羧酸

2α,3β,13β−三羟基−乌索−11−烯−28−羧酸 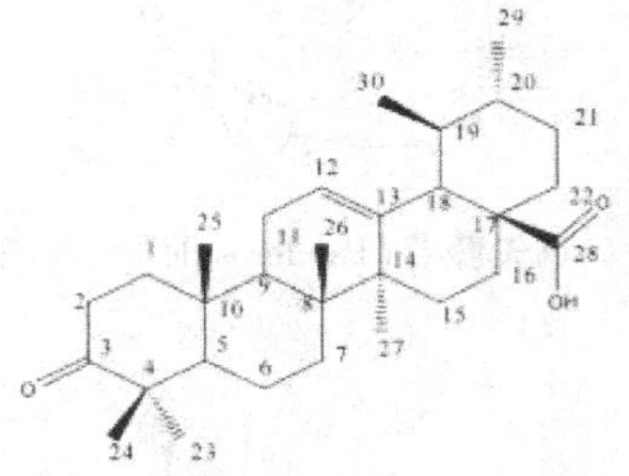　　　3-oxours-12-en-28-oic acid3

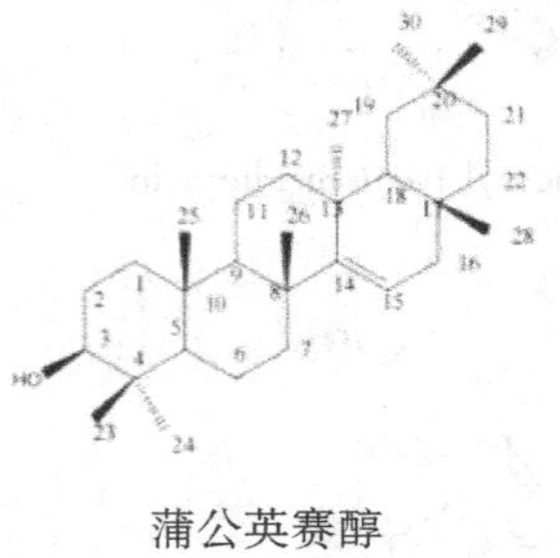

蒲公英赛醇

（三）甾体及其苷类成分

报道的鸡矢藤甾体及其苷类化合物有 γ-Sitosterol、β-Sitosterol、Daucosterol、Stigmasterol、（24R）−豆甾−4−烯−3−酮、3,7−二羟基−5−豆甾烯和 Borassoside E。

（四）苯丙素类化合物

鸡矢藤的苯丙素类成分结构多样，有异东莨菪香豆素、5-羟基-8-甲氧基吡喃香豆素、臭矢菜素B和D、异落叶松树脂醇、咖啡酸及香豆酸，还包括首次从鸡矢藤中分离获得的东莨菪香豆素、1-咖啡酸-6-阿魏酸-葡萄糖苷及丁香脂素二葡萄糖苷，另还有咖啡酸-4-O-β-D-吡喃葡萄糖苷。

（五）黄酮类化合物

已报道的鸡矢藤中黄酮及其苷类成分有13种，其中以山奈酚和槲皮素为母核的黄酮较多。具体包括：山奈酚（Kaempferol）、槲皮素（Quercetin）、黄芪苷（Astragalin）、Kaempferol 3-O-rutinoside、kaempferol、3-O-rutinoside-7-O-glucoside、Kaempferol 7-O-glucoside（Populmin）、异槲皮苷（Isoquercitrin）、芦丁（Rutin）、Quercetin 3-O-rutinoside-7-O-glucoside、棉花黄苷（Quercimeritrin）、Paederinin 3-O-rutinoside-7-Oxylosylglucoside、黄豆苷原（Daidzein）、蒙花苷（Iinarin）。

（六）挥发油成分

对产自贵阳市龙洞堡及产自贵州务川县的鸡矢藤的挥发油化学成分进行研究鉴定，前者鉴定出42种化学成分，它们占挥发油总量的93.31%，其主要成分为：2-乙氧基-丁烷（26.80%）、芫荽醇（14.29%）、西可巴比妥（9.78%）及左旋龙脑（6.65%）；后者鉴定出33种化学成分，它们占挥发油总量的94.75%。其主要成分为：芫荽醇（26.11%）、左旋龙脑（9.72%）、1-辛烯-3-醇（5.49%）、西可巴比妥（4.58%）和苯甲酸己酯（4.09%）。鸡矢藤鲜品的挥发油分析鉴定其成分及相对含量，鉴定出27个化合物，占挥发性成分总峰面积的99.98%，主要化学成分是乙酸（31.14%）、2-甲基-2-丁烯-1-醇（3.32%）、糠醛（7.49%）、3-呋喃甲醇（6.10%）、3-甲硫基丙醛（0.61%）、氧化芳樟醇（8.54%）、反式氧化芳樟醇（10.37%）、芳樟醇（3.93%）、异佛尔酮（1.90%）、5-甲基-6，7-二氢-5（H）-环戊并吡嗪（0.72%）、环氧里哪醇（1.00%）、异冰片（6.35%）和β-莳醇（7.30%）等。鸡矢藤挥发油研究，鉴定出31种化学成分，占挥发油总量的77.16%，主要化学成分是乙酸异戊酯（20.21%）、乙酸苯甲酯（8.04%）、十五碳酸乙酯（6.79%）、软脂酸（6.78%）和葵酸异戊酯（5.72%）。通过对鸡矢藤挥发油化学成分和元素的定性鉴定，确定其含有酸类、酚类、醛或酮类、酯或内酯类以及被还原性成分；利用钠熔法对挥发油进行元素鉴定，表明其除含有碳、氢元素外，还含有硫元素，但不含氮和卤素。

（七）其他成分

对鸡矢藤多糖进行的结构分析显示，鸡矢藤多糖由阿拉伯糖、半乳糖、葡萄糖和鼠李糖组成。鸡矢藤还有一个醌类成分：茜根定-1-甲醚（Rubiadin-1-methylether）。其他成分还包括6-Hydroxygeniposide、Methlpaederosidate和蒙花苷。

五、质量研究

鉴别实验

1. 性状鉴别

茎呈扁圆柱形，无毛或近无毛，老茎灰棕色，有纵皱纹或横裂纹，嫩茎黑褐色，被柔毛，直径3～12 mm。栓皮常脱落，有纵皱纹及叶柄断痕，易折断，断面平坦。质韧，不易折断，折断面有纤维性，灰白色或浅绿色。叶对生，有柄，多皱缩或破碎，完整者展平后呈宽卵形或披针形，长5～15 cm，宽2～6 cm，先端尖，基部楔形、圆形或浅心形，全缘，绿褐色，两面无毛或近无毛；叶柄长1.5～7 cm，无毛或有毛。聚伞花序顶生或腋生，前者多带叶，后者疏散少花，花序轴及花均被疏柔毛，花淡紫色。气特异，味甘、涩。

2. 显微鉴别

嫩茎横切面：扁圆形，表皮细胞1列，外壁稍增厚，有角质层；有的可见非腺毛残基。皮层细胞7～8列，外侧1～3列，为厚角细胞；内皮层明显。韧皮细胞含有油细胞，长圆形；韧皮部外侧有纤维，单个或数个成群断续排列成环，壁非木化。木质部导管常数个至十数个相聚成12～14个导管群，木纤维发达，木薄壁细胞稀少。薄壁细胞含有草酸钙结晶。

老茎横切面：中柱鞘纤维稀少；圆形，韧皮部外侧可见木栓层；木质部呈圆环形，髓部扁圆形，略偏心形。

叶横切面：表皮细胞1列，外被角质层，有非腺毛，长50～500 μm，由3～15个细胞组成，壁上有角质层纹理。栅栏细胞1列，海绵组织中有大型含晶细胞、针晶束长约140 μm。主脉维管束外韧型，木质部导管排列不规则，薄壁细胞含黄棕色物。主脉上有微凸起，下面呈弧形突出，上、下表皮内方均有厚角组织。

叶表面观：表皮细胞呈多角形，垂周壁较平直，平周壁有明显的角质层纹理。上、下表皮均有平轴式气孔，副卫细胞2个，比较狭长；内含草酸钙针晶束。叶脉部分常有非腺毛分布，长50～500 μm，由3～15个细胞组成，壁上有角质层纹理。

3. 薄层鉴别

取本品粉末1 g，加75%乙醇20 mL，超声处理30 min，过滤，滤液浓缩至1 mL，作为供试品溶液。另取鸡矢藤对照药材1 g，同法制成对照药材溶液。参照薄层色谱法（《中国药典》2015年版通则0502）试验，吸取上述两种溶液各5 μL，分别点于同一硅胶G薄层板上，以三氯甲烷－甲醇－浓氨水（4.5∶1∶0.4）的下层溶液为展开剂，展开，取出，晾干；喷以2%香草醛硫酸溶液，在105 ℃下加热至斑点显色清晰。供试品色谱中，在与对照药材色谱相应的位置上，显相同的两个紫红色斑点。

六、防治消化系统疾病史记

（一）民间与史书记载

鸡矢藤始载于清·何谏约的《生草药性备要》："其头治新内伤，煲肉食，补虚益肾，除火补血；洗疮止痛，消热散毒。其叶擂米加糖食，止痢。"《云南中草药》记载鸡矢藤有清热解毒、祛风活络、消肿止痛、化食除痰的功效，主治咽炎、扁桃体炎、结膜炎、气管炎、头痛、肺结核、咳血、肝区痛、腹痛、痢疾、肠炎、消化不良、疔疮疖肿、烫火伤。清·赵学敏《本草纲目拾遗》记载："中暑者以根、叶作粉食之。虚损者杂猪胃煎服。治疗病ル. 根煎酒，未破者消，已溃者敛。搓其叶嗅之，有臭气，未知其正名何物，人因其臭，故名臭藤。""鸡屎藤及诸'臭'、诸'屎'之名皆的义于其臭气。"鸡矢藤在栽后9～10月除留种的外，每年都可割取地上部分，晒或晾干即成，或秋季挖根，洗净，切片，晒干供药用；具有祛风除湿、消食化积、解毒消肿、活血止痛之功效。

（二）传统药对研究

常见的药对有鸡矢藤配山药、鸡矢藤配绿豆等。各药对的名称、药性配伍及配伍比例、药理作用见下表。

药对名称	药性配伍	配伍比例	药理作用
鸡矢藤配山药	两温配伍，鸡矢藤、山药均性温	1∶1	用于食积腹泻、小儿疳积、久痢、虚肿、妇女带下
鸡矢藤配绿豆	两温配伍，鸡矢藤、绿豆均性温	3∶1	用于无名肿毒、肠痈、疮疡久溃流滋、风火流注、蛇伤及有机磷农药中毒等

七、现代药理与机制研究

（一）促进胃肠动力作用

研究发现鸡矢藤的水提取液具有促进胃肠运动的作用，其原因可能与鸡矢藤乙酸乙酯部位的主要成分环烯醚萜苷类化合物有关，但是也不能排除是鸡矢藤中的黄酮类化合物的作用。综上所述，可以发现鸡矢藤的水提取液可以使得肠向下推进性运动并且具有胃排空的作用。

（二）保肝作用

研究发现，鸡矢藤可以降低体内谷丙转氨酶、谷草转氨酶以及总蛋白水平，具有良好的保肝效果。鸡矢藤中的京尼平苷可以显著抑制肝脏氧化酶的活性，增加免疫蛋白和谷胱甘肽的含量，抑制肝脏中细胞色素 $P_{450}3A$ 氧化酶的活性，降低肝脏微粒体中 $P_{450}3A$ 免疫相关蛋白的密度，具有保肝的作用。通过实验观察急性肝损伤小鼠模型，分别使用鸡矢藤粉剂以及鸡矢藤口服液，观察谷草转氨酶、谷丙转氨酶以及肝脏组织学形态的变化。形态学结果显示肝脏组织病理只有轻微的变化，而鸡矢藤口服液具有一定的降酶效果，但是整体的效果并不明显。

（三）影响肠胃活动

鸡矢藤中具有环烯醚萜苷类成分，环烯醚萜苷类成分是鸡屎藤中保护胃肠道的主要活性物质，可以影响肠胃活动，并且该成分结构上的羟基和羧基的连接方式不同，对胃肠活动的影响也不同。研究发现当化学结构的六号碳上有羟基或十一号碳上有羧基时，对胃肠活动减轻，致泻效果减弱。鸡矢藤可以抑制胃肠炎症以及溃疡，并且临床治疗效果显著。

（四）抗菌和抗病毒

鸡矢藤具有抗菌和抗病毒的作用，具有对抗乙肝病毒的作用，可以通过降低转氨酶从而促进肝细胞再生以达到减轻肝脏损害的作用，可以用于治疗肝纤维化。

（五）抗炎

鸡矢藤发挥抗炎作用是通过活化 NF-κB 实现的。用二甲苯小鼠耳郭炎症实验动物模型对鸡矢藤的水煎液进行抗炎活性测试，发现鸡矢藤的水煎液对该实验动物模型的炎症具有明显的抑制作用。根据记载，鸡矢藤苷酸甲酯与鸡矢藤苷是鸡矢藤提取物的主要成分。研究表明，环烯醚萜苷类成分是鸡矢藤发挥抗炎活性的主要原因，主要依靠该成分在生物体中代谢为无糖结构发挥抗炎活性。该成分含量在 10% ～ 90% 时具有显著的抗炎作用。研究证实鸡矢藤中的环烯醚萜苷类成分京尼平苷在机体组织内产生的代谢产物京尼平可以抑制 NO 的合成，以达到减少细胞损伤和缓解炎症进程的功效。

（六）保肾作用

研究表明，鸡矢藤提取物环烯醚萜苷可以显著降低小鼠血清中的尿酸水平，减轻小鼠肾组织损伤，改善肾功能，对肾损伤具有保护作用。鸡矢藤中的环烯醚萜苷可以通过多种途径来保护肾脏，其保护机制是对肝脏中血清腺苷脱氨酶以及黄嘌呤氧化酶的活性产生抑制作用，从而抑制次黄嘌呤的生成与尿酸的生成，促进尿酸的分级排泄，降低尿酸含量，减少痛风性关节炎的发生。其保肾作用主要体现在降低尿酸和收缩压方面。此外，其还能抑制 NF-κB 向核内转移，下调炎症因子 MCP-1 的表达，以保护炎症因子介导的肾小管间质损伤，治疗肾病效果显著。

八、鸡矢藤方剂的临床应用

鸡矢藤味涩、性微凉。主治食积腹胀、风湿痹痛、小儿腹泻、烫火伤、湿疹等，常与其他药物配伍使用。

（1）山楂内金胶囊：由山楂 1090 g、藏菖蒲 705 g、荠菜 575 g、鸡矢藤 575 g、连翘 960 g、枇杷叶 450 g、蝉蜕 195 g、鸡内金 450 g 组成，主治食积内停所致小儿疳积症、食欲不振、脘腹胀痛、消化不良、大便失调。

（2）延胡胃安胶囊：由鸡矢藤 200 g、白及 200 g、木香 70 g、砂仁 50 g、海螵蛸 100 g、生姜 30 g、大枣 100 g、甘草 50 g、延胡索 100 g 组成，主治肝肾不和证，证见呕吐吞酸、脘腹胀痛、不思饮食等。

（3）和胃止痛胶囊：由大红袍 500 g、鸡矢藤 500 g、管仲 300 g、金荞麦 400 g、黄连 20 g、砂仁 40 g、延胡索 30 g、木香 40 g 组成，主治肝胃气滞、湿热瘀阻所致的急慢性胃肠炎、胃及十二指肠溃疡、慢性结肠炎。

（4）鸡矢藤注射液：由鸡矢藤 1000 g、聚山梨酯 801 mL、氯化钠 9 g 组成，主治风湿痹阻、瘀血阻滞所致的筋骨痛、外伤和手术后疼痛、腹痛等。

九、产品开发与利用研究

鸡矢藤除了药用外，其提取物还被用作化妆品原料，并且其含有的环烯醚萜苷类化合物可以抑制低密度脂蛋白（LDL）氧化。具体如下：环烯醚萜苷类在冠状动脉硬化疾病治疗方面有很高的应用价值，鸡矢藤苷和去乙酰车叶草苷酸质量浓度为 20 μg/mL 时对 LDL 氧化的抑制率分别达 62.2% 和 63.8%，而同浓度下阳性对照普罗布可（Probucol）对 LDL 氧化抑制率为 78.1%。

防脱育发作用：一种防脱育发精华液由侧柏叶提取物、连翘提取物、苦参根提取物、川椒果提取物、土荆皮提取物、鸡矢藤提取物、库拉索芦荟提取物和燕麦仁提取物组成。侧柏叶有治疗血热脱发、须发早白的功效，连翘、库拉索芦荟具有清热解毒的功效，再配上治疗皮肤瘙痒的川椒果、土荆皮和鸡矢藤，最终达到清热解毒、祛风利湿的功效。本发明的防脱育发精华液一般使用 1 个月以后就可以有效改善头皮瘙痒和脱发。

参考文献

[1] 谭玉琴，山光强，陈志刚，等. 鸡屎藤的化学成分、提取工艺与药理作用研究进展 [J]. 中兽医医药杂志，2016，35（1）：18 – 21.

[2] 王珺. 鸡屎藤化学成分及其抗菌活性研究 [D]. 西安：陕西科技大学，2015.

[3] 王星星，王重娟，李仲昆. 鸡矢藤的化学成分及药理活性研究进展 [J]. 世界中医药，2021，16（5）：826 – 830.

[4] 徐国江. 一种防脱育发精华液 [P]. 浙江省：CN112569170A，2021 – 03 – 30.

温 郁 金

一、基源

该药物来源于姜科植物温郁金（*Curcuma wenyujin* Y. H. *Chen et* C. Ling），其干燥块根作为中药郁金入药，根茎作为中药莪术入药。

二、植物形态特征与分布

形态特征：根茎肉质，肥大，为长椭圆形或椭圆形；株高约 1 m，黄色，具有芳香；根端膨大呈纺锤状。叶基生，叶片呈长圆形，长 30～60 cm，宽 10～20 cm；顶端具细尾尖，基部渐狭，叶面无毛，叶背被短柔毛。叶柄与叶片约为等长。花葶单独由根茎抽出，与叶同时发出或先叶而出，穗状花序长约 15 cm，直径约 8 cm，呈圆柱形，有花的苞片淡绿色，卵形，长 4～5 cm；上部无花的苞片较狭，长圆形，白色而染淡红，顶端常具小尖头，被毛；花葶被疏柔毛，长 0.8～1.5 cm，顶端 3 裂。花冠管漏斗形，长 2.3～2.5 cm，喉部被毛，裂片长圆形，长 1.5 cm，白色而带粉红；后方的一片较大，顶端具小尖头，被毛。侧生退化雄蕊淡黄色，倒卵状长圆形，长约 1.5 cm；唇瓣黄色，倒卵形，长 2.5 cm，顶微 2 裂；子房被长柔毛。花期在 4～6 月。

生长环境与分布：温郁金是一种主产于浙江温州的姜黄属植物，是温州瑞安市的中国国家地理标志产品。瑞安市气候条件是亚热带海洋型季风气候，全年无严寒酷暑、冬短夏长、四季分明、雨水充沛。全市所处纬度较低，又受海洋影响，温度条件为浙江省最佳。境内常年平均气温 17.9 ℃，1 月份平均气温不低于 7 ℃。雨水丰富，年平均降水量 1600 mm 左右，山区多达 1800 mm。由于受夏季风影响，5～6 月份为梅雨期，通常占全年降水量的 1/3 左右。大量的降水加上气温回升较快，雨热同期，对温郁金生长极其有利。另外，四川峨眉与乐山、福建、广西等省区也有产出。

三、传统习用

块根：味微苦、辛，性微温。疏肝解郁，行气祛瘀，利胆退黄。主治月经不调、肝炎、肝硬化、心绞痛等。根茎：味苦、辛，性温，能破血散气、消症积、止痛。

（1）治心悬急懊痛：郁金半两、黄芩一两、赤芍药一两、枳壳一两（麸炒微黄，去瓤）、生干地黄一两、大腹皮一两（锉）。上药细锉和匀。每服一分，以水一中盏，入生姜半分，煎至六分，去滓，不计时候，稍熬服。（《太平圣惠方》）

（2）治一切厥心（痛）、小肠膀胱痛不可忍者：附子（炮）、郁金、干姜。上各等分为细末，醋煮糊为丸，如梧桐子大，朱砂为衣。每服三十丸，男子温酒下，妇人醋汤下，食远服。（《奇效良方》）

（3）治妇人胁肋胀满、因气逆者：郁金、木香、莪术、牡丹皮，白汤磨服。（《女科方要》）

（4）治产后心痛、血气上冲欲死：郁金烧存性为末二钱，米醋一呷，调灌。（《袖珍方》）

（5）治癫狂因忧郁而得、痰涎阻塞包络心窍者：白矾三两、郁金七两。米糊为丸，如梧子大。每服五十丸，水送下。（《本事方》）

（6）治痫疾：川芎二两，防风、郁金、猪牙皂角、明矾各一两，蜈蚣二条（黄、赤脚各一）。上为末，蒸饼丸，如梧桐子大。空心茶清下十五丸。（《摄生众妙方》）

（7）治风痰：郁金一分、藜芦十分。各为末，和令匀。每服一字，用温浆水一盏，先以少浆水调

下，余者水漱口都服，便以食压之。(《经验后方》)

（8）治衄血吐血：郁金为末，水服二钱，甚者再服。(《简易方论》)

（9）治呕血：用韭汁、姜汁、童便磨郁金，同饮之。(《丹溪心法》)

（10）治尿血不定：郁金一两，捣为末，葱白一握相和，以水一盏，煎至三合，去滓，温服，日须三服。(《经验方》)

（11）治血淋、心头烦、水道中涩痛，及治小肠积热、尿血出者：生干地黄、郁金、蒲黄。上等分，为细末。每于食前，煎车前子叶汤调下一钱，酒调下亦得。(《普济方》)

（12）治谷疸、唇口先黄、腹胀气急：郁金一两、牛胆一枚（干者）、麝香（研）半钱。上三味，捣研为细散。每服半钱，新汲水调下，不拘时。(《圣济总录》)

（13）治胆石及黄疸：郁金、熊胆、明矾、火硝。研细为丸或做散剂。每服一至三分。(《四川中药志》)

（14）治肠梗阻：郁金、桃仁、瓜蒌各三钱。水煎后加麻油五两，一次温服。(《中草药新医疗法资料选编》)

（15）治耳内极痛：郁金末，研细，每用一字，以净水调，倾入耳内，却急倾出。(《圣济总录》)

（16）治自汗不止：郁金末，卧时调涂于乳上。(《濒湖集简方》)

（17）治痔疮肿痛：郁金末，水调涂之。(《医方摘要》)

四、化学成分

（一）倍半萜类化合物

1. 吉马烷型

该型有蓬莪术环氧酮（Zederone）、姜黄二酮（Curdione）、新莪术二酮（Neocurdione）、蓬莪术环二烯（Furanodiene）、蓬莪术环二烯酮（Furanodienone）、去氢姜黄二酮（Dehydrocurdione）、吉马酮（Germacrone）、13 - 羟基吉马酮（13-Hydroxygermacrone）、吉马酮 - 13 - 醛（Germacrone-13-al）。

化合物结构图如下：

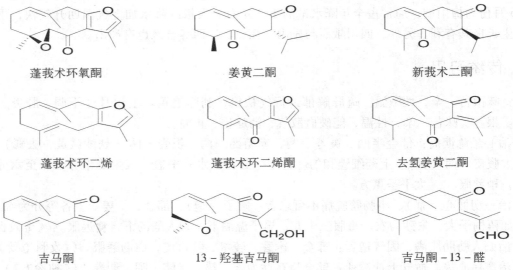

蓬莪术环氧酮	姜黄二酮	新莪术二酮
蓬莪术环二烯	蓬莪术环二烯酮	去氢姜黄二酮
吉马酮	13 - 羟基吉马酮	吉马酮 - 13 - 醛

2. 愈创木烷型

该型有莪术醇（Curcumol）、异莪术烯醇（Isocurcumenol）、姜黄奥二醇（Curcumadiol）、乌药奥（Linderazulene）、原姜黄环氧奥烯醇（Procurcumenol）、莪术烯醇（Curcumenol）、表莪术烯醇（Epicurcumenol）。

化合物结构图如下：

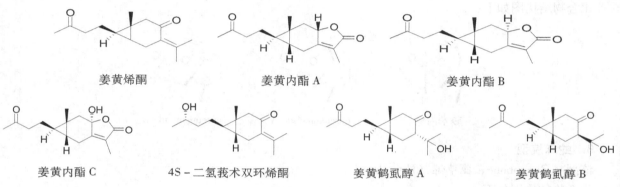

莪术醇   异莪术烯醇   姜黄奥二醇   乌药奥

原姜黄环氧奥烯醇   莪术烯醇   表莪术烯醇

3．菖烷卡拉布烷型

该型有姜黄烯酮（Curcumenone）、姜黄内酯 A（Curcumenolactone A）、姜黄内酯 B（Curcumenolactone B）、姜黄内酯 C（Curcumenolactone C）、4S－二氢莪术双环烯酮（4S-Dihydrocurcumenone）、姜黄鹤虱醇 A（Curcarabranol A）、姜黄鹤虱醇 B（Curcarabranol B）。

化合物结构图如下：

姜黄烯酮   姜黄内酯 A   姜黄内酯 B

姜黄内酯 C   4S－二氢莪术双环烯酮   姜黄鹤虱醇 A   姜黄鹤虱醇 B

4．桉烷型

该型有姜黄醇酮（Curcolone）、α－芹子烯（α-Selinene）、β－芹子烯（β-Selinene）、β－桉醇（β-Eudesmol）。

化合物结构图如下：

姜黄醇酮   α－芹子烯   β－芹子烯   β－桉醇

5．没药烷型

该型有 α－姜黄酮（α-Turmerone）、β－姜黄酮（β-Turmerone）、芳姜黄酮（Arturmerone）。

化合物结构图如下：

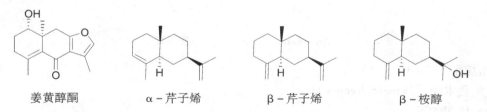

α－姜黄酮   β－姜黄酮   芳姜黄酮

6．榄香烷型

该型有莪术烯（Curzerenecurzerene）、莪术呋喃酮（Curzerenone）、表莪术呋喃酮（Epicurzerenone）、 β－榄香烯（β-Elemene）、δ－榄香烯（δ-Elemene）、γ－榄香烯（γ-Elemene）。

化合物结构图如下：

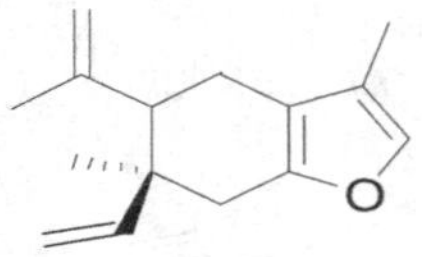

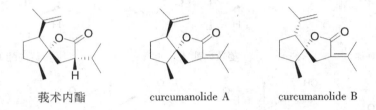

莪术烯 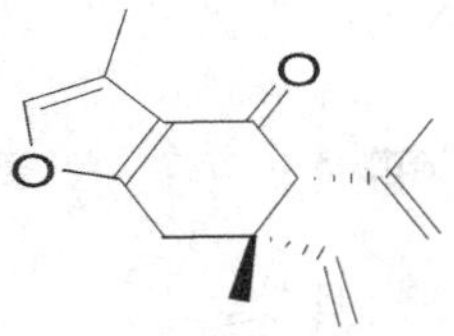　　　　　　　莪术呋喃酮 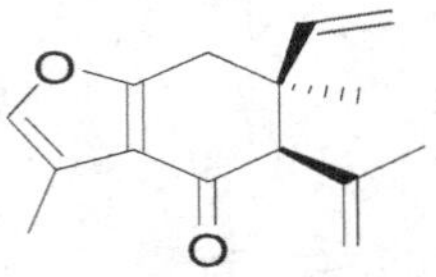　　　　　　表莪术呋喃酮

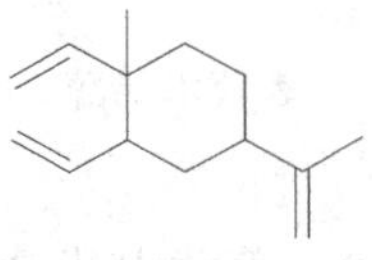

β－榄香烯 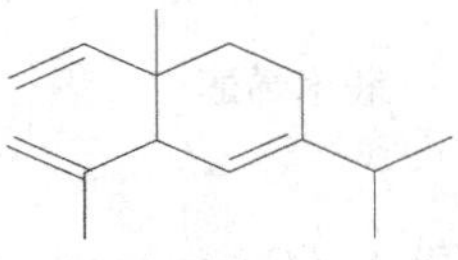　　　　　　δ－榄香烯 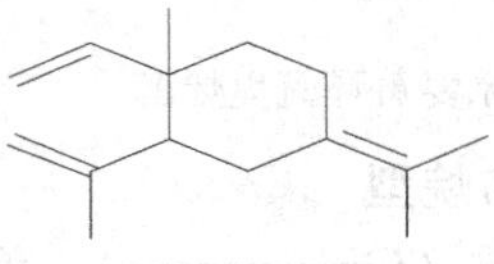　　　　　　γ－榄香烯

7. 螺内酯型

该型有莪术内酯、Curcumanolide A、Curcumanolide B。

化合物结构图如下：

莪术内酯　　　　　curcumanolide A　　　　curcumanolide B

8. 蛇麻烷型

该型有 Zerumbone、葎草烯（Humulene）。

化合物结构图如下：

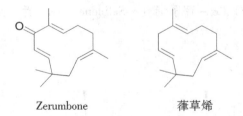

Zerumbone 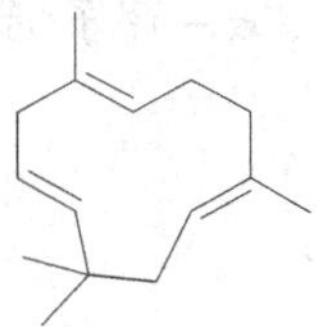　　　　　　葎草烯

9. 拉松烷型

该型有焦莪术酮（Pyrocurzerenone）。

化合物结构图如下：

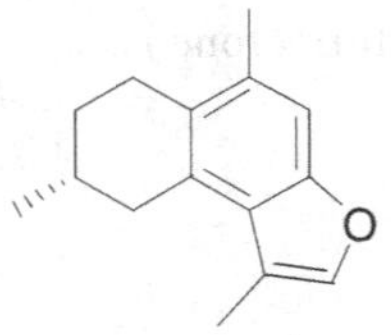

焦莪术酮

10. 其他

该型有异蓬莪术环二烯酮（Isofuranodienone）。

化合物结构图如下：

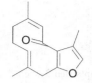

异蓬莪术环二烯酮

（二）姜黄素类成分

分离得到的姜黄素类成分包括：姜黄素（Curcumin）、去甲氧基姜黄素（Demethoxycurcumin）、双去甲氧基姜黄素（Bisdemethoxycurcumin）、1-(4-hydroxy-3-methoxyphenyl)-7-(3,4-dihydroxypheny)-1,6-heptadiene-3,5-dione、1-(4-hydroxy-3,5-dimethoxyphenyl)-7-(4-hydroxy-3-methoxy-Phenypheny)-(1E,6E)-1,6-heptadiene-3,5-dione、二氢姜黄素（dihydrocurcumin）、1-hydroxy-1,7-bis(4-hydroxy-3-methoxyphenyl)-6-heptene-3,5-dione、Octahydrocurcuminoctahydrocurcumin、1,7-Bis-(4-hydroxyphenyl)-1-heptene-3,5-dione、1,7-Bis-(4-hydroxyphenyl)-1,4,6-heptatrien-3-one、桤木酮（Alnustone）、1,7-Bis-(4-hydroxy-3-methoxyphenyl)-1,4,6-heptatrien-3-one、Trans-1,7-diphenyl-1-hepten-5-ol、5-Hydroxy-7-(4-hydroxyphenyl)-1-phenyl-(1E)-1-heptene、7-(3,4-Dihydroxyphenyl)-5-hydroxy-1-phenyl-(1E)-1-heptene、1,7-Diphenyl-3-acetoxy-6(E)-heptene、1,7-Diphenyl-3-acetoxy-6(E)-hepten-3-one、Trans,trans-1,7-diphenyl-1,3-heptadien-5-ol、Cyclocurcumin、1,5-Bis(4-hydroxy-3-methoxyphenyl)-1,4-pentadien-3-one 等成分。

化合物结构图如下：

姜黄素

去甲氧基姜黄素

双去甲氧基姜黄素

1-(4-hydroxy-3-methoxyphenyl)-7-
(3,4- dihydroxypheny)-1,6-heptadiene-3,5-dione

1-(4-hydroxy-3,5-dimethoxyphenyl)-7-(4-hydroxy-
3-methoxy-Phenypheny)-(1E,6E)-1,6-heptadiene-
3,5-dione

二氢姜黄素

1-hydroxy-1,7-bis(4-hydroxy-3-methoxyphenyl)-
6-heptene-3,5-dione

Octahydrocurcuminoctahydrocurcumin

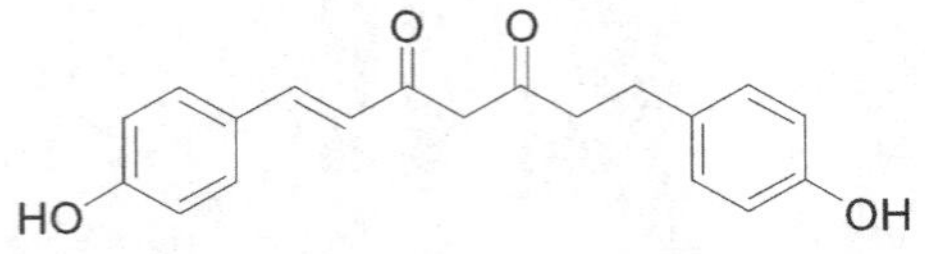

1,7-Bis-(4-hydroxyphenyl)-1-heptene-3,5-dione

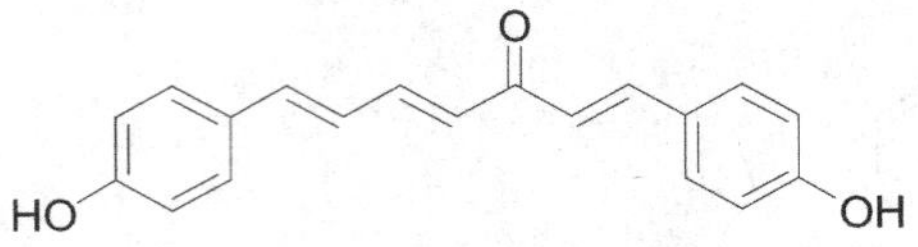

1,7-Bis-(4-hydroxyphenyl)-1,4,6-heptatrien-3-one

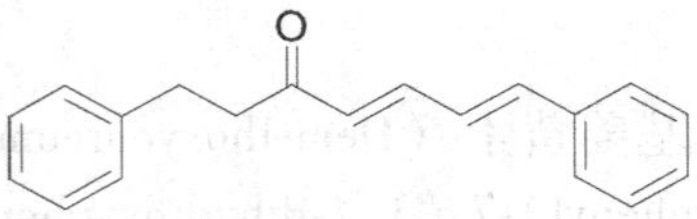

桤木酮

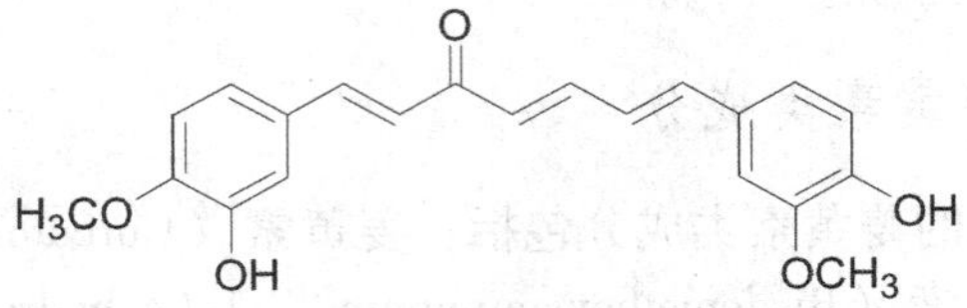

1,7-Bis-(4-hydroxy-3-methoxyphenyl)-1,4,6-heptatrien-3-one

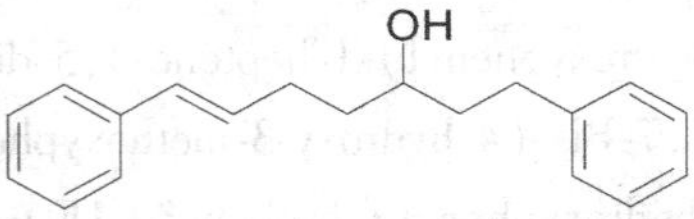

Trans-1,7-diphenyl-1-hepten-5-ol

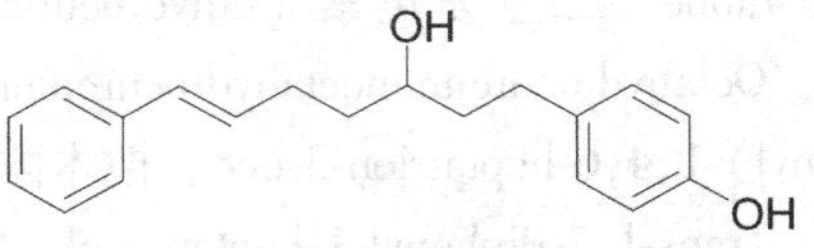

5-Hydroxy-7-(4-hydroxyphenyl)-1-phenyl-(1E)-1-heptene

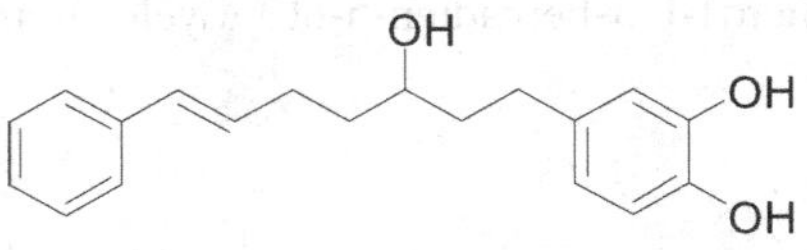

7-(3,4-Dihydroxyphenyl)-5-hydroxy-1-phenyl-(1E)-1-heptene

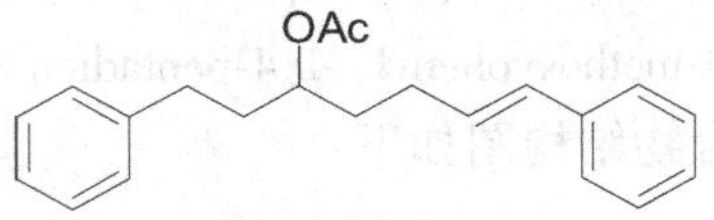

1,7-Diphenyl-3-acetoxy-6(E)-heptene

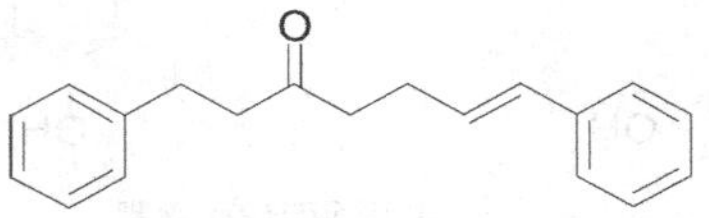

1,7-Diphenyl-3-acetoxy-6(E)-hepten-3-one

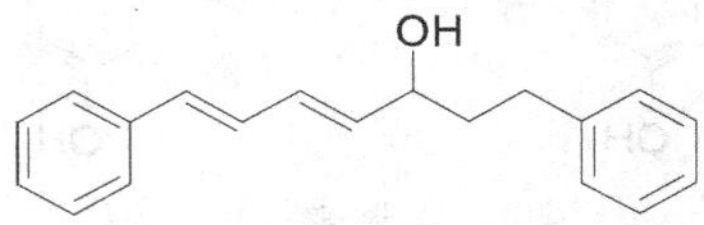

Trans,trans-1,7-diphenyl-1,3-heptadien-5-ol

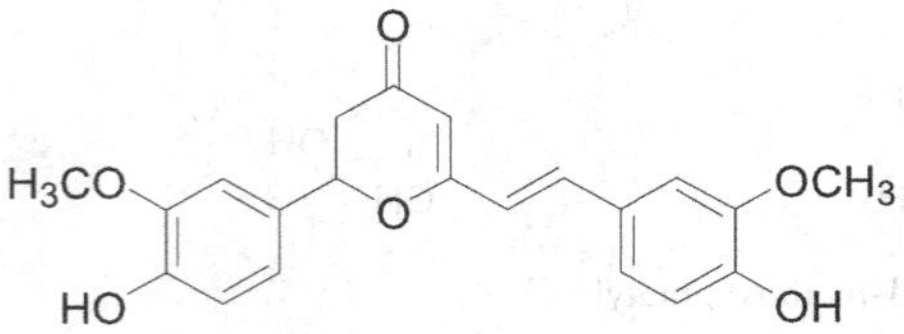

Cyclocurcumin

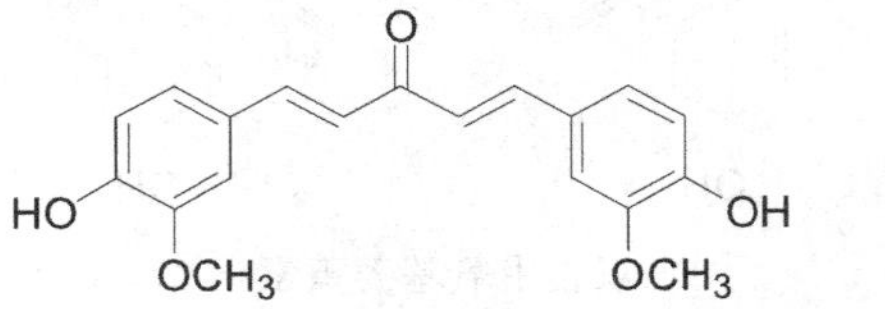

1,5-Bis(4-hydroxy-3-methoxyphenyl)-1,4-pentadien-3-one

（三）甾醇类化合物

块根中分离得到甾醇类化合物有 β – 谷甾醇（β-sitosterol）和胡萝卜苷（aucosterol），地上部分分离得到 Mangdesisterol。

化合物结构图如下：

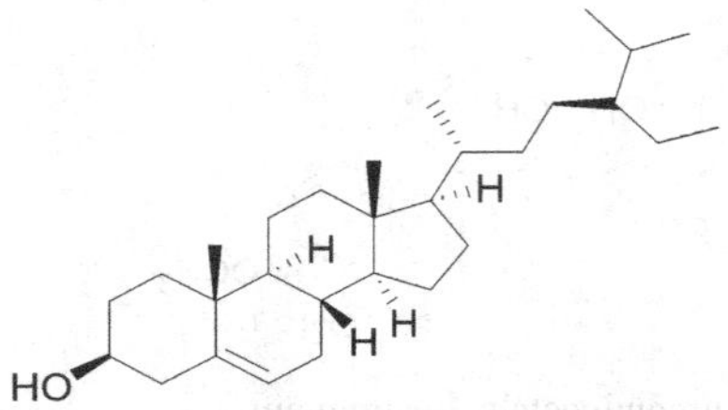

β – 谷甾醇

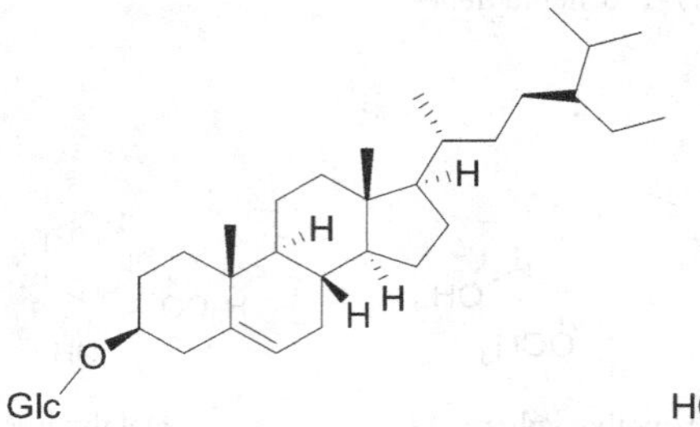

胡萝卜苷

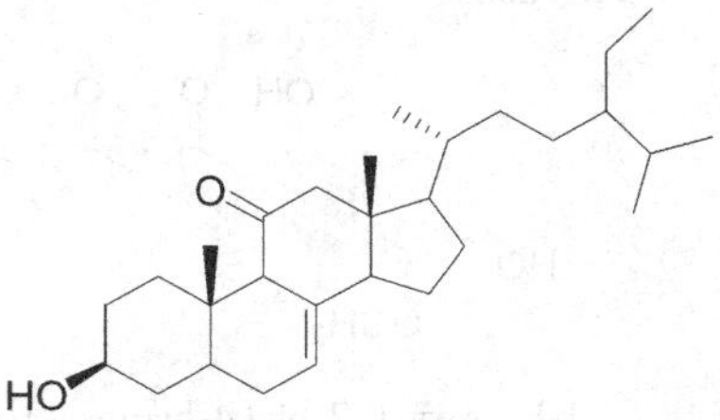

mangdesisterol

五、质量研究

（一）鉴别实验

1．性状鉴别

温郁金块根长圆形或卵圆形，稍扁，有的微弯曲，两端渐尖，长 3.5～7 cm，直径 1.2～2.5 cm。表面灰褐色或灰棕色，具不规则的纵皱纹，纵纹隆起处其较浅。质坚实，断面灰棕色或灰绿色，具蜡样光泽；内皮层环明显。气微香，味微苦。

2．显微鉴别

横切面：温郁金表皮细胞有时残存，外壁稍厚。根被狭窄，为 4～8 列细胞，壁薄，略呈波状，排列整齐。皮层宽约为根直径的 1/2，油细胞难察见，内皮层明显。中柱韧皮部束与木质部束各 40～55 个，间隔排列；木质部束导管 2～4 个，并有微木化的纤维，导管多角形，壁薄，直径 20～90 μm。薄壁细胞中可见糊化淀粉粒。

3．薄层鉴别

取本品粉末 2 g，加无水乙醇 25 mL，超声处理 30 min，滤过，滤液蒸干，残渣加乙醇 1 mL 使其溶解，作为供试品溶液。另取温郁金对照药材 2 g，同法制成对照药材溶液。吸取上述两种溶液各 5 μL，分别点于同一硅胶 G 薄层板上，以正己烷 - 乙酸乙酯（17：3）为展开剂，预饱和 30 min，展开，取出，晾干，喷以 10% 硫酸乙醇溶液，在 105 ℃下加热至斑点显色清晰。置日光和紫外光灯（365 nm）下检视。供试品色谱中，在与对照药材色谱相应的位置上，显相同颜色的主斑点或荧光斑点。

（二）含量测定

1．挥发油指纹图谱

通过液相色谱对 19 批浙江不同产地温郁金挥发油样品进行测定，标定了 14 个共有峰，建立了温郁金的指纹图谱，有助于控制温郁金的内在质量。

2．HPLC 法测定

采用高效液相色谱法同时测定温郁金药材中姜黄素、去甲氧基姜黄素、双去甲氧基姜黄素 3 种姜黄素类成分和 Bisacurone B、芳姜黄酮两种倍半萜类成分的含量。色谱条件为 Diamonsil C18 色谱柱（250 mm×4.6 mm，5 μm），乙腈 - 0.6% 冰乙酸溶液梯度洗脱，体积流量 1 mL/min，柱温 30 ℃，检测波长分别为 240 nm 和 420 nm，在此色谱条件下 5 种成分可完全分离。在测定范围内均表现出良好的线性关系，姜黄素标准曲线为 $y = 13.1537x + 5.9532$，线性范围 4.203 - 0.04203 μg；去甲氧基姜黄素标准曲线为 $y = 9.2013x + 3.2752$，线性范围 1.912 - 0.01912 μg；双去甲氧基姜黄素标准曲线为 $y = 7.1427x + 3.0432$，线性范围 1.814 - 0.1814 μg；Bisacurone B 标准曲线为 $y = 18.6851x - 0.4842$，线性范围 2.516 - 0.025164 μg；芳姜黄酮标准曲线为 $y = 17.987x - 0.1169$，线性范围 5.398 - 0.05398 μg。

六、防治消化系统疾病史记

（一）民间与史书记载

温郁金始载于唐·甄权《药性论》，列为中品。宋·日华子《日华子本草》曰："治一切气，开胃消食，通月经，消瘀血，止扑损痛，下血及内损恶血。"明·李时珍《本草纲目》记载："治血气心腹痛，产后败血冲心欲死，失心癫狂。"

（二）传统药对研究

常见的药对有温郁金配猪苓、温郁金配神曲、温郁金配全蝎、温郁金配姜黄、温郁金配三棱、温郁金配三七等。各药对的名称、药性配伍及配伍比例、药理作用见下表。

药对名称	药性配伍	配伍比例	药理作用
温郁金配猪苓	温平配伍，温郁金性温、猪苓性平	1：1	利水逐瘀抗癌、增加免疫功能和升高白细胞作用增强
温郁金配神曲	两温配伍，温郁金、神曲均性温	2：3	治疗功能性消化不良
温郁金配全蝎	平温配伍，温郁金性温、全蝎性平	3：1	用于治疗中晚期特发性间质性肺炎与结缔组织病继发性肺间质纤维化
温郁金配姜黄	两温配伍，温郁金、姜黄均性温	1：1	治疗阳气虚亏、痰瘀阻络型不稳定性心绞痛
温郁金配三棱	平温配伍，温郁金性温、三棱性平	1：1	治疗声带白斑
温郁金配三七	两温配伍，温郁金、三七均性温	3：2	防治脾虚湿瘀型的大肠息肉复发

七、现代药理与机制研究

（一）抗肿瘤作用

温郁金可以用于预防和治疗肿瘤。其主要作用机制可能为：直接抑制或破坏癌细胞、诱导肿瘤细胞凋亡、提高免疫保护效应等。其所含化合物 β－榄香烯在体外对人体肺癌细胞株 LAX、Anip-937、A549、H128、Spc 以及人膀胱癌 T24 细胞、白血病细胞有抑制作用；在体内对小鼠黑色素瘤、Lewes 肺癌、大鼠 Walker-256 肉瘤均有明显抑制作用。β－榄香烯腹腔内给药除能抑制大鼠 Walker-256 肉瘤结节生长外，还可诱导肿瘤细胞凋亡。以榄香烯乳注射液治疗中晚期消化系统肿瘤患者时发现，榄香烯可显著提高患者体内 T 淋巴细胞亚群数量及功能，对辅助性 T 细胞和杀伤/抑制性 T 细胞均有促进作用，改善肿瘤患者的细胞免疫功能。温郁金所含化合物姜黄素具有一定的抗肿瘤活性。研究表明，在致癌物质处理前，处理同时以及处理后给予雄性 F344 小鼠姜黄素都可抑制肿瘤的发生、发展。姜黄素可抑制脂多糖（LPS）所致 NO 增加，从而抑制乳腺癌。姜黄素类化合物还可以抑制某些与入侵相关的基因的表达，包括基质金属蛋白酶 14（MMP14）、神经元细胞结合分子，以及整合素 Alpha6 和 Alpha4；且可在 mRNA 和蛋白酶水平上降低 MMP14 的表达和 MMP12 的活性，从而显著抑制肝脏腺癌细胞 CLl-5 的入侵。

（二）抗炎作用

温郁金挥发油能抑制多种致病菌生长。1% 挥发油对动物醋酸性腹膜炎有抑制作用，对小鼠局部水肿、炎症及大鼠棉球肉芽肿有明显的治疗作用。姜黄素类化合物能够双重抑制花生四烯酸（AA）生化途径中的环过氧化酶（COX）、脂过氧化酶（LOX）而表现抗炎活性；对急性、亚急性、慢性炎症均有抑制作用，可以用于治疗肝炎、肺炎、胰腺炎、过敏性脑髓炎等多重炎症。姜黄素类化合物还可通过抑制前列腺素合成、抑制溶酶体酶和琥珀酸脱氢酶活性而产生抗炎活性。在大鼠抗炎实验中，姜黄素比布洛芬更有效，其可能是通过稳定溶酶体膜和氧化磷酸化解偶联而发挥药效。姜黄素能抑制大鼠慢性炎症模型中的炎症反应，增高 C 反应蛋白、结合珠蛋白、白介素－1p 水平。此外，研究表明，采用乳剂蒸发化学交联法将牛血白蛋白和壳聚糖包裹所得缓释姜黄素微球，口服和经皮给药治疗关节炎有较好的抑制炎症治疗作用。

（三）抗氧化作用

温郁金挥发油具有良好的抗氧化活性，其抗氧化活性优于亚油酸，但比 α－生育酚稍微弱一些，当其浓度为 10%～20 mg/mL 时，其抗氧化抑制率为 76.3%～87.1%。姜黄素分子中的酚羟基使其具有抗氧化作用，可抑制脂质的过氧化反应，降低胆固醇水平。研究表明，糖尿病的发生与细胞的循环氧化反应（ROS）有关，而细胞中 Ca^{2+} 的流入可以导致该反应的增加。姜黄素通过干扰蛋白激酶 C 和

Ca^{2+} 的流入抑制 ROS 的发生；因此温郁金是治疗糖尿病引发的视网膜疾病和其他并发症的潜在药物。姜黄素能增加机体血液及组织中各种抗氧化酶如铜/锌超氧化物歧化酶、过氧化氢酶、谷胱甘肽还原酶、谷胱甘肽过氧化物酶、葡萄糖－6－磷酸酶等的活性，从而有效地清除各种自由基，减少过氧物酶体、硫巴比妥酸盐（TBARS）等的产生，减轻氧化应激反应。姜黄素还是一种潜在的血管内皮细胞血红素氧化酶－1（HO-1）诱导剂，可增加血红素氧化酶活性，具有抗氧化作用。

（四）抗菌、抗病毒活性

莪术醇在试管内能抑制金黄色葡萄球菌、溶血性链球菌、大肠杆菌、伤寒杆菌的生长，对呼吸道合胞体病毒（RSV）有直接抑制作用，对 Al、A3 型流感病毒有直接灭活作用。

近年来发现，姜黄素类化合物具有抗 HIV 的作用。姜黄素可能通过直接或间接地影响 HIV 前病毒复制所需长末端重复序列（LTR）的调节因子，或抑制转录因子 NF-κB 的活化，从而抑制处于前病毒状态的 HIV-1 的复制。

八、临床应用

1.《中国药典》2015 年版一部收载中成药

九气拈痛丸、九味肝泰胶囊、万氏牛黄清心丸、小儿肝炎颗粒、牛黄净脑片、牛黄降压丸、牛黄降压片、半黄降压胶囊、牛黄清宫丸、丹蒌片、心脑康片、心脑康胶囊、平消片、平消胶囊、加味左金丸、庆余辟瘟丹、安宫牛黄丸、安宫牛黄散、安宫降压丸 A、安脑丸、妇科养坤丸、妇科通经丸、芪冬颐心口服液、抗病毒口服液、利肝隆颗粒、利胆排石片、利胆排石颗粒、利脑心胶囊、肝炎康复丸、郁金银屑片、金佛止痛丸、乳核散结片、按摩软青（按摩乳）、复方牛黄消炎胶囊、胆乐胶囊、胆宁片、胆康胶囊、脉管复康片、活血通脉片、冠心生脉口服液、速效牛黄丸、脑栓通胶囊、益心通脉颗粒、消栓通络胶囊、通窍镇痛散、黄疸肝炎丸、清眩治瘫丸、紫龙金片、筋痛消酊、解郁安神颗粒、澳泰乐颗粒等均有温郁金成分。

2.《中华人民共和国卫生部药品标准中药成方制剂》第四册收载

牛黄郁金丸由牛黄、郁金、朱砂、清半夏、槟榔、麝香、巴豆霜、雄黄组成。其功效为芳香开窍、清心豁痰、通腑降浊，用于癫痫惊狂、痰迷心窍、烦躁不安、大便秘结。

九、产品开发与利用研究

化妆品：温郁金提取物可作为化妆品原料药使用。

中药洗手液：以温郁金、三棱等物质得到的混合提取液制成的洗手液不会刺激手部皮肤并且适合各种人群使用。该中药洗手液不仅具有清洁去污作用，同时具有很好的抗菌抑菌效果，即使使用该洗手液后人体的手部肌肤继续出汗，其依然发挥很好的抗菌抑菌效果，从而更能保障人体健康。

参考文献

[1] 童黄锦. 温郁金不同饮片化瘀止痛效应物质及作用机制研究 [D]. 南京：南京中医药大学，2021.

[2] 刘梅，郭小红，孙全，等. 温郁金的化学成分和药理作用研究进展 [J]. 现代药物与临床，2021，36（1）：204－208.

[3] 李帆，罗莎，崔友，等. 温郁金产地初加工方式研究 [J]. 农业工程技术，2020，40（29）：21－22.

[4] 周爱珍，鲍珍贝，程斌，等. 温郁金中 5 种成分的含量测定及其产地加工方法优化 [J]. 中国药房，2019，30（3）：381－386.

[5] 金利思，郑京胜，翁金月，等. 一种中药洗手液及其制备方法 [P]. 浙江省：CN108042460A，2018－05－18.

两面针

一、基源

该药物来源于芸香科植物两面针 [*Zanthoxylum nitidum* (Roxb.) DC]，传统上以其根或枝叶入药，名为入地金牛、双面刺。全年均可采收，洗净，切片，晒干或直接鲜用。

二、植物形态特征与分布

形态特征：常绿木质藤本；茎、枝背面及叶轴有皮刺但无毛，长 1～2.5 mm。叶片有小叶 7～11 片；小叶对生，阔卵形或阔椭圆形，长 4.5～11 cm，宽 2.5～6 cm，顶端急狭短尾尖，钝头且微凹，基部圆或宽楔形，边缘有疏离的圆齿缺或有时全缘，干后腹面甚光亮，革质厚，腹面中脉平坦或微凸。锥状聚散花序腋生，长 2～8 cm；花序轴、花枝有微柔毛；苞叶很小；萼片阔卵形，长度小于 1 mm；花瓣淡青色，卵状椭圆形，长 2～3 mm；雄花药隔先端短凸尖，退化的雌蕊往往 4 叉；雌花退化，雄蕊很小或没有。成熟的心皮通常为 1～2 个，紫红色或褐紫色，干后常有皱褶且腺点较粗，顶端具喙状尖头，极短或无。种子球形，边缘稍扁，直径 5～6 mm。花期在 3～4 月，挂果期在 9～10 月。

生长环境与分布：主要分布于海南、广东、湖南、台湾、广西、福建和云南等省区。多生于海拔 200～1100 m 的山野坡地灌木丛中。

三、传统习用

两面针味苦、辛，性平，有毒。祛风活血，麻醉止疼，解毒消肿。主治胃痛、风湿关节痛、跌打肿痛、牙痛、咽喉肿痛。孕妇忌服，忌与酸味食物同时服用。

（1）用于治神经痛，风湿骨痛，胃肠绞痛，溃疡病、胆道蛔虫病引起的疼痛：两面针注射液。每支 2 mL（相当根皮 3 g），每次 1 支，每日肌注 1～2 次。

（2）用于治风湿性关节炎、腰肌劳损：两面针 9 g、鸡骨香 15 g，了哥王根皮 6 g。75% 乙醇浸过面，浸泡 7～15 天，过滤装瓶备用。外搽患部。

（3）用于治胃、十二指肠溃疡：两面针根、圆叶千金藤、单根木（海南狗牙花根）各等量。共研细粉，每服 0.5～1 g，儿童酌减，每日 3 次。

（4）用于治胆道蛔虫病：两面针根、救必应（铁冬青）各 15 g，黄皮根、穿破石、柠檬根各 3 g。水煎服，每日 1 剂。

（5）用于治牙痛：两面针 1000 g、水杨梅（茜草科）1000 g，乙醇（95%）适量，共制成 1000 mL。用药棉蘸取药水少许，放到龋齿孔处。

（6）用于治黏膜麻醉：两面针 50%、荜茇 80%、曼陀罗 10%。每 500 g 药用 90% 乙醇 1000 g 浸 7 天，取浸液涂于皮肤、黏膜。

四、化学成分

（一）苯并菲定类生物碱化合物

两面针中研究较多的一类化合物为生物碱，其中苯并菲定类生物碱是研究最多的生物碱。

（二）其他类生物碱化合物

两面针中除了苯并菲定类生物碱，还报道了喹啉类生物碱如 2 - 喹诺酮、呋喃喹啉等，异喹啉，阿朴吗啡，酰胺，嘧啶等 36 个其他类生物碱化合物。

部分化合物结构图如下：

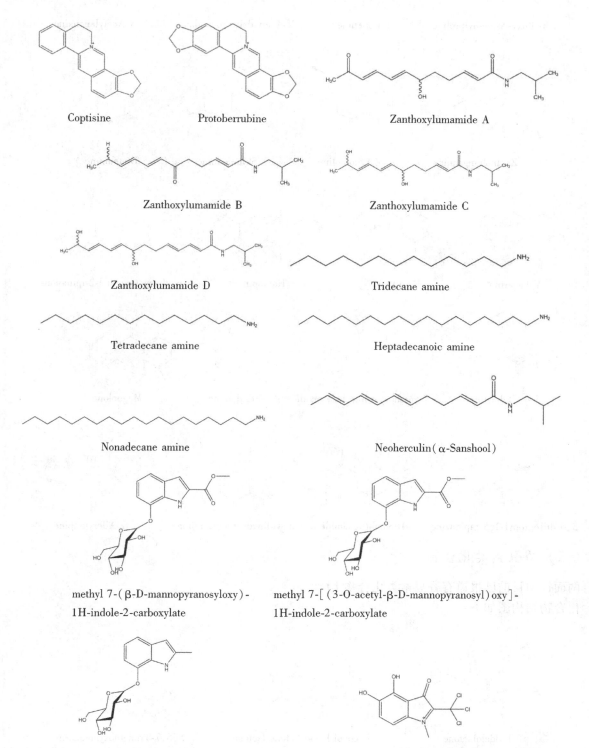

Coptisine

Protoberrubine

Zanthoxylumamide A

Zanthoxylumamide B

Zanthoxylumamide C

Zanthoxylumamide D

Tridecane amine

Tetradecane amine

Heptadecanoic amine

Nonadecane amine

Neoherculin(α-Sanshool)

methyl 7-(β-D-mannopyranosyloxy) -
1H-indole-2-carboxylate

methyl 7-[（3-O-acetyl-β-D-mannopyranosyl）oxy]-
1H-indole-2-carboxylate

2-methyl-1H-indol-7-ylβ-D-mannopyranoside

4,5-dihydroxy-1-methyl-3-xo-2（trichloromethyl）-3H-indolium

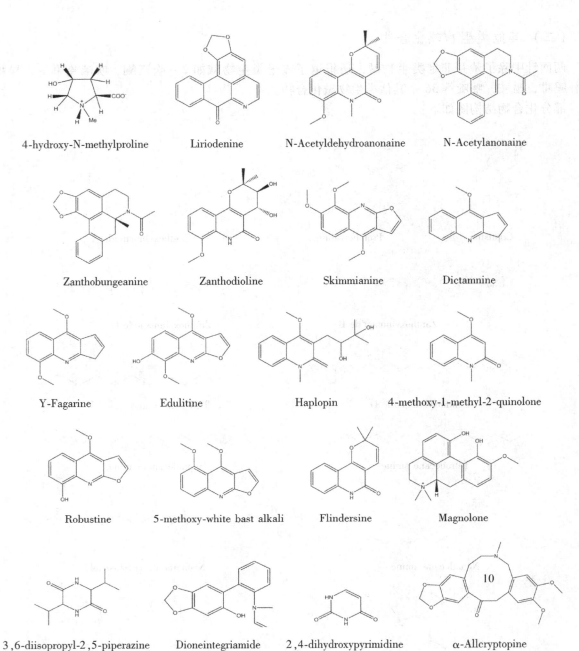

4-hydroxy-N-methylproline　　Liriodenine　　N-Acetyldehydroanonaine　　N-Acetylanonaine

Zanthobungeanine　　Zanthodioline　　Skimmianine　　Dictamnine

Y-Fagarine　　Edulitine　　Haplopin　　4-methoxy-1-methyl-2-quinolone

Robustine　　5-methoxy-white bast alkali　　Flindersine　　Magnolone

3,6-diisopropyl-2,5-piperazine　　Dioneintegriamide　　2,4-dihydroxypyrimidine　　α-Allcryptopine

（三）香豆素类化合物

两面针中目前已报道有香豆素类化合物 10 个。

化合物结构图如下：

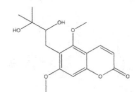

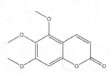

Toddalolactone　　Paeonol blood ketone lactone　　5,6,7-Trimethoxycoumarin

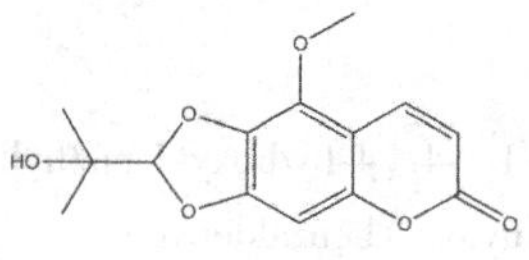

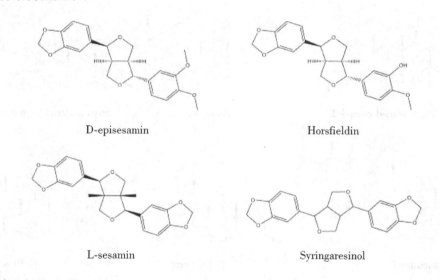

5-Methoxymarmesin 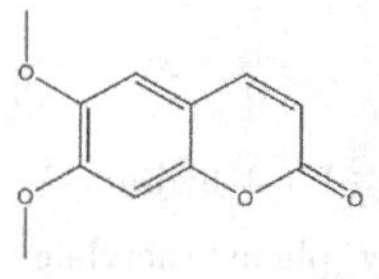　　5-Methoxymarmesin 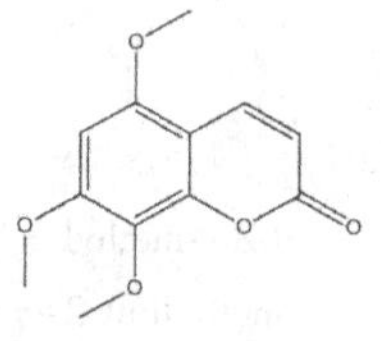　　Scoparone 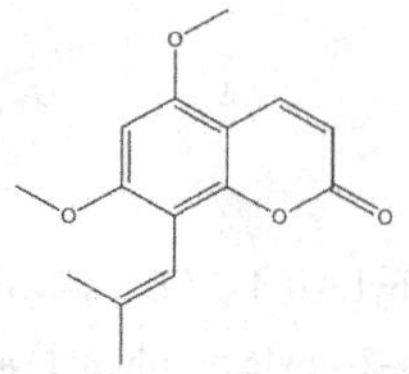　　5,7,8-Trimethoxycoumarin

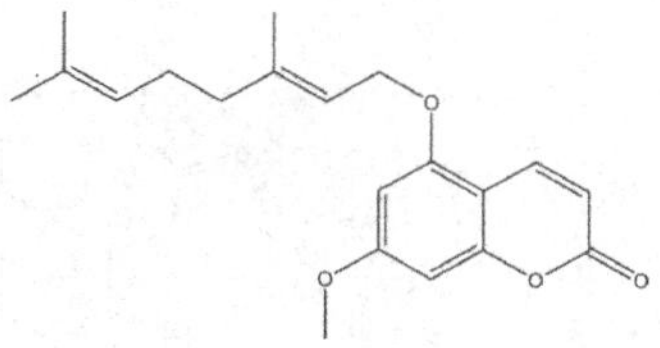

5-Geranoxy-7-methoxycoumarin 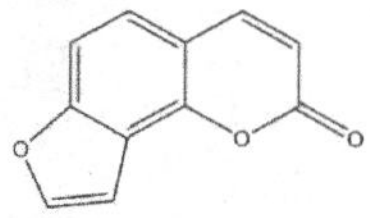　　Isopimpinellin 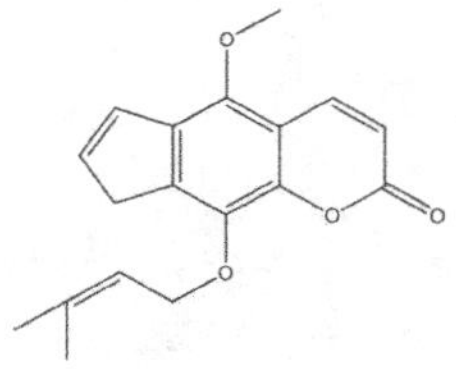　　Phellopterin

（四）木脂素类化合物

两面针中目前已报道有木脂素类化合物5个。

部分化合物结构图如下：

D-episesamin　　　　　　　　　　Horsfieldin

L-sesamin　　　　　　　　　　Syringaresinol

（五）有机酸化合物

在两面针中已报道有机酸类化合物有3个。

化合物结构图如下：

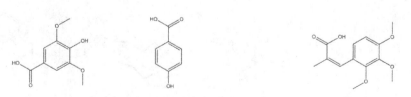

Syringic acid　　4-hydroxybenzoic acid　　（Z）-3-（2,3,4-trimethoxyphenyl）acrylic acid

（六）其他类非生物碱化合物

除了以上报道的生物碱、香豆素、木脂素、有机酸化合物，还报道过两面针中含有甾体、黄酮、萜类、类固醇等化合物，这些化合物的结构如下图所示。

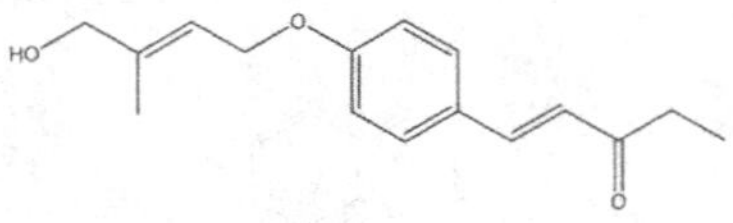

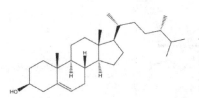

（E）-methyl 3-(4-((E)-4-hydroxy-3-methylbut-2-enyloxy)phenyl)acrylate

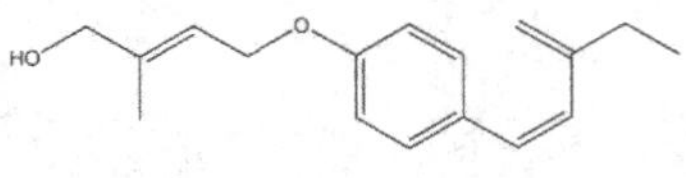

（Z）-methyl 3-(4-((E)-4-hydroxy-3-methylbut-2-enyloxy)phenyl)acrylate

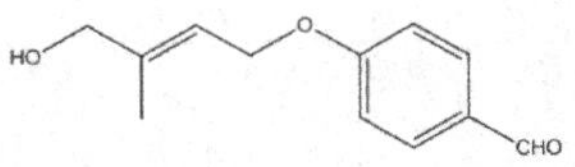

（E）-4-(4-hydroxy-3-methylbut-2-enyloxy)benzaldehyde

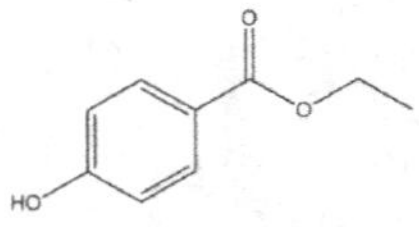

Ethylparaben

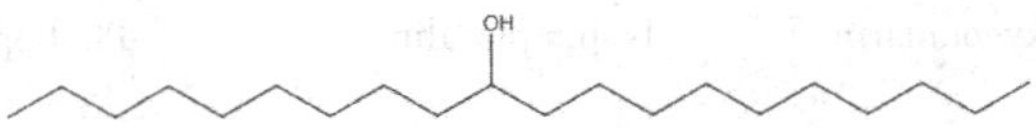

Isobutylbenzoate

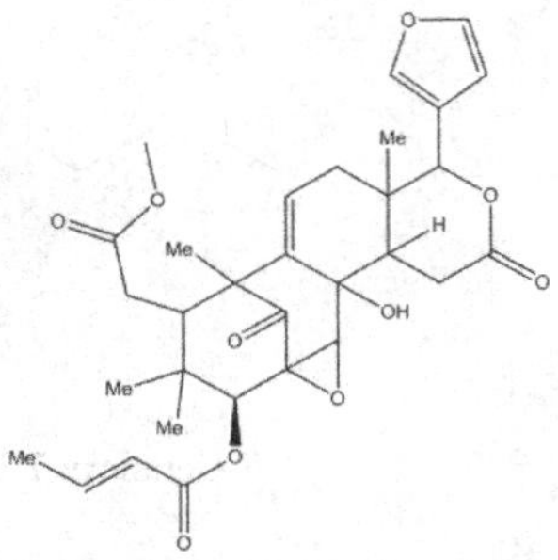

the limonoid compd 1

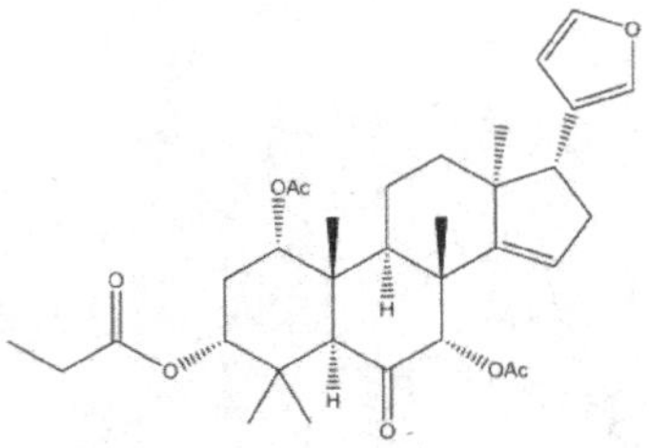

the limonoid compd 2

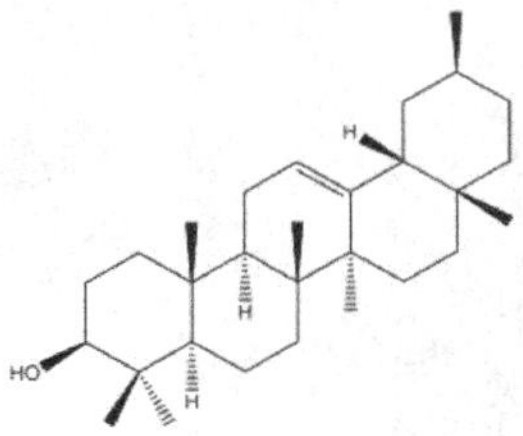

β-amyrin

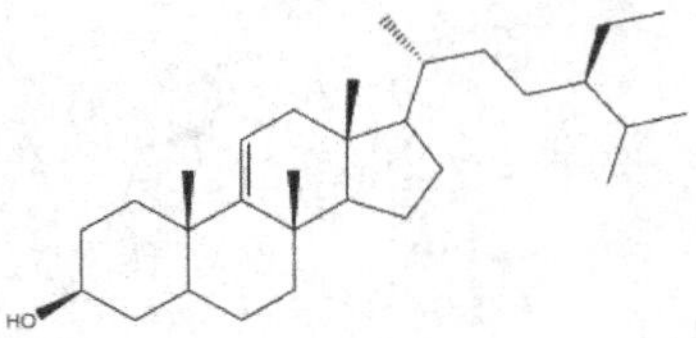

Stigmast-9(11)-en-3-ol

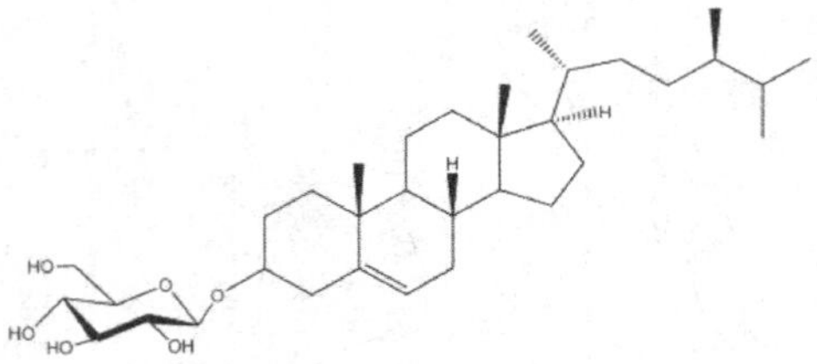

Daucosterol

β-Sitosterol

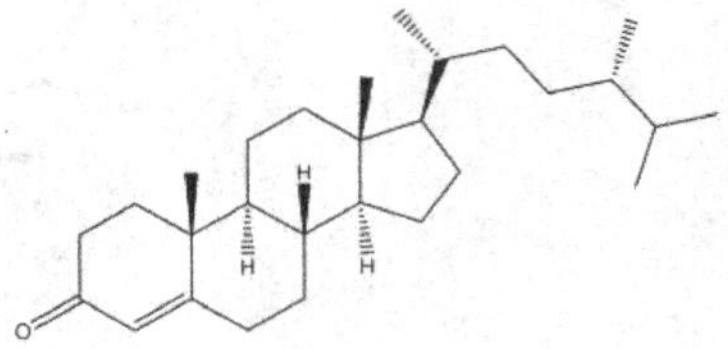

β-Sitostenone

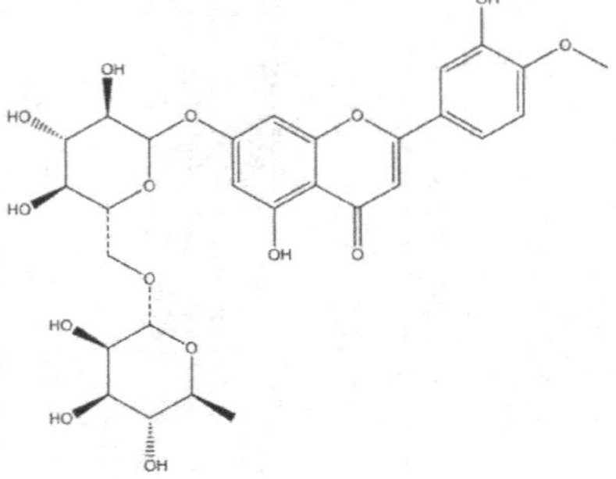

Diosmin

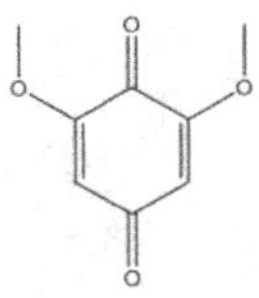

2，6-dimethoxy-
1，4-benzoquinone

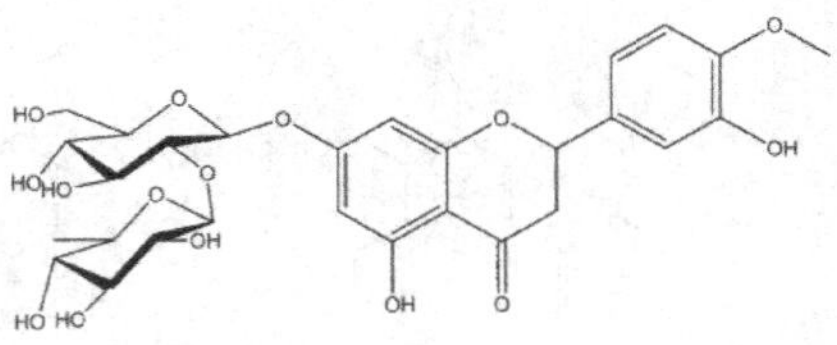

Hesperidine

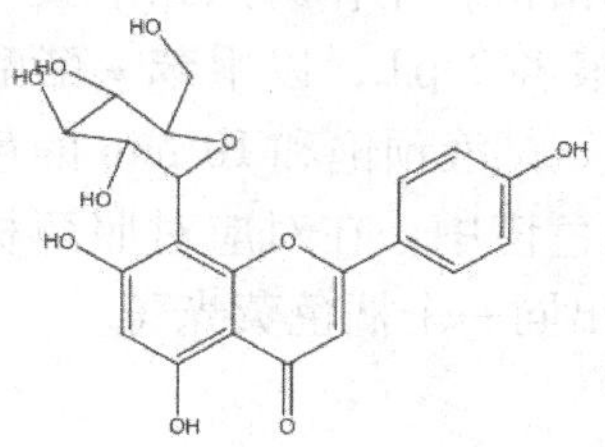

Vitexin 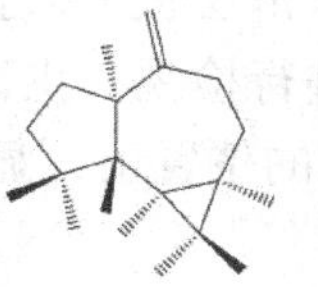   Spathulenol 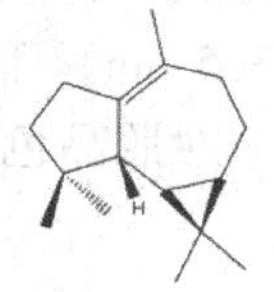   Isospathulenol 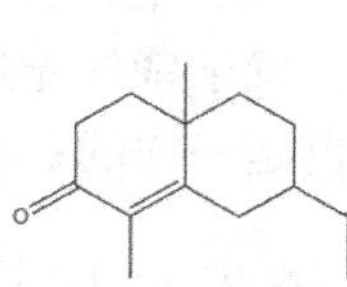   α-Cyperone 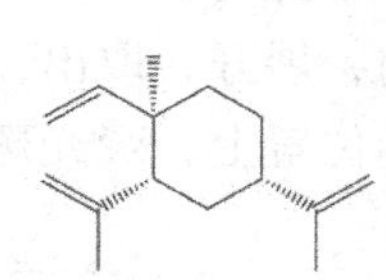   β-Elemene

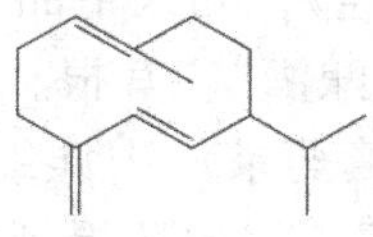

Germacrene D 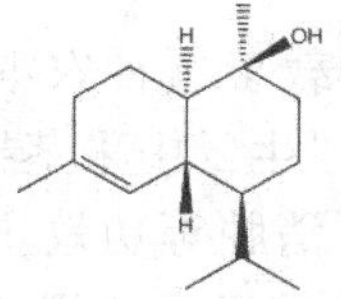   Acadinol 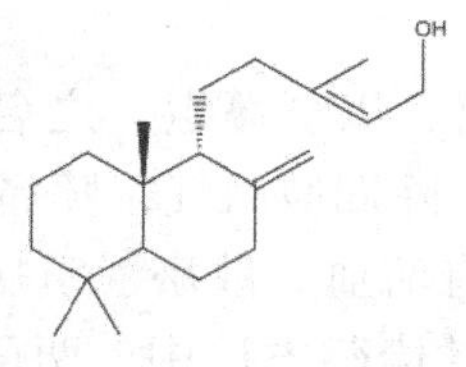   Anticopalol 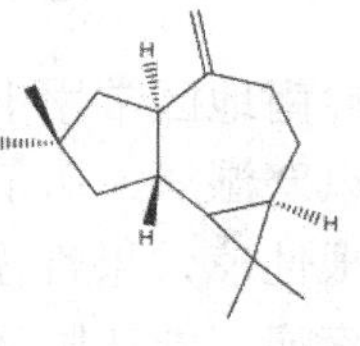   Spathulenol

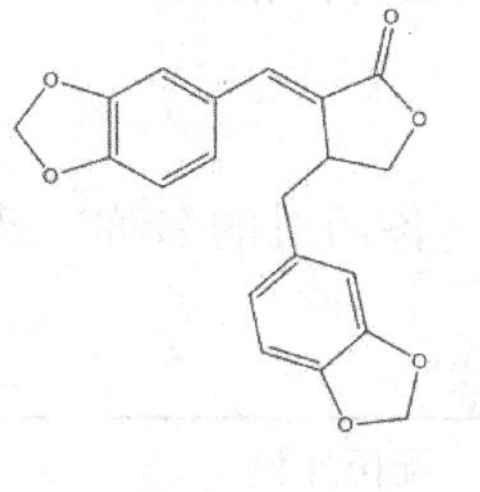

Savinin 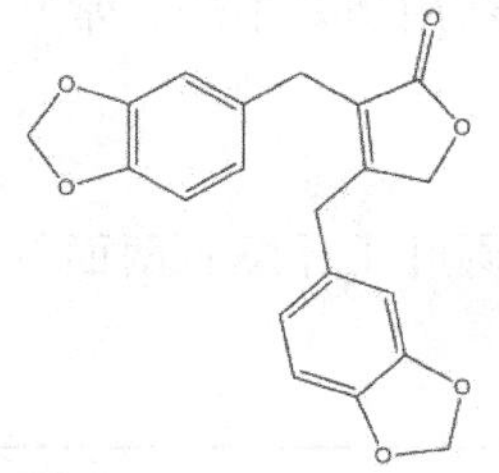   2,3-bis(3,4-methylenedioxybenzyl)but-2-en-4-olide

五、质量研究

鉴别实验

1. 性状鉴别

两面针为粗片或短段圆柱形，长 2～20 cm，宽 0.5～6 cm，少数 10 cm。表面呈现淡棕黄色或淡黄色，有鲜黄色或黄褐色类圆形皮孔。具有平滑断面，皮部呈现淡褐色；木部呈现淡黄色，可见同心状环纹和密孔；质地较硬。气微香，味辛、麻舌而苦。

2. 显微鉴别

根横切面：木栓层为 10～15 列木栓细胞，韧皮部有少数草酸钙方晶及油细胞散在，油细胞长径为 52～122 μm，短径为 28～87 μm，在韧皮部外缘有木化纤维，成群单列排布或 2～5 列排布。木质部导管直径为 35～98 μm，周围有纤维束环绕；木射线宽 1～3 列细胞，具单纹孔。薄壁细胞中含有丰富的淀粉粒。

3. 理化鉴别

取本品根皮粉末 1 g，加浓氨试液 0.5 mL 湿润，加氯仿 10 mL，浸泡 30 min，超声处理 30 min，滤过，滤液蒸干；残渣加甲醇 1 mL 溶解，取此甲醇溶液 3～4 滴，置 10 mL 具塞试管内，加变色酸溶液 0.5 mL、硫酸 3 mL，于水浴上加热 10 min，呈深紫色。

4. 薄层鉴别

（1）取两面针对照药材 1 g，加乙醇 15 mL，温浸 30 min，超声 30 min，过滤，滤液蒸干，滤渣加乙醇 1 mL 溶化为对照药材溶液。另取本品 1 g，进行同法处理作为供试品溶液。吸取供试品和对照药材溶液各 2 μL，分别点于同一硅胶 G 薄层板上，以苯 - 醋酸乙酯 - 甲醇 - 异丙醇 - 浓氨试液（20：5：3：1：0.12）为展开剂，置于展开剂预饱和 10 min 的色谱缸内，展开、取出、干燥，置于紫外光灯（365 nm）下进行检视。供试品色谱中，在对应对照药材色谱的位置上，荧光斑的颜色是一样的。

（2）取乙氧基白屈菜红碱对照品，加入甲醇，制成每 1 mL 含 1 mg 的溶液，用作对照品溶液。吸收乙氧基白屈菜红碱对照品溶液和（1）项下的对照药材溶液和供试品溶液各 2 μL，以甲苯 – 醋酸乙酯 – 甲醇（25∶2∶0.1）为展开剂，分别点于同一硅胶 G 薄层板上，置浓氨试液预饱和 10 min 的色谱缸内，展开，取出，晾干，置于紫外光灯（365 nm）下进行检视。供试品色谱中，在对应对照药材色谱的位置上，荧光斑的颜色是一样的；在对应对照品色谱的位置上，显示出同一个橘色荧光斑。

六、防治消化系统疾病史记

（一）民间与史书记载

两面针为岭南地区常用中药材，以"蔓椒"之名始载于《神农本草经》，列入下品，原文曰"蔓椒味苦温，主风寒湿痹，历节疼，除四肢厥气，膝痛""生云中采茎根煮酿酒"。其根、茎、叶、果均有药用记载：根性凉，果性温，有活血、散瘀、镇痛、消肿等功效。《滇药录》中详细说明其"根、茎、叶治胃腹疼痛，外伤肿痛"。《傣药志》中，两面针被记为"黑榔合"，书中还提到它的根除了能外用治疗肿块疖疮外，内服还可以用于治疗腹中的肿块和疮疡。《滇省志》中记载，除了两面针的根，它的茎和叶都能入药，而且药用功效不弱，常常用于治疗胃痛、增强身体抵抗力。

（二）传统药对研究

常见的药对有两面针配圆叶千斤藤、两面针配肖梵天花根等。各药对的名称、药性配伍及配伍比例、药理作用见下表。

药对名称	药性配伍	配伍比例	药理作用
两面针配圆叶千斤藤	平寒配伍，两面针性平，圆叶千斤藤性寒	1∶1	治"接崩接短"
两面针配肖梵天花根	平凉配伍，两面针性平、肖梵天花根性凉	1∶2	治风湿关节痛

七、现代药理与机制研究

（一）护肝作用

研究两面针的提取物对四氯化碳（CCl_4）所致的肝损伤模型的保护作用，并探讨其作用机制。方法是先用四氯化碳建立小鼠肝损伤模型后，测定小鼠体内血清谷丙转氨酶（ALT）、谷草转氨酶（AST）、肝匀浆丙二醛（MDA）含量及超氧化物歧化酶（SOD）活性指标，观察两面针提取物对肝脏损伤的保护作用。实验结果显示，两面针提取物能明显降低动物模型的血清谷丙转氨酶、谷草转氨酶和肝脏、肝匀浆丙二醛的含量，提高肝脏中超氧化物歧化酶的活性。结果证明两面针提取物对化学性肝损伤具有明显的保护作用。

（二）抗炎、抗溃疡作用

研究采用二甲苯致小鼠耳郭肿胀法及腹腔染料渗出法，对两面针根的提取物（S – O）进行了抗炎药理实验。结果表明，S – O 在 150 mg/kg 剂量时，对二甲苯所致小鼠耳郭肿胀有明显抑制作用，抑制率为 63.45%（$P < 0.01$）。冯洁等应用小鼠耳郭肿胀、脚趾肿胀及棉球肉芽肿胀等实验，对比研究两面针根及茎的不同剂量提取物的抗炎活性。结果显示，除茎水层低剂量组的抗炎活性与模型组比较无显著性差异外，其余各部位的高、中、低剂量组（1、0.5、0.25 g/kg）与模型组比较，均有显著的抗炎作用。研究首次应用超临界 CO_2（SFE-CO_2）技术萃取两面针根挥发油，采用小鼠耳郭肿胀、脚趾肿胀及棉球肉芽肿胀等实验评价其抗炎活性。结果显示，两面针根挥发油具有显著的抗炎活性。通过动物实验证实，高剂量两面针总碱对大鼠溃疡性结肠炎具有治疗作用，其机制可能与减少炎症介质和

抗氧自由基有关。庞辉等通过动物实验证实，两面针总碱具有良好的抗胃溃疡作用，其抗胃溃疡作用可能是通过抑制丙二醛（MDA）含量升高、超氧化物歧化酶（SOD）活性下降和 NO 含量下降取得的。研究两面针总碱对实验性胃溃疡的保护作用及其机制，方法是灌服两面针总碱 7 d 后，分别使用无水乙醇、束缚－冷冻法和幽门结扎法造三种胃溃疡模型，分别在给药前后，测定溃疡指数、胃液量、游离酸、总酸度、胃蛋白酶活性以及胃黏膜丙二醛（MDA）含量、超氧化物歧化酶（SOD）活性、一氧化氮（NO）含量。实验研究结果显示：两面针组均能使 3 种模型溃疡指数降低，对胃液量、游离酸、总酸度无明显影响，可降低胃液胃蛋白酶活性，使胃黏膜 MDA 含量降低、SOD 活性和 NO 含量升高，由此推断两面针总碱具抗溃疡作用。

（三）抗心脑血管作用

研究两面针总碱对大鼠右侧大脑中动脉永久性阻塞模型的作用，采用线栓法造模，使用 3 种剂量的两面针总碱观察其对急性脑缺血的作用。实验研究结果证明，高、中剂量的两面针总碱有明显的抗急性脑缺血作用，低剂量的两面针总碱对脑梗死的治疗无明显作用。

（四）镇痛作用

探讨两面针中木脂素化合物结晶－8 的镇痛作用。分别采用醋酸扭体法和热板法，观察小鼠用药后的扭体反应数、舔足后的潜伏期；采用福尔马林法来观察小鼠的 I 相和 II 相的疼痛反应；通过光热刺激法观察用药后小鼠的痛阈变化。实验结果显示，木脂素化合物结晶－8（15、30 和 60 mg/kg）均可明显减少小鼠的扭体反应次数，能延长小鼠舔足后的潜伏期；对福尔马林致痛模型动物的 I 相和 II 相疼痛反应均有抑制作用，并能延长小鼠甩尾潜伏期。由此推断，木脂素化合物结晶－8 有较显著的镇痛作用。

（五）止血作用

研究两面针根的提取物（S－O）的镇痛、止血和抗炎作用。每种作用选用两种实验方法来评价。镇痛作用采用热板法和扭体法，抗炎作用采用二甲苯致小鼠耳郭肿胀法及腹腔染料渗出法，止血作用采用毛细玻璃管法和载玻片法。实验结果显示：热板法实验表明 S－O 在 150 mg/kg 剂量时，小鼠痛阈值明显提高；扭体法实验显示，S－O 在 150 mg/kg 剂量时，对冰醋酸致痛的小鼠扭体反应次数减少了70.96%；二甲苯致炎实验表明，S－O 在 150 mg/kg 剂量时，对二甲苯所致小鼠耳郭肿胀有明显抑制作用，抑制率为 63.45%；冰醋酸所致腹腔毛细血管通透性实验中，S－O 在 150 mg/kg 和 75 mg/kg 两个剂量时，对小鼠的抗炎效果分别为 52.94% 和 52.00%；毛细玻璃管实验表明 S－O 在 150 mg/kg 和75 mg/kg 两个剂量时，凝血时间明显缩短；载玻片实验表明 S－O 在 150 mg/kg 剂量时，凝血时间明显缩短。由此推断两面针中提取物（S－O）对小鼠具有显著的镇痛、止血和抗炎作用。

（六）抗肿瘤作用

研究氯化两面针碱对肝癌 HepG2 裸小鼠移植瘤的抗肿瘤作用及机制。方法是观察氯化两面针碱对肿瘤重量、体积的影响，通过电镜观察肿瘤细胞超微结构改变，并分析其对细胞凋亡的影响。实验结果显示：氯化两面针碱 2.5、5 和 10 mg/kg 3 个剂量组对肝癌 HepG2 的抑制率分别为 12.06%、35.63% 和 60.91%；电镜下可见氯化两面针碱给药组肿瘤细胞核染色质浓缩并边缘化、核碎裂及胞浆空泡化；染色凋亡细胞明显增多，凋亡指数为 27.5% ±3.6%。由此推断氯化两面针碱可以抑制肝癌 HepG2 的生长，其机制与促进肿瘤细胞凋亡有关。

八、两面针方剂的临床应用

两面针味苦、麻，性凉。祛风利水，活血止痛，解毒消肿。主治胃痛、体弱多病、跌打损伤、风湿麻痹症、屈伸不利、脘腹疼痛等症。常与其他药物配伍使用。

　　解痉散瘀汤由丹参 15 g、白芍 12 g、赤芍 12 g、地龙 6 g、豨莶草 12 g、牛膝 12 g、归尾 12 g、桃仁 9 g、两面针 12 g、甘草 6 g 组成。该药主治外伤或劳损所致的局部拘急瘀肿疼痛以及颈肩腰痛、外伤血栓性静脉炎、证属瘀滞型者。

九、产品开发与利用研究

　　两面针除药用外，其提取物也被用作化妆品原料。两面针提取物添加到牙膏中，具有消炎、镇痛、止血作用。裴传宝等研究以两面针、黄芪、苦参片、半枝莲等水煎制成的中药扶正培本，结合吡柔比星为主联合治疗晚期非小细胞肺癌，起到中药扶正培本、增效减毒的作用。

参考文献

[1] 韩建军，宁娜. 两面针的药理作用研究进展 [J]. 药学研究，2013，32（8）：473 – 474，481.

[2] 秦泽慧，陈炜璇，李茹柳，等. 两面针根和茎抗胃炎、保护胃黏膜和改善胃肠运动功能的作用比较研究 [J]. 中药材，2016，39（1）：164 – 169.

[3] 纪梦颖. 两面针化学成分的分离与鉴定 [D]. 广州：广州中医药大学，2018.

[4] 扶佳俐，杨璐铭，范欣悦，等. 两面针化学成分及药理活性研究进展 [J]. 药学学报，2021，56（8）：2169 – 2181.

[5] 赵丽娜，王佳，汪哲，等. 中药两面针的化学成分及细胞毒活性成分研究 [J]. 中国中药杂志，2018，43（23）：4659 – 4664.

[6] 贾微，何晓微，岑妍慧. 壮药两面针化学成分及其临床应用研究进展 [J]. 中国民族医药杂志，2016，22（2）：53 – 56.

辣　木

一、基源

该药物来源于辣木科辣木属植物辣木（*Moringa oleifera* Lam.），传统上以其种子入药。

二、植物形态特征与分布

形态特征：乔木，高 3 ~ 12 m；树皮软木质；枝有明显的皮孔及叶痕，小枝有短柔毛；根有辛辣味。叶通常为 3 回羽状复叶，长 25 ~ 60 cm，在羽片的基部具线形或棍棒状稍弯的腺体；腺体多数脱落，叶柄柔弱，基部鞘状；羽片 4 ~ 6 对；小叶 3 ~ 9 片，薄纸质，卵形、椭圆形或长圆形，长 1 ~ 2 cm，宽 0.5 ~ 1.2 cm，通常顶端的 1 片较大，叶背苍白色，无毛；叶脉不明显；小叶柄纤弱，长 1 ~ 2 mm，基部的腺体线状，有毛。花序广展，长 10 ~ 30 cm；苞片小，线形；花具梗，白色，芳香，直径约 2 cm，萼片线状披针形，有短柔毛；花瓣匙形；雄蕊和退化雄蕊基部有毛；子房有毛。蒴果细长，长 20 ~ 50 cm，直径 1 ~ 3 cm，下垂，3 瓣裂，每瓣有肋纹 3 条；种子近球形，径约 8 mm，有 3 棱，每棱有膜质的翅。花期全年，果期在 6 ~ 12 月。

生长环境与分布：辣木喜温暖、湿润环境，适合生长于年平均气温 21 ℃ 以上，1 月份平均气温 11 ~ 18 ℃，极端最低气温 3 ℃ 左右，年降水量为 1000 ~ 2000 mm 的地区。对土壤肥力要求中等以上，在沙壤土中长势不良，对水分则要求较高。

三、传统习用

根据《印度阿育吠陀药典》中的记载，辣木叶味甘、性凉，具有除风、消除胆汁、消除脂肪、止痛、杀腹虫、润肤、明目、清脑等功效。

（1）用于治水肿、寄生虫病、脾脏病、脓肿、肿瘤、咽肿：取其叶汁服 10 ~ 20 mL。（《印度阿育吠陀药典》）

（2）用于治水肿、寄生虫病、肥胖、脾脏病、脓疮、溃疡、腹部肿块、甲状腺肿、囊肿、丹毒、尿结石、皮肤病、疝气、创伤等：取其根皮粉末 25 ~ 50 g。（《印度阿育吠陀药典》）

（3）用于治寄生虫病、炎症、眼病、脓疮、溃疡、慢性淋巴结肿大、淋巴结核、肥胖、腹部肿块、甲状腺肿、脾脏疾病、神经系统疾病等：取其种子粉末 5 ~ 10 g。（《印度阿育吠陀药典》）

（4）用于治蠕虫病、脾脏疾病、脓疮、溃疡、腹部肿块、肥胖、无味、不能辨味、厌食、痔疮、肛门内瘘、甲状腺肿等：取其茎皮汁服 10 ~ 20 mL，或其粉末 2 ~ 5 g。（《印度阿育吠陀药典》）

四、化学成分

（一）黄酮类化合物

辣木中含有丰富的黄酮类化合物。具体包括：Vicenin-2、Astragalin、Hyperoside、Isoquercetin、Isoquercetin、Apigenin-8-C-glucoside、Kaempherol-3-O-a-rhamnoside、Quercetin-3-O-B-D-glucopyranoside、Quercetin- 3, 7-O-β-D-diglucopyranoside、Kaempferol-3-O-glucoside、Isorhamnetin、Quercetin-3-O-（6″-O-acetyl）-β-D-glucopyranoside、Chryseriol-7-O-rhamnoside、Kaempferol-7-O-a-L-rhamnoside、Luteolin、6-hydroxykaempferol、Isorhamnetin-3-β-

Gentiobioside、Scutellarein、Kaempferol、Rhamnetin、Kaempferol-3-0-rutinoside、Quercetin-3-gentiobioside、Quercetin-3-sophoroside、Quercetin-3-O-β-D-xylopyranosyl-(1→2)-β-D-glucopyranosid、Rutin、Quercetin-3-rutinoside、Quercetin-3-0-(6″-malonyl)glucoside、Quercetin-3-0-hydroxymethylglutaroyl galactoside、Isorhamnetin-3-0-rutinoside、Allivictoside A、Kaempferol-3-0-(6″-malonyl)glucoside、Kaempferol-3-O-B-D-glucuronide-6″-methyl-ester、3-0-(6″-0-acetyl)-B-D-glucopyranside、Kaempferol-3-0-a-L-(4-0-acetyl)-rhamnosyl-7-O-a-L-rhamnosideH、Apigenin-7-0-rutinoside、Kaempferol-3-0-a-L-rhamnoside-(1→4)-B-D-glucoside、Apiinapigenin-7-O-a-L-rhamnopyranosyl(1→4)-6″-O-acetyl-β-D-glucopyranosid、7-(a-L-galactopyranosyloxy)hydroxy-2-(4-methoxy-phenyl)-8-(3-methyl-2butenyl-4-oxo-4H-chromen、1,7-dihydroxy-2,3 methylenedioxyxanthone、(-)-epiafzelechin、sophoranone、Isovitexin-3-0-glucopyranoside、Orobol、2′-hydroxygenistein、Dihydroquercetin、Niazirin、Cate-chin、Epicatechin、3,5,6-trihydroxy-2-(2,3,4,5,6-pentahydroxyphe-nyl)-4H-chromen-4-on。

（二）生物碱类化合物

生物碱是一类主要含碱性氮原子的化合物。从辣木叶中分离得到生物碱类化合物有：3″-O-β-D-glucopyranosyl derivatives（marumoside B）、4′-hydroxyphenylethanamide-a-L-rhamnopyranoside（marumoside A）、Tangutorid E、Tangutorid F、Adenosine、a-L-rhamnopyranosyl vincosamide、Folinic acid。

部分化合物结构图如下：

1R=ORha3-1Glu
2R=ORha

3″-O-β-D-glucopyranosyl derivatives（marumoside B）

Tangutorid E

Tangutorid F

Adenosine

α-L-rhamnopyranosyl vincosamide

Folinic acid

（三）糖苷类化合物

从辣木中分离得到的糖苷类化合物有：Ajugaside A、4-(4′-0-methyl-a-L-rhamnosyloxy)benzyl nitrile、Niazirin benzoic acid-4-0-B-glucoside、Niaziridin、O-ethyl-[(a-L-rhamnosyloxy)-benzyl]carbamate、Niazirinin、α-maltose、Benzaldehyde-4-O-β-glucoside、N-butyl-B-D-fructopyranoside、Mudanpioside J、6′-0-benzoyl-4″-

hydroxy-3″methoxypaeoniflorin、Benzaldehyde-4-0-a-L-rhamnopyranoside、Benzyl-O-B-D-xylopyranosyl-（1 → 6）-B-D-glucopyranoside。

（四）异硫氰酸酯类化合物

从辣木中分离得到的异硫氰酸酯类化合物有：4-[（B-D-glucopyranosyl-1-4-a-L-rhamnopyranosyloxy）benzyl]isothiocyanate、4-[（4′-0-acetyl-a-L-rhamnosylo-benzyl]isothiocyanate、4-[（2′-0-acetyl-a-L-rhamnosyloxy）benzyl]isothiocyanate、4-[（a-L-rhamnosyloxy）benzyl]isothiocyanate Glucomoringin、acetyl-[a-L-（rhamnopyranosyloxy-benzyl）glucosinolatel]。

（五）有机酸和有机酯类化合物

从辣木中分离得到的有机酸和有机酯类化合物有：Quinic acid、Cryptochlorogenic acid、Methyl-4-caffeoylquinate、Coronaric acid、Chlorogenic acid、Crypto-chlorogenic acid、Caffeic acid、Methyl-3-caffeoylquinate、Ethyl-（E）-undec-6-enoatelll、Oleic acid、Quinic acid、p-Coumaric acid、3-n-butylphthalide、（E，E）-9-oxooctadeca-10，12-di、Enoi acid、Tianshic acid、Neochlorogenic acid、4a，6a-dihydroxyeud-esman-8β18、12-olide、Parinaric acid、Tetradecanoic acid、Hexadecanoic acid，Ethyl ester、Linolenic acid、Methyl palmitate、Linolenic acid、Ethyl ester、Ricinoleic acid、Diethyl phthalate、1，3-Dicaffeoylquinic acid、2-Monolinolein、1-Linolenoylglycerol、Sanleng acid、4-Feruloylquinic acid、5-0-Caffeoylquinic acid butylester、Palmitoleic acid、dibutyl sebacate、cis-3-Hexenal diethyl acetal、Phenol、Methyl myristate、2，4-Hexadiene，1，1-Diethoxy-phytol、Acetophenone、Hexadecanoic acid、Methyl ester、Azelaic acid、p-Vinylguaiacol、2-Hydroxy-gamma-butyrolactonel、o-Coumaric acid、3，4-Dihydroxy-benzoic acid、Hexadecadienoic acid，Methyl ester、2，6-Bis（1，1-dimethylethyl）-4-methylphenol、Phosphoric acid、2，6，10-trimethyl、14-ethylene-14-pentadecnel、4（1-oxopentyl）-Methylester，Benzoic acid，methyl-（2）-5，11，14，17-eicosatetraenoatel、9，16-Dihydroxy-10，12，14octadecatrienoic acid、3-Cyclopentylpropionic acid、2-Dimethylaminoethyl esterl、9，12，15-Octadecatrienoic acid，Methyl ester，（Z，Z，Z）-1，2-benzenedicarboxylic acid、Bis（2-methylpropyl）ester、Octadecanoic acid、2-hydroxy-1，3-propanediyl ester、9，12-Octadecadienoic acid，（Z，Z）-Methylester、1-0-Methyl-3，5-0-dicafoylquinic acid methyl ester3-butylidene、4，5，6，7-Tetrahydro-6，7-dihydroxy-1（3H）isobenzofuranone、3-0-Acetyl-2-0-p-methoxycinnamo-a-L-rhamnopyranose。

（六）其他类化合物

从辣木中分离得到的其他类化合物有：Eugenol、6-0-acetvlshanzhiside methvlester、Erysimosole、Ligan glycoside A、Syringaresinolmono-β-D-glucosid、Mulberrofuran Q n-pentadecanal、8-O-acetvlshanzhiside methvlester、n-heptadecanal、Procyanidins、Cytidine、Lupeol、β-sitosterol、Epiglobulo1、Linaloo1、α-terpineol、Eudesm-11-en-4-a，ba-Dio1、cis-Dihydroagarofuran。

五、质量研究

鉴别实验

1. 性状鉴别

辣木属乔木，高 3～12 m，树皮软木质；枝有明显的皮孔及叶痕，小枝有短柔毛；根有辛辣味。叶通常为 3 回羽状复叶，长 25～60 cm。在羽片的基部具有线形或棍棒状稍弯的腺体，腺体多数脱落。叶柄柔弱，基部鞘状，羽片 4～6 对；小叶 3～9 片，薄纸质，卵形，椭圆形或长圆形，长 1～2 cm，宽 0.5～1.2 cm，通常顶端的 1 片较大，叶背苍白色，无毛；叶脉不明显；小叶柄纤弱，长 1～2 mm，基部的腺体呈线状，有毛。

2. 显微鉴别

叶上表皮表面制片显微特征：表皮细胞呈网状，形状不规则，细胞壁明显增厚。叶表面有棕色块状物质。气孔为平轴式，2 个副卫细胞以环状包围着一对保卫细胞。叶表面散布着少量圆形油细胞。中脉为螺纹导管，导管两侧排列着大量的草酸钙方晶。叶表皮细胞呈不规则形状，细胞壁波浪状弯曲，大小不一，垂周壁增厚，气孔为平轴式。非腺毛为单细胞，基部不膨大，内含淀粉粒。腺毛头部为盘状，由多个细胞组成。薄壁细胞类圆形，小而紧密排列。射线细胞成片存在，长方形，纵向壁成明显的连珠状，横向孔沟明显。大量草酸钙簇晶散在。叶柄木栓细胞成片存在，内含淀粉粒。木纤维成束，纤维细胞内含棕色块状物。导管有孔纹导管、螺纹导管和网纹导管。茎有大量的孔纹导管，具缘纹孔类圆形。薄壁细胞成片，细胞类圆形，射线细胞成片，细胞长方形，壁增厚成连珠状，纹孔明显。木栓细胞多边形，附着许多草酸钙结晶。木纤维散在、狭长、壁厚。髓木栓细胞多边形，明显增大，内含紫色块状物。木纤维狭长，末端渐尖，壁增厚。淀粉粒多为单粒，脐点点状或分叉状。

六、防治消化系统疾病史记

(一) 民间与史书记载

辣木最早记录于公元前印度医学写本《妙闻本集》和《遮罗迦本集》中。在印度，辣木叶用途最为广泛，可以降低胆固醇、改善便秘、治疗糖尿病、抑制肿瘤细胞并诱导其凋亡。其根、花、茎、豆荚、籽用途也很广泛，可以治疗溃疡、抗氧化、降血糖、抗菌、抑制肝损伤等。《医理精华》中记载辣木不以单味药使用，而是与其他药物共同组方，用于治疗内部脓包、有痰、肥胖、肿瘤、头痛、虫病、结石性闭尿症、耳聋、口吃、哑巴、癫痫、风病、痰性风湿症、各种眼疾及鼻中臭脓等。

在阿育吠陀医学体系中，每个草药的性质均由 5 种要素构成，分别为与药物接触时由舌所感知到的味觉 (rasa)、药物摄入时所释放的能量 (veerya)、药物消化后所产生的效应 (vipāka)、药物的特殊功效 (prabha-va) 以及药物的治疗作用 (karma)。《印度阿育吠陀药典》中记载辣木 (sigru) 有两个基源，分别为 M. oleifera Lam. Syn 及 M. pterygosperma Gaertn (Fam. Moringaceae)，并描述了对其叶、根皮、种子、茎皮的"药性"认识及用法用量、质量控制标准等。

(二) 传统药对研究

常见的药对有辣木配黄精等。药对的名称、药性配伍及配伍比例、药理作用见下表。

药对名称	药性配伍	配伍比例	药理作用
辣木配黄精	平温配伍，辣木性温、黄精性平	3.3 : 1	抗疲劳作用

七、现代药理与机制研究

(一) 治疗胃溃疡

胃溃疡是目前常见且多发的消化道疾病。幽门螺旋杆菌感染、胃酸分泌异常、非甾体药物刺激、不良的生活习惯等均是胃溃疡的诱因。使用大鼠幽门结扎胃溃疡模型、以阿司匹林诱导的胃溃疡模型以及应激胃溃疡模型进行实验研究发现辣木的乙醇提取物可以以剂量依赖性的方式降低以上胃溃疡模型的胃溃疡面积。其抗溃疡的机制是通过嗜铬细胞调节五－羟色胺 (5-HT) 的分泌，即经过辣木治疗后的胃溃疡小鼠胃窦黏膜内肠嗜铬细胞密度增加，5-HT 的含量增加，黏膜的厚度也增加，从而预防胃溃疡的形成。实验结果显示其对胃黏膜有保护作用。此外，还有研究发现辣木叶水提取物能帮助阿司匹林诱导的胃溃疡小鼠的环氧合酶－1 基因的表达水平与胃黏膜黏蛋白数量接近正常值，同时还能促使炎症因子中的肿瘤坏死因子－α、转化生长因子－β 和环氧合酶－2 基因表达下调。辣木叶对胃溃疡的多重疗效相对于中和、抑制胃酸分泌药物和抗生素的联合使用有其独特的治疗优势。

（二）肝肾调节作用

肝脏在维持机体内平衡中起着非常重要的作用，是人体内非常敏感的器官。肝病通常由化学物质、酒精和药物引起，是世界上种类最丰富的疾病之一。其中非酒精性脂肪肝是发达国家中最常见的慢性肝病。但是目前对于辣木叶对肝肾的调节作用的认知存在分歧，一些研究观察发现在给予辣木叶提取物后，小鼠血清的谷丙转氨酶、谷草转氨酶、碱性磷酸酶、血尿素氮以及肌酐均有升高，因此长期性食用辣木叶可能会导致一定程度的肾脏损害。而相反的是，有部分研究显示辣木叶对肾脏具有保护作用，在给予辣木叶的提取物后，动物血清中的谷丙转氨酶、谷草转氨酶、碱性磷酸酶、血尿素氮和肌酐均降低，可以使得经过硫代乙酰胺诱导的大鼠免受肝组织损伤和功能障碍，提高大鼠的存活率。因此辣木对肝肾功能的作用有待进一步研究。

（三）通便、解酒

实验结果显示辣木叶的榨汁提取液具有通便的作用，其中辣木鲜叶榨汁提取液的通便能力比干叶浸提浓缩液更强，可以使得小鼠的首次排便时间缩短，并且排便的质量以及粪便粒数均增加。研究者在给予辣木解酒护胃胶囊后，小鼠对乙醇的耐受力明显提高，在40%和50%的乙醇浓度下，经过药物干预的小鼠发生翻正反射消失的时间明显延长，因此可以说辣木具有解酒效果。

（四）抗菌

辣木叶提取物对大肠埃希菌、金黄色葡萄球菌、蜡状芽孢杆菌和铜绿假单胞菌这4种供试菌均具有抗菌活性。研究发现辣木叶的抗菌活性与其含有的单宁、黄酮类化合物、酚类化合物有关，辣木叶中含有的辣木素能够分解成两个异硫氰酸苄酯分子，而这种物质被证明是有抗菌活性的，因而辣木叶具有开发为天然防腐剂的潜力。人工合成多种抗生素因容易获得、价格合适和疗效好已在许多领域内广泛使用。虽然已推行联合用药以减缓耐药菌株的产生速度，但耐药菌株的出现是不可避免的，植物源"抗生素"是较好的解决方案。研究发现新鲜辣木叶乙醇提取物对志贺氏菌、铜绿假单胞菌、蜡状芽孢杆菌、枯草杆菌等均有一定抑制作用。辣木叶甲醇提取物对金黄色葡萄球菌和鼠伤寒沙门氏菌有抑制活性；辣木叶乙醇提取物对耐甲氧西林金黄色葡萄球菌的细胞壁有破坏作用，以及能通过显著影响两种管家蛋白的产生来抗菌。辣木叶乙酸乙酯提取物对烟曲霉、黑曲霉和白色念珠菌等有体外抑制活性，并通过分析发现单宁是主要活性物质。之前的实验直接从辣木叶中分离得到了3种凝集素（糖蛋白）SLL-1、SLL-2和SLL-3。在3种常见的致病菌的抑制活性实验中观察到SLL-1表现出最高抗菌活性。实验还通过卤虫（Artemia salina L.）测得凝集素的细胞毒性，三者LC_{50}值分别为15.8、17.78、14.12 $\mu g/mL$。

八、辣木方剂的临床应用

辣木疗效确切，应用历史悠久。其不同药用部位药性不同。辣木叶性凉，味甘，消化味甘；根皮性热，味辛、苦、甘，消化味辛；种子性热，味辛、苦，消化味辛；茎皮性热，味辛、苦、甘，消化味辛。辣木各药用部位均能消肿、杀虫、除风、润肤、明目，用于治疗脾脏疾病、肥胖及各种肿痛等。除此之外，其根皮又能治疗尿结石、疝气等疾病，种子可用于治疗神经系统疾病，而茎皮又可用于治疗痔疮、内瘘等。古籍资料调查显示，含辣木配方可用于治疗脓肿、结石、五官科疾病、脾脏及腹部疾病等。

苦药散由香附子、豆蔻、白旃檀、香根草、当归、三热药、止泻木的籽和皮、胡黄连、雪松、小檗的皮、合叶耳草、桂皮、野葫芦、菖蒲、虎尾兰、龙胆、辣木、山榕、乳香、小豆蔻、乌头组成。将其等量药物，研磨成粉服用，治疗心脏病、腹内的肿瘤和疼痛，兼治由被搅乱3种体液聚合所造成的任何疾病。

Sūrasvata 酥由姜、菖蒲、辣木、诃黎勒、长胡椒、胡椒、桐叶千斤藤、乌盐、酥和山羊奶组成。

用于改善记忆，益智，治疗耳聋、口吃等。

白花酸藤果子、长胡椒根、辣木和木棉树胶与酪乳混合，制成药粥，可杀减肠内寄生虫。

九、产品开发与利用研究

辣木除药用外，还大量用于饲料应用、作为食用蔬菜与功能食品等，辣木籽油还可用于烹饪食用油。具体如下：

（一）饲料应用

将辣木叶应用于饲料，可以有效地促进动物生长，既可以直接加工为饲料成品，也可以从辣木叶中提取出多糖、黄酮等功能活性物质，以添加剂的形式加入动物的饲料中。例如：①加入奶牛饲料中，可以提高奶牛产奶量和蛋白质含量，增加不饱和脂肪酸，改善血液生化和乳房健康；②加入蛋鸡饲料中，可以降低血清总胆固醇和低密度脂蛋白胆固醇浓度，提高产蛋量、蛋重、饲料效率、蛋黄颜色、蛋壳厚度、蛋黄中 B - 胡萝卜素含量、蛋壳中镁和钙含量；③加入猪饲料中，可以提高育肥猪的生长性能和抗氧化功能，改善肉品质，通过 Ghrelin 生长激素/胰岛素样生长因子 - 1 代谢途径提高母猪生产性能；④加入兔饲料中，可以提高日增重和屠宰率，增加空肠重量、长度、绒毛高度和绒毛高度与窝深比值，改善肠道；⑤加入蛋鸭饲料中，可以改善蛋鸭血清和蛋黄抗氧化性能、增加免疫球蛋白的分泌量；⑥加入鹌鹑饲料中，可以提高鹌鹑体质量、血清总超氧化物歧化酶活力、法氏囊指数和血清新城疫抗体水平；辣木叶应用于饲料的主要功能有增强动物的免疫力、降低动物肌肉组织中的脂质氧化程度、降低胆固醇、促进生长。

（二）作为食用蔬菜

辣木叶可以作为蔬菜食用。印度民众把辣木叶作为补充营养物质的重要来源，既可制成沙拉和蔬菜咖喱以及时蔬等，也可将其凉拌后制成凉菜，还可以制成汤水，干燥后的辣木粉还可以制成调味品，用于改善食品味道及营养价值。

（三）加工食品

除了作为蔬菜食用外，辣木叶的加工食品也是多种多样的。目前市场上已经出现了以辣木叶为原料的各种形式的加工食品，提高了食品的营养功效。例如：①蛋糕，有效降低蛋糕比容，增加维生素含量；②饮料，辣木叶与百香果复配，制得的饮料具辣木风味和百香果层次感；③酸奶，辣木叶草莓酸奶气味协调、风味独特，其综合品质佳；④饼干，增加饼干的硬度、胶黏性、咀嚼性和营养价值；⑤片剂，辣木叶与螺旋藻复配，其片形、硬度、崩解时限、营养等指标更佳；⑥软糖，辣木软糖综合评分高，具独特辣木风味和营养价值；⑦酒类，经基酒热浸提、精滤、调制灌装等工艺制得的辣木酒，达到 GB 4927—2008 优级要求；⑧果冻，辣木叶果冻口味清香、口感细腻；⑨面食，降低快速消化淀粉馏分和最佳样品淀粉水解指数，是新鲜面食中的有利成分；⑩发酵液：提高辣木叶钙含量（2.4 倍）和钙生物利用期，促进骨骼生长和钙沉积，增强骨骼强度；⑪辣木风味泡菜：第一次发酵时添加辣木粉进行发酵，取代了传统青菜漂烫工艺，既抑制了青菜上残留的部分微生物，又避免了漂烫工艺使青菜品质降低的问题。第一次发酵结束后过滤出辣木粉，既解决了辣木粉发酵时间过长抗氧化能力降低及有异味产生的问题，又避免了发酵液的浪费。第二次发酵时再次加入辣木粉，提升了青菜的抗氧化能力，降低了其在贮藏期间的褐变程度，提高了泡菜在贮藏期间的品质。

（四）功能食品

辣木叶已经被研究成保健颗粒、保健茶等各种功能食品。辣木叶多糖、多酚、黄酮类活性物质也被添加至保健食品，成为其配料之一。

辣木籽油富含蛋白质、生育酚、甾醇及不饱和脂肪酸等营养成分，且单不饱和脂肪酸与橄榄油中所含相似，能够抵抗氧化酸败，因此可代替橄榄油作为优质烹饪食用油。辣木籽油所含生育酚由 α –生育酚、γ – 生育酚和 δ – 生育酚组成，含量高于其他食用植物油，有助于保持其稳定性。

参考文献

［1］高蔚娜，边祥雨，徐勤高，等. 辣木叶黄精多糖组合物的抗疲劳作用及其机制研究［J］. 中国应用生理学杂志，2022，38（4）：308 – 313.

［2］田梦媛. 辣木叶产地加工及润肠通便效果研究［D］. 昆明：昆明理工大学，2019.

［3］刘长倩. 辣木的显微鉴定及化学成分研究［D］. 合肥：安徽中医药大学，2016.

［4］李博，胡刚，徐飞，等. 一种辣木风味泡青菜的制备方法［P］. 四川省：CN115624152A，2023 – 01 – 20.

［5］王云龙，房岐，郑超. 辣木籽化学成分、药理作用及开发利用研究进展［J］. 中医药信息，2020，37（3）：125 – 128.

三　七

一、基源

该药物来源于五加科植物三七 ［*Panax notoginseng* （Burkill） F. H. Chen ex C. H］ 的干燥根。

二、植物形态特征与分布

形态特征：多年生直立草本，高 20～60 cm。主根肉质，1 条至多条，呈纺锤形。茎暗绿色，至茎先端变紫色，光滑无毛，具纵向粗条纹。指状复叶 3～6 个轮生茎顶；托叶多数，簇生，线形，长不足 2 mm；叶柄长 5～11.5 cm，具条纹，光滑无毛；小叶柄中央的长 1.2～3.5 cm，两侧的长 0.2～1.2 cm，无毛；叶片膜质，中央的最大，长椭圆形至倒卵状长椭圆形，长 7～13 cm，宽 2～5 cm，先端渐尖至长渐尖，基部阔楔形至圆形；两侧叶片最小，椭圆形至圆状长卵形，长 3.5～7 cm，宽 1.3～3 cm，先端渐尖至长渐尖，基部偏斜，边缘具重细锯齿，齿尖具短尖头，齿间有 1 刚毛，两面沿脉疏被刚毛；主脉与侧脉在两面凸起，网脉不显。伞形花序单生于茎顶，有花 80～100 朵或更多；总花梗长 7～25 cm，有条纹，无毛或疏被短柔毛；苞片多数簇生于花梗基部，卵状披针形；花梗纤细，长 1～2 cm，微被短柔毛；小苞片多数，狭披针形或线形；花小，淡黄绿色；花萼杯形，稍扁，边缘有小齿 5，齿三角形；花瓣 5，长圆形，无毛；雄蕊 5，花丝与花瓣等长；子房下位，2 室，花柱 2，稍内弯，下部合生，结果时柱头向外弯曲。果扁球状肾形，径约 1 cm，成熟后为鲜红色，内有种子 2 粒。种子白色，三角状卵形，微具 3 棱。花期在 7～8 月，果期在 8～10 月。

生长环境与分布：分布于中国云南东南部（砚山、西畴、文山），生于海拔 1200～1800 m 地带，广西西南部亦有栽培。喜温暖而阴湿的环境，怕严寒和酷暑，也畏多水。土壤为疏松红壤或棕红壤，微酸性。年平均气温以 16.0～19.3 ℃为宜，生长期间若气温持续 3～5 天在 30 ℃以上，植株易发病。栽培地宜选东坡，坡度 5～15°为宜，在低洼地种植易发生根腐病。

三、传统习用

味甘、微涩、微苦，性温，归肝、胃、大肠经。

（1）口嚼吞水，渣敷患处立安。（《医门秘旨》）

（2）取大母鸡，用苏三七煎汤，将鸡煮少时，又将三七渣捣烂入鸡腹，用线缝好，隔汤蒸至鸡烂，去三七食鸡，可以医劳弱诸虚百损之病。（《本草纲目拾遗》）

（3）鸡蛋一枚，加入熟制三七粉 3～10 g，搅匀，蒸鸡蛋糕吃。该方有补血养血作用。

（4）鸽子一只，去内脏，洗净。熟制三七粉 6 g，装入鸽子腹内，加适量调料，蒸吃。该方可治疗血虚头晕。

（5）胃出血食疗方——三七藕蛋羹：鲜藕汁一小杯，加水稍许煮沸，生三七粉 5 g、鸡蛋一枚调匀，余入煮沸的藕汁中，可加适量糖、盐、香油等调味品，佐餐，每日 2 次。

（6）生三七 10 g、瘦肉 100 g，加调料适量，炖烂，吃肉喝汤。该方作为伤科病人的调理食品，有化瘀养血作用。

（7）治慢性前列腺炎：生三七粉 3 g，白开水调服，隔日一次。

（8）治疗寻常疣和瘢痕：生三七粉 1.5 g，白开水冲服，每日 2 次。

四、化学成分

用于三七定量分析研究的指标性化学成分皂苷类化合物是三七及其提取物的主要化学成分，也是体现其药效物质基础的代表性成分。本书综述了三七皂苷类成分化学分析的相关文献，并对其涉及的29个质量标志物或生物活性成分进行整理，包括三七皂苷 R1、人参皂苷 Rg1、人参皂苷 Re、人参皂苷 Rf、人参皂苷 Rg2、竹节参皂苷 L5、人参皂苷 F1、人参皂苷 Rh1、人参皂苷 Rd、屏边三七皂苷 R2、人参皂苷 Rb1、三七皂苷 R4、三七皂苷 Fa、三七皂苷 Fc、三七皂苷 Fe、三七皂苷 Ft1、三七皂苷 K、人参皂苷 Rb2、人参皂苷 Rb3、人参皂苷 Rc、人参皂苷 F2、绞股蓝皂苷 ⅩⅦ、人参皂苷 Ra1、人参皂苷 Ra2、人参皂苷 Ra3、三七皂苷 Fd、人参皂苷 Rg3、人参皂苷 Rd2 以及人参皂苷 Ro。

五、质量研究

（一）鉴别实验

1. 性状鉴别

呈不规则半球形、球形或伞形，直径约 0.5～2.5 cm；有花 80～100 朵。在放大镜下观察，花梗被微绒毛，小花梗细而短，基部具鳞片状苞片。花萼绿色，顶端常 5 齿裂；花瓣 5，黄绿色。质地较轻。气微，味甘、微有苦涩感。

2. 薄层鉴别

取本品药粉 0.5 g，加水约 10 mL，搅匀，再将水饱和的正丁醇 10 mL 加入，振摇约 10 min，置 2 h，离心，取上清液；加正丁醇饱和水 3 倍，摇匀，置分层（必要时离心），取正丁醇层，置蒸发器中，蒸干；加甲醇 1 mL 使之溶化，作供试品液。另取人参皂苷 Rb3 对照品，用甲醇制成每 1 mL 含 1 mg 的溶液，即得对照品溶液。参照薄层色谱法试验，吸取供试品溶液 1 μL，对照品溶液 2 μL，分别点于同一高效硅胶 G 薄层板上，以正丁醇－乙酸乙酯－水（4∶1∶5）10 ℃以下放置的上层溶液为展开剂，展开，取出，干燥后喷上 10% 硫酸乙醇溶液，在 105 ℃下加热至斑纹清晰，即可显色。在供试品色谱中，在与对照品色谱相对应的位置上，显示相同颜色的斑点，用紫光灯（365 nm）向下检视，显示荧光色的斑点是相同的。

3. 显微粉末鉴别

三七研碎，过筛，粉质呈黄绿色。导管多是螺纹导管或环纹导管；花粉粒较多，呈圆形或类圆形。可见 2～3 个萌发孔，气孔不等式；副卫细胞 4～5 个；树脂道残片有黄色分泌物。

（二）含量测定

1. 吸附树脂分离－比色法

利用大孔吸附树脂富集皂苷后用比色法测定三七根中的总皂苷含量。具体操作步骤是：将三七根的甲醇提取液脱脂后用水溶解，通过处理好的大孔吸附树脂型 D 小柱；先用一定量水洗，除去杂质，然后用 70% 乙醇洗脱皂苷，收集乙醇液，挥去乙醇，定容，放置过夜，最后用香草醛－高氯酸为显色剂比色测定。这种方法简便易行、重现性好，已经被广泛采用。

2. 溴加成法

采用溴加成法、分光光度比色法测定三七叶皂苷的含量，并对其进行比较后认为，分光光度比色法测定三七叶皂苷的含量较佳。方法如下：取三七叶皂苷样品 0.19 g，精密称定，置 250 mL 碘量瓶中，加水溶解，精密加入溴液（0.1 mol/L）5 mL，加盐酸 5 mL，立即避光超声振荡 30 min（超声时水温保持在 20 ℃），取出，立即加碘化钾试液 5 mL，放置暗处 15 lm，加氯仿 2 mL，用硫代硫酸钠液（0.1 mol/L）滴定至近终点时，加淀粉指示液 2 mL，继续滴定至蓝色消失，并将滴定的结果用空白试验校正，每 1 mL 的硫代硫酸钠液（0.1 mol/L）相当于 26.98 mg 的人参皂苷 Rb3。

3. 薄层层析－比色法

将三七粗皂苷甲醇提取液经硅胶薄层层析（展开剂为氯仿：甲醇：水 = 70：50：10）分离纯化，纯化后所得的总皂苷以香草醛－高氯酸为显色剂比色测定。

4. 高效液相色谱法（HPLC 法）

高效液相色谱法现在已经被广泛应用于化合物的分离及含量测定，这种方法快速准确，重现性好。最近，周迎春等用高效液相色谱法同时测定三七总皂苷中人参皂苷 Rg1、Re、Rb，和三七皂苷 RI 含量。该方法以氨基键合相为固定相，以乙腈—水（81：19，V：v）为流动相，检测波长为 203 nm，以茶碱作内标，使人参皂式苷 Rg、人参皂苷 Re、人参皂苷，以及三七皂苷 R 与三七总皂苷中的其他成分及内标物均达到较好分离。此外，还有气相色谱法等方法可用于三七中皂苷成分含量的测定上。

六、防治消化系统疾病史记

（一）民间与史书记载

三七首载于《本草纲目》，是我国传统名贵中药材，素有"金不换""南国神草"之美誉。其性温，味甘、微苦，归肝、胃经，具有散瘀止血、消肿定痛之功效，常用于咯血、吐血、衄血、便血、崩漏、外伤出血、胸腹刺痛、跌扑肿痛，是伤科要药、兵家之宝。著名的金疮药如云南白药、百宝丹、上海白药均以三七为主配制。

（二）传统药对研究

常见的药对有三七配大黄、三七配人参、三七配血竭、三七配丹参、三七配当归、三七配黄芪、三七配山楂等。各药对的名称、药性配伍及配伍比例、药理作用见下表。

药对名称	药性配伍	配伍比例	药理作用
三七配大黄	温寒配伍，三七性温、大黄性寒	1：1	用于跌打损伤、瘀肿作痛
三七配人参	两温配伍，三七、人参均性温	1：1	用于各种出血性疾病及虚劳咳血经久不愈者
三七配血竭	平温配伍，三七性温、血竭性平	1：1	用于治金伤跌扑、疮痈肿痛
三七配丹参	温寒配伍，三七性温、丹参性寒	3：10	活血化瘀
三七配当归	两温配伍，三七、当归均性温	1：1	暖宫，缓解宫寒导致的痛经症状
三七配黄芪	两温配伍，三七、黄芪均性温	1：2 1：3	有健脾益气、止血消痛的功效
三七配山楂	两温配伍，三七、山楂均性温	1：1	活血化瘀，还有一定降低胆固醇和血脂的功效

七、现代药理与机制研究

（一）对消化系统的作用

三七对大鼠慢性萎缩性胃炎癌前病变的形态学改变有明显的改善作用。大体观察和光镜观察表明，三七能明显治疗大鼠胃黏膜的萎缩性癌变，并能逆转腺上皮的不典型性增生和肠上皮化生。图像分析结果显示三七能显著提高反映胃黏膜萎缩程度的 L_1/L_2 值，明显降低反映不典型增生程度的 NC、ING、P_1/P_2、P_2/D_2 等比值。但组织学观察也表明，与我们以往观察的中药复方相比，三七对胃黏膜炎症的作用并不十分理想，提示单味三七可能对炎细胞浸润较少的单纯胃黏膜萎缩有较好的疗效，而在胃黏膜炎症较明显时则须与其他药物配伍应用，以期达到最佳效果。进一步研究表明：大鼠胃黏膜癌变的过程中基因异常的规律有相同之处也有不完全相同之处，但总的变化趋势是一致的。三七和维甲酸对 EGFR、CerbB$_2$、Hars、Bcl$_2$ 4 种原癌基因的异常表达均有明显的调节作用，提示这可能是三七和维甲酸治疗大鼠胃癌前病变的分子机制之一。此外，研究还认为，三七总皂苷（PNS）对人胚胃黏膜上皮细胞系 GES1 和 MS 细胞的增殖活性有明显的抑制作用，并有随剂量增加作用增强的趋势，还能明显抑制 MC 细胞的软琼脂集落形成能力。同时研究认为失血性休克可引起大鼠肠上皮细胞线粒体编码基因 COXⅠ、COXⅡ、mRNA 的明显改变，三七皂苷 Rg_1 可提高其表达，对失血性休克上皮细胞线粒体有明显的保护作用。

（二）对肝脏的作用

对肝脏代谢的影响：PNS 可促进对肝脏的渗入，促进亮氨酸对肝和血清蛋白质的渗入。镜检结果表明小鼠肝细胞增生较盐水对照组显著，提示 PNS 对 CCl_4 肝损害小鼠肝细胞的再生有促进作用。

抑制肝肿瘤细胞：动物试验研究表明，生三七能明显抑制小鼠肝癌的发生，降低血清中碱性磷酸酶（ALP）、天门冬氨酸氨基转化酶（AST）、ALT、乳酸脱氢酶（LDH）的活性，延长生存期，对四氯二苯二氧化物（TCDD）所致的肝损害有抑制作用。此外，三七对环磷酰胺所致的大、小鼠白细胞减少有明显的治疗作用。

保肝作用：PNS 可提高肝组织及血清超氧化物歧化酶的含量，减少肝糖原的消耗，改善肝微循环，减轻线粒体、内质网等细胞器的损伤及肝纤维化。

（三）降血糖作用

PNS 中 4% 以上是三七皂苷 C_1（SC_1）。单剂量 SC_1 使昆明种小鼠和 Wistar 大鼠血糖降低 34%，连续给药可明显降低血糖并呈量—效关系趋势，如连续给药 4 天，降糖作用可维持 4 h 以上，与胰岛素（Ins）未见协同或拮抗作用。SC_1 100 mg/kg 对糖尿病鼠肝 cAMP 无影响，但可拮抗 Ins 降低 cAMP 的效应。较大剂量 Ins 与 SC_1 均能促进肝细胞摄取葡萄糖，两者合用呈拮抗作用。SC_1 50 mg/kg 能明显增加肝均匀代谢葡萄糖和琥珀酸钠的耗氧量，与 Ins 合用无协同或拮抗现象。SC_1 和 Ins 能促进小鼠肝糖原合成，两者合用未表现出协同或拮抗作用。研究还表明 SC_1 对四氧嘧啶糖尿病动物降糖作用明显，而对正常动物则不明显。因此，SC_1 降糖作用是通过直接促进糖代谢的主要去路——组织对葡萄糖的摄取、氧化和糖原合成等环节实现的，与主要促进糖酵解的双胍类降糖药不同，提示似有配伍用的可能性。

（四）抗炎作用

PNS 除能明显抑制角叉菜胶诱导的炎细胞增多和蛋白渗出外，还具有显著的抗炎作用。其作用机制为：PNS 能阻止炎细胞内游离钙水平的升高，抑制灌流液中磷脂酶 A_2（PLA_2）的活性，减少地诺前列酮的释放。

（五）抗氧化和抗自由基损伤作用

研究表明三七注射液可明显减轻大鼠软组织细胞水肿，增加细胞 ATPase 活性，抑制严重烫伤后组织器官内氧自由基的产生，减轻线粒体肿胀，增加膜流动性，增加钠泵的功能，使细胞质中游离 Ca^{2+} 减少，氧化磷酸化的功能增强，以保证重要组织器官的能量供应。研究还发现，三七注射液有降低脑组织中 MDA 的含量，减缓对 SOD、GSP－Px 的损伤，促进 SOD、GSP－Px 抗氧化酶的生成和活性提高，提示三七注射液具有较强的抗氧化、抗自由基作用。

（六）止血作用

三七中具有能够止血的功能性组分，如三七素等。在我国古代就已经用三七进行止血。有关医学研究表明，对不同类型动物运用不同的三七给药方式均能够起到较好的止血效果。三七用于止血能够起到不留瘀的功效，在临床上常被用于治疗出血性瘀滞患者。

（七）抗血栓功效

三七不但具有较显著的活血化瘀功效，同时还可以有效抵抗血小板的聚集，从而起到较好的抗血栓功效。医学研究表明，每天以静脉输注的方式对家兔施以三七，剂量为 200 mg/kg，持续施药 20 d 以后发现三七能够有效抵抗血小板的聚集，表明三七对于治疗血栓类型疾病具有较显著的效果，但起效较慢。

八、三七方剂的临床应用

三七方剂可用于体内外各种出血证。本品止血作用广泛，又能化瘀，故对出血兼瘀者尤为适宜。治咳血、吐血、衄血、尿血、便血、崩漏、紫癜及创伤出血等，可单用本品内服或外敷，即有良效。本品亦可配花蕊石、血余炭等同用，如化血丹，用于跌扑瘀肿疼痛。本品善活血、消肿、定痛，为伤科要药，可单用本品内服或外敷，亦可配当归、红花、土鳖虫等同用，以活血疗伤，如跌打丸、活血跌打散等。此外，本品还广泛用于胸痹心痛、癥瘕、血瘀经闭、痛经及产后瘀阻腹痛诸证。三七粉内服，治冠心病心绞痛、高脂血症、高血压、脑卒中后遗症、寻常疣等。三七粗粉水煎液治脑震荡引起的呕吐，三七叶皂苷口服治偏头痛等疾患。

九、产品开发与利用研究

（一）三七在养生保健中的应用

癌症的辅助用药：癌症常发于中老年人群，死亡率较高。从中医来看，癌症中、晚期通常出现正虚邪实表现，将三七用于治疗中，不仅能够抗癌祛邪，还能够补益扶正，使患者免疫力提高，帮助延长患者寿命，并且可以使放化疗对机体造成的损害得到有效缓解。多种出血性疾病包括肺结核咯血、眼底出血、支气管扩张、结膜下出血、痔疮出血、妇女月经过多、牙周炎牙根出血等，服用三七能够起到显著止血效果。保鲜作用：研究发现 10% 高良姜提取物能有效延缓生牛肉中的脂质氧化，降低硫代巴比妥酸值，功效相当于 0.1% 的维生素 E 或 0.02% 的丁羟基甲苯（BHT）；在熟牛肉中，其功效则强于维生素 E 和丁羟基甲苯。而且高良姜提取物对热表现出很好的稳定性。含高良姜的中草药涂液对瓜果的保鲜效果明显，能减少水分的散失，降低霉变率，维持较高的营养成分，因此其可作为食品添加剂使用。

（二）预防胃或十二指肠溃疡出血

可以选择三七粉单吞，每天 2 次，连续使用 10 天。也可以三七配合黄连、黄芪以及白及，每次服用 4 g，每天 2 次，能够起到明显的止痛、愈合溃疡病灶以及止血效果。

（三）三七的护肤作用

三七泥状面膜：使用时涂抹性好、易于洗去，使用后肤感好、无紧绷感、肌肤细嫩，且具有补水保湿、均匀肤色、即时提亮、抗衰老等功效。三七洗面奶：取芦荟、石榴榨汁备用；取所得芦荟汁、石榴汁与三七提取物、海藻粉和水均匀混合后均质，得营养物质混合物；将所得的营养物质混合物辛酸癸酸甘油三酯、硬脂醇混合，加热混合均匀得油相；取大豆蛋白和水混合，加热混合均匀得水相；水相在搅拌条件下缓慢加入制得的油相中，高压均质处理得纳米结构脂质体；制备的纳米结构脂质体和表面活性剂、发泡剂搅拌混合均匀，杀菌灌装得所述三七美白洗面奶。三七美白洗面奶在达到清洁作用的同时，具有保湿、补水、美白的作用。

（四）肥胖、胆固醇过高患者的保健作用

肥胖、胆固醇过高患者可以选择三七粉吞服，每天 2～3 g，连续服用两个星期，休息 4 个星期后继续服用。三七还可以与泽泻、黑芝麻以及何首乌配制使用，每天服用，早晚各服用 1 次，不但能够降胆固醇、降血脂，对动脉硬化进行有效防治，还能够对须发发白进行有效防治；其作用机制主要为三七能够加快机体物质代谢。

（五）对冠心病或者具有冠心病倾向的中老年患者的保健

冠心病或具有冠心病倾向的患者一般存在心悸、胸痛、胸闷等症状，可以选择三七粉吞服，每天早晚各 1 次，每次数量为 2～3 g，也可以配合复方丹参片使用。三七在活血化瘀的同时又不会伤正，在补益强壮的同时又不会壅滞。三七除了可以使冠状动脉的血液运行得到改善，还能够补益正气、提高患者的免疫力。

参考文献

[1] 董继刚，黄涛，孙燕燕. 三七熟制工艺及其化学成分变化、药理作用研究进展 [J]. 海峡药学，2022，34（9）：30-34.
[2] 蔡琳，彭鹏. 三七药理作用的研究进展 [J]. 山东化工，2021，50（3）：70-71.
[3] 李兴军. 刍议三七养生保健功效与药理作用及临床应用 [J]. 现代养生，2016（18）：150.
[4] 高亚珍，邹俊波，杨明，等. 三七炮制的历史沿革及现代研究进展 [J]. 中国实验方剂学杂志，2023，29（4）：212-220.
[5] 邱显荣，董云，刘盼玉，等. 一种三七泥状面膜及其制备方法 [P]. 北京市：CN113750019B，2022-10-28.
[6] 王朝梁，王炳艳，张铁，等. 一种三七美白洗面奶及制备方法 [P]. 云南省：CN111544334B，2022-08-02.

草　果

一、基源

该药物来源于豆蔻属的植物草果（*Amomum tsaoko Crevost* et Lemaire），传统以其干燥成熟的果实入药。

二、植物形态特征与分布

形态特征：茎丛生，高 2～3 m，全株有辛香气，地下部分略似生姜。叶片长椭圆形或长圆形，长40～70 cm。穗状花序不分枝，长 13～18 cm，花冠红色。蒴果密生，熟时红色，干后褐色，干燥果实呈椭圆形，具 3 钝棱，长 2～4 cm，直径 1～2.5 cm，不开裂，长椭圆形。种子多角形，有浓郁香味。花期在 4～6 月，果期在 9～12 月。

生长环境与分布：草果主要分布于我国海拔 1000～1800 m 的热带、亚热带区域。在我国人工栽培的省份以云南为主。栽培或野生于稀疏的树下，生于潮湿的林中地带，喜湿润的环境气候，不耐霜寒及干旱，生长需要一定的荫蔽度，易在林下或山谷的肥沃、富含腐殖质的沙质壤土上良好生长。

草果资源主要分布在中国的云南、贵州等省区。草果的主要产区是在云南的保山等 31 个地州，其中，云南文山自 2001 年来就有"中国草果之乡"的美称。

三、传统习用

味辛，性温。归脾、胃经。燥湿温中，截疟去痰。用于寒湿内阻、脘腹胀痛、痞满呕吐、疟疾寒热、瘟疫发热等症。

草果具特异的香气，味辛、微苦，是一种调味香料，具有特殊浓郁的辛辣香味。其干燥的果实被用作中餐调味料和中草药。

历代本草记载：

（1）用于治瘴疟寒热：草果与知母同用，治瘴疟寒热，取其一阴一阳无偏盛之害，盖草果治太阴独盛之寒，知母治阳明独盛之火也。（《本草纲目》）

（2）用于养脾助消化：健脾消饮。（《本草元命苞》）

（3）用于除寒、助消化：除寒、燥湿、开郁、化食、利膈上痰，解面食、鱼、肉诸毒。（《本经逢原》）

四、化学成分

（一）萜类化合物

目前从草果中分离得到的萜类化合物有单萜类化合物、倍半萜类化合物及烯萜类化合物。具体如下：

1. 单萜类化合物

该类化合物有 α-松油醇、1，8-桉叶素、ρ-聚伞花烃、芳樟醇、牻牛儿醇、香叶醇、柠檬醛、香叶醛、α-柠檬醛、β-松油醇、橙花基醇、橙花醛、异龙脑。

化合物结构图如下：

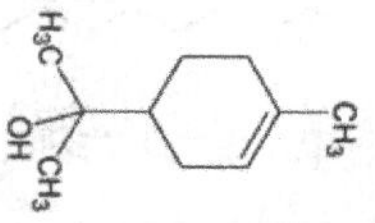

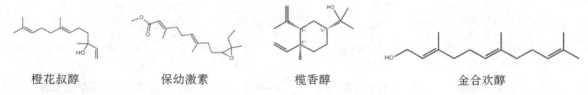

α－松油醇 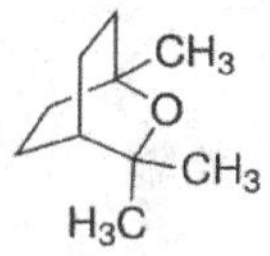　　　1,8－桉叶素 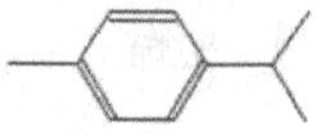　　　ρ－聚伞花烃 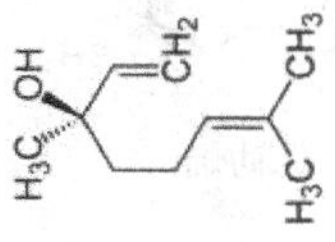　　　芳樟醇

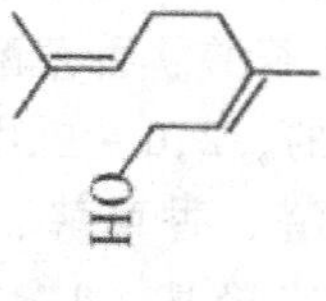

牻牛儿醇 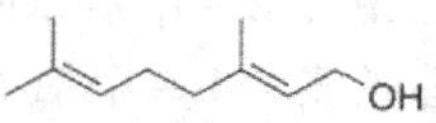　　　香叶醇 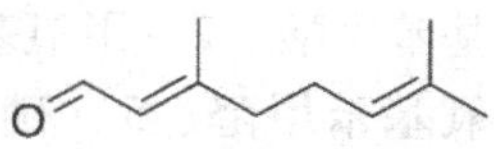　　　柠檬醛

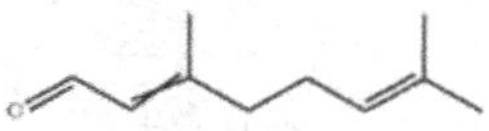

香叶醛 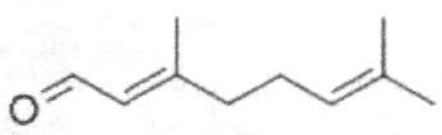　　　α－柠檬醛 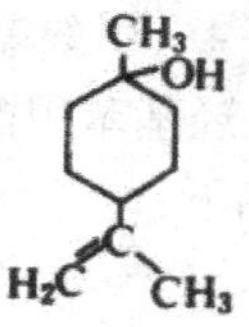　　　β－松油醇

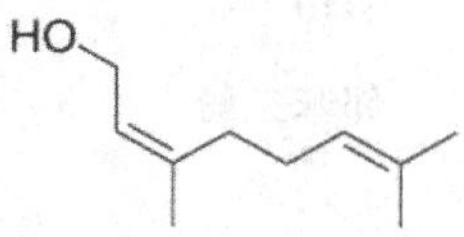

橙花基醇 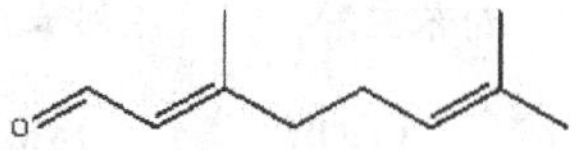　　　橙花醛 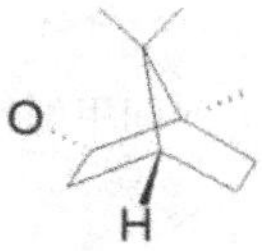　　　异龙脑

2．倍半萜类化合物

该类化合物有橙花叔醇、保幼激素、榄香醇、金合欢醇。

化合物结构图如下：

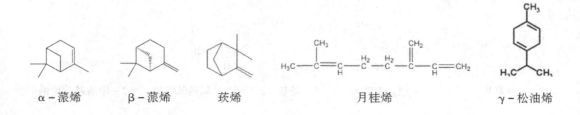

橙花叔醇　　　保幼激素　　　榄香醇　　　金合欢醇

3．烯萜类化合物

该类化合物有 α－蒎烯、β－蒎烯、莰烯、月桂烯、γ－松油烯、罗勒烯、2－蒎烯、香树烯、桧烯、1－十一烯。

化合物结构图如下：

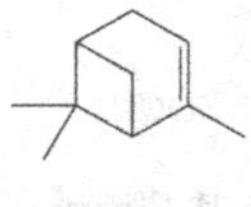

α－蒎烯　　　β－蒎烯 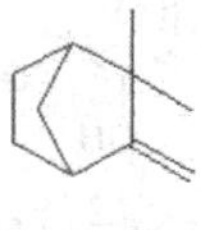　　　莰烯　　　月桂烯　　　γ－松油烯

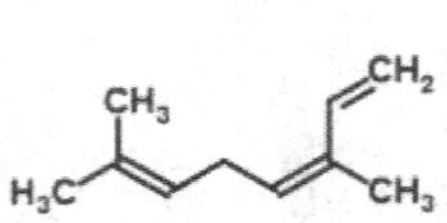

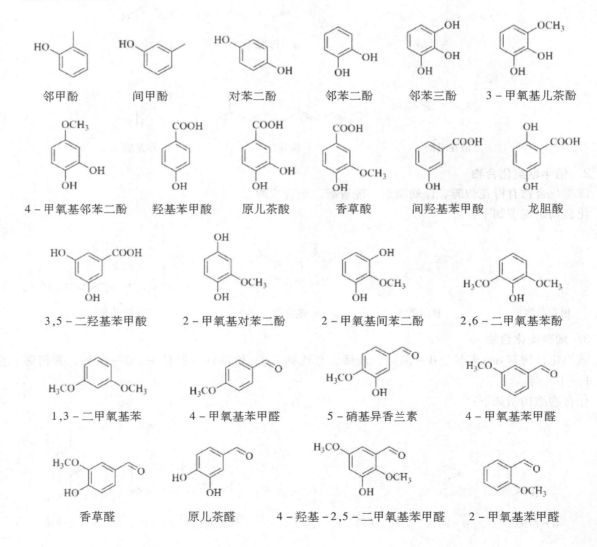

罗勒烯 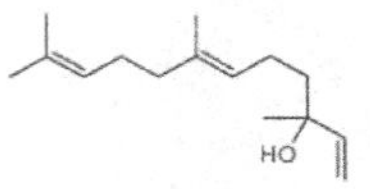   2－蒎烯 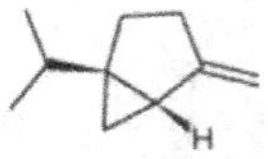   桧烯 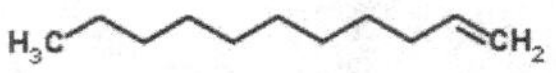   1－十一烯

（二）酚类化合物

目前已经从草果中分离得到了多个酚类化合物，包括：邻甲酚、间甲酚、对苯二酚、邻苯二酚、邻苯三酚、3－甲氧基儿茶酚、4－甲氧基邻苯二酚、羟基苯甲酸、原儿茶酸、香草酸、间羟基苯甲酸、龙胆酸、3,5－二羟基苯甲酸、2－甲氧基对苯二酚、2－甲氧基间苯二酚、2,6－二甲氧基苯酚、1,3－二甲氧基苯、4－甲氧基苯甲醛、5－硝基异香兰素、4－甲氧基苯甲醛、香草醛、原儿茶醛、4－羟基－2,5－二甲氧基苯甲醛、2－甲氧基苯甲醛、5－茚满甲醛、6,7－二羟基－4－吲哚卡巴醛、香芹酚、丁香酚、6－乙基－2－甲氧基苯酚、4－（2－羟基丙基）－苯酚、咖啡酸、2－（4－羟基－3－甲氧基苯甲酰基）－4－甲氧基苯甲醛、表儿茶素、原花青素、2－甲氧基－1,4二苯酚－1－O－［6－0－（3－甲氧基4－羟基苯甲酰基）］－β－D－吡喃葡萄糖苷。

化合物结构图如下：

邻甲酚   间甲酚   对苯二酚   邻苯二酚   邻苯三酚   3－甲氧基儿茶酚

4－甲氧基邻苯二酚   羟基苯甲酸   原儿茶酸   香草酸   间羟基苯甲酸   龙胆酸

3,5－二羟基苯甲酸   2－甲氧基对苯二酚   2－甲氧基间苯二酚   2,6－二甲氧基苯酚

1,3－二甲氧基苯   4－甲氧基苯甲醛   5－硝基异香兰素   4－甲氧基苯甲醛

香草醛   原儿茶醛   4－羟基－2,5－二甲氧基苯甲醛   2－甲氧基苯甲醛

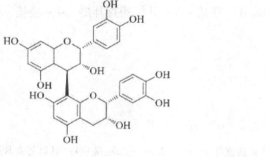

5-茚满甲醛　　6,7-二羟基-4-吲哚卡巴醛　　香芹酚　　丁香酚　　6-乙基-2-甲
氧基苯酚

4-(2-羟基丙基)-苯酚　　咖啡酸　　2-(4-羟基-3-甲氧基苯甲酰基)-　　表儿茶素
4-甲氧基苯甲醛

原花青素　　2-甲氧基-1,4 二苯酚-1-O-[6-0-(3-甲氧基4-
羟基苯甲酰基)]-β-D-吡喃葡萄糖苷

（三）黄酮类化合物

草果中目前已分离得到多种黄酮类化合物及查耳酮类化合物，具体情况如下：

1. 黄酮类化合物

该类化合物有 3′,5′-二-C-β-D-吡喃葡萄糖基根皮素、7,3′-二羟基-4′-甲氧基黄烷、
(2R,3R,4R)-3′,5′-dimethoxy-3,4,7,4′-tetrahydroxy-flavan、槲皮素、甘草黄铜 B、金丝桃苷、木樨草
素-7-O-β-D-葡萄糖苷。

化合物结构图如下：

3′,5′-二-C-β-D-吡喃葡萄糖基根皮素　　7,3′-二羟基-4′-甲氧基黄烷

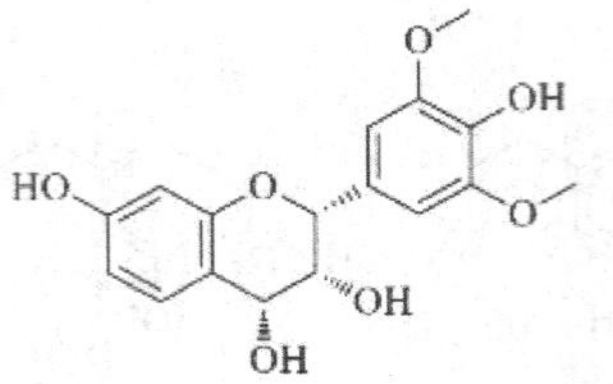

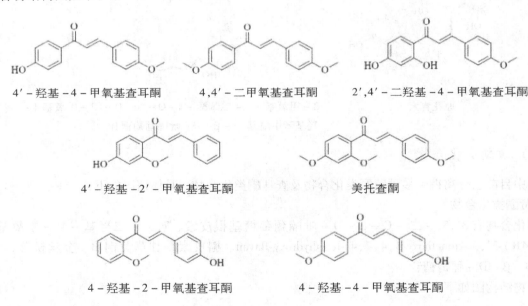

(2R,3R,4R)-3′,5′-dimethoxy-3,4,7,4′-tetrahydroxy-flavan 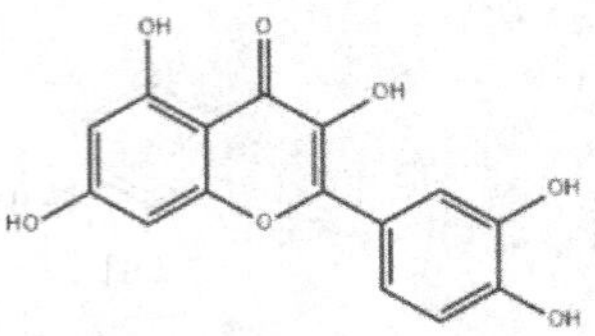   槲皮素

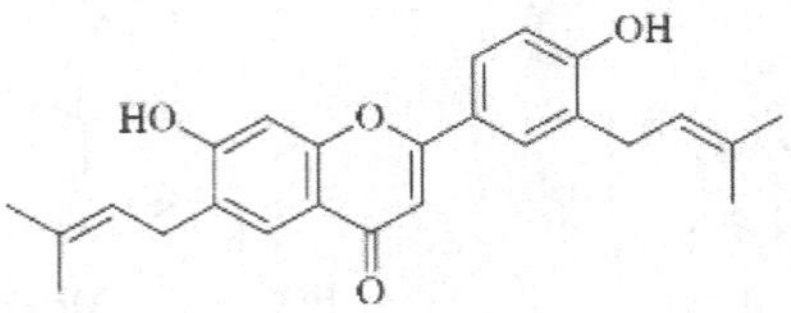

甘草黄铜 B 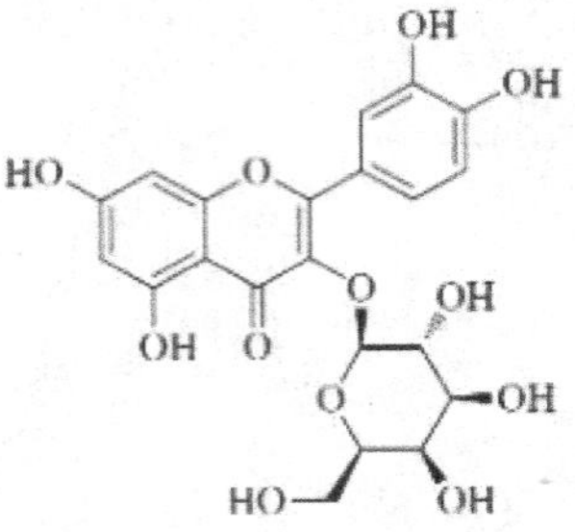   金丝桃苷 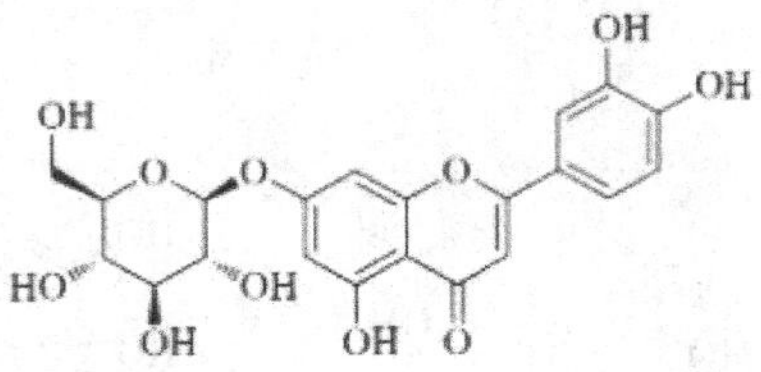   木樨草素 - 7 - O - β - D - 葡萄糖苷

2．查耳酮类化合物

该类化合物有 4′- 羟基 - 4 - 甲氧基查耳酮、4,4′- 二甲氧基查耳酮、2′,4′- 二羟基 - 4 - 甲氧基查耳酮、4′- 羟基 - 2′- 甲氧基查耳酮、美托查酮、4 - 羟基 - 2 - 甲氧基查耳酮、4 - 羟基 - 4 - 甲氧基查耳酮。

化合物结构图如下：

4′- 羟基 - 4 - 甲氧基查耳酮   4,4′- 二甲氧基查耳酮   2′,4′- 二羟基 - 4 - 甲氧基查耳酮

4′- 羟基 - 2′- 甲氧基查耳酮   美托查酮

4 - 羟基 - 2 - 甲氧基查耳酮   4 - 羟基 - 4 - 甲氧基查耳酮

（四）二苯基庚烷类化合物

目前已从草果中发现的二苯基庚烷类化合物有中 - 汉诺酚、（ + ）- 汉诺酚、1,7-bis(4-hydroxypheny)-4(E)-hepten-3-one、草果酮、2, 3-dihydro-2-(4′-hydroxy-phenylethy1)-6-[（3″4″-dihyroxy-5″-methoxyphenyl）-4-pyrone、5-dihydro-2-（4′-hydroxy-phenylmethyl）-6-[（3″, 4″-dihyroxy-5″-methoxyphenyl）-methylene］-pyran-3,5-dione。

化合物结构图如下：

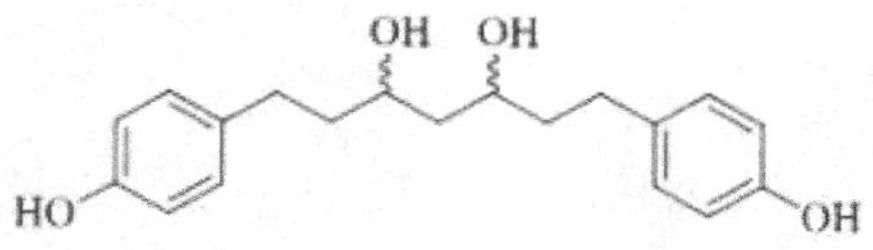

中－汉诺酚

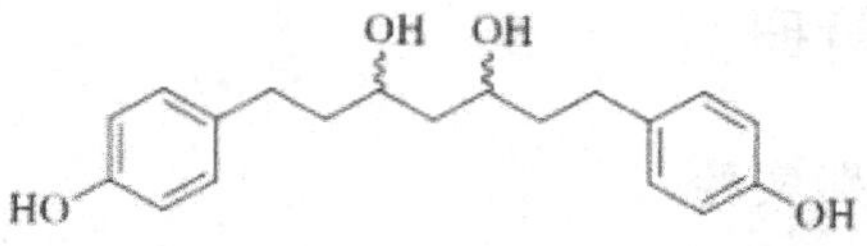

（＋）－汉诺酚

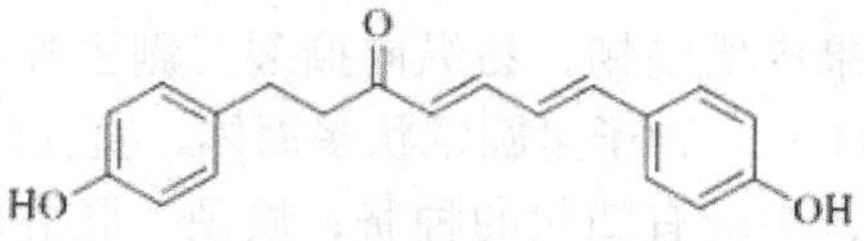

1,7-bis(4-hydroxypheny)-4(E)-hepten-3-one

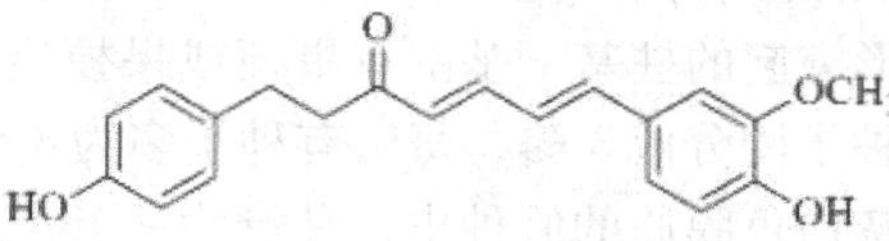

草果酮

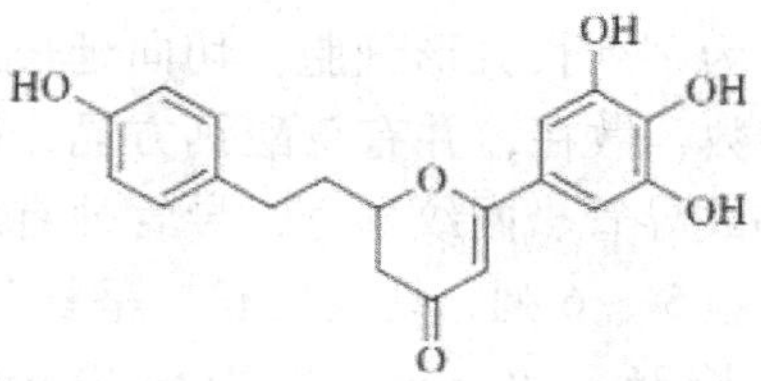

2,3-dihydro-2-(4′-hydroxy-phenylethy1)-6-[(3″4″-dihyroxy-5″-methoxyphenyl]-4-pyrone

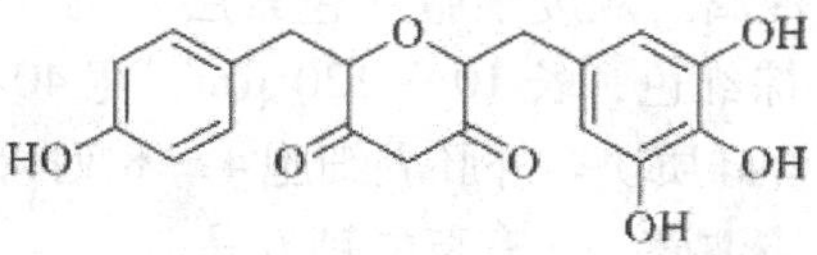

5-dihydro-2-(4′-hydroxy-phenylmethyl)-6-[(3″,4″-dihydroxy-5″-methoxyphenyl)-methylene]-pyran-3,5-dione

（五）双环壬烷类化合物

目前已从草果中发现的双环壬烷类化合物有 6,7-dihydroxy-indan-4-carbaldehyde、6-dihydroxy-indan-4-carbaldehyde、异草果素。

化合物结构图如下：

6,7-dihydroxy-indan-4-carbaldehyde   6-dihydroxy-indan-4-carbaldehyde   异草果素

（六）其他成分

目前已从草果中发现的其他成分有 2－癸烯醛、反－2－十二烯醛。

化合物结构图如下：

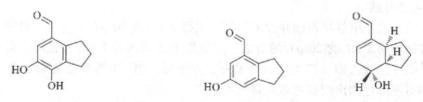

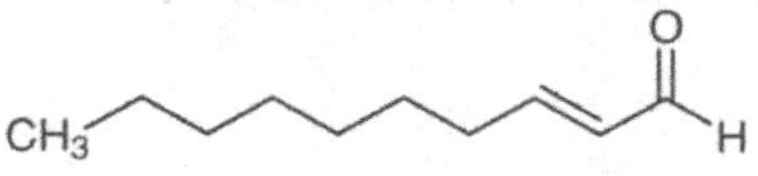

2－癸烯醛 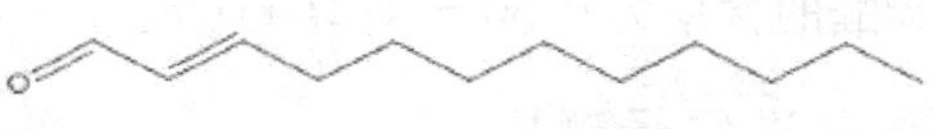   反－2－十二烯醛

（七）微量元素

迄今为止已从草果的果实中发现含锌、铜、铁、锰、钴等微量元素。

五、质量研究

(一) 鉴别实验

1. 性状鉴别

本品呈长椭圆形，具3钝棱，长2～4 cm，直径1～2.5 cm。表面灰棕色至红棕色，具纵沟及棱线，顶端有圆形突起的柱基，基部有果梗或果梗痕。果皮质坚韧，易纵向撕裂。剥去外皮，中间有黄棕色隔膜，将种子团分成3瓣，每瓣有种子多为8～11粒。种子呈圆锥状多面体，直径约5 mm；表面红棕色，外被灰白色膜质的假种皮，种脊为一条纵沟，尖端有凹状的种脐；质硬，胚乳灰白色。有特异香气，味辛、微苦。

2. 显微鉴别

果实横切面：最外层为一层角质层，外果皮为一列长方形细胞，切向延长；中果皮为大小不一的薄壁细胞，占果皮的大部分，其内含有油细胞多数，散在，并有草酸钙方晶，簇晶多数，散在；导管2～3轮，30～40个，散在，多为螺纹导管、梯纹导管、网纹导管，导管外有纤维群；内果皮为1列薄壁细胞。种子类肾形，外周微波状；假种皮细胞5～6列，切向延长，呈长条状，壁极薄，稍弯曲，并含淀粉粒，种皮细胞1列，呈棕色，长方形，长36～40 μm，宽20～30 μm，径向排列，壁较厚；其内为2列薄壁细胞，切向延长，含黄色物。油细胞层为2列，类长方形或方形，长40～80 μm，宽36～60 μm，切向或径向延长，含黄色油滴。颓废细胞（色素层）为5～8列棕色细胞，皱缩。内种皮为1列石细胞，径向排列，呈栅状，棕红色，长10～120 μm，宽40～50 μm；细胞内壁与侧壁极厚，细胞腔呈"U"字形，浅黄色，内含硅质块。外胚乳细胞4～8列，多角形，类圆形或长条形；内胚乳细胞较小，含糊粉粒及淀粉粒与脂肪油滴，并有草酸钙方晶。

粉末鉴别：灰黄色，种皮（表皮）细胞黄色，表面观细胞呈长方形，壁厚3～5 μm，长约3～15 μm，直径12～28 μm，非木化。下皮薄壁细胞淡黄色，细胞类圆形或类长圆形，壁微波状，直径30 μm。内种皮石细胞红棕色，长椭圆形或长类圆形，内壁与侧壁较厚，细胞小，长约80 μm，宽约30 μm。假种皮细胞狭长，多皱缩，界限不清楚。色素块红棕色，大小不一，散在，直径50～56 μm。外胚乳细胞呈长方形或方形，充满由细小淀粉构成的淀粉团。内胚乳细胞多角形，油细胞较多，形状不一，散在。含有许多方晶、簇晶，大小不一，散在。导管多数，多为螺纹、梯纹导管。

3. 薄层色谱鉴别

供试品溶液：取草果的挥发油并加乙醇配置成每1 mL含50 μL的溶液。对照品溶液：取桉油精对照品并加乙醇制成每1 mL含20 μL的溶液。分别取上述溶液各1 μL并在同一硅胶G薄层板上点样，展开剂为正己烷–醋酸乙酯（17∶3），待展开、晾干后，喷5%香草醛硫酸溶液，在105 ℃下烘数分钟，供试品和对照品色谱出现蓝色斑点且位置对应。

(二) 含量测定

在草果以及草果挥发油质量控制应用方面，气相色谱–质谱（GC/MS）联用技术和气相色谱法的应用较为广泛。研究结果发现共有10个特征峰峰面积，占总峰面积90%以上；对于不同地域草果油的各成分的研究中，各成分在指纹图谱具有明显的分离效果。研究发现草果挥发油中1,8–桉油素含量约为30%～50%，桉油素约为0.40%，而在4批草果挥发油样品中含有的桉油素为1.53～9.77 mg/g，（反）2–十二烯醛的含量为0.50～4.21 mg/g。

(三) 气相色谱定量测定

有学者采用气相色谱的内标法，以环己酮为内标物，测定了草果中桉油精的含量。其中，气相色谱条件为：10% PEG-20 M交联柱、柱温140 ℃、柱前压100 Kpa、进样口温度180 ℃、检测器温度190 ℃、进样量1 μL。

六、防治消化系统疾病史记

（一）民间与史书记载

草果最早载于《宝庆本草折衷》："主温中，去恶气，止呕逆，定霍乱，消酒毒，快脾暖胃。"元·忽思慧《饮膳正要》记载："治心腹痛，止呕，补胃，下气。"在《本草元命苞》中写道"健脾消饮"。这几处论述了草果的功能以及主治。

明·李梴《医学入门》记载："温脾胃而止呕吐，治脾寒湿、寒痰之剂也。益真气，又消一切冷气膨胀，化疟母，消宿食，解酒毒、果积，乃其主也。兼辟瘴解瘟。"元·忽思慧《饮膳正要》记载："治心腹痛、止呕、补胃、下气。"明·刘文泰《本草品汇精要》记载："草果温脾胃，止呕吐，霍乱恶心，消宿食，导滞避邪，除胀满，去心腹中冷痛；截诸般疟疾，治山岚瘴气。"清·张璐《本经逢原》记载："除寒、燥湿、开郁、化食，利膈上痰，解面食、鱼、肉诸毒。"这几处论述了草果具有养脾暖胃、温脾胃、助消化的功效。

宋·王世民《局方》记载："草果饮，治脾寒疟疾，亦治寒疟。"明·张介宾《景岳全书》记载："草果，味辛，性温热，阳也，浮也，人足太阴、阳明。"此处论述了草果的性味。"常山饮"治疟疾发散不愈，渐成痨瘵之症。其他如"秘传降气汤""新法半夏汤"，还有后来以草果入药的记载，如《传信适用方》载"草果饮"等。

（二）传统药对研究

常见的药对有草果配苍术、草果配干姜、草果配地榆、草果配砂仁。各药对的名称、药性配伍及配伍比例、药理作用见下表。

药对名称	药性配伍	配伍比例	药理作用
草果配苍术	平热配伍，苍术性平、草果性热	1:3 1:1	治脾胃寒湿
草果配干姜	两热配伍，草果、干姜均性热	2:3	温中散寒，治疗胃寒
草果配地榆	温热配伍，地榆性温、草果性热	5:2	散寒清热，治气机阻滞、泄泻或痢下赤白
草果配砂仁	温热配伍，草果性热、砂仁性温	4:3	祛暑化湿

七、现代药理与机制研究

草果具有调节胃肠功能、降脂减肥、降血糖、抗氧化、抗肿瘤、防霉和抗炎镇痛等作用。

（一）调节胃肠功能

通过生、炒等不同方式炮制出的草果水煎液，能使肠管在发生离体运动时拮抗肾上腺素引起的回肠运动抑制以及乙酰胆碱引起的回肠痉挛的作用，且能够抑制乙酰胆碱引起的小鼠腹痛。生草果、炒草果、姜草果 3 种炮制品中药理作用最强的是姜草果。10 g（生药）/kg 草果挥发油和 10 g（生药）/kg 草果水提物连续 5 d 灌胃 SD 大鼠，每天一次，大鼠的胃液分泌量以及胃黏膜血流量都显著升高。草果挥发油对小鼠小肠推进有明显的抑制作用，为草果治疗呕吐、腹泻等提供了药理学依据。草果水提物具有润肠通便的作用，能使小鼠胃肠道转运率提高。

（二）减肥降脂和降糖作用

草果具有减肥降脂的作用，主要是因为其富含儿茶素和表儿茶素，既可以抑制脂肪吸收，又可以促进脂肪氧化。用含1%草果、八角等12种香辛料粉的标准饲料喂ICR小鼠，结果发现，相对于其他香辛料而言，草果、八角、小茴香对小鼠的降脂减肥、降血糖和抗氧化作用功效更加显著。在标准饲料中分别添加1.0%、0.5%、0.1%的草果粉、大蒜和姜黄，结果显示草果的降脂减肥作用优于大蒜和姜黄，尤其是0.1%草果组的血糖值和体内氧化产物浓度值（TBRS）明显低于同等剂量的大蒜组和姜黄组。

小鼠血浆和肝脏的甘油三酯和血糖升高时，可服用草果甲醇提取物降低甘油三酯和血糖水平。使用硅胶色谱柱，可使草果甲醇提取物（MeX）分离为部位A及部位B，而能抑制脂肪酶和α-葡萄糖苷酶活性以及小鼠脂肪吸收、降低血浆葡萄糖的是MeX和部位A。其原因是两者富含多酚类化合物，而部位B不具多酚类化合物，因此无此活性。此外，草果使小鼠甘油三酯和血糖降低以及加速脂肪氧化，原因可能是因其具儿茶素成分。

通过硅胶柱色谱法分离草果脂类提取物，分离出的3种萃取部位分别为氯仿、丙酮和甲醇。用含0.05%脂类总提取物以及0.0109%氯仿、0.0245%丙酮和0.00365%甲醇的萃取部位饲料养小鼠90 d，结果发现能影响α-葡萄糖苷酶、α-淀粉酶、脂肪酶活性以及血浆和肝脂肪浓度的是氯仿萃取部位和丙酮萃取部位，甲醇萃取部位不能使α-葡萄糖苷酶活性受到抑制。通过DPPH法，发现甲醇萃取部位能清除自由基、降低血浆中葡萄糖浓度、降低脂质过氧化物浓度。这些结果表明草果脂溶性成分具有降低血浆葡萄糖、降低脂质过氧化物浓度的药理作用。

（三）抗氧化作用

持续5 d给SD大鼠喂草果挥发油［10 g（生药）/kg］和水提取物［10 g（生药）/kg］。在某种程度上，草果挥发油和水提物都能增加大鼠胃黏膜SOD活性，从而使胃黏膜组织MDA水平下降，相比挥发油，水提物的效果较好。浓度范围在0.5～2 mg/mL的草果油具有与浓度呈正相关的清除超氧阴离子的能力；草果油在浓度为1×10^{-5}～5×10^{-5} mg/mL时对羟自由基清除率为58.75%～91.51%，与没食子酸丙酯（PG）相比，其清除能力更强。

草果加热回流提取物具有与浓度成正相关的清除过氧化氢的能力。0.02%草果加热回流提取物清除过氧化氢能力与Vc相近，而比抗氧化剂2, 6-二叔丁基-4-甲基苯酚（BHT）低；BHT和Vc清除过氧化氢能力低于0.06%草果加热回流提取物。对猪油的抗氧化能力最大的是Vc，然后是BHT，最小的为0.02%草果提取物。

对于自由基1, 1-二苯基-2-三硝基苯肼（DPPH），草果乙醇提取物具有很高的清除率，可达92.26%；同时草果乙醇提取物还具有较强的抗氧化作用，但草果挥发油抗氧化活性较弱。

（四）抗肿瘤作用

采用MTT试验发现，相对一些人来说，草果挥发油成分1, 8-桉油素和香叶醇，对癌细胞系具有一定的毒性，特别是HepG2、Hela、Bel7402、SGC-7901细胞，对HepG2细胞系的IC_{50}可达31.80 ± 1.18 μg/mL。在高浓度下，草果挥发油比丝裂霉素的抑制肿瘤活性更强，而对人体正常细胞系，如HL-7702、HUVEC，其细胞毒性微弱。推测草果挥发油抗肿瘤活性的主要成分很可能是1, 8-桉油素与香叶醇的协同作用和（或）与挥发油中其他成分的共同作用，而不仅仅是1, 8-桉油素和香叶醇成分。

研究草果挥发油对HePG2细胞系的毒性，采用流式细胞仪和DNA电泳技术，发现其毒性活性呈浓度依赖性。在使用高浓度挥发油时，细胞呈现大批凋亡小体、核区染色质浓缩以及DNA断裂。草果挥发油抑制肿瘤的药理作用可能是诱导细胞凋亡。

（五）防霉作用

为了研究草果挥发油对橘青霉、黑曲霉、产黄青霉、黑根霉、黄绿青霉以及黄曲霉的影响，采用试管稀释实验，研究表明草果挥发油能抑菌这6种霉菌活性。采用模拟防霉试验，结果发现草果挥发油能阻止川牛膝、沙参等中药材的霉变，但对甘草和山药的作用不明显。

为研究草果甲醇提取物对须癣毛癣菌的作用，采用纸片扩散法，结果发现其成分异草果素能抑制须癣毛癣菌的活性。草果粗提物及挥发油对多种细菌具有抑制作用，如芽孢杆菌、束状炭疽菌。

（六）抗乙肝病毒

采用 HBV-DNA 斑点杂交技术研究草果体外抑制 HBV 的作用，结果表明草果能抑制纯化的 HBV-DNA 的活性。在研究 1000 多种中草药水提取液对 HBsAg（8 个血凝单位）的作用时，发现草果水提物对 HBsAg 具显著的抑制作用。

（七）抗菌作用

草果提取物对大肠杆菌和沙门氏菌有较好的抑制作用，且抑菌效果随着浓度的上升而增强，其最小抑菌浓度和最小杀菌浓度相同，分别为 0.625、1.25 mg/mL。草果提取物挥发油能够使大肠杆菌、沙门氏菌的细胞形态遭到破坏，增加细胞壁的通透性，从而抑制细菌的生长繁殖。以不同萃取剂对草果粗提物进行提取，稀释成不同浓度作用于金黄色葡萄球菌，并以草果提取物挥发油的 MIC 为基础，发现草果提取物挥发油与琥珀酸的竞争性抑制剂丙二酸叠加率最小，可通过糖代谢中的三羧酸循环途径抑制金黄色葡萄球菌的细胞呼吸。结果表明草果提取物挥发油对金黄色葡萄球菌的生长曲线有明显抑制作用，其中以乙酸乙酯萃取物对金黄色葡萄球菌的抑菌效果最好。

（八）其他作用

从草果甲醇提取物中分离了 13 种单体成分，如 6,7-dihydroxy-indan-4-carbaldehyde、6-hydroxy-indan-4-carbaldehyde 等，这些单体对用脂多糖诱导鼠 BV_2 小神经胶质细胞 NOS 酶活性具有显著的抑制作用，且具抗炎以及镇痛功效。

通过体外实验，草果乙酸乙酯提取物中的一种活性成分——bicyclononane aldehyde 能抑制小鼠神经母细胞瘤细胞增殖。

草果挥发油具有一定的促渗作用，且在一定程度上，其促渗作用与质量浓度呈正比关系，如使罗通定贴剂等药物的经皮渗透增加。

草果中含有大量的挥发油成分，其中柠檬醛、β-蒎烯和α-蒎烯等可平喘、祛痰和抑菌；樟脑能够使头脑保持清醒灵活；α-松油醇和香叶醇等可用于镇静。

八、草果方剂的临床应用

类风关颗粒成分包括青蒿、黄芪、常山、草果、槟榔、知母和防风。用于清热利湿、泄化浊瘀以及消肿定痛，主治类风湿性关节炎。在类风湿性关节炎发作期和发作间隙期可以消肿止痛，在慢性期可明显减少并发症的发生。

小儿消食咀嚼片能消食化滞，功能主治小儿功能性消化不良。小儿消食咀嚼片成分包括党参、北沙参、佛手、陈皮、麦芽、厚朴、山楂、草果八味中草药。

用草果（炒）25 g、丁香15 g、木香25 g 和小茴香15 g 4 味中草药，将其粉碎成细粉，混匀，过筛，分装，即得。本品为灰黄色粉末，味辛辣，具芳香气味。可用于胸腹胀满和消化不良等症状。口服，每次5 g，每日1～2次，水煎服。（源自《辽宁省药品标准》1987 年）

其他中药制剂中也含草果，如二十五味珍珠丸、利膈丸、洁白丸、调胃消滞丸、脾胃舒丸等中药制剂。

九、产品开发与利用研究

草果在药用方面具有广泛的用途。中草药可作饲料添加剂，一些动物饲料中添加某些中草药添加剂，因其含有大量微量元素，从而能提高动物的生产机能，还能防治多种疾病。因草果能抑制细菌耐药性，且对畜禽没有毒副作用，故将草果作为饲料添加剂具有广阔的前景。

抑菌作用：近年来，因草果挥发油具特殊香味及抗菌活性，引起了人们的注意。草果具有抗菌作用，可以有效地抑制大肠杆菌和沙门氏菌，能显著抑制霉菌活性，例如草果果实精油中的柠檬醛就有抑菌功效。

参考文献

［1］国家中医药管理局《中华本草》编委会. 中华本草（第八册）［M］. 上海：上海科学技术出版社，1999：614 - 617.

［2］蒋妮，覃柳燕，陈乾平，等. 10 种香料植物挥发油的抑菌活性研究［J］. 植物保护，2012，38（1）：104 - 107.

［3］唐志凌，赵明明，陈靖潼，等. 草果提取物对大肠杆菌和沙门氏菌抑菌机理研究［J］. 中国调味品，2021，46（2）：50 - 54.

［4］杨伟倩，田洋，张爱静，等. 草果水提物对洛哌丁胺诱导的小鼠便秘症状的影响［J］. 西南农业学报，2020，33（10）：2209 - 2214.

［5］杨羚钰，黄兴粉，盘道兴，等. 草果挥发油的化学成分、抗菌作用及作为饲料添加剂的前景［J］. 养殖与饲料，2022，21（11）：57 - 60.

水　翁

一、基源

该药物来源于桃金娘科植物水翁 [*Cleistocalyx operculatus*（Roxb.）Merr. et Perry]，传统以花蕾、叶、树皮入药，又分别名为水翁花、水翁叶和水翁皮。

二、植物形态特征与分布

形态特征：乔木，高可达 15 m，喜生于水边；树皮灰褐色，颇厚，树干多分枝；小枝近圆柱形或四棱形。叶具柄，薄革质，阔卵状长圆形或长椭圆形至广披针形，长 11～17 cm，宽 4.5～7 cm；顶端钝而急尖或渐尖而钝头，基部钝或渐狭，全缘；干时背面常有黑色斑点，侧脉每边 8～12 条，纤细，仅在背面明显；叶柄长 1～1.5 cm。由多数聚伞花序组成圆锥花序，常生于枝条叶痕的腋间，稀生于叶腋或顶生，长 6.5～10 cm，末回的花枝略呈四棱；花小，缘白色，近无花梗；萼管钟状，长约 3 mm，顶端近截平，萼裂片合生成帽状，顶端尖，有腺点，整块脱落；雄蕊多数，花丝丝状，长 5～8 mm；子房下位，花柱长 3～5 mm。浆果阔卵圆形，长 10～12 mm，直径 10～14 mm，成熟时紫黑色，有斑点。花期在 5～6 月。

生长环境与分布：分布于中国、孟加拉国、印度尼西亚（爪哇、苏门答腊）等国。在我国分布于广东、广西及云南等省区。在中国南方生长于海拔 200～600 m 的森林、溪流两侧，通常在沼泽边缘或多年生小溪附近。喜光，喜热气候，常生长于水边，耐湿性强。生长适温为 18～26 ℃，在 0～2 ℃ 低温情况下，仅叶上偶有小斑点，过冬不落叶。喜酸性土，根系发达，抗风力强，萌生性强。

三、传统习用

味苦、辛，性寒。清热消滞，解毒杀虫，燥湿止痒。主治湿热泻痢、食积腹胀、乳痈、湿疮、脚气、疥癣、皮肤瘙痒、疳疮、肾囊痈、烧烫伤及刀、枪伤。

（1）用于杀虫：洗疥癫、杀虫、行气。捣烂敷乳疮。（《岭南采药录》）
（2）清热：清暑解热，消滞。（《岭南草药志》）
（3）止痛：治头痛、跌打、蛇伤。（《广西药植名录》）
（4）用于枪伤、刀伤：清热解毒。（《广西本草选编》）
（5）杀虫：洗蜡癞、杀虫。（《生草药性备要》）
（6）用于癣癞：洗癣癞、烂脚、浸疳疮。（《本草求原》）
（7）用于疥癞：洗疥癞，能行气。（《岭南采药录》）
（8）用于水肿：止痒。治麻风病人的实质水肿、肾囊痈。（《岭南草药志》）
（9）清热：清热去湿。（《常用中草药手册》）
（10）用于疥癣、火烫伤：杀虫止痒。治疥癣、"香港脚""绣球风"，也用于火烫伤。（《海南岛常用中草药手册》）
（11）清热：清热、散毒、消食滞。（《岭南采药录》）
（12）止痛：主治外感发热头痛、感冒恶寒发热。（《广东中药》）
（13）解热：解表清热、生津止渴，治湿热下痢。（《海南岛常用中草药手册》）

（14）用于杀虫：洗疵癞，杀虫。其籽，红黑者宜食，行气，煲水染布过泥似真乌色。（《生草药性备要》）

（15）用于杀虫：杀虫，洗癣癞，烂脚，浸疳疮。煎水染布，过泥则乌。（《本草求原》）

（16）杀疥癞、行气：树皮及叶，杀疥癞，能行气，……凡患囊肿，取其皮之二层，煎水洗之，十余次即愈；如痈已穿，加甘草节同煎。其味苦涩，捣烂敷乳疮。（《岭南采药录》）

四、化学成分

目前从水翁中分离得到的萜类化合物有单萜类化合物、烯萜类化合物、三萜类化合物等。具体如下：

1. 单萜类化合物

该类化合物有香叶醇、金合欢醇。

化合物结构图如下：

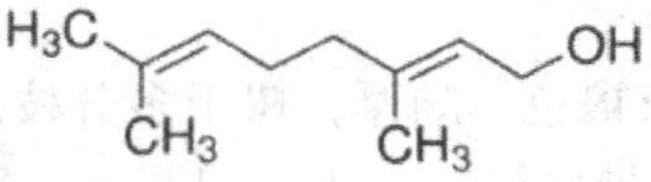

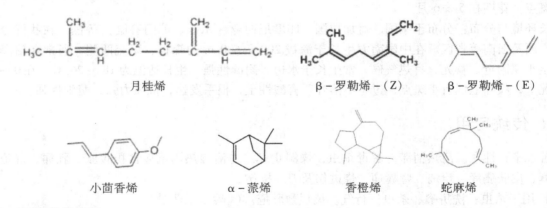

香叶醇 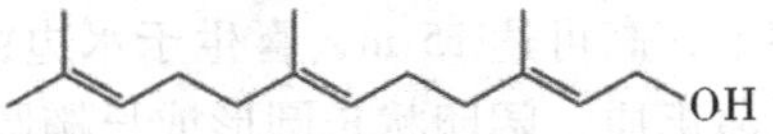　　　　　　　　　　　　　　　金合欢醇

2. 烯萜类化合物

该类化合物有月桂烯、β‐罗勒烯‐（Z）、β‐罗勒烯‐（E）、δ‐杜松烯、小茴香烯、丁香烯、α‐蒎烯、香橙烯、蛇麻烯。

化合物结构图如下：

月桂烯　　　　　　　　　　　　β‐罗勒烯‐（Z）　　　　　β‐罗勒烯‐（E）

小茴香烯　　　　　　　α‐蒎烯　　　　　　　香橙烯　　　　　　蛇麻烯

3. 三萜类化合物

该类化合物有熊果酸、β‐谷甾醇。

部分化合物结构图如下：

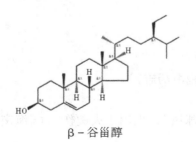

β‐谷甾醇

4．其他成分

其他成分有没食子酸乙酯、没食子酸、桂皮酸、水杨酸甲酯、乙酸香叶酯、乙酸松油酯、十六烷酸、9,12－十八烷二烯酸甲酯、3,3'－O－二甲基鞣花酸、乙酸酐、2－甲基－3－丁烯基－2－醇、4,4－二甲基－2－丁烯酸内酯、苯甲醛、苯乙酮、2－羟基－3,5,5－三甲基－2－环己烯－1－酮、1－（2－乙烯基苯基）乙酮、3,4－二甲基苯酚、1,2－二溴癸烷、古柯二醇、桉叶油醇、5,7－二羟基－6,8－二甲基黄烷酮、7－羟基－5－甲氧基－6,8－二甲基黄烷酮、2,4－二羟基－6－甲氧基－3,5二甲基耳酮、顺式－丁香烯、2,4－二羟基－3,5－二甲基－6－甲氧基查耳酮（DMC）、2－甲氧基－5－异亚丙基环庚三烯酚酮、2,3－二氢－5,7－二氢基－6,8－二甲基－2－苯基－4H－1－苯并吡喃－4－酮、9,12－十八烷二烯酸甲酯等。

部分化合物的结构图如下：

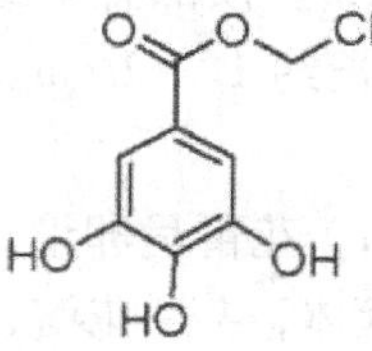

没食子酸乙酯 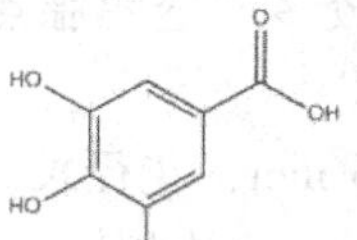　　　　没食子酸 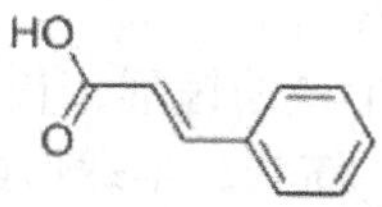　　　　桂皮酸 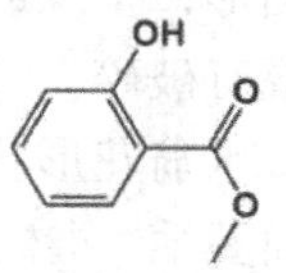　　　　水杨酸甲酯

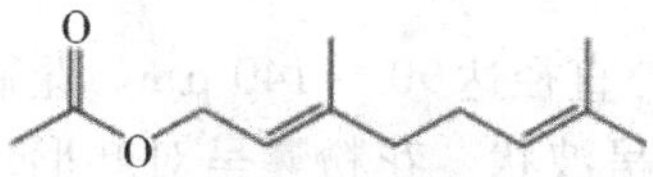

乙酸香叶酯 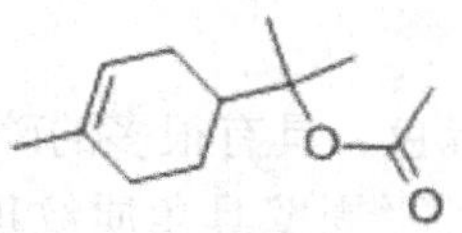　　　　乙酸松油酯 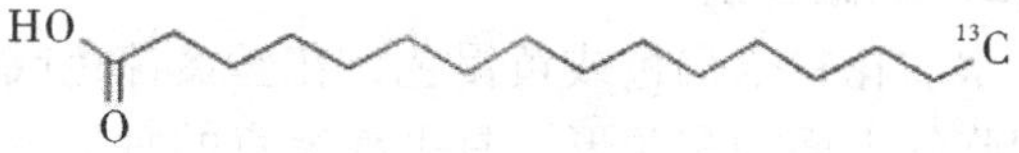　　　　十六烷酸

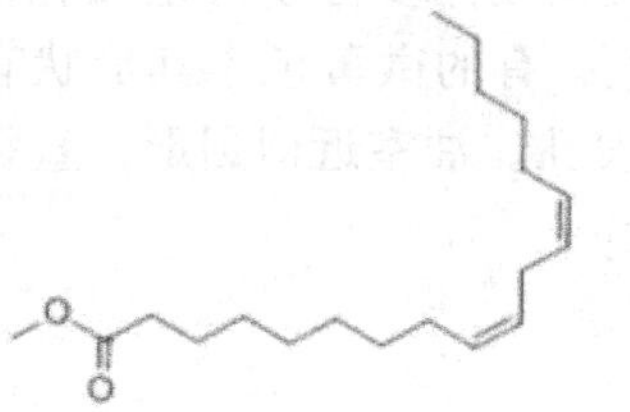

9,12－十八烷二烯酸甲酯 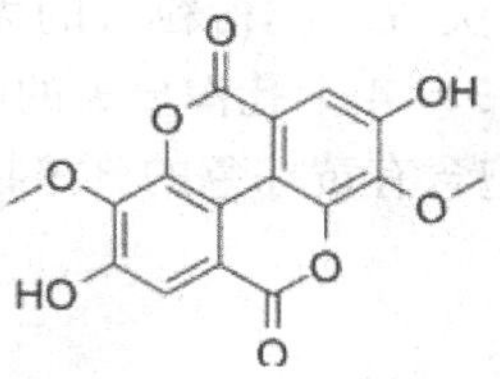　　3,3'－O－二甲基鞣花酸 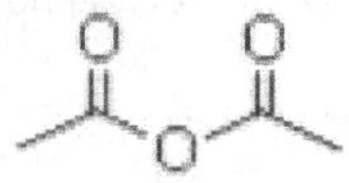　　乙酸酐 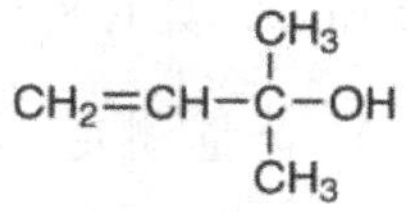　　2－甲基－3－丁烯基－2－醇

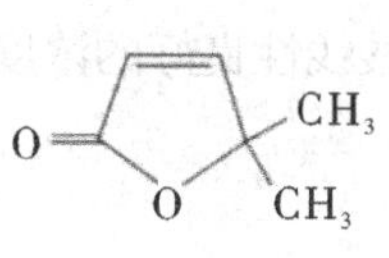

4,4－二甲基－2－丁烯酸内酯 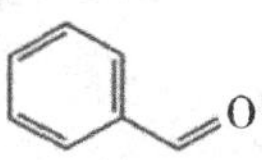　　苯甲醛 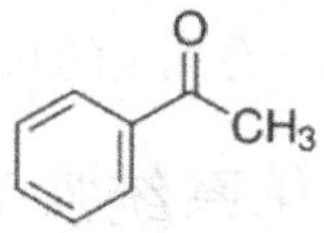　　苯乙酮

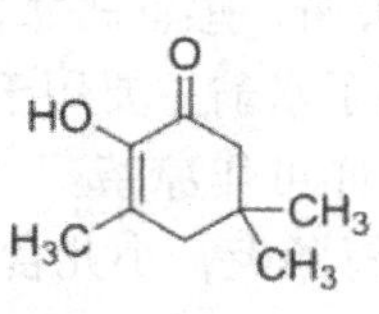

2－羟基－3,5,5－三甲基－2－环己烯－1－酮 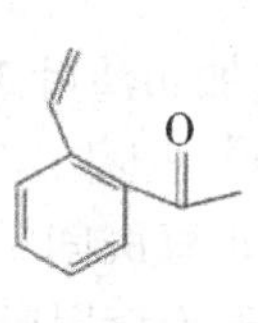　　1－（2－乙烯基苯基）乙酮 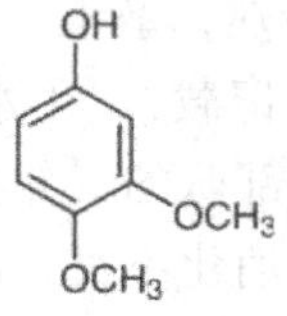　　3,4－二甲基苯酚

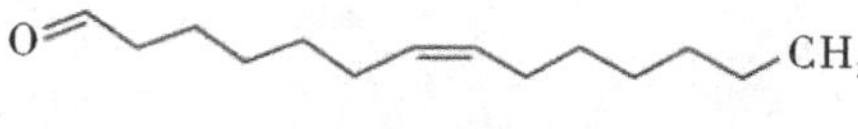

（Z）－7－十四碳烯醛 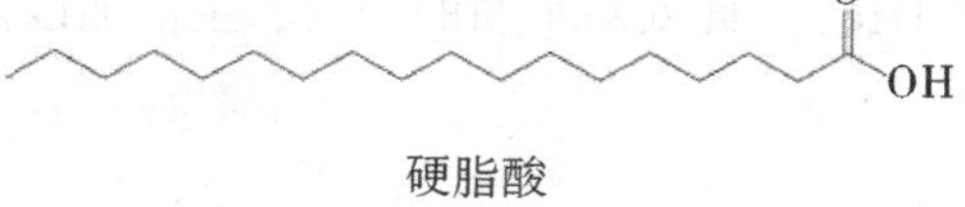　　　　硬脂酸

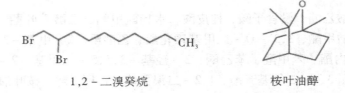

　　　　　1,2-二溴癸烷　　　　　　　　　　　　　　桉叶油醇

五、质量研究

（一）鉴别实验

1. 药材鉴别

　　水翁叶：叶薄革质，呈长圆形至椭圆形，长 11 ～ 17 cm，宽 4.5 ～ 7 cm。顶部急窄或渐尖，基端阔楔形或稍圆形；全缘或稍呈波状弯曲，两面具有较多的透明腺点。叶柄长约 1 ～ 2 cm。干后叶呈枯绿色，皱缩或有破碎。气微，味苦。

　　水翁花：水翁花形状为卵形或纺锤形，长 3 ～ 6 mm，花径长 2 ～ 5 mm。花蕾呈卵形；花萼褐色至黑褐色，表面萎缩，4 枚合生，筒状、半球形或杯形。萼片相连，形成帽状体，4 片花瓣，常附在帽状萼上，花萼及花瓣上可见到很多个黄色小点（油室）。雄蕊较多且相互分离，花丝颜色为褐黑色，花药呈卵形；子房下位，2 室，中央有一锥形花柱，胚珠多数，质干且硬。气微香，味苦。

2. 显微鉴别

　　水翁花粉末褐色或黄褐色，花丝黄棕色或红棕色，具有很多的碎片，直径达 90 ～ 140 μm。花冠表皮细胞的表面为多角形，具平滑笔直的垂周壁；外平周壁具角质纹理，呈波状。花粉囊呈对蚌形，直径达 320 ～ 360 μm；时常破裂。内壁细胞剖开，其表面观为窄长方形，壁稍条粗，表面观为多角形，不规则。垂周壁稍微呈连珠状加厚，具大量的花粉粒和草酸钙簇晶。草酸钙簇晶多位于薄壁细胞，有时候会排列成行，直径为 4 ～ 12 μm；多数的棱角尖锐。花粉粒有的无色，有的微黄色，其形状有的为三角形，有的为卵圆形，直径达 5 ～ 15 μm，具 3 ～ 4 个孔沟显著的萌发孔。油室近似圆形，直径达 100 ～ 150 μm，具有 8 ～ 12 个分泌细胞，有的细胞含有黄棕色的分泌物。

（二）含量测定

　　采用高效液相色谱法，色谱条件具体如下：色谱柱为 Diamonsil-C18（250 mm × 4.6 mm，5 μm）；流动相为乙腈 - 0.05% 磷酸（60：40），进行梯度洗脱；检测波长为 254 nm；流速为 1 mL/min，柱温 25 ℃。研究结果显示，在测定的八批药材的熊果酸含量中，熊果酸线性良好的浓度范围在 5 ～ 100 μg/mL。

六、防治消化系统疾病史记

　　水翁最早记载于《岭南采药录》："味苦，性寒。"此处论述了水翁花的性味。萧步丹《岭南采药录》："清热，散毒，消食化滞。"《广东中药》记载："治外感发热头痛，感冒恶寒发热。"《惠阳地区中草药》记载："干水翁花 15 g 或加布渣叶 15 g 水煎服。"此处论述了水翁主要用于治疗食滞腹泻。

　　广州部队的《常用中草药手册》记载："水翁花 30 g。水煎服，亦可作凉茶。"此处论述了水翁主要用于治消化不良、腹部闷胀。《北海民间常用中草药》记载："治胃肠炎，小儿食滞，消化不良，年久烂疮。"此处论述了水翁主要用于治疗胃肠炎。

　　谢宗万《全国中草药汇编》记载："清暑解表，去湿消滞。主治感冒发热，细菌性痢疾，急性胃肠炎，消化不良。"此处对水翁的功效、主治加以描述。

七、现代药理与机制研究

近年来对水翁的研究越来越多，研究其药理作用也越来越深入，发现了水翁众多的药理活性，如抑菌、抗炎、止痛、抗内毒素、强心等。

（一）抗氧化

研究水翁花总黄酮提取物的抗氧化活性，通过单因素实验和响应面优化纤维素酶法，从水翁花中提取总黄酮。结果发现，总黄酮溶液浓度为 0.75 mg/mL 时对 $ABTS^+$ 自由基的清除率达到了 70.6 ± 3.0%，而对 $ABTS^+$ 自由基的半数清除浓度 IC_{50} 值是 0.41 mg/mL；当总黄酮浓度为 1.6 mg/mL 时，对油脂氧化的清除率为 58.7 ± 2.4%；当总黄酮浓度为 0.75 mg/mL 时，在 700 nm 处的吸光度值为 0.60 ± 0.03，它的还原力比 BHT 略低。该实验结果表明了水翁花总黄酮溶液具有较好的抗氧化活性。

（二）抑菌作用

水翁花能够显著地抑制化脓性球菌和肠道致病菌的活性。

（三）保护膜脂氧化及神经细胞氧化损伤

有研究表明水翁花水提取物可显著地抑制小鼠肝微粒体膜脂氧化以及由 H_2O_2 诱导的 PC12 神经细胞的氧化损伤。水翁花水提取物能在细胞内外发挥抗氧化的作用，提示其可能会在治疗与氧化有关的脑部疾病时也发挥作用。

（四）强心作用

水翁花提取物能在小鼠的心脏灌注系统抑制 $Na^+/K^+-ATPases$ 的活性，在提高心脏收缩功能的同时，使小鼠的心脏收缩频率下降。

（五）抗炎、解热、镇痛作用

水翁花对由酵母混悬液引起的大鼠发热反应、小鼠的腹腔毛细血管通透性的增高及二甲苯引起的耳郭肿胀都具有明显的抑制作用，明显增加热板的痛阈值以及抑制冰醋酸引起的扭体反应。

（六）抗内毒素作用

通过毒素引起的小鼠休克死亡法，研究水翁花水提液的抗内毒素作用。结果发现其对内毒素引起的大鼠死亡有很强的抑制作用，其机制可能是水翁花水提液能明显使小鼠血清中一氧化氮和 TNF-α 含量下降。

（七）提高脂肪细胞的葡萄糖摄取率

从水翁花中提取的 2,4-二羟基-6-甲氧基-3,5-二甲基查耳酮成分，能够激活 PPARγ，并以剂量依赖性的方式促使脂肪细胞分化，能增加脂肪细胞的葡萄糖的摄取和细胞 PPARγ 靶基因的表达，说明 2,4-二羟基-6-甲氧基-3,5-二甲基查耳酮能通过激活 PPARγ 提高脂肪细胞的葡萄糖摄取率。

（八）降血糖作用

从水翁花中提取的单体 2,4-二羟基-6-甲氧基-3,5-二甲基查耳酮可保护 MIN6 细胞胰岛素的氧化受损功能，且降低 H_2O_2 引起的细胞凋亡。其药理机制可能是维护线粒体的功能以及降低细胞内的 ROS。小鼠在饱腹状态，服用 2,4-二羟基-6-甲氧基-3,5-二甲基查耳酮能使葡萄糖在小肠内的运转受到抑制，使因慢性葡萄糖性损伤的胰岛 β 细胞分泌功能得到修复。研究发现，10 μmol/L 的 2,4 - 二羟基 - 6 - 甲氧基 - 3,5 - 二甲基查耳酮能增加 3T3-L1 细胞对葡萄糖的摄取；5 μmol/L 和 2.5 μmol/L 的 2,4 - 二羟基 - 6 - 甲氧基 - 3,5 - 二甲基查耳酮可促进脂肪细胞的分化；而 10 μmol/L 和 20 μmol/L 的 2,4 - 二羟基 - 6 - 甲氧基 - 3,5 - 二甲基查耳酮抑制 3T3-L1 脂肪细胞的分化。以上结果表明，2,4 - 二羟基 - 6 - 甲氧基 - 3,5 - 二甲基查耳酮具有治疗高血糖的潜在作用。

（九）逆转肝癌多药耐药

从水翁花中提取的 2,4 - 二羟基 - 6 - 甲氧基 - 3,5 - 二甲基查耳酮可有效地逆转小鼠体内外的 BEL-7402/5-FU 耐药性。其潜在机理是促进细胞的凋亡、促进 Caspase-3 蛋白酶活性以及提高胞内抗癌药物的含量，降低多药耐药基因蛋白质的表达，等等。

（十）抗炎保肝

通过四氯化碳导致小鼠急性肝炎损伤，构建 LPS 致（48 h）Kupffer Cell 慢性炎症损伤模型。研究结果显示，2,4 - 二羟基 - 6 - 甲氧基 - 3,5 - 二甲基查耳酮能使由 LPS 引起的 Kupffer Cell 胞内早期炎症因子（TNF-α、IL-1β）及中期炎症因子（IL-6、iNOS）的转录和表达受到持续的抑制，从而预防和治疗肝炎有关病症。

（十一）诱导肝癌细胞 SMMC-7721 凋亡

对水翁花提取物中 2,4 - 二羟基 - 6 - 甲氧基 - 3,5 - 二甲基查耳酮在人肝癌细胞 SMMC - 7721 凋亡体外引起的作用及其分子机制进行了研究。结果发现 2,4 - 二羟基 - 6 - 甲氧基 - 3,5 - 二甲基查耳酮可引起 SMMC-7721 细胞的凋亡，其凋亡机理极有可能跟 C-myc 基因、hTERT 的 mRNA 和蛋白质的表达减少存在一定的联系。

（十二）对 H_2O_2 导致神经细胞凋亡的影响

通过建立 PCI2 的氧化应激损伤模型，研究水翁花提取物对 H_2O_2 导致神经细胞凋亡的作用。研究结果显示，水翁花提取物可以降低 PCL2 细胞凋亡率，增加 SOD 活性，上调 miR-422a、Bcl 的表达和降低 Bax 的表达。以上结果表明水翁花可保护由过氧化氢引起的 PCI2 细胞损伤，其机制可能与上调 miR-422a 表达相关。

（十三）对人胰腺癌细胞株的影响

水翁花提取物中 2,4 - 二羟基 - 6 - 甲氧基 - 3,5 - 二甲基查耳酮对 PANC-1 与 MIA-PACA2 细胞存在浓度依赖性的细胞毒性。当 IC_{50} 值等于（10.5 ± 0.8）μmol/L 或者（12.2 ± 0.9）μmol/L 时，2,4 - 二羟基 - 6 - 甲氧基 - 3,5 - 二甲基查耳酮能激活 caspase-3 从而引起 PANC-1 凋亡；同时引起 Caspase-3 及蛋白 9 的水解，提高 BAK 蛋白水平以及下调 Bcl-2 在 PANC-1 细胞中的表达。结果显示，2,4 - 二羟基 - 6 - 甲氧基 - 3,5 - 二甲基查耳酮具有抑制人类胰腺癌细胞增殖的潜在作用。

八、水翁方剂的临床应用

从古至今，水翁其味辛、性寒，有清热解毒、燥湿止痒的功能，用于食积腹胀、皮肤瘙痒等。常与其他药物配伍使用。常见制剂有片剂、颗粒剂、冲剂、茶剂等。

外感平安颗粒由金丝草、水翁花、大腹皮、土茯苓、杧果核、甘草、厚朴、大头陈等中西药材经科学配方加工而成，主要用于感冒、周身骨痛等。

甘和茶由黄芩、苍术、防风、紫苏叶、青蒿、桔梗、山楂、水翁花等药材经科学配方加工而成，具有清暑散热、生津止渴的功效，临床上主要用于发热。

神农茶颗粒（冲剂）由忍冬藤、地胆草、布渣叶、水翁花、广金钱草等药材经科学配方加工而成，主要用于伤风感冒。

六和茶由贯众、倒扣草、连翘、金银花、香薷、青蒿、苍术、山楂、黄芩、水翁花等药材经科学配方加工而成，临床上主要用于感冒发热、头痛、食滞饱胀。

梅翁退热片由岗梅、水翁花、连翘、鱼腥草、三叉苦、倒扣草等药材经科学配方加工而成，具有疏风清热、解毒利咽、消痈散结的功效，临床上主要用于治疗风热感冒、发热咳嗽、胸脘胀痛、喉痹。

跌打万花油由菊花、水翁花、木棉皮、徐长卿、马齿苋、金银花叶等药材经科学配方加工而成，具有止血止痛、消炎生肌等功效，临床上主治刀伤出血、烫伤等症。

神农茶颗粒由地胆草、金沙藤、布渣叶、水翁花、滇竹叶、扭肚藤等药材经科学配方加工而成，主要用于伤风感冒。

《中华本草》记载了许多关于水翁花的药用价值。用 15～30 g 的水翁花水煎服，在临床上可用于细菌性痢疾、急性胃肠炎等；用 15 g 的干水翁花以及岗梅根、地胆头、葫芦茶各 9 g，用水煎后服用可治感冒；取干水翁花和狗肝菜各 15 g，用水煎后服用可治瘰疬发热；用水煎水翁花 6～9 g，可治痢疾和肠炎；用水煎煮 15 g 的干水翁花，可用于食滞腹泻；用水煎煮 30 g 的干水翁花，可用于消化不良和腹部闷胀、食滞腹泻。

用水翁花制成的制剂：用水翁花作主要原料制成悦康外感凉茶，能起到疏风解表及清热解毒的作用，在临床上可治发热头痛、上呼吸道炎和扁桃体炎等。悦康外感凉茶制备方法是：将薄荷、大青叶、水翁花及甘草洗净晾干后粉碎备用，其余的药材用水煎煮，共提取 2 次，每次 1.5 h；再将两次煎液倒在一起后浓缩至约 40 L；最后加药粉于浓缩液中并混合均匀，过筛制粒。

水翁叶的临床应用：水翁叶在《中药大辞典》《广东中药志》及《中华本草》均有相关的记载。水翁叶味苦、性寒，具小毒，有清热消滞、解毒杀虫以及燥湿止痒的作用。临床上主要用于治湿热泻痢、食积腹胀等。关于水翁叶的附方有：用水煮 15～30 g 的干水翁叶，可用于治疗肠胃炎和小儿食滞；取适量的水翁叶和马樱丹叶，用水煎煮，可治疗年久烂疮。

水翁皮的临床应用：水翁皮在《中药大辞典》《广东中药志》及《中华本草》均有相关的记载。其味辛，性凉，具清热解毒的功效，临床上主要用于治湿疹、痔疮、肾囊痈及烧烫伤等。关于水翁皮的附方有：用水煎洗水翁皮的二层皮 10 多次，可用于治肾囊痈；治烧伤，取适量的水翁皮并于水中搓 20～30 min 至皮汁挤出，过滤后取澄清的汁液，最后再取底层浓液，消毒后涂在烧伤处。

九、产品开发与利用研究

抑菌作用：水翁皮水煎液能抑制细菌、真菌活性。其水煎液能明显抑制葡萄球菌、痢疾杆菌、红色毛癣菌及须癣毛癣菌，且抑菌圈明显，具有广阔的开发应用前景。

水翁是一种乔木，可以把水翁与灌木及水生草本植物组合在一起建造乔、灌、草自然湿地系统。它不仅能利用草本植物的发达根系及通气组织，向湿地内多种生物供给足够的氧气及理想附着物，还能充分挖掘木本植物较高层次生物积累潜力，从而实现了较好地改善水环境的目的。

参考文献

[1] 甄惠娉，韩秀奇，郝虹，等. 水翁皮化学成分研究 [J]. 中国医药指南，2014，12（27）：33-34.

[2] 邱宏聪，陈昭，柴玲，等. 高效液相色谱法同时测定不同来源水翁花中的 2 种活性成分 [J]. 世界中医药，2017，12（10）：2474-2477.

[3] 程少璋，罗清，高玉桥，等. 水翁花抗炎镇痛解热作用研究 [J]. 时珍国医国药，2013，24（2）：375-376.

［4］罗清，戴卫波，谢建文，等. 水翁花对内毒素致休克小鼠血清中 NO、TNF-α 含量的影响［J］. 医学院学报，2019，20（5）：327－328，336.

［5］胡迎春. 水翁花中活性成分 DMC 的降血糖功效及其机制研究［D］. 上海：华东理工大学，2014.

［6］玉万国. 水翁花功能成分 DMC 抗炎保肝作用机理研究［D］. 上海：华东理工大学，2015.

［7］于广周，谭文刚，张昊. 水翁花对过氧化氢诱导神经细胞凋亡的影响［J］. 分子诊断与治疗杂志，2019，11（6）：517－521.

［8］何凌云. HPLC 法测定水翁花中熊果酸的含量［J］. 亚太传统医药，2016，12（10）：20－22.

胡　椒

一、基源

该药物来源于胡椒科胡椒属植物胡椒（*Piper Nigrum* L.），传统以其果实入药。

二、植物形态特征与分布

形态特征：攀缘状藤本，茎无毛，长 2～4 m 或更长，直径 4～8 mm，节常生根。叶厚，近革质，形状变异极大，阔卵形、卵状长圆形或椭圆形，稀有近圆形；长 10～15 cm，宽 5～9 cm，顶端短渐尖，基部圆形或带浅心形，两面均无毛，下面有时稍呈粉白色；叶脉 5～7 条，罕有 9 条，在腹面平坦，在背面明显凸起，靠近中脉的 1 对互生，其中较上的 1 条离叶基 2～3.5 cm 发出，下 1 条离叶基约 1.5 cm 或稍离基部发出，余者均由叶基发出，最外面 1 对极细弱，网状脉明显；叶柄长 2～3 cm；托叶约达叶柄长的 1/2 或与其等长。花通常单性，少有两性，通常雌雄异株或固有杂性；穗状花序短于叶或稀有与叶等长；总花梗短，长 5～15 mm；苞片浅杯状，基部贴生于肉质的花序轴上；雄蕊 2 枚，花药肾形，花丝粗；子房圆形，柱头 3～4 裂，稀有 5 裂。浆果球形，无柄，直径 3～4 mm，熟时红色，干后黑色。花期为 6～10 月。

生长环境与分布：胡椒主要生长在我国的热带和亚热带地区，喜湿润且温暖的环境气候，生长于荫蔽的树林中。生长缓慢，不耐水涝，在疏松、肥沃并且排水性好的沙质土壤中生长良好。我国台湾、福建、广东、广西、海南及云南等省区均有栽培。原产东南亚，现广植于热带地区。

三、传统习用

胡椒味辛、性热，可温中消痰。用于胃寒呕吐、脏腑中风冷、寒痰食积、脘腹冷痛、反胃、泄泻等症。

历代本草记载：

（1）用于治疗脏腑中风冷：主下气，温中，去痰，除脏腑中风冷。《唐本草》

（2）去痰：胡椒味辛，大温，无毒，主下气温中，去痰。《千金翼方》

（3）用于治疗血气刺疼：治疗产后血气刺疼，跌扑血滞肿痛。《本草蒙筌》

四、化学成分

（一）酰胺类生物碱

目前从胡椒中分离得到的酰胺类生物碱，具体如下：胡椒碱、胡椒酰胺、（E,E,E）-13-（3,4-亚甲二氧基苯基）-N-12-甲基丙基-2,4,12-十三碳三烯酰胺次胡椒酰胺、胡椒亭碱、胡椒油碱 B、N-异丁基-2E,4E-十八碳二烯酰胺、几内亚胡椒酰胺、假荜茇酰胺 A、胡椒酸胶-C5：1（2E）、胡椒酰胺-C7：1（6E）、胡椒酰胺-C7：2（2E,6E）、胡椒酰胺-C9：1（8E）、胡椒酰胺-C9：2（2E,8E）、胡椒酰胺-C9：3（2E,4E,8E）、1（癸-（2E,4E）-二烯酰）四氢吡咯、1-（十二碳-（2E,4E）-二烯酰）四氢吡咯、N-反式阿魏酰哌啶、类阿魏酰哌啶、二氢类阿魏酰哌啶、墙草碱、N-异丁基二十碳-2E,4E,8Z-三烯酰胺、N-反式阿魏酰酪胺、类对香豆酰哌啶、N-异丁基碳-

反 - 2 - 反 - 2 二烯酰胺、二氢胡椒酰胺、二氢胡椒碱等。

部分化合物结构图如下：

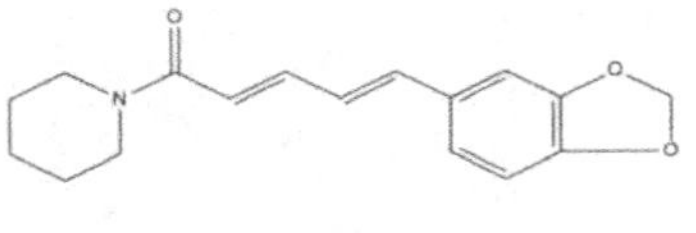

胡椒碱 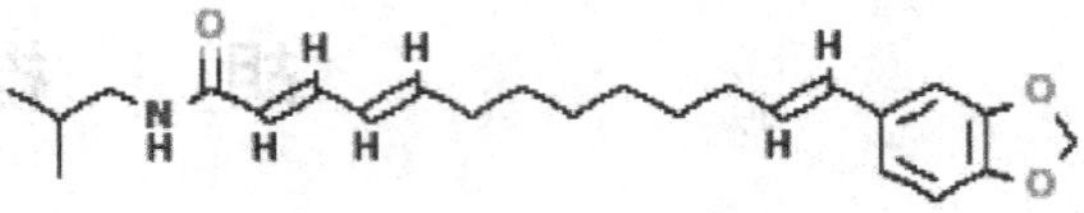　　　　　　　　几内亚胡椒酰胺

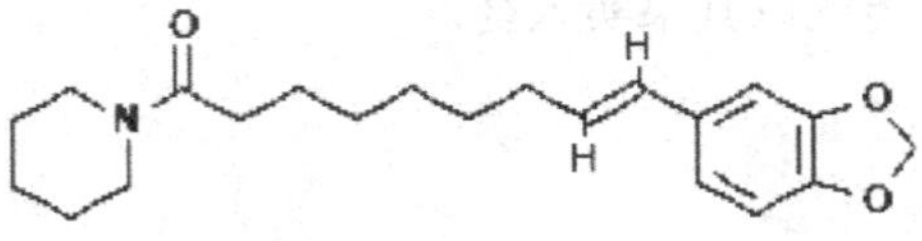

胡椒油碱 B 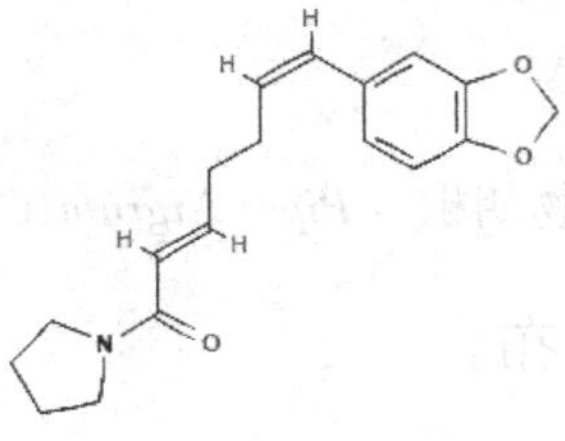　　　　　胡椒酰胺 - C7:2(2E,6E) 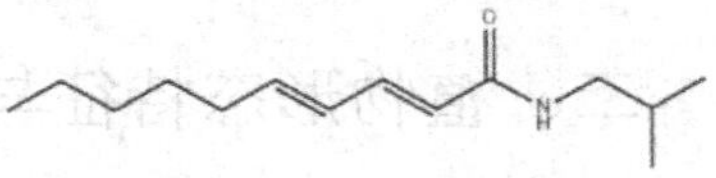　　　　墙草碱

（二）挥发油成分

目前从胡椒中分离得到的挥发油成分有：芳樟醇、柠檬醛、正癸酸、月桂酸、棕榈酸、亚油酸、油酸、莰烯、3 - 蒈烯、 - （＋）- 香茅醛、2 - 甲基十九烷、1,3 - 二癸酸甘油酯、3 - 甲基 - 2 - 环己烯 - 1 - 酮、2 - 甲基 - 5 - （1 - 甲基乙烯基）环己酮、（Z）- 3,7 - 二甲基 - 2,6 - 辛二烯醛、geranic acid、epoxy-linalooloxide、4-tetra-decene，（Z）-、4，8-dimethyl-3，7-nonadien-2-ol、向日葵素、二氢香苇醇、甲基丁香酚、氧化丁香烯、隐品酮、顺式 - 对 - 2 - 稀 - 1 - 醇、顺式 - 2,8 - 二烯 - 1 - 醇、反式 - 石竹烯、反式 - 松香苇醇胡椒酮、倍半香桧烯、β - 蒎酮、1,1,4 - 三甲基环庚 - 2,4 - 二烯 - 6 - 酮、松油 - 1 - 烯 - 5 - 醇、 - 3,8（9）- 二烯 - 1 - 醇、N - 甲酰哌啶、荜澄茄 - 5,10（15）二烯 - 4 - 醇、对聚伞花素 - 8 - 醇甲醚等。

部分化合物结构图如下：

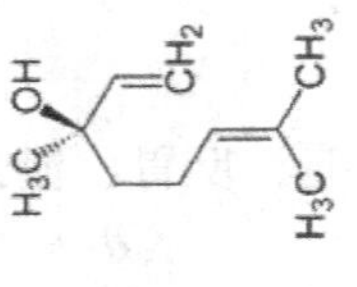

芳樟醇 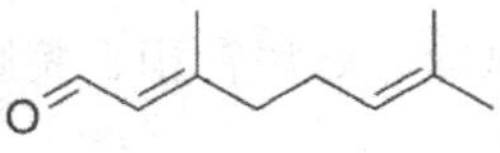　　　　　柠檬醛 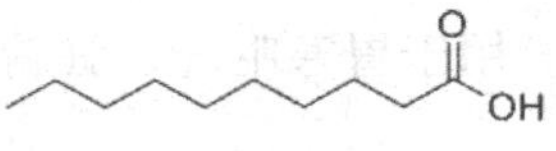　　　　　正癸酸 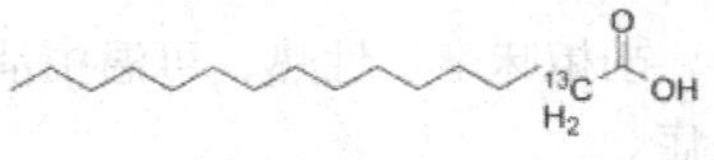　　　　　棕榈酸

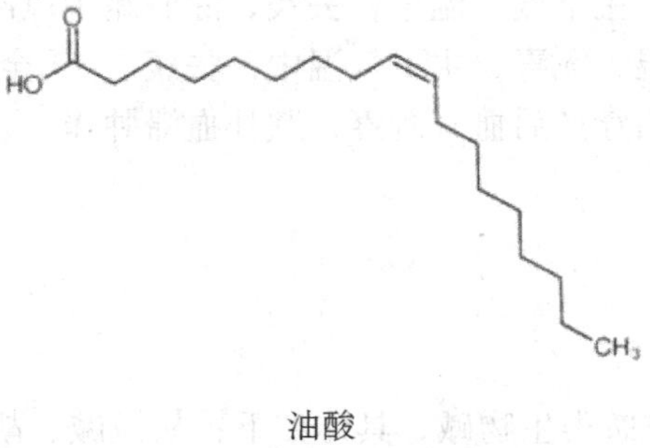

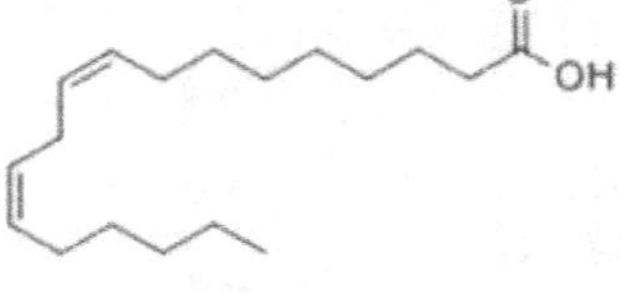

亚油酸　　　　　　　　　　油酸　　　　　　莰烯 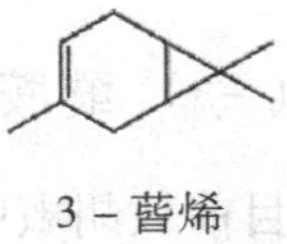　　　3 - 蒈烯

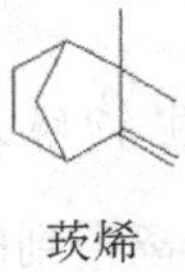

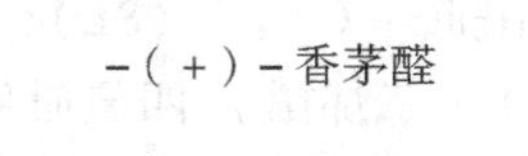

- （＋）- 香茅醛 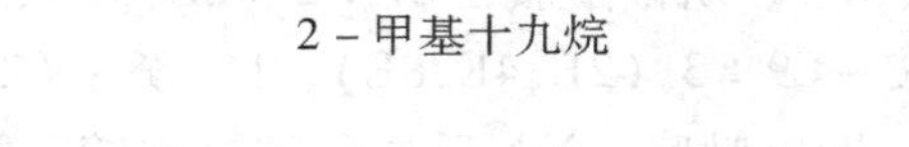　　　　　　　　2 - 甲基十九烷

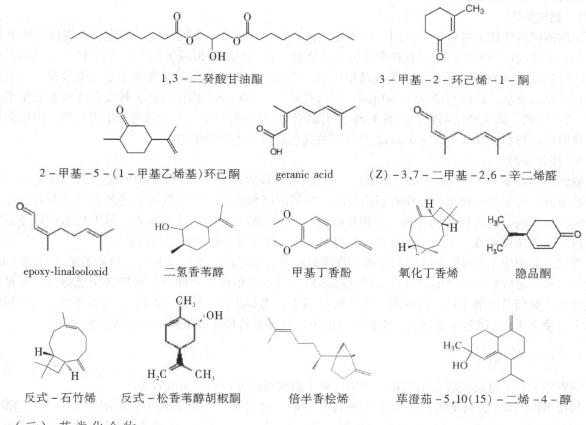

1,3 - 二癸酸甘油酯 　　　　3 - 甲基 - 2 - 环己烯 - 1 - 酮

2 - 甲基 - 5 - (1 - 甲基乙烯基)环己酮 　　geranic acid 　　(Z) - 3,7 - 二甲基 - 2,6 - 辛二烯醛

epoxy-linalooloxid 　　二氢香苇醇 　　甲基丁香酚 　　氧化丁香烯 　　隐品酮

反式 - 石竹烯 　　反式 - 松香苇醇胡椒酮 　　倍半香桧烯 　　荜澄茄 - 5,10(15) - 二烯 - 4 - 醇

（三） 萜类化合物

该类化合物有 4,8-dimethyl-3,7-nonadien-2-ol、epoxylinalool oxide、geranic acid、2 - 甲基 - 5 - (1 - 甲基乙烯基) 环己酮、3 - 甲基 - 2 - 环己烯 - 1 - 酮。

化合物结构图如下：

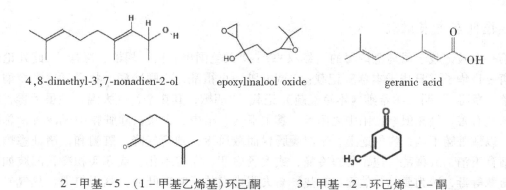

4,8-dimethyl-3,7-nonadien-2-ol 　　epoxylinalool oxide 　　geranic acid

2 - 甲基 - 5 - (1 - 甲基乙烯基)环己酮 　　3 - 甲基 - 2 - 环己烯 - 1 - 酮

五、质量研究

（一）鉴别实验

1. 药材性状

黑胡椒气香、有刺激性、味辣。果实近似球形，果径 3.5 ～ 6 cm；表面棕黑色或黑褐色，有凸起网状皱纹，尖部有微小的柱头痕，基部具自果轴上脱落的瘢痕。剥开果肉，可看到薄壳状的内果皮。纵切面多数呈淡黄褐色或黄白色，硬且略呈粉状的外胚乳，中心具空腔，近顶部具细胚和内胚乳。

白胡椒外表白色而光滑，其果核似球形，果径 3 ～ 6 cm；顶端稍扁或稍凹入，周围具 10 ～ 14 条纵走脉纹；种子和黑胡椒的一样。

2. 显微鉴别

对黑胡椒的横切面进行显微鉴别：外果皮包括一列表皮和 2～3 列下皮层细胞。表皮细胞中具暗棕色物；下皮层的薄壁组织间夹有较多黄色石细胞群；石细胞类圆形或长圆形，直径 15～40 μm，壁厚 10～12 μm，有的含棕色物。中果皮薄壁组织中有大型油细胞分布，并有微小维管束散在。内果皮为 1 列黄色石细胞，径向直径 40～50 μm，切向直径 20～35 μm，内壁特厚。种皮由压缩状长形细胞组成，2～3 列，褐色或暗褐色，内有 1 列透明细胞。外胚乳最外 2～3 列细胞有小糊粉粒，内层薄壁细胞具圆形淀粉粒，直径为 2～6 μm，且散布黄褐色或黄绿色的油细胞。

3. 理化鉴别

取该产品粉末 0.5 g 后加 5 mL 的氯仿，震荡后冷浸放置过夜，第二天将其过滤，取氯仿滤液作为供试品溶液。另取胡椒碱氯仿液作对照品溶液。参照薄层色谱法，单独吸取上述的供试品和对照品溶液少许，点在同一块硅胶 G 薄层板上，用环己烷 – 乙酸乙酯（6:4）为展开剂，展开后取出晾干，喷洒改进的碘化铋钾溶液。供试品色谱中，与对照品对应部位显一致的黄棕色的斑点。

取该产品粉末 1 g 后加 10 mL 石油醚，震荡后冷浸放置过夜，第二天过滤，将滤液蒸干后加 1 mL 石油醚，进行溶解后的石油醚溶液作为供试品溶液。另取胡椒醛作对照品。参照薄层色谱法，取单独的供试品、对照品溶液少许，点在同一块硅胶 G 板上，用石油醚 – 乙醚（8:2）为展开剂，展开后取出晾干，喷 2,4 – 二硝基苯肼试液。供试品色谱中，与对照品对应部位显一致的橘红色的斑点。

（二）含量测定

胡椒中含有丰富的酰胺类生物碱，其中，对于胡椒碱成分含量的研究较多。

利用 RP-HPLC 法测定海南胡椒根中所含有的胡椒碱含量。色谱条件为：色谱柱为 Eclipse XDB-C18（4.6×150 mm，5 μm）；流动相为甲醇 – 水（$V:V = 75:25$）；流速为 1 mL/min；检测波长为 343 nm。研究结果显示：胡椒碱的线性范围分别为 0.1～1.0 mg/mL；相关系数 $r = 0.9997$。加样回收率非常高，平均分别为 9.4%、98.7% 和 100.9%；RSD 为 2.1%，1.6%，2.3%（$n = 9$）。

六、防治消化系统疾病史记

（一）民间与史书记载

胡椒第一次被记载于司马彪撰写的《续汉书》："天竺国出石蜜、胡椒、黑盐。"此处论述了胡椒的出处。唐·日华子《日华子本草》记载："调五脏，止霍乱，心腹冷痛，壮肾气，主冷痢，杀一切鱼、肉、鳖、蕈毒。"明·缪希雍《本草经疏》记载："胡椒，其味辛，气大温，性虽无毒，然辛温太甚，过服未免有害，气味俱厚，阳中之阳也。其主下气、温中、去痰，除脏腑中风冷者，总因肠胃为寒冷所乘，以致脏腑不调，痰气逆上，辛温暖肠胃而散风冷，则痰气降，脏腑和，诸证悉瘳矣。凡胃冷呕逆，宿食不消，或霍乱气逆，心腹冷痛，或大肠虚寒，完谷不化，或寒痰积冷，四肢如冰，兼杀一切鱼肉鳖蕈等毒，诚为要品；然而血有热，与夫阴虚发热，咳嗽吐血，咽干口渴，热气暴冲，目昏口臭，齿浮鼻衄，肠风脏毒，痔漏泄澼等证，切勿轻饵，误服之，能令诸病即时作剧，慎之慎之。"

宋·寇宗奭《本草衍义》记载："胡椒，去胃中寒痰吐水，食已即吐，甚验。"唐·李珣《海药本草》记载："去胃气虚冷，宿食不消，霍乱气逆，心腹卒痛，冷气上冲，和气。"明·李时珍《本草纲目》记载："暖肠胃，除寒湿反胃、虚胀冷积，阴毒，牙齿浮热痛。"上述几处都论述了胡椒的功能、主治。

清·黄宫绣《本草求真》记载："胡椒比之蜀椒，其热更甚。凡因火衰寒入，痰食内滞，肠滑冷痢，及阴毒腹痛，胃寒吐水，牙齿浮热作痛者，治皆有效，以其寒气既除，而病自可愈也。"明·李时珍《本草纲目》记载："胡椒，大辛热，纯阳之物，肠胃寒湿者宜之。热病人食之，动火伤气，阴受其害。时珍自少嗜之，岁岁病目，而不疑及也，后渐知其弊，遂痛绝之，目病亦止，才食一二粒，即便昏涩，此乃昔人所未试者。盖辛走气，热助火，此物气味俱厚故也，病咽喉口齿者亦宜忌之。近医每以绿豆同用治病有效，盖豆寒椒热，阴阳配合得宜，且以豆制椒毒也。"上述几处都论述了胡椒的功能、主治。

（二）传统药对研究

常见的药对有胡椒配荜茇、胡椒配砂仁、胡椒配朴硝、胡椒配干姜。各药对的名称、药性配伍及配伍比例、药理作用见下表。

药对名称	药性配伍	配伍比例	药理作用
胡椒配荜茇	温热配伍，胡椒性温、荜茇性热	1∶1	温中散寒、止咳
胡椒配砂仁	两温配伍，胡椒与砂仁均性温	1∶1	温中散寒、降逆止呕
胡椒配朴硝	温寒配伍，胡椒性温、朴硝性寒	1∶1	散寒清热，用于气机阻滞、泄泻或痢下赤白
胡椒配干姜	温热配伍，胡椒性温、干姜性热	1∶1	健脾止泻

七、现代药理与机制研究

（一）保护心血管系统

胡椒中含有大量的胡椒碱。用含 0.15% 胆固醇及 21% 脂肪的高脂饲料饲喂小鼠，给小鼠灌胃胡椒碱 20 周后，小鼠血清中甘油三酯、肝脏的氧化应激水平、低密度脂蛋白胆固醇、主动脉树斑块面积百分比、TNF-α 和 CRP 的水平均明显降低，而脂蛋白胆固醇的水平、NO 以及超氧化物歧化酶活力则显著上升。胡椒碱能够抗小鼠动脉粥样硬化，从而保护心血管系统。

胡椒碱可能对胱天蛋白酶 3（caspase-3）、Bcl-2、Bax/Bcl-2 蛋白的表达起到调节的作用，对链脲佐菌素诱导的糖尿病心肌病具有治疗的作用。胡椒碱能恢复心肌功能并调节心脏标志物心钠肽，对心肌氧化 – 亚硝化应激水平、心肌 $Na^+ – K^+ – ATP$ 酶浓度均能起到抑制的作用。

（二）抗氧化作用

有学者在探究胡椒碱是否具有减轻氧化应激损伤的作用，结果发现胡椒碱可以通过降低细胞内活性氧自由基的堆积、脂质过氧化反应和保护线粒体氧化磷酸化的功能等环节，减轻兔原代心房肌细胞的氧化应激损伤。在研究胡椒油树脂是否能够对猪油和花生油起到抗氧化的作用时，通过测定胡椒油树脂对猪油和花生油的氧化值，结果发现对于猪油和花生油，胡椒油树脂能够起到强大的抗氧化作用，且对猪油的抗氧化效果优于花生油。胡椒油树脂对猪油的抗氧化作用随胡椒油树脂浓度增大而增强。

（三）抗炎、镇痛、抗肿瘤

胡椒碱是一种生物碱，具有镇静、抗肿瘤等多种药理活性。为了探究胡椒碱镇静、抗肿瘤等多种药理活性，有学者通过使用超临界 CO_2 萃取法提取胡椒挥发油进行研究，结果发现胡椒挥发油能够拮抗二甲苯所致的小鼠耳肿胀，且能明显延长小鼠的痛阈值时间，降低小鼠的自主活动次数，说明胡椒挥发油具有明显的抗炎、镇痛、镇静作用。

胡椒的抗癌活性成分是一种多环氧本脂素类化合物，其前体化合物是荜澄茄素。胡椒的醇提取物和胡椒碱能使 12 – O – 十四烷酰佛波醋酸酯 – 13 所致的小鼠皮肤肿瘤的出现数量降低，同时胡椒碱还能延迟肿瘤的发生。

（四）降血脂和降糖作用

在传统医学中，胡椒被广泛应用于血脂异常以及糖尿病。在探究胡椒的降血脂作用时，通过采用高脂饲养诱导肥胖大鼠模型的实验研究，结果发现在服用胡椒乙酸乙酯和水提取物，大鼠的体质量以及脂肪百分比均下降，且能够对高脂饮食诱发的高脂血症有所改善。胡椒碱可以以极快的速度升高血糖，进一步减少平常服用的降糖药物的副作用，联合使用胡椒碱与降糖药物可减少低血糖等不良反应的发生。

（五）抗抑郁作用

在研究胡椒的抗抑郁作用时，通过给大鼠注射 β - 淀粉样蛋白 1 - 42 诱导阿尔茨海默病的研究中，结果发现胡椒果实的醇提取物可降低大鼠杏仁核中氧化应激水平，从而改善阿尔茨海默病大鼠的焦虑和抑郁。这说明胡椒碱能抑制对乙酰胆碱酯酶和丁酰胆碱酯酶，且能治疗阿尔茨海默病。

（六）抗癫痫

研究胡椒碱的抗惊厥作用和作用机制，方法是以不同的物理和化学方法引起小鼠和大鼠不同类型的惊厥，形成不同类型的实验性动物癫痫模型，预先向腹腔内注射不同剂量的胡椒碱，观察其有无抗惊厥作用。利用荧光分光光度计和氨基酸自动分析仪，分别测量小鼠脑内单胺类神经递质和氨基酸含量以及通过大鼠脑片 ^{3}H Glu 释放实验分析其作用机制。结果发现，胡椒碱对多种实验性癫痫动物模型均有不同程度的对抗作用；对癫痫大发作动物模型 MES、小发作动物模型 Met 和小鼠脑室注射（icv）KA 形成的颞叶性癫痫模型对抗作用较强，但对士的宁引起的强直性惊厥、3 - 巯基丙酸、荷包牡丹碱和兴奋性氨基酸引起的阵挛性惊厥均无明显的对抗作用。胡椒碱可明显增加小鼠脑内单胺类神经递质 5-HT 的含量和明显降低 Glu 和 Asp 含量，并能降低（Glu + Asp）/GABA 的比值。1×10^{-6} mol/L 的胡椒碱对大鼠大脑皮层脑片预载的 ^{3}H Glu 的释放有明显的抑制作用。结果表明，胡椒碱有较强的抗惊厥作用，作用机制可能与其增加动物脑内 5-HT 含量和降低 Glu 及 Asp 的含量及阻断 KA 受体有关。

（七）抑菌作用

研究发现胡椒醇提取物对实验用常见食品污染菌有较强的抑制作用，对枯草芽孢杆菌的最低抑菌浓度（MIC）为 6.25 mg/mL，对大肠杆菌的 MIC 为 12.5 mg/mL，对金黄色葡萄球菌和汉逊氏酵母菌的 MIC 均为 25 mg/mL，对黑曲霉及青霉等的 MIC 均为 50 mg/mL；对金黄色葡萄球菌、枯草芽孢杆菌和汉逊氏酵母菌的抑菌活性 pH 范围均为 4～6，对大肠杆菌的抑菌活性 pH 范围为 4～5。

八、胡椒的临床应用

安息香丸由胡椒、肉桂、当归、益智子、茴香、肉豆蔻等中药经科学配方合成，可用于心腹疼痛、恶心呕吐、胸膈刺痛等。

补虚沉香丸由沉香、人参、荜茇、胡椒、肉豆蔻仁等中药经科学配方合成，临床上可用于缓解胃部疼痛、食欲不振等。

北亭丸由缩砂仁、胡椒、白术、干姜、甘草等中药经科学配方合成，临床上可用于心腹刺痛、呕哕霍乱等。

用胡椒、荜茇的粗提取物制成片剂，临床用于治疗癫痫。

九、产品开发与利用研究

胡椒除药用外，还大量用于制作食品，如胡椒饼、胡椒冰激凌等。

抗氧化作用：陈文学等人发现胡椒油能够对猪油起到抗氧化的功效。

抗抑郁作用：胡园等人通过构建慢性应激小鼠模型，发现胡椒碱能够抗抑郁，其机理可能与下丘脑 - 垂体 - 肾上腺轴有关。

抑菌作用：医学研究表明，胡椒能够对细菌、动物和植物病菌、腐败菌等有较强的抑制作用。近年来，随着科学研究的深入，发现胡椒也能够对伤寒沙门氏菌、金黄色葡萄球菌、蜡状芽孢杆菌和大肠杆菌等起到抑制的作用。

参考文献

[1] 刘圆圆，彭玮瑶，张健，等. 3 个不同地区山胡椒的果、茎、叶挥发性成分分析 [J]. 热带作物学报，2022，43（8）：1703 – 1715.

[2] WANG Y, SUN H, ZHANG J, et al. Streptozotocin-induced diabetic cardiomyopathy in rats: ameliorative effect of PIPERINE via Bcl2, Bax/Bcl2, and caspase-3 pathways [J]. Bioscience, biotechnology, and biochemistry, 2020, 84 (12): 11 – 13.

[3] 王俊如，张树，姚卫云，等. 胡椒碱抗 ApoE –（–/–）小鼠动脉粥样硬化活性及作用机制 [J]. 中国药理学通报，2021，37（12）：1659 – 1665.

[4] PARIM B, HARISHANKAR N, BALAJI M, et al. Effects of Piper nigrum extracts: Restorative perspectives of high-fat diet-induced changes on lipid profile, body composition, and hormones in Sprague-Dawley rats [J]. Pharm Biol, 2015, 53 (9): 1318 – 1328.

[5] ATAL S, ATAL S, VYAS S, et al. Bio-enhancing effect of piperine with metformin on lowering blood glucose level in alloxan induced diabetic mice [J]. Pharmacognosy Res, 2016, 8 (1): 56 – 60.

野 牡 丹

一、基源

该药物来源于野牡丹科植物野牡丹（*Melastoma Candidum. D. Don*），全株均可入药，通常在秋季采挖，采挖后通过洗净、切碎以晒干或鲜用等方式存放备用。

二、植物形态特征与分布

形态特征：灌木，高 0.5～1.5 m，多分枝。茎钝四棱形或近于圆柱形，紧密贴生鳞片状糙伏毛，毛扁平，边缘流苏状。叶对生、互生或平行排列，卵状披针形至卵圆形，先端渐尖并有锯齿。叶片坚纸质，卵形或宽卵形，先端急尖，基部呈浅心形或近圆形，长 4～10 cm，宽 2～6 cm，全缘；7 基出脉，两面均有糙伏毛和短柔毛；背面基出脉凸起，有鳞片状糙伏毛和凸起的侧脉，密生长柔毛。叶柄长 5～15 mm，密生鳞片状糙伏毛。花小，白色或粉红色。花冠黄色至紫红色，有白色条纹和斑点，边缘呈锯齿形浅裂。伞房花序着生在枝顶，近于头状，具 3～5 花，稀为单生，基部有 2 个叶状总苞；苞片披针形或狭披针形，密生鳞片状糙伏毛。花冠钟形，短筒状。花梗长 3～20 mm，密生鳞片状糙伏毛；花萼长 2.2 cm 左右，密生鳞片状糙伏毛和长柔毛，裂片卵形或稍宽，与萼管等长或稍长，先端渐狭，有细尖部，两面无毛；花冠漏斗状漏斗形，花黄色至淡黄绿色，有光泽。花瓣玫瑰红或粉红色，倒卵形，长 3～4 cm，先端圆，密生边缘毛。雌蕊短圆柱形，有明显的胎座，柱头扁球状，表面微粗糙，无粉粒和乳头状突起。雄蕊长的药隔基部延长、弯曲、端部 2 裂较深，短的药隔不能延伸，药室基部有小瘤 1 对。花柱近圆柱形，有短柱形柱头和长柱形花柄，表面白色至淡紫色，背面黄色或黄绿色。子房半下位，密生糙伏毛，顶部有一圈刚毛。种皮厚而粗糙，表面有明显的网状纹饰和疣状突起点，具小突起。蒴果坛状，球形，贴生宿存萼，长 1～1.5 cm，径 8～12 mm，密生鳞片状糙伏毛。种子镶在肉质的胎座上。花期在 5～7 月，果期在 10～12 月。

生长环境与分布：野牡丹主要生长在我国华南地区热带和亚热带区域，主产于海南的文昌、万宁等地区，云南、台湾等省区也均有分布。野牡丹喜温暖湿润的气候环境，稍耐旱，一般生长于海拔约 120 m 以下的山坡松林下、灌草丛以及疏林下，以酸性土壤较为适宜。

三、传统习用

野牡丹性寒，味酸。具有消积利湿、活血止血、清热解毒的功效。主治食积、泻痢、跌打肿痛、外伤出血、衄血、咳血等。

（1）治疗胃痛：叶治胃痛。（《台湾省通志稿土地志（生物篇）》）

（2）用于治血丝虫病：治血丝虫病。（《中国药用植物图鉴》）

（3）用于消肿、治肠炎：解毒消肿，化滞消积，收敛止血。主治肠炎、菌痢、肝炎、跌打损伤。（《常用中草药手册》）

（4）用于清热、治肠痈：行气，活血，清热。治月瘕病、症瘕吐血、跌打损伤及肠痈。（《四川中药志》）

（5）治跌打损伤：野牡丹一两、金樱子根五钱，和猪瘦肉酌加红酒炖服。（《福建民间草药》）

（6）治膝盖肿痛：野牡丹八钱、忍冬藤三钱，水煎服，每日两次。（《福建民间草药》）

（7）治痈肿：鲜野牡丹叶一至二两，水煎服，渣捣烂外敷。（《福建中草药》）

（8）治月痨病、经期发肿：野牡丹、八月瓜根、无娘藤、何首乌、臭草根、打碗子根，炖肉服。（《四川中药志》）

（9）解木薯中毒：野牡丹叶或根二至三两煎服。（《南方主要有毒植物》）

四、化学成分

（一）黄酮类化合物

目前从野牡丹中分离得到的黄酮类化合物有：槲皮苷、异槲皮苷、槲皮素、芦丁、栗木鞣花素、原花青素 B2。

部分化合物结构图如下：

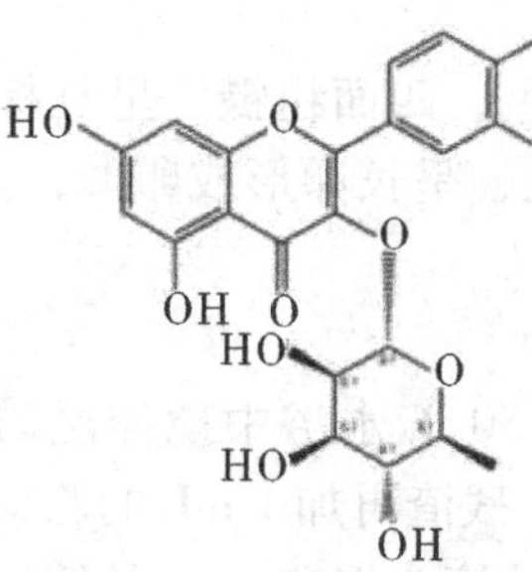

槲皮苷 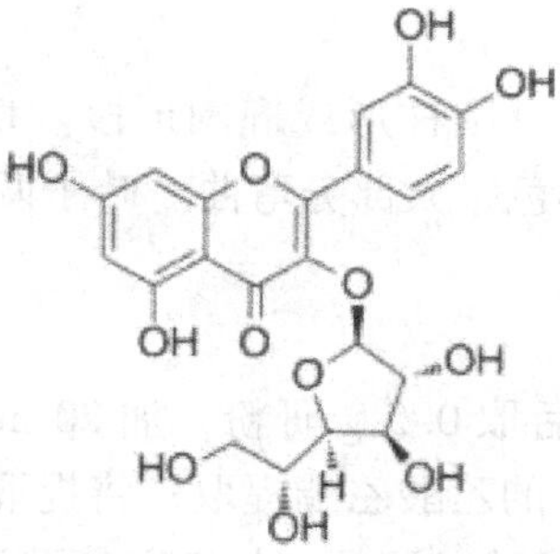　　　　　　　　异槲皮苷 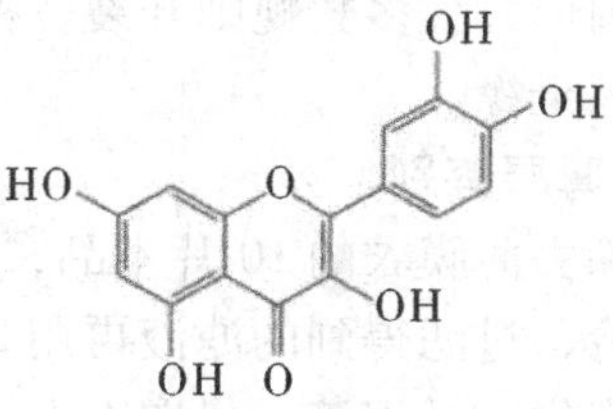　　　　　　　　槲皮素

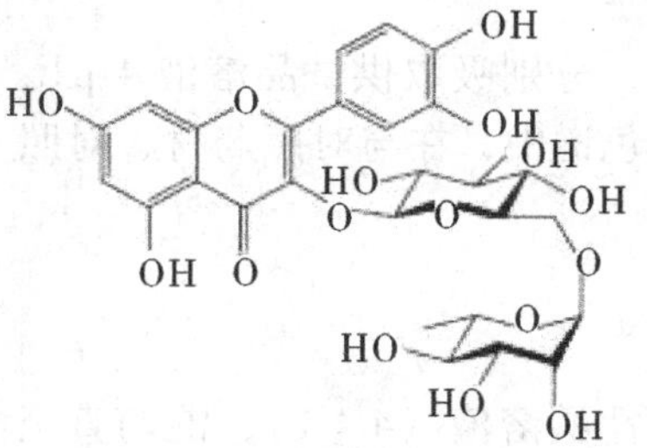

芦丁 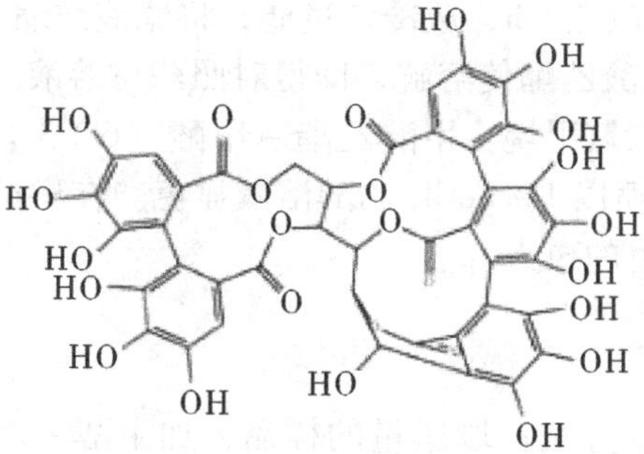　　　　　　　　栗木鞣花素 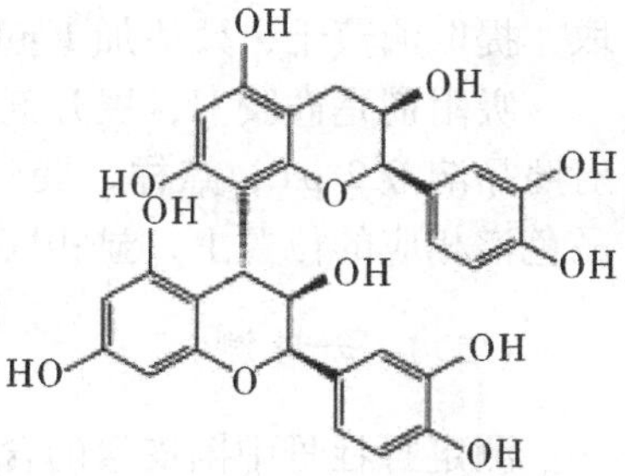　　　　　　　原花青素 B2

（二）其他

该类化合物有：木樨草素、芹菜素、山柰酚。

部分化合物结构图如下：

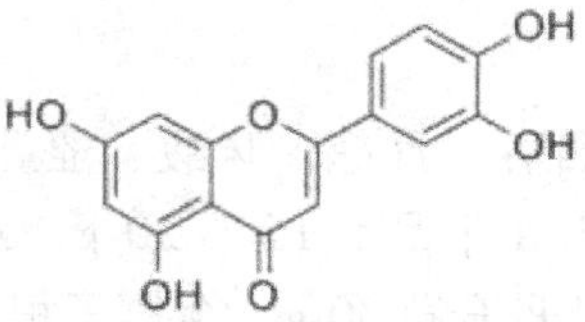

木樨草素 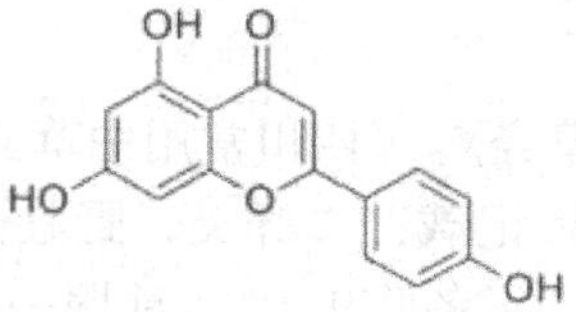　　　　　　　　芹菜素 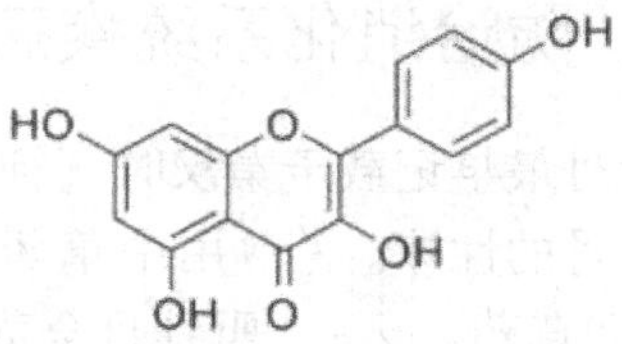　　　　　　　　山柰酚

（三）其他成分

野牡丹中还含有大量的酯类、甾醇类、色素、有机酸类、氨基酸类、黄酮苷类、酚类、糖类、鞣质、二萜化合物等。野牡丹中含有的维生素包括维生素 C、维生素 pp、维生素 B_1、维生素 B_2 和 ρ – 胡

萝卜素，其中维生素 B_2 含量较高；含最少 17 种氨基酸，包括 Glu、Asp、Ser、His、Thr、Pro、Vall 等，其中 7 种为人体必需的氨基酸；含有的矿质元素包括 Na、Mg、Fe、K、Ca、Cu、Zn、Co、P 和 Mn 等，其中 K 含量较高。

五、质量研究

（一）药材鉴别

1．药材性状

本品气微，味酸，具节。多数皱缩破碎，茎被伏贴鳞片状毛，形状呈四棱形；表面灰褐色，直径 2～5 mm，质具韧性，断面纤维状。叶对生，多皱缩破碎，舒展后为卵形，长 4.4～6.8 cm，宽 2.5～3.5 cm；底部棕褐色，两边长毛，其形状为浅心状。花的颜色为粉红色，常长于枝端。萼筒被鳞片状毛，长约 8～10 mm，具 5 裂片和 5 花瓣。

2．饮片性状

气微，味淡。根大小、形状不一，具圆柱形或椭圆形段。切面近白色，四面粗糙，呈红棕色。果实为长圆形，大多数规则开裂。种子黑色，大部分弯曲。叶子两边均长毛，呈长卵形或卵形，具 5～7 条主脉，全缘。

3．薄层鉴别

取除去薄膜衣的 10 片本品，研细后取 0.5 g 研粉，加 20 mL 水，于 50 ℃水浴中搅拌混匀直至溶解，放冷，过滤得到的滤液再用 20 mL 的乙酸乙酯提取；将提取液蒸干，残渣再加 1 mL 的乙酸乙酯溶解，即得供试品溶液。另取 1 mg 没食子酸对照品，加乙酸乙酯混匀制成浓度为 1 mg/mL 的溶液，即得对照品溶液。

取野牡丹对照药材 1 g，加水煎煮 1 h，放冷，过滤，将滤液浓缩至约 20 mL；用乙酸乙酯 20 mL 提取，提取液蒸干，残渣加 1 mL 乙酸乙酯使溶解，即得对照药材溶液。

吸附剂是硅胶 H，展开剂是二氯甲烷 – 甲酸乙酯 – 甲酸（6：3：1），分别吸取供试品溶液 4 μL、对照品溶液 2 μL；点样，展开，喷以 1% $FeCl_3$ 乙醇溶液显色。在供试品色谱中，在与对照药材、对照品色谱相应的位置上，显相同颜色的斑点。

（二）含量测定

测定野牡丹中槲皮素的含量。方法：取适量的样品，加甲醇 – 25% 盐酸溶液（4：1），混匀直至水解，通过 RP-HPLC 法测定野牡丹水解后含有的槲皮素。色谱条件为：色谱柱为 Shimpack VP-ODS（4.6×150 mm，5 μm）C18，以甲醇 – 0.4% 磷酸水溶液（50：50）为流动相，流速为 1.0 mL/min，检测波长为 360 nm。结果表明浓度在 21.2～169.6 μg/mL 的槲皮素线性关系良好（$r = 0.9995$），平均回收率为 96.3%，RSD 为 1.54%。结论：该方法简便、准确、可靠，可用于野牡丹中槲皮素的含量测定。

六、防治消化系统疾病史记

野牡丹最早记载于秦汉时《神农本草经》。《四川常用中草药》记载："性凉，昧酸、涩。"此处论述了野牡丹的性味。《常用中草药手册》记载："肝炎，野牡丹全草（干品）15～30 g，水煎服。"《福建民间草药》云："野牡丹全草 24 g、忍冬藤 9 g，水煎服……野牡丹全草 30 g、金樱子根 15 g，和瘦猪肉酌加红酒炖服。"上述几处论述了野牡丹的性味、功效以及用量。

《闽东本草》记载野牡丹也名为猪姆稔、猪幽稔。《新会草药》记载："治呕吐泄泻、大热大渴，猪姆稔 120 g、百足草 15 g，水煎服……治水泻腹痛。猪姆稔叶下用 30 g，牛尾松全株 30 g，加米……治绞肠痧（急性胃肠炎），猪幽稔叶 18 g、花稔叶（鲜）10～15 片、布渣叶 15 g、枇杷叶 12 g、樟木 4.5 g。水煎服。"《常用中草药手册》记载："治菌痢、肝炎，野牡丹全草（干品）15～30 g。水煎服。"上述几处论述了野牡丹可治呕吐泄泻、水泻腹痛及菌痢。

《草药手册》记载："治泌尿系感，染野牡丹 15 g、金樱子根 30 g、瓷葜 15 g、海金沙 9 g、积雪草 9 g。均用鲜品，水煎服。每日 1 剂，15 天为一疗程。"《福建民间草药》："治膝盖肿痛，野牡丹全草 24 g、忍冬藤 9 g。水煎服，日 2 次……治跌打损伤，野牡丹全草 30 g、金樱子根 15 g，和瘦猪肉酌加红酒炖服。"此两处论述了野牡丹的用量以及功效。

《文山中草药》记载："治外伤出血，鲜红爆牙狼适量，捣烂外敷创面。或用干粉撒于创面……治肺结核咳血，干红爆牙狼叶 12 ~ 18 g。水煎服，日 2 次。"《新会草药》记载："治血山崩，猪嫲稔叶 250 g，切碎白镬炒，用酒 250 mL 淬之，取酒饮……治产后腹痛。鲜猪幽稔叶 250 g，切碎炒，酒淬服。"《福建民间草药》云："治乳汁不通，野牡丹全草 30 g、猪瘦肉 120 g，酌加酒水炖服。"《新会草药》云："治痈肿，鲜野牡丹叶 30 ~ 60 g。水煎服，渣捣烂外敷。"《香港中草药》记载："治烧伤，野牡丹熬成膏状，加油外徐创面。"上述几处论述了野牡丹可用于外伤出血、肺结核咳血及产后腹痛等临床症状。

七、现代药理与机制研究

（一）对平滑肌的作用

野牡丹花的水和丙酮提取物除了能降血糖、降血压外，还能抑制肠的蠕动和组胺诱发的气管平滑肌收缩以及降低心房自发性收缩频率和振幅，但可以使小鼠子宫的自发性收缩频率和强度增加。

（二）抑菌、治腹泻作用

随着现代医学的研究，野牡丹在抑菌方面的应用越来越广泛。研究发现在体外，其口服液能抑制痢疾杆菌以及大肠杆菌的活性。针对腹泻小鼠，服用野牡丹口服液也具有较好的疗效。

（三）抗炎镇痛作用

采用抗炎镇痛实验和免疫实验研究野牡丹的抗炎镇痛作用。结果显示，在抗炎镇痛实验中，野牡丹对二甲苯引起的小鼠耳郭肿胀、醋酸引起的小鼠腹腔毛细血管通透性升高均有很强的抑制作用，并明显抑制由热刺激及化学刺激导致的疼痛。以上表明了野牡丹具有较好的抗炎镇痛作用。

（四）降血糖、降血压

野牡丹提取物不仅有降血糖功效，还具有降血压的作用。对于原发性高血压大鼠，可用野牡丹提取物分离的成分鞣花酸、蜡菊苷（helichrysoside）、栗木鞣花素（castalagin）和原花青素 B-2（procyanidin B-2）进行降压。

（五）其他作用

研究野牡丹提取物对大鼠血栓的形成、血小板的聚集以及血小板 cAMP、cGMP 和一氧化氮（NO）含量的作用。研究结果发现，野牡丹提取物不仅能促使大鼠血栓的形成以及血小板的聚集，还能降低血小板 cAMP、cGMP 及一氧化氮的含量。推测野牡丹止血的机理可能是其降低血小板 cAMP 和 cGMP 水平，通过 cGMP - 蛋白激酶途径减少一氧化氮的生成，两者同时促进血小板的聚集进而形成血栓来栓塞血管，从而起到止血的作用。

从野牡丹提取的成分中具有抗高血压功效，如栗木鞣花素、原花青素 B-2 和蜡菊苷。

从野牡丹中分离的有效成分槲皮苷、异槲皮苷、槲皮素和芦丁，能明显抑制单胺氧化酶 B 以及自由基清除活性。

八、野牡丹方剂的临床应用

野牡丹不仅能医治肺炎、慢性支气管炎等多种呼吸道疾病，还能治疗小儿急性腹泻、胃炎、痢疾等多种疾病。

野牡丹止痢片：该品是由野牡丹制成的浸膏片，能显著抑制金黄色葡萄球菌及枯草芽孢杆菌，对大肠埃希菌几乎没有抑菌功效，对霉菌、白色念珠菌也没有抑菌功效。除此之外，野牡丹止痢片还具有清热利湿和改善消化不良的作用，临床上可用于止泻、止痛、止血等。

野牡丹颗粒：该品由野牡丹制成，具止咳、祛痰、平喘的功效，临床上主治慢性气管炎的急性发作期和迁延期。

野牡丹口服液：采用抗菌实验和药效学实验发现，在机体外，野牡丹口服液既能抑制痢疾杆菌和大肠杆菌的活性，显著抑制离体兔肠的蠕动，也能够抑制由蓖麻油和番泄叶导致的刺激性腹泻。

野牡丹在临床上可用于治疗子宫颈炎。取 5 kg 野牡丹并加水，水漫过药材表面，一共要煎 2 次，每次煮 2 h，将煎煮的 2 次滤液混在一起，浓缩成浸膏后再加入 0.3% 苯甲酸和 0.02% 尼泊金进行防腐，可用来涂擦阴道，隔天一次，7～10 次为一个疗程；并用水煎煮 15～31 g 的野牡丹，每天一剂，连续服用 3 天。此疗法在治疗 885 例子宫颈炎患者（其中轻度 622 例、中度 161 例、重度 102 例）中，共治愈了 581 例（其中轻度 406 例、中度 115 例、重度 60 例），明显好转的有 304 例。

九、产品开发与利用研究

野牡丹在绿地中作点缀时，可将其修剪成球形、柱形等造型。因为野牡丹花期长，并有白花"Albiflorum"的品种，所以和很多植物搭配都能营造出不俗的美景。因为野牡丹开花的数量多，其花瓣直径大，能给人一种狂热、充满激情的情感，与其他花种植在一起时能形成不同类型和颜色的花海。因此，野牡丹可在庭院栽培，孤植或丛植布置园林。

参考文献

［1］谢东升，张弯弯，李任裕，等. 23 种野生野牡丹种植物 31 种和综合评价［J］. 江苏农业科学，2019，47（14）：164－168.
［2］刘惠，沈毅华，刘文. 野牡丹提取物对血小板聚集的影响［J］. 广东医学院学报，2012，30（5）：482－483，487.
［3］梁春玲，周玖瑶，吴俊标，等. 野牡丹抗炎镇痛作用及其对小鼠免疫功能影响的研究［J］. 中国药师，2012，15（11）：1547－1550.
［4］赵鑫，张冬青，黄荣林，等. 野牡丹提取液的抗氧化活性研究［J］. 药物评价研究，2014，37（4）：317－321.
［5］梁春玲，周玖瑶，吴俊标，等. 野牡丹抗炎镇痛作用及其对小鼠免疫功能影响的研究［J］. 中国药师，2012，15（11）：1547－1550.

三　叉　苦

一、基源

该药物来源于芸香科植物三叉苦 [*Evodia lepta* (Spreng.) Merr]，传统主要以茎叶或根入药，也被叫作三桠苦、三丫苦、三脚赶、三叉虎。夏、秋季采收，鲜用或切断晒干。

二、植物形态特征与分布

形态特征：落叶灌木或小乔木，高 2～5 m。树皮灰白色，不剥落。嫩芽具短毛，余秃净。叶对生，指状复叶，叶柄长 4.5～8 cm；小叶 3 片，矩圆形或椭圆形，长 5～15 cm，宽 2～5.5 cm，纸质，先端长尖，基部渐狭而成一短柄，全缘。花单性，圆锥花序，腋生，有近对生而扩展的分枝，被短柔毛。小苞片三角形；花萼 4，矩圆形，长不及 1 mm，具短毛；花瓣 4，黄色，卵圆形，长不及 1.5 mm；雄的雄蕊 4 枚，长过花瓣 1 倍；雌花的子房上位，4 室，被毛，花柱有短毛，柱头浅裂。果由 4 个分离的心皮所组成，直径 4～6 mm，间有发育不健全的 1～3 个心皮。种子黑色，圆形，径约在 3 mm，有光泽。花期在 5～6 月，果期在 11～12 月。

生长环境与分布：三叉苦主要生长在我国华南地区热带、亚热带区域，分布于海南、广东、台湾以及云南等省区。生长于低海拔至海拔 2000 m 山地，常见于灌木林、次生小乔木林中。

三、传统习用

味辛，性温。具有散寒行气、清热解毒、祛风除湿、消肿止痛之功效。主治感冒发热、乙脑、胃痛、咽喉肿痛、肺热咳嗽、风湿痹痛、跌打损伤、湿疹、疮疖肿毒。

历代本草记载：

（1）用于鼠咬伤发作：三丫苦叶二钱，黄糖酌量，共捣烂冲滚水服，连服数次。外用黑叶荔枝肉敷患处，连敷数次。(《岭南草药志》)

（2）用于慢性支气管炎急性发作：鲜三丫苦叶一两，水煎服。(《福建中草药》)

（3）用于钩吻中毒：三丫苦叶，干者用二两，生者酌加，水煎服。(《岭南草药志》)

四、化学成分

（一）萜类化合物

目前从三叉苦中分离得到的萜类化合物有链状双萜类化合物、倍半萜类化合物及烯萜类化合物。具体如下：

1. 链状双萜类化合物

该类化合物有叶绿醇。

化合物结构图如下：

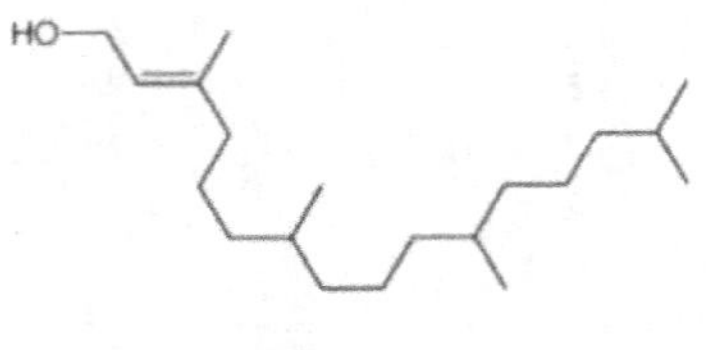

叶绿醇

2. 烯萜类化合物

该类化合物有蛇麻烯、γ-杜松烯、α-芹子烯、α-衣兰油烯、去氢白菖烯、新植二烯、δ-杜松烯、胡椒烯等。

部分化合物结构图如下:

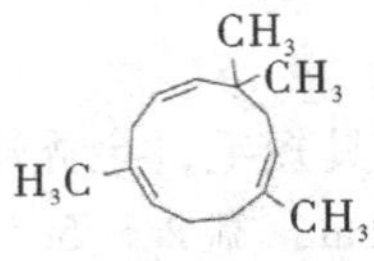

蛇麻烯

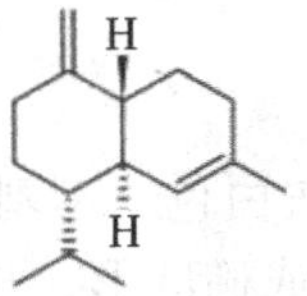

γ-杜松烯

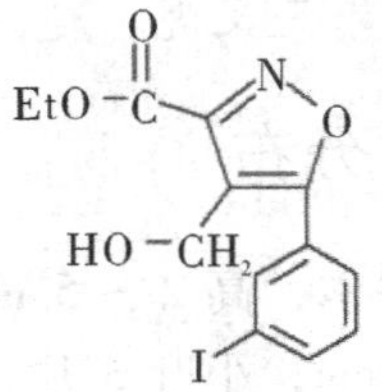

α-芹子烯

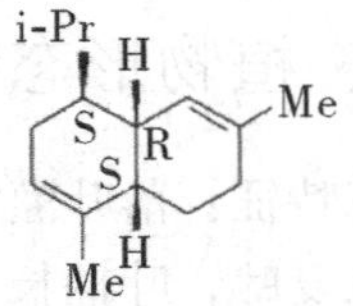

α-衣兰油烯

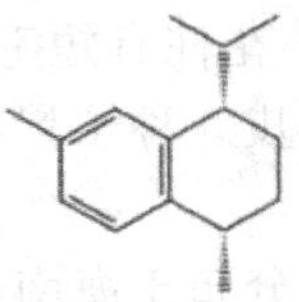

去氢白菖烯

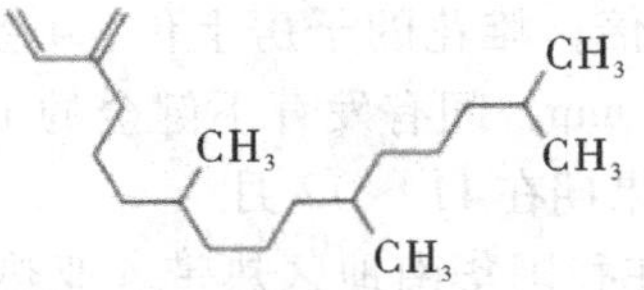

新植二烯

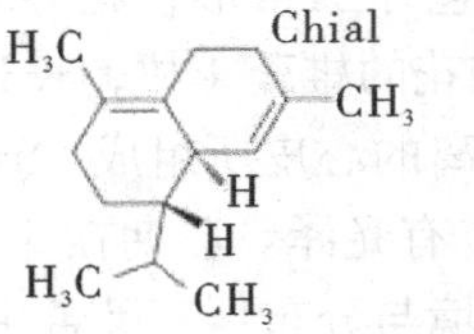

δ-杜松烯

3. 倍半萜类化合物

该类化合物有金合欢醇。

化合物结构图如下:

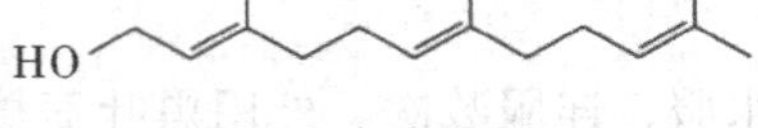

金合欢醇

(二) 生物碱

目前已经从三叉苦中分离得到的生物碱有:吴茱萸春碱、香草木宁、白鲜碱、Shimmianine、(-)-Edulinine、(-)-Ribalinine、Balfourdine、(+)-Isoplatydesmine、(-)-ψ-ribaline、(+)-ψ-isopoatydesmine、Melicobisquinolinone A、N-methylflindersine、安杜里宁碱、茵芋碱、日立宁、Melicobisquinolinone。

化合物结构图如下:

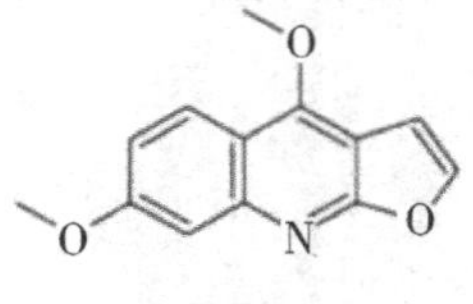

吴茱萸春碱

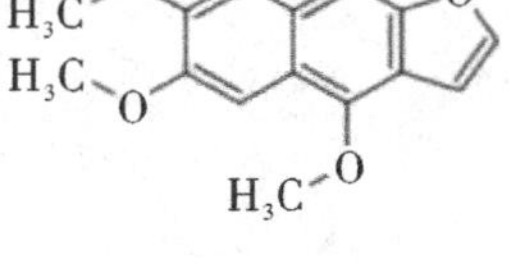

香草木宁

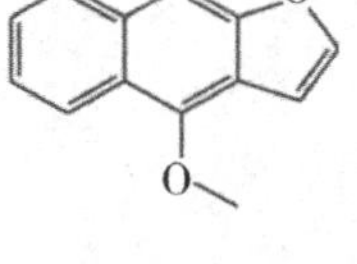

白鲜碱

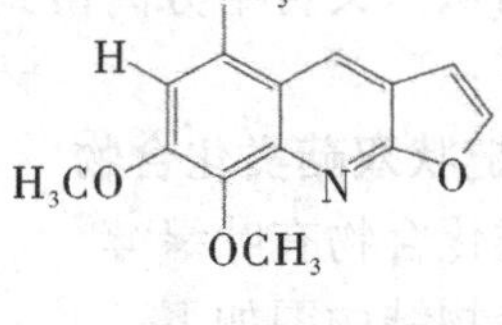

Shimmianine

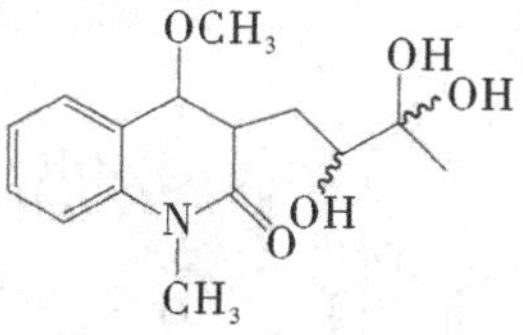

（ - ）-Edulinine

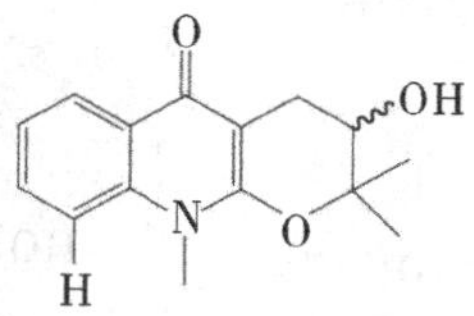

（ - ）-Ribalinine

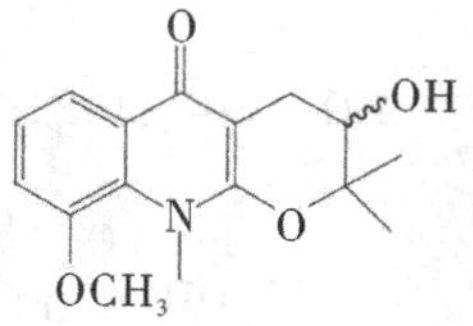

Balfourdine

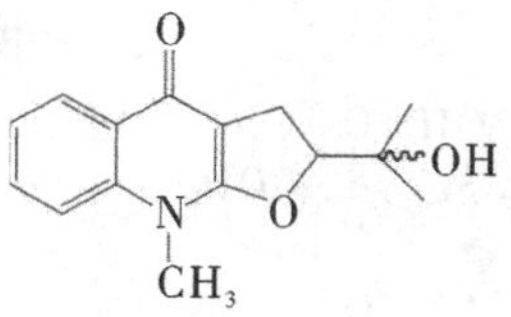

（ + ）-Isoplatydesmine

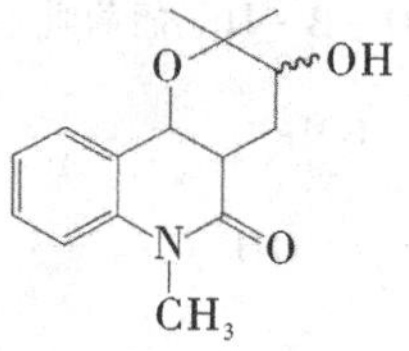

（ - ）-ψ-ribaline

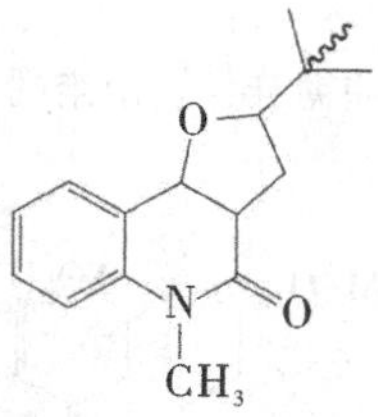

（ + ）-ψ-isopoatydesmine

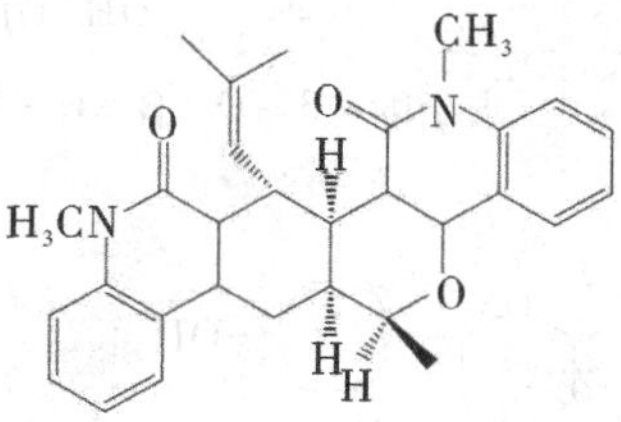

Melicobisquinolinone A

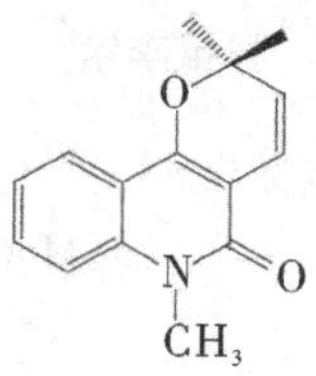

N-methylflindersine

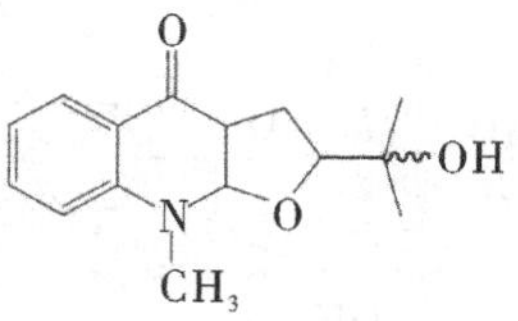

安杜里宁碱

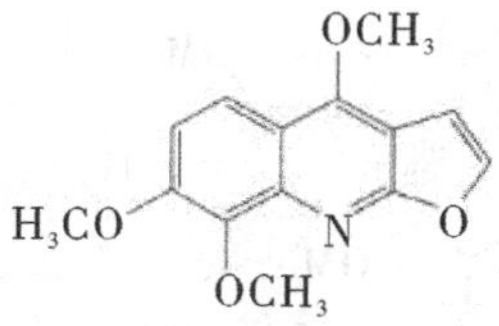

菌芋碱

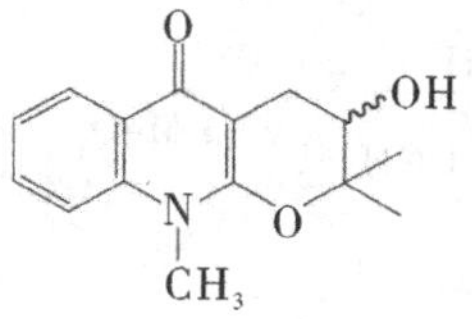

日立宁

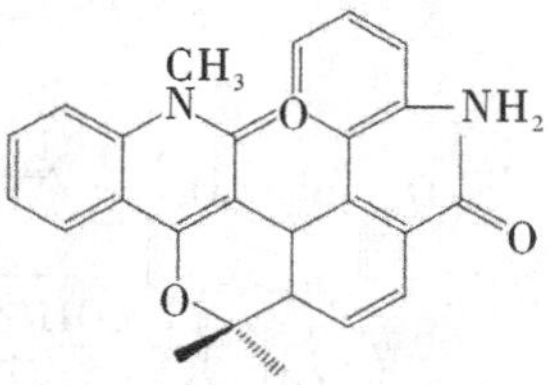

Melicobisquinolinone

（三） 黄酮类化合物

目前已经从三叉苦中分离得到的黄酮类化合物有：山奈酚、槲皮素、胡萝卜苷、异鼠李素、山奈酚 - 3 - O - β - D - 葡萄吡喃糖苷、3,7 - 二甲基山奈黄酮醇、5,4′ - 二羟基 - 3,7,3 - 三甲氧基黄酮、5,4′ - 二羟基 - 3,7,3 - 三甲氧基黄酮、5,7 - 二羟基 - 3,4′ - 二甲氧基黄酮、三桠苦素 C、7,4′ - 二羟基 - 3,5,3′ - 三甲氧基黄酮、山奈黄酮醇、汉黄芩素、山奈酚 - 3 - O - β - D - 葡萄吡喃糖醛酸苷、异吴茱萸酮酚、Pteleifolosin C、3,5,3′-trihydroxy-8,4-dimethoxy-7-（3-methylbut-2-enyloxy）flavone、3,5,4′-trihydroxy-8,3′-dimethoxy-7-（3-methylbut-2-enoxy）flavone。

部分化合物结构图如下：

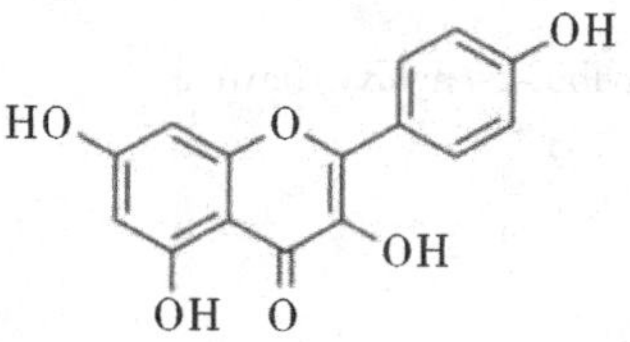

山奈酚

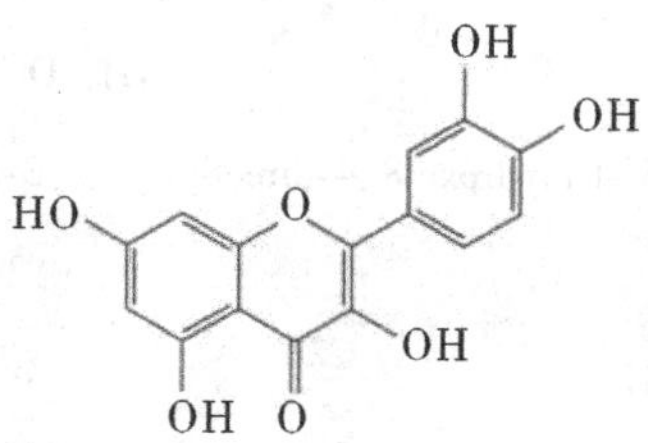

槲皮素

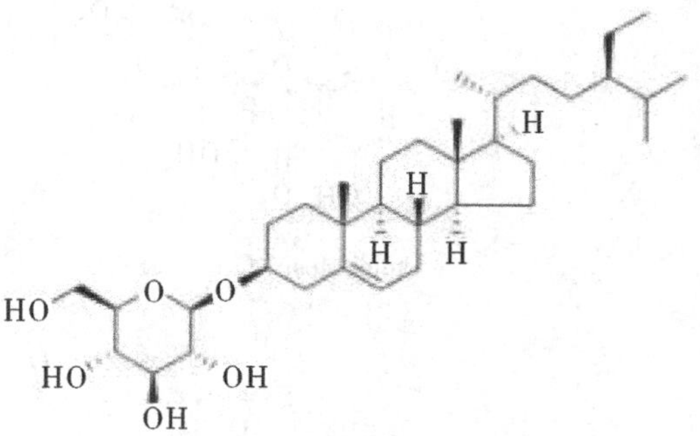

胡萝卜苷

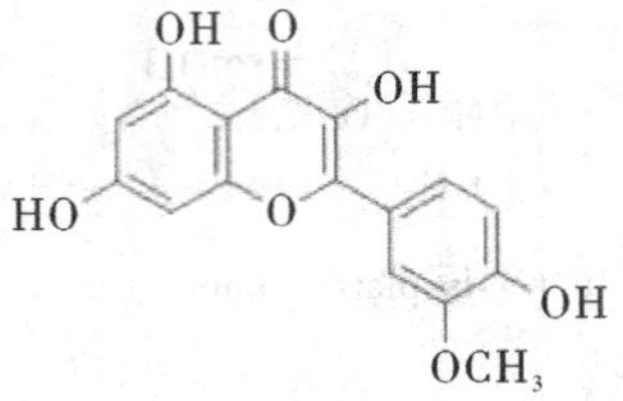

异鼠李素 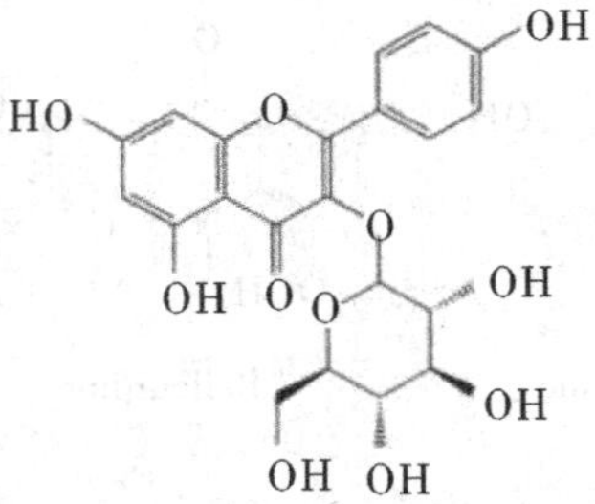　　　　山柰酚－3－O－β－D－葡萄吡喃糖苷 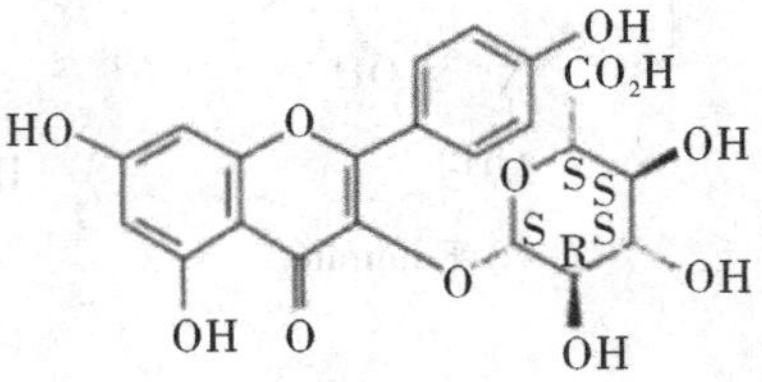　　　　山柰酚－3－O－β－D－葡萄吡喃糖醛酸苷

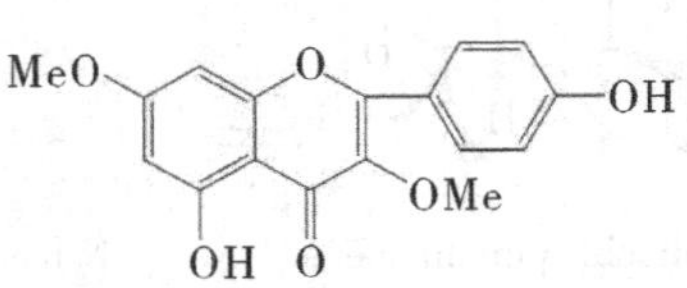

3,7－二甲基山柰黄酮醇 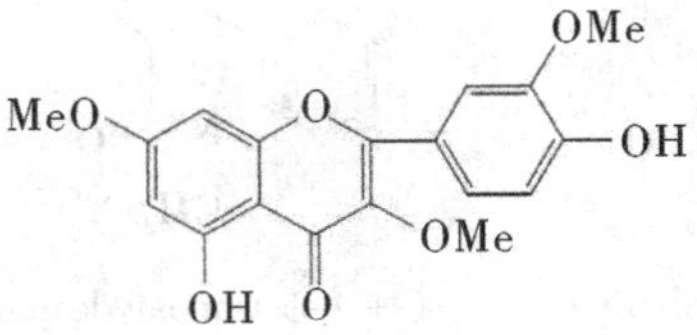　　　　　　5,4′－二羟基－3,7,3－三甲氧基黄酮

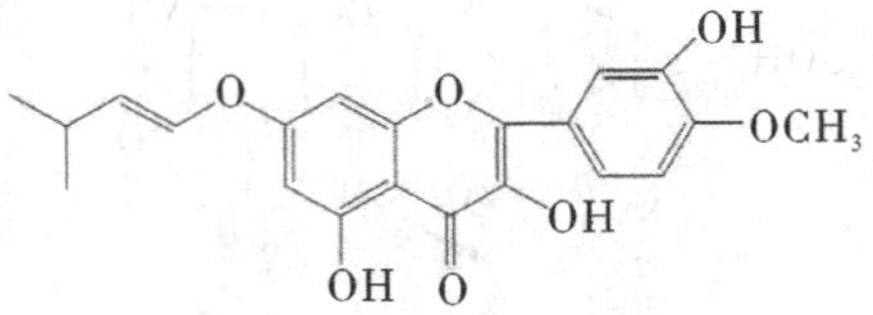

三桠苦素 C 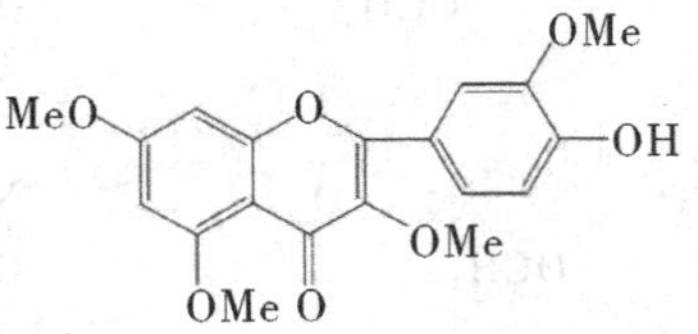　　　　7,4′－二羟基－3,5,3′－三甲氧基黄酮 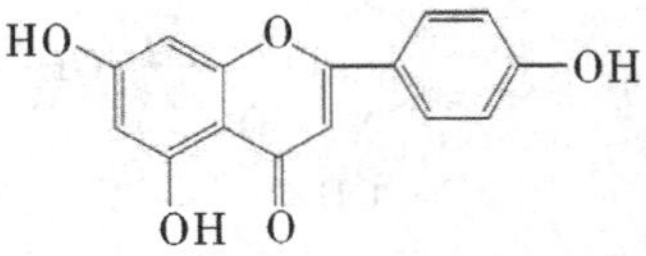　　　　山柰黄酮醇

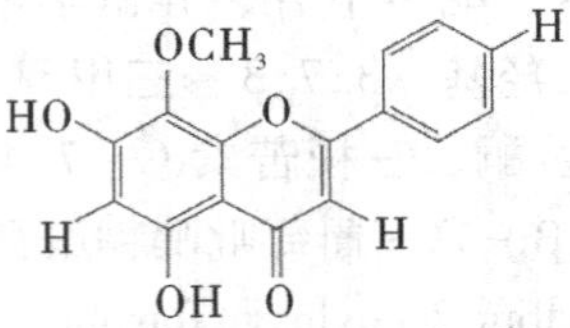

汉黄芩素 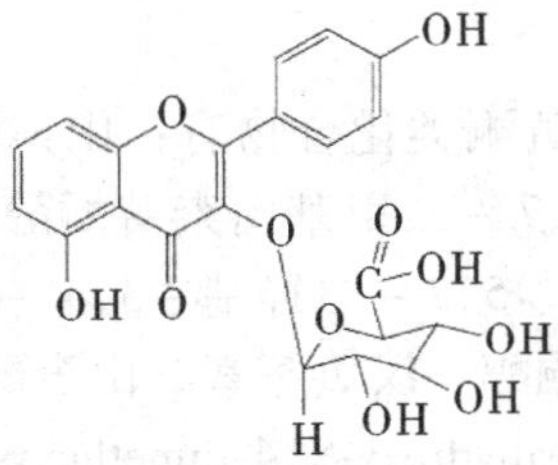　　　　山柰酚－3－O－β－D－葡萄吡喃糖醛酸苷 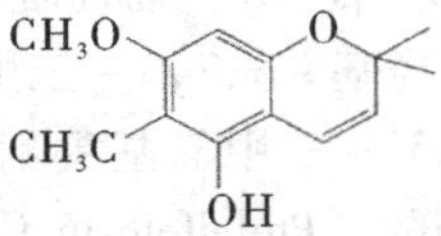　　　　异吴茱萸酮酚

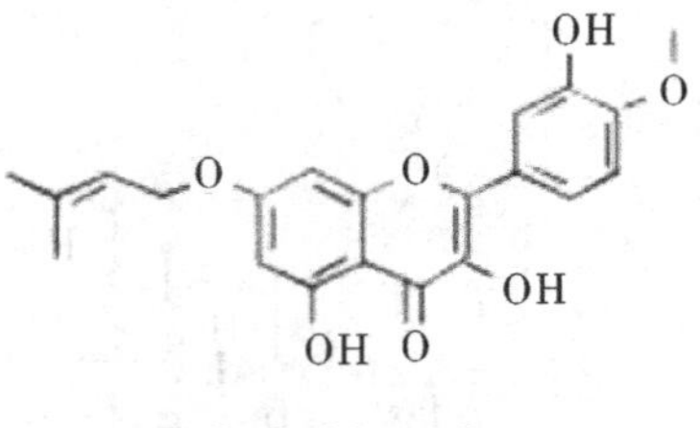

Pteleifolosin C 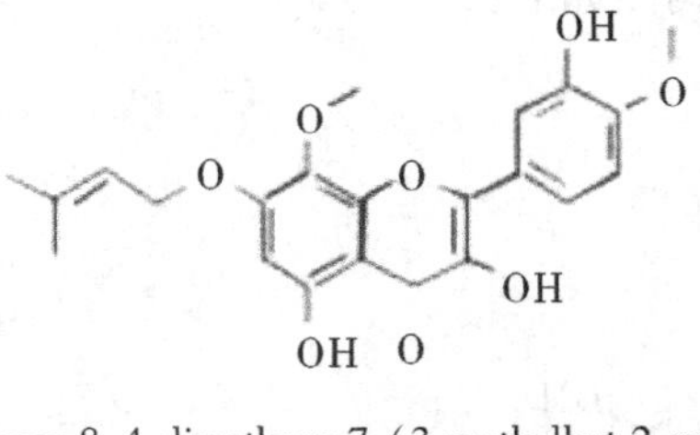　　　　3,5,3′-trihydroxy-8,4-dimethoxy-7-(3-methylbut-2-enyloxy)flavone

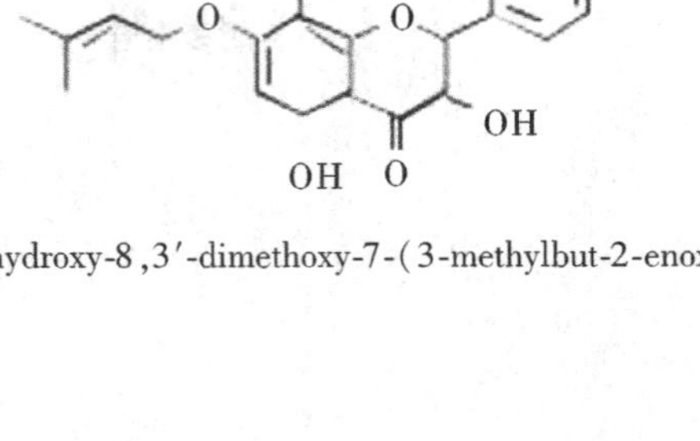

3,5,4′-trihydroxy-8,3′-dimethoxy-7-(3-methylbut-2-enoxy)flavone

（四）苯并吡喃类化合物

目前已经从三叉苦中分离得到的苯并吡喃类化合物有：6 - (1′ - 羟乙基) - 5，7 - 二甲氧基 - 2，2 - 二甲基 - 2H - [1] - 苯并吡喃、6 - (1′ - 乙氧乙基) - 5,7 - 二甲氧基 - 2，2 - 二甲基 - 2H - [1] - 苯并吡喃、6 - (1′ - 甲氧乙基) - 5,7 - 二甲氧基 - 2,2 - 二甲基 - 2H - [1] - 苯并吡喃、6 - 乙烯基 - 5,7 - 二甲氧基 - 2,2 - 二甲基 - 2H - [1] - 苯并吡喃、(cis) - 3,4,5 - 三羟基 - 6 - 乙酰基 - 7 - 甲氧基 - 2,2 - 二甲基苯并二氢吡喃、(trans) - 3,4,5 - 三羟基 - 6 - 乙酰基 - 7 - 甲氧基 - 2,2 - 二甲基苯并二氢吡喃、3,5 - 二羟基 - 4 - 乙氧基 - 6 - 乙酰基 - 7 - 甲氧基 - 2,2 - 二甲基苯并二氢吡喃。

（五）香豆素

目前已经从三叉苦中分离得到的香豆素有：东莨菪素、三叉苦甲素。
化合物结构图如下：

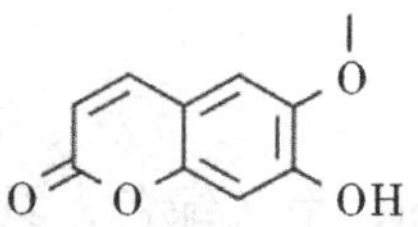

东莨菪素 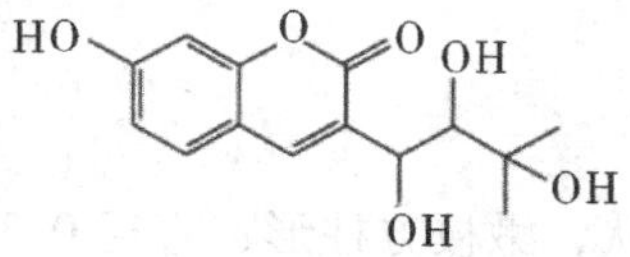　　　三叉苦甲素

（六）其他成分

其他化合物有正十五烷、1,2 - 二氢 - 1,1,6 - 三甲基萘、二氢荜澄茄苦素、1,6 - 二甲基 - 4 - (1 - 甲基乙基) 萘、十六酸甲酯、十六酸乙酯、十六酸、亚油酸、邻苯二甲酸二丁酯、邻苯二甲酸二辛酯、6,10 - 二甲基 - 2 - 十一烷酮、香兰素、木栓酮、苯甲酸异丁酯。

部分化合物结构图如下：

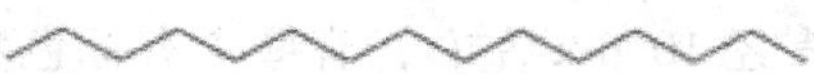

正十五烷 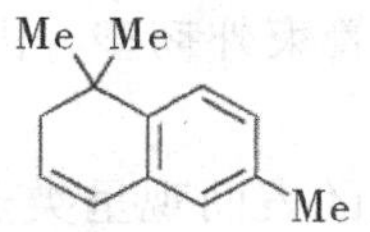　　1,2 - 二氢 - 1,1,6 - 三甲基萘 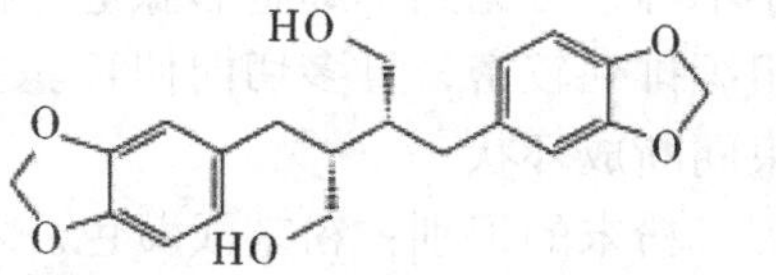　　二氢荜澄茄苦素

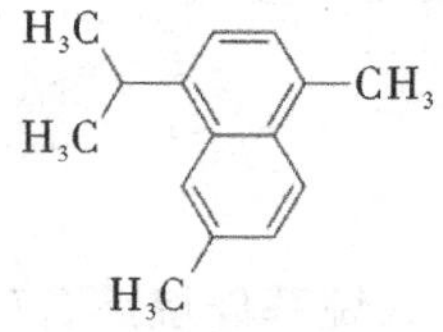

1,6 - 二甲基 - 4 - (1 - 甲基乙基)萘 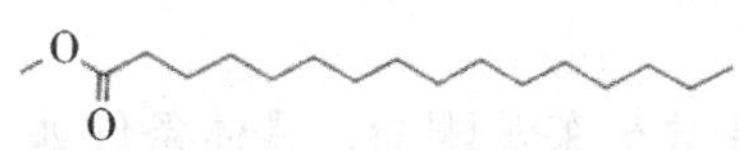　　十六酸甲酯 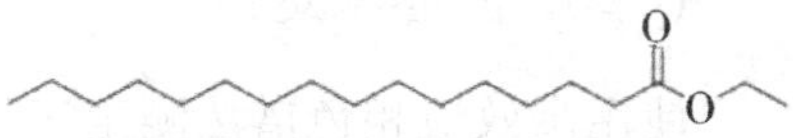　　十六酸乙酯

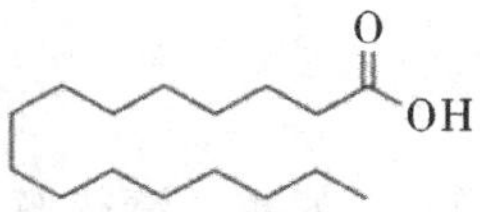

十六酸 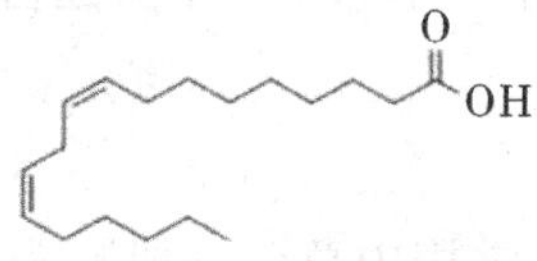　　亚油酸 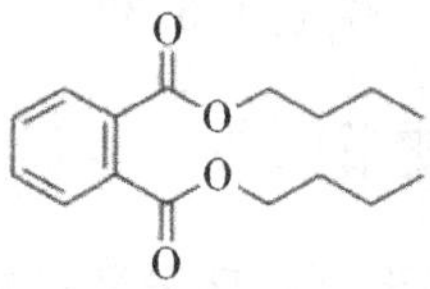　　邻苯二甲酸二丁酯 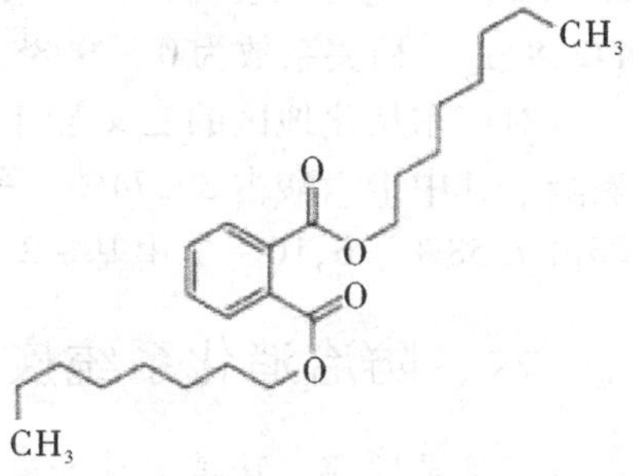　　邻苯二甲酸二辛酯

6,10 - 二甲基 - 2 - 十一烷酮　　香兰素　　木栓酮　　苯甲酸异丁酯

三叉苦至少含有 17 种氨基酸，其中有 7 种是人体必需氨基酸；含有维生素 C、维生素 PP、维生素 B_1、维生素 B_2 和 β - 胡萝卜素，其中维生素 C 和维生素 B_2 含量较高；含有 Na、Mg、Fe、K、Ca、Cu、Zn、Co、P、Mn 等矿物质元素。

五、质量研究

（一）鉴别实验

1. 性状鉴别

本品略老的枝条圆柱状，嫩枝方柱形，直径 0.3 ～ 1 cm；呈灰绿色，具直线纹；质硬，质脆，易碎。小叶片褶皱或碎裂，完整的小叶片呈长圆状披针形，长 6 ～ 15 cm；上部褐绿色，下部较淡，两面平滑无毛，具有透明腺点；气略带清香，味极苦涩。入药以枝叶青翠者为最好。

2. 显微鉴别

茎横切面：木栓层由 5 ～ 10 多列细胞组成，类方形，少切向加长，部分含有棕色物。皮层狭窄，分泌腔分散；束鞘纤维，石细胞群间断成环状。韧皮部狭窄。木质部宽大，射线细胞 1 ～ 2 行。皮层薄壁组织发达，髓部清晰。

叶片横切面：上表皮细胞呈类方形，略切向伸长，外面有一层较薄角质层；小表皮细胞稍小且大小不等，可见到单细胞非腺毛。栅栏组织细胞 1 ～ 2 行，具有分泌腔，草酸钙簇晶呈零星分布。海绵组织排列较密，且多切向伸长。主脉纤维管束外韧型，由上、下两条维管束构成环状。中柱鞘的纤维束间断成环状。

粉末的识别：粉末浅黄色。木栓细胞的表面观呈类多角形，直径 10 μm 左右，有些含有棕色物。韧皮纤维呈束状或散生，多被折断，断面帚状，黄色，较粗，直径 12 ～ 25 μm，石细胞聚集或分散，类方形或不规则形，直径 25 ～ 50 μm。木纤维呈束状且较细。导管多具有缘纹孔，直径 30 ～ 70 μm，纹孔细，排列密。

（二）含量测定

使用高效液相色谱法测定三叉苦中异吴茱萸酮酚，具体条件如下：采用十八烷基硅烷键合硅胶作填充剂，采用乙腈 - 醋酸水体系作为流动相进行洗脱，容积流量 1.0 mL/min，柱温 30 ℃，检测波长 230 nm。研究结果表明，异吴茱萸酮酚与对照品间标准曲线呈良好的线性关系的线性范围为 29.5 ～ 442.8 μg，相关系数为 0 ～ 9988，平均加标回收率为 103.9%，RSD 为 0.90%。

对广东从化地区的三叉苦叶的挥发油进行 GC-MS 分析可知，其挥发油中主要成分为脂肪酸及脂肪酸酯，其中十六酸占 30.74%、邻苯二甲酸二丁酯占 15.87%、叶绿醇占 13.46%、邻苯二甲酸二丁辛酯占 7.58%、6,10 - 二甲基 - 2 - 十一烷酮占 6.37%、双十一基邻苯二甲酸酯占 3.85%。

六、防治消化系统疾病史记

三叉苦性寒，味苦。其最早记载于《岭南采药录》。《常用中草药手册》中写道："苦寒。清热解毒，燥湿止痒。""防治流感、流脑、乙型脑炎。治疗扁桃体炎、咽喉炎、黄疸型肝炎，每用干叶 3 ～ 5 钱。风湿性关节炎、坐骨神经痛、腰腿痛。虫蛇咬伤、疖肿、跌打扭伤。湿疹、皮炎、痔疮。"此处

论述了三叉苦的功效及应用。

《实用中草药》记载："清热解毒，排脓消肿，止嗽定喘。叶能止血；肺炎、肺脓肿、哮喘、肺出血、烫伤、牛不会回嚼、风湿性关节炎。"《全国中草药汇编》记载："以根及叶入药；苦、寒。清热解毒，散瘀止痛；防治流行性感冒、流行性脑脊髓膜炎、乙型脑炎、中暑。治感冒高热、扁桃体炎、咽喉炎、肺脓疡、肺炎、疟疾、风湿性关节炎、坐骨神经痛、腰腿痛、胃痛、黄疸型肝炎、断肠草（钩吻）中毒；外用治跌打扭伤、虫蛇咬伤、痈疖肿毒、外伤感染、湿疹、皮炎。"

《广西中草药》记载："跌打扭伤：黑老虎根皮2斤；用凡士林适量，调成软膏敷患处；三叉苦叶适量，捣烂加酒敷患处。"《广东中草药》云："预防流感、流脑，治疗脑炎初期、流感、骨痛、大茶药中毒、风湿性关节炎、坐骨神经痛、胃痛、黄疸、腰腿痛、毒蛇咬伤、蜂螫咬伤、湿疹、皮炎、疖肿、跌打扭伤。并作防暑凉茶原料。"《福建药物志》记载："根、叶；苦，微寒；祛痰止咳，清热利湿，消肿解毒……肺脓疡、肺炎、支气管炎、胃痛、急性黄疸型传染性肝炎、脑炎、小儿夏季热、腮腺炎、中耳炎、咽喉炎、断肠草中毒、风湿关节痛、坐骨神经痛、跌打损伤、腰腿痛、荨麻疹、湿疹、疖肿、烫伤，防治流行性感冒。"几处中草药论述三叉苦的功效及应用。

《浙江药用植物志》记载："流行性感冒、扁桃体炎、咽喉炎、气管炎、百日咳、肠炎、痢疾、传染性；外治跌打损伤、疮疖痈肿。"《岭南草药志》记载："根皮、叶。嗅无，味苦，性寒。能清热毒，退大热，为湿火骨痛常用著效药……脑炎；肠胃积滞痛；耳脓疡；解钩吻中毒；骨折；跌伤湿气（休克）。"这几处论述三叉苦的功效及应用。

《广东省中药材标准》记载："为两广地区民间常用中草药，除作为清热解毒、行气止痛药用外，尚作凉茶配方。"《广东地产药材研究》云："用于热病高热不退、咽喉肿痛、热毒疮肿、风湿痹痛、湿火骨痛、胃脘痛、跌打肿痛。外用治皮肤湿热疮疹、皮肤瘙痒、痔疮。"这两处共同论述三叉苦的功效及应用。

《中国药典》载"干燥枝叶""苦、寒""清解热毒、消炎止痛""用于感冒发热、流行性脑脊髓膜炎、乙型脑炎、扁桃体炎、咽喉炎、跌扑肿痛、风湿痹痛、外治疮肿、皮肤瘙痒"。《中药大辞典》分别列"三丫苦叶""三叉虎根"条目，书中记叙"为三丫苦的叶。本植物的根或根皮（三叉虎根）亦供药用""苦、寒""清解，热毒，祛风，除湿。治咽喉肿痛、疟疾、黄疸型肝炎、风湿骨痛、湿疹、皮炎、疮疡"。

七、现代药理与机制研究

（一）抗氧化

通过星点设计–响应面法进行研究，结果显示三叉苦总黄酮提取物具有很强的清除 DPPH 和 ABTS 自由基能力，表明三叉苦提取物具有显著的抗氧化作用。

（二）抵抗肝损伤

通过四氯化碳构建小鼠肝损伤模型，考察三叉苦提取物对小鼠肝损伤的作用以及作用机理。研究结果显示，三叉苦的提取物能使小鼠肝损伤模型的血清谷丙转氨酶、谷草转氨酶以及肝匀浆丙二醛含量下降，使肝脏谷胱甘肽过氧化物酶活性增加。以上结果说明三叉苦提取物能保护四氯化碳诱导的肝损伤。

（三）抑菌作用

以金黄色葡萄球菌、枯草芽孢杆菌、绿脓杆菌、青霉、黑曲霉为供试菌种，采用滤纸扩散法、平板稀释法，对三叉苦叶提取液的抑菌活性进行研究。结果表明，三叉苦叶提取液对细菌具有较强抑制作用，对两种真菌无抑菌作用；对细菌的最低抑制浓度（MIC）范围在 0.125～0.5 g/mL。三叉苦叶提取液的抑菌活性具有热稳定性，并且在 pH 3.59 左右均有抑菌活性，在碱性条件下抑菌作用相对较强。

（四）抗炎和镇痛作用

采用二甲苯诱导小鼠耳肿胀，同时采用热板法观察小鼠的痛阈值、醋酸诱导扭体及角叉菜胶导致足爪肿胀法，考察三叉苦各种提取物的抗炎镇痛作用效果，用紫外分光光度法和酶联免疫吸附法分别检测炎性组织中前列腺素 E2（PGE2）和血清中环氧化酶 – 2（COX-2）的水平，探寻其时效关系及部分机制。结果表明，三叉苦茎水提物、根醇提物对二甲苯诱导的小鼠耳肿胀、醋酸致小鼠扭体、角叉菜胶导致小鼠足爪肿胀具有明显的抑制作用；对炎性组织中前列腺素 E2 和血清中 COX-2 的量也有一定的降低作用，说明其抗炎机制可能与抑制前列腺素 E2 的生成和血清中 COX-2 的量有关。通过建立高脂饮食性胰岛素抵抗大鼠模型，用 ELISA 法检测脂肪细胞炎症因子等方法研究了三叉苦对高脂饮食性胰岛素抵抗大鼠脂肪细胞炎症因子的影响。结果显示，三叉苦对高脂饮食性胰岛素抵抗大鼠脂肪细胞炎症因子有一定调节作用。

（五）调节血糖、血脂作用

用高脂饮食诱导胰岛素抵抗大鼠模型（IR），测定不同组别大鼠的总胆固醇、三酰甘油、血糖、胰岛素及其他指标改变。用高胰岛素 – 正葡萄糖钳夹试验在清醒条件下测定葡萄糖输注率，开展口服糖耐量测试及胰岛素耐量测试，探讨三叉苦对于 IR 大鼠血糖、血脂代谢的影响。研究表明，三叉苦能提高组织葡萄糖利用率，同时能提高外周组织胰岛素敏感性，还能在一定程度上调节 IR 大鼠的血脂以及血糖代谢，使 IR 大鼠高血糖和高血脂下降，使骨骼肌组织中胰岛素受体底物 – 1（IRS-1）mRNA 和胰高血糖素样肽 – 1（GLP-1）mRNA 表达升高。

八、三叉苦方剂的临床应用

复方感冒颗粒剂由紫玉盘、地胆草、三叉苦及青蒿等药物，经过煎煮、浓缩等一系列操作加工合成。该颗粒剂能很好地缓解感冒初期各种病症。该颗粒剂中的三叉苦根具生物碱，具有清热解毒、消肿止痛的功效，可用于治咽喉炎、防治流感等。

三桠苦组方所用的药材包括三桠苦、鸭脚木皮、五指柑根、岗梅根、金盏银盘、连翘、银花及板蓝根，临床上主治上呼吸道感染。在治疗组（中药煎剂三桠苦组方）60 例中有 42 例具有明显的治疗效果，总有效率达到 93%；对照组（盐酸环丙沙星片）58 例，28 例具有明显的治疗效果。

三九胃泰冲剂的成分主要是三叉苦，在临床上用于慢性胃炎的治愈率是 21.3%，其中，具有明显的治疗效果的百分比为 73.3%；在临床上用于浅表性胃炎治愈率为 24.1%，具有明显的治疗效果的百分比为 78.9%。

三叉苦味苦、性寒，三叉苦合剂在临床上主治肝炎。用三叉苦合剂治疗 9 例 HBsAg 阳性者，7 例转阴。由于三叉苦在治疗时用量较大，如果出现口淡、头晕等副作用，可以适当加苍术和党参等。

九、产品开发与利用研究

三叉苦具有广泛的药用价值，如用三叉苦制成的感冒灵片和复方感冒颗粒剂，在治感冒方面疗效非常显著。

参考文献

［1］杨树娟，余玲，康国娇，等. 三叉苦中 6 种成分比较研究［J］. 中成药，2014，36（3）：580 – 585.

［2］鲍长余. 三叉苦化学成分和其他两种药用植物有效成分含量测定的研究［D］. 海口：海南师范大学，2012.

［3］程超寰. 本草释名考订［M］. 北京：中国中医药出版社，2013：211 – 212.

［4］李洪福，王勇，魏娜，等. HPLC 法测定三叉苦中异吴茱萸酮酚含量［J］. 中国现代中药，2013，

15（2）：97－99.

［5］胡向阳，李安，杨璇. 三丫苦对高脂饮食性胰岛素抵抗模型大鼠血糖、血脂代谢的影响［J］. 亚太传统医药，2012，8（8）：14－16.

［6］胡向阳，杨璇，李安. 三丫苦对高脂饮食性胰岛素抵抗模型大鼠 GLP-1 mRNA 的影响［J］. 实用中医药杂志，2012，28（9）：730－731.

［7］罗桂花，林翠清，肖鸬华，等. 响应面法优化三叉苦黄酮提取工艺及抗氧化活性分析［J］. 食品与药品，2022，24（1）：1－6.

山 芝 麻

一、基源

该药物来源于梧桐科植物山芝麻（*Helicteres angustifolia* Linn），传统以根或全株入药。全株全年可采，洗净、切段，晒干。

二、植物形态特征与分布

形态特征：小灌木，高达 1 m，小枝被灰绿色短柔毛。叶狭矩圆形或条状披针形，长 3.5～5 cm，宽 1.5～2.5 cm；顶端钝或急尖，基部圆形，上表面无毛或几无毛，下表面被灰白色或淡黄色星状茸毛，间或混生刚毛；叶柄长 5～7 mm。聚伞花序有 2 至数朵花；花梗通常有锥尖状的小苞片 4 枚；萼管状，长 6 mm，被星状短柔毛，5 裂，裂片三角形；花瓣 5 片，不等大，淡红色或紫红色，比萼略长，基部略长，基部有 2 个耳状附属体；雄蕊 10 枚，退化雄蕊 5 枚，线形，甚短；子房 5 室，被毛，较花柱略短，每室有胚珠约 10 个。蒴果卵状矩圆形，长 12～20 mm，宽 7～8 mm，顶端急尖，密被星状毛及混生长绒毛。种子小，褐色，有椭圆形小斑点。花期：几乎全年。

生长环境及分布：分布于中国、印度、缅甸、马来西亚、泰国、越南、老挝、柬埔寨、印度尼西亚、菲律宾等国；在我国分布于海南、湖南、江西南部、广东、广西中部和南部、云南南部、福建南部和台湾。为中国南部山地和丘陵地常见的小灌木，常生于草坡上。喜温暖湿润的气候，较耐旱，忌积水，对土壤要求不严，在微酸性的黄红壤土也能正常生长。

三、传统习用

味苦，性凉，有小毒，清热解毒。主治感冒发热、肺热咳嗽、咽喉肿痛、麻疹、疟腮、肠炎、痢疾、痈肿、瘰疬、痔疮、毒蛇咬伤。

（1）治疮：根，治疮，去毒，止血，埋口；又能开大肠，食多大便必快。（《生草药性备要》）
（2）治疮毒：叶，捣烂敷患处，治疮毒。（《广州植物志》）
（3）消痈解毒：去瘀生新，消痈解毒。（《福建民间草药》）
（4）解热、治感冒：解表清热，治痧气、热性感冒、毒疮。（《南宁市药物志》）
（5）解热、治肺病：清热止渴，祛痰止咳；治肺病、瘰疬。（《泉州本草》）

四、化学成分

（一）挥发油成分

迄今为止已从山芝麻中分离得到多种挥发油成分：苯甲醛、2－壬稀醛、茴香烯、正癸酸、α－荜澄茄油萜、[1S－(1a,4a,7a)]－1,2,3,4,5,6,7,8－八氢－1,4,9,9－四甲基－环丙烷甘菊环、2,3－甲基萘、石竹烯、γ－异松油烯、β－绿叶烯、5,6－二甲基－1,3－环己二烯、1,4 二甲基萘、α－石竹烯、香树烯、α－愈创木烯、脱氢香橙烯、Gamma－杜松萜烯、β－杜松萜烯、二丁基羟基甲苯、杜松萜烯、ε－杜松萜烯、σ－杜松萜烯、γ－古芸烯、α－杜松萜烯、花侧柏烯、β－红没药烯、1,2,4a,5,6,8a－六氢－4,7－二甲基－1－(1－甲基乙基)萘、匙叶桉油稀醇、α－衣兰烯、(＋)－环异酒剔烯、

4,8a－二甲基－6 异丙烯基－1,2,3,5,6,7,8,8a－八氢萘－2－醇、1,3,5,6－四甲基金刚烷、α－白菖考烯、香橙烯氧化物、1,6,7 三甲基萘、1,2－二氢－1,1,6－三甲基萘、十二烷酸、9,10－脱氢异长叶烯、香橙烯、β－人参烯、α－古芸烯、异喇叭茶烯、1,2,3,3a,4,5,6,7－八氢化－1,4 二甲基－7－(1－异丙基)奥、异松油烯、β－蛇麻烯、1,2,3,4－四氢－1,5,7－三甲基萘、佛术烯、杜松二烯、β－愈创木烯、Y－衣兰烯、σ－荜澄茄醇、β－芹子烯、表姜烯、a－红没药烯、愈创木二烯、环氧异香橙烯、4－异丙基－1,6 二甲基萘、蛇麻烯、8,9－脱氢环状异长叶烯、巨豆三烯酮、4,5－脱氢异长叶烯、桉叶－4,11－二烯－2－醇、6－异丙烯基－4,8a－二甲基1,2,3,5,6,7,8,8a－八氢－萘2－醇、α－紫罗兰烯、异香树烯、2,3－二甲基蒽醌、2,6,6－三甲基1－环己烯－1－乙醛、1－金刚烷甲酸苯酯、1－金刚烷基甲基甲酮、2,4 二甲基苯并[h]喹啉、植烷、十四烷酸、邻苯二甲酸二异丁酯、双酚、顺－12－十四烯醛、邻苯二甲酸癸丁酯、油酸、棕榈酸等。

（二）萜类化合物

山芝麻具有的萜类化合物主要是三萜类成分，包括：宁酸甲酯、山芝麻酸甲酯、山芝麻宁酸、山芝麻酸、白桦脂酸、齐墩果酸等。

（三）其他

山芝麻根、茎、叶中含有丰富的化合物，包括：山芝麻酸甲酯、白桦脂醇－3－乙酸酯、3β-acetoxy-27-(phydroxyl) benzoyloxylup-20 (29)-en-28-oic acid methyl ester、3β-acetoxy-27-benzoyloxylup-20 (29)-en-28-oic acid、3β-acetoxybetulinic acid、pyracrenic acid、葫芦素 D、葫芦素 B、异葫芦素 D、3β-acetoxy-27-[(4-hydroxybenzoyl) oxy] olean-12-en-28-oic acid methyl ester、β－谷甾醇、2α,7β,20α-tri-hydroxy-3β, 21-dimethoxy-5-pregnene、十六烷酸、胡萝卜苷、葫芦素 E、小麦黄素、2,6－二氧基对醌、乌苏酸、3-O－[β－D－吡喃葡萄糖]－谷甾－5－烯－3β－醇甙、麦角甾醇、山芝麻酸甲酯、山芝麻宁酸甲酯、山芝麻宁酸、山芝麻醌、山芝麻内酯、曼宋酮 E、曼宋酮 F、曼宋酮 H、曼宋酮 M。

五、质量研究

（一）鉴别实验

1. 性状鉴别

根为圆柱形，稍扭曲，药用大多切成 2～3 cm 左右段块，根头常有结节状茎枝残基。长约 15～25 cm，直径 0.5～1.5 cm。表面略粗糙，颜色有的为灰黄色，有的是灰棕色或褐棕色，存在不规则的纵向或者斜向裂纹，偶有坚韧侧根，也有点状突起皮孔样侧根痕。断面皮层厚而韧，质硬而不易破碎，断面皮部厚，颜色为淡褐色、灰黄色或深褐色，纤维性强，容易从木部脱离。木部黄或白色，有精细的放射状纹理。断面类圆形，导管分子间界限明显。气稍有香味，味苦，略带涩味。

2. 显微鉴别

木栓层由 10 多行排列有序的细胞组成，具红褐色的物质。皮层狭窄，黄或棕黄色，壁厚，木化；纤维束和薄壁细胞明显间隔排列并间断成环状。具大量的分泌细胞，其细胞内有黄褐色分泌物。韧皮射线清晰，形成层成环，淀粉粒、草酸钙方晶或簇晶存在于薄壁细胞中。

粉末：其颜色为灰白色。木栓细胞淡褐色，表面观呈多角形，也有不规则形的，内具红褐色物。具有许多的韧皮纤维，有的是个别，有的成一束，壁很厚。木纤维壁略厚，直径为 12～30 μm。具缘纹孔导管大，直径为 20～90 μm。薄壁细胞存在草酸钙方晶或簇晶。可见到不规则的棕色块状物散布。淀粉粒大多数为单粒，复粒 2～4 粒的极少见，直径 4～8 μm，脐点短缝状。

3. 理化鉴别

取 5 g 本品后用 50 mL 水溶解，煮沸并滤过，收集滤液后加羟胺－三氯化铁试液，出现紫褐色沉淀（鉴定酯类）；加 2,4－二硝基苯肼试液，出现黄棕色沉淀（鉴定羰基化合物）。

4. 薄层鉴别

溶剂萃取法：取 10 g 的山芝麻，加 100 mL 的甲醇后加热回流 1 h，冷却并滤过，将得到的滤液蒸干；残渣再用 30 mL 水溶解再加醋酸乙酯提取，提取次数为 2 次（每次 30 mL）；将得到的醋酸乙酯液倒在一起，蒸干得到的残渣用 1 mL 甲醇溶解，作供试品溶液。参照薄层色谱法，取 5 μL 供试品溶液并点于硅胶 G 薄层板上（羧甲基纤维素钠作黏合剂）。展开剂是氯仿 – 甲醇（5∶1），展开并晾干，喷 5% 硫酸铈的硫酸乙醇溶液，在 105 ℃ 下加热至斑点显色清晰。供试品色谱中，在与对照药材色谱相应的位置上，结果显示 1 个黄色斑点和 1 个蓝色斑点。

酸水解法：取 20 g 的山芝麻，加 100 mL 甲醇，加热回流 1 h 之后过滤，将滤液蒸干，用 30 mL 盐酸溶液（2 mol/L）溶解残渣，水浴回流 1 h 后降温，用醋酸乙酯萃取 2 次，每次萃取 30 mL，将醋酸乙酯液合并后蒸干，再用 2 mL 甲醇溶解残渣，用作供试品溶液。在与供试品相应位置上画出纯色带，并将色谱条件下所绘色谱图作相对校正后进行测定。参照薄层色谱法检测，吸取 5 μL 的供试品溶液，点在羧甲基纤维素钠黏合剂硅胶 G 薄层板上。用氯仿 – 甲醇 – 甲酸（6∶1∶1）作展开剂，将其展开，捞出，干燥，喷 4% 三氯化铁乙醇溶液，放入 105 ℃ 烘干至斑点明显，结果显示蓝色斑点 5 处；用氯仿 – 甲醇（15∶1）作展开剂，将其展开，取出，干燥，喷含 5% 硫酸铈的硫酸乙醇溶液（1→10），放入 105 ℃ 烘干至斑点明显，结果显示 1 个紫色斑点、1 个黄色斑点。

碱水解法：取 10 g 的山芝麻，加 100 mL 的甲醇，加热回流 30 min 后滤过，将滤液蒸干，用 10% 氢氧化钾溶液 30 mL 将残渣溶解，于水浴回流 30 min 后降温，加浓盐酸调 pH 为 4 ～ 5，醋酸乙酯萃取 2 次，每次萃取 30 mL，将醋酸乙酯液合并后蒸干，再用 1 mL 的甲醇溶解残渣，用作供试品溶液。在与供试品相应位置上画出纯色带，并将色谱条件下所绘色谱图作相对校正后进行测定。参照薄层色谱法检测，吸取供试品溶液 3 μL，点在羧甲基纤维素钠黏合剂硅胶 G 薄层板上。用苯 – 醋酸乙酯 – 甲酸（5∶10∶0.8）为展开剂，将其展开，捞出，干燥，喷 4% 三氯化铁乙醇溶液，放入 105 ℃ 烘干至斑点明显，结果显示 3 个蓝色斑点。

（二）含量测定

山芝麻中含有丰富的 β – 谷甾醇成分，采用薄层色谱法对其 β – 谷甾醇成分进行定性鉴别，用高效液相色谱法测定 β – 谷甾醇的含量。结果表明，薄层色谱法斑点清晰、重复性好。β – 谷甾醇浓度在 3.694 ～ 184.7 μg/mL（$r = 0.9999$）范围内与峰面积具有良好的线性关系；平均加标回收率是 96%（$RSD = 1.17\%$）。

六、防治消化系统疾病史记

民间与史书记载

山芝麻味苦、性寒，归肺、大肠经，具解表清热、解毒消肿功效，主治感冒发热、麻疹、咳嗽等。

山芝麻最早记载在《生草药性备要》，记其为："根治疮，去毒，止血，埋口；又能润大肠，食多大便必快。"《增订岭南采药录》记载："岗芝麻根为凉茶主要原料，亦治骨鲠口喉。台湾药书称为苦麻头，根煎水饮可治疟。"

《福建药物志》记载："山芝麻鲜根 30 g、冰糖 15 g。水煎服。或加百部、积雪草各 30 g。水煎，分 3 次服。"此处记载山芝麻主要用于治肺结核。

《岭南草药志》记载："山芝麻叶 60 ～ 90 g。捣敷患处。"此处记载山芝麻主要用于治疖腮。

《全国中草药汇编》记载："山芝麻 15 g，两面针、古羊藤、枇杷叶各 9 g。水煎，分 2 次服，每日 1 剂。"此处记载山芝麻临床上主要用于治感冒咳嗽。《常用中草药手册》中云："山芝麻干根 15 ～ 30 g。水煎服。"此处记载山芝麻主要用于治肠炎腹泻。《福建民间草药》中云："鲜山芝麻 30 g，酌加水煎。每日服 2 次……鲜山芝麻叶，捣敷。"此处记载山芝麻主要用于治痢疾和痈疽肿毒。

《福建中草药》记载："山芝麻鲜根 30 g，酒水煎服，另用鲜叶捣烂外敷……山芝麻鲜叶和红糖捣烂敷患处。"此处记载山芝麻主要用于治乳痈和蛇头疗。

七、现代药理与机制研究

（一）对结肠炎的作用

通过葡聚糖硫酸钠引起急性结肠炎小鼠模型，研究山芝麻提取物对结肠炎的作用以及作用机制。采用疾病活动度指数对小鼠进行评分，并对小鼠结肠组织进行组织病理学分析，评价山芝麻提取物的治疗效果。采用 ELISA 检测小鼠结肠组织中 IL-6、IL-1β、TNF-α 和髓过氧化物酶水平。采用 RT-qPCR 测定结肠组织 TNF-α、IL-1β、IL-6 mRNA 的表达。采用 Western blot 检测结肠组织 STAT3、p-STAT3、JAK1、JAK2、SOCS3 蛋白的表达。结果显示，山芝麻提取物能改善由葡聚糖硫酸钠水溶液引起的小鼠体质量下降以及疾病的严重程度。结果还表明，山芝麻提取物对葡聚糖硫酸钠引起的小鼠结肠形态学损害起到保护作用。与模型组相比，山芝麻提取物各组结肠组织 TNF-α、IL-1β、IL-6 水平降低，各组结肠组织 mRNA 表达与 JAK1、JAK2、p-STAT3 蛋白表达水平也降低了。结果预测山芝麻提取物改善葡聚糖硫酸钠引起的小鼠结肠炎的机制是通过抑制 NF-κB、STAT3 的信号通路发生的。

（二）抗肿瘤

通过四甲基偶氮唑蓝法研究山芝麻提取物对人结肠癌细胞（HT-29）和卵巢癌细胞（OVCA429）的影响，用荷瘤小鼠 S180 作模型。结果显示，山芝麻的乙醇提取物在高剂量时具有很好的抗肿瘤功效，抑瘤率达到 54.73%。经过 MTT 分析化合物细辛脂素（Asarinin）IC_{50} 值，表明其能明显抑制人结肠癌细胞的增殖，但对卵巢癌细胞的抑制作用微弱。化合物 β-谷甾醇（β-sitosterol）对人结肠癌细胞和卵巢癌细胞均只有轻中度抑制。除此之外，化合物迷迭香酸（rosmarinic acid）和十二硫醇（Dodecanethiol）只对卵巢癌细胞显示轻度的抑制作用，而其他化合物对人结肠癌细胞和卵巢癌细胞无抗增殖作用。

（三）肝纤维化的影响

通过四氯化碳－橄榄油混合物诱导小鼠肝纤维化模型，研究山芝麻酸甲酯对肝纤维化小鼠的影响和作用机制。实验组给予山芝麻酸甲酯，分为低（10 mg/(kg·d)）、中（20 mg/(kg·d)）、高（40 mg/(kg·d)）3 个剂量。结果显示，模型组血清谷丙转氨酶、谷草转氨酶和透明质酸以及肝组织的羟脯氨酸含量均显著比正常组高，病理学结果显示模型组小鼠肝损伤严重。在给予山芝麻酸甲酯之后，小鼠血清谷丙转氨酶、谷草转氨酶、透明质酸和肝组织的羟脯氨酸含量均明显比模型组低，表明山芝麻酸甲酯能够改善小鼠肝组织纤维化的增生。

（四）保肝作用

通过用四氯化碳引起大鼠肝损伤模型，研究山芝麻酸甲酯对肝损伤的影响以及作用机制。结果显示，山芝麻酸甲酯能使四氯化碳诱导的严重病理性肝损伤得到改善；降低大鼠血清丙氨酸氨基转移酶、天门冬氨酸氨基转移酶、白蛋白的水平，提高肝脏肝组织超氧化物歧化酶、谷胱甘肽过氧化物酶和谷胱甘肽还原酶活性，使血浆中炎症因子白细胞介素－6 和肿瘤坏死因子－α 的含量显著降低。研究还发现，山芝麻酸甲酯能抑制和炎症反应调节相关的信号通路 NF-κB，使一氧化氮合酶及环氧合酶－2 的活力下降。除此之外，山芝麻酸甲酯还能使半胱氨酸天冬氨酸特异性蛋白酶－3、半胱氨酸天冬氨酸特异性蛋白酶－8、Fas 和 Fas L 蛋白的表达下调，从而降低肝细胞凋亡。从上述结果可以推测，山芝麻酸甲酯保护四氯代碳引起的大鼠肝损伤的潜在机制可能是与抑制 NF-κB 信号通路减轻炎症反应，并且减少细胞凋亡相关联。

（五）抗氧化作用

通过四氯化碳引起大鼠肝纤维化模型，研究山芝麻水提物对肝纤维化大鼠血清学指标的作用。结果显示，山芝麻各剂量组均能显著增加血清中超氧化物歧化酶的活性，从而使肝纤维化大鼠血清丙二醛、羟脯氨酸、透明质酸和金属蛋白酶组织抑制因子 – 1 含量下降（$P < 0.01$ 或 $P < 0.01$）。实验结果还提示，山芝麻能抑制脂质过氧化的机制和其抗自由基有一定的联系。

（六）抗乙肝病毒

通过血清药理学法，在体外培养乙型肝炎病毒（HBV）的体外细胞培养系统中（HepG2.2.15 细胞），研究山芝麻体外抗乙型肝炎病毒的功效。结果显示，在体外培养的 HepG2.2.15 细胞，给予山芝麻含药血清能显著抑制乙型肝炎病毒 DNA 的复制，且抑制作用具有显著的量效及时效反应关系。结果表明，山芝麻在体外对乙型肝炎病毒具有显著的抑制作用。

（七）抗炎镇痛作用

通过二甲苯诱导小鼠耳郭肿胀模型，用醋酸诱导小鼠腹腔毛细血管通透性增高模型。结果显示，山芝麻对二甲苯所致小鼠耳郭肿胀有明显抑制作用，对醋酸所致小鼠腹腔毛细血管通透性升高有抑制作用，并且能使小鼠热板痛阈值下降，降低醋酸所致扭体次数。结果表明山芝麻具抗炎镇痛的功效。

（八）抑菌作用

通过气相色谱和质谱联用技术对山芝麻根石油醚相和乙酸乙酯相萃取物抑菌成分进行研究。结果显示，山芝麻萃取物能抑制 10 种植物病原真菌菌丝活性，且抑制程度不同。山芝麻根石油醚相和乙酸乙酯相萃取物在 1.5 mg/mL 浓度下对香蕉炭疽病菌菌丝具有较强的抑制作用，抑制率分别达到了 87.00% 和 86.14%，EC_{50} 值分别是 0.062 mg/mL 和 0.052 mg/mL；这两种相的萃取物在浓度为 2 mg/mL、4 mg/mL 和 8 mg/mL 时对香蕉炭疽病菌分生孢子萌发也具有较强的抑制作用，抑制率都大于 70%；这两种相的萃取物浓度低于 10 mg/mL 时对香蕉炭疽病的防治率分别是 72.32% 和 59.77%。

八、山芝麻方剂的临床应用

复方土牛膝颗粒由土牛膝、山芝麻、一点红等中药制成。治疗组口服复方土牛膝颗粒，每次 5 ～ 10 g，一天 3 次，3 天为一个疗程；对照组服用头孢克洛颗粒，每次的用量是 0.125 g，一天 3 次，3 天为一个疗程。结果显示，口服复方土牛膝颗粒的治疗组疗效明显比对照组的疗效好（$P < 0.05$），两组都没有发生不良反应。复方土牛膝颗粒在临床上主小儿急性咽炎和扁桃体炎。

复方岗梅冲剂是由岗梅、水杨梅和山芝麻（1∶1∶0.5）制成，临床上用于治疗急性咽喉炎和急性扁桃体炎，总有效率分别达到 94.4% 和 96.3%，能减轻发热、红肿的症状。

肤乐搽剂是用黄芩、黄柏、鬼针草、山芝麻、川芎、丁香等中药制成，临床上主治湿疹和接触性皮炎，其总有效率分别是 85.7% 和 88.8%。

用于治虫咬肿痛：陈茂潮等人用蛇鳞草、大黄、三角草、独行千里和山芝麻等制成的蛇黄散，外敷伤处，其总有效率是 96.0%，一般用于治蜈蚣咬伤、蜂螫伤以及其他蚊虫咬伤。

用于治感冒：由山芝麻、地胆草、三叉苦等制成的复方感冒颗粒剂，用于治疗感冒初期患者 224 例，在治疗 2 天之后，患者的肢体酸痛、咽痛等症状均有消退，有效率高于 88%。

用于治声带小结：用丹皮 12 g、桃仁 12 g、山芝麻 12 g 等制成的处方，梁秀平等将其用于临床治疗，结果显示，声带小结 40 例中痊愈的有 31 例，其中具有明显效果的 5 例、有效的 2 例、无效的 2 例，其总有效率达到 95%。

用于治非特异性结肠炎：张洪霞等采用两面针、山芝麻、三七、九里香和五指毛桃等制成的远兴痔疮水，用于治非特异性结肠炎患者，在治疗 40 例非特异性结肠炎患者中共有 32 例治愈，其中有好转的 7 例、无效的 1 例，总有效率达到 97.50%。

用于治痔疮：取 4 kg 的山芝麻根、0.5 kg 的芭蕉叶（烧灰存性）和 0.5 kg 的石灰乳（浓石灰液），制成澄清透明注射液。此注射液供局部注射，临床上用于主治痔疮。

九、产品开发与利用研究

保鲜作用：山芝麻根石油醚相和乙酸乙酯相萃取物能抑制香蕉炭疽病菌分生孢子萌发和香蕉炭疽病菌菌丝的活性，在一定程度上能保护香蕉果实，在水果保鲜中具有应用前景。

由山芝麻、地胆草、三叉苦等制成的复方感冒颗粒剂，能用于治疗感冒初期的各种症状。

文献参考

[1] 苏丹，高玉桥，梅全喜. 山芝麻药材中 6 个三萜类成分及总三萜的含量测定［J］. 时珍国医国药，2016，27（5）：1038－1040.

[2] 陈贵，夏稷子，徐作刚. 山芝麻中 β－谷甾醇的定性和定量分析［J］. 中国民族民间医药，2020，29（11）：40－42.

[3] 邓永洁，苏丹，高玉桥，等. 山芝麻提取物通过抑制 NF-κB 和 STAT3 信号通路改善葡聚糖硫酸钠所致结肠炎［J］. 中药材，2021，44（2）：447－451.

[4] 陈丽霞，李克，李俊，等. 山芝麻酸甲酯对肝纤维化小鼠的影响［J］. 中国临床药理学杂志，2020，36（17）：2654－2657.

[5] 梁财，陈颖，李昌恒，等. 山芝麻提取物对 10 种植物病原真菌的抑菌活性初探［J］. 广西植物，2020，40（5）：715－726.

[6] 卢春远，林兴，黄权芳，等. 山芝麻酸甲酯对 CCl_4 致大鼠慢性肝损伤的作用及其机制的影响［J］. 中国实验方剂学杂志，2017，23（7）：141－147.

[7] 金孝勤，庞素秋. 山芝麻中化学成分与抗肿瘤活性研究［J］. 安徽医药，2016，20（1）：34－37.

香　茅

一、基源

该药物来源于禾本科植物香茅 [*Cymbopogon citrates* (DC.) Stapf]，又名香薷，传统以全草入药。

二、植物形态特征与分布

形态特征：多年生草本，簇生成大丛；秆直立，粗壮，高 1.5～2 m。叶片扁平，长而宽，阔线形，长 40～80 cm，宽 1～1.2 cm，先端细长渐尖，基部圆形或心形而抱茎，两面光滑，边缘粗糙；叶鞘无毛，叶舌厚，鳞片状，长圆形。圆锥花序疏散，复生，长 30～60 cm；分枝纤细，顶端的稍下垂；总状花序成对，不等长，一具 3～4 节，一具 4～6 节，长 12～18 cm。小穗轴节间和小穗柄窄棒状，长约为无柄小穗之半，二者的先端斜形，膨大而具裂齿，边缘被疏长毛，毛稍伸展；小穗均无芒；无柄小穗线形至披针状线形，长 4.5～5 mm，基盘钝，被短束毛；第一颖披针状线形，先端钝，常有不规则的裂齿，背下部呈明显的弓形，有 2 脉或无脉，边缘具短缘毛。不孕小花的外稃长圆形，有短缘毛；结实小花的外稃线形，小而狭，长约为小穗之半或更短，有短缘毛；具柄小穗与无柄小穗等长而呈圆形，先端短尖或钝。第一颖被短柔毛，脊上有硬的短缘毛；第二颖卵状披针形，具 3 脉；不孕小花的外稃长圆状披针形，有短缘毛，具 2 脉，边缘内卷。

生长环境与分布：香茅分布于我国东南亚热带一带，喜温、喜雨，在无霜冻或霜冻较少地区均长势较好。因其根系发达，可耐旱、耐瘠，生长较粗放。在国内，温度是香茅分布的一个重要影响因素，只要轻霜出现，叶尖即开始冻害，当温度降低到 −1.8 ℃时，叶片几乎完全受害。因冬季气温较低，持续时间较长，霜害较重，所以香茅均难过冬。香茅通常在栽培 3 年内必须进行一次更新。

三、传统习用

味辛，气香，性温。祛风通络，温中止痛，止泻。主治感冒头身疼痛、风寒湿痹、脘腹冷痛、泄泻、跌打损伤。

历代本草记载：

（1）止痛、祛风消肿：祛风消肿。主治头晕头风、风疾、鹤膝症、心痛。（《广东中药》）

（2）用于呕吐：无毒，下气，除烦热，疗呕逆冷气。（《日华子本草》）

（3）补虚、止咳、镇痛：补虚、止咳、镇痛、宁心。（《贵州草药》）

（4）用于霍乱：霍乱转筋者，单煮服之。（《本草图经》）

（5）用于霍乱：治霍乱不可阙也，用之无不效。（《本草衍义》）

（6）性味：味辛，微温。（《汤液本草》）

（7）用于霍乱：主霍乱腹痛吐下，散水肿。（《本草》）

（8）治伤暑：属金与水，而有彻上彻下之功，治水甚捷。肺得之则清化行而热自下。又云：大叶香薷治伤暑，利小便。浓煎汁成膏，为丸，服之以治水胀，病效。（《本草衍义补遗》）

（9）止吐、止痛：主脚气寒热。世医治暑病，以香薷饮为首药。然暑有乘凉饮冷，阳气为阴邪所遏，遂病头痛，发热恶寒，烦躁口渴，或吐或泻，或霍乱者。宜用此药，以发越阳气，散水和脾。若饮食不节，劳役作丧之人，伤暑大热大渴，汗泄如雨，烦躁喘促，或泻或吐者，乃劳倦内伤之证，必用东垣清暑益气汤、人参白虎汤之类，以泻火益元府也。若用香薷之药，是重虚其表，又济之以热矣。盖香薷乃夏月解表之药，如冬月之用麻黄，气虚者尤不可多服。而今人不知暑伤元气，概用代茶，谓能辟暑，真痴人说梦也。其治水之功，果有奇效。益见古人方皆有至理，但神而明之，存乎其人而已。（《本草纲目》）

（10）主治水肿：治产后水肿。（《全国中草药汇编》）

（11）治霍乱、去火：香薷，味辛，气微温。无毒。主霍乱中家脘绞痛，治伤暑小便涩难。散水肿有彻上彻下之功，肺得之清化行热自下也。去口臭有拨浊回清之妙，脾得之郁火降气不上焉。解热除烦，调中温胃。（《本草蒙筌》）

（12）治疗筋骨疼痛：除风湿、散凉寒。治筋骨疼痛及半身麻木，风湿疼痛，风寒湿全身疼痛。（《四川中药志》）

（13）治霍乱：治霍乱不可缺也。（《本草》）

四、化学成分

（一）萜类化合物

目前从香茅中分离得到的萜类化合物有单萜类化合物及烯萜类化合物。具体如下：

1. 单萜类化合物

该类化合物有香茅醛、香叶醛、香叶醇。

化合物结构图如下：

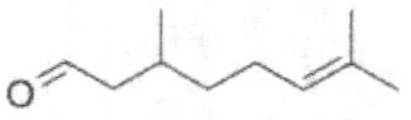

香茅醛 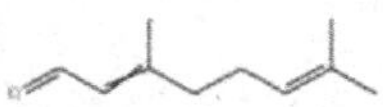　　　　　　　　香叶醛 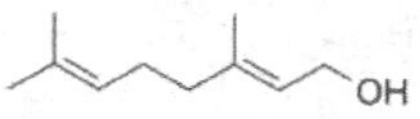　　　　　　　　香叶醇

2. 烯萜类化合物

该类化合物有 α-蒎烯、β-榄香烯、大根香叶烯、柠檬烯、δ-杜松烯。

化合物结构图如下：

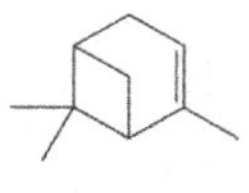

α-蒎烯 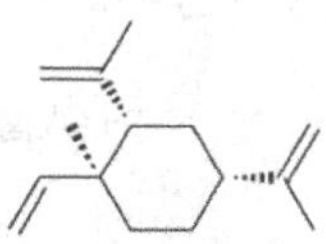　　　β-榄香烯 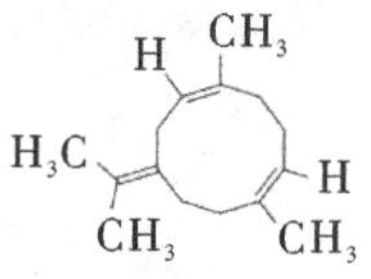　　　大根香叶烯 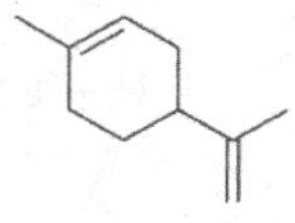　　　柠檬烯 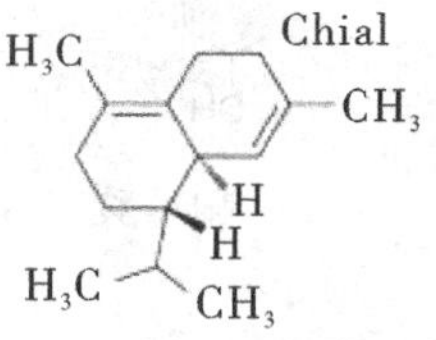　　　δ-杜松烯

（二）黄酮类化合物

目前从香茅中提取的黄酮类化合物为木樨草素。

化合物结构图如下：

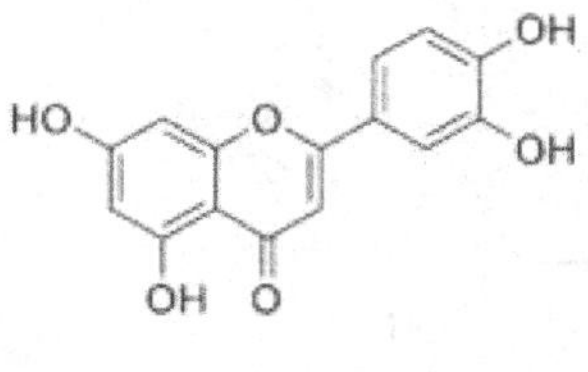

木樨草素

（三）苯丙素类化合物

目前从香茅中提取的苯丙素类化合物为绿原酸。

化合物结构图如下：

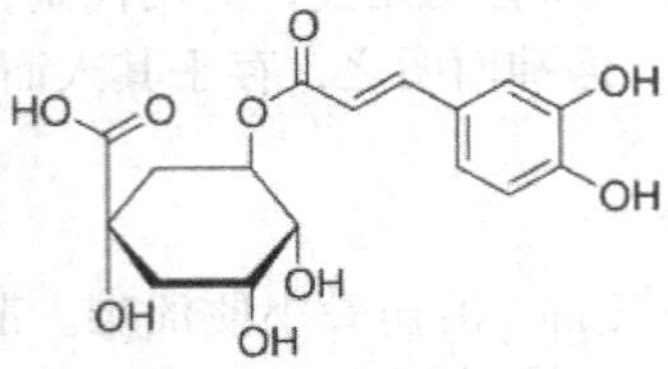

绿原酸

（四）其他成分

目前从香茅中提取的其他成分有芳樟醇、乙酸香茅酯、橙花醛、异荭草素、咖啡酸、对－香豆酸、二十八醇、三十醇、三十二醇、二十六醇、β－谷甾醇、蔗糖等。

部分化合物结构图如下：

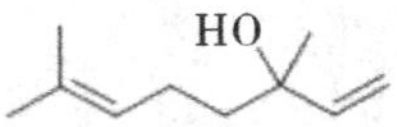

芳樟醇 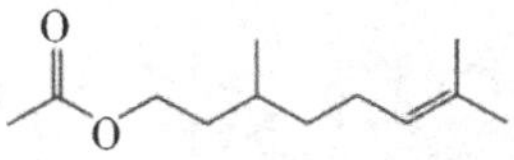　　　　　乙酸香茅酯 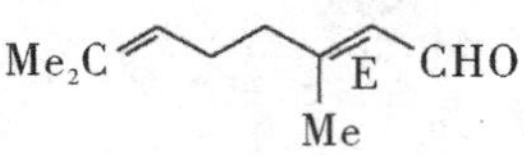　　　　　橙花醛 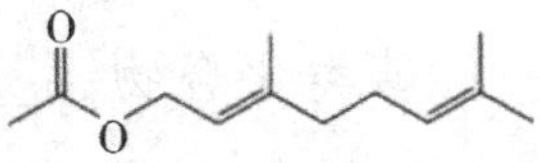　　　　　乙酸香叶酯

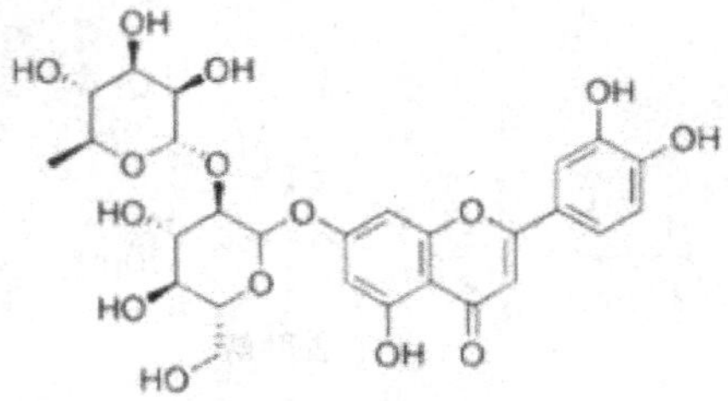

木樨草素－7－O－新橙皮糖苷 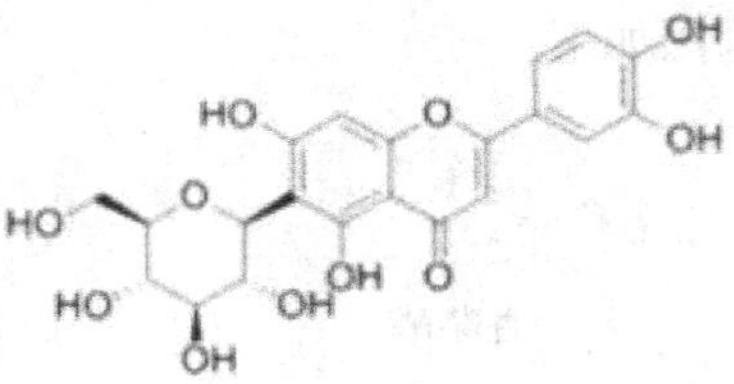　　　　　　　异荭草素

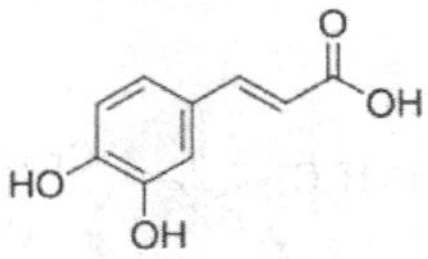

咖啡酸 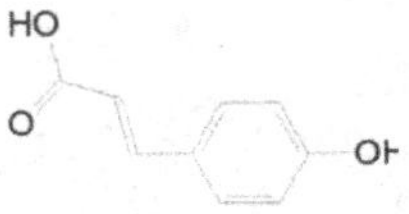　　　　　对－香豆酸 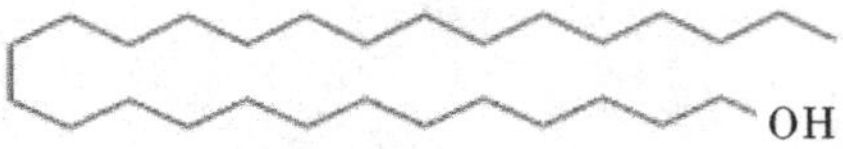　　　　　二十八醇

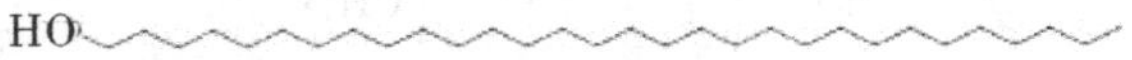

三十醇 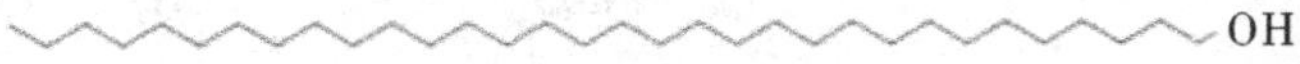　　　　　　　　　　　三十二醇

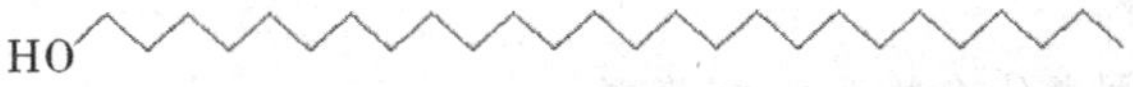

二十六醇

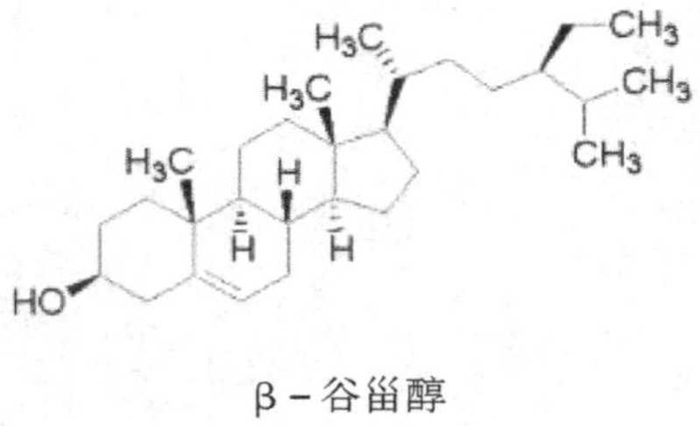

β－谷甾醇 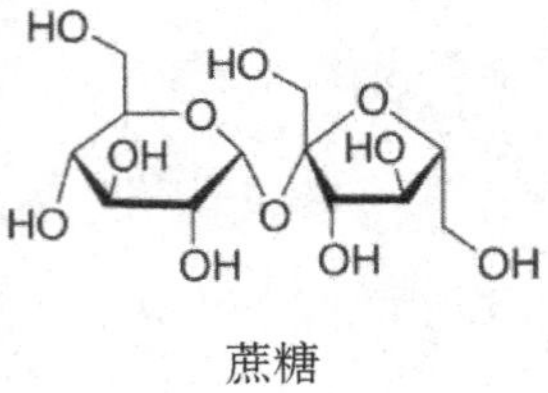　　　　　　　蔗糖

五、质量分析

（一）鉴别实验

1. 性状鉴别

香茅茎多数分枝，呈四方柱状；表面黄棕色，具显著的节，质脆；断面淡黄色。叶对生，皱缩或破碎，舒展后呈长披针形，边缘具黄绿色或暗绿色的疏锯齿。花轮密生，呈头状；苞片被柔毛，白色；花萼形状近钟状，先端5裂；花冠萎缩。

2. 显微鉴别

本品粉末特征为淡棕绿色。上下表皮密被绒毛，白色；非腺毛含基细胞及顶细胞，单列的基细胞具2～4个，交织成团的顶细胞为单个细胞，常扭曲。腺毛由内含黄棕色油状物的细胞组成，5～10个。叶表皮细胞四周弯曲，增厚，表面具细条纹；气孔形状为直轴式。叶肉细胞具草酸方晶。

（二）含量测定

用气相色谱法提取香茅精油的成分。气相色谱条件为：分流进样，分流比 50∶1，进样温度 250 ℃。升温程序：初始温度 50 ℃，保持 2 min；以 5 ℃/min 速率升至 200 ℃，保持 1 min；以 10 ℃/min 速率升至 280 ℃，保持 1 min。用正己烷为提取溶剂，通过正交试验确定香茅精油的最佳提取工艺。香茅精油由香茅醛（31.38%）、香叶醇（18.43%）、9 种烯（16.07%）、戊醇（27.3%）和少量烷烃以及酯类组成。

六、防治消化系统疾病史记

（一）民间与史书记载

《开宝本草》记载："苗、叶可煮作浴汤，辟邪气，令人身香。"《岭南采药录》云："散跌打伤瘀血通经络。头风痛，以之煎水洗。将香茅与米同炒，加水煎饮，立止水泻。煎水洗身，可祛风消肿，辟腥臭。提取其油，止腹痛。"张穗坚《常用中草药手册》记载："主治胃痛、腹痛、腹泻、风湿肿痛、脚气、月经不调。"

清·黄钰《名医别录》记载："霍乱、腹痛、吐下，散水肿。"宋·刘翰《开宝本草》记载："味辛，微温。主霍乱腹痛吐下，散水肿。"此两处共同论述了香茅的功能。

明·缪希雍《本草经疏》记载："香薷，丹溪谓其有金与水，然亦感夏秋之气以生者，故其味辛，其气微温而无毒。可升可降，阳也。入足阳明、太阴，手少阴经。辛散温通，故能解寒郁之暑气，霍乱腹痛吐下转筋，多由暑月过食生冷，外邪与内伤相并而作。辛温通气，则能和中解表，故主之也。散水肿者，除湿利水之功也。孟诜谓其去热风，卒转筋者，煮汁顿服半斤即止。为末，水调服止鼻衄。日华子谓其下气，除烦热，疗呕逆冷气。汪颖谓其夏月煮饮代茶，可无热病。调中温胃。含汁漱口，去臭气。"此处论述了香茅的主治、功效。

（二）传统药对研究

常见的药对有香茅配黄柏、香茅配土荆芥、香茅配甘草等。各药对的名称、药性配伍、配伍比例、药理作用见下表。

药对名称	药性配伍	配伍比例	药理作用
香茅配黄柏	温寒配伍，香茅性温、黄柏性寒	1∶1	散脓汁、生肌肉、止痛、治疽疮
香茅配土荆芥	温寒配伍，香茅性温、土荆芥性寒	1∶1	治骨节疼痛
香茅配甘草	平温配伍，香茅性温、甘草性平	1∶3	治乳腺增生

七、现代药理与机制研究

（一）抗氧化

采用 DPPH 自由基清除率、ABTS 自由基清除率以及亚油酸氧化的抑制率评估香茅挥发油的抗氧化活性。结果显示，相对于抗氧化剂二丁基羟基甲苯（BHT）的 IC_{50} 值（0.081 mg/mL），香茅挥发油对 DPPH 自由基的 IC_{50} 值（0.546 mg/mL）和对 ABTS 自由基的 IC_{50} 值（1.694 mg/mL）均高于 BHT。

（二）抗肿瘤

在研究香茅挥发油次要提取物的主要成分以及其药理作用时，结果显示香茅挥发油次要提取物的主要成分榄香烯、吉马烯等萜烯类化合物，并发现其能抗肿瘤。

（三）降压作用

给大鼠服用香茅煎剂，抑制由角叉菜胶诱发的足跖肿。在给大鼠静脉注射小剂量的香茅煎剂后会使大鼠的血压短暂降低，当剂量增加到一定时，血压降低时间也会相对延长。

（四）抗菌作用

通过微量肉汤稀释法和时间 – 杀菌曲线研究香茅醛对金黄色葡萄球菌的抑菌活性，结果显示，香茅醛对金黄色葡萄球菌有快速抗菌功效，其最小抑菌浓度（MIC）及最小杀菌浓度（MBC）都是 0.80 mg/mL。香茅醛可作为金黄色葡萄球菌生长的天然高效抑菌剂。香茅醛抑制金黄色葡萄球菌生长的机理是通过破坏金黄色葡萄球菌细胞膜的完整性并影响该菌的 DNA 结构，进而干扰细菌细胞的正常生理活动。

采用平板熏蒸法研究 6 种精油在气相状态下对铜绿假单胞菌、金黄色葡萄球菌、大肠杆菌和沙门氏菌的最低抑菌浓度和最小杀菌浓度。结果发现，抑菌效果显著的是香茅精油、肉桂精油以及罗勒精油，这 3 种精油浓度为 0.125 μL/mL 时均可抑制这 4 种供试菌。其中，香茅精油和肉桂精油在浓度为 0.125 μL/mL 还可杀死除铜绿假单胞菌外的其他供试菌。将香茅精油、肉桂精油和罗勒精油按 4∶1∶8 比例进行配置时的抗菌效果最好。香茅精油发挥抗菌作用的主要有效成分是香茅醛、香叶醇和香茅醇。

（五）止痛

《岭南采药录》等书均有记载香茅用于止痛的历史。现代研究还发现香茅草能治头、胃痛，治筋骨疼痛、麻木等痛症。其中，香茅中具有止痛功效的有效成分是 β – 香叶烯。

（六）其他

研究表明，香茅挥发油不仅能松弛支气管平滑肌，还能改善肺通气功能，以及减少 95% 乙醇造成的大鼠急性胃黏膜损伤。

八、香茅方剂的临床应用

槐白皮二两、黄柏一两半、香茅叶一两半，有化毒气、散脓汁、生肌肉、止疼痛之功效，主治疽疮。

香青百草油搽剂由香茅、松节油、薄荷素油、薄荷脑等多种药材经科学配方加工而成，临床上主要用于止痛。

复方木尼孜其颗粒由茴香根皮、骆驼蓬子、香茅、洋甘菊、甘草、罗勒子等多种药材经科学配方加工而成。其除了可以治疗白癜风等过敏性皮炎外，在治疗乳腺增生等方面也具有广泛应用。

九、产品开发与利用研究

杀虫作用：在水果蔬菜的防虫方面，香茅精油能防控虫害与病害。现有研究表明，香茅精油对于保鲜的水果、蔬菜具有驱避和触杀害虫等作用。除此之外，香茅油还能杀死枸杞蚜虫，且浓度与枸杞蚜虫死亡率具有一定的正比关系。香茅是一种对环境无害的天然杀虫剂。

保鲜作用：香茅精油是一种天然杀菌剂，能抑制水果、蔬菜的病原菌的生长，在防腐和保鲜方面具有广泛应用。许泽文等人研究发现，巨峰葡萄在贮藏时，香茅精油处理的葡萄出现腐烂现象比未处理的出现得晚，且香茅精油浓度为 0.05% 时保鲜效果达到最好。

香茅还可以用作草本饲料原料供动物养殖，在牛、鸡等动物养殖中具有广泛应用。香茅供动物养殖的主要成分是香茅精油及香茅粉。有研究表明，于饲料中用 0.6% 香茅精油处理可使鹌鹑蛋中脂肪和胆固醇的含量下降。添加 0.25 mL/L 香茅精油可改善瘤胃发酵。在研究文昌鸡养殖时，香茅草粉作为一种饲料添加剂，结果发现用 3% 香茅草粉饲料养殖的鸡日平均增重比对照组提高了 11.77%。香茅具有多种多样的活性成分，可推广香茅在动物养殖中广港应用。

参考文献

[1] 段雪娟，张潼，曾洁滢，等. 植物精油的熏蒸抗菌活性及其机理研究 [J]. 食品工业科技，2023，1 (12)：1 – 19.

[2] 牛彪，金川，梁剑平，等. 牛至、香茅、丁香精油化学成分及体外抑菌活性研究 [J]. 食品研究与开发，2020，41 (3)：46 – 52.

[3] SINGH R K, DEY A, PAUL S S, et al. Responses of lemongrass (Cymbopogon citratus) essential oils supplementation on in vitro rumen fermentation parameters in buffalo [J]. Indian journal of animal nutrition，2018，35 (2)：174.

[4] 许泽文，李环通，王绮潼，等. 柠檬草精油成分分析、抑菌性及对巨峰葡萄保鲜研究 [J]. 食品研究与开发，2020，41 (1)：51 – 59.

[5] 左明明，刘腊才，宋菲，等. 维吾尔药复方木尼孜其颗粒临床应用研究进展 [J]. 中国药业，2014，23 (2)：95 – 96.

姜

一、基源

该药物来源于姜科姜属植物姜（*Zingiber officinale* Rosc.），传统以其干燥根茎入药。

二、植物形态特征与分布

形态特征：植株高 0.5～1 m；根茎肥厚，多分枝，有芳香及辛辣味。叶片披针形或线状披针形，长 15～30 cm，宽 2～2.5 cm，无毛，无柄；叶舌膜质，长 2～4 mm。总花梗长达 25 cm；穗状花序长 4～5 cm；苞片卵形，长约 2.5 cm，淡绿色或边缘淡黄色，顶端有小尖头；花萼管长约 1 cm；花冠黄绿色，管长 2～2.5 cm，裂片披针形，长不及 2 cm；唇瓣中央裂片长圆状倒卵形，短于花冠裂片，具紫色条纹及淡黄色斑点，侧裂片卵形，长约 6 mm；雄蕊暗紫色，花药长约 9 mm，药隔附属体钻状，长约 7 mm。花期在秋季。

生长环境与分布：姜主要栽培在我国的热带地区，其栽培省区在我国的中部、东南部以及西南部。其生长环境是喜温暖湿润，耐阴，不耐寒冷和干旱。

三、传统习用

从传统中药的使用情况来看，干姜性偏热、味偏辛，归肺、胃、脾经。温中散寒，回阳通脉，燥湿消痰。主治心腹冷痛、吐泻不止、脉寒而畏冷、喘咳等症，以及风寒湿痹等。

生姜、干姜、炙姜煨姜和炮姜因加工炮制方法的不同而具有不同的性质、功效和临床应用。

生姜味辛、微温，入肺、脾、胃三经。经研究发现，生姜不仅能发汗解表和解毒，还有温中止呕、温肺止咳、改善血液循环、促进出汗及消化的功效。除此之外，生姜还具有增强机体免疫力及抗菌消炎等药理作用。临床上常用生姜治疗以下疾病：感受风寒之邪所致恶寒发热、头痛鼻塞等各种表证；各种呕吐，常捣汁冲或切薄片嚼服，也可抹舌；各种急性支气管炎、肺炎及哮喘等慢性疾病。生姜还常同其他散寒止咳药一起用于风寒客肺咳嗽。

生姜还有以下用途：生姜可用于解鱼蟹中毒、口舌麻木、生半夏等所致的中毒；生姜与大枣配伍，以姜枣为主取调和营卫之功，能改善内伤杂病、脾胃失调；生姜有温中散寒之功用，生姜皮专走水气、消除浮肿；风痰、风痰阻遏经络以及半身不遂等疾病可用生姜汁来治疗；生姜能解酒毒、止呕、止泻。

干姜属辛热之品，归脾、胃、心、肺经，具有温中散寒、回阳通脉、温肺化饮之功，偏于治胃脘、脐腹、心肺之寒凉。干姜可温散肺寒，化痰饮（小青龙汤）。精血不足、内有热邪的人不适合使用。

炙姜的作用介于干姜和炙甘草之间，是一种比较温和的药物，有较强的补阳能力，可增强机体免疫功能，故常用于治疗虚损性疾病及一些慢性疾病。

煨姜的作用介于生姜和干姜之间，较干姜则不干，比生姜则不散，临床上多用逍遥散等调和脾胃的药物。

炮姜又叫黑姜、姜炭等，味苦、性大热，归肝、脾经，偏下腹。脾肾寒凉，炮姜好去血，能祛血中之寒，且能下瘀。临床常用于：虚寒性吐衄下血、崩中漏下等症，或者产后恶露不绝、少腹痛等症状；感受寒邪或过食生冷，或坐卧湿地而引起经行腹痛，或经行不畅，色紫有块。

历代本草记载：

（1）去秽恶：生姜，性温味辛微带甘，辛本属肺，心之柔也。心惟得其所胜，则气通而宣畅，故能通神明。神明通是心气胜，而一身之气皆为吾所使而亦胜矣。一身之气胜，则邪气不能容矣，故能去秽恶。（《本草要略》）

（2）去邪辟恶：姜辛而不荤，去邪辟恶，生啖熟食，醋、酱、糟、盐、蜜煎调和，无不宜之。可蔬可和，可果可药，其利溥矣。凡早行山行，宜含一块，不犯雾露清湿之气，及山岚不正之邪。（《本草纲目》）

（3）用于外感内伤：生姜、干姜，统治百病，不拘外感内伤虚实，并外感内伤，及不内外因诸证。寒则为桂枝使，热则为芩、连使，虚则为参、芪、归、芍使，实则为枳、朴、槟、陈使；从芒硝、大黄，则攻下而行；从熟地、石斛，则凝敛而止；从燥药则燥；从润药则润；应外用者，或捣汁涂，或捣渣熨，治病万种，应变无方。（《本草汇言》）

四、化学成分

（一）萜类化合物

目前从姜中分离得到的萜类化合物有单萜类化合物及烯萜类化合物。具体如下：

1. 单萜类化合物

该类化合物有 d - 龙脑。

化合物结构图如下：

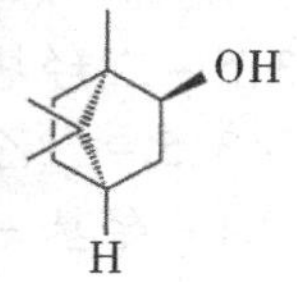

d - 龙脑

2. 烯萜类化合物

该类化合物有 α - 蒎烯、β - 水芹烯、α - 姜烯、β - 红没药烯、1' - 乙酰氧基胡椒酚乙酸醋姜醇、姜烯、水芹烯。

化合物结构图如下：

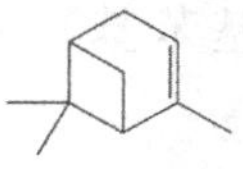

α - 蒎烯 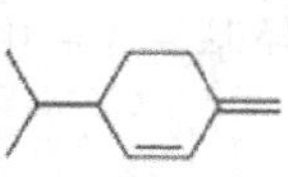　　　β - 水芹烯 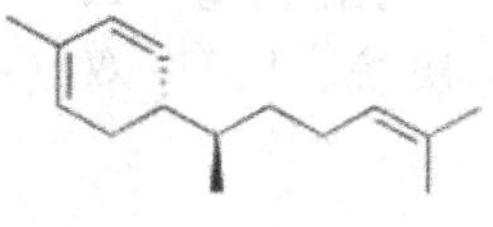　　　α - 姜烯 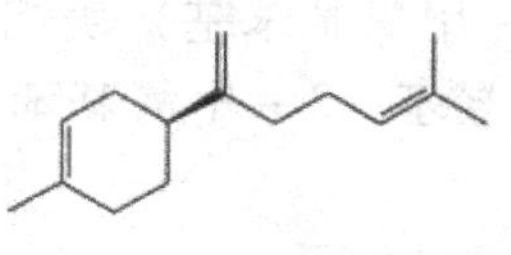　　　β - 红没药烯

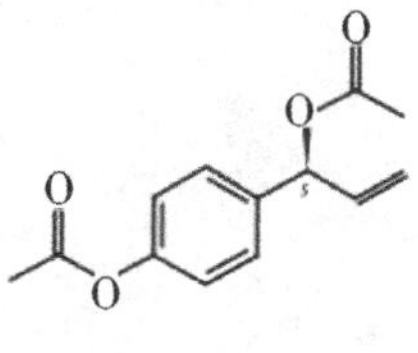

1' - 乙酰氧基胡椒酚乙酸酯 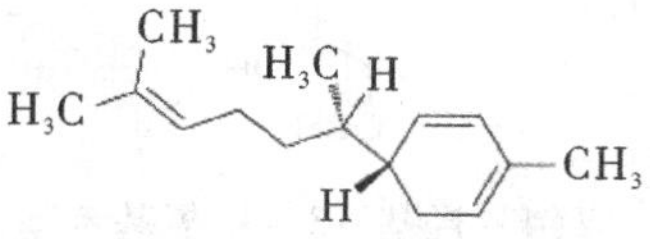　　　　姜烯 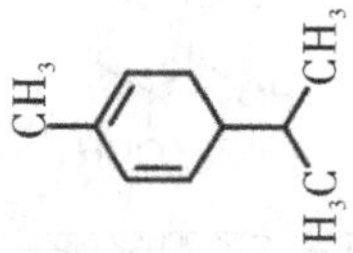　　　　水芹烯

（二）姜辣素化合物

姜辣素化合物分为6类，包括：姜醇类、姜烯酚类、副姜油酮类、姜二酮类和姜二醇类等。姜辣素主要的化学成分为6 - 姜醇、8 - 姜醇、10 - 姜醇、6 - 姜烯酚、8 - 姜烯酚、10 - 姜烯酚和6 - 姜二酮7 种辛辣物质。

7 种辛辣物质的化合物结构图如下：

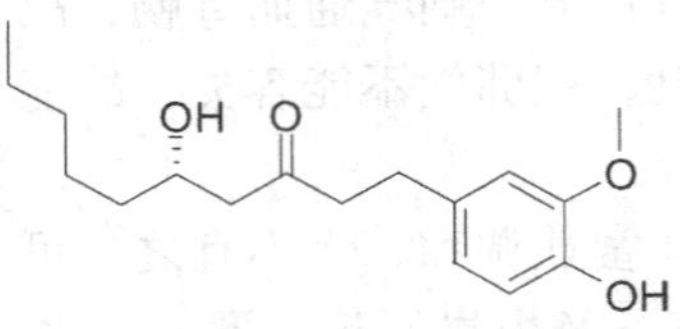

6－姜醇 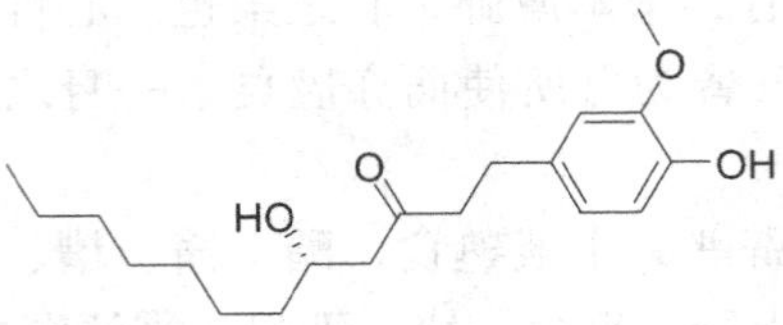　　　　　8－姜醇 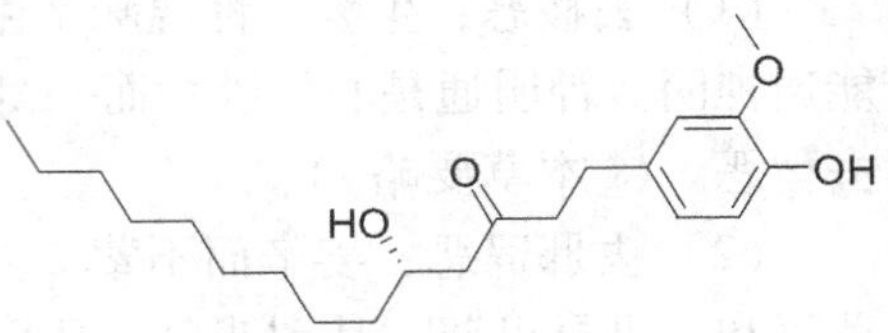　　　　　10－姜醇

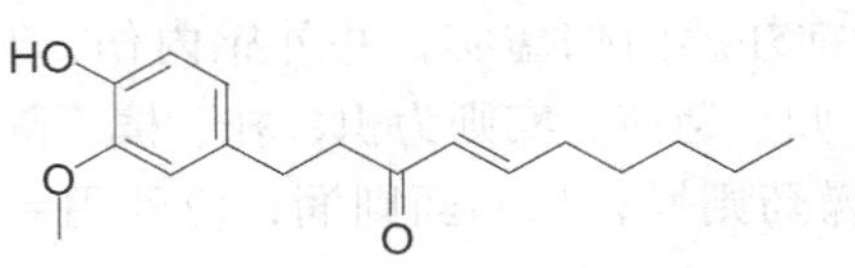

6－姜烯酚 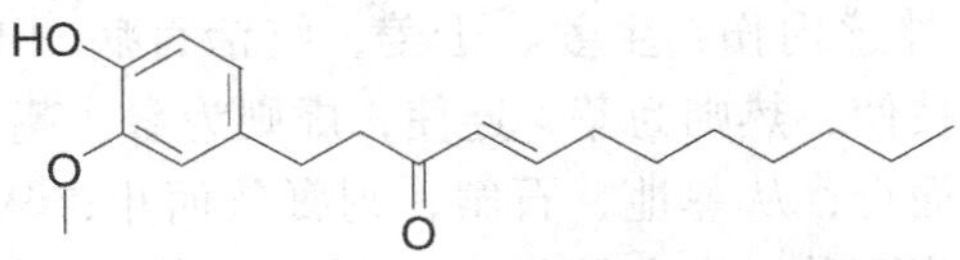　　　　　　　8－姜烯酚

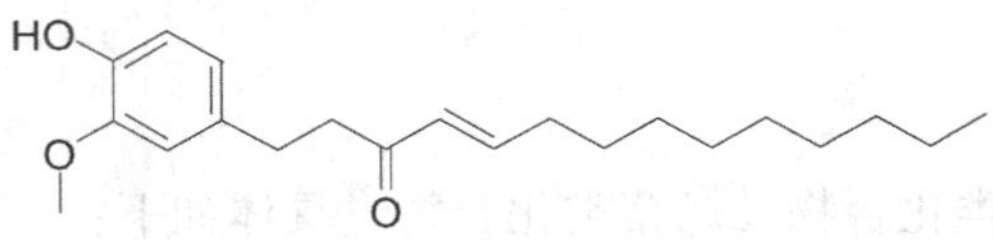

10－姜烯酚 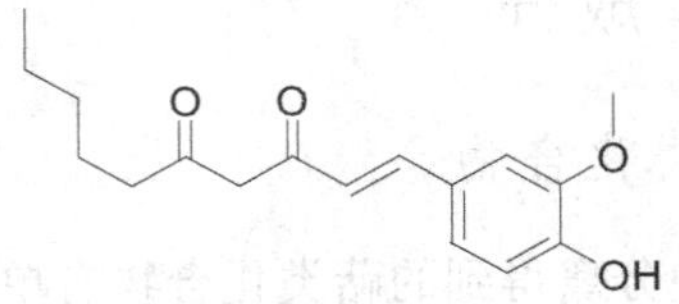　　　　　　　6－姜二酮

（三）二苯基庚烷类化合物

该类化合物有（3S,5S）－3,5－二乙酰氧基－1,7－双（4－羟基－3－甲氧基苯基）庚烷、（3R,5S）－3－乙酰氧基－5－羟基－1,7－双（4－羟基－3－甲氧基苯基）庚烷、（3R,5S）－3,5－二羟基－1－（4－羟基－3,5－二甲氧基苯基）－7－（4－羟基－3－甲氧基苯基）庚烷、（3R,5S）－3,5－二乙酰氧基－1,7－双（4－羟基－3－甲氧基苯基）庚烷、（3R,5S）－3,5－二乙酰氧基－1－（4－羟基－3,5－二甲氧基苯基）－7－（4－羟基－3－甲氧基苯基）庚烷、（3S,5S）－3,5－二羟基－1,7－双（4－羟基－3－甲氧基苯基）庚烷、（3R,5S）－3,5－二羟基－1,7－双（4－羟基－3－甲氧基苯基）庚烷、（5S）－5－乙酰氧基－1,7－双（4－羟基－3－甲氧基苯基）－3－庚酮、5－羟基－1－（3,4－二羟基－5－甲氧基苯基）－7－（4－羟基－3－甲氧基苯基）－3－庚酮、5－羟基－1－（4－羟基－3－甲氧基苯基）－7－（3,4－二羟基－5－甲氧基苯基）－3－庚酮、5－羟基－1－（4－羟基－3－甲氧基苯基）－7－（3,4－二羟基苯基）－3－庚酮、1,5－环氧基－3－羟基－1－（4－羟基－3,5－二甲氧基苯基）－7－（4－羟基－3－甲氧基苯基）庚烷、3－乙酰氧基－1,5－环氧－1－（3,4－二羟基－5－甲氧基苯基）－7－（4－羟基－3－甲氧基苯基）庚烷、1,7－双（4－羟基－3－甲氧基苯基）－4－烯－3－庚酮。

化合物结构图如下：

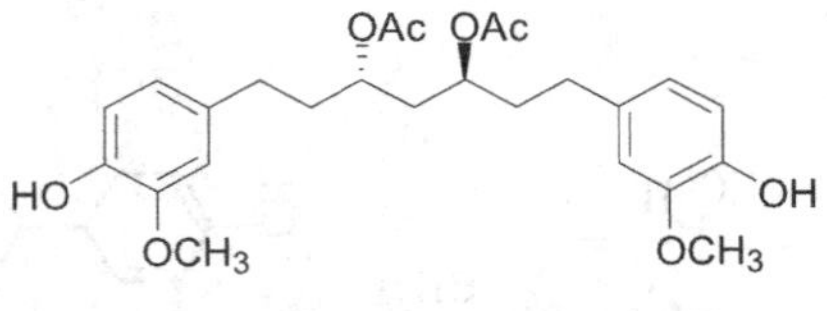

（3S,5S）－3,5－二乙酰氧基－1,7－双(4－羟基－3－甲氧基苯基)庚烷

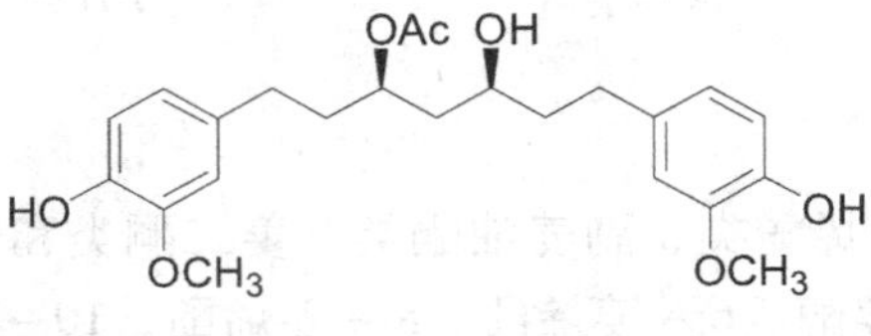

（3R,5S）－3－乙酰氧基－5－羟基－1,7－双(4－羟基－3－甲氧基苯基)庚烷

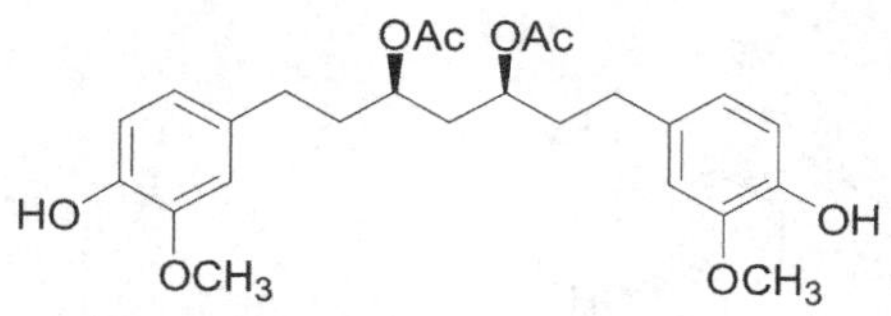

(3R,5S)-3,5-二乙酰氧基-1,7-双(4-羟基-3-甲氧基苯基)庚烷

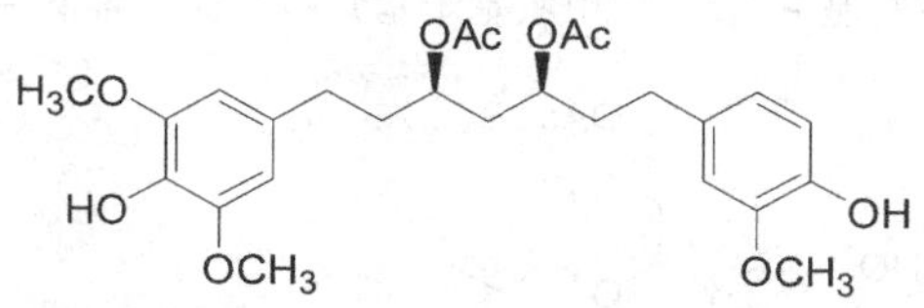

(3R,5S)-3,5-二乙酰氧基-1-(4-羟基-3,5-二甲氧基苯基)-7-(4-羟基-3-甲氧基苯基)庚烷

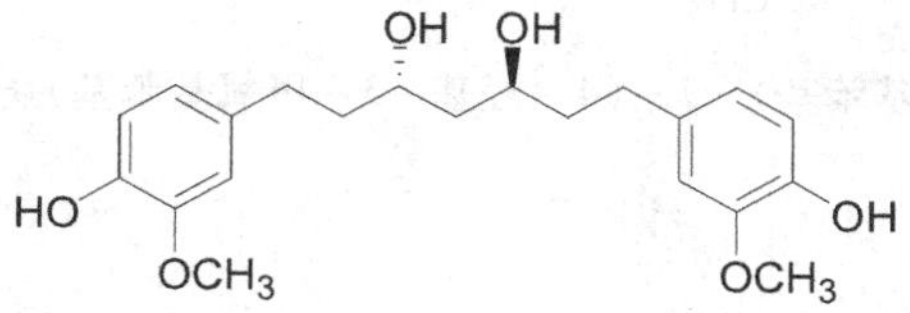

(3S,5S)-3,5-二羟基-1,7-双(4-羟基-3-甲氧基苯基)庚烷

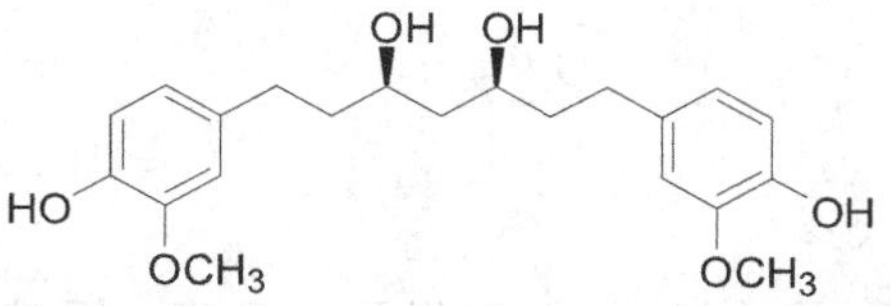

(3R,5S)-3,5-二羟基-1,7-双(4-羟基-3-甲氧基苯基)庚烷

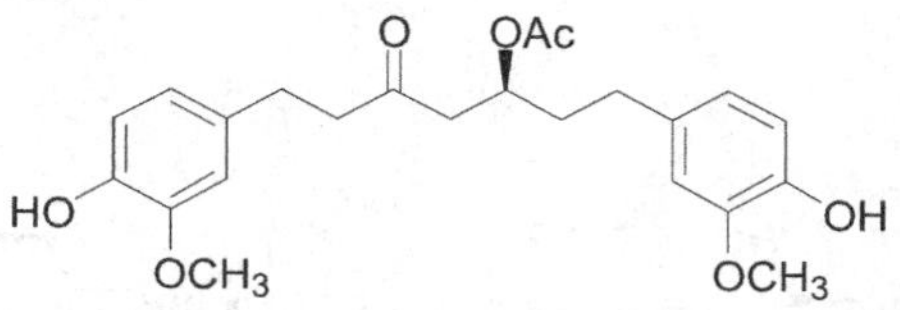

(5S)-5-乙酰氧基-1,7-双(4-羟基-3-甲氧基苯基)-3-庚酮

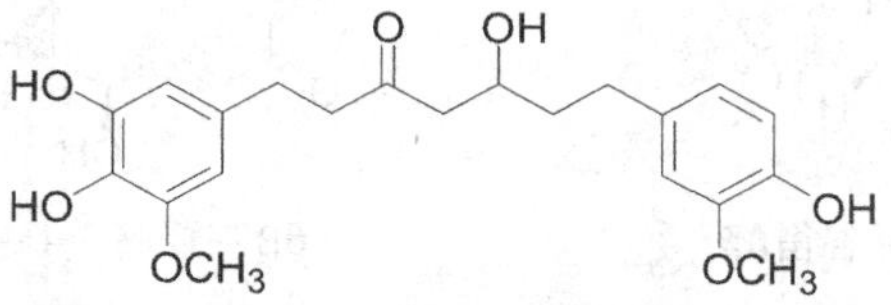

5-羟基-1-(3,4-二羟基-5-甲氧基苯基)-7-(4-羟基-3-甲氧基苯基)-3-庚酮

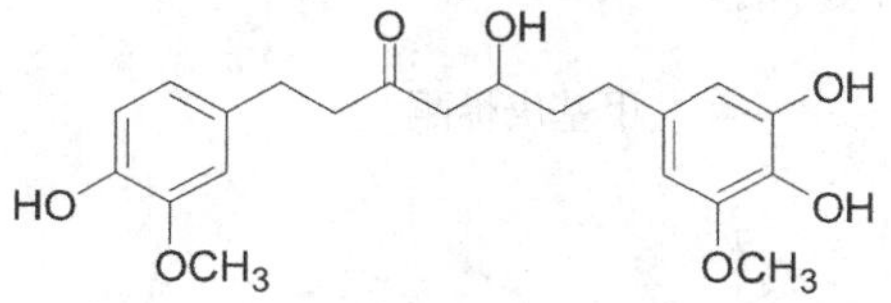

5-羟基-1-(4-羟基-3-甲氧基苯基)-7-(3,4-二羟基-5-甲氧基苯基)-3-庚酮

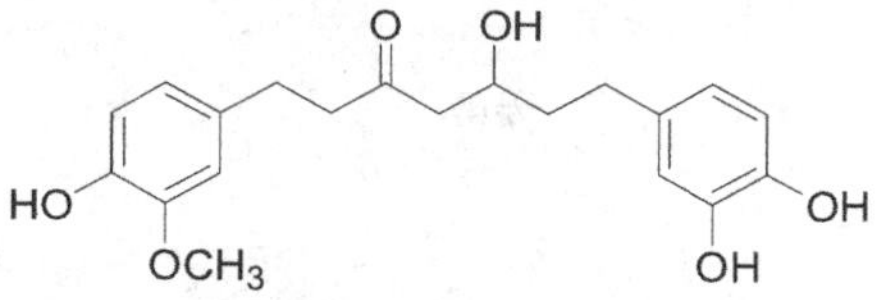

5-羟基-1-(4-羟基-3-甲氧基苯基)-7-(3,4-二羟基苯基)-3-庚酮

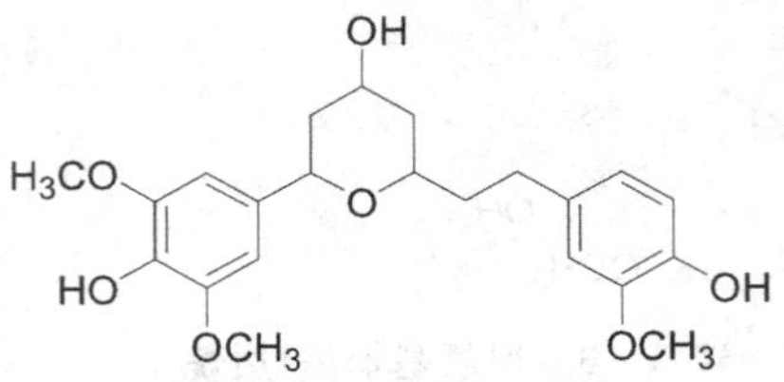

1,5-环氧基-3-羟基-1-(4-羟基-3,5-二甲氧基苯基)-7-(4-羟基-3-甲氧基苯基)庚烷

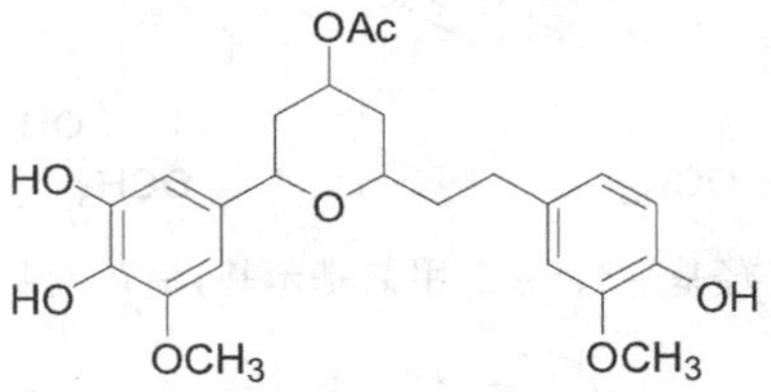

3-乙酰氧基-1,5-环氧-1-(3,4-二羟基-5-甲氧基苯基)-7-(4-羟基-3-甲氧基苯基)庚烷

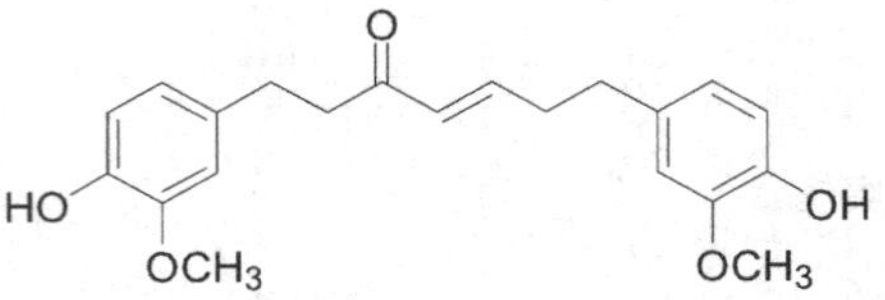

1,7-双(4-羟基-3-甲氧基苯基)-4-烯-3-庚酮

（四）其他成分

其他成分有高良姜内酯、β-谷甾醇、6β-羟基-4-烯-3-豆甾酮、壬醛、甲基庚烯酮、芳樟醇、柠檬醛、姜醇。

化合物结构图如下：

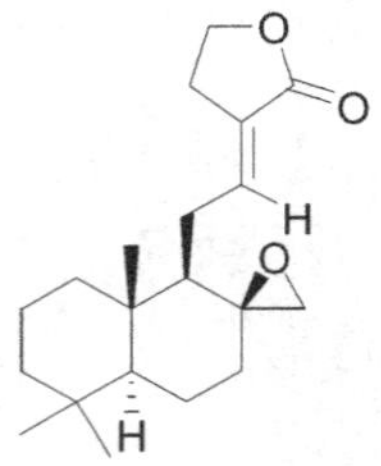

高良姜内酯 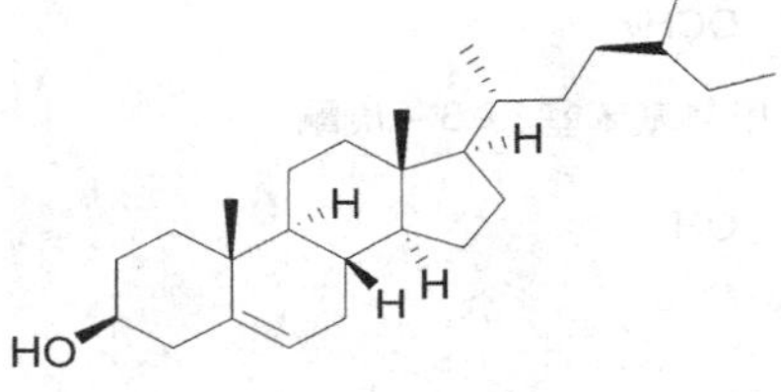　　　　　β-谷甾醇 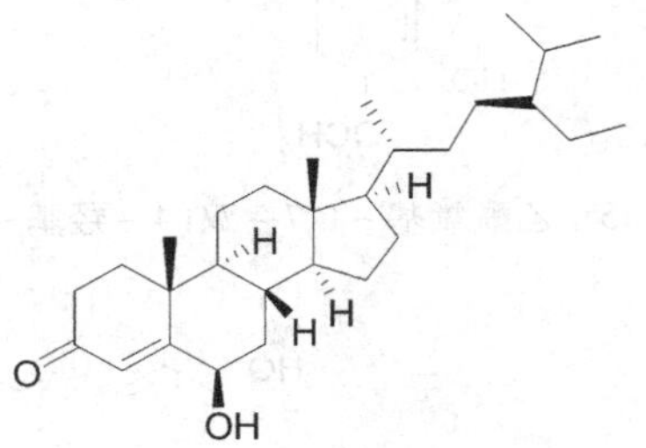　　　　　6β-羟基-4-烯-3-豆甾酮

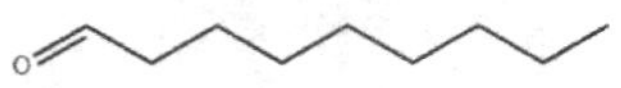

壬醛 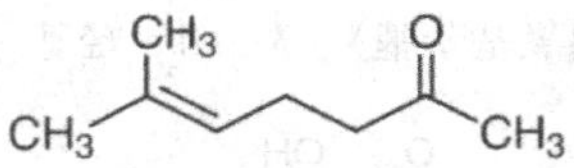　　　　　甲基庚烯酮 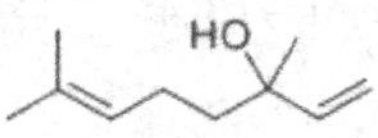　　　　　芳樟醇

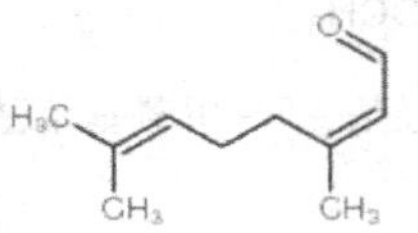

柠檬醛 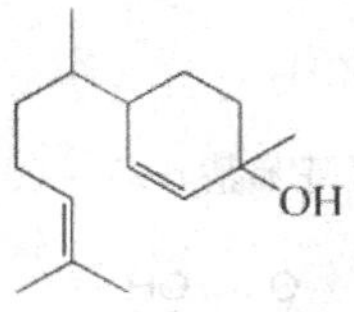　　　　　姜醇

五、质量研究

（一）鉴别实验

药材鉴别

姜具特殊香气，味辛、辣。药材形状不规则，呈块状，略微扁平，分枝形状为指状，长约 4～18 cm，厚达 1～3 cm。表面具环节，颜色为黄褐色或灰棕色，分枝顶端有茎痕或芽。皮质脆且易折断，其断面颜色为浅黄色，具显著的内皮层环纹，维管束散在。

（二）品质评价

在不同生育期及贮藏期，姜的根茎主要成分也会随之变化。随生育期和贮藏期的延长，生姜根茎中的可溶性糖、粗纤维等物质也会随之增加。生姜在生长前期，其含有的可溶性蛋白和游离氨基酸具有较高的占比，而在生长后期及贮藏期，可溶性蛋白和游离氨基酸含量较低且无明显变化。姜油树脂化学成分伴随生姜生长而增加，新的化合物也在生姜贮藏过程中生成，但姜油树脂中的 β－萜品醇、乙酸龙脑酯等 14 种痕量挥发性成分随着贮藏期的延长逐渐消失，尽管在不同时期，生姜根茎姜油树脂含有的主要成分大多一样。播种生姜 5 个月左右，生姜根茎产量可达到较高水平，但是含有的干物质、姜油树脂较少，味辛、淡辣，具少量的粗纤维。根茎干物质、可溶性淀粉以及姜油树脂含量基本上稳定则是在生姜贮藏大约 60 天后，这时的生姜可用于脱水、淀粉加工及姜油提取。

六、防治消化系统疾病史记

（一）民间与史书记载

姜始载于《本草经集注》："干姜今惟出临海、章安，两三村解作之。蜀汉姜旧美，荆州有好姜，而并不能作干者。"

《本草图经》云："生姜，生犍为山谷及荆州、扬州。今处处有之，以汉、温、池州者为良。苗高二三尺，叶似箭竹而长，两两相对，苗青，根黄，无花实。秋采根，于长流水洗过，日晒为干姜。"此处论述了姜的产地。

明·李时珍《本草纲目》记载："姜，初生嫩者其尖微紫，名紫姜，或作子姜，宿根谓之母姜也。姜宜原湿沙地，四月取母姜种子，五月生苗，如初生嫩芦，而叶稍阔似竹叶，对生，叶亦辛香。秋社前后新芽顿长，如列指状，采食无筋，谓之子姜，秋分后者次之，霜后则老矣。性恶湿洳而畏日，故秋热则无姜。"此处论述了姜的采摘时间。

（二）传统药对研究

常见的药对有生姜配天南星、半夏配生姜、生姜配桂枝、生姜配陈皮、生姜配栀子等。各药对的名称、药性配伍及配伍比例、药理作用见下表。

药对名称	药性配伍	配伍比例	药理作用
生姜配天南星	温热配伍，生姜性热、天南星性温	1：1	抗炎、镇痛
半夏配生姜	温热配伍，生姜性热、半夏性温	1：1	治呕吐
生姜配桂枝	温热配伍，生姜性热、桂枝性温	1：1	具温中和胃止呕、解表散寒祛邪的功效，主治脾胃虚寒、呕吐、外感风寒等
生姜配陈皮	温热配伍，生姜性热、陈皮性温	1：2	具温中止呕、理气和胃的功效，主治胃寒气逆、恶心呕吐等
生姜配栀子	寒热配伍，生姜性热、栀子性寒	1：1	具清热除烦、温脾祛寒的功效，主治咽喉肿痛、胃脘疼痛等

七、现代药理与机制研究

（一）健胃止吐作用

生姜中含有的姜烯成分能促进胃部分泌内源性的胃蛋白酶，进而降低胃黏膜损伤。

（二）抗氧化作用

近年来，研究发现生姜能提高机体总抗氧活性，能清除机体多种氧自由基，使机体血清 MDA 含量显著下降，能明显使离体血清和肝匀浆 SOD 活力增强。生姜具有的这种抗氧化能力与其防治肝损害、预防脑缺血灌注损伤、抗衰老以及防治大骨节病等方面的作用息息相关。生姜中发挥抗氧化能力的主要是酚类、β－二酮基类等成分。当然，生姜精油的萜烯类物质在抗氧化中也发挥了重要作用。

为了研究生姜提取物清除 ABTS 自由基能力上的抗氧化能力，有学者采用琼脂掺入法、扩散法以及最小抑菌浓度的方法，测定生姜提取物抗氧化能力，结果发现生姜提取物具有明显的抗氧化能力且呈剂量依赖效应。

（三）利胆与肝损害保护作用

生姜中起到肝损害保护作用的成分主要为黄酮、姜酚类物质，如姜烯酚。通过四氯化碳和半乳糖胺诱导的肝损害，在使用生姜治疗之后，能够抑制肝损伤。此外，生姜中起到利胆功效的成分是姜酚。

在研究生姜油对大鼠急性乙醇性脂肪肝的作用时，发现浓度为 200 mg/kg 的生姜提取物既可以使大鼠体内血清酶活性、总胆固醇以及肝脏丙二醛含量均下降，还可使谷胱甘肽、谷胱甘肽－S－转移酶及超氧化物歧化酶活性升高，进而使肝得到保护。总而言之，生姜精油在浓度为 200 mg/kg 时具有保肝功效。

（四）抗血栓形成作用

生姜提取物在防治高血压、冠心病方面具有广泛的应用，其抑制血栓的通道多种多样，患者长期食用生姜提取物在一定程度上可抑制血栓形成。

（五）神经系统作用

姜酚是生姜的有效成分，可以使实验动物自发运动受到抑制，进一步增加对小鼠的镇静催眠，以及拮抗由甲基苯丙胺诱导的小鼠中枢兴奋的作用。

（六）抗缺氧耐受性作用

生姜的根茎具有多种有效的物质，其根茎乙醇提取物可以使多种缺氧耐受性模型小鼠得以保护。生姜根茎乙醇提取物可改善急性和慢性冷应激压力小鼠模型的血糖、甘油三酯、胆固醇及血细胞数目等。生姜根茎乙醇提取物能增加游泳耐力模型小鼠游泳耐力时间，且呈剂量依赖性。在冷慢性应激模型和游泳耐力模型小鼠中，生姜提取物可改善小鼠肝脏及肾上腺萎缩。

（七）降血脂作用

注射生姜提取物后，大鼠血清低密度脂蛋白胆固醇、总胆固醇等的含量均明显下降，而大鼠高密度脂蛋白胆固醇和载脂蛋白 a 的含量没有明显变化。

（八）抑菌防腐作用

生姜抑菌的主要成分是姜精油和姜油树脂，能够抑制革兰氏阴性细菌、酵母、霉菌等菌种的生长。

在一定程度上，生姜水提物能抑制伤寒杆菌、霍乱弧菌的生长。鲜姜汁能显著性地抑菌大肠杆菌、啤酒酵母、青霉菌。除此之外，生姜化合物对白色念珠菌也具一定的抑菌活性。

（九）消炎镇痛作用

生姜具有潜在的抗炎、抗风湿作用，能使大鼠足关节肿胀受到显著抑制。对大鼠甲醛性足肿胀，采用鲜姜注射液能使其消炎和消肿；另外，干姜醚提物和水提物抗炎作用也较强。生姜消炎镇痛作用的主要有效成分是姜烯酚和姜醇。在头痛发作前期、缓解期脑血流速度上升引起的头痛，服用生姜也具有较明显的缓解头痛效果。

（十）抗肿瘤细胞作用

在研究姜对人体气道上皮细胞斑块的影响时，采用酶联免疫吸附法，结果发现，新鲜姜热水提取物能使人喉表皮样癌细胞、人肺腺癌细胞所致上皮细胞斑块的形成受到强烈抑制，且呈剂量依赖性。在 300 μg/mL 剂量下的鲜姜热水提取物可以将 A549 细胞上皮斑块数降低，且在新鲜生姜作用下 A549 细胞受到抑制作用更加明显（$P < 0.0001$）。

八、姜方剂的临床应用

取鲜姜 90 g 捣成泥状后，炒热并贴于大椎穴下，用热水袋保温仰卧，用单布罩头，出汗即可摘去罩布，然后继续热敷 30 min 左右。用该法共治疗感冒患者 50 例，全部治愈，其中 1 次治愈者 47 例，2 次治愈者 3 例。

取生姜 15～20 g，捣碎后填满脐部。用伤湿止痛膏或胶布固定，如果对胶布过敏者，可用塑料纸覆盖后以绷带加以固定。然后用热水袋热敷 25 min。约 12 h 后换生姜，如果腹胀明显则 6 h 更换 1 次。用该法共治疗脊柱压缩骨折后腹胀患者 80 例，全部治愈。

九、产品开发与利用研究

生姜在我国传统中被广泛利用，用生姜加工制品包括糖姜片、咸姜片、姜酒、糖渍姜脯等。如今，生姜在饮食方面应用也很普遍，有食品添加剂生姜（精）油、姜茶、姜醋饮料、姜汁奶制品和风味食品等，最常用的是制茶，包括红糖姜茶、红枣姜茶、蜂蜜姜茶等产品类型。其中，食品添加剂生姜（精）油因具抗氧化能力，可用作油脂及富脂食品的抗氧化剂，也可用于化妆品，特别是男士用香水的理想香精香料，还可作天然的食品香精。

保健食品方面，如和治牌爱康九亨口服液、蚁力神牌合胃胶囊；化妆品及保健用品方面，如美思金雪起润尽面霜和生姜防脱发洗发水等；在生物饲料方面，如 BYM - 生姜生物复合肥料、生姜酵素等；姜油是现代食品医药和轻化工业的新型贵重用料，兽药如姜酊、姜流浸膏等。

在上市新药方面，含有生姜和干姜的药品如姜酊、蛇胆姜粒、姜流浸膏、姜颗粒、麻姜颗粒、麻姜胶囊等。

参考文献

[1] Yuva Bellik. Total antioxidant activity and antimicrobial potency of the essential oil and oleoresin of Zingiber officinale Roscoe [J]. Asian Pacific journal of tropical disease, 2014, 4 (1): 40 - 44.

[2] Sarah Onyenibe Nwozo, Damilola Adeola Osunmadewa, Babatunji Emmanuel Oyinloye. Anti-fatty liver effects of oils from Zingiber officinale and Curcuma longa on ethanol-induced fatty liver in rats [J]. Journal of integrative medicine, 2014, 12 (1): 59 - 65.

[3] JUNG SAN CHANG, KUO CHIH WANG, CHIA FENG YEH, et al. Fresh ginger (Zingiber

officinale）has anti‐viral activity against human respiratory syncytial virus in human respiratory tract cell lines ［J］. Journal of ethnopharmacology，2013，145（19）：146－151.

［4］王忠宾，辛国凤，宋小艺，等. 不同时期生姜加工品质及姜油树脂成分分析［J］. 食品科学，2013，34（6）：6－9.

［5］吴嘉斓，王笑园，王坤立，等. 生姜营养价值及药理作用研究进展［J］. 食品工业，2019，40（2）：237－240.

姜　花

一、基源

该药物来源于姜花属植物姜花（*Hedychium coronarium* J. König in Retzius），传统以其根茎和果实入药。原植物又称白姜花、蝴蝶花、白草果，名为土羌活、山羌活以及路边姜的以根茎入药，而名为姜花、野姜花的则以果实入药。

二、植物形态特征与分布

形态特征：茎高 1～2 m。叶片长圆状披针形或披针形，长 20～40 cm，宽 4.5～8 cm，顶端长渐尖，基部急尖；叶面光滑，叶背被短柔毛；无柄；叶舌薄膜质，长 2～3 cm。穗状花序顶生，椭圆形，长 10～20 cm，宽 4～8 cm；苞片呈覆瓦状排列，卵圆形，长 4.5～5 cm，宽 2.5～4 cm，每一苞片内有花 2～3 朵。花芬芳，白色，花萼管长约 4 cm，顶端一侧开裂；花冠管纤细，长 8 cm，裂片披针形，长约 5 cm，后方的 1 枚呈兜状，顶端具小尖头；侧生退化雄蕊长圆状披针形，长约 5 cm；唇瓣倒心形，长和宽约 6 cm，白色，基部稍黄，顶端 2 裂；花丝长约 3 cm，花药室长 1.5 cm；子房被绢毛。花期在 8～12 月。

生长环境与分布：姜花主要生长在我国的华南地区，喜温暖湿润的气候环境，容易在肥沃的土壤中生长，不耐寒冷及干旱。

三、传统习用

根茎味辛、性温。具有温中健胃、解表、清火解毒、祛风散寒、温经止痛、散寒之类的作用，主要用于风寒表证、风温痹痛、外感头痛、止咳平喘、利尿通淋、身体疼痛、风湿痛、脘腹冷痛、跌打损伤。

果实味辛，性温。具温中健胃和止痛等功效，主要用于脘腹胀痛、寒湿郁滞等。

（1）用于咳嗽、哮喘：姜花根 15 g、灯台树叶 15 g。煎服。（西双版纳州傣医院傣医康郎香验方）

（2）用于小便热涩疼痛、腰痛：姜花根 20 g、野芦谷根 20 g、五叶山小桔根 10 g、腊肠树根 10 g。煎服。（景洪市名傣医康郎仑验方）

（3）用于风寒湿痹证、肢体关节酸痛、屈伸不利、肢体麻木：姜花根、姜黄、野姜、九翅豆蔻根、姜、红豆蔻根、野豆蔻根各适量，捣烂加猪油淘米水，炒热外敷。（景洪市名傣医康郎仑验方）

四、化学成分

（一）萜类化合物

目前从姜花中分离得到的萜类化合物有单萜类化合物、倍半萜类化合物、二萜类化合物及烯萜类化合物。具体如下：

1. 单萜类化合物

该类化合物有 1，8 - 桉油精、α - 松油醇、龙脑、对聚伞花烃、L - 芳樟醇、柠檬醛。

化合物结构图如下：

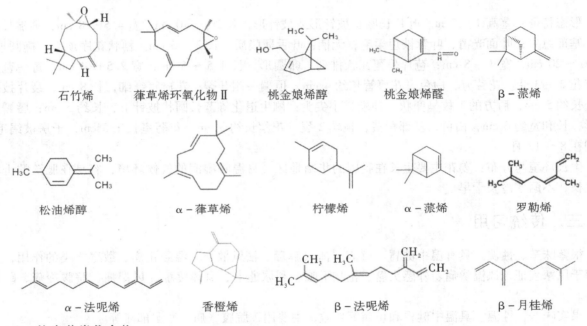

| 1,8-桉油精 | α-松油醇 | 龙脑 | 对聚伞花烃 |

| L-芳樟醇 | 柠檬醛 |

2. 烯萜类化合物

该类化合物有石竹烯、葎草烯环氧化物Ⅱ、桃金娘烯醇、桃金娘烯醛、β-蒎烯、松油烯醇、α-葎草烯、柠檬烯、α-蒎烯、罗勒烯、α-法呢烯、香橙烯、β-法呢烯、β-月桂烯。

化合物结构图如下：

| 石竹烯 | 葎草烯环氧化物Ⅱ | 桃金娘烯醇 | 桃金娘烯醛 | β-蒎烯 |

| 松油烯醇 | α-葎草烯 | 柠檬烯 | α-蒎烯 | 罗勒烯 |

| α-法呢烯 | 香橙烯 | β-法呢烯 | β-月桂烯 |

3. 倍半萜类化合物

该类化合物有 Hedychiol A、Hedychiol B diacetate、(+)-橙花叔醇、柳杉二醇。

化合物结构图如下：

| Hedychiol A | Hedychiol B diacetate |

| (+)-橙花叔醇 | 柳杉二醇 |

4. 二萜类化合物

该类化合物有 Isocoronarin D、Methoxycoronarin D、Ethoxycoronarin D、Coronarin A-F、(E)-labda-8(17)，

12-diene-15,16-dial、Coronarin D ethyl ether、Labda-8（17），11，13-trine-15（16）-olide、 ester of labda-8（17），11，13-trine-15-al-16-oic acid and isocoronarin D、7β-hydroxyl-coronarin B、Coronarin D methyl ether、14，15，16-trinorlabda-8（17），11-（E）diene-13-al（14）、Hedychilactone A-C。

化合物结构图如下：

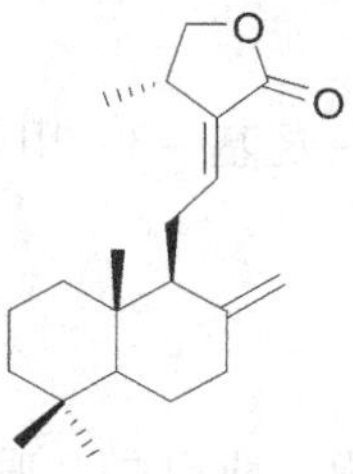

Isocoronarin D 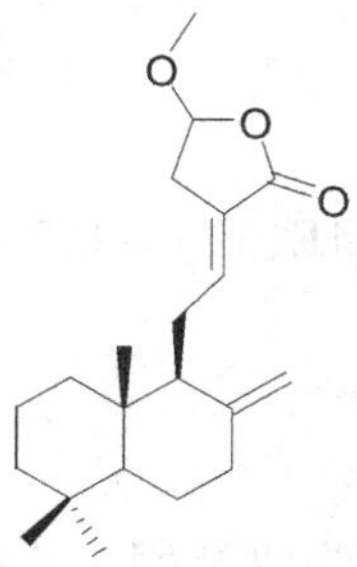　　Methoxycoronarin D 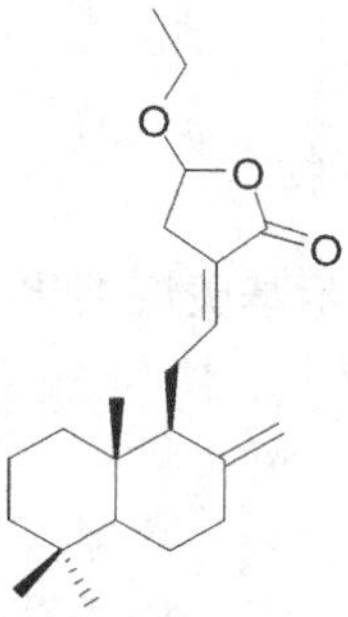　　Ethoxycoronarin D 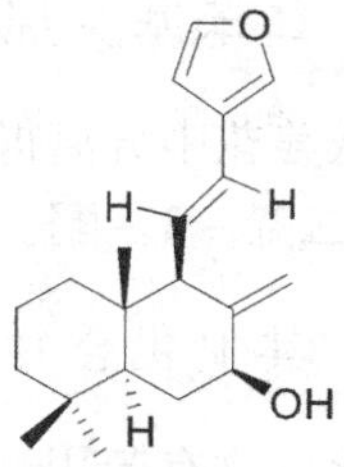　　Coronarin A-F

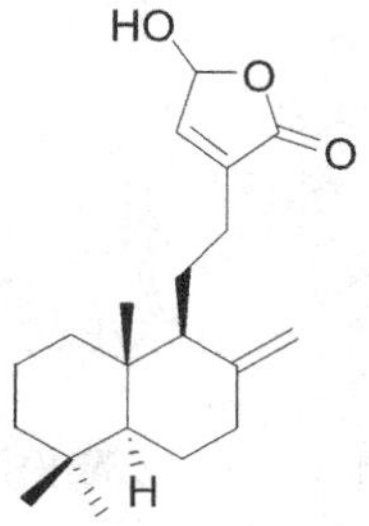

（E）-labda-8（17），12-diene-15，16-dial 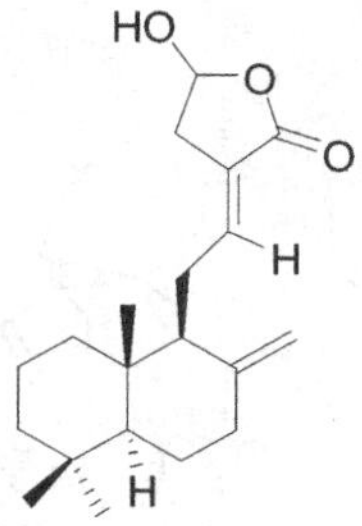　　Coronarin D ethyl ether

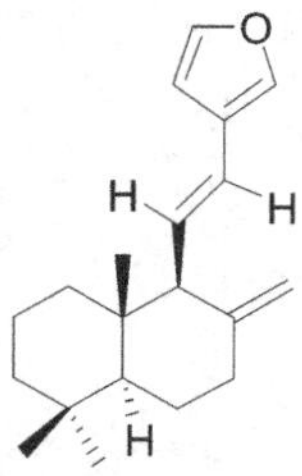

Labda-8（17），11，13-trine-15（16）-olide 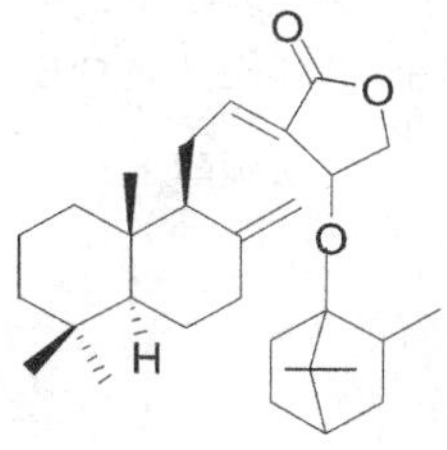　　11，13-trine-15-al-16-oic acid and isocoronarin D

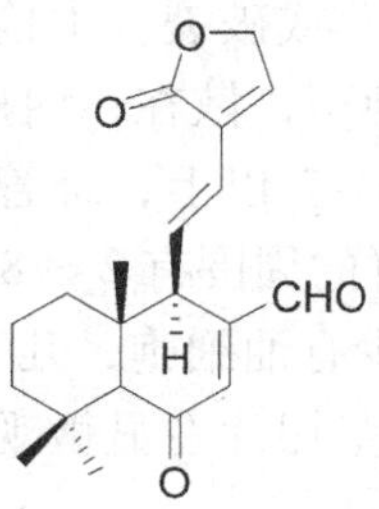

coronarin D methyl ether 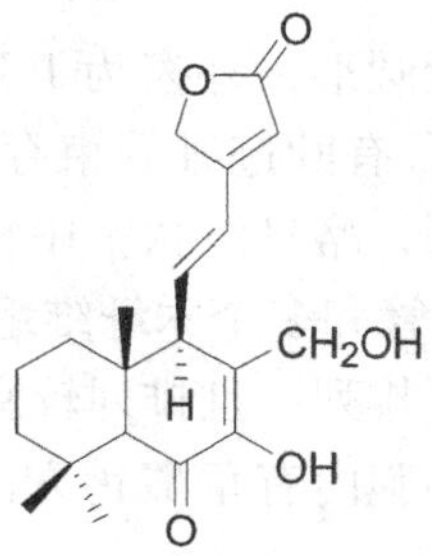　　14，15，16-trinorlabda-8（17），11-（E）diene-13-al（14） 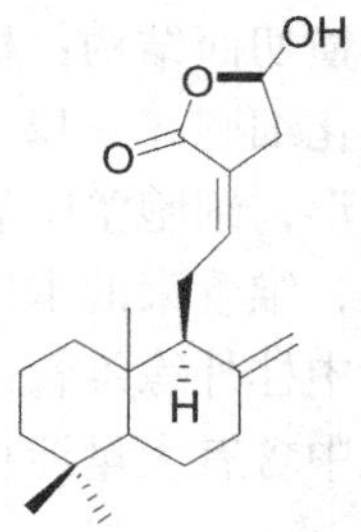　　Hedychilactone A-C

（二）黄酮类化合物

目前从姜花中分离得到的黄酮类化合物有 5 - 羟基 - 3，7，4′ - 三甲氧基黄酮。

化合物结构图如下：

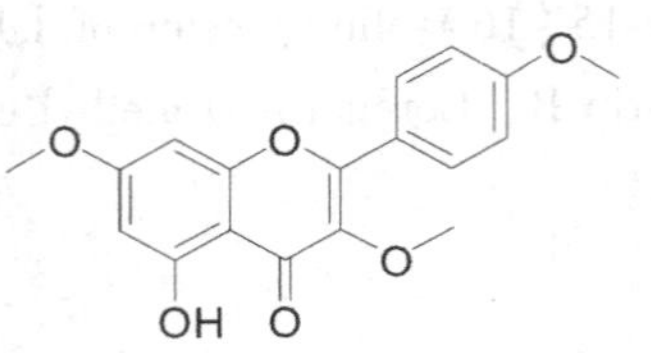

5－羟基－3,7,4′－三甲氧基黄酮

（三）二苯基庚烷类化合物

目前从姜花中分离得到的二苯基庚烷类化合物有（4E,6E）－1,7－双（4－羟基－3－甲氧基苯基）庚－4,6－二烯－3－酮。

（四）其他化合物

该类化合物有苯甲酰丁香酚、E－松香芹醇、β－紫罗兰酮、乙酸松油酯、斯巴醇、吲哚、法呢醇、甲基丁香酚、十五烷。

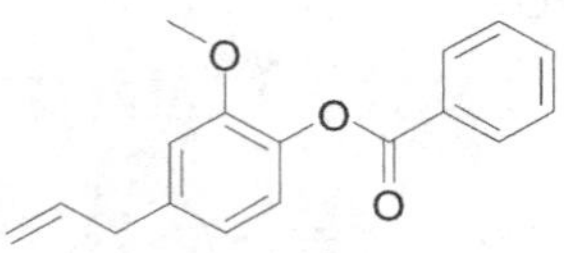

苯甲酰丁香酚 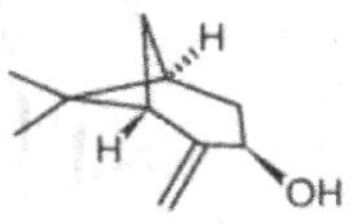　　E－松香芹醇 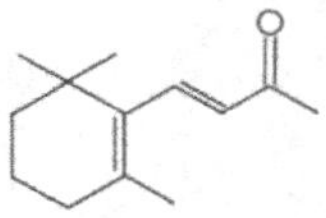　　β－紫罗兰酮 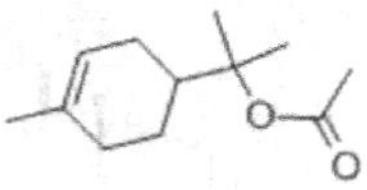　　乙酸松油酯 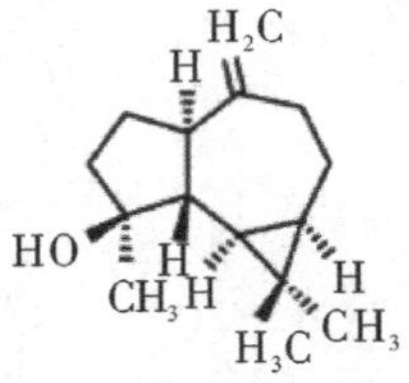　　斯巴醇

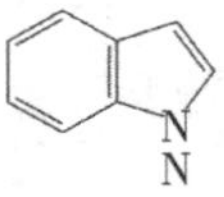

吲哚 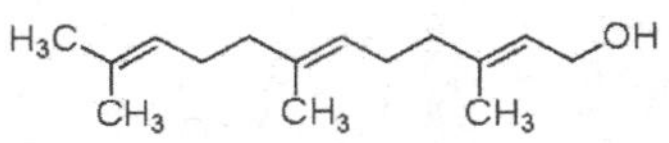　　　　法呢醇 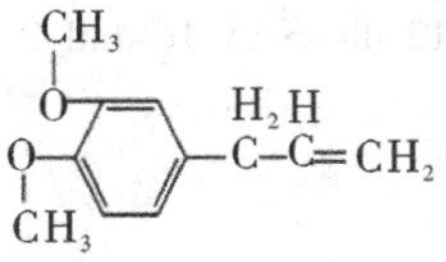　　　　甲基丁香酚 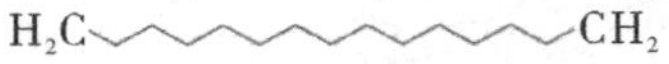　　　　十五烷

五、质量研究

鉴别实验

性状鉴别

根茎横切面结构：根状茎横切面类近圆形，外表为 1 列表皮细胞，易脱落或破裂。木栓层为类长方形木栓化细胞 6～12 列。皮层较宽广，有叶迹维管束存在，维管束为外韧型，散在；内皮层明显，细胞类方形，细胞壁明显增厚，紧密排列，略呈波状。中柱较大，占根茎的 1/2 以上，维管束为外韧型，散在，维管束的木质部由 2～9 个导管和多个木纤维组成。韧皮部筛管群的周围有 2～8 个韧皮纤维或无，中柱外缘维管束较小，沿内皮层排列，且排列较密集。薄壁组织中少有油细胞，几乎看不到；薄壁细胞中含有大量淀粉粒。有的薄壁细胞内有草酸钙方晶存在，而姜花根茎切片在显微观察下极少见油细胞。

叶片横切面结构：横切面有上、下表皮细胞各 1 列，类长方形。上、下表皮内侧具厚角组织，表面光滑；下表皮内侧具有由 1 列细胞组成的栅栏组织，与叶脉维管束相接。叶脉维管束呈半月形，维管束之间具有胞间腔，中空；细胞中均含有大量草酸钙方晶。

根茎粉末特征：根茎粉末均能观察到导管为梯纹型，纤维多成束；木栓细胞为长方形排列；其腺毛为棒状，具有头部。根茎粉末中含有大量草酸钙方晶，淀粉粒为水滴形或长圆形。

六、防治消化系统疾病史记

（一）民间与史书记载

《贵州中草药名录》云："祛风散寒，解表发汗。治头痛、风湿筋骨疼痛、跌打损伤。"此处记载了姜花驱寒、止痛及治损伤的功效。

（二）传统药对研究

常见的药对有姜花根配灯台树叶、姜花根配野芦谷根、姜花根配野姜等。各药对的主要成分、药性配伍及配伍比例、药理作用见下表。

药对名称	主要活性成分	药性配伍	配伍比例	药理作用
姜花根配灯台树叶	挥发油类配黄酮类	温凉配伍，姜花根性温、灯台树叶性凉	1:1	咳嗽、哮喘
姜花根配野芦谷根	挥发油类	温寒配伍，姜花根性温、野芦谷根性寒	1:1	小便热涩疼痛、腰痛
姜花根配野姜	挥发油类	两温配伍，姜花根、野姜均性温	1:1	风寒湿痹证，肢体关节酸痛、屈伸不利、肢体麻木

七、现代药理与机制研究

（一）抗氧化作用

通过 DPPH 自由基清除实验，研究发现姜花的根茎以及叶片精油均具有抗氧化能力。其抗氧化的主要成分可能是石竹烯。

（二）保肝作用

在原代培养的小鼠肝细胞中用 D-半乳糖胺引起肝细胞毒性，姜花的80%丙酮提取物能保护肝细胞。其提取物中具保肝作用的有效成分是半日花烷型二萜姜花素 C、姜花素 D、15-羟基赖百当-8（17），11,13-三烯-16,15-内酯以及16-甲酰赖百当-8（17），12-二烯-15,11-内酯。

（三）抗肿瘤活性

姜花根的氯仿提取物对中国仓鼠 V-79 细胞与小鼠体内的肉瘤 S180 腹水肿瘤细胞均显示了细胞毒活性。

（四）镇痛作用

姜花的根茎甲醇提取物还具有镇痛作用。采用乙酸诱导鼠扭体模型进行实验，结果发现，与对照组相比，姜花根茎的甲醇提取物能减少小鼠扭体次数。通过小鼠尾浸法实验，发现姜花根茎的甲醇提取物能提高小鼠的疼痛阈值。这两个实验结果说明姜花根茎的甲醇提取物具镇痛功效。

（五）抗炎活性

新鲜姜花中的成分 Hedychilactone A、Coronarin D，均属于二萜类化合物，均可抑制 LPS 活化的巨噬细胞中 iNOS 的生成。

（六）降血糖作用

从姜花叶和假茎中用水和乙醇提取的成分具有降血糖功效。通过葡萄糖耐量试验及胰岛素增加实验，结果显示姜花叶和假茎的水和乙醇提取物可以使血糖水平明显降低，使胰岛素分泌增加及降低胰岛素抗性。结果说明姜花叶和假茎的水和乙醇提取物在治疗和预防糖尿病方面具有很大的潜在价值。

（七）杀虫作用

从姜花根茎和叶提取出的很多成分具有杀虫功效。通过杀虫试验发现，从根茎提取的挥发油 2 h 的 LC_{50} 值为 0.0086%、24 h 的 LC_{50} 值为 0.0047%；从叶中提取的挥发油 2 h 的 LC_{50} 值为 0.0111%、24 h 的为 0.0090%。根茎和叶挥发油发挥杀虫功效的成分是 β - 蒎烯、α - 蒎烯和 1,8 - 桉树脑。

八、姜花方剂的临床应用

取 15 g 的姜花根和 15 g 的灯台树叶，用水煎煮后服用。临床上主治咳嗽和哮喘。

取 20 g 的姜花根、20 g 的野芦谷根、10 g 的五叶山小桔根和 10 g 的腊肠树根，水煎煮后服用。临床上主治小便热涩疼痛和腰痛。

分别取适量的姜花根、姜黄、野姜、九翅豆蔻根、姜、红豆蔻根及野豆蔻根，捣烂混匀，再加猪油淘米水，将其炒热后外敷。临床上主治风寒湿痹证，肢体关节酸痛、屈伸不利和肢体麻木。

九、产品开发与利用研究

姜花的药用价值体现在以根茎、叶及果实入药。姜花味辛，性温。姜花具温中健胃、解表、祛风散寒、温经止痛、散寒等功效，主治风寒表证、风温痹痛、外感头痛、身痛、风湿痛、脘腹冷痛、跌打损伤等。

根据报道，一种新型固体酸奶主要是以姜花和牛奶为主要原料，其处方是含 3% 姜花汁、13% 的奶粉添加量、6% 的白砂糖添加量及 7% 的菌种添加量，发酵温度控制在 42 ℃左右，发酵时长为 4.5 h。

姜花可用于浸膏及香精的提取，采用水汽蒸馏、气相色谱 - 质谱 - 计算机联用等多种技术提取并分析姜花鲜花具有的香气的成分。结果显示香气的主要成分是香叶烯醇、芳樟醇、顺式石竹烯、β - 萜品醇、苯甲酸苯甲酯、2 - 甲氧基 - 4（1 - 甲烯基）苯酚、摩珞烯、癸烷、甲基萘等。

姜花还可以用于绿化和园林设计中，可以成片种植和条植，种植在路边、庭院和假山间等，姜花在花间像一群漂亮的蝴蝶。

姜花也可用于食品以及茶饮，经过烘干、微波以及真空冷冻、干燥的操作步骤，进一步加工制成姜花茶。

姜花可用于污水的净化处理，除了能使水体中的化学需氧量（COD）下降以外，还能够增加水中的溶氧量（DO），其对水体中氮的去除率为 85.44%、对磷的去除率为 87.08%。

保鲜作用：为开发天然复合防腐剂，实现姜花根茎（姜根）的有效利用，研究采用滤纸片法对姜根提取物的抗菌能力进行了测定，针对感官评价、液汁流失、菌落总数和肉样 pH 这 4 方面研究了姜根提取物保鲜剂和复配保鲜剂的保鲜效果。结果表明，姜根提取液对金黄色葡萄球菌、大肠杆菌、黑曲霉、青霉均有抑菌作用；浓度为 70% 的姜根提取物保鲜剂对冷鲜肉的保鲜效果最佳；而姜蒜复配保鲜剂（体积比为 1∶1）保鲜效果略优于浓度为 70% 的姜根提取物保鲜剂。研究结果将为天然防腐剂的开发利用提供理论依据。

保健作用：通过各种实验研究，为姜花作为天然绿色保健食品和药用植物提供了科学依据。方法：取新鲜姜花经过加工取原液对小白鼠做毒性实验，在证实姜花无毒、可食用的前提下，进一步对姜花的各种营养成分进行测定分析，实验观察姜花对小白鼠和大白鼠的耐力和对心率的影响。结果显示，姜花无毒、可食用；含有各种营养物质，特别是蛋白质、铁、锌、钙含量较高；人体必需氨基酸含量也较其他花卉高；高浓度原液有提高小白鼠的耐力、减慢大白鼠心率以及增强大白鼠离体心脏收缩力的作用。因此，姜花可作为天然绿色保健食品和药用植物进行开发。

参考文献

[1] SHANMUGAMAB PV, YADAVA A, CHANOTIYAAB CS. Enantiomer differentiation of key volatile constituents from leaves, stems, rhizome and flowers of cultivated *Hedychium coronarium* Koenig from India [J]. Journal of essential oil bearing plants, 2015, 27 (2): 101 – 106.

[2] ENDRINGERA DC, TAVEIRAB FSN, KONDRATYUKC TP, et al. Cancer chemoprevention activity of labdane diterpenes from rhizomes of *Hedychium coronarium* [J]. Brazilian Journal of pharmacology, 2014, 24: 408 – 412.

[3] 谭火银，胡秀，董明明，等. 姜花纯花茶的加工工艺研究 [J]. 食品研究与开发, 2019, 40 (5): 115 – 122.

[4] 周曦曦，蒋太白，粟肖霞，等. 黄姜花和姜花根茎及叶的显微结构特征 [J]. 贵州农业科学, 2018, 46 (8): 105 – 108.

[5] WU R Y, WU Y Y, KUAN L Y, et al. Use of overground part of Hedychium coronarium Koenig in reducing blood glucose: extracts and compositions of overground part of Hedychium coronarium Koenig and their uses:, US10561700B2 [P]. 2020.

[6] 黄威龙，宋凤鸣，何新杰，等. 5 种姜科植物对污水的净化作用研究 [J]. 广东农业科学, 2018, 45 (3): 64 – 68.

[7] 余倩，尹彩霞，谭丽欣，等. 白姜花根茎提取物抑菌效果及在冷鲜肉上的保鲜应用 [J]. 基因组学与应用生物学, 2015, 34 (7): 1503 – 1509.

姜　黄

楠文学

一、基源

该药物来源于姜黄属植物姜黄（*Curcuma longa* L.），传统以其干燥根茎和块根入药。以干燥根茎入药名姜黄；以干燥块根入药，名黄丝郁金。

二、植物形态特征与分布

形态特征：株高 1～1.5 m；根茎很发达，成丛，分枝很多，椭圆形或圆柱状，橙黄色，极香；根粗壮，末端膨大呈块根。叶每株 5～7 片，叶片长圆形或椭圆形，长 30～45 cm，宽 15～18 cm，顶端短渐尖，基部渐狭，绿色，两面均无毛；叶柄长 20～45 cm。花葶由叶鞘内抽出，总花梗长 12～20 cm；穗状花序圆柱状，长 12～18 cm，直径 4～9 cm；苞片卵形或长圆形，长 3～5 cm，淡绿色，顶端钝，上部无花的较狭，顶端尖，开展，白色，边缘染淡红晕；花萼长 8～12 mm，白色，具不等的钝 3 齿，被微柔毛；花冠淡黄色，管长达 3 cm，上部膨大，裂片三角形，长 1～1.5 cm，后方的 1 片稍大，具细尖头；侧生退化雄蕊比唇瓣短，与花丝及唇瓣的基部相连成管状；唇瓣倒卵形，长 1.2～2 cm，淡黄色，中部深黄色，花药无毛，药室基部具 2 角状的距；子房被微毛。花期在 8 月。

生长环境及分布：姜黄主要产自我国的台湾、云南等亚热带地域，喜温暖湿润气候，喜阳光充足、雨量充沛的环境，怕严寒霜冻，怕干旱积水。

三、传统习用

其味辛、苦，性温。归脾、肝经。破血行气，通经止痛。用于胸肋刺痛、胸痹心痛、痛经经闭、癥瘕、风湿肩臂疼痛、跌扑肿痛。

（1）消痈肿："主心腹结积，疰忤，下气破血，除风热，消痈肿。"（《新修本草》）

（2）治月经失调、消肿："治癥瘕血块，痈肿，通月经，治扑损瘀血，消肿毒，止暴风痛冷气，下食。"（《日华子本草》）。

（3）用于气胀："治气胀及产后败血攻心，祛邪辟恶。"（《本草图经》）

（4）止痛："治风痹臂痛。"（《本草纲目》）

（5）止痛："治气证痞证，胀满喘噎，胃脘痛，腹肋肩背及臂痛，痹，疝。"（《本草述》）

（6）止痛、健胃："为芳香健胃药，有利胆道及肝脏之消毒作用。用于胃及十二指肠卡他性炎症、黄疸、胸满痞闷疼痛。又为止血剂，治吐血、衄血、尿血，并治痔疾。外用于脓肿创伤。"（《现代实用中药》）

四、化学成分

（一）萜类化合物

目前从姜黄中分离得到的萜类化合物有单萜类化合物、倍半萜类化合物及烯萜类化合物。具体如下：

1. 单萜类化合物

该类化合物有桉油精、β-蒎烯、对聚伞花烃。

化合物结构图如下：

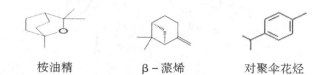

按油精　　　　　β－蒎烯　　　　　对聚伞花烃

2. 倍半萜类化合物

该类化合物包括吉马烷型、没药烷型、愈创木烷型。具体如下：

吉马烷型：去氢姜黄二酮、（4S,5S）－吉马酮－4,5－环氧化物、吉马酮－13－醛。

化合物结构图如下：

去氢姜黄二酮　　　　（4S,5S）－吉马酮－4,5－环氧化物　　　　吉马酮－13－醛

没药烷型：芳姜黄酮、α－姜黄酮、β－姜黄酮、没药－3,10－二烯－2－酮、没药姜黄酮、没药姜黄醇、4－羟基没药－2,10－二烯－9－酮、4,5－二羟基没药－2,10－二烯、4－甲氧基－5－羟基没药2,10－二烯－9－酮、2,5－二羟基没药－3,10－二烯、姜黄酮醇 A、姜黄酮醇 B。

化合物结构图如下：

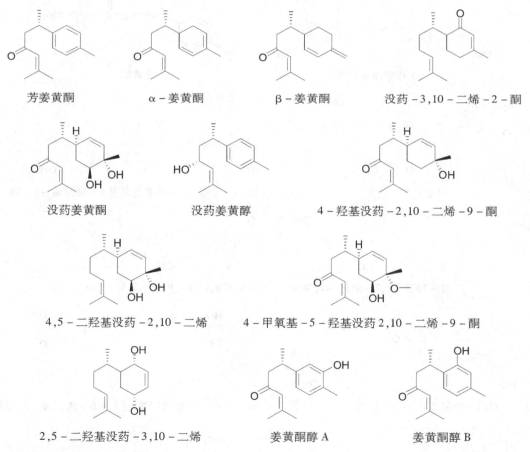

芳姜黄酮　　　α－姜黄酮　　　β－姜黄酮　　　没药－3,10－二烯－2－酮

没药姜黄酮　　　　没药姜黄醇　　　　4－羟基没药－2,10－二烯－9－酮

4,5－二羟基没药－2,10－二烯　　　4－甲氧基－5－羟基没药2,10－二烯－9－酮

2,5－二羟基没药－3,10－二烯　　　姜黄酮醇 A　　　姜黄酮醇 B

愈创木烷型：莪术烯醇、异原莪术烯醇、莪术奥酮二醇、原莪术烯醇。

化合物结构图如下：

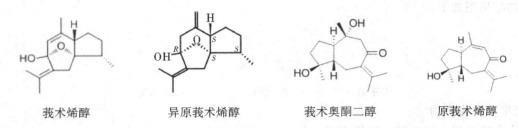

莪术烯醇　　　　异原莪术烯醇　　　　莪术奥酮二醇　　　　原莪术烯醇

（二）二苯基庚烷类

迄今为止已从姜黄中分离得到的天然二苯基庚烷类化合物有：姜黄素、去甲氧基姜黄素、双去甲氧基姜黄素、姜黄酮、环姜黄素、1,7-双（4-羟基-3-甲氧基苯基）-庚三烯-3-酮、1-羟基-1,7-双（4-羟基-3-甲氧基苯基）-6-庚烯-3,5-二酮、1,7-双（4-羟基苯基）-1-庚烯-3,5-二酮、1,7-双（4-羟基苯基）-1,4,6-庚三烯-3-酮。

化合物结构图如下：

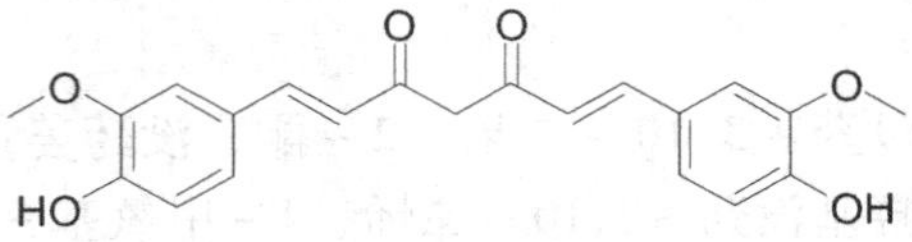

姜黄素 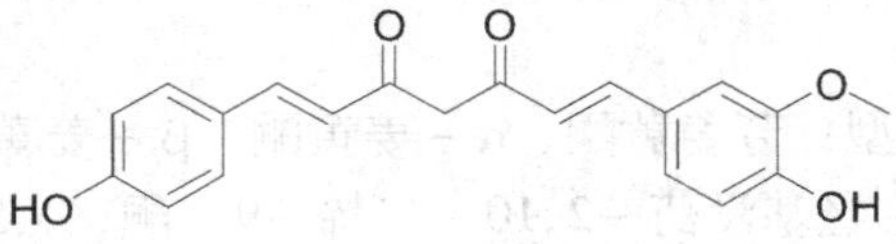　　　　　　　　　　　　　　　去甲氧基姜黄素

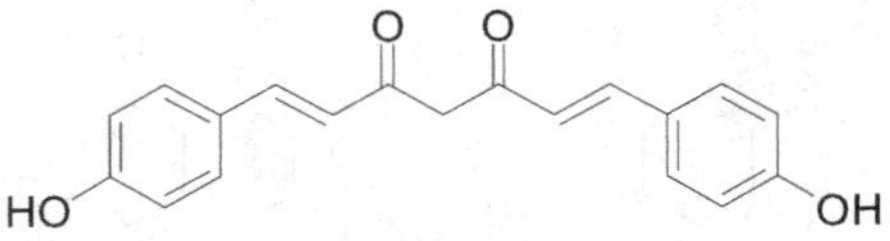

双去甲氧基姜黄素 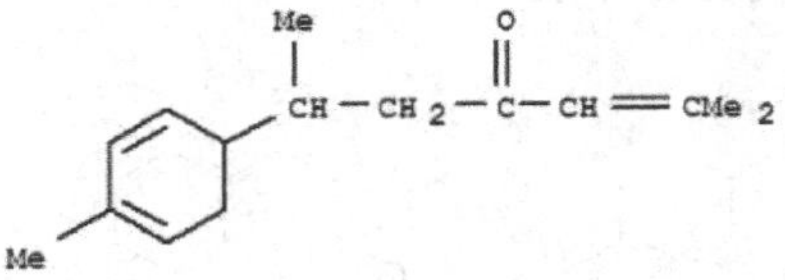　　　　　　　　　　　姜黄酮

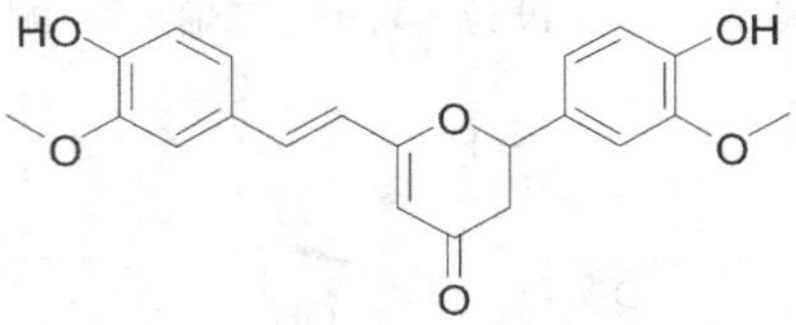

环姜黄素 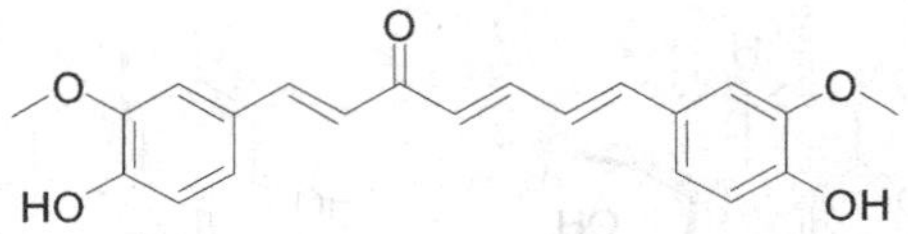　　　　　　1,7-双（4-羟基-3-甲氧基苯基）-庚三烯-3-酮

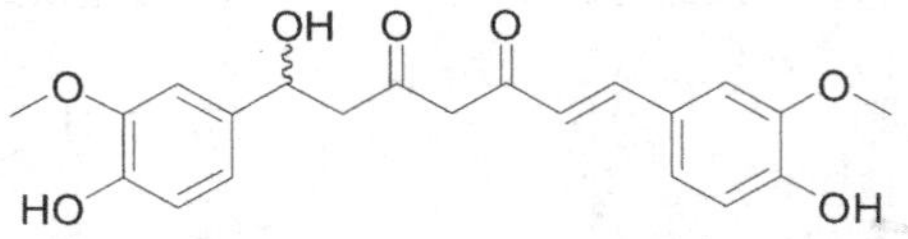

1-羟基-1,7-双（4-羟基-3-甲氧基苯基）-6-庚烯-3,5-二酮

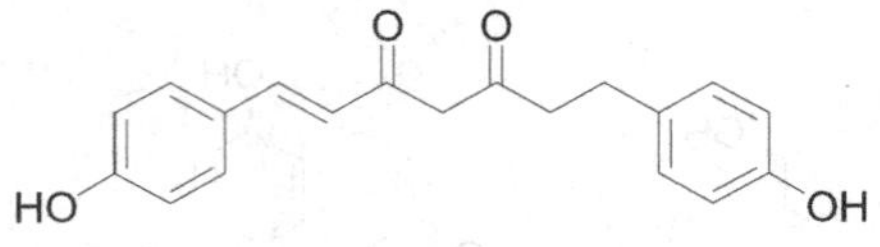

1,7-双（4-羟基苯基）-1-庚烯-3,5-二酮 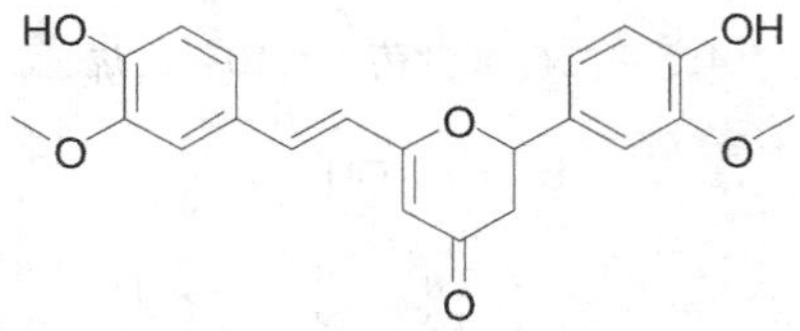　　　1,7-双（4-羟基苯基）-1,4,6-庚三烯-3-酮

五、质量研究

（一）鉴别实验

1. 性状鉴别

该品味辛、苦，具特殊的芳香气味。根茎常具短叉状的分枝，性状为不规则卵圆形、圆柱形或纺锤形，常弯折；长 $2 \sim 5$ cm，直径 $1 \sim 3$ cm。表面具显著的皱缩纹理和环节以及圆形分枝痕及须根痕，深黄色，较粗糙。质坚实且不容易折断；断面棕黄色至金黄色，呈角质样，具蜡样光泽及明显的内皮层环纹；维管束分散存在，呈点状。

2. 显微鉴别

根茎横切面：表皮细胞壁薄且扁平。皮层宽，具叶迹维管束；外侧近表皮处有 $6 \sim 8$ 列扁平的木栓细胞；内皮层细胞具显著的凯氏点。中柱鞘是 $1 \sim 2$ 列细胞，薄壁；散列的维管束外韧型，多见于近中柱鞘处，向内逐渐减少。薄壁细胞中具油滴、淀粉粒及棕色色素。

3. 薄层色谱鉴别

取少量姜黄的根茎粉末加无水乙醇，混匀后静置约 0.5 h，过滤，将滤液蒸干，再加无水乙醇溶解残渣作为供试品溶液。另取等量的姜黄对照药材，按照上述的步骤制成对照药材溶液。再另取姜黄素对照品，加无水乙醇溶解，作为对照品溶液。按照薄层色谱法，吸取等量的上述 3 种溶液并分别点于同一硅胶 G 薄层板上，以比例为 96：4：0.7 的三氯甲烷 – 甲醇 – 甲酸作为展开剂，展开后取出晾干，紫外光灯（365 nm）下进行检视。供试品色谱中，在与对照药材色谱和对照品色谱相应的位置上，分别显相同颜色的斑点或荧光斑点。

（二）含量测定

姜黄中含有大量的挥发油，按照挥发油测定法进行测定，姜黄根茎含挥发油不得少于 7%（mL/g）。

姜黄富含姜黄素，按照《中国药典》，通过高效液相色谱法，测定姜黄中姜黄素的含量，以乙腈 – 4% 冰醋酸溶液（48：52）为流动相，检测波长为 430 nm，按干燥品计，姜黄含姜黄素（$C_{21}H_{20}O_6$）不得少于 1%。

六、防治消化系统疾病史记

民间与史书记载

姜黄最早记载于《新修本草》："味辛苦，大寒，无毒；主心腹结积，疰忤，下气，破血，除风热，消痈肿。功力烈于郁金。"此处论述了姜黄的性味、功能。《本草经疏》记载："姜黄，得火气多，金气少，故其味苦胜辛劣，辛香燥烈，性不应寒，宜其无毒，阳中阴也，降也，入足太阴，亦入足厥阴经。苦能泄热，辛能散结，故主心腹结积之属血分者。兼能治气，故又云下气，总其辛苦之力，破血除风热，消痈肿，其能事也。"此处同《新修本草》一样论述了姜黄的性味。

《本草拾遗》记载："蓬味苦色青；姜黄味辛温无毒，色黄，主破血下气，温，不寒；郁金味苦寒色赤，主马热病，三物不同，所用各别。"《神农本草经》记载："姜黄，性热不冷。"《日华子本草》谓："其能治癥瘕血块，又通月经及扑损瘀血。"苏颂谓其祛邪辟恶，治气胀及产后败血攻心，方书用以同肉桂、枳壳治右肋痛、臂痛有效。戴元礼《证治要诀》云："能入手臂治痛，何莫非下气破血、辛走苦泄之功软。察，其气味治疗，乃介乎京三棱、郁金之药也。"此 3 处论述了姜黄的性味、功能。

《本草纲目》记载："姜黄、郁金、荃药三物，形状功用皆相近，但消毒作用。用于胃及十二指肠卡他性炎症，黄疸胸满痞闷郁金入心治血，而姜黄兼入脾，兼治气；迷药则入肝，兼治气中之血，为不同尔。古方五痹汤，用片子姜黄治风寒湿气手臂痛。"戴原礼《证治要诀》云："片子姜黄能入手臂治痛，其兼理血中之气可知。"此处论述了姜黄的方剂及其功效。清·刘若金《本草述》记载："姜黄，试阅方书诸证之主治，如气证、痞证、胀满喘噎、胃脘痛、腹胁肩背及臂痛、痹疝，虽所投有多寡然何莫非以气为其所治之的……未有专为治血而用兹昧。"

《本草求真》记载："姜黄，功用颇类郁金、三棱、蓬术、延胡索，但郁金入心，专泻心包之血；莪术入肝，治气中之血；三棱入肝，治血中之气；延胡索则于心肝血分行气，气分行血；此则入脾，既治气中之血，复兼血中之气耳。"陈藏器曰："此药辛少苦多，性气过于郁金，破血立通，下气最速，凡一切结气积气，痿瘕瘀血，血闭痈疽，并皆有效，以其气血兼理耳。"《本草求原》记载："姜黄，苦益火生气，辛温达火化气，气生化则津液行于三阴三阳清者注于肺，浊者注于经、溜于海，而血自行，是理气散结而兼泄血也。"《本草正义》记载："姜黄始见《唐本草》，称其辛苦大寒，藏器已辨其非，谓辛少苦多，性热不冷，则《唐本草》寒字，盖亦传写之误。然《唐本草》又谓除风热，消痈肿，功力烈于郁金，则正以入血泄散，故痈疡之坚肿可消，疡科普通敷药之如意金黄散用之，即是此意。固非疏风清热作用，而乃竟以为除风热，宜乎有辛苦大寒之误矣。"上述均指出了姜黄对气血的疗效，还指明姜黄具有清热、止痛等作用。

七、现代药理与机制研究

（一）抗氧化

姜黄素的抗氧化机制可能是通过提高体内一些抗氧化酶的活性，来保护细胞免受氧化脂质损伤。在探究姜黄素是否具有抗氧化功效以及其可能的作用机制中，研究发现姜黄素能提高高分化大鼠肾上腺嗜铬细胞瘤细胞的抗氧化能力，其可能的作用机制是姜黄素可以增加超氧化物歧化酶、过氧化氢酶和谷胱甘肽过氧化物酶的活性和表达水平，通过降低活性氧水平达到维持细胞稳态的目的。

（二）抗肿瘤作用

姜黄中富含大量的姜黄素。在研究姜黄素对 microRNA-1246 的调控，以及探讨姜黄素对膀胱癌 T24 细胞的放疗增敏机制中，结果发现姜黄素能降低膀胱癌细胞 microRNA-1246 表达，将姜黄素及放疗联合治疗肿瘤，可以起到共同抗肿瘤作用。

在探究姜黄素对结肠癌 SW1116 细胞的影响时，采用不同浓度的姜黄素处理结肠癌 SW1116 细胞，通过研究姜黄素对结肠癌 SW1116 细胞增殖、迁移和侵袭的影响，发现姜黄素可以抑制结肠癌 SW1116 细胞的增殖、迁移和侵袭，其主要是通过 miR-199b-5p 下调 PAK4/MEK/ERK 信号传导途径发挥作用。

（三）保肝作用

姜黄素在保肝方面的作用主要与炎性细胞因子和氧化应激反应有关。为了更加细致了解姜黄素对 Nrf-2 的影响，通过乙酰氨基酚诱导小鼠肝损伤模型，研究发现姜黄素的代谢产物能抑制 CYP2E 的活性和表达，改善小鼠肝损伤。研究发现姜黄素还可通过改善肠屏障功能、减少内毒素等，进一步缓解高脂饲养的小鼠肝脂肪变性。

（四）抗纤维化作用

近年来，研究发现姜黄素具有抗肺纤维化、肝纤维化等脏器纤维化的功效，因此被广泛应用在临床上。通过二甲基亚硝胺诱导大鼠肝纤维化模型，研究发现姜黄素能降低肝细胞的死亡，阻止肝纤维组织增生而改善肝组织结构。以百草枯诱导小鼠肺纤维化模型进行研究发现，姜黄素可使肺纤维化模型小鼠脯氨酸、丙二醛、血清中肿瘤坏死基因 – α 以及白细胞介素 – 6（IL-6）浓度均明显降低，下调肺组织 NF-κB 蛋白表达水平，改善肺部形态学病变，增强抗氧化能力，对肺纤维化小鼠产生保护作用。

（五）抗病毒

近年来，对姜黄素抗病毒的研究有很多报道，研究发现姜黄素具有显著的抗病毒效果，可以直接抑制病毒复制或者直接杀死病毒。其抗病毒的机制是抑制病毒的包膜功能以及通过活化体内的抑癌基因以增强机体的免疫能力。姜黄素在浓度为 6.25 g/L、1.56 g/L 时对 H1N1 和 H3N2 病毒均有强烈的抑制作用；姜黄素浓度在 6.25 g/L 时能完全阻止 100TCID50 流感病毒复制；浓度超过 0.1 g/（m·L）时，姜黄素溶液对人巨细胞病毒株的增殖具有较好的抑制作用。

（六）抗炎作用

在研究姜黄素对小鼠实验性自身免疫性脑脊髓炎的自噬调节及抗炎作用中，发现姜黄素能使小鼠脑脊髓炎病程中的神经功能损伤、外周及中枢炎症反应均降低，从而减弱炎症损伤过程。另外，还有研究发现姜黄素抑制炎症的发生和发展进程可以通过降低环氧酶、脂氧合酶的表达，从而促进细胞凋亡来抑制成纤维细胞的生长。

八、姜黄方剂的临床应用

蠲痹汤由羌活、姜黄、当归、赤芍、黄芪、防风、炙甘草等药材经科学配方加工而成，在临床上具有祛风除湿的功效。

黄连膏由黄连片、当归、黄柏、地黄、姜黄、麻油、蜂蜡组成，能清热解毒、消肿止痛，在临床上主治皮肤的水火烫伤、红肿热疮、湿疹。

避瘟散由檀香 1.3 kg、姜黄 150 g、零陵香 150 g 等药材经科学配方加工而成，可用于夏季暑邪所导致的头痛、呕吐、头目眩晕等症状。

九、产品开发与利用研究

姜黄除了药用以外，还大量用作调味料、着色剂、香料、化妆品原料等，可以促进食品工业、香料产业等的发展，具有广阔的开发利用前景。在食品方面，姜黄油具香味，可用作食用香料及食品调味剂等。姜黄渣还可用作姜黄淀粉或酿酒。

保鲜作用：高慧等发现姜黄副产品中姜黄精油对腐败菌（灰葡萄孢菌和扩展青霉菌）具有抑制作用。姜黄精油可以使果脯蜜饯原料糖渍前鲜果的贮藏时长增加。由此可见，姜黄素在腌制食品时，能增色调味、抑制腐败菌的生长、抑制果蔬的氧化，从而起到保鲜作用。

抗菌作用：近年来，研究证明姜黄对细菌、真菌均有抑制作用，具有广阔的开发应用前景。田间试验证明姜黄油对黄瓜白粉病的防治效果优于对照化学药剂，且随浓度的增大，白粉病发病率逐渐降低，防治效果增加。因此，开发出相应的生防制剂，既能充分利用食品加工过程中产生的副产物，又能促进经济循环和可持续发展，降低生产成本，具有产业化的前景。此外，姜黄油对单核增生李斯特菌、伊氏李斯特菌、枯草芽孢杆菌和大肠杆菌均有强烈的抑制作用。

参考文献

[1] 李锐，肖燕，和心依，等. 中药姜黄化学成分、生物活性及体内代谢研究进展 [J]. 西华大学学报（自然科学版），2013，32（3）：98 – 104.

[2] 宋珂. 姜黄素调控 MicroRNA-1246 及对膀胱癌 T24 细胞的放疗增敏机制探究 [J]. 中医临床研究，2020，12（5）：1 – 3.

[3] 凌元亮，徐磊，吴辰. 姜黄素通过 miR-199b-5p 抑制结肠癌 SW1116 细胞的增殖、迁移和侵袭 [J]. 中国药理学通报，2020，36（7）：957 – 964.

[4] 鲍彩彩，原铂尧，孙梦娇，等. 姜黄素对小鼠实验性自身免疫性脑脊髓炎的自噬调节及抗炎作用

[J]. 解放军医学杂志，2019，44（7）：593－599.

[5] 周霖，庹伟，安庆，等. 姜黄素的生物功能在治疗骨关节炎疾病中的研究进展 [J]. 广东医学，2019，40（19）：2831－2834.

[6] 高慧，蒋晶，孙亚芳，等. 姜黄素副产品在果脯蜜饯生产中的防腐抑菌效果 [J]. 食品与发酵工业，2016，42（6）：112－116.

[7] 庞倩茹，陈义娟，郭松，等. 姜黄根提取物中姜黄油对黄瓜白粉病的控制作用 [J]. 中国植保导刊，2015，35（2）：63－66.

辣　蓼

一、基源

该药物来源于蓼属植物辣蓼（*Polygonum flaccidum* Meissn.），传统以其根、叶或全草入药。

二、形态特征与分布

形态特征：一年生草本，高 40～90 cm。茎直立，有的下部伏地，多分枝，无毛，节膨大，多数呈淡红紫色。叶长 4～8 cm，宽 0.5～2.5 cm，披针形或椭圆状，基部呈楔形，顶端渐尖；边缘全缘至微波状，具缘毛，两面均无毛且附着褐色小点，沿中脉披短硬伏毛；叶柄长 4～8 mm；托叶长 1～1.5 cm，膜质，鞘筒状，口缘具粗而密的刺毛，呈褐色，顶端呈截形，具短缘毛，托叶鞘内多数藏有花簇。总状花序长 3～8 cm，呈穗状，顶生或腋生，多数下垂，花稀疏，下部间断；苞片长 2～3 mm，漏斗状，绿色，边缘为膜质，疏生短缘毛，每苞内具 3～5 朵花；花梗较苞片长；花被 5 深裂，绿色，上部白色至淡红色，附着黄褐色透明腺点，花被片长 3～3.5 mm，椭圆形；雄蕊较花被短；花柱长 2～3 mm，柱头状。瘦果长 2～3 mm，卵形，密被小点，呈黑褐色，包于宿存花被内。花期在5～9 月，果期在 6～10 月。

生长环境与分布：辣蓼喜水，在湿润环境中生长较为茂盛，且对土壤要求较高，在肥沃土壤生长较为茂盛。多数生长于海拔 50～3500 m 的田野、水沟边、山谷湿地、河滩旁。

辣蓼野生资源主要分布于我国东北、华北、陕西、甘肃、河南以及长江以南各省。

三、传统习用

辣蓼味辛，性温。归肺、肝、大肠经。能清热解毒、祛风利湿、散瘀止血。用于痢疾、胃肠炎、腹泻、乳蛾、疟疾、风湿关节痛、跌打损伤、崩漏、痈肿疔疮、瘰疬、湿疹、脚癣、功能性子宫出血，外用治毒蛇咬伤。

（1）用于治疗月经不调：取辣蓼 20 g，用水煎煮后服用。《中国苗族药物彩色图集》

（2）用于治疗急性胃痛：取辣蓼 15 g，用水煎煮后，取其药汁煮鸡蛋或鸭蛋吃。《苗族医药学》

（3）用于治疗大肠下血：取辣柳草一两，和猪肉同时炖服，每隔十日服一次。（《贵州中医验方秘方》）

（4）用于治疗痢疾：取辣蓼根八钱，用水煎煮后，用糖搅拌后服用。（江西《草药手册》）

（5）用于治疗跌打撞伤：局部青紫肿痛，取鲜辣蓼与米酒或甜酒酿糟捣烂敷伤口。（《江西民间草药验方》）

（6）用于治疗扁桃腺炎：取辣蓼茎叶适量，捣成汁后加温开水含漱。（江西《草药手册》）

（7）用于治疗关节炎：取辣蓼叶适量，开水泡片刻后搓揉痛处。（江西《草药手册》）

（8）用于治疗胃气痛、痧气腹胀痛：取鲜辣蓼枝头嫩叶三钱，捣烂，加冷开水一大盅，取其汁水服用。（《江西民间草药验方》）

（9）用于治疗疟疾：取等量辣蓼叶、桃树叶，研成细末，用水、酒和制成丸。每日早晚各服一钱，温开水服用。（《江西民间草药验方》）

（10）用于治疗牙痛：取鲜辣蓼四两，用水煎煮后，多次含漱。（《江西民间草药验方》）

四、化学成分

（一）黄酮类化合物

该类化合物包括黄酮类和黄酮苷类、黄酮类磺酸盐、黄酮、儿茶素类。具体如下：

黄酮类和黄酮苷类物质：槲皮素、异槲皮苷、芦丁、山柰酚、3′-甲基槲皮素、鼠李秦素、金丝桃苷。

化合物结构图如下：

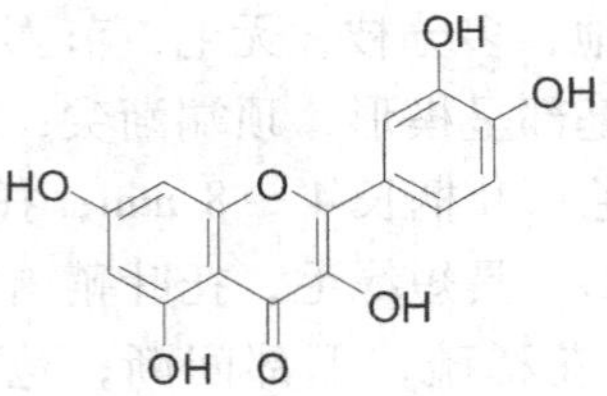

槲皮素 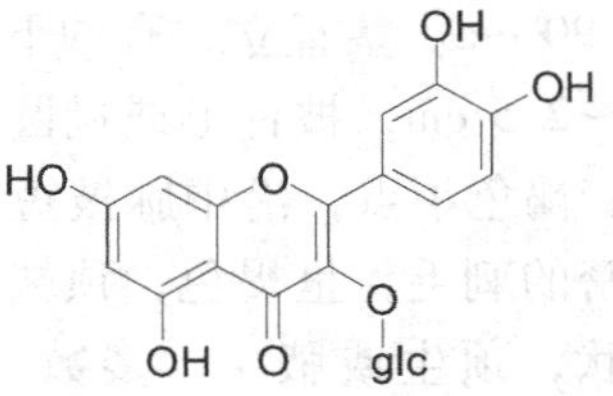　　　　　　异槲皮苷 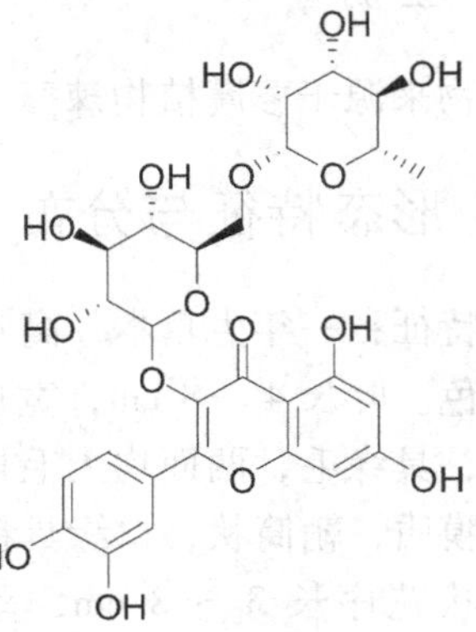　　　　　　芦丁

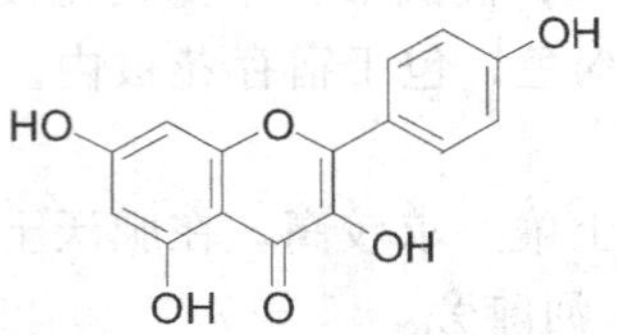

山柰酚 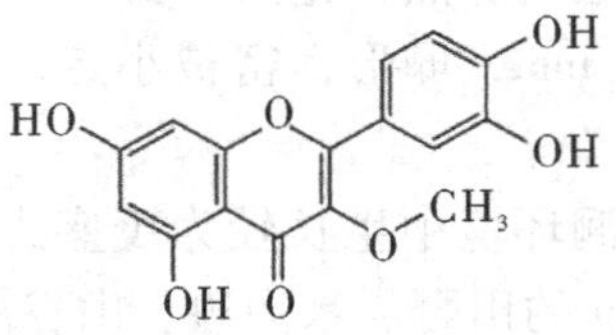　　　　　3′-甲基槲皮素 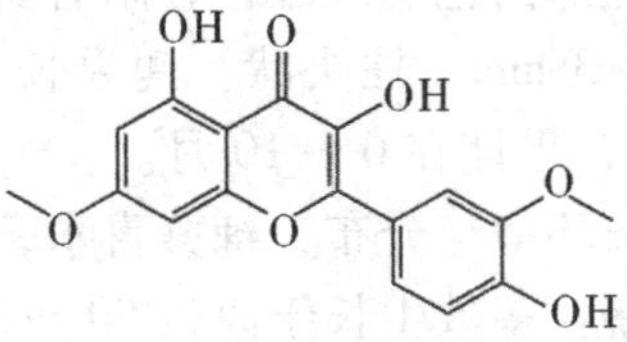　　　　　鼠李秦素

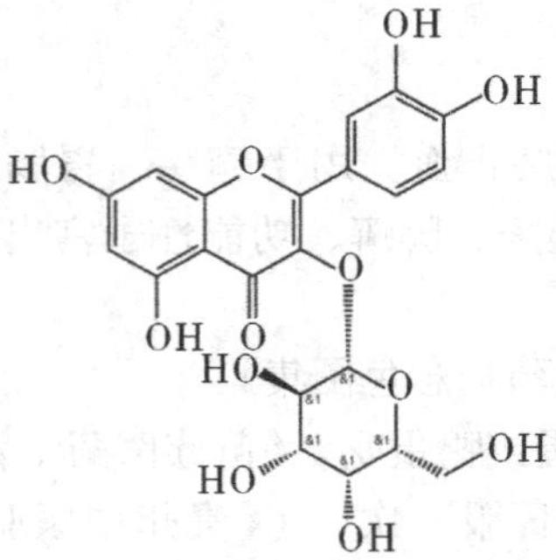

金丝桃苷

黄酮类磺酸盐物质：槲皮素-3-磺酸盐、异鼠李黄素-3,7-二磺酸盐、怪柳黄素-3-葡萄糖苷-7-磺酸盐、3-O-D-L-rhamnopyranosyloxy-3′,4′,5,7-tetrahydroxy flavone（quercitrin）、3-O-β-D-glucopyran xosyloxy-4′,5′,7′-trihydroxy flavone、6-hydroxy-apigenin、6″-O-(3,4,5-trihydroxybenzoyl)-3-O-β-D-glucopyranosyloxy-3′,4′,5,7-tetra-hydroxyflavone、Scutillarein、6-hydroxyluteolin、3′,4′,5,6,7-pentahydroxy-flavone、6-hydroxyluteolin-7-O-D-glucopyra-noside、quercetin 3-O-β-D-glucuronide、2″-O-(3,4,5-trihydroxybenzoyl)quercitrin、quercetin。

黄酮物质：（2R,3R）-（+）-Taxifolin、5,7,3′,4′-Taxifolin terameltyl ether。

化合物结构图如下：

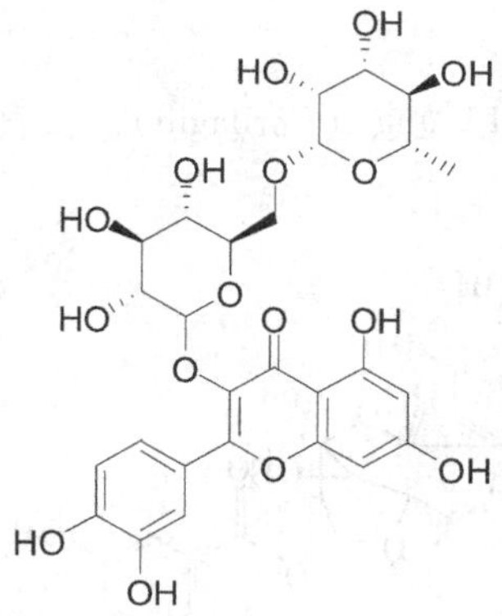

(2R,3R)-(+)-Taxifolin 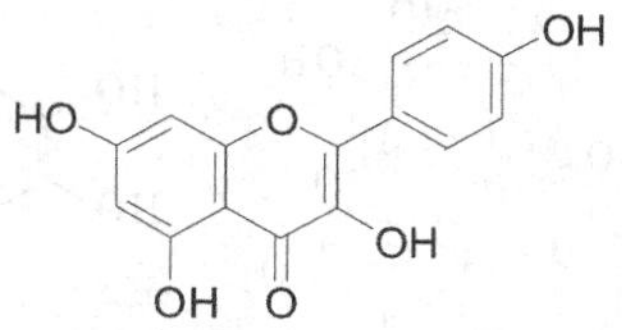   5,7,3′,4′-Taxifolin terameltyl ether

儿茶素类：儿茶素（Caechin）、表儿茶素（Epicatechin）、表儿茶素-3-O-五倍子酸盐（Epicatechin-3-O-gallate）。

化合物结构图如下：

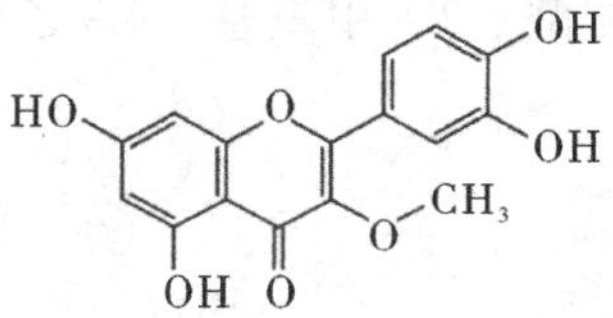

儿茶素 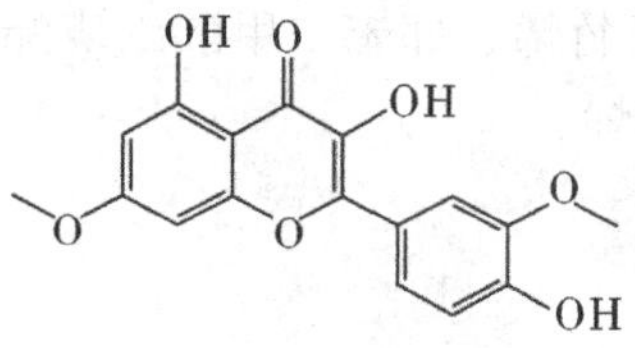   表儿茶素 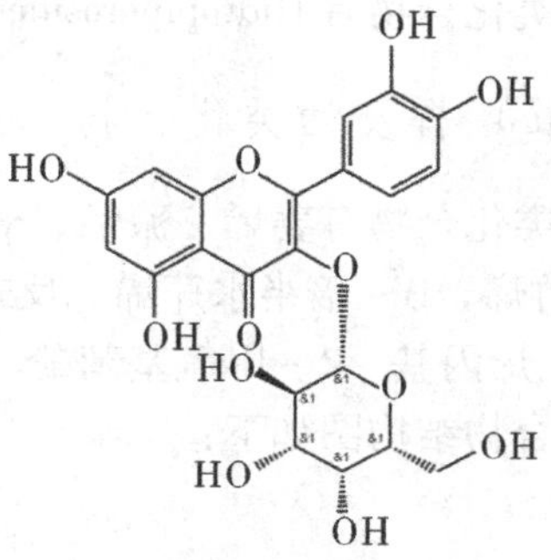   表儿茶素-3-O-五倍子酸盐

（二）萜类化合物

该类化合物有水蓼二醛（Polygodial）、沃伯格酸（Warburganal）、密叶新木素、Valdiviolide、Fuegin、Polygonal、乌索酸（Ursolic acid）、齐墩果酸（Oleanolic acid）、蒲公英萜酮（Taraxerone）。

化合物结构图如下：

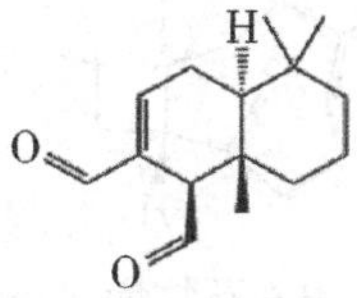

水蓼二醛 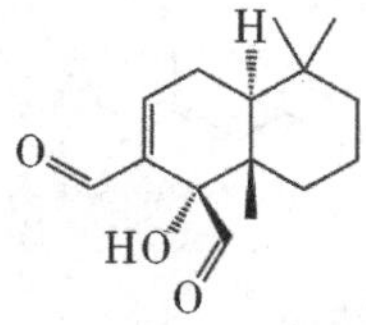   沃伯格酸 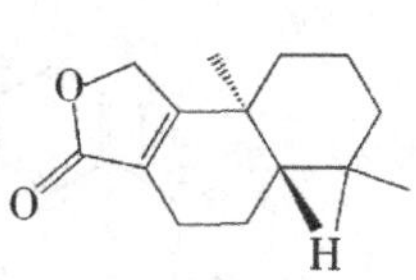   密叶新木素 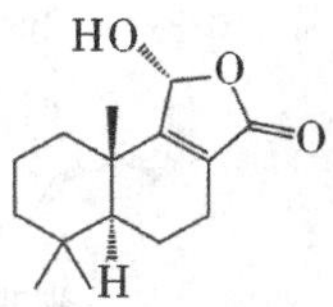   Valdiviolide 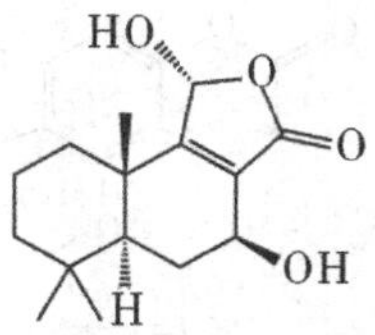   Fuegin

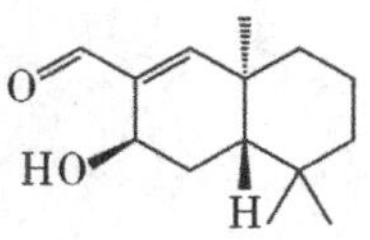

Polygonal 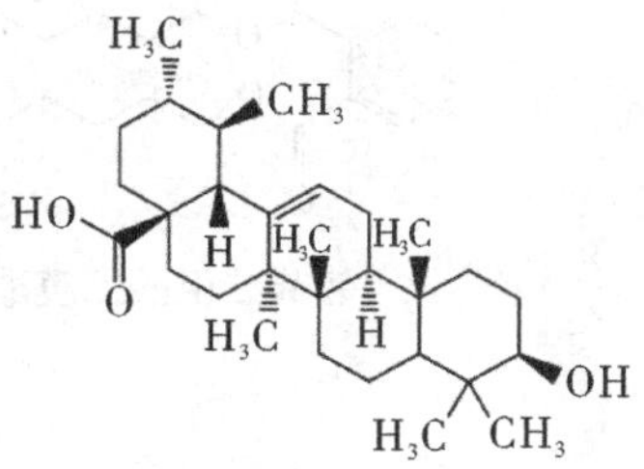   乌索酸 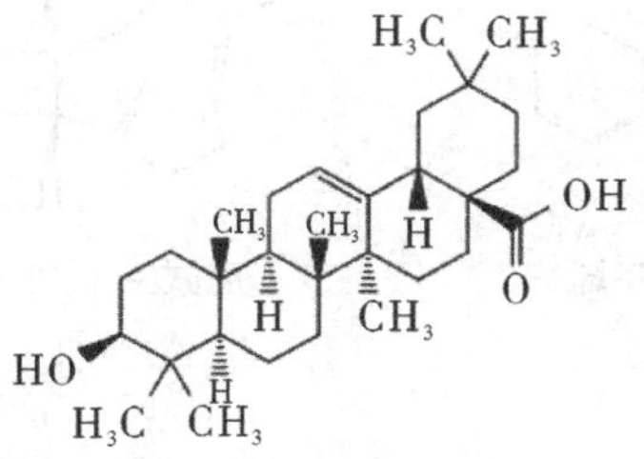   齐墩果酸 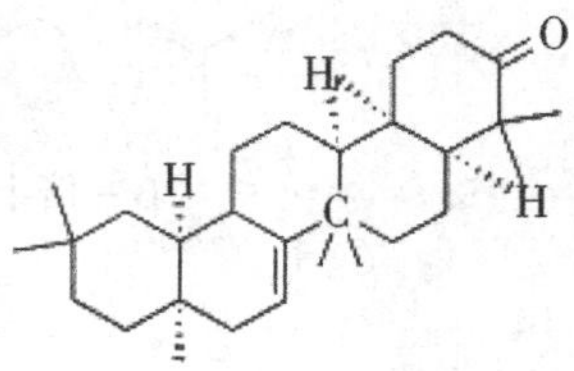   蒲公英萜酮

（三）鞣质类化合物

该类化合物有五倍子酸、鞣花酸（Ellagic acid）、柯里拉京（Corilagin）、没食子酸（Gallic acid）。
化合物结构图如下：

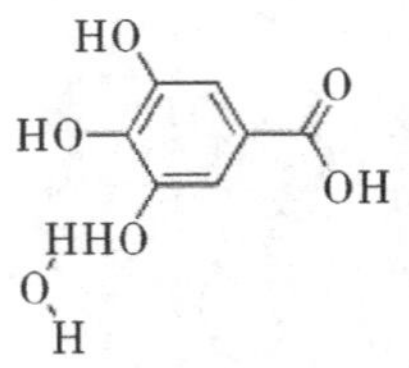

五倍子酸 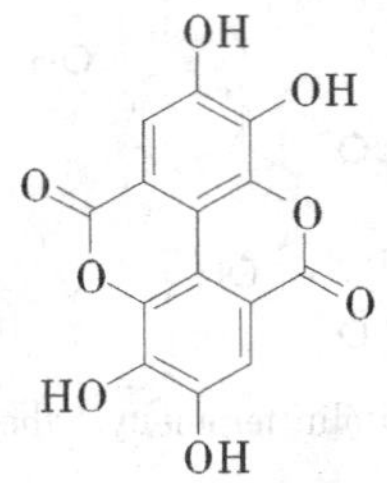　　　　鞣花酸 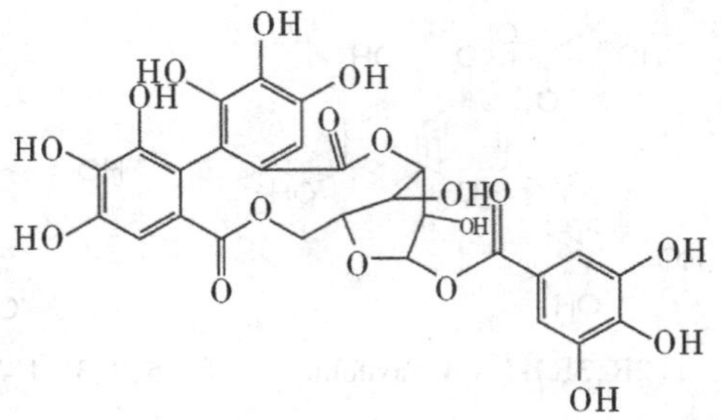　　　　　　　柯里拉京 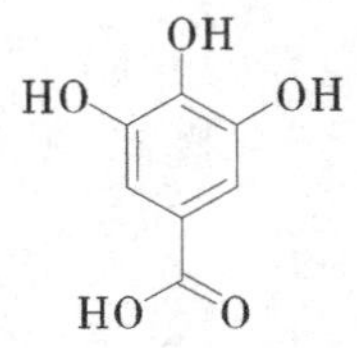　　　　　　　没食子酸

（四）苯丙素类化合物

该类化合物有 Hidropiperosides A、Hidropiperosides B、Vanicosides A、Vanicosides B、Vanicosides E。

（五）挥发油类化合物

该类化合物有姜烯、蒎烯、γ-松油烯、邻苯二甲酸二异丁酯、香柠檬烯、葎草烯、红没药烯、β-石竹烯、β-倍半水芹烯、反式-石竹烯、邻苯二甲酸二庚酯、十二醛、2-甲氧基-4-乙烯基苯酚、4-烯丙基-2-甲氧基苯酚、柏木烯。
化合物结构图如下：

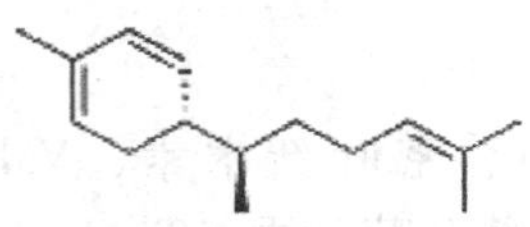

姜烯 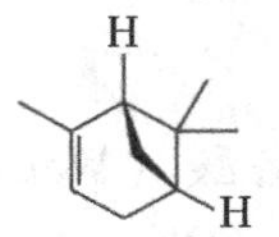　　　　　　蒎烯 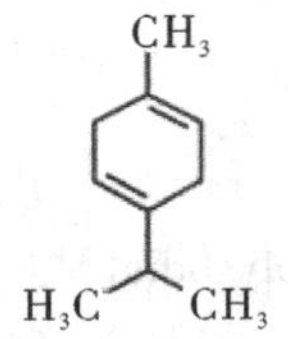　　　　　γ-松油烯 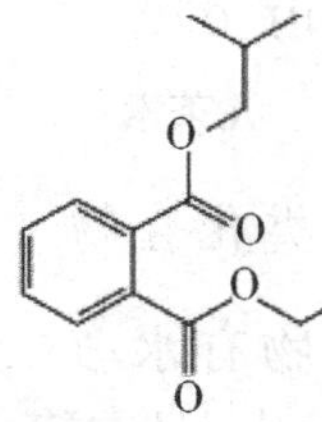　　　　邻苯二甲酸二异丁酯

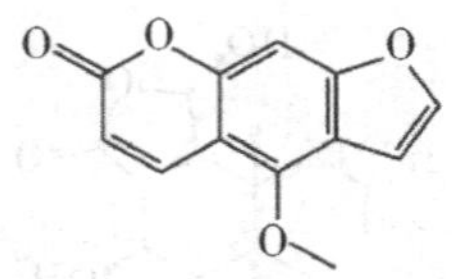

香柠檬烯 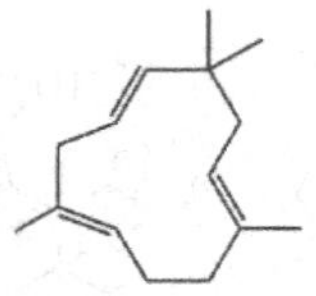　　　　葎草烯 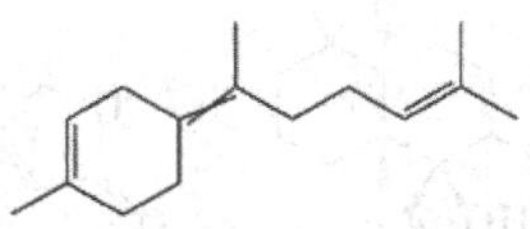　　　　红没药烯 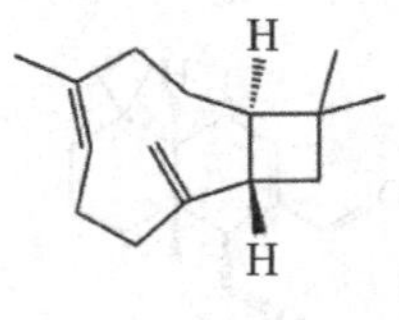　　　　β-石竹烯

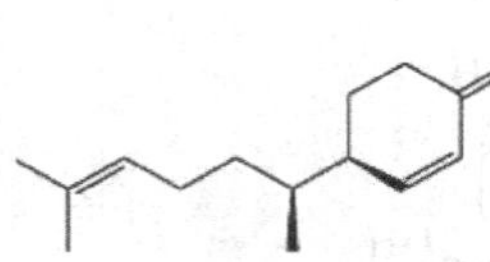

β-倍半水芹烯 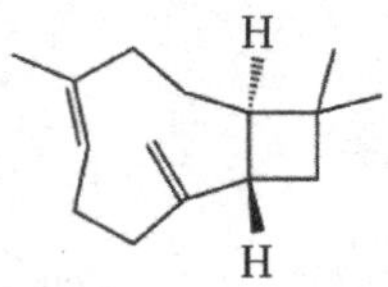　　　　反式-石竹烯 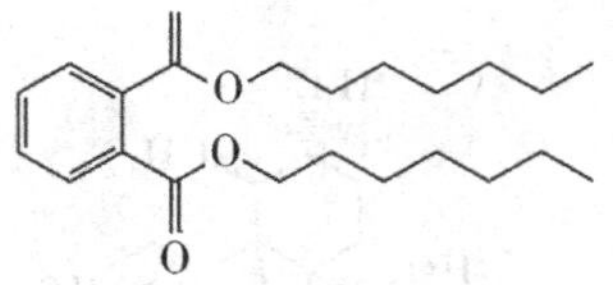　　　　邻苯二甲酸二庚酯

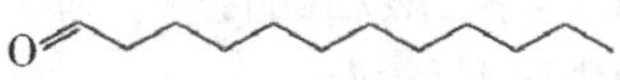

十二醛 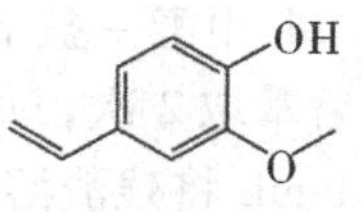　　　2-甲氧基-4-乙烯基苯酚 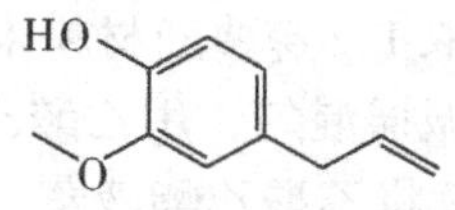　　　4-烯丙基-2-甲氧基苯酚 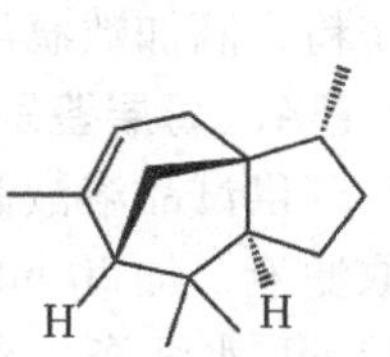　　　柏木烯

（六）脂肪酸类化合物

此类化合物包括：棕榈酸、硬脂酸镁、油酸、亚油酸。

部分化合物结构图如下：

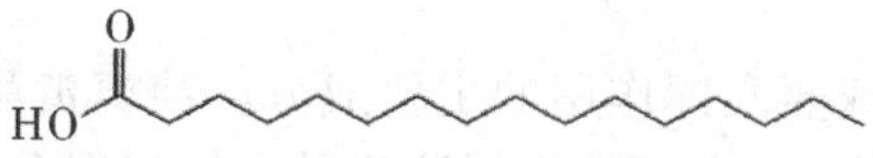

棕榈酸

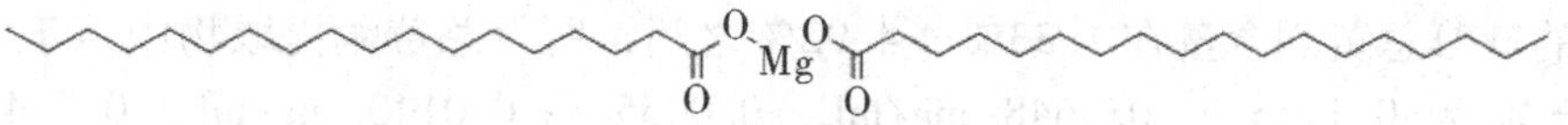

硬脂酸镁

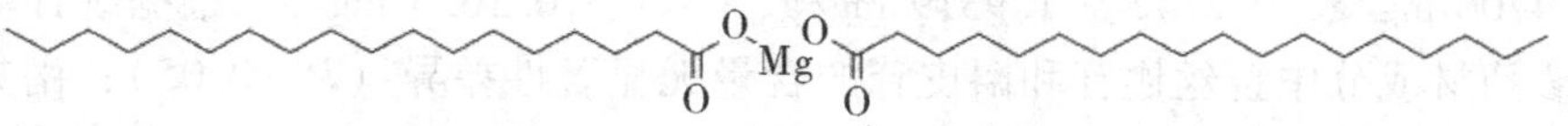

油酸

（七）其他

此类化合物包括：8-（3-甲基-2-丁烯）-三环烯、8-（3-甲基-2-丁烯）-α-蒎烯、长叶烯醛、8-（3-甲基-2-丁醇）-三环烯、2,4-二叔基苯酚、1-菲兰烯、1-异丙烯基-甲基苯、α-芑烯。

五、质量研究

（一）鉴别实验

1. 性状鉴别

茎长 30～70 cm，呈圆柱形，多有分枝，表面为灰棕色、棕红色，有细棱线，节部膨大，质脆，较易折断，断面多呈浅黄色，中空。叶互生，有短柄；叶片长 5～10 cm，宽 0.7～1.5 cm，皱缩或破碎，展平后呈披针形，顶部渐尖，基部楔形全缘，上表面呈棕褐色，下表面呈褐绿色，表面附着棕黑色斑点和细小腺点。托叶长 0.8～1.1 cm，鞘筒状，紫褐色，缘毛长 1～3 mm。总状穗状花序长 4～10 cm，花簇稀疏间断；花被 5 深裂，绿色，上部白色至淡红色，附着黄褐色透明腺点。气微，味辛、辣。

2. 显微鉴别

本品茎的横切面：表皮细胞 1 列，外部覆盖角质层。皮层由几层厚角细胞组成，相对较窄。中柱鞘纤维束成环且间断排列。韧皮部狭窄，部分细脆，有棕黄色块状物；形成层不明显。木质部导管单个或多个汇聚，呈放射状排列，壁部轻微木质化；木纤维和木薄壁细胞壁较薄，轻微木化；木射线较宽。髓周薄壁细胞类圆形，壁薄，髓质内细胞萎缩中空。本品皮层和果肉中的薄壁细胞含有草酸钙簇晶和淀粉颗粒。

3. 理化鉴别

取本品 1 g 粉末，加入 15 mL 乙醇，在水浴锅上加热 30 min，过滤；取 2 mL 滤液，加入约 50 mg

镁粉，滴加数滴浓盐酸，溶液由黄绿色变为樱红色。（源自《湖南省中药材标准 2009 年版》）

4. 薄层鉴别

供试品溶液制备：取 1 g 辣蓼药材粉末，加入 20 mL 甲醇 – 盐酸溶液（4：1），超声 30 min，过滤，取滤液，加 20 mL 水，振摇混匀，用乙酸乙酯振摇然后萃取 2 次，每次 20 mL，将乙酸乙酯合并，加入 30 mL 水洗涤，弃水液，将乙酸乙酯液蒸干，加甲醇 1 mL 将残渣溶解，作为供试品溶液。

对照品溶液制备：取对照品槲皮素，加甲醇制成 0.5 mg/mL 的对照品溶液。

吸取上述 2 种溶液各 5 μL，分别点于同一硅胶 G 薄层板上，展开剂为三氯甲烷 – 甲醇 – 甲酸（7：1：1.2），预饱和 30 min，上行展开后取出，晾干，喷 3% 三氯化铝乙醇溶液，在 105 ℃下加热 5 min，在紫外光灯（365 nm）下检视。在供试品色谱中，与对照品色谱相应位置上显相同颜色的荧光斑点。

（二）含量测定

辣蓼的成分包括黄酮、挥发油等，其中，黄酮和挥发油是辣蓼发挥作用的主要成分。辣蓼黄酮分别用醇提后有机溶剂萃取、醇提及有机溶剂萃取后大孔树脂吸附、水煎煮、醇提这 4 种方法提取分离，总黄酮含量通过紫外分光光度法测定，辣蓼黄酮中芦丁、金丝桃苷、槲皮苷的含量用高效液相色谱法测定。结果表明，提取分离的辣蓼总黄酮含量在 1.33%～4.92% 之间，所得总黄酮提取物中芦丁、金丝桃苷、槲皮苷的含量分别为 0.1155 ～ 0.3648 mg/mL、0.0055 ～ 0.0140 mg/mL、0.0141 ～ 0.6613 mg/mL。采用 HPLC 法还测得在辽东山区内不同产地的辣蓼药材成分中金丝桃苷、槲皮苷、槲皮素含量分别为 0.0576 ～ 0.4706 mg/g、0.2742 ～ 1.9319 mg/g、0341 ～ 0.1655 mg/g。根据统计学检验，南方省份和辽东山区辣蓼药材成分中金丝桃苷和槲皮苷的含量无显著性差异（$P > 0.05$）；南方省份产辣蓼的槲皮素的含量极显著高于辽东山区产的辣蓼药材（$P < 0.01$）。

六、防治消化系统疾病史记

（一）民间与史书记载

辣蓼最初记载于唐·苏敬《唐本草》："叶似蓼，茎赤，叶辛，生于湿水旁。"蓼属植物品种繁多，且形态相似，品种较为复杂，现今强调的"不辣不用，有辣可用"的提法与《唐本草》所言的"味辛"一致。目前研究表明，辣蓼具有化湿、行滞、祛风、消肿的功效，可用于痢疾、腹泻、腹痛、风湿、脚气、痈疽、疥疮和瘀伤；主要功效是治疗痢疾、胃肠炎、腹泻、肿胀、蛇咬伤、皮肤湿疹、脚气、疥疮、风湿性关节炎、功能性子宫出血。

辣蓼作为传统中药，我国的许多古代医药专著对辣蓼的药用价值均作出了描述。西汉·刘向《别录》记载："蓼叶，归舌，除大小肠邪气，利中益志。"陆科闽《苗族药物集》中记载："散寒止痛，除热解毒。主治急性胃痛，咬伤。"《泉州本草》中记载："清热解毒，止渴，利小便。治胃腹冷痛，中暑烦渴，小儿痢疾，蛇犬咬伤。"杨济秋《贵州民间方药集》中记载："根，治痢疾。"

（二）传统药对研究

常见的药对有辣蓼配栀子、辣蓼配牛耳枫等。各药对的名称、药性配伍、配伍比例及药理作用见下表。

药对名称	药性配伍	配伍比例	药理作用
辣蓼配栀子	温寒配伍，辣蓼性温，栀子性寒	2：1	治疗卵巢囊肿、肾囊肿、肝囊肿、乳房囊肿
辣蓼配牛耳枫	温寒配伍，辣蓼性温，牛耳枫性寒	1：2	治疗急性胃肠炎、食滞胃痛等

七、现代药理与机制研究

(一) 保护消化道作用

辣蓼提取物可减少肠道的损伤因子、改善肠道菌群,并且还具有加快损伤细胞的修复、减轻胃黏膜损伤的作用。除此之外,辣蓼对消化系统疾病也有一定的预防作用。例如,在中医临床上,牛耳枫与辣蓼经常联合使用,现代研究表明,枫蓼制剂可以减轻乙醇引发的大鼠胃黏膜急性损伤、黏膜细胞的损伤,从而起到一定的保护消化道的作用。枫蓼合剂加强盐酸 - 碳酸氢盐屏障,改善胃部微环境,这一功效起到"扶正抵邪"的作用。

(二) 抗炎作用

通过对由脂多糖刺激建立的内毒素血症小鼠模型进行研究发现,辣蓼提取物在体内外均发挥了一定的抗炎作用。很多学者也研究了辣蓼提取物对抗炎介质释放的促进和抑制的机制,发现 TGF-β 发挥生物学效应的信号通路是 TGF-β/Smads,通过 TRAF6-TAK1-JNK/p38 或 RTK/Ras/ERK,TGF-β 可激活 MAPKs 信号转导过程,NF-κB 为 MAPKs 通路下游部分。因此,研究推测辣蓼主要通过调控 MAPKs 从而起到抗炎作用。

(三) 抗菌作用

辣蓼全草煎剂对绿脓杆菌、变形杆菌、绿脓杆菌、伤寒杆菌、乙型链球菌、白喉杆菌、炭疽杆菌、金黄色葡萄球菌、大肠杆菌、鼠伤寒杆菌等都有较强的体外抑菌作用。辣蓼提取物对伤寒杆菌、甲型和乙型副伤寒杆菌等有较强的体外抗菌作用。辣蓼乙醇和乙醚提取液对痢疾杆菌与大肠杆菌的体外抗菌效果也较为显著。

(四) 抗病毒作用

本品水煎剂对单纯疱疹病毒(HSV)1 型有抑制作用。采用组织培养法,将辣蓼的水煎醇沉液与病毒同一时间或优先病毒给予患者,结果表明辣蓼水煎剂对 HSV-1 具有一定抑制作用。酶联免疫吸附检测(ELISA)结果也表明辣蓼水提取物能对抗乙型肝炎病毒表面抗原(HBsAC)。此外,辣蓼水煎液对细菌性角膜炎、病毒性角膜炎和急性结膜炎也取得了较好的治疗效果。

(五) 抗氧化作用

许多蓼属植物都有抗衰老活性,因为多数蓼属植物都有抗生物膜脂质过氧化以及清除体内过多自由基的作用。研究表明,水蓼水溶性组分中的具有抗氧化活性的黄酮苷元和黄酮苷类成分包括 7,4′-二甲基槲皮素、3′-甲基槲皮素、槲皮素以及异槲皮苷。水蓼中还提取分离出了 3 种亲水性黄酮类成分,分别为 7-磺基柽柳-3-葡萄糖苷、3-磺基槲皮素、3,7-二磺基异鼠李素,根据实验结果表明这 3 种化合物的抗氧化活性优于 α-生育酚和槲皮素(α-生育酚的抗氧化活性比槲皮素差)。

(六) 其他作用

β-谷甾醇是从辣蓼叶与辣蓼花的精油中分离得到的,具有抗胆碱酯酶活性,转基因动物经其处理后在自发交替行为、记忆力、运动协调方面的表现也不断改善。辣蓼叶中的皂苷类成分、精油、氯仿提取物可抑制尿素酶活性。辣蓼的氯仿提取物、乙酸乙酯提取物、皂苷提取物虽然具有细胞毒作用,但是同时也具有抗血管新生及抗肿瘤活性。

辣蓼醇提取物对细胞具有免疫作用,其对 HepG2 细胞具有明显抑制作用,且对乙型肝炎病毒表面抗原及其分泌有抑制作用。研究发现,从辣蓼中分离出的化合物(2R,3R)-(+)-Taxifolin 为酪氨酸酶抑制剂。有研究表明,辣蓼对噬菌体 f2 的抑制作用明显,且在一天之内抑制率达 100%。

辣蓼还能抗乙酰胆碱酯酶活性，对于氯化钡引起的离体豚鼠回肠痉挛，牛耳枫与辣蓼提取物具有显著的抑制作用，证明其有钙离子拮抗作用。对于哺乳动物，辣蓼挥发油有显著降压作用。本品尚能收缩鼻黏膜血管。

八、辣蓼方剂的临床应用

辣蓼应用历史悠久，疗效确切。据记载其味辛，性温，入冷经，可用于解毒、除湿、散痰、止血。主治痢疾、腹泻、乳蛾、疟疾、风湿痹痛、崩漏、痈肿疔疮、湿疹、脚癣、外伤出血以及毒蛇咬伤。辣蓼常与其他药物配伍使用，其制剂有口服液、气雾剂、颗粒剂、搽剂、冲剂、酒剂、散剂、丸剂、片剂、胶囊、膏剂、曲剂、糊剂、灸剂等。

辣蓼治疗疾病的方剂主要包括以下几种。白酒药曲：由高良姜四两，草乌八两，吴茱萸、白芷、黄柏、桂心、干姜、香附、辣蓼、苦参、秦椒各一两，菊花、薄荷各二两，丁皮、益智各五钱组成；主要用于治疗肠胃积滞。复方地锦片：由地锦草、辣蓼各六两四钱，车前草四两四钱组成；清热解毒、利水；主要用于治疗细菌性痢疾、肠炎。马齿苋汤：由马齿苋、铁苋菜、辣蓼配方而成；主要用于治疗菌痢、肠炎。止泻颗粒：具有清热解毒、燥湿导滞、理气止痛的功效；主要用于治疗急性肠胃炎、止呕止泻、退热止痛。复方辣蓼膏：用于治疗皮肤病。辣蓼芫花枝条制剂：主要用于治疗胃肠道疾病。讽蓼肠胃康片：用于治疗急性胃肠炎。辣蓼滴眼液：用于治疗细菌性角膜炎、病毒性角膜炎、急慢性结膜炎和眼痒病，且都取得了较好的疗效。半夏曲：由赤小豆、辣蓼草、青蒿、半夏、苦杏仁配方而成；主要用于治疗咳嗽痰多、停食作呕。复方地锦糖浆：清热、利湿，用于治疗细菌性痢疾、肠炎。胃肠宁冲剂：由布渣叶 500 g、辣蓼 300 g、番石榴叶 300 g、火炭母 300 g、功劳木 200 g 配方而成；清热祛湿、健胃止泻；用于治疗急性胃肠炎、小儿消化不良。

九、产品开发与利用研究

辣蓼叶常出现在泰国料理和越南菜中，最常用来配搭番茄以及肉类、蔬菜、乳酪和蛋等。辣蓼还可用作食品添加剂，研究发现辣蓼提取物对冷却肉的保鲜有一定的效果，可以有效地保持冷却肉较优的品质。

《江苏植药志》中记载："辣蓼草味辛，性温。"辣蓼在我国南北各省广泛分布。辣蓼草作为酒药的重要原料之一，其品质的好与坏直接关系到黄酒的质量，特别是口感。将一定比例的辣蓼草粉末添加在酒药中，可有效抑制病原微生物，从而有效地保证了酒药中有益微生物的生长繁殖。在酿酒过程中，酿酒师傅们对这项工作会亲自主持。因为辣蓼廉价且容易得到，并且其对稳定和提高黄酒的质量，特别是口感起着十分重要的作用，所以人们选择辣蓼作为传统绍兴酒药重要的配方成分。

辣蓼在植物农药中的应用：泰国、越南及意大利是辣蓼的来源地。辣蓼因其独具特色的香味可用于植物防虫，多数蓼属植物都具有杀虫、拒食作用。很早以前辣蓼就被人们用作杀虫剂，但是常被用作土农药。夏天的时候人们常用辣蓼来驱赶蚊虫，且有很好的效果，起作用的化学成分为甲氧基蒽醌、蓼酸、糖苷、氧茚类化合物等。

辣蓼在兽药中的应用：辣蓼的根、全草生用既可用于治疗痢疾、胃肠湿热、泄泻和霍乱吐泻等疾病，也可用于化瘀止血、治疗风湿痹痛。辣蓼对痢疾杆菌、伤寒杆菌、白喉杆菌等有抗菌作用，不仅如此，辣蓼还能驱除体内外的寄生虫、抑制真菌感染。在养猪生产方面，辣蓼既是一种比较适合的抗菌药物，也是一种保健食品。除此之外，研究发现辣蓼还能预防鱼类疾病，能预防鱼类中华鱼鲺、白头白嘴病，对寄生虫性鳃病、细菌性烂鳃病、赤皮病、鱼虱等，均取得较好的防治效果。

在化妆品方面，含有辣蓼提取物的化妆品种类多，如芙芏集肌润舒缓精华啫喱、SAJELIVE 圣婕臻萃御颜霜、芙芏集注能修护安肤水、芙芏集肌润舒缓喷雾、卿莱雅玫瑰花瓣焕彩嫩颜面膜等。

参考文献

［1］朱瑜，吴建华，杨剑，等. 辣蓼黄酮分离提取及 3 种黄酮类组分定量分析［J］. 辽宁中医药大学学报，2019，21（4）：50－53.

［2］严明，单乃荣，陈幸，等. 辣蓼薄层色谱定性鉴定方法研究［J］. 中兽医医药杂志，2021，40（5）：57－60.

［3］黄红泓，甄汉深. 中草药辣蓼近年来的研究进展［J］. 中国民族民间医药，2013，22（1）：38－40.

［4］谷俐媛，陶俊宇，杨剑，等. 辣蓼黄酮正丁醇部分对脂多糖诱导内毒素血症小鼠的保护作用［J］. 动物医学进展，2018，39（2）：84－90.

［5］任守忠，苏文琴，朱宏锐，等. 辣蓼提取物对大鼠急性胃黏膜损伤的保护作用研究［J］. 中国药房，2018，29（7）：955－958.

［6］覃凤阳，黄志久，吴正云，等. 辣蓼、黄精和枸杞提取液的添加对米香型白酒酿造的影响［J］. 食品科技，2022，47（1）：113－117.

［7］尚红鹰. 牛耳枫与辣蓼组合物作为制备防治风湿性疾病药物的应用［P］. 北京市：CN101732420A，2010－06－16.

［8］张咸佐. 一种药用辣蓼草杀虫剂及其制备方法［P］. 山东省：CN109380349A，2019－02－26.

［9］胡和秀. 一种辣蓼绿色农药［P］. 安徽省：CN103271106A，2013－09－04.

穿 心 莲

一、基源

该药物来源于穿心莲属植物穿心莲［*Andrographis paniculata*（Burm. f.）Nees］的全草。药名穿心莲。

二、形态特征与分布

形态特征：一年生草本。茎高 50～80 cm，4 棱，下部多分枝，节膨大。叶长 4～8 cm，宽 1～2.5 cm，卵状矩圆形至矩圆状披针形，顶端略钝。花序轴上叶较小，总状花序顶生和腋生，集成大型圆锥花序。苞片和小苞片微小，长约 1 mm；花萼裂片三角状，披针形，长约 3 mm，有腺毛和微毛。花冠白色而小，下唇带紫色斑纹，长约 12 mm，外有腺毛和短柔毛，2 唇形，上唇微 2 裂，下唇 3 深裂，花冠筒与唇瓣等长；雄蕊 2，花药 2 室，一室基部和花丝一侧有柔毛。蒴果扁，中有一沟，长约 10 mm，疏生腺毛。种子 12 粒，四方形，有皱纹。

生长环境与分布：穿心莲喜欢温暖潮湿的气候，不喜干旱，如长时间不浇水，它生长缓慢，叶片狭窄，花期提前，且影响产量。种子最适气候为 25～30 ℃和较高的湿度，空气充足。苗期不喜高温，如烈日暴晒会出现灼苗的情况，故苗期注意遮阴，保持适宜的土壤温度。成株的穿心莲喜欢阳光充足且土壤肥沃的地方，在生长季节，应多施氮肥，配合好浇水、排水是保持高产的关键。主要分布于我国海南、广西、福建、广东、云南，江苏、陕西也有引种；原产地主要在南亚，澳大利亚也有栽培。

三、传统习用

其性寒，无毒，味苦，归心、肺、大肠、膀胱经，具有清热解毒、凉血消肿的功效。主治急性细菌性痢疾、胃肠炎、感冒、百日咳、脑膜炎、气管炎、肺炎、肺结核、水火烫伤、肺脓肿、鼻出血、胆囊炎、高血压、咽痛、疔痈、蛇咬伤。现在主要用于细菌性痢疾、急性扁桃体炎、尿路感染、咽炎、肠炎、咽炎、肺炎和流感，还可用于肿胀毒素、疖子、外伤性感染等的外用治疗。

（1）用于治疗细菌性痢疾、阿米巴痢疾、肠炎：穿心莲鲜叶 10～15 片。水煎调蜜服。（《福建中草药》）

（2）用于治疗急性菌痢、胃肠炎：穿心莲三至五钱。水煎服，每日一剂，二次分服。（江西《草药手册》）

（3）用于治疗感冒发热头痛及热泻：一见喜（穿心莲，下同）研末。每次三分，日服三次，白汤送下。（《泉州本草》）

（4）用于治疗流行性感冒、肺炎：一见喜干叶研末。每次一钱，日服 3～4 次。（《福建中草药》）

（5）用于治疗支气管炎、肺炎：穿心莲叶三钱。水煎服。（《江西草药》）

（6）用于治疗大叶性肺炎：一见喜六钱、梅叶冬青一两、麦门冬五钱、白茅根一两、金银花五钱。水煎，分二次服，每日一剂。（江西《草药手册》）

（7）用于治疗肺结核（轻症）、发热：一见喜干叶研末，蜜丸梧桐子大。每次 15～30 粒，日 2～3 次，开水送下。（《福建中草药》）

（8）用于治疗胆囊炎：穿心莲五钱、六月雪二两、大青根一两半、黄栀子根一两、虎刺一两、阴行草一两。水煎服，如食欲不振，加野山楂果（炒）二两。

（9）用于治疗高血压（充血型）：穿心莲叶 5～7 片。开水泡服，一日数次。（《江西草药》）

（10）用于治疗口腔炎、扁桃体炎：一见喜干叶研末，一钱至一钱半。调蜜，开水送服。（《福建中草药》）

（11）用于治疗咽喉炎：穿心莲（鲜）三钱，嚼烂吞服。（《江西草药》）

（12）用于治疗急性阑尾炎：野菊花一两、一见喜五钱。水煎，每日两剂分服。（江西《草药手册》）

（13）用于治疗疖肿，蜂窝组织炎：三颗针五钱、一见喜五钱、金银花三钱、野菊花三钱、七叶一枝花二钱。水煎服。（江西《草药手册》）

（14）用于治疗毒蛇咬伤：一见喜鲜叶捣烂调旱烟筒内的烟油外敷，另取鲜叶三至五钱，水煎服。（《福建中草药》）

（15）用于治疗阴囊湿疹：一见喜粉 30 g。甘油加至 100 mL，调匀涂患处。（江西《草药手册》）

四、化学成分

（一）二萜内酯类化合物

该类化合物有穿心莲内酯、穿心莲内酯苷、14-epi-andrographolide、去氧穿心莲内酯、3 - O - β - D - 葡萄糖 - 14 - 去氧穿心莲内酯苷、3 - 去氧穿心莲内酯苷、14 - 去氧 - 15 - 甲氧基穿心莲内酯、3 - 脱氢脱氧穿心莲内酯、14-deoxy-11-hydroandrographolide、7（R）-hydroxy-14-deoxyandrographolide、7S-hydroxy-14-deoxyandrographolide、14-deoxy-12-methoxyandrographolide、12-epi-14-deoxy-12-methoxyandrographolide、14-deoxy-12-hydroxyandrographolide、18-hydroxy-14-deoxyandrographolide、脱水穿心莲内酯、脱水穿心莲内酯苷、3 - O - β - D - 葡萄糖 - 脱水穿心莲内酯苷、3-oxo-14-deoxy-11,12-didehydroandrographolide、3 - 14 - 二去氧穿心莲内酯、新穿心莲内酯、6'-acetylneoandrographiside、8 - 甲基新穿心莲内酯苷元、（12R）-hydroxyandrographolide、（12S）-hydroxyandrographolide、19-hydroxy-8（17），13-ent-Iabdadien-15,16-olid、β-D-glucopyranosyl-8（17），13-ent-labdadien-16,15-olid-19-oate、3α,19-dihydroxy-15-methoxy-8（17），11,13-ent-labdatrien-16,15-olide、8（17），13-ent-labdadiene-15,16,19-triol、3α,15,19-trihydroxy-8（17），13-ent-labdadien-16-oic acid、Andrographic acid、3,13,14,19-tetrahydroxy-ent-labda-8（17），11-dien-16,15-olide、Bisandrographolide A、Bisandrographolide B、Bisandrographolide C、Bisandrographolide D、Bisandrographolide E、3α,19-dihydroxy-14,15,16-trinor-ent-labd-8（17），11-diene-13-oic acid、3α,12,19-trihydroxy-13,14,15,16-tetranor-ent-labd-8（17）-ene、3-dehydro-14-eoxy-19-norandrographolide、2,4（18）-diene-14-deoxy-19-norandrographolide、6β-hydroxy-2,4（18）-diene-14-deoxy-19-norandrographolide、14-deoxy-15-isopropylidene-11,12-didehydroandrograholide、3,19-isopropylidene-14-deoxy-ent-labda-8（17），13-diene-16,15-olide、Andrographolactone、去氧穿心莲内酯苷。

（二）黄酮类化合物

该类化合物有芹菜素、芹菜素 - 7 - O - β - D - 葡萄糖苷、芹菜素 - 7 - O - β - D - 葡萄糖醛酸苷、木樨草素、木樨草素 - 7 - O - β - D - 葡萄糖醛酸苷、5 - 羟基 - 7,8 - 二甲氧基黄酮、5,5' - 二羟基 - 7,8,2' - 三甲氧基黄酮、5 - 羟基 - 7,8,2',6' - 四甲氧基黄酮、5,3' - 二羟基 - 7,8,4'，- 三甲氧基黄酮、5,3' - 二羟基 - 7,8,2' - 三甲氧基黄酮、5,4' - 二羟基 - 7,8,2',3' - 四甲氧基黄酮、5,2',6'-trihydroxy-7-methoxyflavone-2'-O-β-D-glucopyranoside、5 - 羟基 - 7,2',3' - 三甲氧基黄酮、黄芩新素、7-O-methylwogonin-5-glucoside、5-hydroxy-7,8,2',5'-tetramethoxyflavone-5-O-β-D-glucopyranoside、andrographidine G、5,7,8,2' - 四甲氧基黄酮、2' - 羟基 - 5,7,8 - 三甲氧基黄酮、金合欢素 - 7 - O - β - D - 葡萄糖醛酸苷、6,8 - 二 - C - β - D - 葡萄糖白杨素、1,8-dihydroxy-3,7-dimethoxy-xanthone、4,8-dihydroxy-2,7-dimethoxy-xanthone、1,2-dihydroxy-6,8-dimethoxy-xanthone、3,7,8-trimethoxy-1-hydroxy-xanthone、5 - 羟

基－7,8－二甲氧基二氢黄酮、Didehydroskullcapflavone Ⅰ、5,7,8－三甲氧基二氢黄酮、Andrographidine A、5,7,2′3′-tetramethoxyflavanone、芹菜素－7－O－β－D－葡萄糖醛酸丁酯、6－C－β－D－葡萄糖－8－C－β－D－半乳糖芹菜素、异高黄芩素、异高黄芩素－8－O－β－D－葡萄糖醛酸苷、5－羟基－7,8,2′,5′－四甲氧基黄酮、5－羟基－7,8,2′,3′－四甲氧基黄酮、5－羟基－7,2′,6′－三甲氧基黄酮、Skullcapflavone Ⅰ-2′-glucoside、5,4′－二羟基－7－甲氧基－8－O－β－D－葡萄糖黄酮苷。

部分化合物结构图如下：

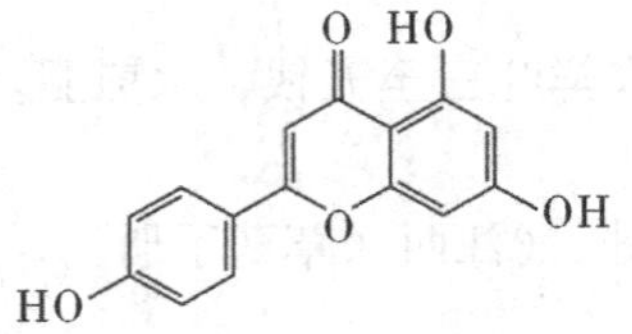

芹菜素 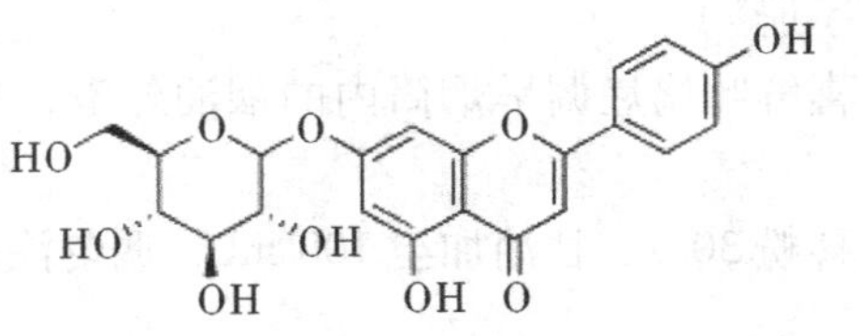　　　芹菜素－7－O－β－D－葡萄糖苷 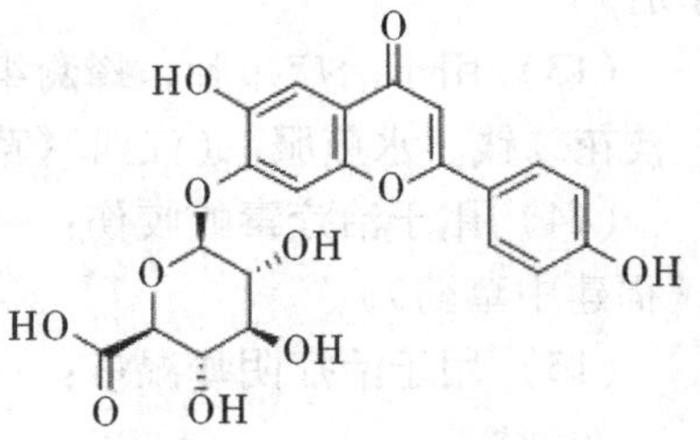　　　芹菜素－7－O－β－D－葡萄糖醛酸苷

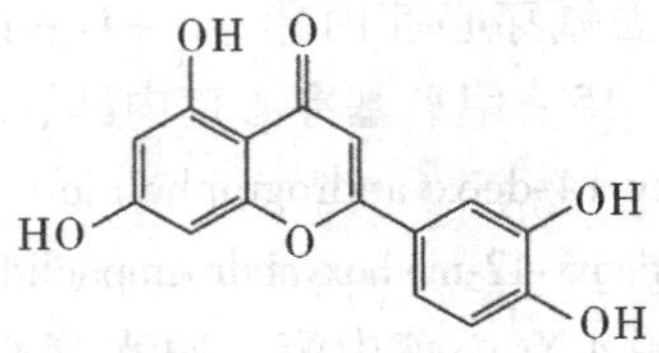

木樨草素 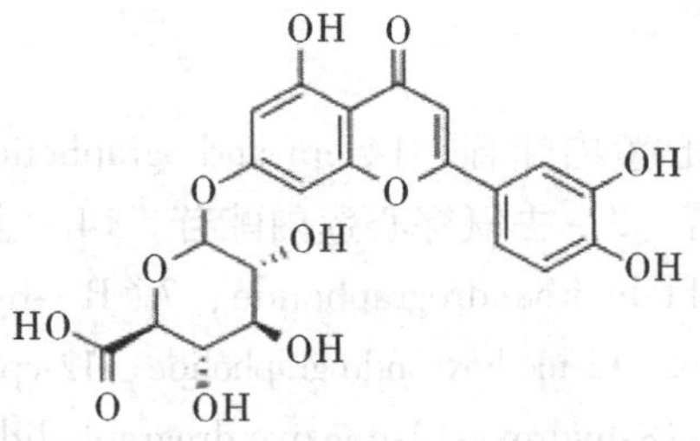　　　木樨草素－7－O－β－D－葡萄糖醛酸苷 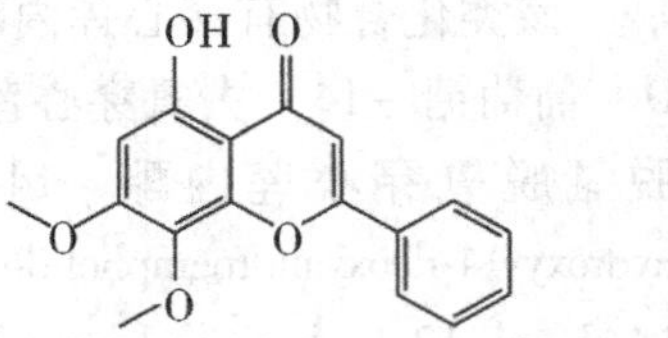　　　5－羟基－7,8－二甲氧基黄酮

（三）苯丙素类化合物

该类化合物有反式肉桂酸、4－羟基－2－甲氧基肉桂醛、对羟基桂皮酸、咖啡酸、阿魏酸、绿原酸、Andrographidoid A、Andrographidoid B、Andrographidoid C、Andrographidoid D、五加苷、5－咖啡酰基奎宁酸、3,4－二咖啡酰基奎宁酸、3,4－二咖啡酰基奎宁酸甲酯、3,4－二咖啡酰基奎宁酸丁酯、4,5－二咖啡酰基奎宁酸甲酯。

部分化合物结构图如下：

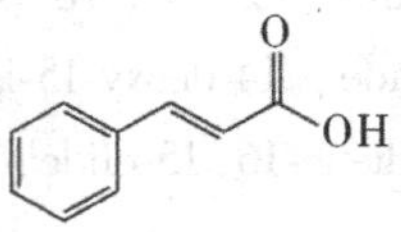

反式肉桂酸 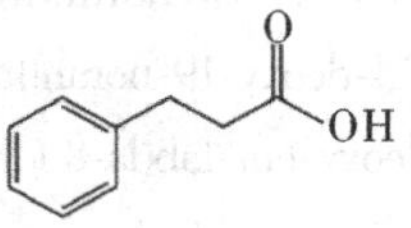　　　对羟基桂皮酸 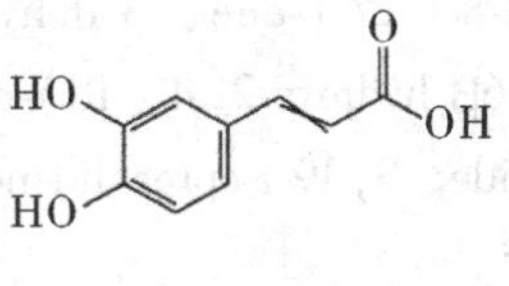　　　咖啡酸

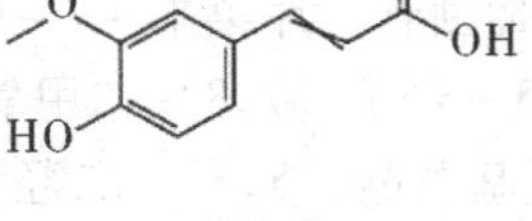

阿魏酸 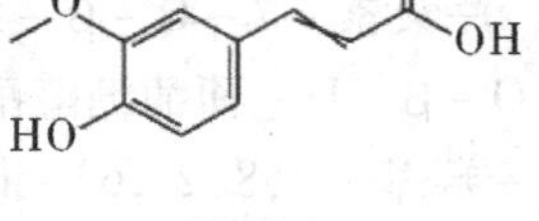　　　绿原酸

（四）其他类化合物

该类化合物有鸟嘌呤核苷、尿嘧啶核苷、胡萝卜苷、α_1－谷甾醇、β－谷甾醇、Roseoside、草酸、富马酸单乙酯、原儿茶酸、齐墩果酸、阿拉伯半乳聚糖（Arabinogalactan）、2,6－二甲氧基－4－羟基苯基－1－O－β－D－葡萄糖苷、表哈帕苷、Procumbid、Curvifloruside、Teuhircosid、Andrographidoid E、

Citroside B。

部分化合物结构图如下：

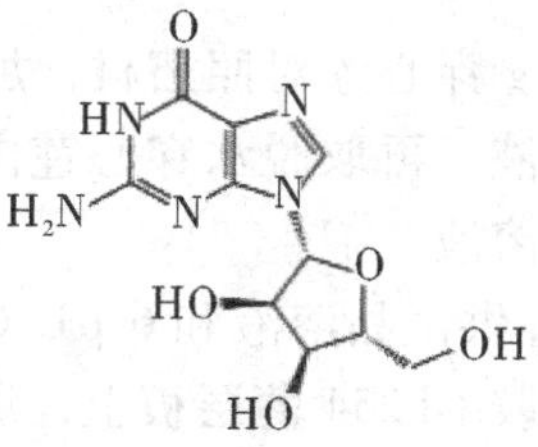

鸟嘌呤核苷 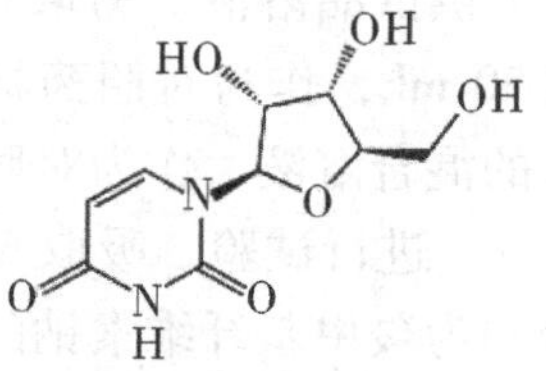   尿嘧啶核苷 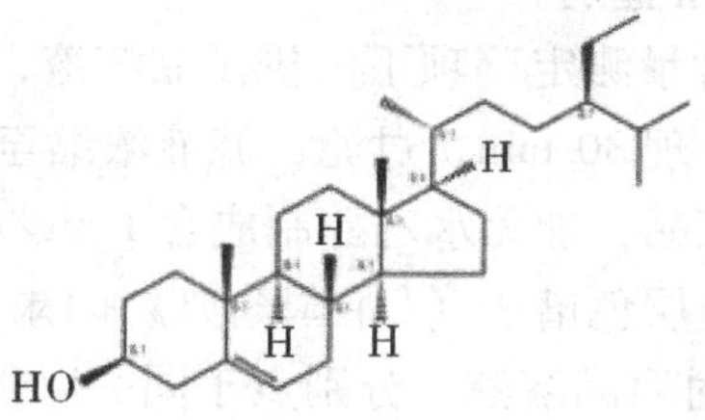   β - 谷甾醇

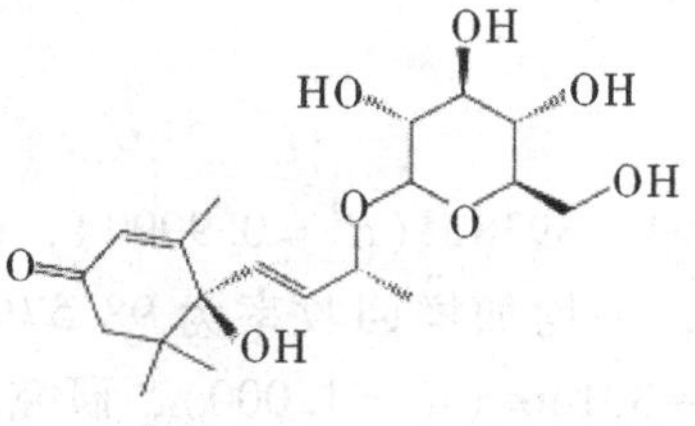

Roseoside 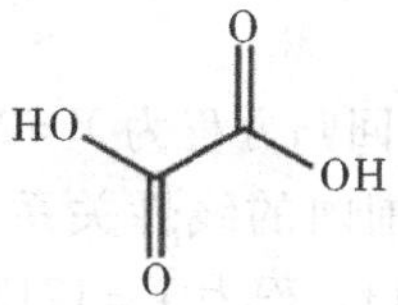   草酸 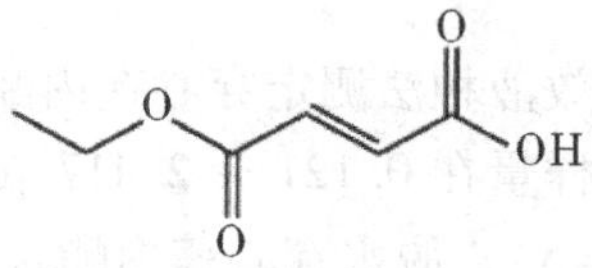   富马酸单乙酯

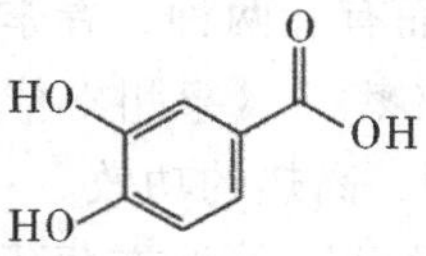

原儿茶酸 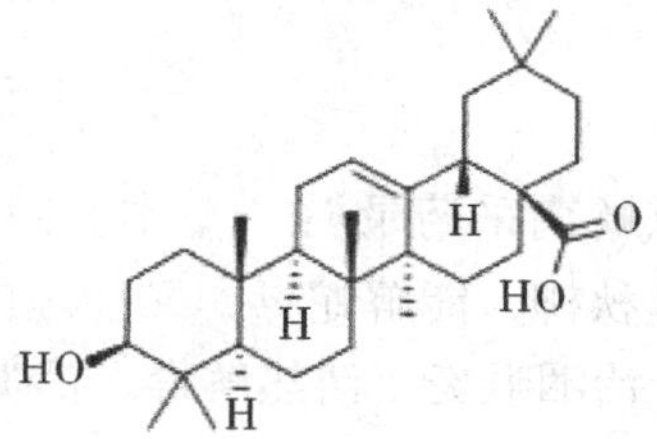   齐墩果酸 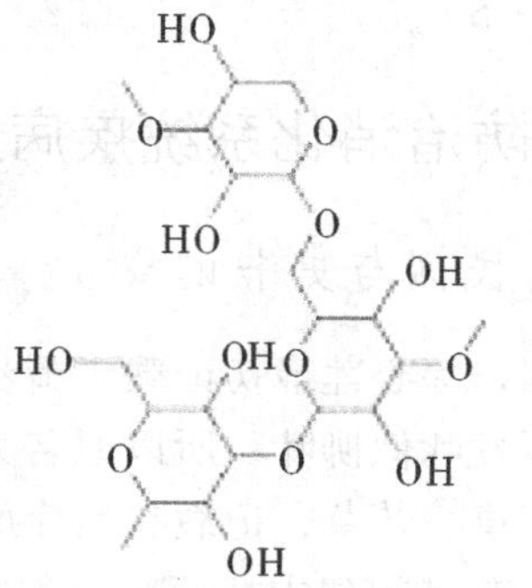   阿拉伯半乳聚糖

五、质量研究

（一）鉴别实验

1. 性状鉴别

全体色鲜绿，茎长 40～60 cm，呈方形，分支较多；节略微膨胀，质硬而脆，容易断裂，截面中心有白髓。单叶对生，叶柄不长或接近无柄，叶片长 3～12 cm，宽 2～5 cm，多皱褶，破碎压扁后呈披针形或卵状披针形，光滑，以多叶、绿色、味极苦者为佳。

2. 理化鉴别

取 1 g 粉末，加 20 mL 乙醇，置于水浴中加热，过滤，滤液加 0.3 g 活性炭，搅拌，过滤。取 1 mL 滤液，加 2% 3,5 - 二硝基苯甲酸的乙醇溶液与乙醇氢氧化钾试液等体积的混合液 1～2 滴，即显紫红色。另取 1 mL 滤液，加 1 滴碱性三硝基苯酚试液，逐渐呈现棕色。再取 1 mL 滤液，加数滴乙醇氢氧化钾试液，逐渐呈现红色，放置后渐变为黄色。

3. 显微鉴别

本品叶的横截面：上表皮细胞为方形或矩形，下表皮细胞较小，上、下表皮均有含圆形、长椭圆形或棒状钟乳体的晶细胞；有腺鳞，有时无腺毛。栅栏组织为 1～2 列细胞，贯穿于主脉上方；海绵组织疏松排列。主脉维管束外韧型，呈凹槽状，木质部上方亦有晶体细胞。叶表面制片：上、下表皮均有增大的晶体细胞，内含大型螺状钟乳石，直径约至 36 μm；较大端部有脐状斑点标记，层纹波状，下表皮气孔密布，直轴式，附属细胞大小悬殊，也有不定式细胞。腺鳞头部扁球形，4～6（8）细胞，直径约 40 μm；柄极短。非腺毛 1～4 细胞，长约 160 μm，基部直径约 40 μm，表面有角质纹理结构。

4. 薄层鉴别

取"含量测定"项下的供试品溶液，作为供试品溶液。另取 0.5 g 穿心莲对照药材，加 30 mL 乙醇，超声处理 30 min，过滤，滤液浓缩至约 50 mL，作为对照药材溶液。再取脱水穿心莲内酯、穿心莲内酯对照品，加无水乙醇制成含 1 mg/mL 的混合溶液，作为对照品溶液。

按照薄层色谱法（《中国药典》附录 Ⅵ B）进行试验，吸取 6 μL 供试品溶液和 6 μL 对照药材溶液、4 μL 对照品溶液。分别点于同一以黏合剂为羧甲基纤维素钠的硅胶 GF254 薄层板上，展开剂为氯仿－醋酸乙酯－甲醇（4:3:0.4），展开，取出，干燥，在紫外光（254 nm）下检查。在供试品的色谱图中，与对照药材和对照品的色谱相对应的位置有相同颜色的斑点。

（二）含量测定

采用高效液相法测定穿心莲内酯含量回归方程为 $Y = 220799X - 39381$（$R^2 = 0.9999$），研究表明穿心莲内酯进样量在 0.121～2.417 μg 范围内的线性关系良好，平均加样回收率为 98.57%，RSD 为 0.93%（$n = 5$）；脱水穿心莲内酯含量回归方程为 $Y = 171267X - 33146$（$R^2 = 1.000$），研究表明脱水穿心莲内酯进样量在 0.133～2.663 μg 的范围内线性关系良好，平均加样回收率为 98.36%，RSD 为 1.20%（$n = 5$）。

六、防治消化系统疾病史记

（一）民间与史书记载

在我国，穿心莲最初记载于萧步丹《岭南采药录》："草本。同一本而有叶两种，春季所发叶似莲叶，秋季所发叶似柳叶，所以原名为春莲秋柳，能解蛇毒，又能理内伤咳嗽。"《泉州本草》中又名一见喜、百病草、苦草，记载有治疗痢疾、治咽喉炎、清热解毒、消炎退肿、高热的功效。

此外，在《福建中草药》《常用中草药手册》《江西草药》《广西中草药》等地方草药书籍中也都记载了穿心莲的功效。例如《常用中草药手册》记载："治急性菌痢、胃肠炎、感冒发烧、扁桃体炎、肺炎、疮疖肿毒、外伤感染、肺结核、毒蛇咬伤。"《江西草药》记载："清热凉血、消肿止痛。治胆囊炎、支气管炎、高血压、百日咳。清热消炎、止痛止痒、解蛇毒。治腮腺炎、结膜炎、流脑。"《常用中草药彩色图谱》《福建中草药》记载："清热泻火。治肺结核发热、热淋、鼻窦炎、中耳炎、胃火牙痛、汤火伤。"《福建药物志》记载："治肺炎：穿心莲、十大功劳叶各 15 g，陈皮 6 g。水煎服。"

（二）传统药对研究

常见的药对有穿心莲配苦木、穿心莲配牛耳枫、穿心莲配路边青、穿心莲配买麻藤等。各药对的名称、药性配伍、配伍比例、药理作用见下表。

药对名称	药性配伍	配伍比例	药理作用
穿心莲配苦木	两寒配伍，穿心莲、苦木均性寒	1:1	用于细菌性痢疾、急性肠炎及各种急性感染性疾患
穿心莲配牛耳枫	两寒配伍，穿心莲、牛耳枫均性寒	1:3	用于肠胃炎、支气管炎、扁桃体炎、咽喉炎、肺炎
穿心莲配路边青	两寒配伍，穿心莲、路边青均性寒	1:2	用于风热感冒、喉痹、疖肿、湿热泄泻
穿心莲配买麻藤	寒温配伍，穿心莲性寒、买麻藤性温	1:1	风热感冒、咽喉肿痛、支气管炎、扁桃腺炎

七、现代药理与机制研究

（一）保肝利胆作用

穿心莲可以增加大鼠肝脏的重量，对大鼠有利胆的作用。穿心莲内酯注射于腹腔可显著增加大鼠胆汁流量，胆汁的物理性质也发生变化。穿心莲内酯还可以拮抗 CCl_4、D－半乳糖胺（800 mg/kg）、对乙酰氨基酚引起的肝毒性，显著降低 SGPT、SGOT、SALP 和 HTG 的水平。

（二）抗肿瘤作用

脱水穿心莲内酯琥珀酸半酯对 W256 移植瘤有一定的抑制作用。由脱水琥珀酸氢穿心莲内酯半酯钾制取的精氨酸复盐（OASKARG）可能抑制培养的乳腺癌症细胞的 DNA 合成。

（三）抗炎作用

用二甲苯和醋酸导致小鼠皮肤或腹腔毛细血管通透性增高，灌胃给予脱氧穿心莲内酯或脱水穿心莲内酯可减少毛细血管壁渗出，与对照组相比，$P < 0.05$ 或 $P < 0.01$。脱氧穿心莲内酯对巴豆油引起的大鼠出血性坏死渗出有明显的抑制作用。高剂量胶囊的脱氧穿心莲内酯、穿心莲和新穿心莲对大鼠 CMC 胶囊中的白细胞迁移有显著的抑制作用，持续 7.5 h。此外，4 种穿心莲内酯对小鼠肾上腺皮质功能有不同程度的兴奋作用，脱水穿心莲内酯最强，且穿心莲内酯和新穿心莲酮可以抑制大肠杆菌。

（四）对免疫功能的影响

穿心莲水煎剂能提高体外外周血白细胞对金黄色葡萄球菌的吞噬作用。据报道，口服穿心莲可以增强老年结核菌素引起的肿瘤患者和其他患者或健康人的迟发性皮肤超敏反应。穿心莲甲素注射液也能增强吞噬细胞功能。^3H－胸腺嘧啶核苷体外淋巴细胞浸润试验表明，穿心莲内酯水溶性衍生物注射液对 PHA 促进 ^3H－胸腺嘌呤核苷浸润有抑制作用。脱水穿心莲内酯琥珀酸半酯（DAS），由穿心莲素合成，也能抑制 2，4－三硝基氯苯诱导的小鼠迟发型超敏反应。穿心莲内酯能显著抑制静脉血碳清除率。穿心莲制剂－新地平（含酯和酮）可提高小鼠血清溶菌酶水平。

（五）对心血管和血液系统的影响

据报道，静脉注射总黄酮 4 g/kg 可显著改善实验性冠状动脉血栓性心肌梗死。病理检查显示，冠状动脉无血栓形成，仅内膜脱落，受损的冠状动脉内膜可见少量血小板聚集和红、白细胞黏附；动物大部分心肌切片正常，CK-MB 无明显变化。在患有心肌梗死的犬中，静脉注射 4 g/kg 总黄酮还可以减少 ADP 诱导的血小板聚集，缩短真球蛋白溶解时间，降低血液中 TXB2 的含量，显著增加 6-keto-PGF1a，并增加血小板 cAMP，提示总黄酮抑制血小板聚集和血栓形成的作用与抑制 TxA2 的产生、促进血管壁内皮细胞 PGI2 的产生和释放、刺激血小板 cAMP 的增加和促进纤维蛋白溶解有关。在体外实验中，0.125 mg/mL 总黄酮可显著抑制 ADP 诱导的人血小板聚集，其作用强度与 0.125～1 mg/mL 范围内的剂量呈正相关。0.1～5 mg/mL 总黄酮也可显著缩短真球蛋白的溶出时间。穿心莲根总黄酮还可以显著降低大鼠心肌的摄取率，对异丙肾上腺素引起的心肌损伤和实验性心肌梗死缺血性损伤具有一定的保护作用。

（六）抗蛇毒及毒蕈碱样作用

将穿心莲醇提取物的水溶性部分腹腔注射到小鼠体内（每只 50 或 100 mg），可以显著延长眼镜蛇毒液中毒导致的小鼠呼吸衰竭和死亡的时间。这种提取物可以导致犬血压下降。该提取物可以在体内抑制蛙心，但这种作用也可以被阿托品阻断。提取物还可以使豚鼠回肠收缩，但提取物对青蛙的腹直肌没有影响。结果表明，穿心莲提取物对烟碱受体活性无影响，但具有明显的毒蕈碱作用，这可能是其抗蛇毒液的作用机制。

（七）终止妊娠作用

小鼠腹腔注射穿心莲煎剂，具有显著的抗着床作用，并终止了早、中、晚期妊娠。腹腔注射和静脉注射效果最好，宫内给药的效果也很好，剂量也很小。它对早期怀孕的兔子也有同样的作用。外源性黄体酮和黄体生成素释放激素对穿心莲引起的早期流产有保护作用。脱水穿心莲内酯衍生物对小鼠和大鼠具有良好的抗早孕作用。

（八）解热作用

穿心莲内酯和新穿心莲内酯都有抑制和延缓肺炎球菌和溶血性链球菌引起的体温升高的作用，而后者的作用小于前者。对于伤寒和副伤寒疫苗引起的发热家兔或2,4-二硝基苯酚引起的发热大鼠，脱氧穿心莲内酯、穿心莲内酯和脱氢穿心莲有一定的解热作用，其中脱氧穿心莲内酯的作用最强。在皮下注射肺炎球菌和溶血性链球菌培养物引起发热的家兔中，通过悬浮腹腔注射给予脱氧穿心莲内酯和新穿心莲酮，可以延迟体温升高的时间，降低体温升高的程度。

（九）其他作用

穿心莲内酯及其衍生物对人的胃癌细胞具有抑制作用。穿心莲正己烷提取物对牛眼晶体中醛糖还原酶也具有一定的抑制作用。穿心莲可缩短环巴比妥引起的睡眠时间。穿心莲乙醇提取物对大肠杆菌肠毒素引起的腹泻有拮抗作用。

八、穿心莲方剂的临床应用

穿心莲治疗各种感染性疾病：现已制成口服胶囊、注射剂、片剂等。

穿心莲片：是一种纯中药制剂，其主要成分为穿心莲。穿心莲具有凉血消肿、清热解毒的作用。临床上用于致病毒素积聚、感冒发烧、咽喉肿痛。

穿心莲丸：具有清热解毒、凉血消肿的功效。临床上用于咽喉肿痛、感冒发热、口舌肿痛、咳嗽、腹泻痢疾、痈肿肿痛、热淋涩痛、蛇咬伤。

穿心莲胶囊：在临床上，穿心莲的具体功效主要是清热解毒、口舌肿痛，对咽喉肿痛患者也有很好的缓解作用。穿心莲胶囊是临床上常用的中成药制剂，该药的主要成分是穿心莲。

穿心莲注射液：急性黄疸型肝炎的治疗。治疗儿童消化不良和细菌性痢疾：采用20%穿心莲穴位注射治疗消化不良。大多数细菌性痢疾在2～4天内恢复或有效，消化不良在2～5天内恢复和有效。

含穿心莲成分组成的药物注射液具有解毒清热的作用，对肺炎、仔猪白痢、肠炎有很好的疗效。穿心莲注射液和抗生素联合使用对仔猪腹泻也有很好的效果。穿心莲注射液对仔猪黄白痢也有显著的治疗作用。此外，以金银花、马齿苋、黄芩、黄连、穿心莲为原料制成的菊速康口服液对治疗大型家禽腹泻具有无副作用、见效快、疗效可靠的特点。穿心莲片也可以治疗兔子的胃肠炎性肺气肿，无任何副作用；同时，对胃肠气肿的治疗也有很好的效果。

复方穿心莲煎剂：治疗肠伤寒，用穿心莲二两、如意花根一两、一枝黄花六两，水煎服，每天1剂，用至退热后3～5天停药。

九、产品开发与利用研究

（一）穿心莲在化妆品中的应用

穿心莲提取物对一氧化氮的产生有很强的抑制作用，可作为化妆品中的抗炎剂。结合其抗菌特性，可用于治疗痤疮和抑制头皮屑。该提取物还可用作皮肤增白剂、毛发生长促进剂和保湿剂，如诗丝蔻穿心莲亮颜精华液、诗丝蔻穿心莲亮颜精华液、肌向穿心莲舒缓喷雾。此外，穿心莲还被开发用作洗手液使用。

（二）穿心莲在保健品中的应用

实验证明，一种穿心莲内酯在制备预防或/和治疗肌肉损伤的药物或保健品中具有克服高脂血症引起的肌肉损伤，如肌肉耐力和肌肉力量降低，并避免他汀类药物在治疗高脂血症期间引起的肌肉损害，特别是横纹肌溶解等不良反应导致的影响，从而增强肌肉耐力和即时握力，可以保护肌肉。此外，穿心莲内酯还可以调节血脂，降低血清胆固醇、甘油三酯和低密度脂蛋白胆固醇，增加高密度脂蛋白，降低细胞内胆固醇含量，抑制平滑肌细胞胶原纤维和弹性纤维之间的胆固醇积聚，避免平滑肌细胞增殖，抵抗动脉粥样硬化。

（三）穿心莲在养殖生产中的应用

1. 饲料添加剂

采用穿心莲作为饲料添加剂，按照科学的比例饲养鸡，可以提高饲料中的营养成分，增加肉鸡的体重，具有一定的保健作用。同时，鱼腥草、党参、穿心莲等中药可按一定比例作为饲料添加剂，提高鸭、鸡等家禽的生长速度和成活率，提高种禽的脱壳率、产蛋率和繁殖率。

2. 增强免疫力

相关实验结果表明，穿心莲对剂量有一定的依赖性，且可以提高肉鸡的免疫力水平，并且随着剂量的增加，这种依赖性会增强。同时，穿心莲还可以提高动物的身体抗体效价，延缓免疫器官的衰老，促进家禽胸腺和淋巴细胞的发育，提高家禽的免疫力。

参考文献

[1] 范羿，周宇，高伟，等. 穿心莲内酯通过抑制 PI3K/AKT 通路对人肝癌 HEPG2 细胞凋亡的影响 [J]. 肿瘤学杂志，2020，26（6）：496-500.

[2] 谢璇，任莹璐，张惠敏，等. 穿心莲内酯的药理作用和应用研究进展 [J]. 中西医结合心脑血管病杂志，2018，16（19）：2809-2812.

[3] 薛莲芳，刘慧，丘穗珊，等. 穿心莲用于妊娠胆汁淤积症的作用机制 [J]. 暨南大学学报（自然科学与医学版），2021，42（3）：284-292，338.

[4] 杨敏华，姚友杰，王娟，等. 穿心莲内酯对脓毒症大鼠急性心肺组织损伤和炎症反应的影响 [J]. 医药导报，2021，40（4）：454-460.

[5] 胡元会，崔翰明，师帅，等. 穿心莲内酯在制备预防或/和治疗肌肉损伤的药物或保健品中的应用 [P]. 北京市：CN110693876A，2020-01-17.

[6] 司红彬，闫宏强，柏彩宝，等. 利用复方穿心莲治疗菌血症疾病的方法 [P]. 广西壮族自治区：CN109394906A，2019-03-01.

[7] 宋繁华. 穿心莲洗手液 [P]. 上海市：CN103585063B，2016-04-20.

鬼 针 草

一、基源

该药物来源于菊科属植物鬼针草（*Bidens bipinnata* Linn.），传统以全草入药，名为鬼针草；夏、秋间采收地上部分，晒干。

二、形态特征与分布

形态特征：一年生草本，高 30～100 cm，直立，分枝较多，被毛。叶具叶柄，有 3 个小叶形成羽状复叶；下部小叶有时较简单，小叶长约 7 cm，宽约 3.5 cm，椭圆形或椭圆形；侧小叶通常较小，顶部逐渐尖，基部楔形或有时圆形，边缘锯齿状，很少深裂，两侧几乎无毛；叶柄 2～8 mm 长，较短。头部花序近球形，有细长的总花序梗，总苞片外层长 3～5 mm，稍有毛，内层逐渐狭窄。舌状花有 1 层，不结实，舌瓣通常为白色或淡黄色，近长圆形或宽倒卵形，管状花冠黄棕色。瘦果长约 1 cm，多呈纺锤形，3 棱，黑色；冠毛由 2～3 个带刺的芒组成。花期在 1～8 月。

生长环境与分布：鬼针草喜欢疏松肥沃、排水良好的土壤，可以用混合黏土和沙土培养，在温暖潮湿的环境中，适宜的生长温度在 18～25 ℃。在温度适宜的地方，它生长得更快。一般生长于村庄、路边和荒地旁。主要分布于我国华东、华南、华中、西南等省区。广泛分布于亚洲、美洲的热带以及亚热带地区。

三、传统习用

其功能有解毒、散瘀、清热、肝炎、消肿。用于治疟疾、腹泻、急性肾炎、痢疾、胃痛、噎膈、肠痈、跌打损伤、咽喉肿痛、蛇虫咬伤。

（1）用于治疗疟疾：鲜鬼针草八至十二两。煎汤，加入鸡蛋一个煮汤服。（《闽东本草》）

（2）用于治疗痢疾：鬼针草柔芽一把。水煎汤，白痢配红糖，红痢配白糖，连服 3 次。（《泉州本草》）

（3）用于治疗黄疸：鬼针草、柞木叶各五钱，青松针一两。煎服。（《浙江民间草药》）

（4）用于治疗肝炎：鬼针草、黄花棉各一两五钱至二两。加水 1000 mL，煎至 500 mL。一日多次服，服完为止。（广西《中草药新医疗法处方集》）

（5）用于治疗急性肾炎：鬼针草叶五钱（切细），煎汤，和鸡蛋一个，加适量麻油或茶油煮熟食之，日服一次。（《福建中医药》）

（6）用于治疗偏头痛：鬼针草一两、大枣三枚。水煎温服。（《江西草药》）

（7）用于治疗胃气痛：鲜鬼针草一两五钱，和猪肉四两同炖，调酒少许，饭前服。（《泉州本草》）

（8）用于治疗大小便出血：鲜鬼针草叶五钱至一两。煎汤服。（《泉州本草》）

（9）用于治疗跌打损伤：鲜鬼针草全草一至二两（干的减半）。水煎，另加黄酒一两，温服，日服一次，一般连服 3 次。（《福建民间草药》）

（10）用于治疗四肢无力：鬼针草一把。煎汤服。（《江苏药材志》）

（11）用于治疗蛇伤、虫咬：鲜鬼针全草二两，酌加水，煎成半碗，温服；渣捣烂涂贴伤口，日涂两次。（《福建民间草药》）

（12）用于治疗气性坏疽：鲜鬼针草全草，用冷开水洗净，水煎汤熏洗。（《福建民间草药》）

（13）用于治疗金疮出血：鲜鬼针草叶，捣烂敷创口。（《泉州本草》）

四、化学成分

（一）黄酮类化合物

该类化合物有奥卡宁、异甘草素、甘草查尔酮 A、2′-羟基-4,4′-二甲氧查尔酮、2′,3,4,4′-四羟基查尔酮、芦丁、芹菜素、香叶木素、槲皮素、木樨草素、山柰酚、槲皮苷、紫云英苷、槲皮素-3-O-β-D-吡喃葡萄糖苷、槲皮素-7-O-葡萄糖苷、金丝桃苷、木樨草素-7-O-β-D-吡喃葡萄糖苷、木樨草素-7-O-β-D-葡萄糖醛酸苷、异泽兰黄素、山柰酚-7-O-β-D-吡喃葡萄糖苷、3,5-二羟基-3′,5′-二甲氧基黄酮-7-O-β-D-吡喃葡萄糖苷、7,8,3′,4′-四羟基二氢黄酮醇、紫铆素（漆黄素）、异奥卡宁、异奥卡宁-7-O-β-D-葡萄糖苷、22（R/S）-异奥卡宁-（3′,4′-二甲醚）-7-O-β-D-葡萄糖苷（鬼针草苷 H）、二氢木樨草素、柚皮素、硫黄菊素、6,7,3′,4′-四羟基橙酮、5-羟基色原酮-7-O-β-D-葡萄糖苷、色原酮-7-O-β-D-葡萄糖苷、3,2′,4′-三羟基-4-甲氧基查尔酮、2′,3,4-三羟基查尔酮-4′-O-β-D-吡喃葡萄糖苷、4′-O-β-D-吡喃葡萄糖基-2′,3-二羟基-4-甲氧基查尔酮、奥卡宁-4′-（6″-（9-乙酰基）-葡萄糖苷、奥卡宁4-甲基醚-3′-O-β-葡萄糖苷、奥卡宁-4′-O-β-D-（2″,4″,6″-三乙酰基-吡喃葡萄糖苷、奥卡宁-4′-O-β-D-（3″,4″-二乙酰基-6″-反式-对-香豆酰基）-吡喃葡萄糖苷、甲氧基木樨草素、7-O-β-D-吡喃葡糖-5-3′-二羟基-3,6,4′-三甲氧基黄酮、3,5,6,3′,4′,5′-庚甲氧基黄酮、5-羟基-6,7-二甲氧基黄酮、5,7,3′,4′-四羟基-3-甲氧基黄酮、3′,4′-二甲氧基槲皮素、槲皮素-3-O-α-L-鼠李糖苷、槲皮素-5-O-β-D-鼠李糖苷、槲皮素-3,4′-二甲醚-7-O-芸香糖苷、槲皮素-3,4′-二甲醚-7-O-吡喃葡萄糖苷、槲皮素-3,3′-二甲醚-7-O-鼠李糖吡喃葡萄糖苷、山柰酚-7-O-α-L-鼠李糖苷、山柰酚-3-O-D-芸香糖苷。

部分化合物结构图如下：

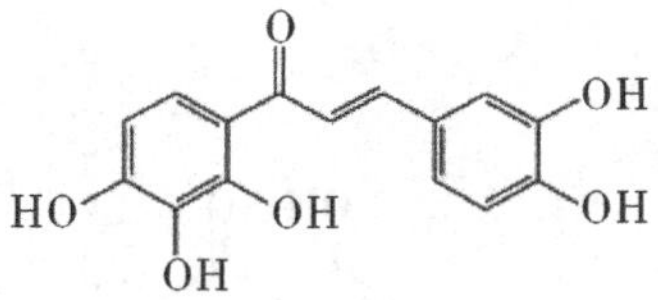

奥卡宁 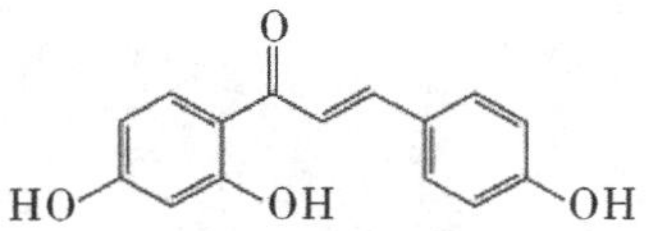　　　　　　　　异甘草素 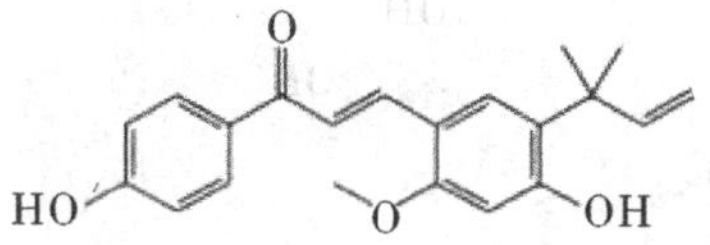　　　　　　　　甘草查尔酮 A

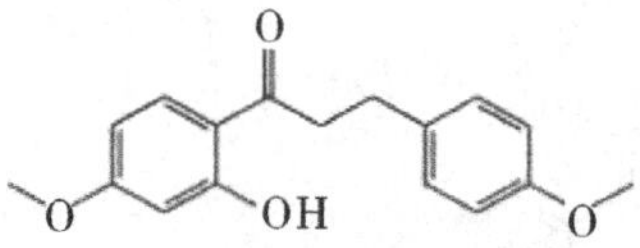

2′-羟基-4,4′-二甲氧查尔酮 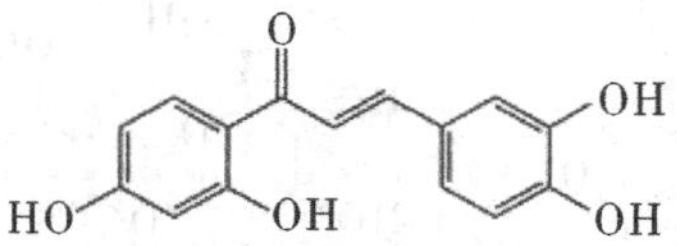　　　　2′,3,4,4′-四羟基查尔酮 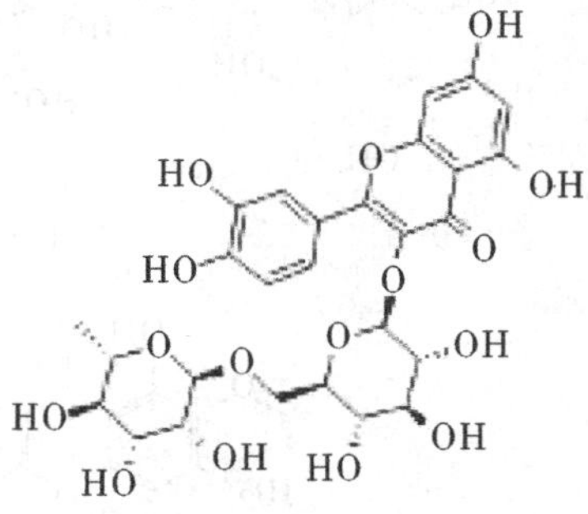　　　　芦丁

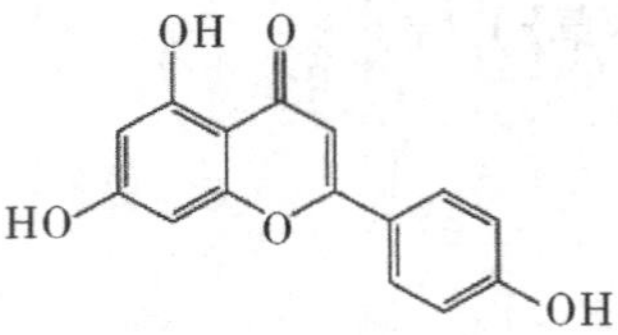

芹菜素 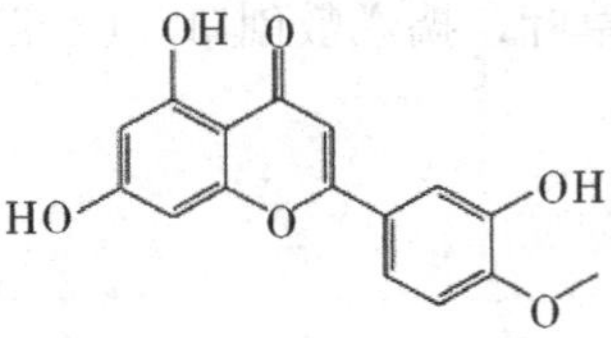　　　　　　　香叶木素 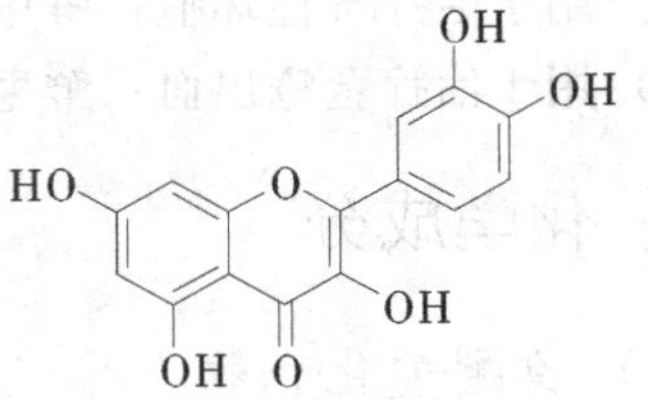　　　　　　　槲皮素

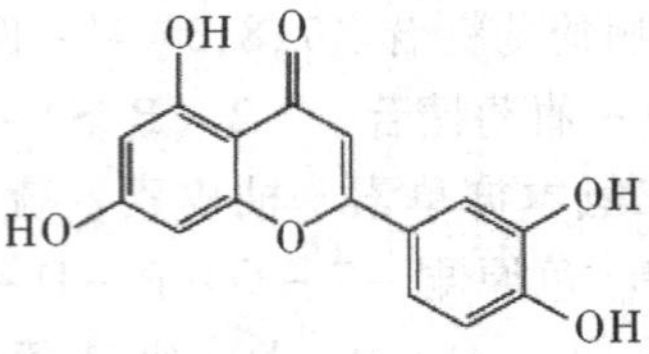

木樨草素 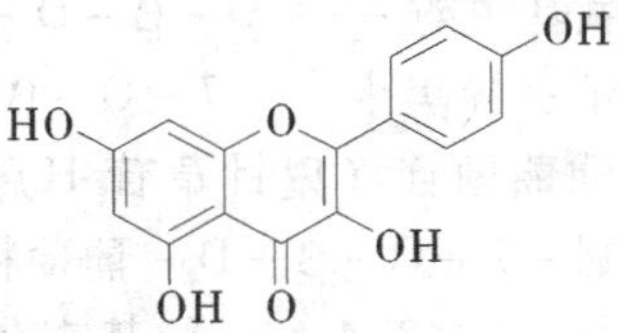　　　　　　山奈酚 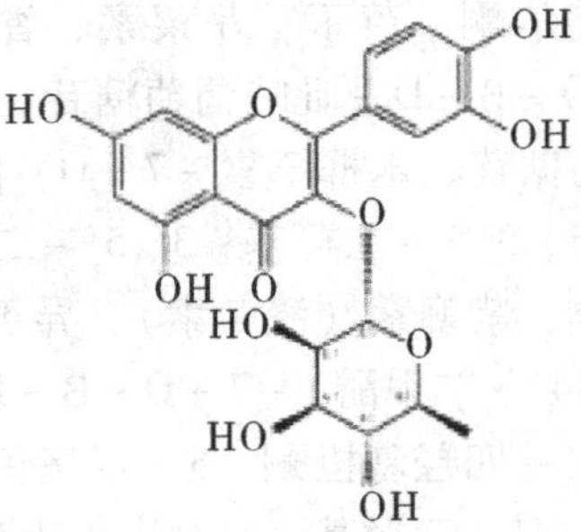　　　　　　　槲皮苷

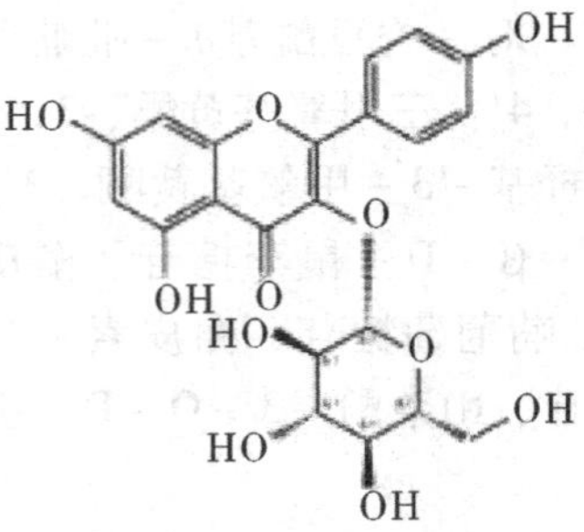

紫云英苷 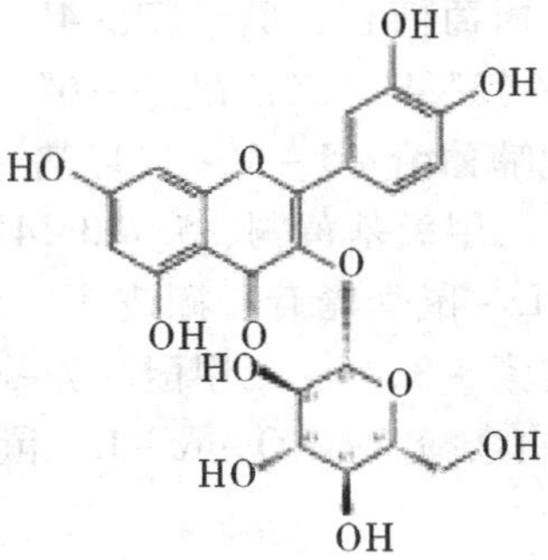　　　　槲皮素 - 3 - O - β - D - 吡喃葡萄糖苷 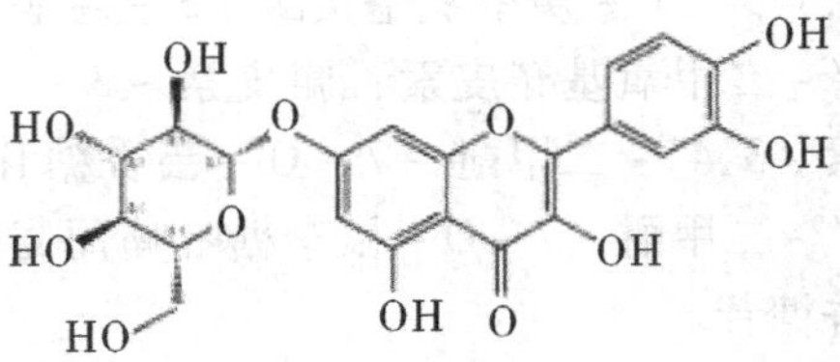　　　槲皮素 - 7 - O - 葡萄糖苷

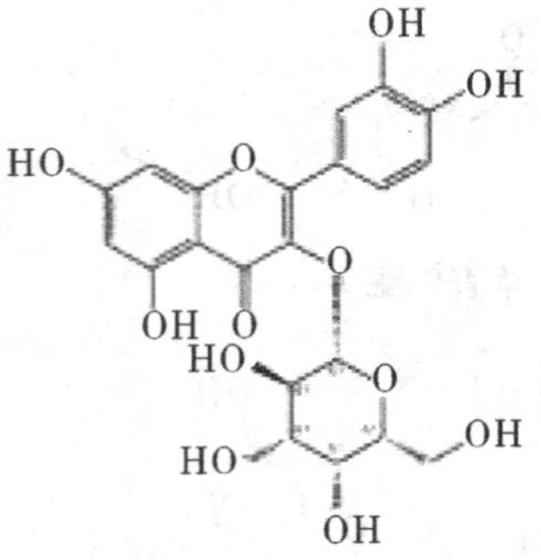

金丝桃苷 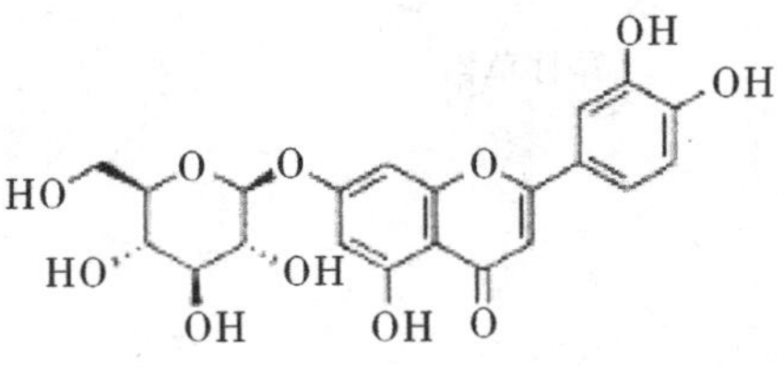　　　木樨草素 - 7 - O - β - D - 吡喃葡萄糖苷 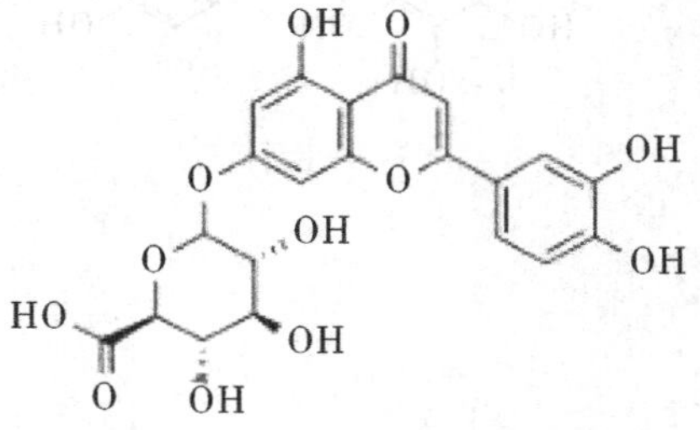　　木樨草素 - 7 - O - β - D - 葡萄糖醛酸苷

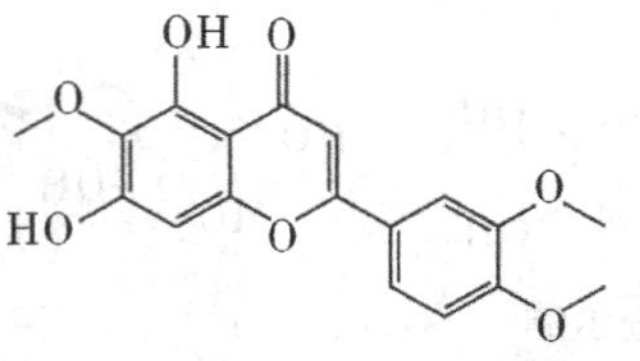

异泽兰黄素 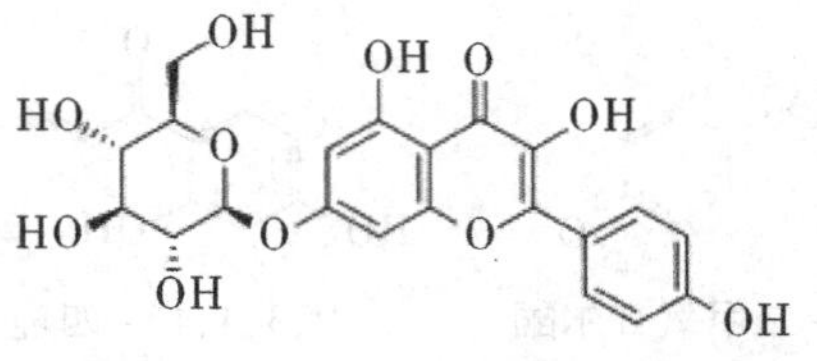　　　　山奈酚 - 7 - O - β - D - 吡喃葡萄糖苷

（二）聚炔类成分

该类化合物有(3R,8E) - 8 - 癸烯 - 4,6 - 二炔 - 1,3 - 二醇 - 1 - O - β - D - 葡萄糖苷、(3R,8E) -

8-葵烯-4,6-二炔-1,3,10-三醇-1-O-β-D-葡萄糖苷、8(E)-8-葵烯-4,6-二炔-1,10-二醇-1-O-β-D-葡萄糖苷、(3R,8E)-8-葵烯-4,6-二炔-1,3,10-三醇、(3R,8Z)-8-葵烯-4,6-二炔-1,3,10-三醇、1-O-β-D-葡萄糖苷、3(R)-十烯-4,6,8-三炔-1,3-二醇-1-O-β-D-葡萄糖苷、1-苯基-1,3,5-三庚炔、十三碳-2,12二烯-4,6,8,10-四炔-1-醇、十三碳-3,11-二烯-5,7,9-三炔-1,2-二醇、十三碳-5-烯-7,9,11-三炔-3-醇、3-β-吡喃葡萄糖基氧基-1-羟基-十三碳-7,9,11-三炔、3-β-吡喃葡糖氧基-1-羟基-十三碳-8,10,12-三炔。

（三）酚酸类及苯丙素类化合物

该类化合物有7-甲氧基-6-羟基香豆素、6-甲氧基香豆素-7-O-β-D-葡萄糖苷、(1S, 2S)-1-(3-甲氧基-4-羟基)-苯丙三醇、3,5-二甲氧基苯丙烯醇-4-O-β-D-葡萄糖苷、3-(3,4-二羟基)苯基丙酸甲酯、3-羟基乙酰基吲哚、原儿茶酸、咖啡酸、2,3,4-三羟基异戊酸、对羟基桂皮酸、没食子酸、9,12,13-三羟基-10,15-十八碳二烯酸、9,12,13-三羟基-10-十八烯酸、4-[3,4-(二羟基苯基)丙烯酰氧基]-2,3-二羟基-2-甲基-丁酸、4-(2-羟基-2,6,6-三甲基环己-4-O-β-D-葡萄糖)-3-丁烯-2-酮、苄基-O-β-D-吡喃葡萄糖苷、苯乙基-O-β-D-吡喃葡萄糖苷、(Z)-3-己烯基-O-β-D-吡喃葡萄糖苷、3-甲基-2-(2-戊烯基)-4-O-β-D-吡喃葡萄糖基-△2-环戊烯酮。

（四）其他

其他的化合物有7α-羟基-β-谷甾醇、豆甾-4-烯-3β,6α-二醇、豆甾醇-7-酮、3β-O-(6'-十六烷酰氧基-β-吡喃葡萄糖基)-豆甾-5-烯、1-O-β-D-吡喃葡萄糖-(2S,3R, 8E)-2-[(2'R)-2-羟基棕榈酰胺]-8-十八碳烯-1,3-二醇、葱木脑苷、(3S,5R,6S, 7E)-5,6-环氧-3-羟基-7-巨豆烯-9-酮、3-羟基二氢猕猴桃内酯、2β,3β-二羟基-2α-甲基-γ-内酯。

五、质量研究

（一）鉴别实验

1. 性状鉴别

茎稍呈方形或圆柱形，幼茎有稀疏的毛，尤其是在节处。叶片纸质，黄绿色，易碎，多褶皱或破碎，常脱落。展开后，完整的叶片有2个羽状深裂；裂片披针形，上表面无毛，下表面主脉有稀疏的毛。茎的顶端通常有1个扁平的盘状花托，结有10多个针状的束，果实4棱，偶尔还有黄色的花头。气微，味淡。

2. 理化鉴别

取10 g鬼针草粉末，精确称取，置于带塞子的平底烧瓶中，精确加入120 mL 80%甲醇，密塞，称取质量，加热回流1 h，冷却；然后用80%甲醇补足减失质量，摇匀，过滤备用。取5支试管，向每支试管中加入1 mL供试液，接着向每支试管中分别加入三氯化铁溶液、中性醋酸铅、浓硫酸、碳酸钠溶液、锌和盐酸试剂，摇匀，静置一段时间，观察显色反应。

3. 显微鉴别

鬼针草茎横截面的主要特征如下：表皮细胞由1列整齐排列的矩形细胞组成，这些细胞沿切线方向延伸。皮层狭窄，由4~6列松散排列的细胞组成。棱角处的表皮下有几排厚的角质组织。维管束为外韧型，大小不一，16~21个呈圆形排列。韧皮部外侧有半月形纤维束，呈环状间断排列。木质部呈环状连续排列。薄壁组织细胞髓部发达，约占茎横截面的2/3。薄壁组织细胞由外向内逐渐增多，排列松散，有些垂周壁是波浪形的。鬼针草粉末的主要特征：粉末呈灰黄色、黄绿色或绿色。纤维较多，多数成束存在，末端尖锐，管腔狭窄，梭形细胞长，壁厚，木质化。导管多为螺纹和环形，很少有凹痕和梯形。非腺毛呈圆锥形，有单细胞和多细胞两种。叶表皮细胞和气孔叶表皮细胞形状不规则、大小不同、气孔不均等。花粉粒为圆形，直径为 $0.02 \sim 0.03$ μm，外壁表面有细密的刺状雕刻，棕色结块。

4．薄层鉴别

取 1 g 产品粉末，加入 25 mL 甲醇，超声处理 10 min，过滤，作为供试品溶液。再取 1 g 鬼针草对照药材，用同样的方法制备对照药材溶液。按照 TLC 法进行实验，吸取上述两种溶液各 5 μL，分别点在同一硅胶 G 薄层板上，以石油醚（60 ～ 90 ℃）–丙酮（9∶2）为展开剂，展开，取出，干燥，在365 nm 紫外光下检测。供试品色谱图中，在与对照药材色谱相对应的位置，显示 2 个以上相同颜色的荧光斑点。

（二）含量测定

总黄酮含量不得低于 5 mg/g，金丝桃苷含量不得低于 0.03 mg/g；金丝桃素在 $1.773 \sim 15.067$ μg/mL 范围内呈良好的线性关系（$r = 0.9999$），平均回收率为 97.90%，RSD 为 3.15%（$n = 6$）；鬼针草中金丝桃苷的平均含量为 0.41 mg/g，RSD 为 0.001%（$n = 3$）。结论，通过高效液相色谱法测定鬼针草中金丝桃苷含量，方法简便、重现性好，可为鬼针草质量标准的建立提供分析方法。

六、防治消化系统疾病史记

（一）民间与史书记载

鬼针草最初记载于唐·陈藏器《本草拾遗》，别名一把针、盲肠草、粘身草、刺针草，为菊科植物鬼针草的全草。全国大部分地区都有分布。味苦，性平，无毒，具有清热解毒、凉血止血、散瘀、消肿的功效，主治感冒发热、咽喉肿痛、腹泻、疟疾、痢疾、肝炎、急性肾炎、胃痛、跌打损伤及蛇虫咬伤等。本品含有生物碱、皂苷、黄酮苷、苦味质及鞣质等。鬼针草注射液对小鼠有镇静、镇痛作用，对实验性胃溃疡有效，可减少胃液分泌量，降低胃液酸度。鬼针草醇浸液在体外对革兰氏阳性菌有抑制作用。

（二）传统药对研究

常见的药对有鬼针草配铁苋菜、鬼针草配金银花、鬼针草配车前草等。各药对的名称、药性配伍、配伍比例、药理作用见下表。

药对名称	药性配伍	配伍比例	药理作用
鬼针草配铁苋菜	平寒配伍，鬼针草性平、铁苋菜性凉	1∶1	用于胃肠炎（菌痢）
鬼针草配金银花	平寒配伍，鬼针草性平、金银花性寒	2∶1	用于急性阑尾炎
鬼针草配车前草	平寒配伍，鬼针草性平、车前草性寒	2∶1	主治泌尿系感染引起的尿频、尿急、小腹胀满疼痛

七、现代药理与机制研究

（一）保肝护肝作用

鬼针草可用于治疗和预防酒精性脂肪肝以及肝硬化等肝脏疾病。古籍《中草药新医疗法处方集》记载鬼针草和黄花棉一起煮后服用能治疗肝脏炎症。现代研究表明其保肝作用多与其抗氧化作用有关。

（二）抑瘤作用

目前，鬼针草的抗肿瘤作用研究主要在体外进行。MTT 法显示，鬼针草多炔苷和多炔苷的混合晶体对 HepG2 和 K562 细胞的抑制作用最强。鬼针草各萃取部位均能抑制这两种细胞的增殖。鬼针草提取物对 Hela 和 A549 细胞的影响表明，鬼针草提取物通过诱导肿瘤细胞凋亡而使肿瘤细胞停滞于 G0/G1 期。研究还表明，鬼针草乙酸乙酯提取物可以显著抑制人结肠癌 RKO 细胞的增殖并诱导其凋亡。在体内作用机制方面，研究发现，鬼针草提取物能抑制癌症细胞的生长，因为它激活了免疫系统，提高了机体的免疫力。研究结论：鬼针草醇提取物是鬼针草抗肿瘤作用的主要成分，其机制可能是诱导肿瘤细胞凋亡以及增强机体免疫力。

（三）降血压作用

临床上，关于鬼针草是否具有降压作用仍存在争议。研究发现，在 56 例用鬼针草颗粒治疗的高血压患者中，服用鬼针草后收缩压和舒张压均下降，特别是舒张压下降明显，血胆固醇和 β - 脂蛋白改善了胰岛素敏感性。然而，其他测试结果不能证明鬼针草具有独立的降压作用。实验结果表明，鬼针草提取物的降压作用可能与保护心肌、扩张血管平滑肌、增加 NO 生成、减少 Ang Ⅱ 和 ET-1 释放有关，但与肾上腺受体无关。鬼针草对血压的作用实际上是双向调节的，但在临床上其多用于降压，且基本没有副作用。

（四）抗炎镇痛作用

现代医学研究表明，大多数止痛和抗炎的西药都是非甾体抗炎药。其作用机制是抑制环氧化酶的活性，从而抑制花生四烯酸最终产生前列环素、前列腺素以及血栓素，进而达到抗炎作用。同时，其对胃肠道损伤的副作用也非常明显。研究证明，鬼针草乙醇提取物具有显著的抗炎和镇痛作用，并证实其镇痛作用可能与单胺类神经递质有关。

（五）抗干眼症

临床上，鬼针草叶可以显著减轻更年期干眼症妇女的症状，这与胆碱的减少密切相关。鬼针草的胆碱能作用集中在水和正丁醇中，作用于 M 受体，可以增加眼泪的分泌，从而达到治疗干眼症的目的。

（六）抗氧化作用

使用 DPPH 法研究了鬼针草总黄酮和黄酮类单体的抗氧化活性，发现总黄酮具有明显的抗氧化活性，主要活性基团是酚羟基。提取鬼针草乙醇提取物乙酸乙酯部分的各种化学成分，发现山奈酚 7 - O - α - L - 鼠李糖苷、槲皮素 - 7 - O - 葡萄糖苷、槲皮素 - 3 - O - α - L - 鼠李糖苷和 5,7,3,4 - 四羟基 - 3 - 甲氧基黄酮可降低小鼠 MDA、SOD 和 GSH-Px 的活性。

（七）降脂作用

鬼针草煎剂能安全有效地治疗高脂血症，保护血管内皮，为动脉粥样硬化的预防研究提供理论和实验依据。对鬼针草总黄酮降脂作用的研究表明，鬼针草能显著抑制胆固醇酯转移蛋白（CETP）酶，可能是 CETP 酶的抑制剂。

（八）脑损伤保护作用

已知黄酮类化合物具有活血化瘀的作用，常用于治疗心脑血管疾病和防治血管栓塞，为缺血性脑血管疾病的药物研发提供了思路。研究鬼针草总黄酮对大鼠脑缺血再灌注损伤的作用机制，结果表明，其可能与减轻脑水肿、改善血肿周围组织微循环、减少细胞膜脂质过氧化损伤、抑制 NO 生成有关。

（九）心肌缺血保护作用

在临床上发现，鬼针草胶囊治疗缺血性心肌病的效果优于西医常规治疗。这是因为鬼针草具有活血化瘀、改善微循环、抗凝、促进纤维蛋白溶解、抗心肌纤维化、抑制血小板、改善心肌血供、逆转心室重塑的作用，从而达到改善心功能、控制心律失常的目的。

（十）降糖作用

在对鬼针草叶治疗非增殖性糖尿病视网膜病变的疗效的临床观察中，发现鬼针草可以改善糖尿病视网膜病变患者的视力，改善其眼底病变并缓解发病症状。

（十一）其他作用

除了上述药理作用外，鬼针草提取物或总黄酮在治疗内毒素引起的急性肺损伤，预防和治疗胆结石病、前列腺肥大以及治疗肾性贫血和预防血瘀证等方面也具有良好的效果。

八、鬼针草方剂的临床应用

感冒清：由山芝麻、大青叶、板蓝根、岗梅根、鬼针草、穿心莲、盐酸吗啉胍、扑热息痛、扑尔敏等配制而成。功效主治：流行性感冒，发热，恶寒，咽痛，鼻塞，舌偏红、苔薄白、脉浮数者。

鬼针散：由鬼针草苗、鼠粘草根配制而成。功效主治：割甲侵肉不愈。

腹安冲剂：由仙鹤草、火炭母、铁苋菜、鬼针草、土荆芥配制而成。功效主治：清热解毒、燥湿止痢。用于痢疾、急性胃肠炎、腹泻、腹痛。

灵源万应茶：疏风解表、调胃健脾、祛痰利湿。用于感冒发热、痢疾、中暑、腹痛吐泻。

莲花峰茶：疏风散寒，清热解暑，祛痰利湿，健脾开胃，理气和中。用于四时感冒、伤暑挟湿、脘腹胀满、呕吐泄泻。

鬼针草干品：治疗阑尾炎。取五钱至一两鬼针草干品，煎服，或加冰糖、蜂蜜、牛乳同服，每日一剂。

鲜鬼针草：治疗小儿腹泻。取 6～10 棵鲜鬼针草，加水浸泡后煎成浓汁，连渣倒入盆内，用于熏洗患儿两脚。

九、产品开发与利用研究

通过鬼针草原液量、蜂蜜添加量、白砂糖和柠檬酸对鬼针草蜂蜜复合饮料感官评分的影响发现，上述几种原料配制成的鬼针草蜂蜜复合饮料具有良好的口感以及色泽。鬼针草很嫩的时候，可以当菜吃，很可口，据说它对降低转氨酶也有很好的效果。

在化妆品方面，鬼针草提取物还可以用于制备成眼霜，其制备方法为化妆品的制备技术，制备工艺简单，可操作性强，产品质量稳定。鬼针草提取物由稀释乙醇提取、树脂纯化、溶剂萃取精制而成，总黄酮含量大于 50%，和 10 多种化妆品原料具有良好的相容性，制成的眼霜外观、气味宜人雅致，值得推广。

鬼针草还可与其他中草药制成一种外用涂抹的药膏，该药膏具体由胡麻油、紫草、黄连、天然蜂蜡、苦参、桔梗、透骨草、蛇床子、白芷、鬼针草、薄荷、豚脂、黄柏、当归和甘草等组成，具有消肿快、止痒快、不易留疤以及促进伤口愈合快的特点。

将鬼针草、黄芪、甘草、夏枯草、公英这几味中药材原料进行酶解、盐浸、超声等步骤的处理，可以制成一种能调节血压的降压茶，处方简单，且效果确切，制备的降压茶服用简易方便，口感佳。

参考文献

［1］林忠宁，张珍丽，吴樟强，等. HPLC 法测定鬼针草中芦丁、金丝桃苷、异槲皮苷的含量［J］. 福建中医药，2016，47（5）：23－25.

［2］刘娜. 鬼针草药理作用研究进展［J］. 海峡药学，2019，31（12）：64－67.

［3］乔令瑜，程娟. 基于网络药理学的鬼针草治疗干眼的机制研究［J］. 中国中医眼科杂志，2022，32（2）：164－168.

［4］郭曼琳，马湘宇，宫宇晴，等. 鬼针草乙酸乙酯提取物对内质网应激所致肝细胞损伤的保护作用研究［J］. 中国中药杂志，2021，46（15）：3893－3899.

［5］黄峥榕，黄胜群. 一种鬼针草饮品及其制备方法［P］. 广东省：CN109393284A，2019－03－01.

［6］钟小群，李忠贵，胡红刚，等. 一种含鬼针草提取物的眼霜及其制备方法［P］. 江西省：CN112107495A，2020－12－22.

［7］付丹丹，吴珊. 一种外用涂抹的药膏［P］. 安徽省：CN111658702A，2020－09－15.

［8］刘艳平. 一种中草药降压茶及其制备方法［P］. 山东省：CN106668144B，2020－08－18.

桃 金 娘

一、基源

该药物来源于桃金娘科植物桃金娘［*Rhodomyrtus tomentosa*（Ait.）Hassk］，传统以其果实入药，名为桃金娘。

二、形态特征与分布

形态特征：小型常绿灌木，高 1～2 m 或相对较小；幼枝密被灰白柔毛。叶长 3～8 cm，宽 1～4 cm，对生，革质，椭圆形或倒卵形；顶部钝或圆形，通常稍凹，短而渐尖；基部宽楔形或楔形，全缘，顶部最初被短柔毛，脱落后无毛；底部覆盖灰白色短绒毛；基部 3 脉，少数 5 脉，距侧脉边缘 3～4 mm，中脉有 4～6 对侧脉，网脉明显。叶柄长 4～7 mm，被绒毛。总花梗长 1.5～2 cm，腋生，被绒毛，有花 1～3 朵；花呈紫红色，直径约 2 cm。萼管长约 6 mm，基部有卵形、被绒毛的小苞片 2 枚，裂片 5 枚，圆形，长 4～5 mm，彼此不甚相等，宿存。花瓣长 1.5～2 cm，外覆盖灰色绒毛；花瓣 5 枚，倒卵状；花丝长达 7 cm，花药圆形；子房 3 室，花柱长约 1 cm，基部被绒毛，柱头头状。果直径 1～1.5 cm，深紫色；种子在每室内排列成两列。花期在 4～5 月。

生长环境与分布：桃金娘喜潮湿的气候，它要求生长环境中空气的相对湿度为 70%～80%。由于桃金娘原产于热带地区，喜欢高温高湿，因此对冬季温度有严格要求。当环境温度低于 10 ℃时，它会停止生长，并且当霜冻发生时，它甚至无法安全过冬。在我国，桃金娘生长在山坡上，是酸性土壤的指示植物。生于红黄壤丘陵。在我国主要分布于海南、广东、云南、台湾、贵州、福建、云南、贵州、湖南等省区，国外主要分布于斯里兰卡、印度、菲律宾、日本等国。

三、传统习用

其功能为养血止血、润肠固精，主治血虚体虚、吐血、鼻出血、咯血、便血、坍塌和泄漏、痢疾肛门脱垂、烫伤、创伤性出血。其根能祛风活络、收敛止泻，用于急性和慢性胃肠炎、胃痛、消化不良、肝炎、痢疾、类风湿关节炎、腰肌劳损、功能性子宫出血、肛门脱垂；外用治疗烧伤和烫伤。根中含有酚类、鞣质等，还具有治疗慢性痢疾、风湿、肝炎和降血脂的功效。其叶能收敛止泻和止血，用于急性胃肠炎、消化不良、痢疾；外用外伤性出血。其果实能补血、滋养，用于贫血、神经衰弱、病后体虚、耳鸣。

（1）用于治疗血虚：1 kg 熟稔子果（桃金娘果，下同），焙干，蒸晒 3 次，用好酒 1 kg 泡之，一星期后，每日服 3 次，每次服 30 g。（《广西民间常用中草药》）

（2）用于治疗鼻血：15 g 稔子干、2 条塘虱鱼，以清水 3 碗煎至大半碗，服之则愈。（《岭南草药志》）

（3）用于治疗劳伤咳血：桃金娘干果浸人尿 2 个星期，晒干，新瓦上煅存性，研细末，一次 9 g，每日 2 次，童便冲服。（《福建中草药》）

（4）用于治疗结肠炎：60 g 桃金娘果，土丁桂、野麻草各 30 g。水炖服。（《福建药物志》）

（5）用于治疗脱肛：60～90 g 山稔子（桃金娘，下同），煮猪肛肠服。

（6）用于治疗烂脚久不收口：9 g 山稔子干、3 g 冰片、9 g 枣肉。共为细末，用茶油调涂患处。

（《岭南草药志》）

（7）用于治疗胃、十二指肠溃疡：60 g 桃金娘果实、9 g 石菖蒲。水煎服。

四、化学成分

目前，从桃金娘中分离得到的化合物类型主要为间苯三酚类、丹宁类、黄酮及其苷类、花色素类、醌类和萜类，多糖等也有报道。

（一）间苯三酚类化合物

间苯三酚类化合物是桃金娘的主要成分之一，也是其特征性成分，具体有 Rhodomyrtone、Rhodomyrtone A、Rhodomyrtone B、Rhodomyrtone C、Rhodomyrtone D、Tomentosones A 和 Tomentosones B。

化合物结构图如下：

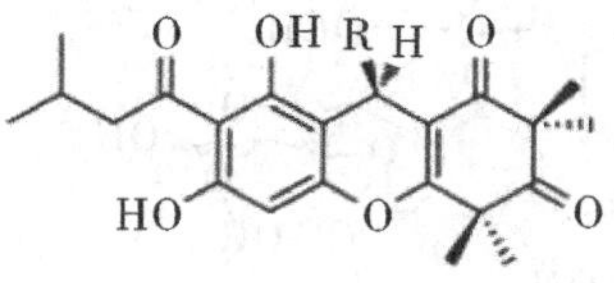

Rhodomyrtone

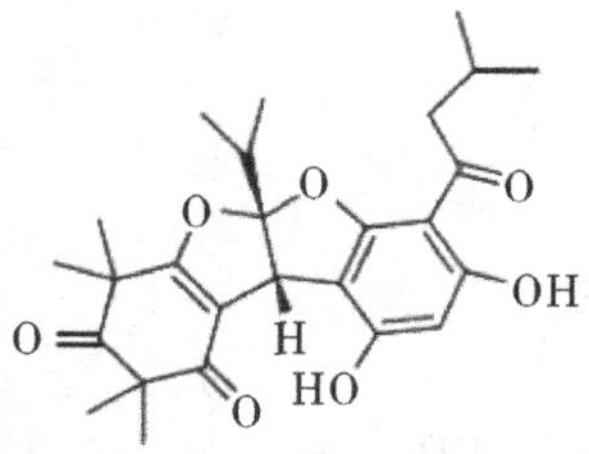

Rhodomyrtone A

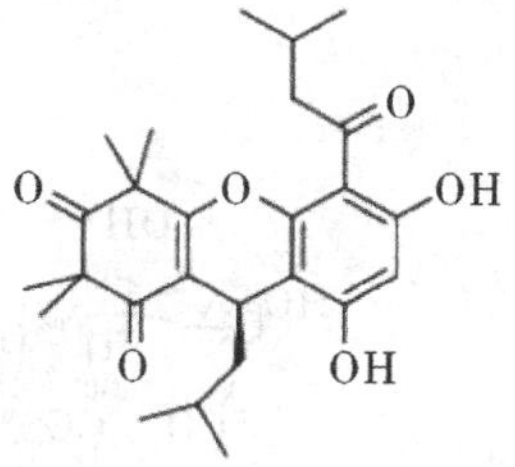

Rhodomyrtone B

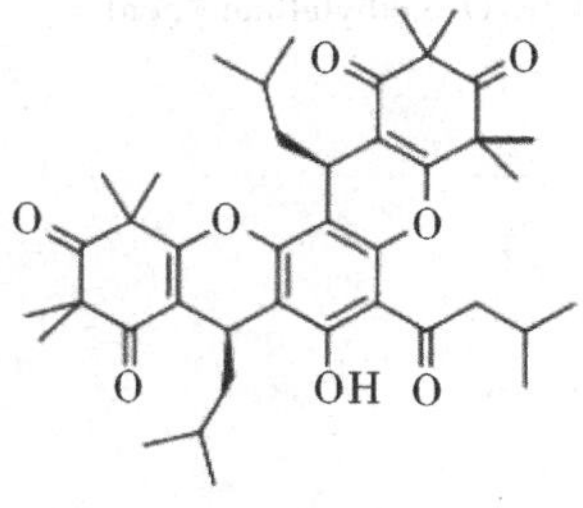

Rhodomyrtone C

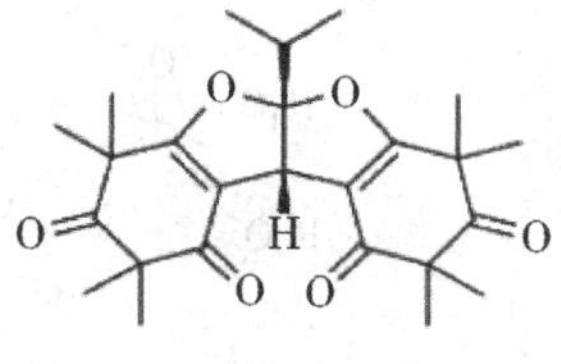

Rhodomyrtone D

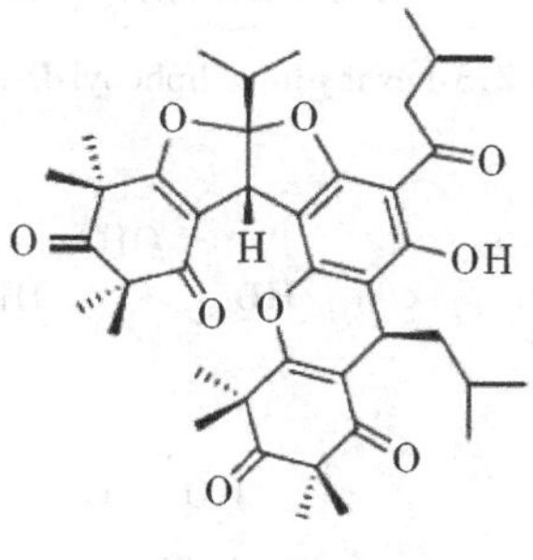

Tomentosones A

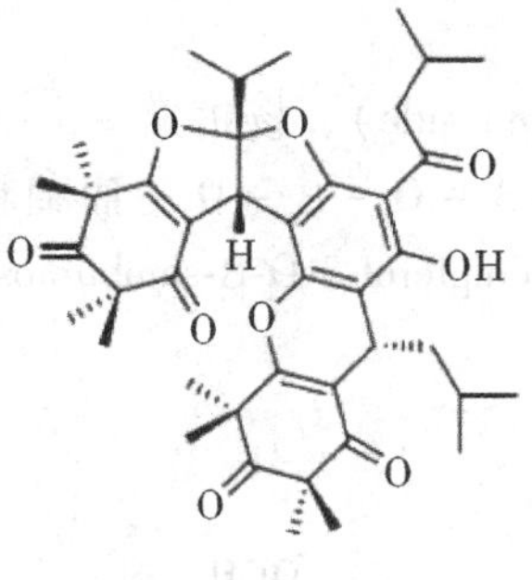

Tomentosones B

（二）丹宁类化合物

该类化合物有 Casuariin、Tomentosin、Castalagin、Pedunculagin、2,3-hexahydroxydiphenyl-D-glucose、Ethyl gallate、3,3′,4-tri-O-methylellagic acid、Gallic acid、3,3′,4,4-tetra-O-methylflavellagic acid、3-O-methylellagic acid、4-O-α-D-rhamnopyranoside。

部分化合物结构图如下：

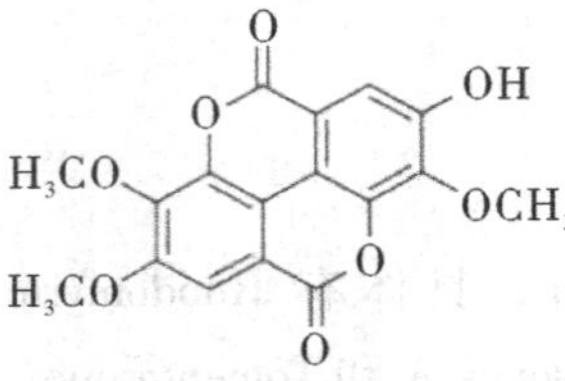

Casuariin

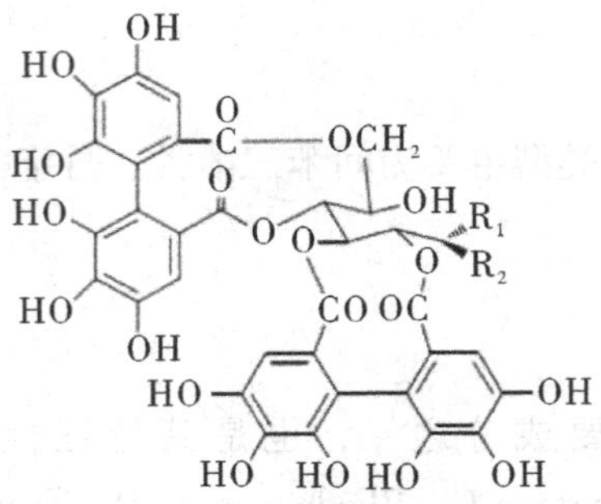

Tomentosin(R₁ = H、R₂ = OH)
Castalagin(R₁ = OH、R₂ = H)

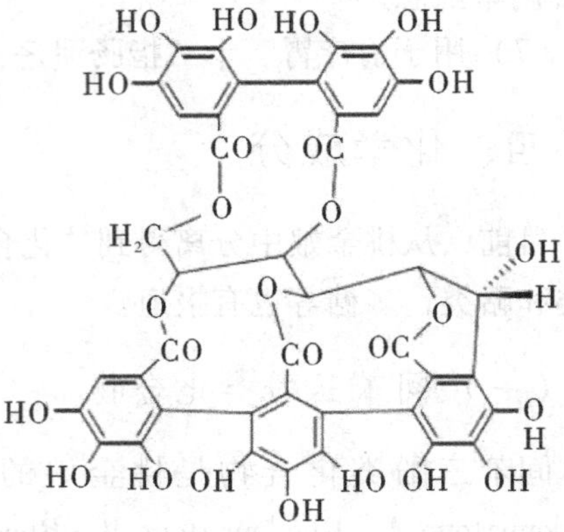

Pedunculagin

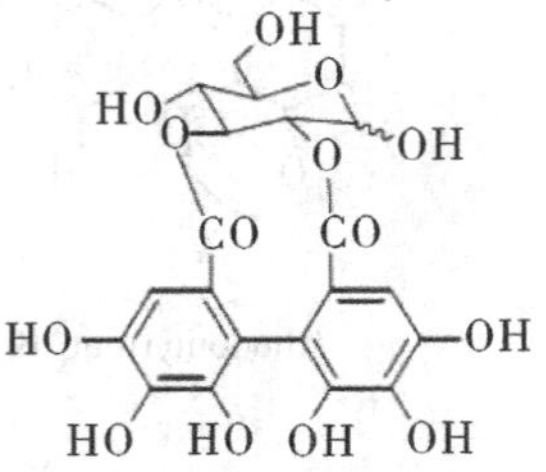

2,3-hexahydroxydiphenyl-D-glucose

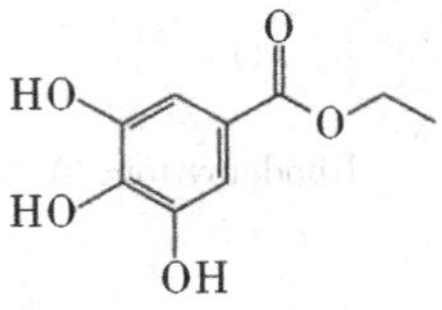

Ethyl gallate

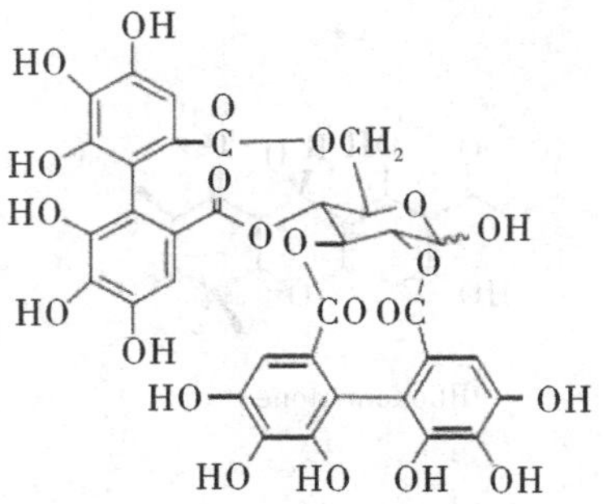

3,3',4-tri-O-methylellagic acid

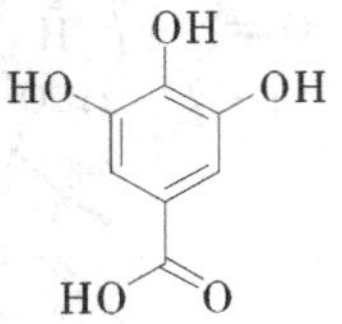

Gallic acid

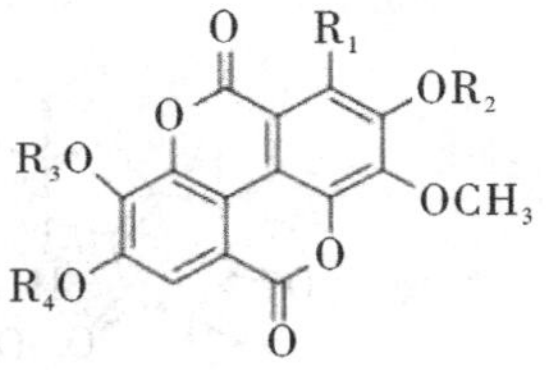

3-O-methylellagic acid(R₁ = OH、R₂ = CH₃、R₃ = R₄ = CH₃)

（三）黄酮及其苷类

该类化合物有杨梅素－3－O－α－L－鼠李糖苷（Myricetin-3-O-α-L-hamnoside）、杨梅素－3－O－α－L－呋喃阿拉伯糖苷（Myricetin-3-O-α-L-furanoarabinoside）、杨梅素－3－O－β－D－葡萄糖苷（Myricetin-3-O-β-D-glucoside）、5-Hydroxy-3,3,4,5,7-pentamethoxyflavone、Kaempferol-3-O-β-sambubioside、槲皮素（Quercetin）。

化合物结构图如下：

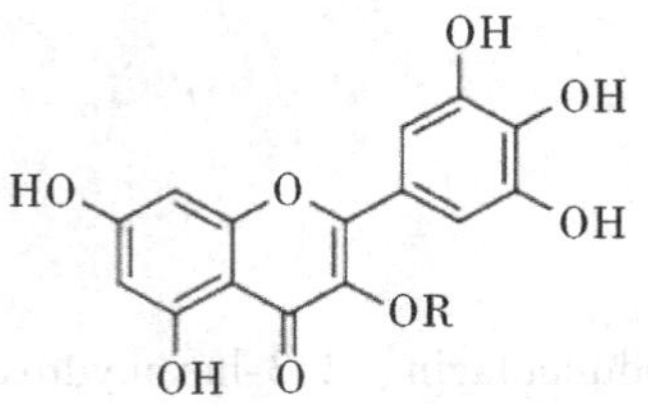

杨梅素－3－O－α－L－鼠李糖苷（R = α-L-rhamnose）
杨梅素－3－O－α－L－呋喃阿拉伯糖苷（R = α-L-furanoarabinose）
杨梅素－3－O－β－D－葡萄糖苷（R = β-D-glucose）

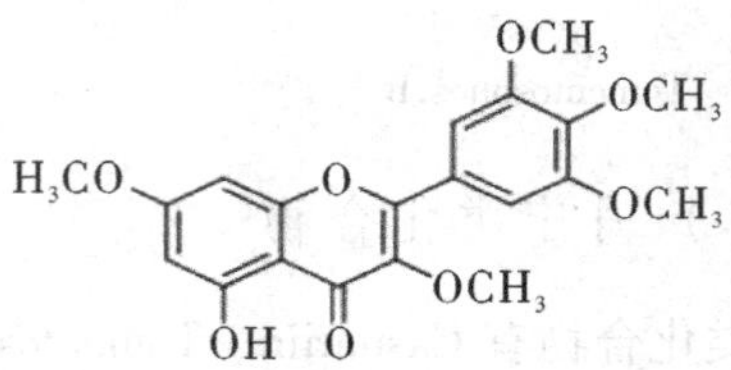

5-Hydroxy-3,3,4,5,7-pentamethoxyflavone

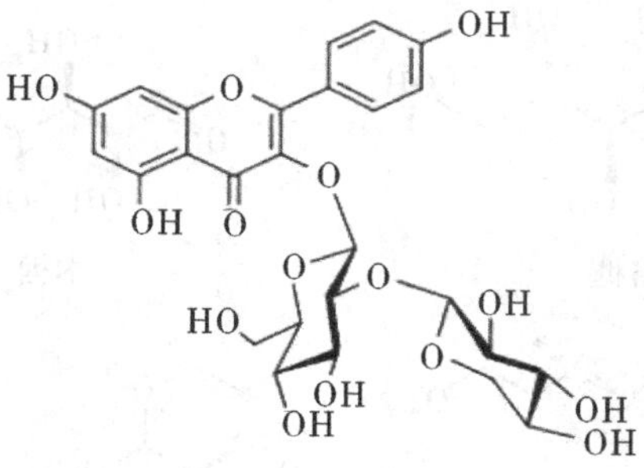

kaempferol-3-O-β-sambubioside

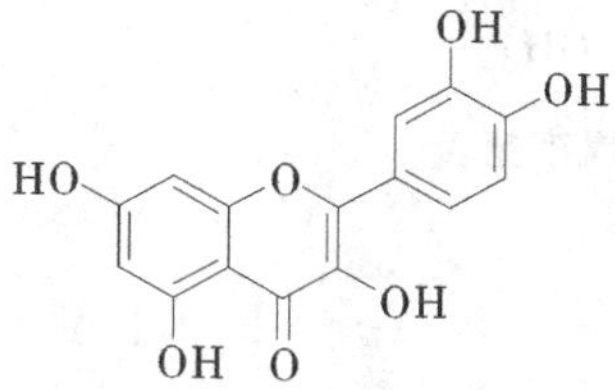

槲皮素

（四）花色素类化合物

该类化合物有飞燕草素 3 – 半乳糖、花青素 – 3 – 半乳糖和花葵素 – 3，5 – 二萄糖、飞燕草素 – 3 – O – 葡萄糖（Delphinidin-3-O-glucoside）、矢车菊素 – 3 – O – 葡萄糖（Cyanidin-3-O-glucoside）、药素 – 3 – O – 葡萄糖（Peonidin-3-O-glucoside）、矮牵牛素 – 3 – O 葡萄糖（Petunidin-3-glucoside）和锦葵色素 – 3 – O – 葡萄糖苷（Malvidin-3-O-glucoside）。

（五）醌类及其苷类化合物

该类化合物有 4,8,9,10-tetrahydroxy-2,3,7-trimethoxyanthracene-6-O-p-D-glucopyranoside、2,4,7,8,9,10-hexahydroxy-3-methoxyanthracene-6-O-α-L-rhamnopyranoside。

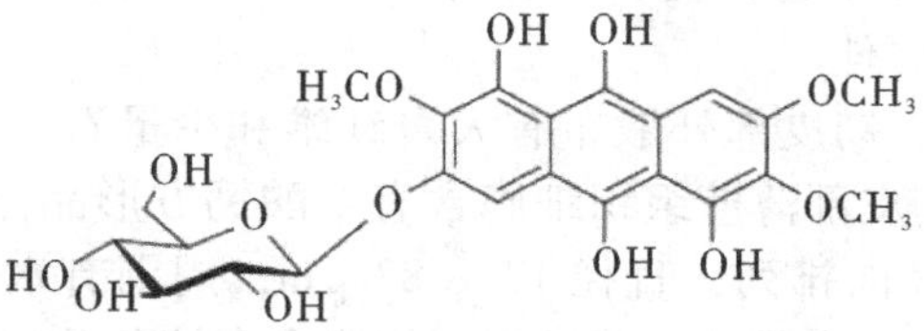

4,8,9,10-tetrahydroxy-2,3,7-trimethoxyanthracene-6-O-p-D-glucopyranoside

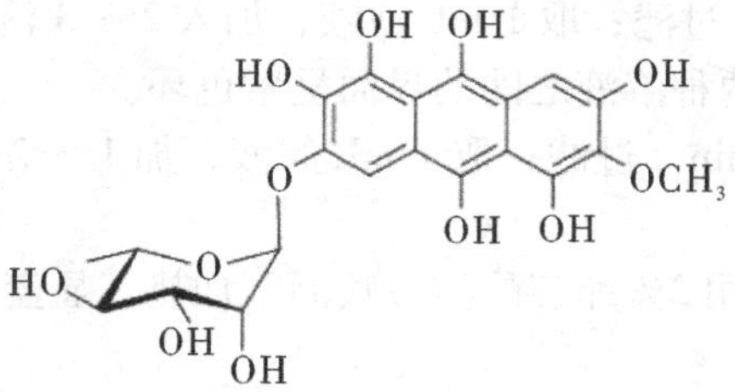

2,4,7,8,9,10-hexahydroxy-3-methoxyanthracene-6-O-α-L-rhamnopyranoside

（六）多糖类化合物

桃金娘果实中含有多糖类成分，桃金娘新鲜果实和干燥果实均含有半乳糖醛酸、阿拉伯糖、鼠李糖、甘露糖、木糖、葡萄糖及半乳糖。

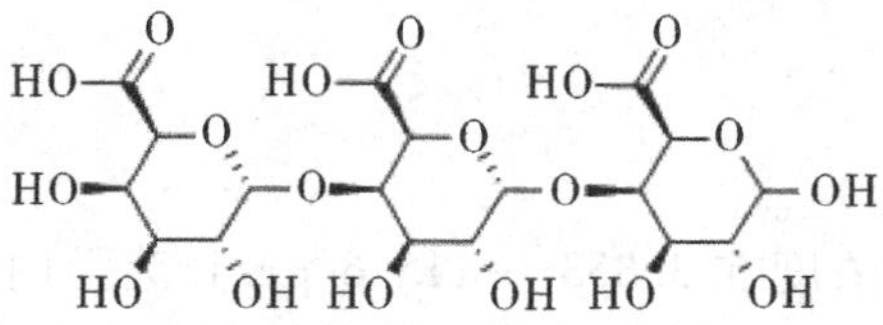

半乳糖醛酸

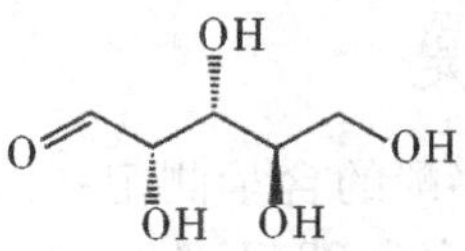

阿拉伯糖

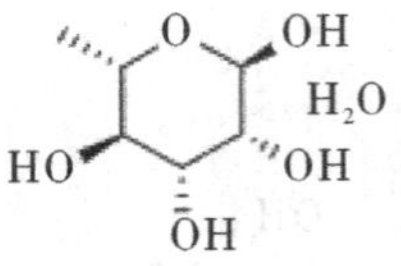

鼠李糖 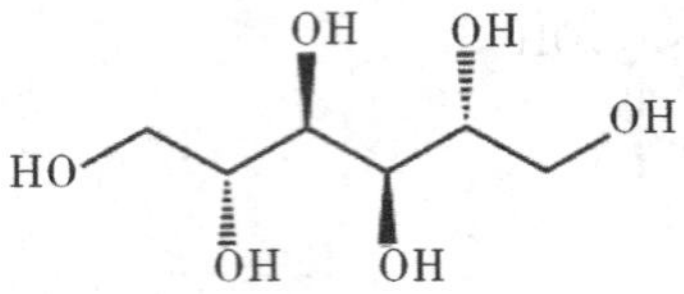　　　　　甘露糖 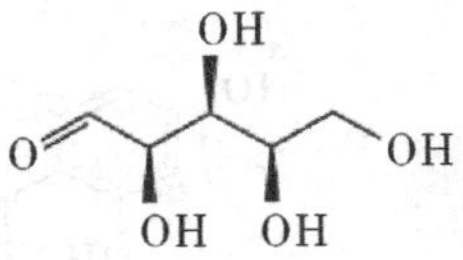　　　　　木糖

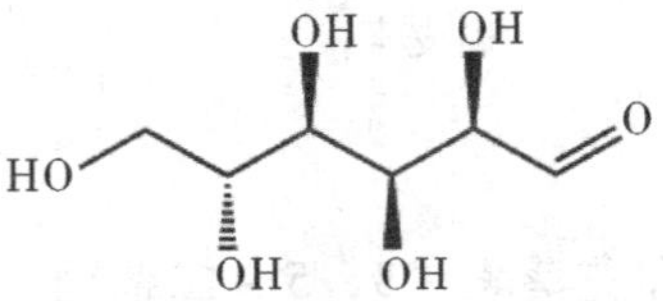

葡萄糖 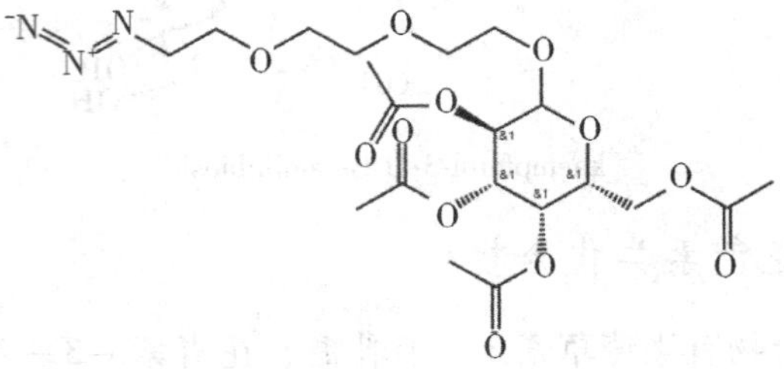　　　　　　　　　半乳糖

五、质量研究

（一）鉴别实验

1. 显微鉴别

根部呈圆柱形，略微弯曲，直径约 4 cm，商品多为直径 0.5～3 cm 的不规则片或短节；外皮灰褐色或黑褐色，粗糙，常脱落，脱落处呈赭红色或棕红色；坚硬不易折断，切面浅褐色，老根处可见同心环。气微，味涩；有强烈的纹理和呈赭红色者更佳。

横截面：木栓层为 3～5 列细胞，内壁增厚。韧皮部外散布有大量纤维和少量石细胞，纤维直径为 35～63 μm，壁厚 14～17 μm，明显分层；韧皮部薄壁组织细胞含有草酸钙方形晶体，直径为 7～10 μm；射线为 1～2 行宽。木质部导管呈单列径向排列，直径 17～87 μm；周围有木质纤维，直径 14～21 μm；木芽线宽，1～2 行细胞，壁木质化，有凹坑。薄壁组织细胞含有棕色单宁和淀粉颗粒。

2. 理化鉴别

（1）取 2 g 本品粗粉，10 mL 热水，浸泡 2 h，过滤；取 1 mL 滤液，加入 2～3 滴 5% α-萘酚乙醇溶液，摇匀，沿试管壁缓慢加入 0.5 mL 硫酸，两种溶液之间的界面呈紫色环。

（2）取 2 g 本品粗粉，加 10 mL 水，振摇 10 min，过滤；取 1 mL 滤液，加 1～2 滴 1% 三氯化铁乙醇溶液，滤液即显墨绿色。

（3）取鉴别（2）项下的滤液，点于滤纸上，用 2% 茚三酮溶液喷洒，加热，显蓝紫色。

3. 薄层鉴别

取 2 g 本品粗粉，加入 30 mL 40% 乙醇，密塞，振摇 15 min，过滤；使滤液中乙醇挥发，用乙酸乙酯振摇提取两次（每次 20 mL）；合并乙酸乙酯溶液，蒸发至干，加入 1 mL 乙酸乙酯溶解残留物，作为供试品溶液。另外，取 2 g 桃金娘果作为对照药材，按同样的方法制备对照药材溶液。根据薄层色谱法（《中国药典》2020 年第四部通则 0502）进行试验，吸取上述两种溶液各 10 μL，分别点于同一硅胶 G 薄层板上，以羧甲基纤维素钠为黏合剂，以甲苯-甲酸乙酯-甲酸（5∶4∶2）为展开剂，展开，取出，干燥，并立即在紫外光（365 nm）下进行检查。供试品色谱图中，在与对照药材色谱图的相应位置有相同颜色的荧光斑点。

（二）含量测定

没食子酸、总多酚的含量测定：没食子酸浓度在 3.853～115.6 μg/L 范围内呈良好的线性关系（$r = 0.9999$），回收率为 98.73%～100.76%，可用于桃金娘根的质量控制和定量分析。在 5～200 μ 范围内，丹宁质量与吸光度值呈良好的线性关系，得到的回归曲线方程为 $y = 0.0099x + 0.0746$（$R^2 = 0.9985$），回收率大于 89.7%。

六、防治消化系统疾病史记

（一）民间与史书记载

桃金娘最早记载于清·赵学敏《纲目拾遗》："水煎内服可治疗急性肠胃炎、消化不良、肝炎、痢疾、风湿性关节炎、腰肌劳损等。"《广西中药志》记载："味甘，性温。人肝经和脾经二经。"《广西民间常用中草药手册》记载："味涩、甘，性平，无毒。"《广西本草选编》记载："味甘，性微温。"上述多处讲述桃金娘的药性为甘、涩、平，归肝、脾经。《生草药性备要》记载："健大肠，亦治蛇伤。"《岭南草药志》记载："滋养补血。治脱肛，鼻血，烂脚不收口。"《福建药物志》记载："健脾益血，解毒，治胃十二指肠溃疡、结肠炎。"此处讲述了桃金娘有关消化系统方面的记载。

（二）传统药对研究

常见的药对有桃金娘配石菖蒲、桃金娘配虎杖。各药对的名称、药性配伍、配伍比例、药理作用见下表

药对名称	药性配伍	配伍比例	药理作用
桃金娘配石菖蒲	平寒配伍，桃金娘性平、石菖蒲性寒	6：1	治疗胃、十二指肠溃疡
桃金娘配虎杖	平寒配伍，桃金娘性平、虎杖性寒	10：1	用于急性黄疸型肝炎及慢性肝炎（湿热证）

七、现代药理与机制研究

（一）保肝作用

研究证明桃金娘多糖具有保肝、降低酶活性、抗氧化的作用，对大鼠急性肝损伤有较好的保护作用。

（二）改善肺疾病

标准桃金娘油不仅可以改善黏液纤毛清除功能，而且具有一定的抗炎作用，可以改善大鼠气道炎症。实验研究将 24 只大鼠随机分为 3 组。对照组：无任何干预；慢性阻塞性肺病（COPD）组：吸烟 14 支/次，每天 2 次，每周吸烟 6 天，共吸烟 12 周；标准桃金娘油组：吸烟情况与第二组相同，每天吸烟前给予标准桃金娘油，直至第 12 周末。12 周后，通过支气管肺泡灌洗测定肺功能并计数白细胞；ELISA 法测定肺肿瘤坏死因子 α、IL-6 的含量；HE 染色观察肺组织病理变化；免疫组化检测气道上皮细胞间黏附分子 -1 的表达。结果显示，标准桃金娘油组 BALF 细胞和中性粒细胞总数低于 COPD 组，支气管上皮 ICAM-1 表达和肺组织 TNF-α、IL-6 表达低于 COPD 组（$P < 0.05$）。这表明标准桃金娘油可以改善吸烟引起的气道炎症。

（三）抗炎、抗变态反应作用

标准桃金娘油及其有效成分 1, 8-桉叶素可干扰炎症并抑制过敏介质的形成，与羟基活性氧自由基相互作用，并干扰白细胞活化，以减缓炎症过程。

（四）抗氧化

桃金娘提取物富含黄酮苷、酚类、维生素 C 和其他抗氧化活性成分。它可以在氧化还原反应中与活性氧反应，抑制活性氧自由基的产生，可以与产生羟基自由基所需的金属离子结合，还可能对活性氧自由基和体外 DNA 的保护具有直接清除作用。它是一种安全有效的抗氧化剂。用不同浓度的桃金娘

提取物溶液预处理原代培养的脾淋巴细胞悬浮液，并添加 H_2O_2。H_2O_2 染毒组直接加入相同浓度的 H_2O_2，空白对照组加入相同量的 PBS 溶液，同时进行单细胞凝胶电泳，计算细胞 DNA 迁移率。结果发现 H_2O_2 可对原代培养的脾淋巴细胞 DNA 造成严重损伤，桃金娘提取物可不同程度地减少 H_2O_2 引起的 DNA 损伤。将桃金娘叶中的精油添加到罂粟籽油、石榴仁油、亚麻籽油和葡萄籽油这 4 种食用油中，添加量为 $0.01\% \sim 0.05\%$，并搅拌均匀。取 100 mL 含和不含桃金娘叶精油的食用油，分别装入 150 mL 敞口瓶中，在 60 ℃的黑暗条件下观察 6 周。结果发现添加桃金娘叶精油的食用油的 H_2O_2、游离酸度和黏度值与未添加桃金娘叶精油的食用油相比都有显著变化，证明桃金娘精油具有抗氧化活性。

（五）抗菌、抗病毒

桃金娘多糖是一种重要的生命大分子物质，具有抗肿瘤、降血糖、抗病毒等重要生物功能和良好的生物活性，在生命科学和医学领域有着广泛的应用。大多数桃金娘植物含有 1,8 - 桉叶烯等萜烯成分，其精油对革兰氏阳性和革兰氏阴性细菌和真菌均具有强烈的抑制活性。用乙醇提取桃金娘叶中的成分，并用桃金娘叶提取物在大量稀释的肉汤中测试痤疮丙酸杆菌的生长状况。结果发现处理后的细菌数量比未处理的细菌减少 99%，MIC50 和 MIC90 分别为 16 和 32 mg/mL。另有研究发现，桃金娘叶提取物能强烈影响细菌病原体化脓性链球菌体内各种酶的重要代谢途径。实验 10 h 后，细菌开始缓慢生长，在 14 h 后停止生长，24 h 后，添加桃金娘叶提取物的细菌的光密度显著低于没有添加桃金娘叶提取物的细菌。实验证明，桃金娘叶提取物能强烈抑制化脓性链球菌的产生。

（六）降糖作用

桃金娘叶中的桃金娘油具有很强的降血糖作用。研究将桃金娘油注射到兔子舌下区域作为实验模型，给药剂量为 $50 \sim 100$ mg/kg，并与正常兔子进行比较。开始时从耳静脉采血以测定空腹血糖水平，12 h 后禁食，空腹 16 h 后测定血糖水平。用葡萄糖氧化酶法测定血液中酶的变化。21 天后，发现桃金娘油可以通过影响超氧化物歧化酶（SOD）和过氧化氢酶的水平来发挥其降血糖活性，增强糖酵解和糖异生，减少糖原分解，并影响肠道对葡萄糖的吸收。这些作用与胰岛素无关，这证明桃金娘油具有降血糖作用。Sepici 等人推测，桃金娘油可能会影响葡萄糖苷酶可逆地抑制小肠中的刷状缘，导致糖酵解率较高的葡萄糖激酶活性较高，增强肝脏的糖原储备，达到降低血糖的效果。

八、桃金娘方剂的临床应用

桃金娘疗效确切，应用历史悠久。其味甘、涩，性温和。具有补血、祛风、通络、收敛的作用。用于肝炎、风湿性关节痛、腰肌劳损、崩漏等；外用于烫伤。常与其他药物合用。制剂包括丸剂、片剂、胶囊剂、曲剂、颗粒剂等。含有桃金娘的处方制剂包括复方岗稔片和鸡骨草肝炎冲剂。

复方岗稔片是由桃金娘根提取物、虎杖提取物配制而成。功能主治清利湿热、活血通络。用于急性黄疸型肝炎和湿热证慢性肝炎患者，也适用于有活血、清热、祛湿需求的人群服用。

鸡骨草肝炎冲剂由 469 g 鸡骨草、469 g 茵陈、469 g 地耳草、469 g 桃金娘根、469 g 鸭脚艾、781 g 鹰不泊配制而成。具舒肝、清热、利湿、祛黄功能。用于黄疸性和非黄疸性急性感染性肝炎。

花红片：由一点红、白花蛇舌草、地桃花、白背桐、桃金娘根、菥蓂、鸡血藤组成。功能：清热利湿、祛瘀止痛。用于湿热型的妇女带下、月经不调、痛经以及子宫内膜炎、附件炎、盆腔炎等妇科炎症。

九、产品开发与利用研究

（一）桃金娘羊肉汤治疗哮喘

桃金娘的药用根茎性平、味平、无毒，能健脾胃、补血虚、止痢。它对治疗哮喘有很好的效果。在治疗过程中，用 1000 g 新鲜桃金娘，捡屋檐下的 7 块瓦片，洗净后放入铁锅中，将 250 mL 米酒分成

7 份，倒入锅中，依次炒，炒后加入 1000 mL 水，煎至 750 mL，去渣，取 500 g 炖羊肉汤，适当加入米酒，分两晚服用。

（二）果实储藏和果汁的研制

桃金娘的果实应该干燥保存，效果更好。果实汽蒸后储存在 60 ℃，不仅保存率高，储存安全可靠，而且处理简单，运输使用方便。选择桃金娘果的原料→榨汁离心→脱气→均质→杀菌包装，制成原果汁。每 100 mL 成品果汁含有 30 mL 原果汁、15 g 白砂糖、0.005 g 甜味剂、0.5 g 柠檬酸、0.10 g 食用香精和 0.01 克食用色素，可配制成桃金娘果汁。

（三）桃金娘酒的价值

桃金娘酒是一种优质果酒，其特点是汁多、可溶性固形物含量高、酸甜适中、果味浓郁、色泽好、污染少、资源丰富等。桃金娘酒的开发利用符合当今果酒发展的四大特点，具有广阔的前景。桃金娘果实含有大量果胶和单宁，不适合加工全发酵果酒，浸泡过的果酒不醇厚。选择发酵和浸泡相结合的方法加工桃金娘酒，不仅提高了果酒的质量，而且提高了原料的利用率。桃金娘酒质量上乘，其除了有独特的感官品质及符合 QB921-84 葡萄酒的钾标准和卫生标准外，它还含有独特的营养和药用成分。

（四）保健饮料的开发

桃金娘是一种纯天然的野生水果，没有化肥和农药污染。它是第一代开发的水果，符合当前消费者"回归自然"和消费绿色食品的心理需求。它也是一种富含锰的植物，具有很高的医疗和保健价值。特别是在珠江三角洲锰缺乏地区，桃金娘食品作为有机锰的补充来源，对预防肝癌、肝炎等疾病具有重要意义。以桃金娘、枸杞、大枣为主要原料，海藻糖为辅料，用科学方法制成的保健饮料富含蛋白质、人体必需氨基酸、维生素、微量元素、碳水化合物等多种营养素。理想的低糖保健饮料对病后虚弱、血虚、神经衰弱、抗炎止痛、肌肉生长等有很好的辅助治疗作用。

桃金娘科植物都有油腺和花盘，它们的花、果实、叶子和树枝都有油腺，并含有多种挥发性精油。这些精油可作为医药、食品、化妆品和工业的原料和香精，如丁香的花蕾原产于摩鹿加，是著名的香料。有浆果的品种，如原产于南美洲的番石榴，以及原产于热带亚洲的蒲桃、洋蒲桃、桃金娘，含有大量维生素 C，可食用和用于制作果酱。该科植物的木材，尤其是桉树，是澳大利亚重要的商业木材。

桃金娘在化妆品方面也有应用，如特丽艾丝特桃金娘精油、安若蔓桃金娘祛痘控油菁华露、安若蔓桃金娘修复菁华霜、赫拉柠檬桃金娘补水眼霜等。

参考文献

[1] 银慧慧，刘伟，姜源明，等. 桃金娘根中没食子酸和总多酚含量测定 [J]. 中国医药导报，2015，12（18）：96-99.

[2] 高桂花，张勇，张慧. 药用植物桃金娘开发研究 [J]. 辽宁中医药大学学报，2015，17（1）：134-137.

[3] 刘伟，赵武，孟菲，等. 桃金娘化学成分及生物活性的研究进展 [J]. 中国畜牧兽医，2014，41（3）：241-244.

[4] 肖婷，崔炯谟，李倩，等. 桃金娘的化学成分、药理作用和临床应用研究进展 [J]. 现代药物与临床，2013，28（5）：800-805.

[5] 陈丽珍，任芯，李娟，等. 海南桃金娘叶挥发油化学成分 GC-MS 分析 [J]. 中国实验方剂学杂志，2014，20（13）：89-92.

[6] 蔡爱华，霍华珍，肖文豪，等. 一种桃金娘发酵型果酒及其制备方法 [P]. 广西壮族自治区：CN111205953B，2022-11-04.

[7] 吴洪庆，彭燕辉，杨大海，等. 包含桃金娘酮的化妆品组合物及其化妆品用途 [P]. 广东省：

CN115120520A，2022 – 09 – 30．

［8］毛献萍，黄志强，高志明．一种桃金娘果的饮料加工方法［P］．广西壮族自治区：CN114947026A，2022 – 08 – 30．

［9］张娥珍，淡明，梁晓君，等．具有补血功效的桃金娘儿童奶片及其制备方法［P］．广西壮族自治区：CN109730158A，2019 – 05 – 10．

［10］韦柳昌．一种苹果桃金娘果醋饮料及其制备方法［P］．广西壮族自治区：CN105029575A，2015 – 11 – 11．

高 良 姜

一、基源

该药物来源于山姜属植物高良姜（*Alpinia officiniarum* Hance），传统以其干燥根茎入药。

二、形态特征与分布

形态特征：多年生草本，高约 30 ～ 110 cm。根茎直径为 1 ～ 1.5 cm，呈圆柱形，横生，棕红色，有节，节上具有环形的膜质鳞片，节上生根。茎丛生且直立。叶无柄或短柄；叶片长 15 ～ 30 cm，宽 1.5 ～ 2.5 cm，线状，披针形，先端渐尖或尾尖，基部渐窄，全缘，两侧无毛；叶鞘开放，包围茎，并有膜质边缘；叶舌长 2 ～ 3 cm，膜质，不开裂。总状花序，顶生，直立，长 6 ～ 15 cm，花序轴常被绒毛；花萼为筒状，管长 8 ～ 14 mm，先端不规则，3 浅裂；花冠管长约 1 cm，漏斗状，花冠裂片 3 枚，长圆形，唇瓣长约 2 cm，卵形，白色且有红色条纹。退化雄蕊为圆锥形；发育中的雄蕊 1，长约 1.6 cm，生于花冠筒喉部上方；子房 3 室，密被绒毛，花柱纤细，基部以下有 2 个合生圆柱形蜜腺，柱头二唇形。蒴果直径约 1.2 cm，呈球形，无裂缝，且被绒毛，熟时为橙红色。种子具假种皮，且有钝棱角，棕色。花期在 4 ～ 9 月，果期在 8 ～ 11 月。

生长环境与分布：高良姜喜温暖湿润的气候，极耐干旱、涝渍和霜冻。生长在最高气温 38.8 ℃，最低气温 2.2 ℃，年降雨量 1100 ～ 1803 mL 的地区。植株幼苗不适应强光，生长前期需要一定的遮阴，生长后期可以适应强光。在海拔 700 m 以下的低山丘陵中，野生于森林边、路边、山坡草地或灌木丛中，对土壤没有严格要求，但土层深厚、疏松且富含腐殖质的酸性或微酸性红壤更适合。主要分布于我国广西、海南、广东、云南等省区。

三、传统习用

其性热，味辛，归脾、胃经。可以温暖散寒、益气止痛。用于腹痛、胃寒和呕吐、嗳气和酸咽，以及改善微循环。

（1）治脚气欲吐、目卒赤、头痛、风冷痹痛。（《本草求原》）

（2）治忽心中恶，口吐清水者，取根如骰块，含之咽津，逡巡即瘥；若（口中）臭亦含咽，更加草豆蔻为末，煎汤常饮之佳。（《本草图经》）

（3）主治爆冷、胃中冷逆、霍乱腹痛。（《名医别录》）

（4）治风牙疼痛，不拘新久，亦治腮颊肿痛：良姜一块（约二寸）、全蝎一枚（瓦上焙干）。上为末。以手指点药，如齿药用，须擦令热彻，须臾吐出少涎，以盐汤漱口。（《百一选方》）

（5）治诸寒疟疾：良姜、白姜各等分。二味火上煅，留性，为末。每服三钱，雄猪胆一个，水一盏，温和胆汁调下。（《续本事方》）

（6）能入胃散寒；同香附则能除寒祛郁。若伤暑泄泻、实热腹痛切忌。此虽与干姜性同，但干姜经炮经制，则能以去内寒，此则辛散之极，故能以辟外寒之气也。（《本草求真》）

（7）治心脾痛：高良姜、槟榔等分，各炒。上为细末，米调下。（《百一选方》）

（8）高良姜治寒疝湿痹。（《广东中药》）

（9）治卒心腹绞痛如刺、两胁支满、烦闷不可忍：高良姜五两，厚朴二两，当归、桂心各三两，

上四味，以水八升，煮取一升八合，分三服，日二。若一服痛止，便停，不须服；若强人为二服，劣人分三服。（《千金方》）

（10）治霍乱呕吐不止：高良姜（生锉）一味，粗捣筛。每服三钱匕，水一盏，枣一枚（去核），煎至五分，去滓，用水沉冷，顿服。（《圣济总录》）

（11）养脾温胃，去冷消痰，大治心脾疼病，宽胸下气，进美饮食。疗一切冷物所伤：良姜（去芦）、干姜（炮）等分。上为末，面糊为丸，如梧桐子大。每服十五丸至二十一丸，食后皮汤下。妊娠妇人忌服。（《局方》）

（12）治转筋泻痢、反胃呕食，消宿食。（《日华子本草》）

（13）治霍乱吐痢腹痛：高良姜，火炙令焦香。每用五两，破，以酒一升，煮取三四沸，顿服。（《备急方》）

（14）治腹内久冷、胃气逆、呕吐。治风，破气，腹冷气痛；去风冷痹弱，疗下气冷逆冲心，腹痛、吐泻。（《药性论》）

（15）祛寒湿、温脾胃之药也。若老人脾肾虚寒、泄泻自利，妇人心胃暴痛，因气怒、因寒痰者，此药辛热纯阳，除一切沉寒痼冷，功与桂、附同等。苟非客寒犯胃，胃冷呕逆，及伤生冷饮食，致成霍乱吐泻者，不可轻用。（《本草汇言》）

（16）治寒疝小腹掣痛，须同茴香用之：产后下焦虚寒，瘀血不行，小腹结痛者加用之。（《本经逢原》）

（17）止心中之痛，然亦必与苍术同用为妙，否则有愈有不愈，以良姜不能去湿故耳。（《本草新编》）

（18）治心口一点痛，乃胃脘有滞或有虫，多因恼怒及受寒起，遂致终身不瘥。高良姜（酒洗七次，焙，研）、香附子（洗七次，焙，研），上二味，须各焙、各研、各贮。如病因寒而得者，用高良姜二钱、香附末一钱；如病因怒而得者，用良姜一钱、香附末二钱；如因寒怒兼有者，用高良姜一钱、香附末一钱五分，以米饮汤加入姜汁一匙，盐一撮，为服之。（《良方集腋》）

（19）用于治疗胃寒脘腹冷痛：与炮姜相须为用，如二姜丸。（《和剂局方》）

四、化学成分

（一）萜类化合物

1. 单萜类化合物
该类化合物有α-松油醇、4-萜品醇、异龙脑、樟脑、1,8-桉叶素、萜品烯、乙酸龙脑酯等。化合物结构图如下：

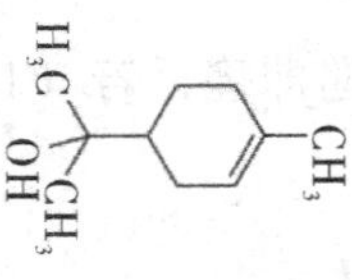

α-松油醇 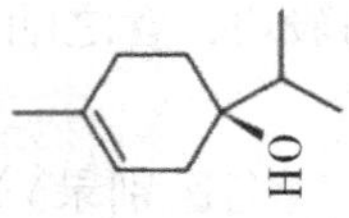　　4-萜品醇 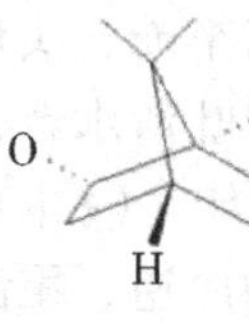　　异龙脑

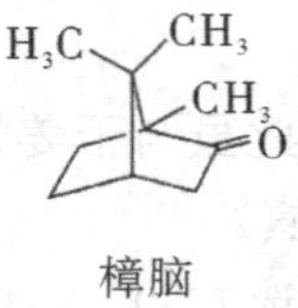

樟脑 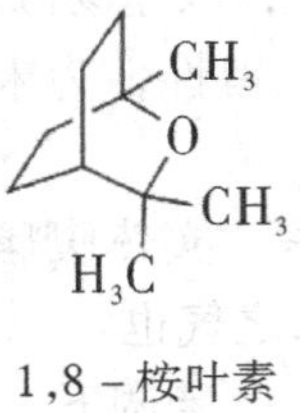　　1,8-桉叶素 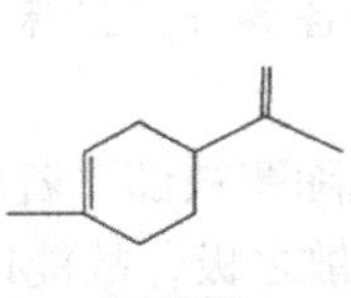　　萜品烯 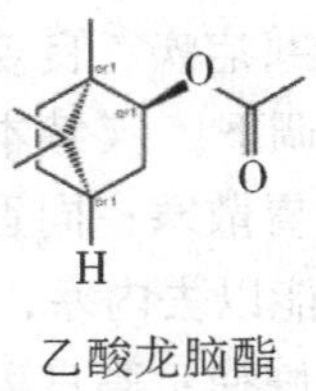　　乙酸龙脑酯

2. 倍半萜类化合物
该类化合物有 Alpiniaterpene A、β-石竹烯、香橙烯等。

化合物结构图如下：

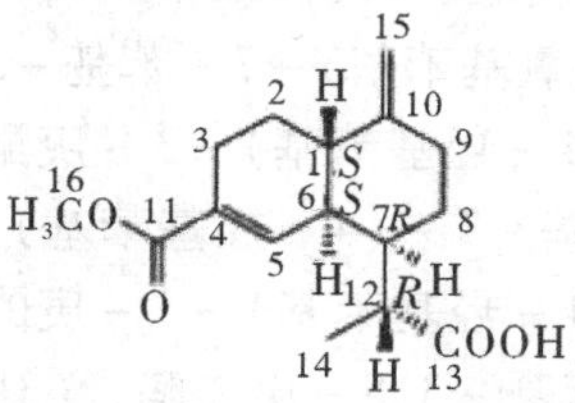

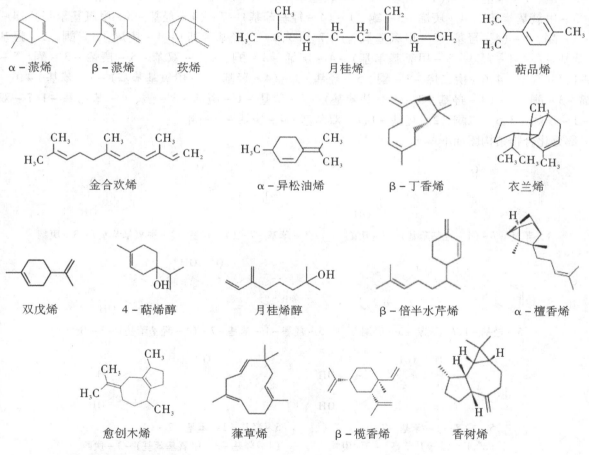

Alpiniaterpene A 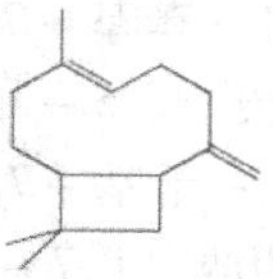 β-石竹烯 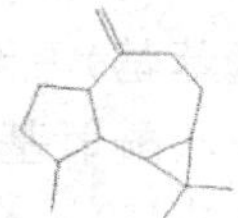 香橙烯 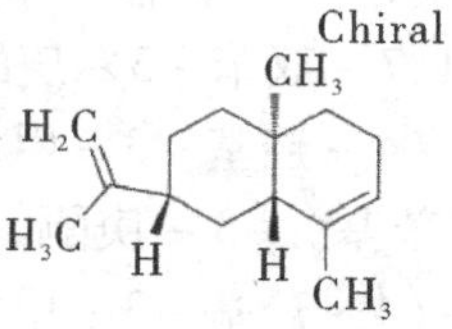 α-芹子烯 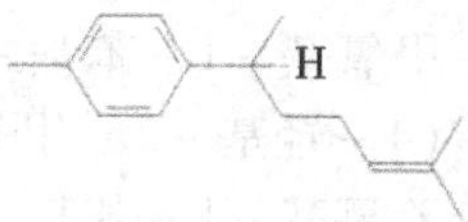 没药烯

3. 烯萜类化合物

该类化合物有α-蒎烯、β-蒎烯、莰烯、月桂烯、萜品烯、金合欢烯、α-古巴烯、α-异松油烯、β-丁香烯、衣兰烯、双戊烯、4-萜烯醇、月桂烯醇、β-倍半水芹烯、β-榄香烯、香树烯、α-檀香烯、愈创木烯、葎草烯。

化合物结构图如下：

α-蒎烯 β-蒎烯 莰烯 月桂烯 萜品烯

金合欢烯 α-异松油烯 β-丁香烯 衣兰烯

双戊烯 4-萜烯醇 月桂烯醇 β-倍半水芹烯 α-檀香烯

愈创木烯 葎草烯 β-榄香烯 香树烯

（二）二苯基庚烷类化合物

1. 线性二苯基庚烷类

该类化合物有1-苯基-7-（4-羟基苯基）-3-庚酮、1-苯基-7-（4-羟基-3-甲氧基苯基）-3-庚酮、5-羟基-1，7-双苯-3-庚酮、5-羟基-1-苯基-7-（4″-羟基苯基）-3-庚酮、5-羟基-1-苯基-7-（3″，4″-二羟基苯基）-3-庚酮、5-羟基-1-苯基-7-（4-羟基-3-甲氧基苯基）-3-庚酮、5-羟基-1-苯基-7-（4，5-二羟基-3-甲氧基苯基）-3-庚酮、5-羟基-1-（4-羟基-3-甲氧基苯基）-7-（4-羟基苯基）-3-庚酮、5-羟基-1-（4-羟基苯基）-7-（4-羟基-3-甲氧基苯基）-3-庚酮、5-羟基-1，7-双-（4′-羟基-3′-甲氧基苯基）-3-庚酮、5－羟基－1－(3′,4′－二羟基苯基)－7－(4″－羟基－3″－甲氧基苯基)－3－庚酮、5－羟基－1－(4′－羟基－3′－甲氧基苯基)－7－(4″,5″－二羟基－3″－甲氧基苯基)－3－庚酮、1,7－双苯－3,5－庚二酮、1－(4′－羟基苯基)－7－苯基－3,5－庚二酮、1－(4－羟基－3－甲氧基苯基)－7－苯基－3,5－庚二酮、5－甲氧基－1,7－双苯－3－庚酮、5－甲氧基－1－苯基－7－(4－羟基苯基)－3－庚酮、5－甲氧基－1－苯基－7－(4－羟基－3－甲氧基苯基)－3－庚酮、5－甲氧基－1－(4－羟基苯基)－7－(4－羟基－3－甲氧基苯基)－3－庚酮、5－乙酰氧基－1－苯基－7－(4－羟基苯基)－3－庚酮、5－乙氧基－1－苯基－7－(4－羟基－3－甲氧基苯基)－3－庚酮、1,7－双苯基－3,5－庚二醇、(3R,5R)－1－(4′－羟基苯基)－7－苯基－3,5－庚二醇、(3R,5R)－1,7－双－(4′－羟基苯基)－3,5－庚二醇、1－(4－羟基－3－甲氧基苯基)－7－苯基－3,5－庚二醇、1－(4,5－二羟基－3－甲氧基苯基)－7－苯基3,5－庚二醇、(3R,5R)－1－(3,4－二羟基苯基)－7－(4－羟基苯基)－3,5－庚二醇、(3R,5R)－1－(4－羟基－3－甲氧基苯基)－7－(3,4－二羟基苯基)－3,5－庚二醇、1,7－双－(4－羟基－3－甲氧基苯基)－3,5－庚二醇、3,5－二乙酰氧基－1－(4,5－二羟基－3－甲氧基苯基)－7－(3,4－二羟基苯基)－庚烷、1,7－双苯－4－庚烯－3－酮、1－苯基－7－(4－羟基苯基)－4－庚烯－3－酮、1－苯基－7－(4－羟基－3－甲氧基苯基)－4－庚烯－3－酮、1－苯基－7－(4,5－二羟基－3－甲氧基苯基)－4－庚烯－3－酮、1－(4－羟基苯基)－7－(4－羟基－3－甲氧基苯基)－4－庚烯－3－酮、1－(4－羟基－3－甲氧基苯基)－7－(3,4－二羟基苯基)－4－庚烯－3－酮、5－羟基－1－苯基－7－(4－羟基－3－甲氧基苯基)－4－庚烯－3－酮、1,7－双苯－5－庚烯－3－酮、5－羟基－1,7－双苯－4,6－庚二烯－3－酮、5－羟基－1－(4－羟基－3－甲氧基苯基)－7－苯基－4,6－庚二烯－3－酮、1－(4－羟基－3－甲氧基苯基)－7－苯基－1－庚烯－3－酮、4－苯乙基－1,7－双苯基－1－庚烯－3,5－二酮、2－羟基－1,7－双苯基－4－庚烯－3－酮。

部分化合物结构图如下：

1－苯基－7－(4－羟基苯基)－3－庚酮

1－苯基－7－(4－羟基－3－甲氧基苯基)－3－庚酮

5－羟基－1,7－双苯－3－庚酮

5－羟基－1－苯基－7－(4－羟基苯基)－3－庚酮

5－羟基－1－苯基－7－
(3″,4″－二羟基苯基)－3－庚酮

5－羟基－1－苯基－7－
(4－羟基－3－甲氧基苯基)－3－庚酮

5－羟基－1－苯基－7－
(4,5－二羟基－3－甲氧基苯基)－3－庚酮

5－羟基－1－(4－羟基－3－甲氧基苯基)－
7－(4－羟基苯基)－3－庚酮

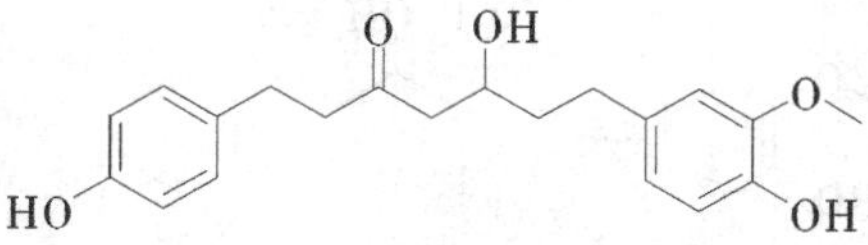

5-羟基-1-（4-羟基苯基）-7-
（4-羟基-3-甲氧基苯基）-3-庚酮

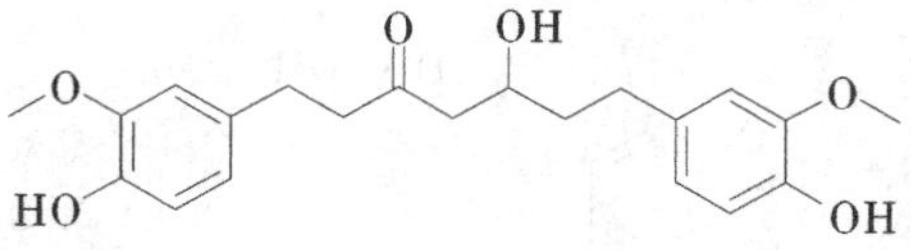

5-羟基-1,7-双-
（4′-羟基-3′-甲氧基苯基）-3-庚酮

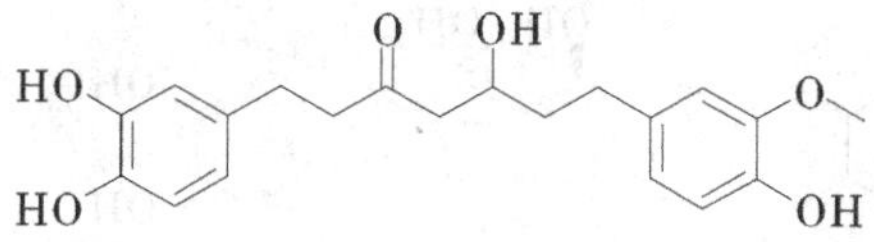

5-羟基-1-（3′,4′-二羟基苯基）-7-
（4″-羟基-3″-甲氧基苯基）-3-庚酮

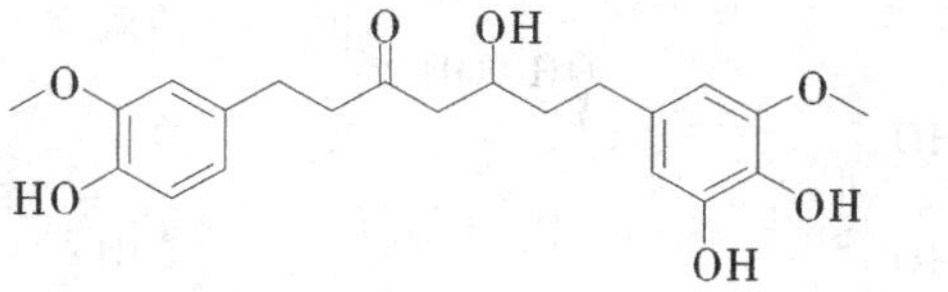

5-羟基-1-（4′-羟基-3′-甲氧基苯基）-7-
（4″,5″-二羟基-3″-甲氧基苯基）-3-庚酮

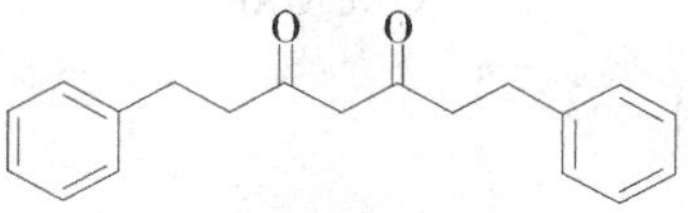

1,7-双苯-3,5-庚二酮

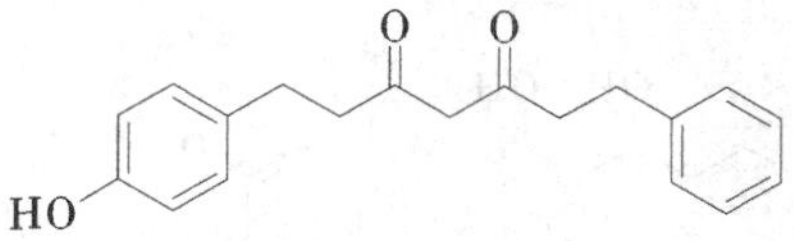

1-（4-羟基苯基）-7-苯基-3,5-庚二酮

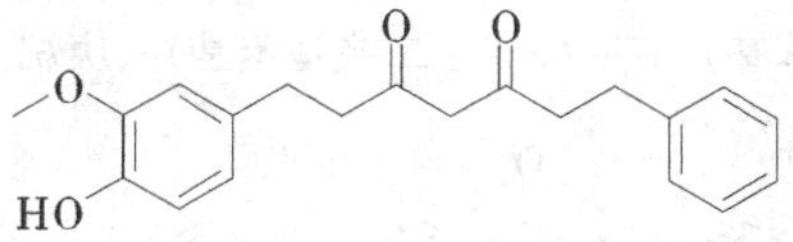

1-（4-羟基-3-甲氧基苯基）-7-苯基-3,5-庚二酮

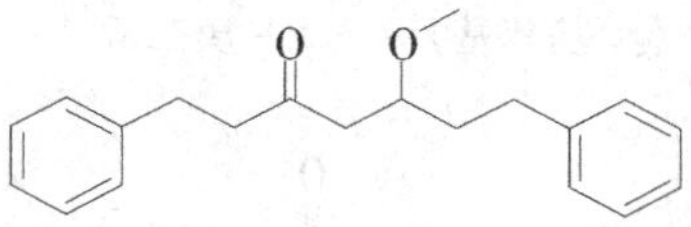

5-甲氧基-1,7-双苯-3-庚酮

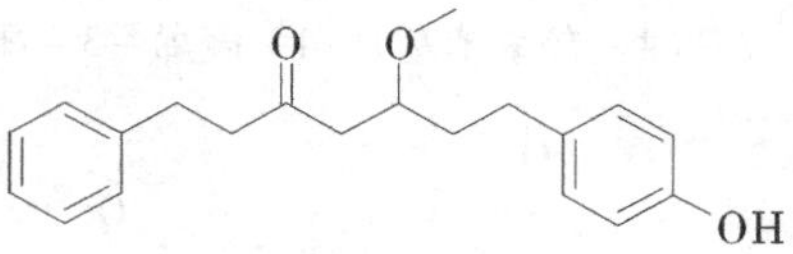

5-甲氧基-1-苯基-7-
（4-羟基苯基）-3-庚酮

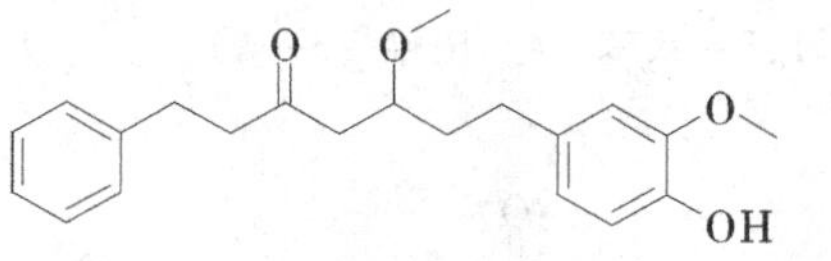

5-甲氧基-1-苯基-7-
（4-羟基-3-甲氧基苯基）-3-庚酮

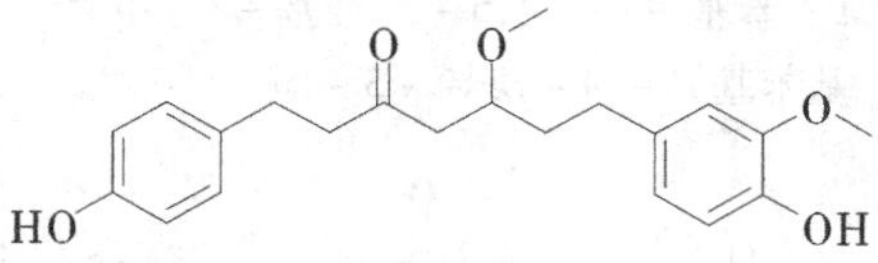

5-甲氧基-1-（4-羟基苯基）-7-
（4-羟基-3-甲氧基苯基）-3-庚酮

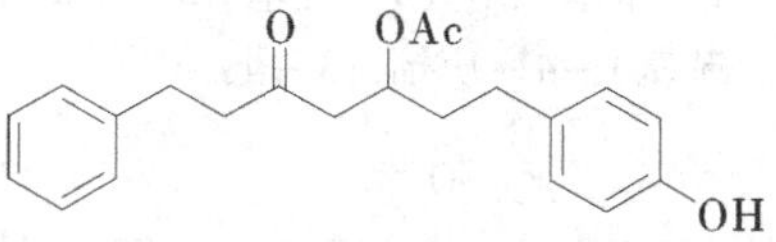

5-乙酰氧基-1-苯基-7-
（4-羟基苯基）-3-庚酮

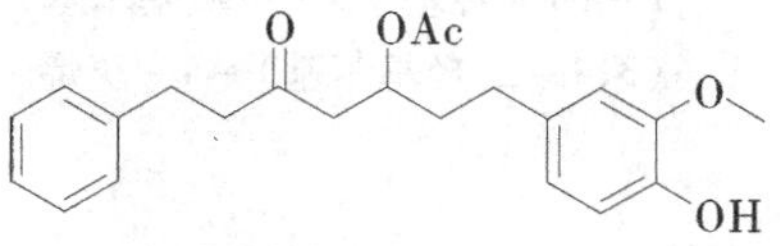

5-乙氧基-1-苯基-7-
（4-羟基-3-甲氧基苯基）-3-庚酮

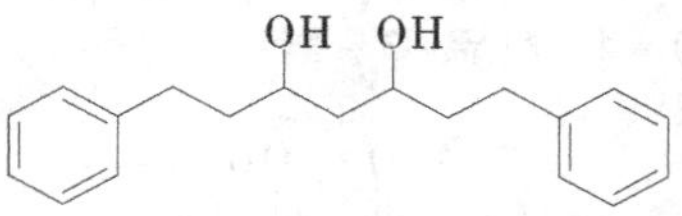

1,7-双苯基-3,5-庚二醇

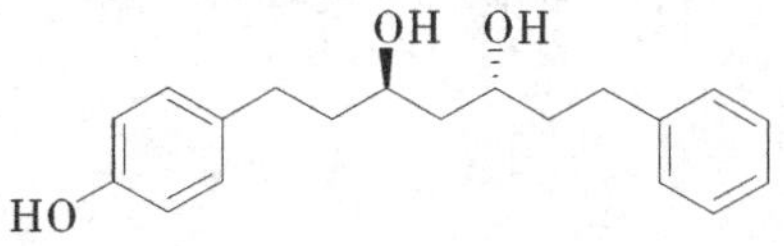

（3R,5R）-1-（4′-羟基苯基）-
7-苯基-3,5-庚二醇

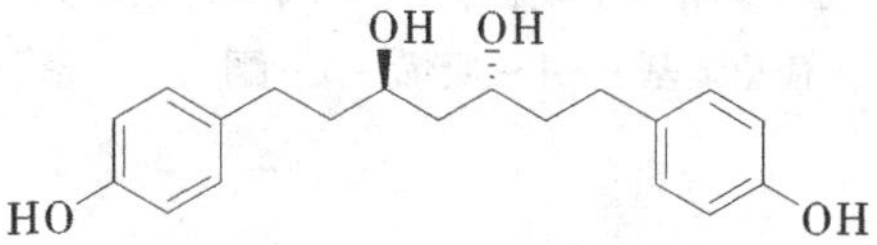

（3R,5R）-1,7-双-
（4′-羟基苯基）-3,5-庚二醇

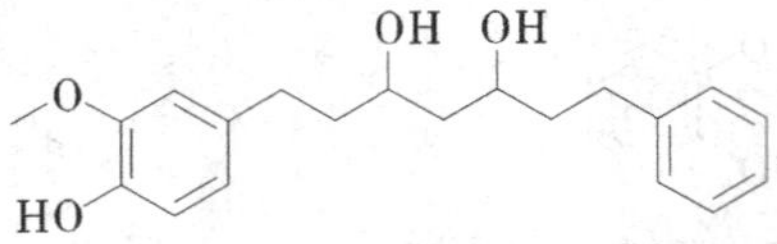

1-(4-羟基-3-甲氧基苯基)-
7-苯基3,5-庚二醇

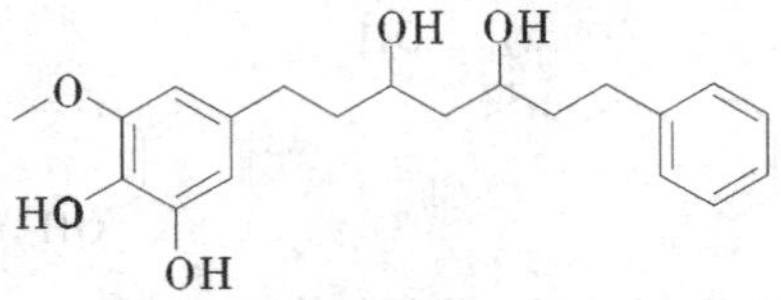

1-(4,5-二羟基-3-甲氧基苯基)-
7-苯基3,5-庚二醇

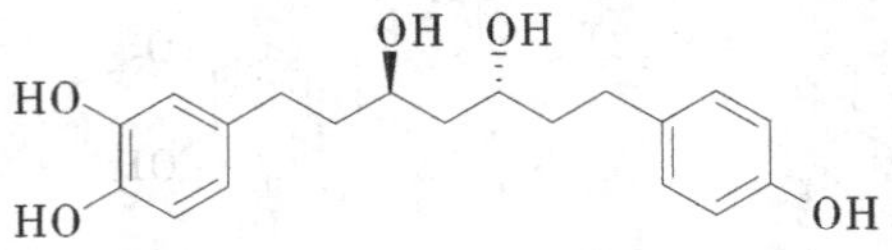

(3R,5R)-1-(3,4-二羟基苯基)-
7-(4-羟基苯基)-3,5-庚二醇

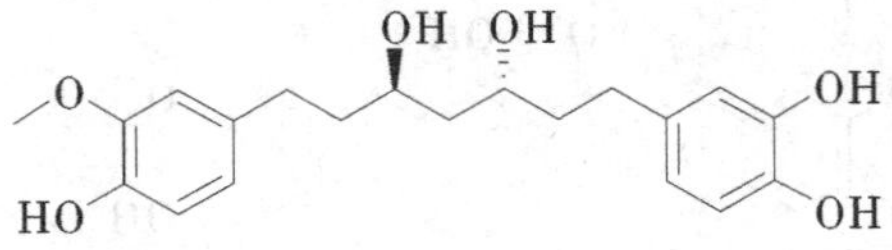

(3R,5R)-1-(4-羟基-3-甲氧基苯基)-7-
(3,4-二羟基苯基)-3,5-庚二醇

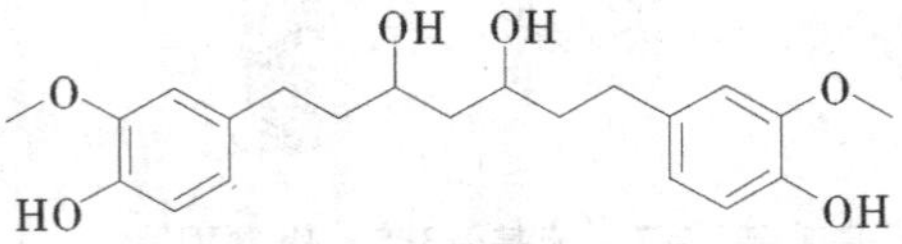

1,7-双-(4-羟基-3-甲氧
基苯基)-3,5-庚二醇

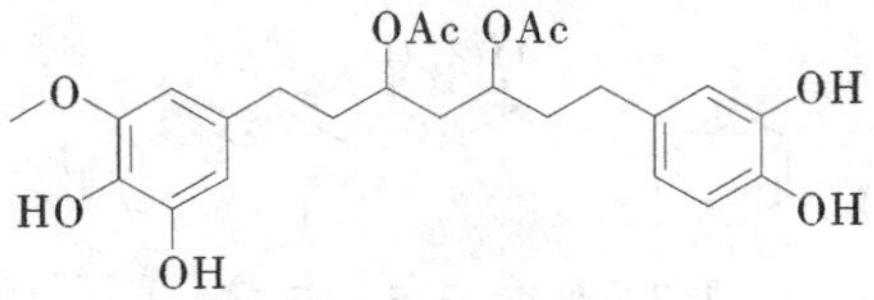

3,5-二乙酰氧基-1-(4,5-二羟基-3-甲氧基
苯基)-7-(3,4-二羟基苯基)-庚烷

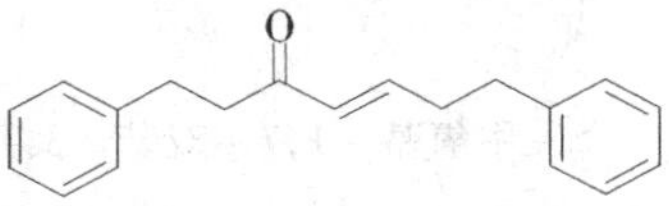

1,7-双苯-4-庚烯-3-酮

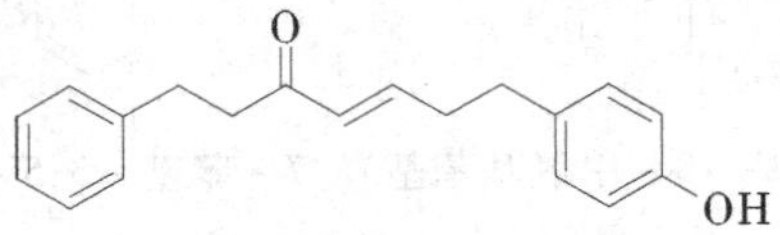

1-苯基-7-(4-羟基苯基)-4-庚烯-3-酮

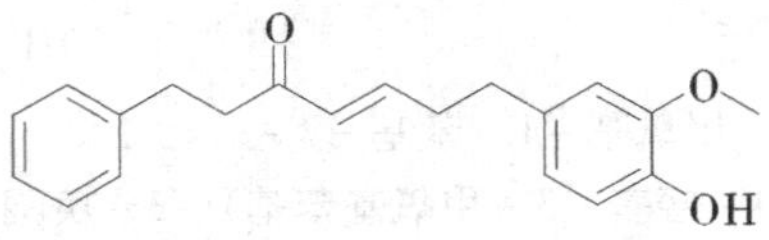

1-苯基-7-(4-羟基-3-甲氧基
苯基)-4-庚烯-3-酮

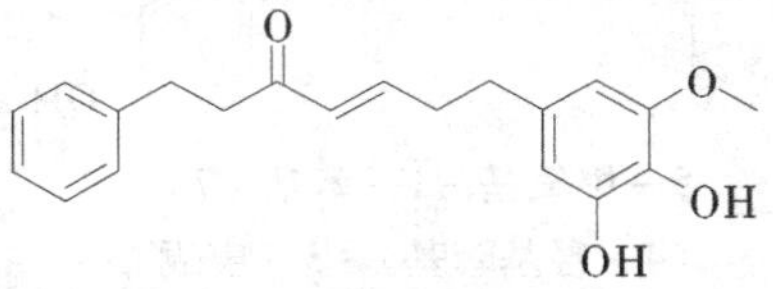

1-苯基-7-(4,5-二羟基-3-甲氧
基苯基)-4-庚烯-3-酮

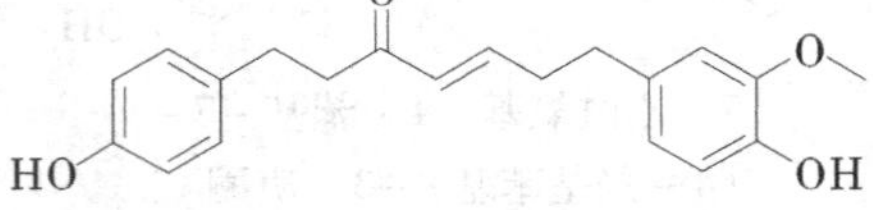

1-(4-羟基苯基)-7-(4-羟基-3-甲氧
基苯基)-4-庚烯-3-酮

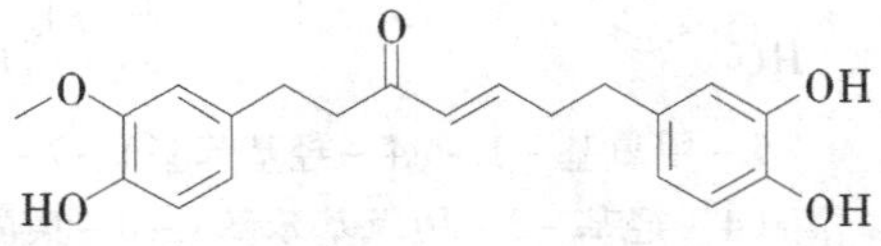

1-(4-羟基-3-甲氧基苯基)-7-
(3,4-二羟基苯基)-4-庚烯-3-酮

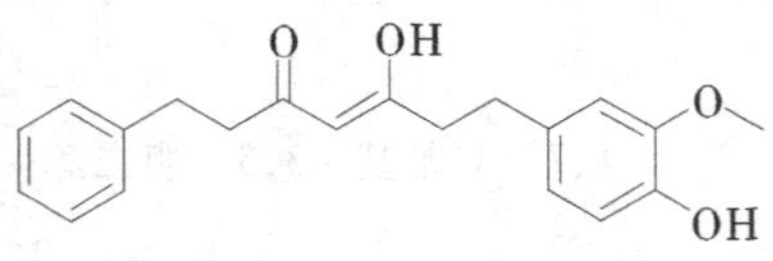

5-羟基-1-苯基-7-(4-羟基-3-甲
氧基苯基)-4-庚烯-3-酮

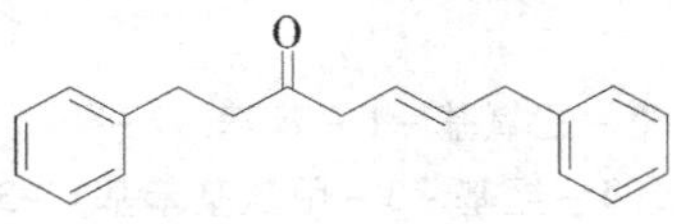

1,7-双苯-5-庚烯-3-酮

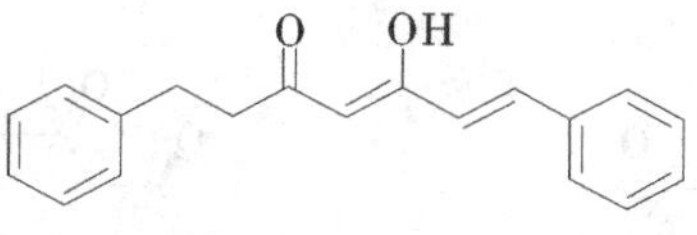

5－羟基－1,7－双苯－4,
6－庚二烯－3－酮

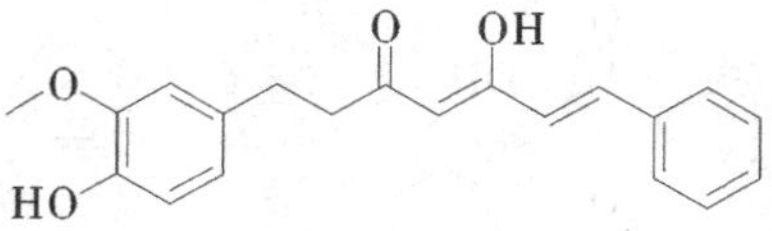

5－羟基－1－（4－羟基－3－甲氧苯基）－
7－苯基－4,6－庚二烯－3－酮

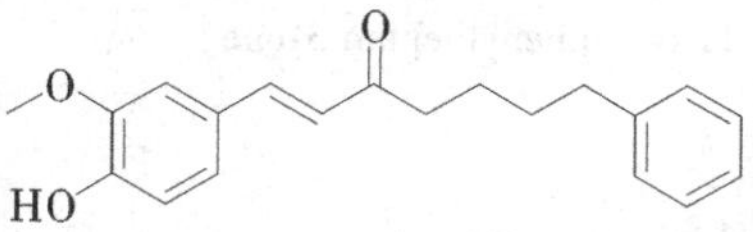

1－（4－羟基－3－甲氧基苯基）－
7－苯基－1－庚烯－3－酮

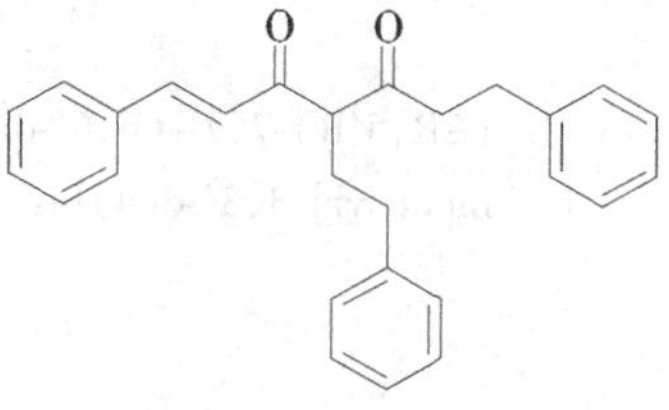

4－苯乙基－1,7－双苯基－
1－庚烯－3,5－二酮

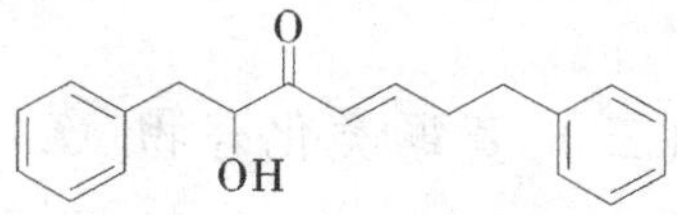

2－羟基－1,7－双苯基－4－庚烯－3－酮

2. 环状二苯基庚烷类

该类化合物有高良姜新庚烷 A（Officinarumane A）、高良姜新庚烷 B（Officinarumane B）、高良姜新庚烷 C（Officinarumane C）、2－苄基－5－苯乙基呋喃。

化合物结构图如下：

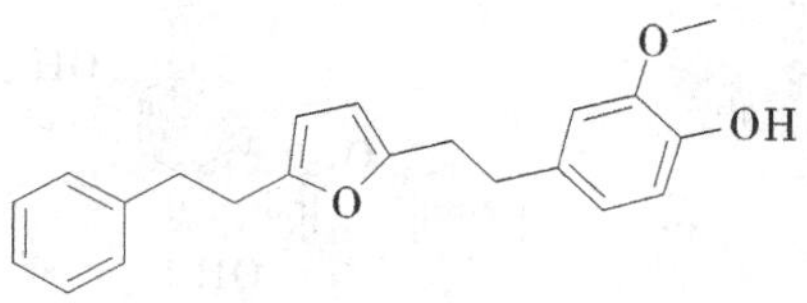

高良姜新庚烷 A

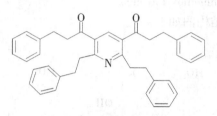

高良姜新庚烷 B

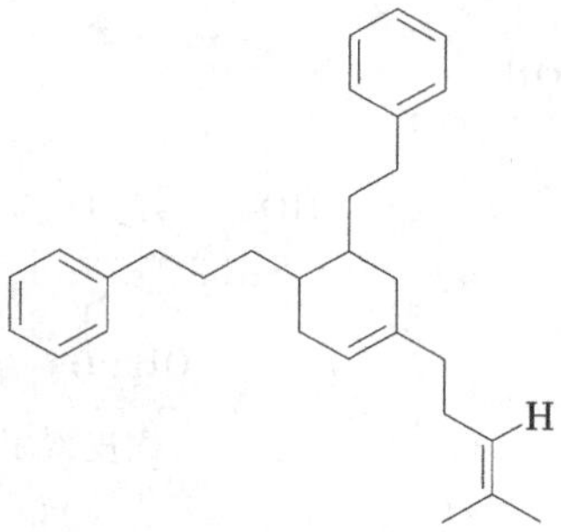

高良姜新庚烷 C

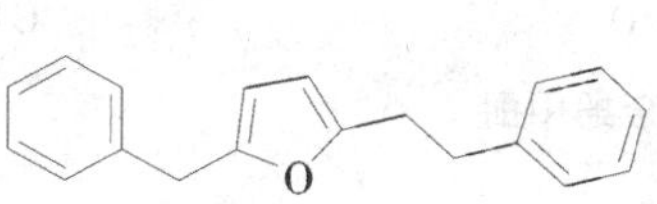

2－苄基－5－苯乙基呋喃

3. 其他二苯基庚烷类

该类化合物有 Officinin、（5R,5′R）-7,7′-(6,6′-dihydroxy-5,5′-dimethoxy［1,1′-biphenyl］-3,3′-diyl)bis［5-methoxy-1-phenylheptan-3-one］。

化合物结构图如下：

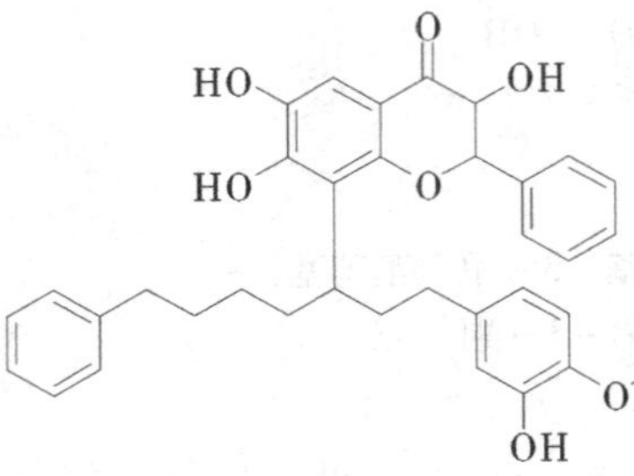

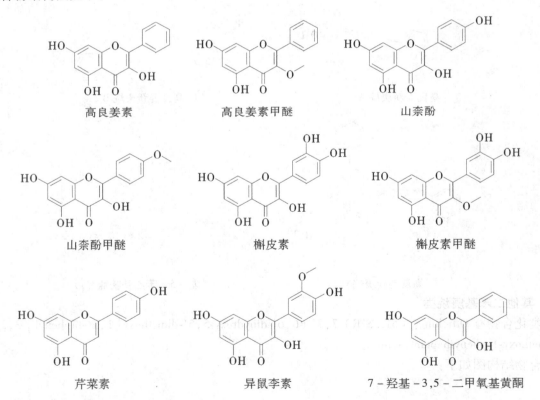

Officinin

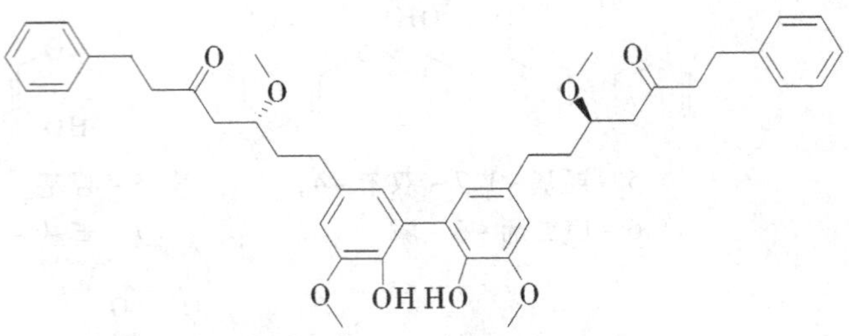

(5R,5′R)-7,7′-(6,6′-dihydroxy-5,5′-dimethoxy[1,1′-biphenyl]-3,3′-diyl)bis[5-methoxy-1-phenylheptan-3-one]

（三）黄酮类化合物

目前已经从高良姜中分离得到了16个黄酮类化合物，其中包括9个黄酮（醇）类化合物、2个二氢黄酮（醇）类化合物、2个查耳酮类化合物、1个黄烷-3-醇类化合物和2个黄酮苷类化合物。

1. 黄酮（醇）类化合物

该类化合物有高良姜素（Galangin）、高良姜素甲醚（Galangin methyl ether）、山奈酚（Kaempferol）、山奈酚甲醚（Kaempherol methyl ether）、槲皮素（Quercetin）、槲皮素甲醚（Quercetin-3-methyl ether）、芹菜素（Apigenin）、异鼠李素（Isorhamnetin）、7-羟基-3,5-二甲氧基黄酮（7-hydroxy-3,5-dimethoxyflavone）。

化合物结构图如下：

高良姜素　　　　　高良姜素甲醚　　　　　山奈酚

山奈酚甲醚　　　　　槲皮素　　　　　槲皮素甲醚

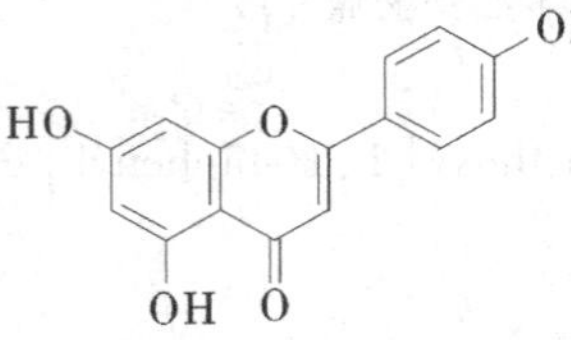

芹菜素　　　　　异鼠李素　　　　　7-羟基-3,5-二甲氧基黄酮

2. 二氢黄酮（醇）类化合物

该类化合物有乔松素（Pinocembrin）、二氢高良姜醇（Pinobaksin）。

化合物结构图如下：

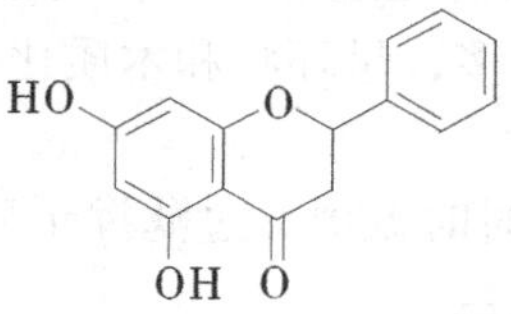

乔松素 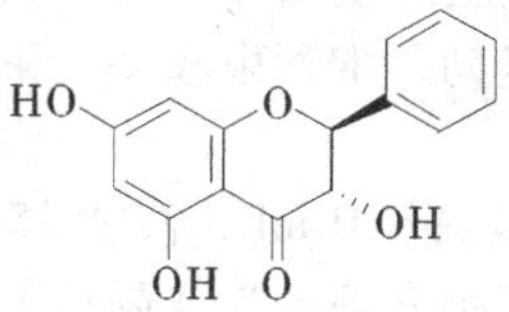　　　　　　　　　二氢高良姜醇

3. 查耳酮类化合物

该类化合物有豆蔻素（Cardamonin）、4′-羟基豆蔻素（4′-hydroxy cardamonin）。

化合物结构图如下：

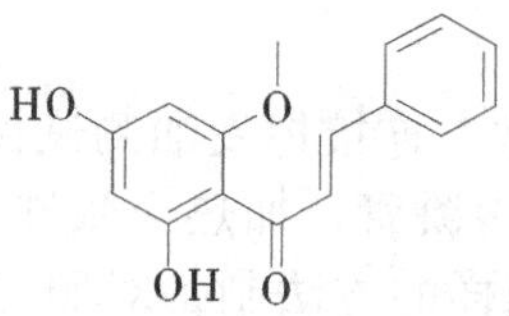

豆蔻素 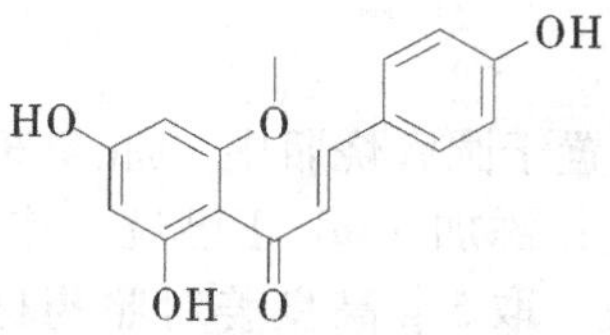　　　　　　　　　4′-羟基豆蔻素

4. 黄烷-3-醇类化合物

该类化合物有儿茶素（Catechin）。

化合物结构图如下：

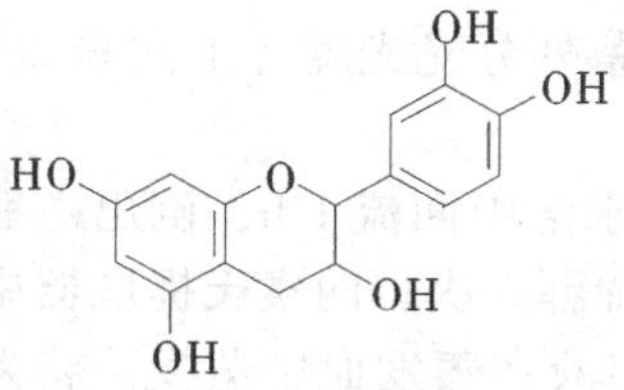

儿茶素

5. 黄酮苷类化合物

该类化合物有高良姜素-3-O-β-D-葡萄糖苷（Galangin-3-O-β-D-glucoside）、山奈酚-4′-甲醚-3-O-β-D-葡萄糖苷（Kaempferol-4′-methyl ether-3-O-β-D-glucoside）。

化合物结构图如下：

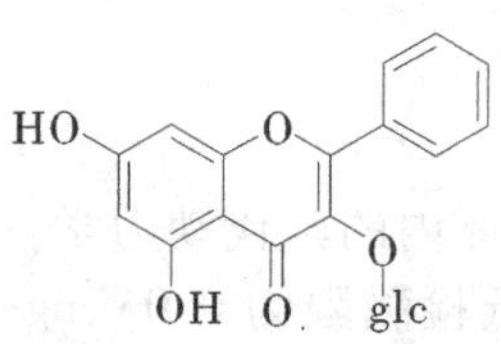

高良姜素-3-O-β-D-葡萄糖苷 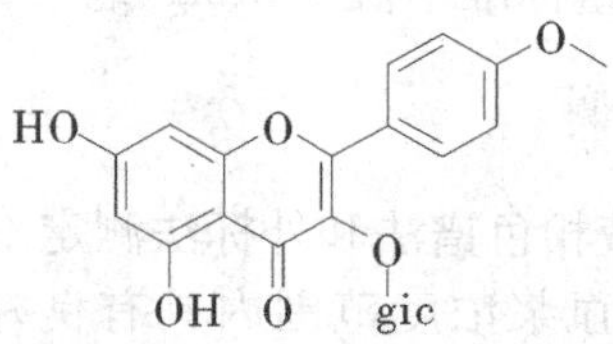　　　　山奈酚-4′-甲醚-3-O-β-D-葡萄糖苷

五、质量研究

（一）鉴别实验

1. 性状鉴别

该品气香，味辛辣。质地坚韧，不易断裂。横截面为灰棕色或红棕色，含纤维。中柱约占1/3。药材长5～9 cm，直径1～1.5 cm，多呈圆柱形，弯曲，分枝状。表面为棕红色至暗褐色，有细的纵向褶皱和灰褐色波状连接，节间长0.2～1 cm，在一侧有一个圆形的根痕。

2. 显微鉴别

皮层和中柱的薄壁组织中散布有许多分泌细胞，并有黄色或红棕色的树脂物质，薄壁细胞内充满淀粉颗粒。横切面的表皮细胞外壁增厚，有些含有红棕色无定形物质。皮层中部有许多维管束，外层坚韧，内皮层明显，外柱坚韧，维管束较多，束鞘纤维多，呈环状和木质化。

3．理化鉴别

（1）取高良姜 1 g，加乙醚 10 mL，浸渍 15 min，时时振摇，过滤挥干后，得芳香辛辣的黄色油状物，加浓硫酸 1 滴与香草醛结晶各一粒，高良姜显紫红色。

（2）取高良姜 1 g，加入 10 mL 95% 乙醇，浸泡 0.5 h，过滤；取 1 滴滤液，滴在滤纸上，喷洒 1% 乙酸镁 – 甲醇溶液，高良姜呈黄绿色；加热干燥后，在紫外灯（波长 365 nm）下观察，显亮黄绿色荧光。

（3）取上述（2）项中 2 mL 滤液于试管中加锌粉适量，沿管壁加 0.5 mL 盐酸，水浴中加热 30 s，高良姜呈紫红色。

4．薄层鉴别

取 5 g 高良姜粉末，置于圆底烧瓶中，加入 200 mL 水，连接挥发油测试仪，从测定器上端加水至刻度部分，溢流至烧瓶中；添加 3 mL 正己烷，连接回流冷凝管，加热至微沸，保持 2 h，冷却，取正己烷溶液作为供试品溶液。取 5 g 高良姜对照药材，用同样的方法制备对照药材溶液。根据薄层色谱法（《中国药典》通则 0502），取上述两种溶液各 1 μL，分别点在同一硅胶 G 薄层板上，以甲苯 – 乙酸乙酯（19∶1）为展开剂，展开，取出，干燥，喷洒 5% 香草醛 – 硫酸溶液，并在 105 ℃下加热至斑点清晰。供试品色谱图中，在与对照药物色谱图相应的位置有相同颜色的斑点。

5．紫外鉴别

（1）取 1 g 高良姜，加入 10 mL 乙醚，浸泡 1 h，过滤；取 1 mL 滤液，放置 25 mL 容量瓶，调整至刻度；将其置于 1 cm 比色池中，使用与空白对照相同批次的乙醚，在紫外分光光度计上测量 200 ～ 400 nm 波长范围内的紫外吸收光谱。

（2）取 1 g 高良姜，放入索氏提取器中，加入 100 mL 乙醚，置于温水浴中回流 1 h，倒出乙醚溶液，挥发乙醚；用氯仿溶解残留物，移至 100 mL 容量瓶中备用，使用时稀释 3 次；向索氏提取器中的残留物中再加入 120 mL 乙醇，并继续将其置于热水浴中回流 1 h；萃取溶液在蒸发皿中蒸发。将残留物溶于含 0.1% 氢氧化钠的碱性乙醇中，过滤至 50 mL 容量瓶中，调整至刻度，摇匀，待用，使用时稀释 3 倍。根据紫外分光光度法（岛津 UV-240）测量吸收曲线。

（二）含量测定

高良姜含有丰富的黄酮类化合物，主要包括高良姜素（GL）、山柰酚、槲皮素等。根据 GL 含量的离散程度，GL 的限量标准不低于 6 mg/g。

（三）体内代谢

采用反相高效液相色谱法和外标法测定不同纯度 GL 在大鼠体内的药代动力学。结果表明，GL 在 0.05 ～ 1.8 mg/L 的血浆浓度范围内具有良好的线性关系，最低检测限为 0.03 mg/L（$S/N = 3$）；在 0.24、0.47 和 0.94 mg/L 的浓度下，绝对回收率为 75.5% ～ 86.9%，相对回收率为 85.8% ～ 91.2%，日内和日内 RSD 小于 5.0%（$n = 5$）。单次口服 100 mg/kg GL 后，GL 在大鼠体内的药代动力学符合二室模型，主要药代动力学参数 T1/2α、T1/2β、Ka、AUC、Cl/F、V1/F，90% GL 分别为 19.415 min、33.983 min、0.059/min、101.722 mg·min/L、0.983 L/min/kg、5.073 L/kg；99% GL 分别为 24.398 min、31.719 min、0.048/min、55.201 mg·min/L、1.812 L/min/kg、16.861 L/kg。所建立的方法简单、准确、快速，能满足 GL 的药代动力学要求。当 GL 纯度为 99% 时，吸收速度较慢，消除速度快于 90%。

六、防治消化系统疾病史记

（一）民间与史书记载

高良姜最初记载于梁·陶弘景《名医别录》："高良姜，大温。主治暴冷，胃中冷逆，霍乱腹痛。"

此处论述了高良姜的性味、功能、主治。梁·陶弘景《本草经集注》中高良姜条下道："出高良郡，人腹痛不止，但嚼食亦效，形气与杜若相似而叶如山姜。"唐·甄权《药性论》记载："高良姜，使。能治腹内久冷，胃气逆呕吐，治风，破气，腹冷，气痛，去风冷痹，弱，疗下气，冷逆冲心，腹痛，吐泻。"陈藏器萧炳别本注云："二月三月采根，暴干。味辛、苦，大热，无毒。"《日华子本草》记载："治转筋、泻痢、反胃、呕食，解酒毒，消宿食。"

（二）传统药对研究

常见的药对有高良姜配干姜、高良姜配香附、高良姜配荜澄茄、高良姜配五灵脂、高良姜配栀子等。各药对的主要活性成分、药性配伍及配伍比例、药理作用见下表。

药对名称	主要活性成分	药性配伍	配伍比例	药理作用
高良姜配香附	挥发油、黄酮类	平热配伍，高良姜性热、香附性平	1∶1	行气活血，治疗痛经，温中散寒，降逆止痛，以及胃病理气止痛
高良姜配干姜	挥发油类	两热配伍，高良姜、干姜均性热	1∶1	温中散寒、行气止痛，治疗胃寒
高良姜配荜澄茄	挥发油类	温热配伍，高良姜性热、荜澄茄性温	1∶1	治疗胃寒呃逆、脘腹冷痛
高良姜配五灵脂	黄酮类	温热配伍，高良姜性热、五灵脂性温	1∶2	气血并治，共奏温胃散寒、行气活血止痛之功，治疗气滞血瘀、胃脘疼痛、胃寒疼痛
高良姜配栀子	黄酮类	寒热配伍，高良姜性热、栀子性寒	1∶1	温胃除寒，解郁热，止疼痛，治疗急性胃炎

七、现代药理与机制研究

（一）抗胃溃疡和胃黏膜保护

高良姜总黄酮在幽门结扎、浸水束缚应激、口服酒精胃黏膜损伤和醋酸烧灼慢性胃溃疡3种急性胃溃疡模型中均表现出对胃的保护作用。一方面，高良姜总黄酮可以降低胃黏膜损伤因子的活性，减少胃液和总酸的排泄，抑制胃蛋白酶的活性；另一方面，高良姜总黄酮可以增强胃黏膜保护因子的活性，增加胃壁结合黏液的含量、胃黏膜超氧化物歧化酶（SOD）的活性和血清中NO的含量。它的作用机制可能与高良姜中总黄酮的多酚羟基结构以及抗氧化和清除氧自由基的活性有关。

（二）抗氧化

近年来，关于高良姜提取物抗氧化活性的报道有很多，其中黄酮类化合物具有显著的抗氧化作用。以白藜芦醇为对照，筛选了高良姜提取物对过氧化氢诱导的大鼠肺成纤维细胞凋亡的影响。高良姜提取物能显著提高V79-4细胞的生长能力。高良姜提取物具有良好的清除氧自由基的能力。黄酮醇类化合物具有较强的抗脂质过氧化活性。高良姜中含有的高良姜素能抑制四氯化碳诱导的大鼠肝微粒体脂质过氧化，对铜离子介导的低密度脂蛋白过氧化也有很好的抑制作用。高良姜素中3羟基和5,7羟基的相对位置增强了高良姜素的抗氧化活性。然而，C环的电吸收削弱了高良姜素中A环上的羟基活性，因此更容易电离H^+，这使得高良姜苷呈现弱酸性。高良姜素也可以用作解偶联剂，通过改变线粒体膜的流动性来抑制ROS的产生。高良姜还可以作为水果和肉类的防腐剂和抗氧化剂。

（三）抗肿瘤

高良姜中的二芳基庚烷类化合物7 -（4″-羟基-3″-甲氧基苯基）-苯基-1 -苯基-4 -烯-3 -

庚酮以及（5R）-5-甲氧基-7-（4″-羟基苯基）-苯基-1-苯基-3-庚酮可促进人成神经细胞瘤的凋亡。高良姜的80%丙酮提取物可以抑制茶碱诱导的大鼠黑色素瘤细胞中黑素原的产生。其机制主要通过抑制酪氨酸酶mRNA、酪氨酸酶相关蛋白-1、酪氨酸酶相关蛋白-2和转录因子来实现。

（四）抗菌和抗病毒

高良姜和其他药物中的高良姜素或二苯基庚烷化合物的组合对多重耐药菌株具有明显的抑制作用。高良姜素可显著抵抗耐药细菌产生的青霉素酶和内酰胺酶，其与头孢他啶联合应用对耐药β-金黄色葡萄球菌和内酰胺类抗生素可产生协同抗菌作用。高良姜含有13种二苯基庚烷化合物可以抑制具有多重耐药性的致病性大肠杆菌，并抑制细菌脂多糖引起的炎症反应。其作用机制主要是可以与细菌DNA回旋酶的A侧基相互作用，从而达到抗菌和抗炎的双重治疗效果。

（五）镇痛

在甩尾法、热板法和醋酸扭体法3种模型中，高良姜素和芹菜素的活性成分均表现出明显的镇痛作用。同时，镇痛作用随剂量的增加而增加，但其作用机制和作用部位尚不清楚。

（六）抗炎

从高良姜根茎提取的80%乙醇提取物可以减少角叉菜引起的大鼠足部肿胀的体积，抑制脂多糖（LPS）引起的RAW 264.7细胞中NO的产生，并显示出急性抗炎活性。

（七）降糖

高良姜具有降低血糖的作用。在降血糖实验中，当正常雄性家兔服用3 g/kg的高良姜粉末时，血糖值可显著降低；口服甲醇提取物或水提取物4 g/kg后，8 h后血糖显著下降。然而，高良姜粉末及其提取物对四氧嘧啶诱导的家兔糖尿病没有影响。其降糖机制可能通过促进体内胰腺分泌胰岛素来降血糖。

八、高良姜方剂的临床应用

高良姜味辛、性热，归脾、胃经，有温胃止呕、散寒止痛的功能，用于脘腹冷痛、胃寒呕吐、嗳气吞酸。常与其他药物配伍使用。制剂有丸剂、片剂、胶囊、膏剂、曲剂、酒剂、散剂、颗粒剂等。《中国药典》和部颁标准中收载含高良姜的成方制剂有良附丸和七味胃痛胶囊。

良附丸由500 g高良姜、500 g香附配制而成。功能主治温胃理气、寒凝气滞、脘痛吐酸、胸腹胀满，可用于治疗胃肠神经官能症、胃炎、痛经等证属寒凝气滞者。

七味胃痛胶囊由广木香、荜茇、肉桂、鸡内金、高良姜、吴茱萸及药用碳酸氢钠和次碳酸铋等配制而成。具有缓解胃部疼痛、治疗消化性溃疡等作用。

九、产品开发与利用研究

除了药用外，高良姜还被广泛用作调味品（如咸鸡粉、十三香和五香粉等）、香料、药酒和驱虫剂；在化妆品方面，含高良姜提取物的化妆品种类多，如百雀羚、水嫩精纯明星美肌水、娇韵诗高效紧实眼霜、谜尚美思金雪起润尽面霜等；在保健食品方面，许多保健食品含有高良姜如太白乐牌太白乐胶囊。保鲜作用：10%高良姜提取物可以有效延缓生牛肉中脂质氧化，并降低硫代巴比妥酸值，它的功效相当于0.1%的维生素E或0.02%丁基羟基甲苯；在熟牛肉中，它的功效强于维生素E和丁基羟基甲苯。此外，高良姜提取物还显示出良好的热稳定性。含有高良姜的中草药涂液对瓜果有明显的保鲜作用，可以减少水分流失，保持较高的营养含量。因此，高良姜可以用作食品添加剂。

预防高尿酸血症的新型保健品：高尿酸血症是一种由嘌呤代谢紊乱和尿酸排泄紊乱引起的代谢性

疾病。尿酸产生过多和排泄减少都会促进尿酸升高，导致高尿酸血症。据报道，高良姜具有黄嘌呤氧化酶抑制剂的显著作用。黄嘌呤氧化酶是催化人类嘌呤代谢为尿酸的关键酶，抑制其活性可以降低体内尿酸浓度，治疗高尿酸血症。高良姜的不同提取物可以通过抑制尿酸生成和促进尿酸排泄来降低高尿酸血症小鼠的尿酸浓度。

一种以高良姜作为主要原料的保健酒，配比为高良姜 30%～40%、枸杞 20%～30%、红枣 10%～20%、罗汉果 10%～20%、糖浆 1%～5%、余量为添加助剂。高良姜、枸杞、红枣、糖浆、罗汉果组合制成的保健酒具有口感好、保暖女性子宫、驱寒除湿、提神、养生美颜、肠胃消炎止痛的特点，且安全无毒、无副作用、绿色环保，因此该原料组合具有重要的保健意义。

参考文献

［1］秦华珍，牛新迈，谢旭格，等. 高良姜、大高良姜黄酮类成分对胃溃疡寒证大鼠胃组织 PGE2、EGF 和血清 IL-8、TNF-α 等指标的影响［J］. 时珍国医国药，2022，33（11）：2612－2614.

［2］马小青，杨敏，涂仪军，等. 高良姜抗幽门螺杆菌相关性胃炎有效部位的筛选及对 NF-κB 信号通路的抑制作用［J］. 中华中医药杂志，2021，36（7）：3838－3842.

［3］罗焱，刘丹. 高良姜素对不同肿瘤细胞抑制作用［J］. 吉林中医药，2020，40（7）：948－950.

［4］陈郑，哈文波. 高良姜素抗肿瘤作用机制的研究进展［J］. 医学综述，2017，23（9）：1752－1756.

［5］崔燎，苏艳杰，邓亦峰，等. 高良姜提取物在制备抗骨质疏松药品方面的应用［P］. 广东省：CN104721678B，2020－11－27.

［6］袁源，周伟，李积华，等. 一种高良姜纯露保健漱口剂及其制备方法［P］. 广东省：CN103735466A，2014－04－23.

［7］冯大洲. 一种以高良姜作为主要原料的保健酒及饮料及其制备方法［P］. 广东省：CN115584302A，2023－01－10.

［8］彭丽桃，程晨，杨书珍. 一种多菌灵和高良姜素复合杀菌剂在柑橘防腐保鲜中的应用［P］. 湖北省：CN108935653B，2021－05－25.

益　智

一、基源

该药物来源于山姜属植物益智（*Alpinia oxyphylla* Miq.），传统以其干燥果实入药。

二、形态特征与分布

形态特征：株高可达约 3 m；茎丛生；根茎短。叶片披针形。总状花序在花蕾时完全包围在帽状总苞中，开花时整个花序脱落，花序轴被极短的短柔毛覆盖；花萼管状，花冠白色，外面疏生柔毛；唇瓣倒卵形，粉红色或白色，带有红色的脉。新鲜时蒴果呈球形，干燥时呈梭形。种子不规则扁圆形，并覆盖有淡黄色假种皮。花期在 3 ～ 9 月。

生长环境及分布：喜温暖气候，年平均气温为 24 ～ 28 ℃最适合。当温度低于 20 ℃时，花朵不会开花；当温度低于 10 ℃时，花果会受到严重影响，不散粉，无法实现授粉，导致花果掉落；当温度低于 2 ℃时，落果严重。喜潮湿的环境，要求年降雨量为 1700 ～ 2000 mL，空气相对湿度为 80% ～ 90%，土壤湿度为 25% ～ 30%。益智是一种半遮阴植物，在疏松、肥沃、排水良好且富含腐殖质的森林土壤、沙土或壤土中生长良好。生于树下阴湿处或栽培。主要生长于我国海南，广东、广西、云南、福建等省区。

三、传统习用

益智性温，味辛，入脾、肾经，具有暖肾固精缩尿、温脾止泻摄唾的功效，用于肾虚遗尿、尿频、精液白浊、脾寒泄泻、腹痛、唾液过多。

（1）用于治疗伤寒阴盛、心腹痞满、呕吐泄利、手足厥冷，及一切冷气奔冲、心胁脐腹胀满绞痛：川乌四两、益智二两、干姜半两、青皮三两，上件为散。每服三钱，水二盏，入盐一捻，生姜五片，枣二个，同煎至八分，去滓，温服，食前。（《局方》益智散）

（2）用于治疗腹胀忽泻，日夜不止，诸药不效，此气脱也：益智仁二两。浓煎饮之。（《世医得效方》）

（3）用于治疗梦泄：益智仁二两、乌药二两。上为末。用山药一两为糊，服四钱，水二盏，入盐少许，煎至七分，去滓，空心食前温服。（《济生方》益智仁散）

（4）用于治疗脾气虚寒、小便频数，或遗尿不止，小儿尤效：乌药、益智仁等分。上为末，酒煮山药末为糊，丸桐子大。每服七十丸，盐酒或米饮下。（《妇人良方》）

（5）用于治疗妊娠遗尿不禁：益智仁、白薇、白芍各等分。为末。每服三钱，加盐三分，滚白汤调下。（《丹台玉案》）

（6）用于治疗小儿遗尿，亦治白浊：益智仁、白茯苓各等分。上为末。每服一钱，空心米汤调下。（《补要袖珍小儿方论》）

（7）用于治疗小便赤浊：益智仁、茯神各二两，远志、甘草（水煮）各半斤。为末，酒糊丸，梧桐子大。空心姜汤下五十丸。（《本草纲目》）

（8）用于治疗妇人崩中：益智子，炒研细，米饮入盐服一钱。（《经效产宝》）

（9）用于治疗胎漏下血：益智仁半两、缩砂仁一两。为末。每服三钱，空心白汤下，日二服。（《济阴方》）

四、化学成分

（一）挥发油类化合物

该类化合物包括：圆柚酮（Nootkatone）、姜酮（Zingiberone）、桉油精（Eucalyptol）、油酸（Oleic acid）、芳樟醇（Linalool）和桃金娘醛（Mystenal）、香橙烯（Valencene）、α-Panasinsene、Intermedeol、对-聚伞花烃（p-Cymene）。

部分化合物结构图如下：

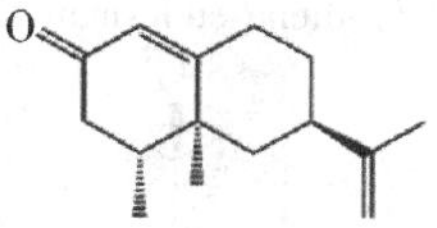

圆柚酮 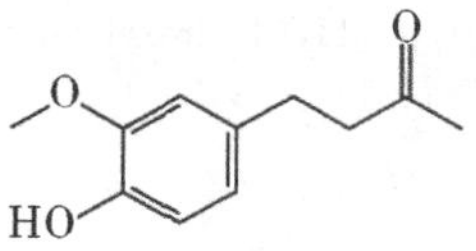　　　　　　　姜酮 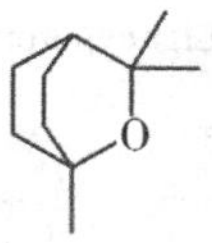　　　　　　　桉油精

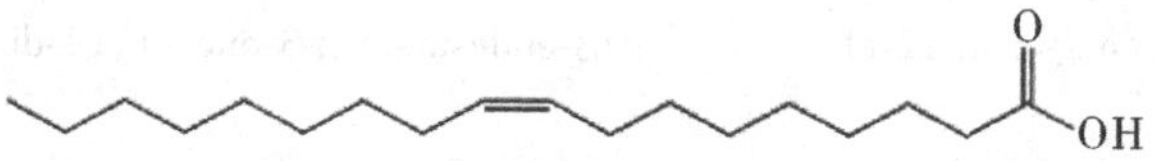

油酸 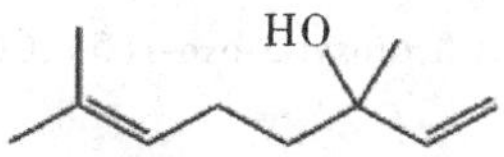　　　　　　　　　　　芳樟醇

（二）萜类化合物

1. 桉叶烷型

该类化合物包括：Oxyphyllol A、Selin-11-en-4α-ol、（±）1β, 4β-dihydroxy-eudesmane-11-ene、Teucrenone、7-epi-teucrenone、Isocyperol、Oxyphyllanene E、Oxyphyllol E、（4aS,7S,8R)-8-hydroxy-1,4a-dimethyl-7-(prop-1-en-2-yl)-4,4a,5,6,7,8-hexahydronaphthalen-2（3H)-one、（4aS,7S）-7-hydroxy-1,4a-dimethyl-7-(prop-1-en-2-yl)-4,4a,5,6,7,8-hexahydronaphthalen-2（3H)-one、Ligucyperonol、11α-hydroxyl-3-oxo-4（5），6（7)-diene-eudesman-12-ol、11β-hydroxyl-3-oxo-4（5），6（7)-diene-eudesman-12-ol、10β-eudesm-4-en-3-one-11,12-diol、Oxyphyllanene F、Oxyphyllanene G、Oxyphyllanene D、Oxyphyllol D、Oxyphyllanene C、Oxyphyllenone A、Oxyphyllenone B、Teuhetenone A、Oxyphyllanene A、Oxyphyllanene B，还有2个4,5-裂环倍半萜 Oxyphyllone A、Oxyphyllone B。

化合物结构图如下：

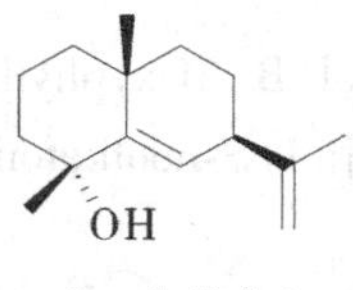

Oxyphyllol A 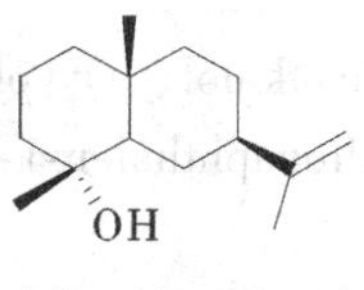　　Selin-11-en-4α-ol 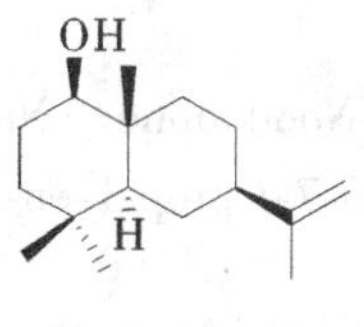　　（±)1β,4β-dihydroxy-eudesmane-11-ene 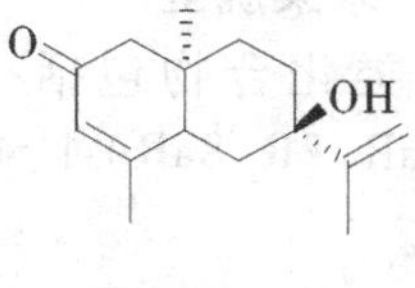　　Teucrenone

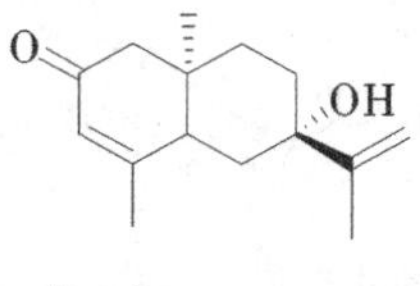

7-epi-teucrenone 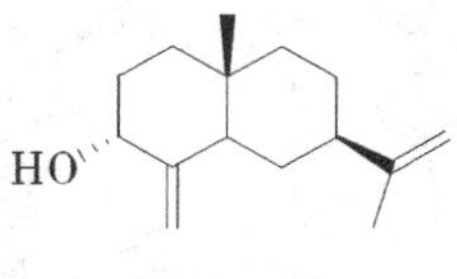　　Isocyperol 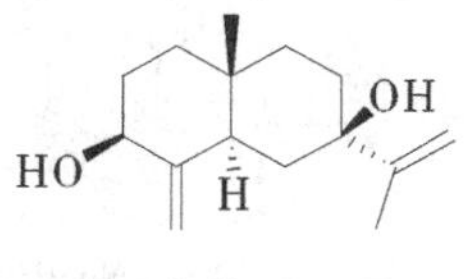　　Oxyphyllanene E 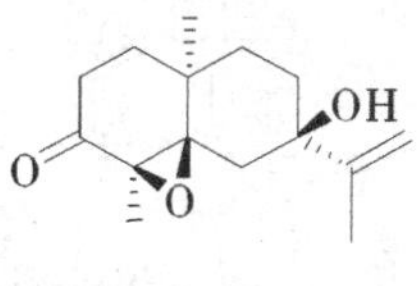　　Oxyphyllol E

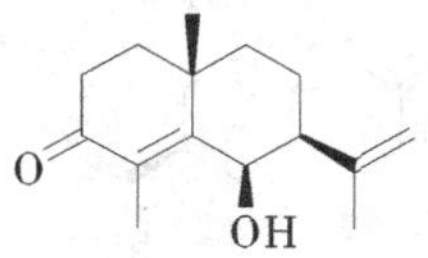

（4aS,7S,8R)-8-hydroxy-1,4a-dimethyl-7-(prop-1-en-2-yl)-4,4a,5,6,7,8-hexahydronaphthalen-2（3H)-one

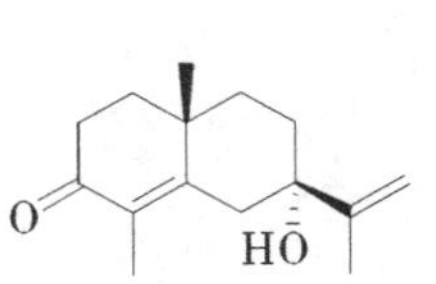

(4aS,7S)-7-hydroxy-1,4a-dimethyl-7-(prop-1-en-2-yl)-4,4a,5,6,7,8-hexahydronaphthalen-2(3H)-one

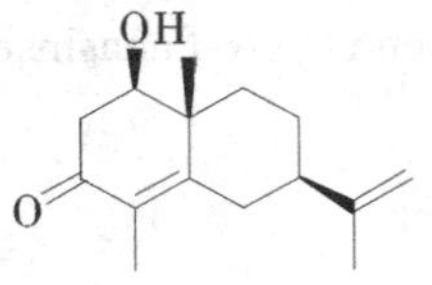

Ligucyperonol

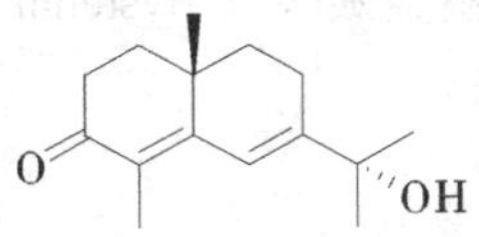

11α-hydroxyl-3-oxo-4(5),6(7)-diene-eudesman-12-ol

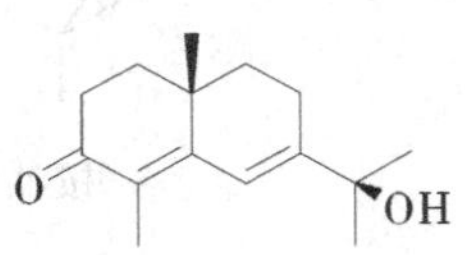

11β-hydroxyl-3-oxo-4(5),6(7)-diene-eudesman-12-ol

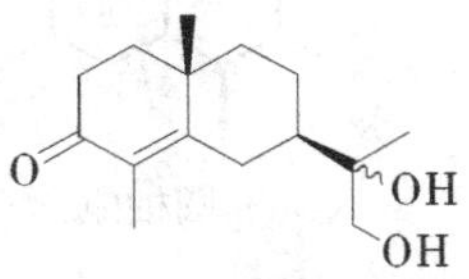

10β-eudesm-4-en-3-one-11,12-diol

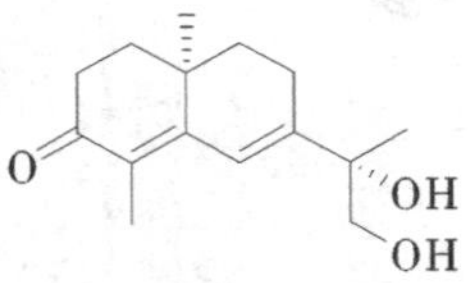

Oxyphyllanene F

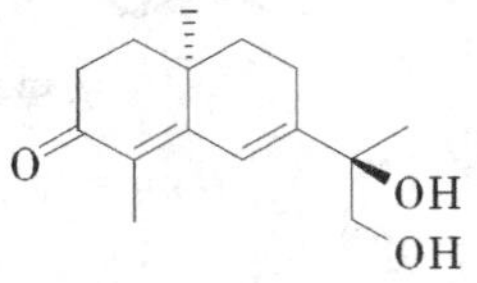

Oxyphyllanene G

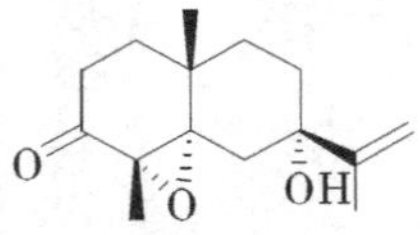

Oxyphyllanene D

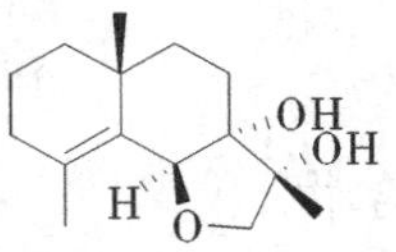

Oxyphyllol D

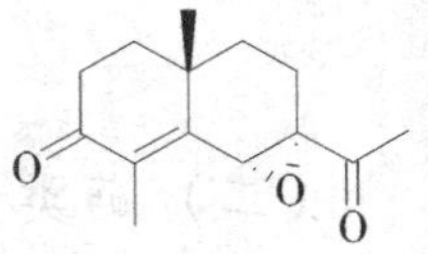

Oxyphyllanene C

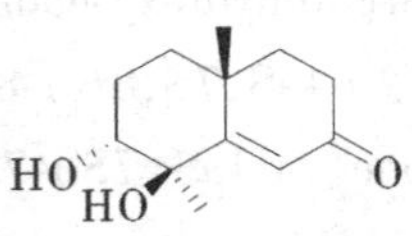

Oxyphyllenone A

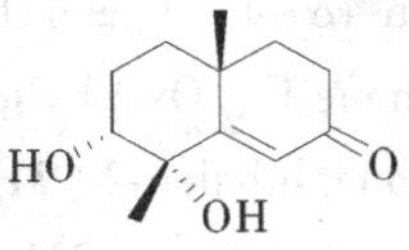

Oxyphyllenone B

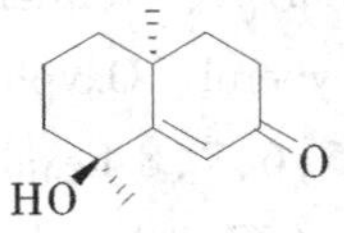

Teuhetenone A

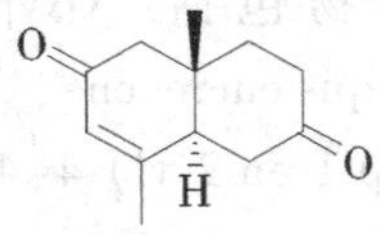

Oxyphyllanene A

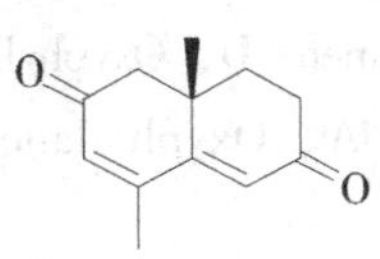

Oxyphyllanene B

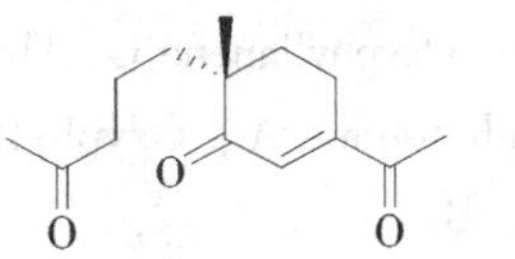

Oxyphyllone A

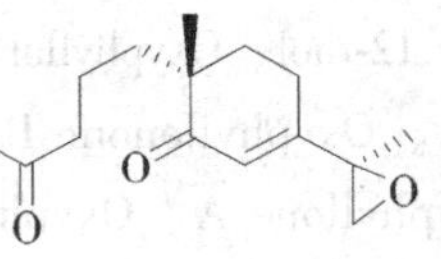

Oxyphyllone B

2．朱栾烷型

该类化合物包括：Valencene、Nootkatone、Nootkatol、Epinootkatol、Oxyphyllol B、Oxyphyllol C、(1R,4aR,7R,8aR)-1,4a,8a-trimethyl-7-(prop-1-en-2-yl)-decahydronaphthalen-1-ol 和11S-nootkatone-11,12-diol。

化合物结构图如下：

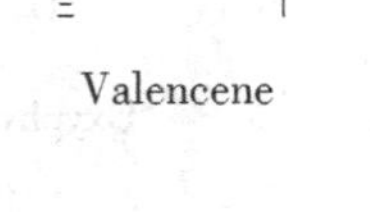

Valencene

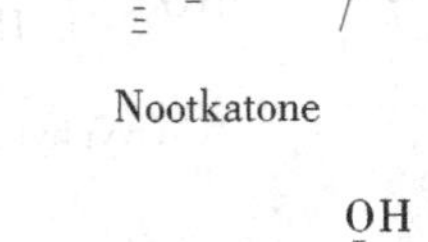

Nootkatone

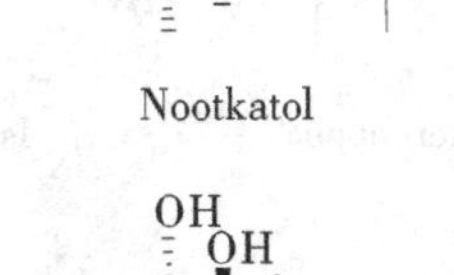

Nootkatol

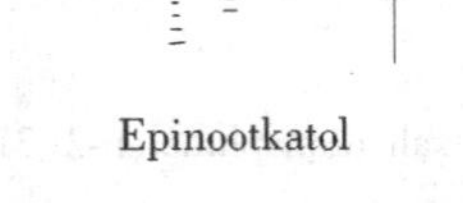

Epinootkatol

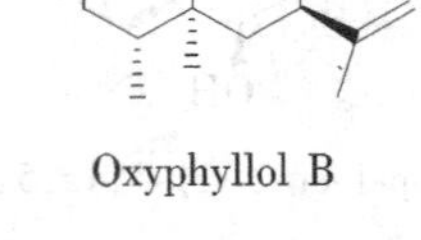

Oxyphyllol B

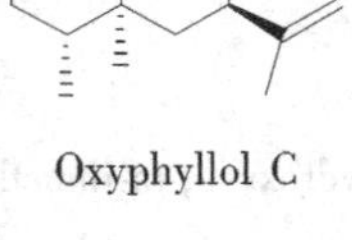

Oxyphyllol C

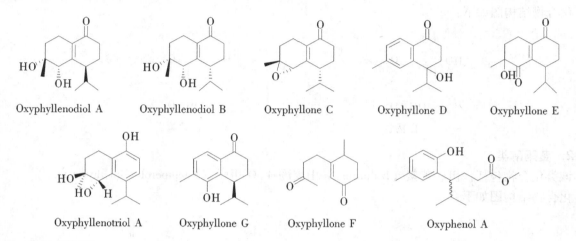

(1R,4aR,7R,8aR)-1,4a,8a-trimethyl-7-(prop-1-en-2-yl)-decahydronaphthalen-1-ol   11S-nootkatone-11,12-diol

3．杜松烷型

该类化合物包括：Oxyphyllenodiol A、Oxyphyllenodiol B、Oxyphyllone C、Oxyphyllone D、Oxyphyllone E、Oxyphyllenotriol A、Oxyphyllone G，以及 2 个裂环降杜松烷倍半萜 Oxyphyllone F、Oxyphenol A。

化合物结构图如下：

Oxyphyllenodiol A   Oxyphyllenodiol B   Oxyphyllone C   Oxyphyllone D   Oxyphyllone E

Oxyphyllenotriol A   Oxyphyllone G   Oxyphyllone F   Oxyphenol A

4．愈创木烷型

该类化合物包括：（+）-Mandassidion、Mandassion A 和 Mandassion B。

化合物结构图如下：

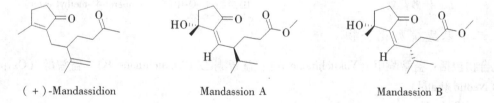

（+）-Mandassidion   Mandassion A   Mandassion B

5．葎草烯型

该类化合物包括：(9E)-humulene-2,3,6,7-diepoxide 和3(12),7(13),9(E)-humula-triene-2,6-diol。

化合物结构图如下：

(9E)-humulene-2,3,6,7-diepoxide   3(12),7(13),9(E)-humula-triene-2,6-diol

6．刺参酮型

该类化合物包括：（-）-Oplopanone 和 Oplopanone。

化合物结构图如下：

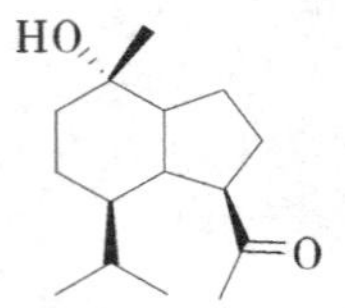

（－）-Oplopanone 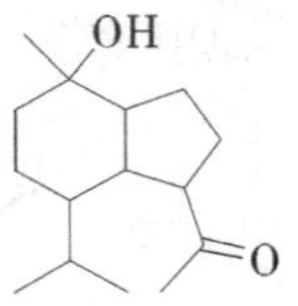　　　　　　　Oplopanone

（三）黄酮类化合物

1. 黄酮类

该类化合物包括：白杨素（Chrysin）、杨芽黄素（Tectochrysin）。

化合物结构图如下：

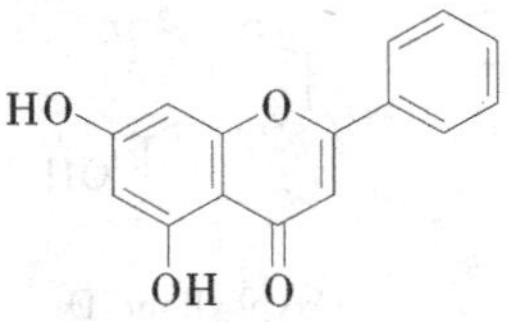

白杨素 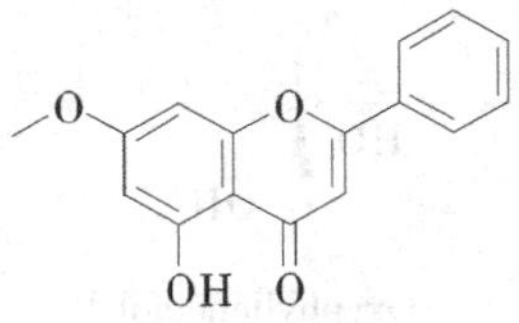　　　　　　　　　　　　杨芽黄素

2. 黄酮醇类

该类化合物包括：伊砂黄素（Izalpinin）、山奈酚-4'-O-甲醚（Kaemperol-4'-methyl ester）。

化合物结构图如下：

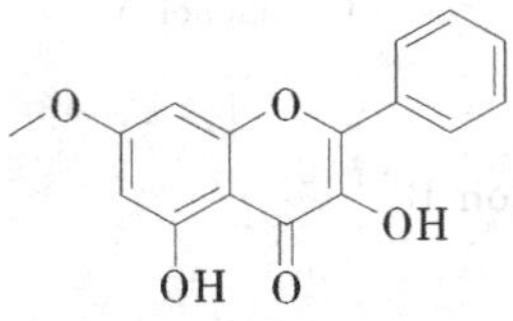

伊砂黄素 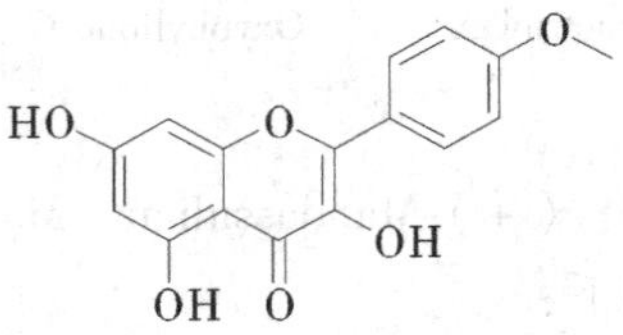　　　　　　山奈酚-4'-O-甲醚（kaemperol-4'-methyl ester）

（四）二苯基庚烷类化合物

该类化合物包括：益智酮甲（Yakuchinone A）、益智酮乙（Yakuchinone B）、益智醇（Oxyphyllacinol）、益智新醇（Neonootkatol）。

化合物结构图如下：

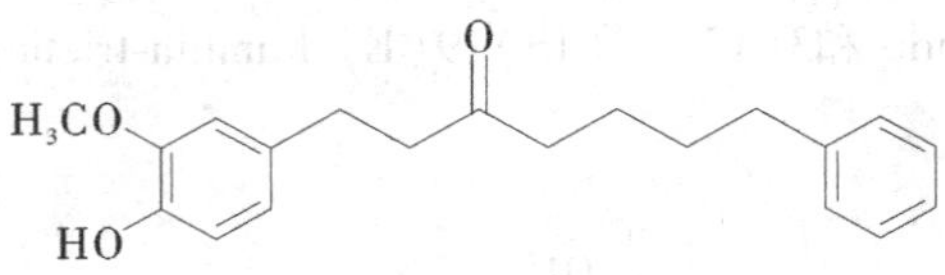

益智酮甲 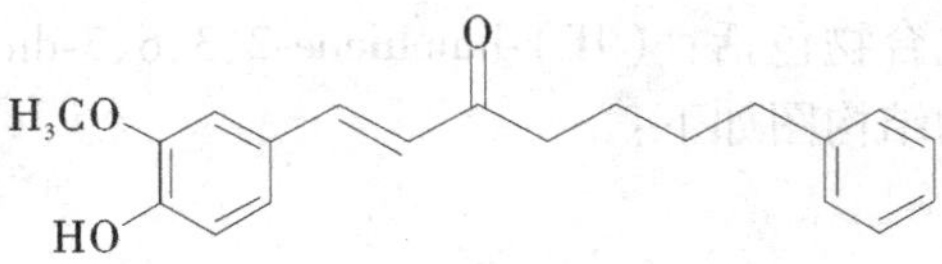　　　　　　　　　　　　益智酮乙

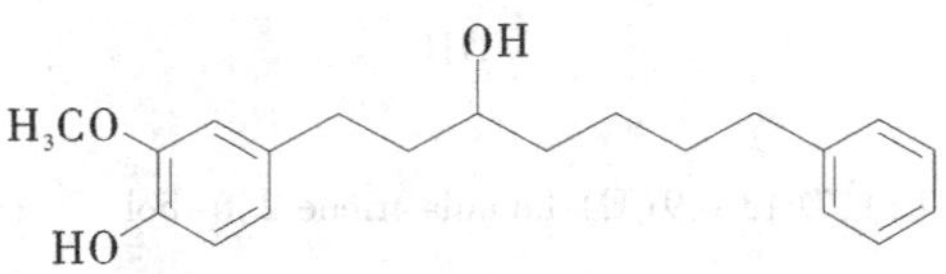

益智醇 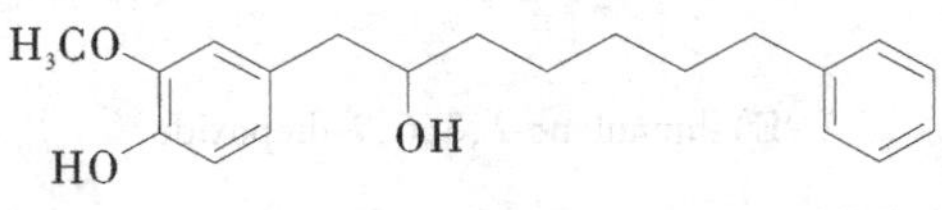　　　　　　　　　　　　益智新醇

（五）其他化合物

该类化合物包括：脂肪酸类化合物棕榈油酸（Palmitoleic acid）、油酸（Oleic acid）、亚油酸（Linoleic acid）、亚麻酸（Linolenic acid）、木焦油酸（二十四烷酸）（Lignoceric acid）、二十二碳酸、

二十三碳酸、二十四碳酸、二十五碳酸、二十六碳酸的混合物。甾体及其苷类 β - 谷甾醇（β-sitosterol）、胡萝卜苷（Daucosterol）、豆甾醇（Stigmasterol）、β - 谷甾醇棕榈酸酯（β-sitosteryl palmitate）、胡萝卜苷棕榈酸酯（Daucosterol palmitate）、2 - 戊醇葡萄糖苷。

五、质量研究

（一）鉴别实验

性状鉴别

种子的横切面：假种皮的薄壁组织细胞有时仍然存在。种皮表皮细胞呈圆形、方形或矩形，径向稍长，壁厚；下表皮由 1 列薄壁细胞组成，含有黄棕色物质——1 列油细胞，正方形或长方形。黄色油滴：色素层由数排黄棕色细胞组成，其中散布有 1～3 列大型圆形油滴。内种皮是 1 列栅栏状厚壁细胞，黄褐色或红色，内壁和侧壁很厚，细胞腔很小，含有硅质块。胚乳细胞充满形成淀粉团的小淀粉颗粒。胚乳细胞模糊，有粉末颗粒和脂肪油滴。

粉末：黄褐色。种皮的表皮细胞在表面呈长条形，直径约为 29 μm，壁略厚，通常与下皮细胞的上下层垂直排列。色素层的细胞收缩，边界不清楚，含有红棕色或裸棕色物，并经常断裂成不规则的色素块。油细胞呈正方形、矩形，散布在颜料层的细胞之间。内胚层厚壁细胞为黄褐色或棕色，表面呈多边形，壁厚，未木质化；细胞腔中有硅质物质，横切面为 1 列细胞，呈网格状；内壁和侧壁极厚，细胞腔外侧有硅质物质。

（二）含量测定

紫外分光光度法

益智中含有多种黄酮类化合物，主要为黄酮类和黄酮醇类化合物。黄酮类化合物含量高，具有广泛的生理活性。有研究建立了一种紫外分光光度法测定益智的总黄酮含量，并测定了不同产地益智的总黄酮的含量，同时，还发现不同产地的益智中黄酮类化合物含量差异较大。该方法的建立为益智的质量控制提供了重要依据。

（三）体内代谢

研究益智乙醇提取物及其主要活性成分在大鼠血浆中的暴露形式和代谢转化规律，结果表明，对大鼠灌胃给予益智乙醇提取物后，在其血浆中可检测到原型药物，但浓度很低。其中，二芳基庚烷和黄酮类化合物主要以单葡萄糖醛酸缀合物的形式存在；益智酮乙、益智酮甲和益智醇之间存在相互转化。

研究血浆中主要活性成分的定量分析方法及其在药代动力学中的应用，结果发现，大鼠灌胃给药含益智的中药缩泉丸后，血浆中游离药物浓度处于较低水平，平均值 <5 ng/mL。

六、防治消化系统疾病史记

（一）民间与史书记载

益智最初记载于唐·陈藏器《本草拾遗》，书中指出："益智出昆仑及交趾国，今岭南州群往往有之。"北宋·苏颂《图经本草》说："益智子似连翘子头未开者，苗叶花根与豆蔻无别，惟子小耳。"宋·唐慎微《证类本草》载有雷州益智子，其产地与现今益智相似。李时珍引《南方草木状》说"益智二月花，连着实，五六月熟"，对益智花果物候记载颇为确切。综上所述，古代药材益智基本为一种，与现代药材益智相同。

金·张元素《医学启源》记载："治脾胃中寒邪，和中益气。治人多睡，当于补中药内兼用之。"清·汪昂《本草备要》记载："能涩精固气，温中进食，摄涎睡，缩小便。治吐泄泻，客寒犯胃，冷气腹痛，崩滞泄精。"杨士源《直指方》记载："心看脾之母，进食，不止于和脾，火能生士，当使心药入脾胃药中，庶几相得。故古人进食药中，多用益智，土中益火也。治冷气腹痛，及心气不足，梦泄，赤浊，热伤心系，吐血、血崩。"《本草经疏》记载："益智子仁，以其敛摄，故治遗精虚漏，及小便余沥，此皆肾气不固之证也。肾主纳气，虚则不能纳矣。又主五液，涎乃脾之所统，脾肾气虚，二脏失职，是肾不能纳，脾不能摄，故主气逆上浮，涎秽泛滥而上溢也，敛摄脾肾之气，则逆气归元，涎秽下行。"

清·黄宫绣《本草求真》记载："益智，气味宰热，功专燥脾温胃，及敛脾肾气逆，藏纳归源，故又号为补心补命之剂。是以胃冷而见涎唾，则用此以收摄，脾虚而见不食，则用此温理，胃气不温，而见小便不缩，则用此入缩泉丸以投。"宋·杨仁斋《直指方》记载："古人进食药中，多用益智，土中益火也。案此为脾虚馁而不思食者立法，脾土喜温而恶寒，喜燥而恶湿，寒湿困之，则健运力乏而不思纳谷，且食亦无味，此准温照以助阳和而斡旋大气，则能进食。益智醒脾益胃，固亦与砂仁、豆蔻等一以摄之。"唐·陈藏器《本草拾遗》记载："止呕秽。治遗精虚漏便余沥，益气安神，补不足，利三焦，调诸气，夜多小便者，取二十四枚碎，入盐同煎服。"

（二）传统药对研究

常见的药对有益智配小茴香、益智仁配乌药等。各药对的名称、药性配伍、配伍比例、药理作用见下表。

药对名称	药性配伍	配伍比例	药理作用
益智配小茴香	两温配伍，益智、小茴香均性温	1：1	对脾肾阳虚型泄泻具有止泻作用
益智仁配乌药	两温配伍，益智仁、乌药均性温	1：1	对糖尿病肾病小鼠足细胞起到保护作用

七、现代药理与机制研究

（一）对胃肠平滑肌的影响

益智对番泻叶引起的小鼠腹泻有拮抗作用，其温脾止泻的机制可能与动物胃肠运动的抑制和胃肠激素水平的调节有关。其作用的有效部分是挥发油或石油醚和三氯甲烷提取物，有效成分是圆柚酮和益智酮甲。益智盐炙前后均有止泻作用。此外，益智仁醇提取物对正常小鼠的胃排空和小肠推进、家兔离体肠肌的收缩以及乙酰胆碱氯化物引起的肠肌兴奋具有明显的抑制作用。

（二）对免疫系统的影响

益智具有明显的抗过敏作用。其水提取物通过腹腔内或口服给药既可以抑制免疫球蛋白 E 介导的过敏反应，还可以抑制被动皮肤过敏反应，而静脉内给药显示出微弱的抑制作用。这种现象可能与人体内活性成分的代谢途径有关。

益智仁的水提取物可以完全抑制化合物 48/80 引起的过敏性休克，并减少化合物 48/80 诱导的血液和腹腔肥大细胞中组胺的释放。添加益智仁水提取物后，大鼠腹腔肥大细胞中 CAMP 水平的生长速度是味蕾细胞的 4 倍。这些结果表明，益智的水提取物可能对治疗非特异性过敏反应有效。益智的 80% 丙酮水提取物也具有抑制抗原诱导的 RBL-2H3 细胞脱颗粒的作用。其 80% 丙酮水提取物的乙酸乙酯部分可以抑制 NO 释放并抑制 β－己糖胺酶的作用，但正丁醇和水层部位不具有这两种活性。

（三）对神经系统的作用

自发活动计数器用于测量给药益智口服液后小鼠的自发活动，以及该产品与戊巴比妥钠阈值剂量和封闭剂量联合使用对小鼠睡眠时间的影响。结果表明，益智口服液能抑制小鼠自发活动，并与戊巴比妥钠有协同作用，具有明显的镇静催眠作用。

益智叶乙醇提取物对原代培养的大鼠神经细胞具有保护作用，能显著减轻谷氨酸兴奋毒性对神经细胞的损伤，并能有效抑制谷氨酸兴奋毒性诱导的神经细胞凋亡。益智水提取物可显著改善东莨菪碱引起的大鼠记忆获得障碍，有效抑制海马乙酰胆碱酯酶活性，增加脑蛋白含量。实践证明，益智水提取物能提高实验动物的学习记忆能力，具有良好的智力作用。其作用机制可能与抑制乙酰胆碱酯酶活性和增加乙酰胆碱含量有关，从而增强大脑中枢胆碱能系统的功能。

（四）抗肿瘤作用

益智酮甲、益智酮乙可以抵抗皮肤致癌物质十四烷佛波酯（TPA）引起的炎症，从而抑制表皮鸟氨酸脱羧酶的活性，抑制大鼠皮肤癌症细胞的生长。益智酮甲和益智酮乙可以抑制 NF-κB、2 - 加氧酶和 iNOS 诱导的一氧化氮合酶在 TPA 诱导的皮肤癌症进展过程中的活性，并抑制肿瘤恶化。

（五）对膀胱平滑肌的影响

益智仁和盐益智仁对正常动物离体膀胱的收缩有一定的抑制作用，而对乙酰胆碱引起的膀胱逼尿肌兴奋性有显著的拮抗作用，可显著降低收缩的平均张力，腌制制品的效果优于生品；对磷酸组胺引起的膀胱逼尿肌兴奋性有一定的拮抗作用。

八、益智方剂的临床应用

益智味辛、性温，归脾、肾经，温脾止泻摄涎、暖肾缩尿固精。主治：脾胃虚寒、呕吐、泄泻、腹中冷痛、口多唾涎、肾虚遗尿、尿频、遗精、白浊。常与其他药物配伍使用。制剂有丸剂、片剂、胶囊、膏剂等。药品注册标准和《中国药典》中收载含益智的成方制剂有十八味补肾益气口服液、智杞颗粒和固肾定喘丸。

十八味补肾益气口服液的处方为巴戟天、枸杞子、菟丝子、陈皮、黄芩、山茱萸、西洋参、人参、肉桂、熟地黄、蛤蚧、益智仁、淫羊藿、肉苁蓉、黄芪、仙茅、锁阳、补骨脂、鹿茸、牛膝。该药可补肾壮阳、益气养阴，适用于肾阳不足、腰酸腿软、畏寒肢冷、夜尿频数、神疲乏力等症。

智杞颗粒由牡蛎、枸杞子、益智、牛磺酸配制而成。可以滋补肝肾，用于儿童因血铅高造成的体力弱、乏力、饮食少、智力差、脉细、头晕目涩、舌苔薄白的肝肾阴虚证。

固肾定喘丸由 72 g 熟地黄、78 g 附片、52 g 牡丹皮、104 g 牛膝、156 g 盐补骨脂、42 g 砂仁、104 g 车前子、104 g 茯苓、52 g 盐益智仁、52 g 肉桂、104 g 山药、78 g 泽泻、52 g 金樱子肉配制而成。可温肾纳气、健脾化痰，用于肺脾气虚、肾不纳气所致的咳嗽、气喘、肺气肿、支气管哮喘见上述证候者。

九、产品开发与利用研究

（一）在食品方面的应用

食品方面益智被制成益智仁莲子粉（固体饮料）、人参益智仁膏饮料、益智仁红参颗粒（固体饮料）、益智仁膏、枸杞益智仁压片糖果、龙眼肉益智仁固体饮料、人参益智仁饮料、人参益智仁膏、红参狗鞭益智仁植物饮品、益智仁龙眼压片糖等。

（二）在保健品方面的应用

保健品方面益智制成的产品有天圣牌健脑益智口服液、生命一号牌益智仁桂圆饮料、益智仁牌黄精益智仁胶囊、海露牌益智胶囊、"维益智"钙维生素 D 咀嚼片（奶味）、维益智维生素 C 维生素 E 咀嚼片、DHA 藻油牛磺酸益智仁胶囊、甘诺宝力牌金针菇益智仁胶囊、读书郎益智仁牛磺酸口服液、汉森元牌人参三七益智仁颗粒、常康牌枸杞益智仁片等。

（三）在化妆品方面的应用

化妆品方面益智制成的产品有爱延续益智复方精油、佛手益智泡浴液、益智 K 系列迷迭香柔润滋养护发素等。

参考文献

［1］曾鹏，叶朝媛，苏泓妃，等．补肾益智方治疗阿尔兹海默病的研究进展［J］．中国实验方剂学杂志，2023，29（1）：270 - 282.

［2］徐若颖，豆市蓉，曹彦刚，等．盐炙对益智仁 - 小茴香药对止泻作用的影响［J］．中国医院药学杂志，2023，43（4）：351 - 355.

［3］赵梦帆，杜秋争，左莉华，等．益智仁在神经系统中作用机制的研究进展［J］．中药药理与临床，2021，37（3）：230 - 235.

［4］陈益耀，陈轶，何周桃，等．益智仁乙酸乙酯提取物对胆管癌 TFK-1 细胞株的实验研究［J］．中国临床药理学杂志，2020，36（22）：3670 - 3673.

［5］吴珊珊，龚晓猛，张美，等．缩泉丸中益智仁盐炙前后对肾阳虚大鼠肾脏功能的改善作用［J］．中国实验方剂学杂志，2016，22（5）：1 - 4.

［6］梁勇，许震，高岚．一种清脑益智保健品及其制备方法［P］．安徽省：CN108379496A，2018 - 08 - 10.

［7］刘惠珍．一种健脑益智药茶，其制备方法及应用［P］．内蒙古自治区：CN113662984A，2021 - 11 - 19.

牛 耳 枫

一、基源

该药物来源于虎皮楠科植物牛耳枫（*Daphniphyllum calycinum* Benth），其根、枝叶、种子皆可入药。

二、形态特征与分布

形态特征：灌木，高 1.5～4 m；小枝灰棕色，直径 3～5 cm，具稀疏皮孔。叶纸质，阔椭圆形或倒卵形，长 12～16 cm，宽 4～9 cm；先端钝或圆形，顶部短，基部宽楔形，全缘，稍倒置，干燥后两面绿色；叶面有光泽，叶背面白色粉末，有小乳突，8～11 对脉，在叶表面上是透明的并且在叶的背面上突出；叶柄长 4～8 cm，上面平坦或稍有凹槽，直径约 2 mm。总状花序腋生，长 2～3 cm。雄花花梗长约 8～10 mm；花萼盘状，直径约 4 mm，3～4 浅裂，裂片阔三角形；雄蕊 9～10 枚，长约 3 mm，花药长圆形，侧向压扁，药隔发达伸长，先端内弯，花丝极短。雌花花梗长 5～6 mm；苞片卵形，长约 3 mm；萼 3～4 片，阔三角形，长约 1.5 mm；子房椭圆形，长 1.5～2 mm，花柱短，柱头 2，直立，先端外弯。果序长约 4～5 cm，密集排列；果卵圆形，较小，长约 7 mm，粉末状；有小疣状突起，先端有宿存柱头，基部有宿存花萼。花期在 4～6 月，果期在 8～11 月。

生长环境与分布：喜光、喜暖，适宜生长于亚热带绿色阔叶林。生长条件要求气候温暖湿润，年平均气温 17～22 ℃，年降水量 1200～1800 mm 以上，对土壤的要求并不严格，在红壤、山地红壤、山地黄壤、棕色石灰岩土、酸性和定性冲积土以及海岸沙土都可以生长。它们通常在海拔 250～700 m 的低山和丘陵中发现。主要分布于我国江西南部、云南、福建中南部、湖南南部、广东、广西和海南。

三、传统习用

牛耳枫具有清热解毒的功效，因此对感冒、发烧、扁桃体炎、毒蛇咬伤、疮疡和肿胀均有很好的治疗作用。枝叶可祛风止痛、排毒消肿，主治风湿性骨痛、疼痛和肿胀、坠落伤害、毒蛇咬伤。根可清热解毒、活血化瘀，治疗胁肋肿块、风湿性骨痛、原发性和外源性发热、咳嗽喉咙痛、坠落伤害。

（1）祛风，止痛，消肿。治风湿骨痛、浮肿。（《陆川本草》）

（2）治乳腺炎、无名肿毒、皮炎。（《广西民族药简编》）

（3）清热解毒，活血舒筋。治感冒发热、扁桃体炎、风湿关节痛、跌打损伤、骨折、毒蛇咬伤、疮疡肿毒。（《全国中草药汇编》）

（4）治瘰咳及热泻。（《南宁市药物志》）

（5）治感冒发热、扁桃体炎、脾脏肿大：牛耳枫鲜根五钱至一两，或干根三至五钱。水煎服。（《常用中草药手册》）

四、化学成分

（一）生物碱类化合物

该类化合物有：Calycinine A、Zwiherionic alkaloid、Daphnilactone B、Secodaphni-phylline、Daphcalycinosidines A、Daphcalycinosidines B、Daphcalycic acid、Calycine、Daphnicadine、牛耳枫碱（Calycine）、灰青碱（Glaucescine）、灰青次碱（Glaucescinine）、β－谷留醇（β-Sitosterol）、牛耳枫林碱（Daphnicaline）、牛耳定碱（Daphnicadine）、牛耳枫明碱（Daphnicamine）、牛耳枫碱甲、牛耳枫碱乙、牛耳枫碱丙、Yuzurimine、Daphnane、Secodaphnane、Daphnilactone A、Daphnicyclidin、Yuzurine、Isoyuzurimine、Daphnezomine A、Daphniglaucin C、Methyl homoseeodaphniphyllate、Daphnezomine M、Caldaphnidine E、Calyciphylline F、Calyeiphyuine B、Deoxycalyciphyuine B、Daphnicyclidin H 和 Macropodumine C。

（二）黄酮类化合物

该类化合物有：芸香苷、新橙皮苷、槲皮素、芦丁、5,7－二羟基色原酮、山奈酚、木樨草素。化合物结构图如下：

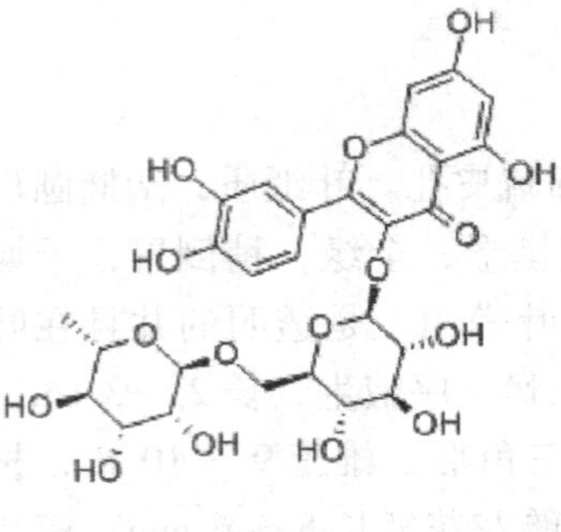

芸香苷 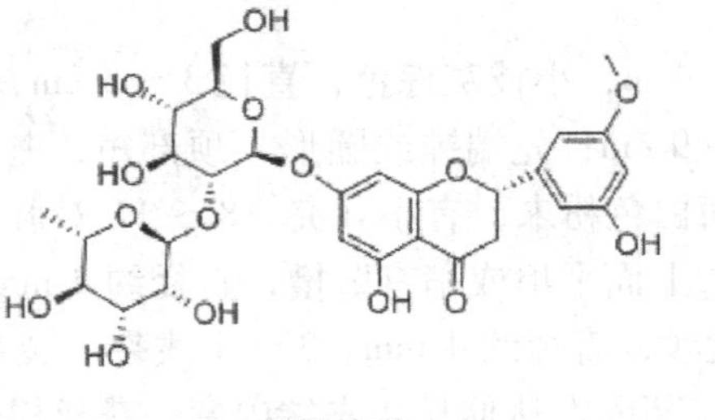　　　　　　　　　　新橙皮苷 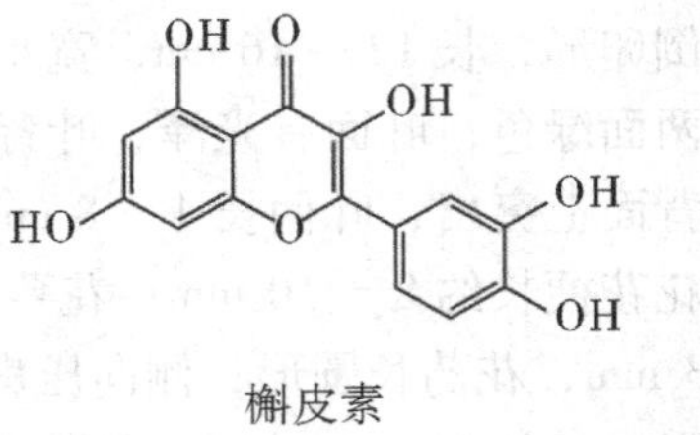　　　　　　　　　槲皮素

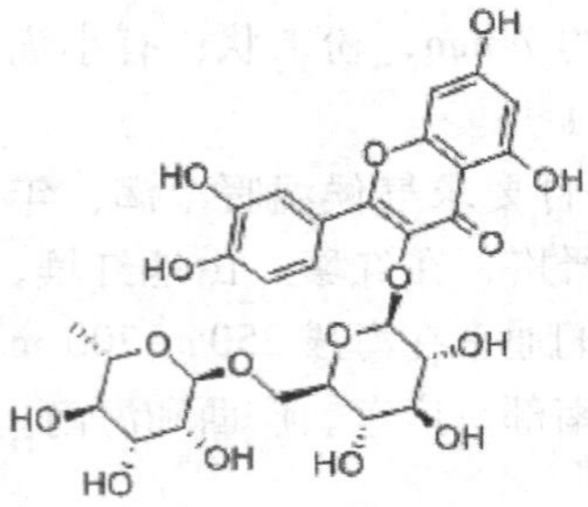

芦丁 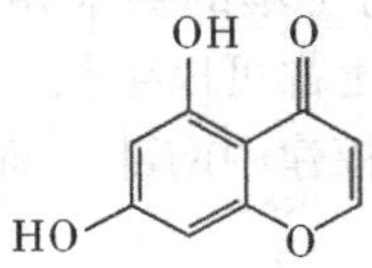　　　　5,7－二羟基色原酮 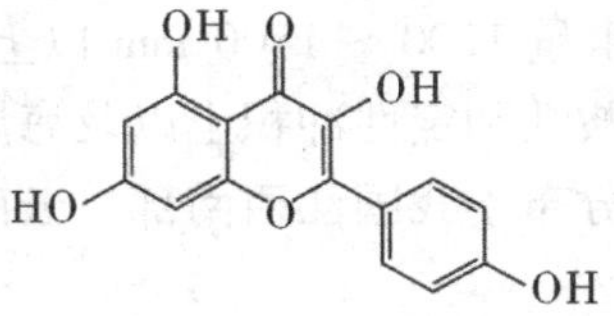　　　山奈酚 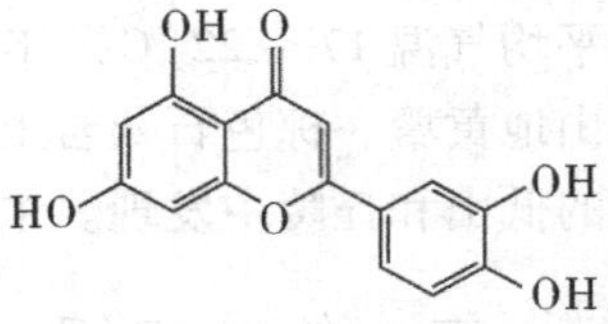　　　　　木樨草素

（三）其他

该类化合物有：反丁烯二酸、胡萝卜苷、对甲氧基苯甲酸、对羟基苯甲醛、对羟基苯甲酸、反式对羟基肉桂酸、3,4－二羟基苯甲酸、羽扇豆酮、5,7,4′－三羟基－3′－甲基黄酮、5,6,7,4′-tetrahydroxyflavonol 3-O-rutinoside、kaempferol 3-O-neohesperidoside。

部分化合物结构图如下：

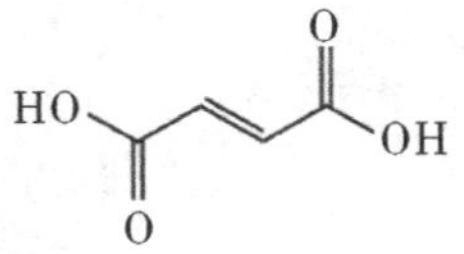

反丁烯二酸 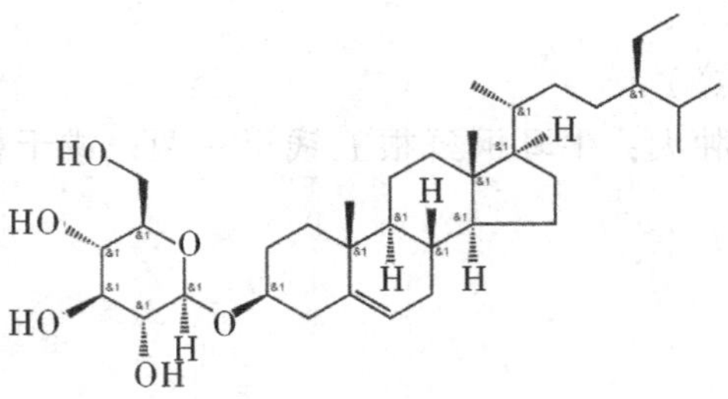　　　　　　　　胡萝卜苷 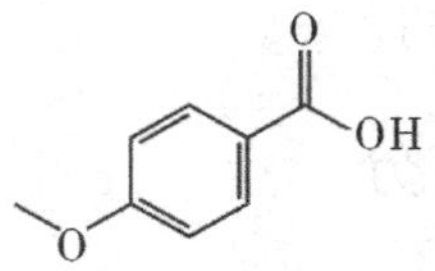　　　　　　　对甲氧基苯甲酸 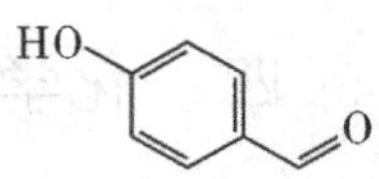　　　　对羟基苯甲醛

对羟基苯甲酸　　　反式对羟基肉桂酸　　　3,4-二羟基苯甲酸　　　羽扇豆酮

五、质量研究

（一）鉴别实验

1. 性状鉴别

根部直径为 5～50 mm，圆柱形，弯曲处有分支。表面呈棕色，有细小的点状皮孔。弯曲处常见横向褶皱，质地坚硬，不易断裂。切面呈灰黄色或浅黄色，质地细腻致密。味道既苦又涩。基部表面呈灰黄色或黑色，有小的点状突起，可见叶痕，缝隙很容易被硫松形成。其余部分与根相同。叶稍缩，较宽，近圆形或倒卵形，长 10～15 cm，宽 3～9 cm；先端钝或近圆形，有时尖；基部宽，钝或近圆形，边缘饱满。叶柄长 3～15 cm，中脉在下表面显著突出，侧脉明显。上表面为灰绿色、黄棕色或红棕色，下表面为浅灰色或灰色。革质，有轻微的气味和苦涩的味道。

2. 理化鉴别

苦木苦味素类反应：取 12 g 牛耳枫子粉末，加入 100 mL 甲醇，回流 45 min，冷却，过滤并回收甲醇至 12 mL；加入 50 mL 水（含少量氯化钠），过滤，滤液用 40 mL 己烷振荡 10 min 脱脂；然后用二氯甲烷萃取两次（20 mL、10 mL），回收二氯甲烷至 10 mL 备用。取 2 mL 样品放入试管中，沿管壁加入 2 mL 硫酸，两个液面交界处呈红褐色。摇动并静置 5 min，上部液体呈现红棕色。

3. 显微鉴别

根部横切面：木栓层由几行较长细胞组成，皮层由几至 10 行细胞组成。在中柱鞘中可见单个或 2～5 个成群的细胞。韧皮部狭窄，约占表皮部分的 1/3。形成层很明显，木质部很宽。导管较小，仅略大于心脏实质细胞，呈正方形或多边形，多为单排或 2～3 排放射状排列。木射线由 1～3 列细胞组成。其薄壁组织细胞含有许多草酸钙簇晶。茎横切面：小柱中部有纤维束和石细胞，常呈不连续环状排列。髓质中的薄壁细胞是圆形的，中心大部分是空的。叶片横切面：上表皮细胞呈矩形或多边形，外壁增厚，下表皮细胞较小。栅栏细胞为 1～2 列，海绵组织疏松，有间隙。主脉在上表面略微隆起，在下表面明显隆起。主脉的维管束呈半圆形，外韧型。中柱状纤维呈簇状，间断排列。

4. 薄层层析

样品制备：取鸦胆子、牛耳枫子脱脂样品粉末各 4 g，用水煎煮两次（分别为 30 mL、20 mL，时间为分别 30 min 和 20 min）；滤液合并浓缩至 10 mL，氯仿萃取两次（分别为 10 mL、5 mL），氯仿溶液合并浓缩至 1 mL 取样。采用硅胶 G 0.5% CMC-Na 薄层板，展开剂为氯仿-甲醇（9:1），向上法，展开距离为 15 cm，展开后取出并挥干。当在紫外光（365 nm）下观察时，会出现不同的亮白色荧光斑点。然后喷洒 5% $FeCl_3$ 乙醇溶液，结果显示不同颜色的蓝黑色斑点。

5. 紫外鉴别

取 2 g 牛耳枫子粉，置于 100 mL 圆底烧瓶中，加入 40 mL 石油醚，加热回流 1 h，冷却至室温，过滤；将滤液置于 50 mL 容量瓶中，加入石油醚至刻度；取 1 mL 用石油醚稀释至 100 倍进行测试。取相应溶液作为空白对照，用岛津 UV-160A 仪器测量紫外线吸收。结果表明，牛耳枫子的最大吸收峰在 234 nm。

（二）含量测定

1. 芦丁的含量测定

在 $0.200 \sim 1.403$ μg（$r = 0.9996$）范围内的芦丁线性关系良好，芦丁的平均加样回收率为 101.65%，RSD 为 2.42%。20 批样品水分、总灰分、提取物含有量范围分别为 $4.35\% \sim 12.81\%$、$3.06\% \sim 6.13\%$、$11.19\% \sim 23.37\%$。结论：该方法稳定且可靠，可用于牛耳枫的质量控制。

2. 总黄酮的含量测定

在 $7.84 \sim 47.04$ μg/mL（$r = 0.9998$）范围内总黄酮线性关系良好，总黄酮的平均回收率为 98.51%，$RSD = 2.48\%$。结论：该方法稳定且可靠，可用于牛耳枫总黄酮的测定。

（三）体内代谢

大鼠灌胃给予海南牛耳枫提取物后槲皮素在体内动力学参数为 $t_{1/2} = （5.736 \pm 2.513）$ h，$T_{max} = （0.195 \pm 0.155）$ h，$AUC_{0-t} = （66.82 \pm 21.77）$ ng/（mL·h），$C_{max} = （35.00 \pm 15.30）$ ng/mL。结论：该方法选择性强、灵敏度较高，适用于槲皮素在体内药代动力学研究。

六、防治消化系统疾病史记

（一）民间与史书记载

牛耳枫最初记载于《中华本草》，牛耳枫的果实、枝叶和根都可经口入药，具有祛风、止痛、消肿、治疗发烧、吸收疼痛、咳嗽、有毒损伤、风湿性骨痛、疮疡等功效。《南宁市药物志》上载其可治慢性痢疾，现代药理研究发现其具有抗炎、解痉、抗胃溃疡、抗肿瘤作用。《福建药物志》："辛、苦，凉。"此处讲述了牛耳枫的药用特性，即味辛、苦，性凉。《福建药物志》："治痢疾。"此处表明，牛耳枫具有治疗消化系统疾病的功效。

（二）传统药对研究

常见的药对有辣蓼配牛耳枫。各药对的名称、药性配伍、配伍比例、药理作用见下表。

药对名称	药性配伍	配伍比例	药理作用
辣蓼配牛耳枫	温寒配伍，辣蓼性温、牛耳枫性寒	1∶2	治疗急性胃肠炎、食滞胃痛等

七、现代药理与机制研究

（一）抗急性胃肠炎

方法采用冰醋酸致小鼠毛细血管通透性、热板法、豚鼠回肠平滑肌运动和95%乙醇致大鼠胃溃疡等方法，观察其抗炎、镇痛、解痉和抗胃溃疡作用。结果表明，牛耳枫与辣蓼提取物对冰醋酸引起的小鼠腹腔毛细血管通透性增加有显著抑制作用（$P < 0.01$），但对乙酰胆碱引起的肠痉挛无镇痛与解痉作用，对95%乙醇对大鼠胃黏膜的损伤有减轻作用。结论：牛耳枫与辣蓼提取物具有良好的抗炎、解痉和乙醇诱导的胃黏膜损伤修复作用，对胃肠道具有良好的保护作用。

（二）抗炎、抗病毒和抑制醛糖还原酶

芦丁是牛耳枫中含有的相对常见的黄酮类化合物，微溶于水，溶于热水和乙醇。它具有抗炎、抗病毒和醛糖还原酶抑制作用，是治疗高血压、糖尿病、胃病、皮肤病、心血管疾病等疾病的良药。

（三）抗细菌活性

木樨草素主要存在于牛耳枫果实中，具有良好的抗菌活性。木樨草素对金黄色葡萄球菌和枯草芽孢杆菌的最低抑菌浓度分别为 60 和 90 μg/mL，对人白血病 HL-60 细胞中的蛋白激酶 C 也具有良好的抑制活性，IC_{50} 为 2.38 μmol/L。

（四）抗病活性

山柰酚作为牛耳枫中含有的一种较为常见的黄酮类化合物，显示出一定的抗病活性。目前，山柰酚是国内外主要用于心脑血管疾病预防和治疗的各种银杏制剂的主要成分之一。

（五）杀虫活性

就杀虫活性而言，牛耳枫茎叶的甲醇粗提取物不仅对小菜蛾具有很高的拒食活性，而且对褐飞虱长翅雌成虫和雄成虫也具有很好的接触杀活性。对牛耳枫茎叶的甲醇粗提取物进行处理后，小菜蛾的非选择性拒食率在 24 h 内达到 92.24%，而褐飞虱长翅雌成虫和雄成虫的校正死亡率分别为 83.84% 和 89.99%，48 h 的校正死亡率为 90.31% 和 95.12%。其他研究表明，牛耳枫果实的甲醇提取物也对褐飞虱和白背飞虱具有杀虫活性，其叶片的乙酸乙酯提取物对斜纹夜蛾（*Tricho plusisni*）卵细胞系（Hi-5 细胞系）具有显著的细胞毒活性。研究表明，牛耳枫叶甲醇粗提物的乙酸乙酯提取物对水稻纹枯病菌（*Rhizoctonia solani*）、番茄白绢病菌（*Sclerotium rolfsii*）、香蕉枯萎病菌（*Fusarium oxysporum* f. sp. cubense）具有抗菌活性。由此可见，生物农药可能成为牛耳枫未来发展和研究的方向。

八、牛耳枫方剂的临床应用

牛耳枫应用历史悠久，疗效确切。其味辛、苦，性凉，有小毒。常与其他药物配伍使用。制剂包括丸剂、片剂、颗粒剂、胶囊剂、曲剂、颗粒剂等。含有牛耳枫的中成药处方被列入卫生部药品标准第 17 卷、新药转正标准第 6 卷和新药转正标准第 85 卷，分别为枫蓼肠胃康片、枫蓼冲剂和枫蓼肠胃康合剂。

枫蓼肠胃康片是由 4000 g 牛耳枫、2000 g 辣蓼配制而成。功能主治：理气健胃、除湿化滞。用于中运不健、气滞湿困而致的急性胃肠炎及其所引起的腹胀、腹痛和腹泻等消化不良症状。

枫蓼冲剂是由牛耳枫、辣蓼等经加工配制而成的冲剂。功能主治为清热、祛湿、除滞。用于急性胃肠炎，属于厌食腹泻型和湿热腹泻型，表现为腹痛、饱胀、腹泻、恶心和呕吐，或发烧、怕冷。亦可用于食滞胃痛，如胃脘痛、恶食欲吐、嗳腐吞酸、舌苔厚腻或黄腻脉滑数者。枫蓼肠胃康合剂的成分和功效与本品相同。

枫蓼肠胃康颗粒属于中成药和处方药范畴，具有理气健胃、祛湿化瘀的功效，用于中运不健、气湿郁结引起的急性胃肠炎，以及腹胀、腹痛、腹泻等引起的消化不良。在服用过程中，应注意清淡饮食，避免吸烟、饮酒以及食用辛辣、寒冷和油腻的食物。枫蓼肠胃康颗粒能抑制胃酸和胃液的分泌，并显著抑制回肠收缩的幅度和频率；此外，对实验性胃炎模型有很好的治疗作用。

复方牛耳枫片用于治疗急性肠胃炎和消化不良，是一种糖衣片，由牛耳枫叶和萝科植物辣蓼的全草的浓缩干提取物制成。

牛耳枫注射液用于治疗急性湿疹，在临床上用于消炎止痒效果也较好。

九、产品开发与利用研究

牛耳枫种子除药用外，它含有大量的天然油脂，具有非常好的润滑效果，它还可以制成肥皂和一些润滑油供人使用。此外，牛耳枫的种子加工后还可以用于治疗便秘，可以润肠通便。然而，牛耳枫的种子有毒，不能直接食用。牛耳枫的种子还可用于制作具有保健功能的枕头，可有效地调节以及恢复人体生理机能、排除人体毒素、恢复和提高体质、提高机体抗病能力，从而达到防治疾病的目的。

参考文献

[1] 刘威, 胡凤云, 黄雪彦, 等. 牛耳枫主要病害的初步鉴定及其田间药剂防治试验 [J]. 江苏农业
科学, 2014, 42 (4): 111 – 113.

[2] 曹志然, 王永丽, 戎瑞雪, 等. 牛耳枫生物碱 F21 对 HepG-2 细胞的抑制作用及机制 [J]. 中国
药理学与毒理学杂志, 2012, 6 (1): 63 – 67.

[3] 王永丽. 牛耳枫生物碱体外抗肿瘤活性成分筛选及作用机制研究 [D]. 保定: 河北大学, 2012.

[4] 王蓓, 戎瑞雪, 郑聪毅, 等. 牛耳枫生物碱 2-hydroxyyunnandaphnine D 抗肿瘤活性及作用机制
[J]. 河北大学学报 (自然科学版), 2013, 33 (4): 401 – 407.

[5] 李晶晶, 曾东强. 牛耳枫果实中抑菌活性成分的初步分离 [J]. 农药学学报, 2013, 15 (3):
261 – 266.

[6] 李晶晶, 曾东强. 牛耳枫叶甲醇粗提物的生物活性及化学成分研究 [J]. 广西大学学报 (自然科
学版), 2013, 38 (3): 559 – 568.

[7] 胡文权, 钟准. 一种具有保健功能的枕头及其制备方法 [P]. 广东省: CN100455237C, 2009 –
01 – 28.

[8] 刘忠良, 戴德雄. 一种治疗急慢性肠胃炎的药物组合物 [P]. 浙江省: CN102631422B, 2013 –
03 – 13.

[9] 尚红鹰. 牛耳枫与辣蓼组合物作为制备防治风湿性疾病药物的应用 [P]. 北京市: CN101732420A,
2010 – 06 – 16.

海 南 砂

一、基源

该药物来源于豆蔻属植物海南砂（*Amomum longiligulare* T. L. Wu），传统以其干燥成熟的果实入药。

二、形态特征与分布

形态特征：株高 1～1.5 m，具匍匐根茎。叶片长 20～30 cm，宽 2.5～3 cm，线形或线状披针形，顶端有尾尖，基部渐尖，两侧无毛；叶柄长约 5 mm；叶舌长 2～4.5 cm，披针形，薄膜质，无毛。总花梗长 1～3 cm，覆盖有约 5 mm 长的宿存鳞片；苞片长约 2～2.5 cm，披针形，褐色；小苞片长约 2 cm，包裹在萼筒周围，萼管长 2～2.2 cm，白色，顶端 3 齿裂；花冠筒略长于萼筒，裂片长圆形，长约 1.5 cm；唇瓣呈圆形匙状，长和宽约 2 cm，白色，顶端有一个突出的 2 裂黄色尖端，中脉凸起，呈紫色；雄蕊长约 1 cm，药隔附属物 3 浅裂，顶端裂片半圆形，两侧近圆形。蒴果卵圆形，具钝三角形边缘，长 1.5～2.2 cm，宽 0.8～1.2 cm，被片状和分裂的短软刺覆盖，长度不超过 1 mm。种子呈紫褐色，覆盖着浅棕色的膜质假种皮。花期在 4～6 月，果期在 6～9 月。

生长环境及分布：海南砂是热带半阴生植物，喜温暖、凉爽、潮湿和多雾的气候，气候环境直接影响其生长发育和花芽分化。海南砂喜漫射光而不喜阳光直射，适宜遮阴率为 50%～70%，但苗期和新栽植株需要较大的遮阴率，为 70%～80%；对于种植 2～3 年的植物和沙壤土或旱地栽种植物，遮阴度应为 60%～70%；种植 3 年后，在开花和结果期，遮阴度应为 50%～60%。如果过于遮阴，虽然植株会生长旺盛，但开花和结果会更少。海南砂最适宜生长的年平均温度为 22～30 ℃，尤其在开花和结果期。砂仁在 22 ℃以下或 32 ℃以上发育不正常；25 ℃以上有利于授粉，结实率高。海南砂对含水量要求也特别严格，年降雨量应大于 2500 mm，空气年平均相对湿度应在 80%左右。特别是在花期，对土壤湿度要求高（含水量约为 20%）；相反，如果出现连续阴雨天气，会造成花卉腐烂，容易感染疾病；长时间的干旱会使花干枯，果实不饱满，并降低结实率。海南砂对土壤没有严格要求，土壤表面疏松、肥沃、保水性强、排灌方便刚更佳。

主要分布于我国海南省（澄迈、崖县、儋州），广东徐闻、遂溪等地也有引种。

三、传统习用

味辛，性温。能理气、开胃、散食。用于腹痛、厌食和呕吐，有温脾止泻、缓解食欲不振、理气安胎的作用；也用于湿浊中阻、脾胃虚寒、呕吐、妊娠恶阻、胎动不安。

（1）用于功能行气，调中，安胎。（《海南植物志》）

（2）用于主冷气腹痛，止休息气痢，劳损，消化水谷，温暖脾胃。（《药性论》）

（3）用于主上气咳嗽，奔豚，惊痛邪气。（《本草拾遗》）

（4）用于治一切气，霍乱转筋，心腹痛。（《日华子本草》）

（5）用于止恶心，却腹痛。（《本草蒙筌》）

（6）用于补肺醒脾，养胃益肾，理元气，通滞气，散寒饮胀痞，噎膈呕吐，止女子崩中，除咽喉口齿浮热，化铜铁骨哽。（《本草纲目》）

（7）用于润肾，补肝，补命门，和脾胃，开郁结。（《医林纂要》）

四、化学成分

（一）挥发油类

海南砂中所含挥发油类成分主要为：α - 蒎烯、β - 蒎烯、乙酸龙脑酯、樟脑、芳樟醇、石竹烯、植酮、法尼基丙酮、棕榈酸、叶绿醇、亚油酸、正三十一烷、美替诺龙、生育酚、桉叶醇、对 - 聚花伞素、梓檬烯、樟烯。

部分化合物结构图如下：

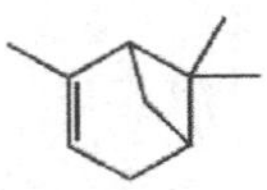

α - 蒎烯 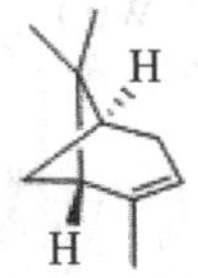　　　β - 蒎烯 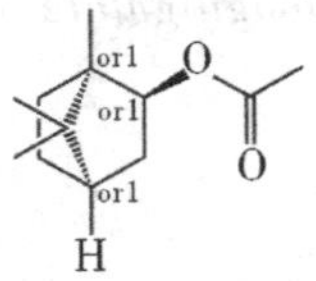　　　乙酸龙脑酯 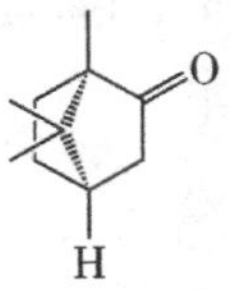　　　樟脑 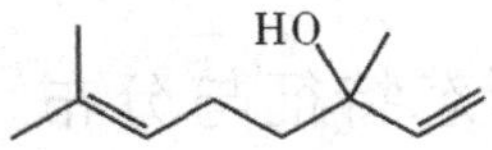　　　芳樟醇

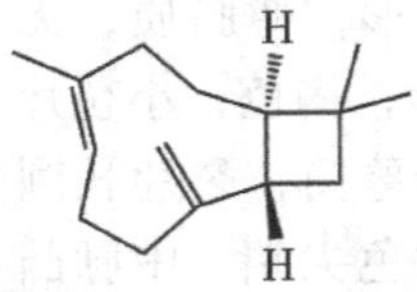

石竹烯 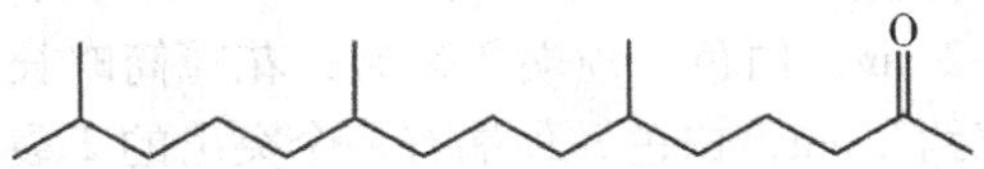　　　　　　植酮 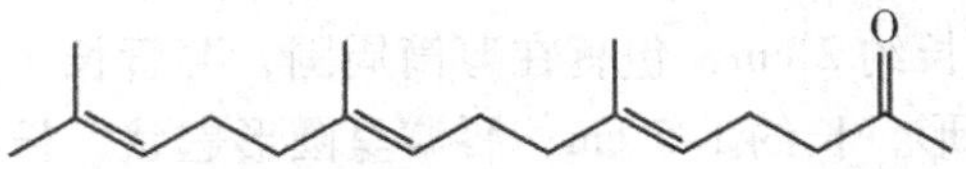　　　　　　　　法尼基丙酮

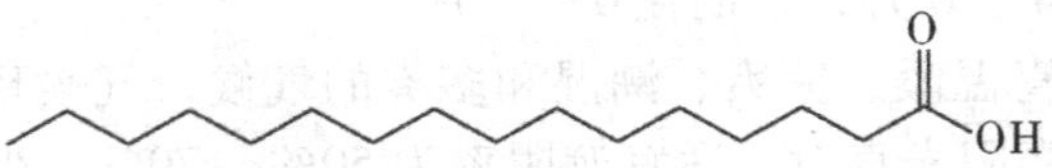

棕榈酸 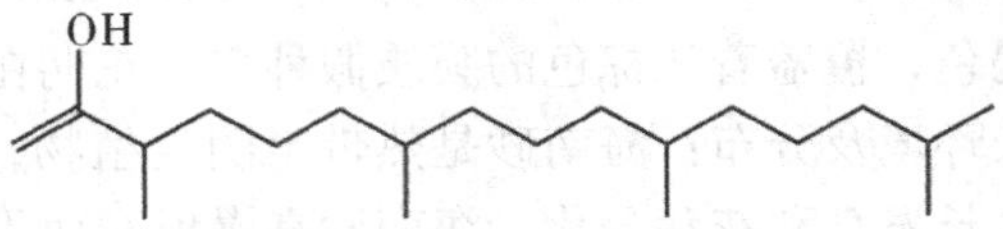　　　　　　　　　　　叶绿醇

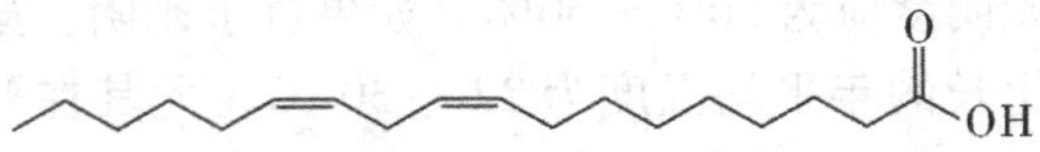

亚油酸

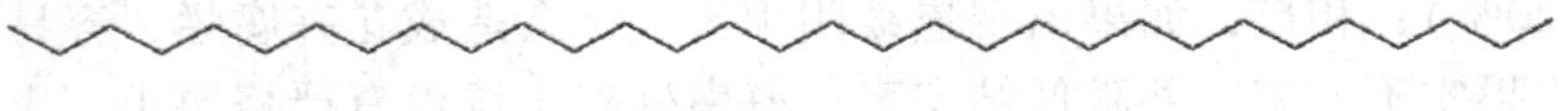

正三十一烷

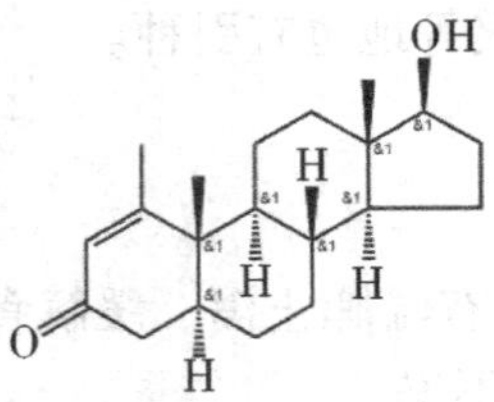

美替诺龙 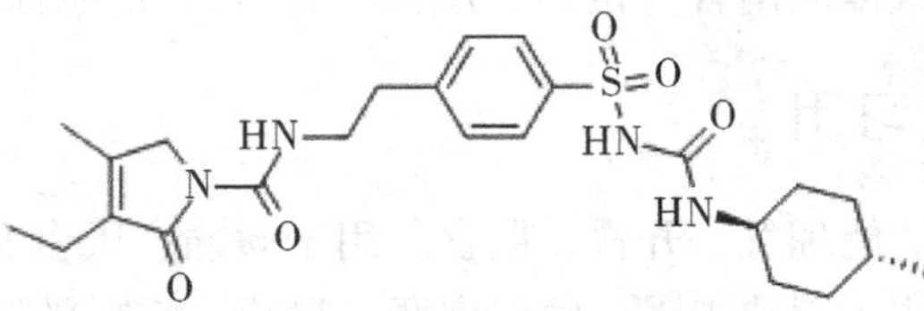　　　　　　　　　　生育酚

（二）二芳基庚烷类

从海南砂中分离得到 8 个二芳基庚烷类成分：3,5-diacetoxy-1,7-bis（3,4-dihydroxyphenyl）heptane、1,7-bis（4-hydroxyphenyl）-5-hepten-3-one、1,7-bis（4-hydroxyphenyl）-3-heptanone、3-hydroxy-1,7-bis（4-hydroxyphenyl）heptane、1-（3,4-dihydroxyphenyl）-7-（4-hydroxyphenyl）-5-hepten-3-one、3,5-dihydroxy-1-（3,4-dihydroxyphenyl）-7-（4-hydroxyphenyl）heptane、3,5-dihydroxy-1-（3,4-dihydroxyphenyl）-7-（4-hydroxy-

3-methoxyphenyl）heplane、1,5-exoxy-l-（3,4-dihydroxyphenyl）-7-（4-hydroxyphenyl）heptane。

化合物结构图如下：

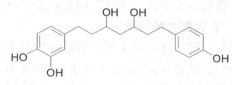

3,5-diacetoxy-1,7-bis（3,4-dihydroxyphenyl）heptane   1,7-bis（4-hydroxyphenyl）-5-hepten-3-one

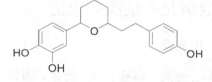

1,7-bis（4-hydroxyphenyl）-3-heptanone   3-hydroxy-1,7-bis（4-hydroxyphenyl）heptane

l-（3,4-dihydroxyphenyl）-7-（4-hydroxyphenyl）-5-hepten-3-one

3,5-dihydroxy-l-（3,4-dihydroxyphenyl）-
7-（4-hydroxyphenyl）heptane

3,5-dihydroxy-l-（3,4-dihydroxyphenyl）-7-
（4-hydroxy-3-methoxyphenyl）heplane

1,5-exoxy-l-（3,4-dihydroxyphenyl）-7-（4-hydroxyphenyl）heptane

五、质量研究

（一）鉴别实验

1. 性状鉴别

果实长 1.5～2 cm，直径 0.8～1.7 cm，卵圆形或椭圆形，有明显的三棱。表面为棕色、黄棕色或红棕色，覆盖有片状和树枝状的短软刺。果皮厚而硬，内表面呈红褐色。种子团较小，每瓣有 5～17 粒种子；种子长 2～4 m，呈多面体，表面呈浅棕色、红棕色或深棕色，有不规则皱纹。气味芳香，味道清淡。

2. 显微鉴别

种子横切面：类梯形，外周微波状。假种皮细胞多列，细胞壁皱缩弯曲。种皮表皮细胞径向延长，长椭圆形或长圆形，含红棕色内含物，长约 63 μm，直径约 44 μm；下皮细胞含红棕色或棕色色素，色素细胞 2～4 列，含黄棕色或红棕色色素；内胚层厚壁细胞呈圆柱形，长至 28 μm，直径至 20 μm，细胞腔含有硅质物质。

粉末特征：海南砂呈灰褐色。种皮表皮细胞表面呈长条状，长约至 405 μm，直径 34～54 μm。下皮细胞长圆形或类长方形，长 38～132 μm，直径 13～38 μm，壁较弯曲，常与表皮细胞上下层垂直排列，内含红棕色或黄色色素。内种皮厚壁细胞表面观呈多角形，大小为（9～23）μm×（10～26）μm，壁厚约 1.5 m，细胞腔内含硅质团块，大小（8～20）μm×（9～25）μm；截面呈网格状布置。

3. 薄层鉴别

取该品挥发油，加入乙醇，制成每 1 mL 含 20 μL 的溶液作为供试品溶液。此外，取乙酸龙脑酯对照品，加入乙醇制成每 1 mL 含 10 μL 的溶液对作为对照品溶液。吸取上述两种溶液各 1 μL，分别点在同一硅胶 G 薄层板上，以为环己烷 – 乙酸乙酯（22∶1）为展开剂，展开，取出，干燥，用 5% 香草醛 – 硫酸溶液喷洒，热空气吹扫几分钟后检视。供试品色谱图中，在与对照品色谱图对应的位置有相同的紫红色斑点。

（二）含量测定

根据挥发油测定方法（《中国药典》附录 X D）进行测定，海南砂种子团的挥发油含量不得低于 1%（mL/g）。

1. 总酚含量的测定

以没食子酸为标准品，制备不同浓度的没食子酸工作溶液。加入没食子酸工作溶液 1 mL 或待测溶液或水和 0.5 mL 福林酚试剂；加入 2 mL 7.5% Na_2CO_3，用蒸馏水定容至 10 mL，旋转 1 min，在 70 ℃下反应 30 min，并在 750 nm 处测量吸光度。重复 3 次。以没食子酸溶液浓度为横坐标，吸光度值为纵坐标，绘制标准曲线。线性回归方程为 $y = 0.0126x + 0.0087$（$R^2 = 0.9976$）。

2. 总黄酮含量的测定

制备不同浓度的芦丁工作溶液，将芦丁工作溶液 0.5 mL 或待测溶液或水与 0.3 mL 25% $NaNO_3$ 混合，摇匀，放置 6 min；加入 0.3 mL 10% $Al(NO_3)_3$，摇匀，静置 6 min；最后，加入 4 mL 4% NaOH，用甲醇将体积定容至 10 mL，摇匀，放置 15 min，并在 510 nm 处测量吸光度。重复 3 次。以芦丁浓度为横坐标，吸光度为纵坐标，绘制标准曲线。其线性标准曲线为 $y = 0.0091x + 0.0575$（$R^2 = 0.9975$）。

六、防治消化系统疾病史记

民间与史书记载

海南砂味辛、性温，归脾、胃、肾经，有许多功效，如理气、祛湿、温润、抗呕吐、抗腹泻和抗流产。阴虚、血燥、内热者慎用。

海南砂最初记载于唐·甄权《药性论》，曰："主冷气腹痛，止休息气痢，劳损，消化水谷，温暖脾胃。"这里记载了海南砂入中焦能行气温中的主要功效。《日华子本草》载其能"治一切气，霍乱转筋，心腹痛"。明·陈嘉谟《本草蒙筌》载其能"止恶心"。明·李时珍《本草纲目》记载："补肺醒脾，养胃益肾，理元气，通滞气，散寒饮胀痞，噎膈呕吐。"清·汪绂《医林纂要》记载海南砂能"润肾，补肝，补命门"。《药性论》记载："砂仁性味苦辛，主冷气腹痛，止休息气痢，劳损，消化水谷，温暖脾胃。"《医林纂要》记载："润肾，补肝，补命门，和脾胃，开郁结。"

明·缪希雍《本草经疏》记载："盖以风寒湿之邪，多由脾胃而入，脾主肌肉，为邪所侵，则腠理闭密，而寒热诸痹所从来矣，辛温走散开发，故能使风寒湿之邪从腠理而出。"在海南砂的临床应用中，对于湿阻气滞引起的孕吐常与半夏配伍；对于怀恶寒者，与生姜配伍，与温热者配伍，与黄芩、竹茹等配伍；对于脾虚气滞者，可与白术、苏甘等配伍。在临床上，海南砂也可盐炙。盐炙后，海南砂主要属肾经，它的辛辣和温暖的性质略有减少，温暖而不干燥。其还可引药而下，增强理气安胎、温肾缩尿的功效，可用于妊娠梗阻和胎动障碍；或与巴戟天和益智仁配伍用于尿频或遗尿；与藿香、陈皮、木瓜等药物合用，用于因寒湿损伤而患霍乱、腹泻者。

七、现代药理与机制研究

（一）抗消化性溃疡

消化性溃疡常表现为反酸、上腹痛等，其病因多种多样。中医认为，饮食不当、心情不好、外邪侵胃、脾胃虚弱等都会导致胃气不通、堵塞疼痛。西医研究认为，这与幽门螺杆菌感染、胃酸和胃蛋白酶分泌过多等因素有关。简而言之，其发病机制通常被认为是胃黏膜攻击因子和防御因子的失衡。

中医的宏观辩证法与西医的微观概念相辅相成，即中医以扶正祛邪、化腐朽生肌肉为主，西医以抑制攻击因素和加强防御因素为主。砂仁作为一种中药，有着悠久的药用历史。它可以祛湿开胃，治疗脾胃虚寒，经典的中药香砂养胃丸就是以它为基础制成的。基于这一确切的经验效应，对砂仁现代药理活性的研究集中于治疗消化性溃疡。目前报道的海南砂治疗消化性溃疡主要是抗胃溃疡和抗溃疡性结肠炎。

（二）抗溃疡性结肠炎

用 2，4 - 二硝基氯苯和乙酸诱导的 SD 大鼠溃疡性结肠炎模型，并用海南砂挥发油制成的乳剂灌胃治疗。结果表明，大鼠的临床症状得到缓解，病理组织状况得到改善，但其作用机制尚未明确。除了上述建模方法，还增加了另一种建模方法，即使用葡聚糖硫酸钠诱导 Balb/c 小鼠建立实验性溃疡性结肠炎模型。采用相同的给药方法，疗效与上述相同，初步研究了海南砂挥发油治疗溃疡性结肠炎的机制。由于溃疡的发生可能与体内大量自由基的产生有关，实验检测了与氧化 - 氧化系统相关的因素，如一氧化氮自由基、与胃肠道黏膜细胞产生自由基密切相关的一氧化氮合酶以及参与清除自由基的抗氧化酶，并检测了与炎症和免疫反应密切相关的细胞间黏附因子及炎症因子 TNF-α 和靶向因子 NF-κB p65，发现其可能机制是减少自由基的产生、减少结肠细胞之间的黏附，并显著抑制 TNF-α 与 NF-κB。

（三）抗氧化活性

用 DPPH 法对海南砂二氯甲烷提取物中分离的二苯基庚烷化合物进行了抗氧化实验，结果呈阳性。使用 DPPH 法和羟基自由基清除能力测定法，结果表明，海南砂的二氯甲烷和乙酸乙酯部分显示出较好的抗氧化活性，但这两部分没有进一步分离。结合从海南砂的二氯甲烷部分分离出的单体化合物，表明二氯甲烷部分可能含有更多的二苯基庚烷化合物，二苯基庚烷化合物具有良好的抗氧化活性。研究表明氧自由基可能与胃肠道溃疡的发生有关。同时，海南砂的抗氧化实验证明了二苯基庚烷化合物具有良好的抗氧化活性，因此推测二苯基庚烷化合物可能是治疗胃肠道溃疡的物质基础之一。

（四）药理毒理作用

海南砂具有促进胃肠蠕动、利胆、镇痛、抗炎、抑制血小板聚集等作用，在妇科疾病治疗、抗肿瘤等方面具有一定的医学价值。砂仁挥发油能显著提高治疗组大鼠血清 SOD 活性，显著降低丙二醛（MDA）含量，清除自由基，改善胃组织病理学表现，对胃溃疡有一定的治疗作用。海南砂挥发油灌胃给小鼠后，可使小鼠在短时间内表现为精神状态不佳，自发活动减少，呼吸短促。

（五）镇痛抗炎

海南砂挥发油的抗炎和镇痛作用对二甲苯引起的小鼠耳肿胀和卡拉胶引起的大鼠足肿胀具有抑制作用；能延长热致痛小鼠的痛阈时间，特别是高剂量组。

（六）抗氧化

研究海南砂挥发油的抗氧化和抗 NO 作用，初步探讨其抗溃疡性结肠炎作用的机制。结果表明，海南砂挥发油具有抗氧化和抗 NO 作用，可通过抑制 NOS 的表达来减少 NO 的过量产生，这是海南砂挥发油发挥抗实验性溃疡性结肠炎作用的机制之一。采用 DPPH 法测定了海南砂中二芳基庚烷和黄酮类化合物的抗氧化活性。结果显示，二苯基庚烷的抗氧化活性强于黄酮醇。邻苯二酚和烷氧基结构的二苯基庚烷的抗氧化活性最强，其次是邻苯二酚和烷基结构的二苯庚烷。因此，邻苯二酚和烷氧基可能是这些化合物抗氧化活性的有效基团。

（七）其他活性

海南砂不仅具有上述活性，还具有抗腹泻活性。研究表明，海南砂挥发油对番泻叶造成的腹泻模型有止泻作用。海南砂具有良好的抗炎、镇痛和抗腹泻活性，这可能在海南砂的抗消化性溃疡机制中发挥重要作用。

八、海南砂方剂的临床应用

海南砂与党参、白术、茯苓、生地、旱莲草等配伍可用于治疗氮质血症期的慢性肾功能衰竭；苓桂术甘汤（海南砂与其他草药配伍）可用于治疗妊娠梗阻、妊娠胀满、水肿。

九、产品开发与利用研究

海南砂具有姜科植物味辛性温的通性，能调节胃温、散脾湿，有效治疗脾胃虚寒和腹胀，也常用作辛辣香料的原料。

海南砂也可作为植物饮料。该植物饮料所包含的组分为：白砂糖 1～10 份、蜂蜜 1～8 份、海南砂 0.1～5 份、龙眼肉 0.5～5 份、山药 0.5～5 份、陈皮 0.1～3 份、山楂 0.3～3 份、茯苓 0.1～2.5 份、高良姜 0.2～2 份、枸杞子 0.2～2 份、甘草 0.3～0.5 份、柠檬酸 0.01～0.15 份。该饮料是一种不仅可口且食用方便的天然植物饮料，同时兼顾高良姜、龙眼肉、陈皮、枸杞子、甘草、茯苓、山楂、山药、蜂蜜等药材的功效，起到温脾、暖胃、安神、健脑以及明目功效，具一定的营养保健功能。

海南砂可用于制作一种老年人专效的南药复方牙膏。研究发现，高良姜、海南砂、红豆蔻、艾纳香这 4 种南药的挥发油不仅具有较好的抗菌消炎功效，复配甘草酸、柠檬酸与柠檬酸锌作为复方功效物质，还可以增强牙膏抑菌性能与脱敏的效果。该牙膏具有不损伤牙质、洁净度好、抑菌消炎、抗过敏且清新舒爽的功效，适合中老年人牙齿易过敏、细菌龋齿率高、牙周炎与牙炎普遍的特点，且膏体洁净细腻、泡沫适中，易于推广应用。

参考文献

［1］南垚，张清华，周立东. 海南芳香药物的超临界萃取工艺及 GC-MS 分析研究［J］. 世界科学技术—中医药现代化，2012，14（1）：1215-1220.

［2］刘金鹏. 佩兰和海南砂化学成分的分离与抗氧化研究［D］. 杭州：浙江工商大学，2012.

［3］高湲，孙涛，谢毅强，等. 海南砂对肝源性溃疡大鼠胃黏膜 TFF1 及 TFF1 mRNA 的影响［J］. 山西中医，2016，32（7）：52-54.

［4］董琳，王勇，张小坡，等. 海南砂脂溶性成分的 GC-MS 分析［J］. 中国现代中药，2017，19（2）：192-195.

［5］黄艳，李海龙，谭银丰，等. 海南砂超临界萃取物中化学成分的 GC-MS 分析［J］. 海南医学，2018，29（11）：1554-1556.

［6］韦志. 海南砂活性成分研究及产品开发［D］. 南昌：南昌大学，2021.

［7］高湲，孙涛，谢毅强，等. 海南砂对肝源性溃疡大鼠胃黏膜 TFF1 及 TFF1 mRNA 的影响［J］. 山西中医，2016，32（7）：52-54.

［8］姜春兰，蔡锦源，梁莹，等. 砂仁的有效成分及其药理作用的研究进展［J］. 轻工科技，2020，36（7）：43-47.

［9］赖伟勇，李海龙，张俊清，等. 一种海南砂植物饮料及其制备方法［P］. 海南省：CN109480141A，2019-03-19.

［10］谢小丽，陈振夏，官玲亮，等. 一种中老年人专效的南药复方牙膏及其制备方法［P］. 海南省：CN112870115A，2021-06-01.

艳 山 姜

一、基源

该药物来源于姜科山姜属植物艳山姜［*Alpinia zerumbet（Pers.）*（Persoon）B. L. Burtt & R. M. Smith］，传统以其根茎和果实入药。

二、形态特征与分布

形态特征：多年生常绿草本植物，株高约 3 m。叶长 30～60 cm，宽 5～10 cm，披针形；顶端渐尖，基部逐渐狭窄，边缘被短柔毛，两侧无毛。叶柄长 1～1.5 cm，叶舌长 5～10 mm，外被毛。圆锥花序为总状花序，下垂，长 30 cm，花序轴紫红色，蓬松，分枝很短，每个分枝上有 1～3 朵花。小苞片长 3～3.5 cm，椭圆形，白色，顶端粉红色，花蕾覆盖花朵，无毛；花序梗较短。花萼长约 2 cm，近钟形，长约 2 cm，白色，顶部粉红色，一侧开裂，顶部有齿。花冠筒短于花萼，裂片长约33 cm，长圆形，后部较大，乳白色，顶部粉红色；侧退化雄蕊长约 2 mm，钻形。唇瓣长 4～6 cm，呈匙状，宽卵形，顶端褶皱，黄色且有紫红色纹彩，雄蕊长约 2～5 cm；子房被金色的粗毛覆盖；腺体长约 2.5 mm。蒴果卵圆形，直径约 2 cm，被稀疏的粗毛覆盖，有外露的条纹，顶端常冠宿存花萼，成熟时呈朱红色；种子有棱角。花期在 4～6 月；果期在 7～10 月。

生长环境与分布：艳山姜不耐寒，一般最低只能承受 8 ℃ 左右的温度。当温度降到 10 ℃ 左右时，要将植物用纸包裹，然后用塑料薄膜覆盖，存放在房间里过冬。地面植物必须种植在阳光充足且避风的地方，以抵御轻微霜冻。立冬后，可以剪掉叶子，用干草覆盖其根部，以避免严重霜冻导致根部受损。这样，在第二年春天，更多的新芽将从根部发芽，形成大片的植物丛。在北方，只要搁置在室内，艳山姜就可以安全过冬。它生长在田间地头、路边和沟渠边缘的草丛中，通常也种植在房前、屋后和花园中以供观赏。其广泛分布于印度、马来西亚、印度尼西亚爪哇岛、日本。我国贵州、云南、广东、广西、台湾等省区也有分布。

三、传统习用

其主要治疗心腹冷痛、胸腹胀满、痰食积滞、消化不良、呕吐腹泻。

（1）主要用于治疗胃痛：艳山姜、五灵脂各 6 g。共研末。每次 3 g，温开水送服。（《福建药物志》）

（2）主要用于治疗疽：艳山姜根茎 60 g、生姜 2 片、江南香 0.3 g。共捣烂敷患处。（《福建药物志》）

（3）主要用于治疗心腹冷痛、胸腹胀满、痰食积滞、消化不良、呕吐腹泻，燥湿祛寒，除痰截疟，健脾暖胃。（《常用中草药手册》）

（4）主要用于治疗胃脘冷痛、消化不良、呕吐泄泻、疟疾，燥湿散寒，行气止痛，截疟。（《广西本草选编》）

（5）主要用于治疗急性胃肠炎、噎膈、疝气、疽。（《福建药物志》）

四、化学成分化合物

(一) 挥发油类

该类化合物有：龙脑（Borneo1）、肉桂酸甲酯（Methyl cinnamate）、樟脑（Camphor）、α－蒎烯（α-Pinene）、β－蒎烯（β-Pinene）、桉叶素（1,8-Cineole）、对－聚伞花素（p-Cymene）、柠檬烯（Limonene）、γ－松油烯（γ-Terpinene）、石竹素、桉叶油醇、β－榄香烯、水芹烯、乙酸己酯、对伞花烃、邻异丙基苯、沉香醇、松香芹醇、枯茗醛、香草醇、薄荷酮、水芹醛、乙酸龙脑酯、紫苏醇、香芹酚、橙花醇乙酸酯、β－石竹烯、α－二去氢菖蒲烯、榄香醇、石竹烯氧化物、喇叭茶醇、β－桉叶油醇、乙酸异丁酯、二十三烷、二十四烷、二十五烷、α－侧柏烯（α-Thujene）、香桧烯（Sabinene）、4－松油醇（4-Terpineol）、杜松烯、木罗烯、2－甲基－丁基乙酸乙酯、甲基丁基乙酸酯、三环萜、α－侧柏烯、马鞭草烯、顺式－芳樟醇氧化物、莰尼酮（+）-2－蒈烯、D－蒈醇、α－乙酸龙脑烯醇酯、（+）－降蒎酮、松香芹酮 endo－龙脑、顺式冬青油醇、反式辣薄荷醇、反式香芹醇、α－荜澄茄烯、α－依兰烯、α－古巴烯、γ－石竹烯、香树烯、香橙烯、β－桉叶烯、α－衣兰油烯、γ－杜松萜烯、δ－杜松萜烯、d－橙花叔醇、蛇麻烯氧化物。

部分化合物结构图如下：

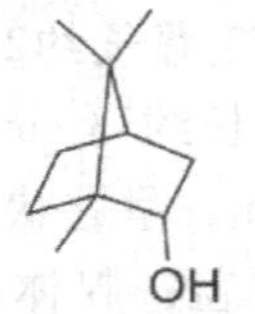

| 龙脑 | 肉桂酸甲酯 | 樟脑 | 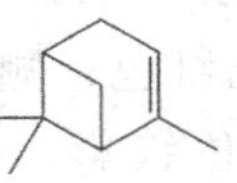 α－蒎烯 | 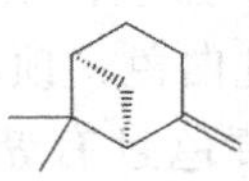 β－蒎烯 | 桉叶素 |

| 对－聚伞花素 | 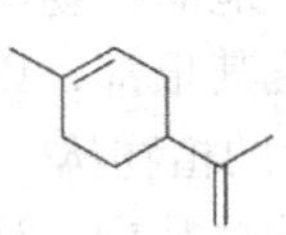 柠檬烯 | γ－松油烯 | 石竹素 | 桉叶油醇 |

| β－榄香烯 | 乙酸己酯 | 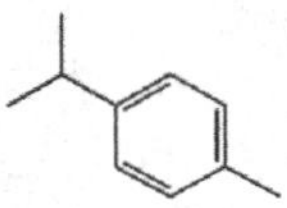 对伞花烃 | 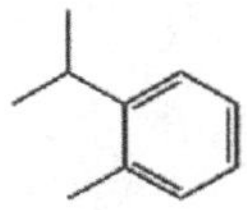 邻异丙基苯 | 沉香醇 |

| 松香芹醇 | 枯茗醛 | 香草醇 | 薄荷酮 | 水芹醛 |

| 乙酸龙脑酯 | 紫苏醇 | 香芹酚 | 橙花醇乙酸酯 |

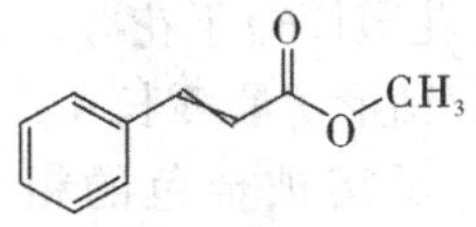

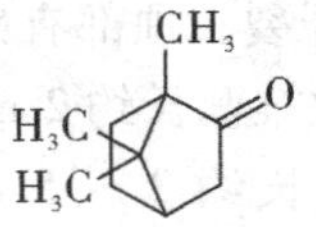

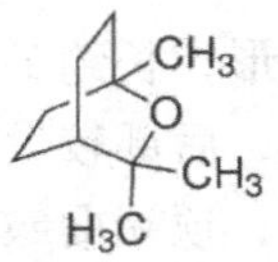

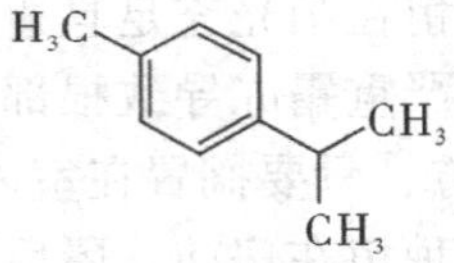

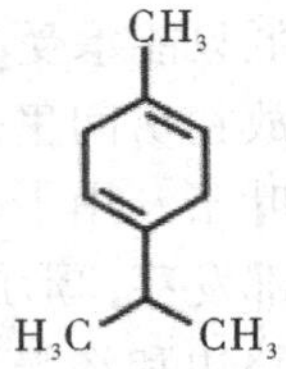

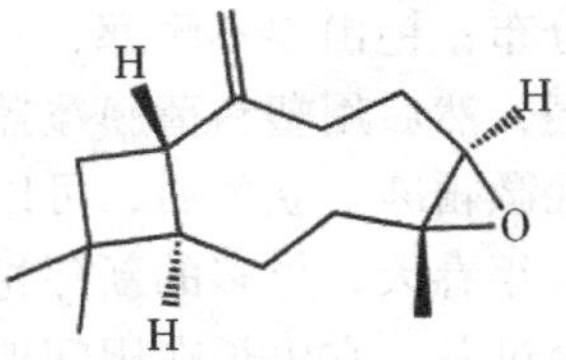

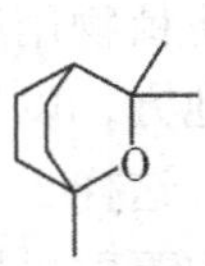

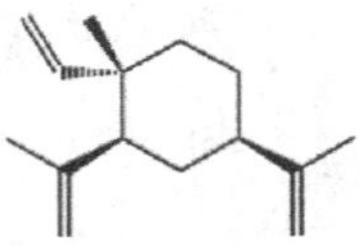

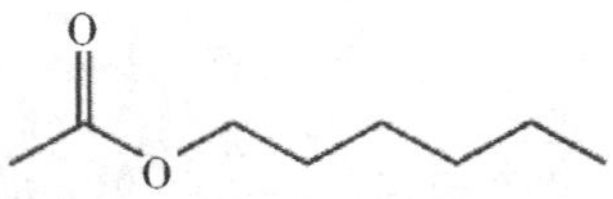

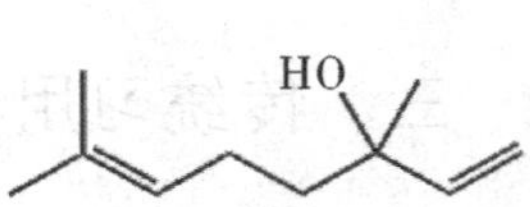

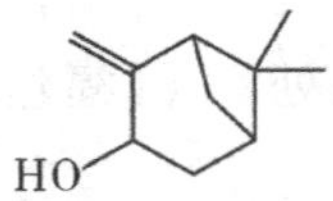

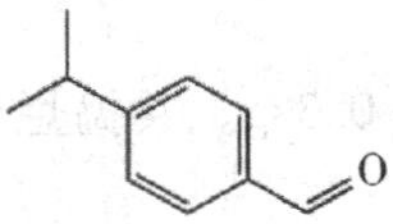

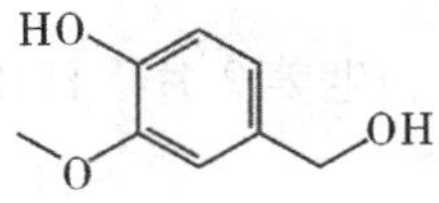

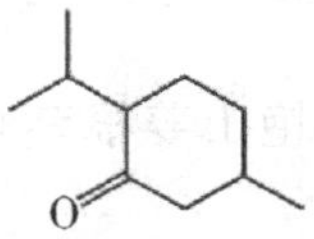

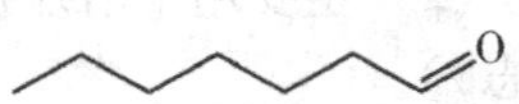

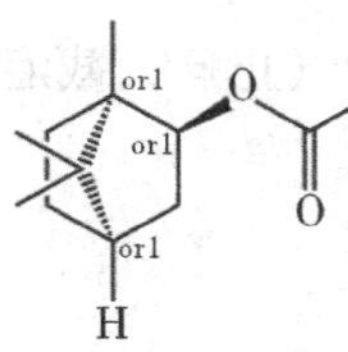

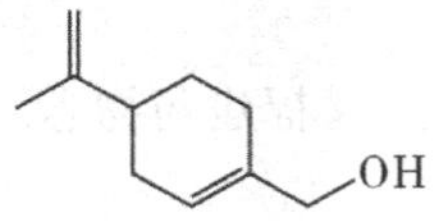

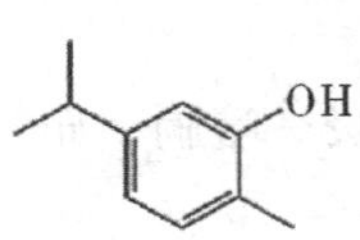

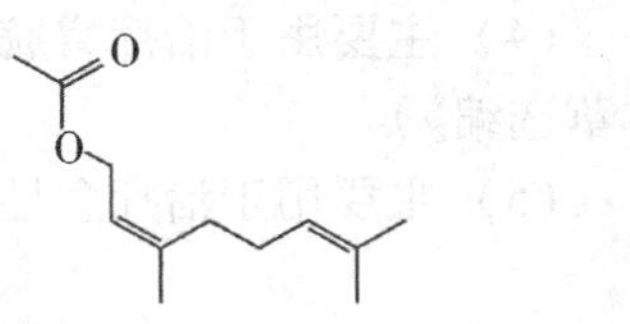

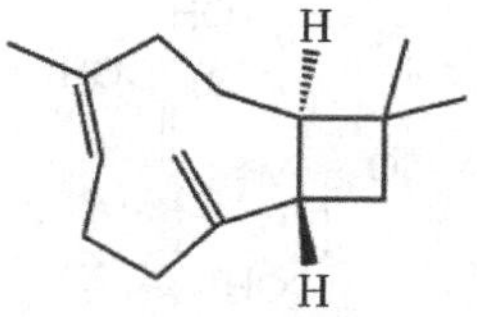

β-石竹烯 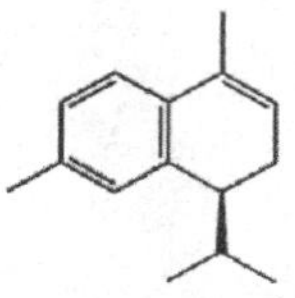　　　　　α-二去氢菖蒲烯　　　　橄香醇

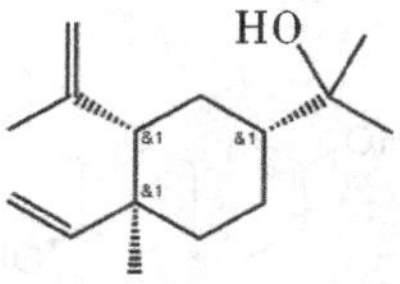

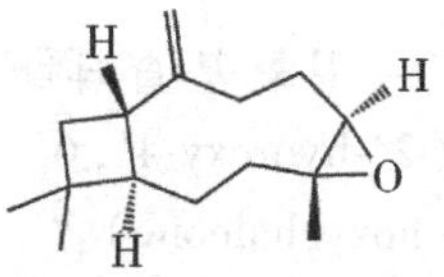

石竹烯氧化物 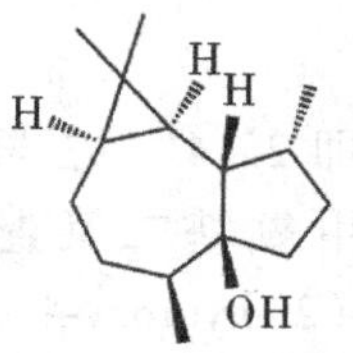　　　喇叭茶醇 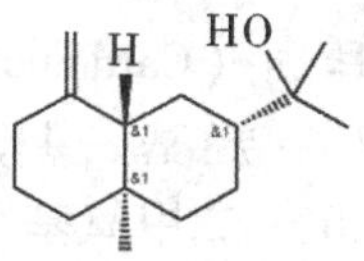　　　β-桉叶油醇 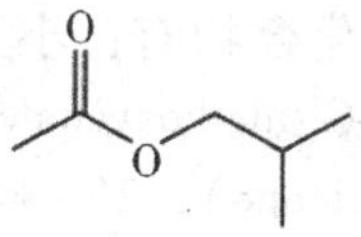　　　乙酸异丁酯

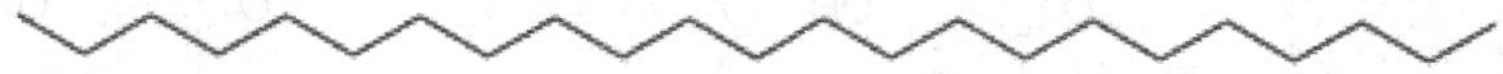

二十三烷

（二）萜类化合物

该类化合物有：半日花烷型二萜如 8(17),12-半日花二烯-15,16-二醛、15,16-双去甲半日花-8(17),11-二烯-13-酮。

化合物结构图如下：

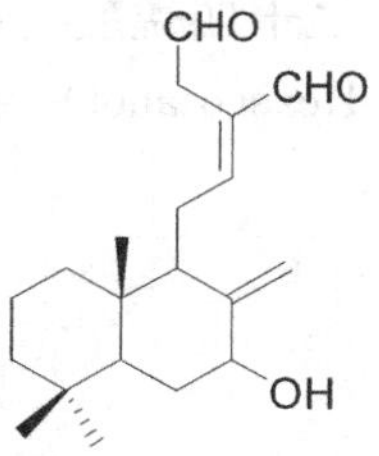

8(17),12-半日花二烯-15,16-二醛 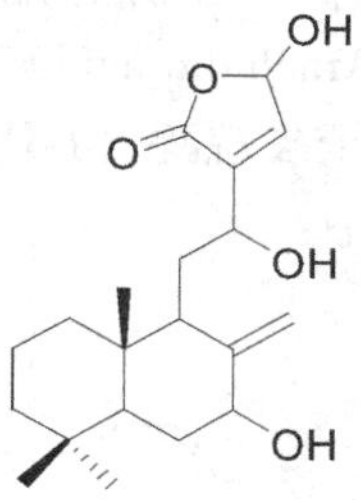　　15,16-双去甲半日花-8(17),11-二烯-13-酮

（三）黄酮类成分

1. 二氢黄酮

该类化合物有：山姜素（Alpinetin）。

化合物结构图如下：

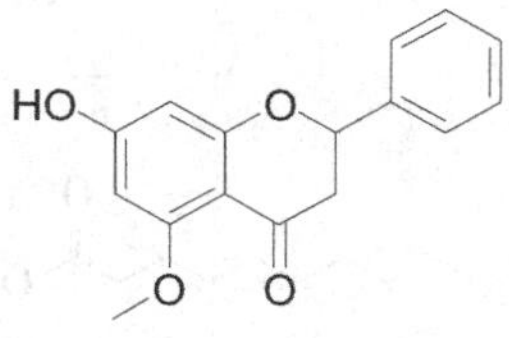

山姜素

2. 黄烷-3-醇类

该类化合物有：（+）-儿茶素[（+）-Catechin]、（-）-表儿茶素[（-）-Epicatechin]。

化合物结构图如下：

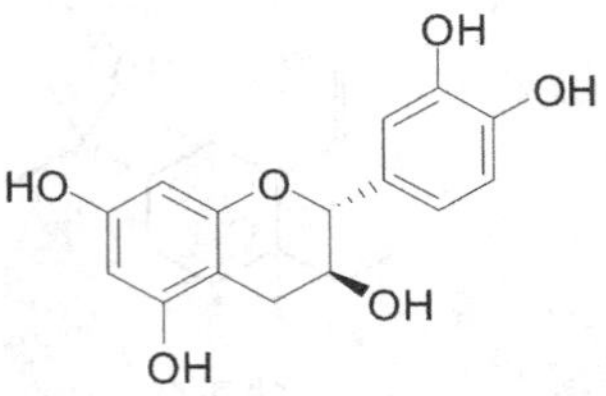

（＋）－儿茶素［（＋）-Catechin］ 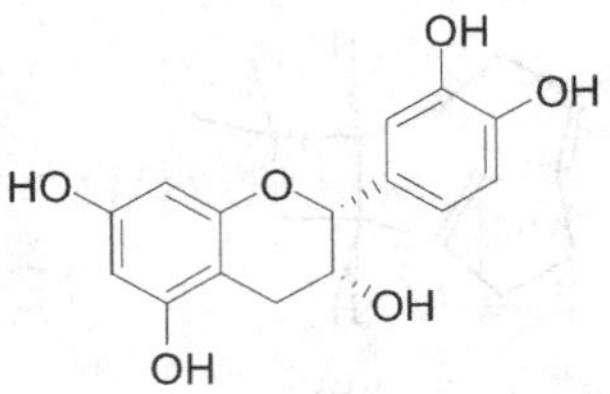   （－）－表儿茶素［（－）-Epicatechin］

3．查耳酮

该类化合物有：小豆蔻查耳酮（Cardamonin），即 2′,4′－二羟基－6′－甲氧基查耳酮（2′,4′-dihydroxy-6′-methoxychalcone），2′－羟基－4′,6′二甲氧基二氢查耳酮（2′-hydroxy-4′,6′-dimethoxy dihydrochalcone），2′－羟基－4′,6′－二甲氧基查耳酮（2′-hydroxy-4′,6′-dimethoxychalcone）。

化合物结构图如下：

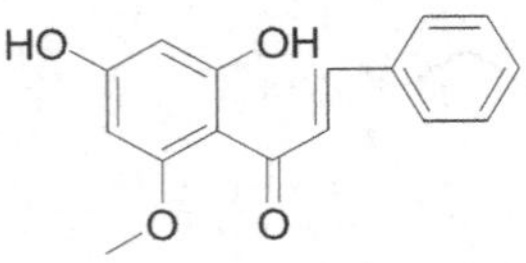

小豆蔻查耳酮 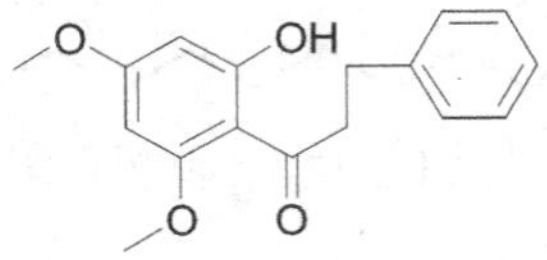   2′－羟基－4′,6′二甲氧基二氢查耳酮 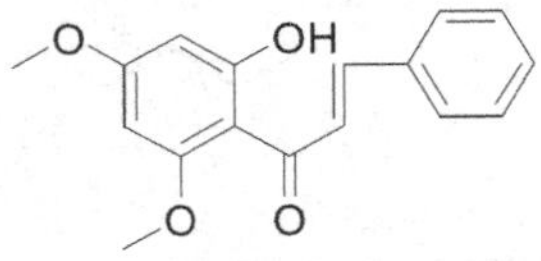   2′－羟基－4′,6′－二甲氧基查耳酮

（四）甾醇类化合物

该类化合物包括：β－谷甾醇（β-Sitoterol）、菜油甾醇（Campesterol）、豆甾醇（Stigmasterol），脂肪酸及其酯类如棕榈酸－β－谷甾醇酯（β-Sitoteryl palmitate），由棕榈酸（Palmitic acid）、硬脂酸（Stearic acid）、花生酸（Arachidic acid）、山萮酸（Behenic acid）、二十四烷酸（Lignoceric acid）、二十烷醇（l-Eicosanol）、二十二烷醇（1-Docosanol）、二十六烷醇（1-Hexacosanol）组成的混合酯。

部分化合物结构图如下：

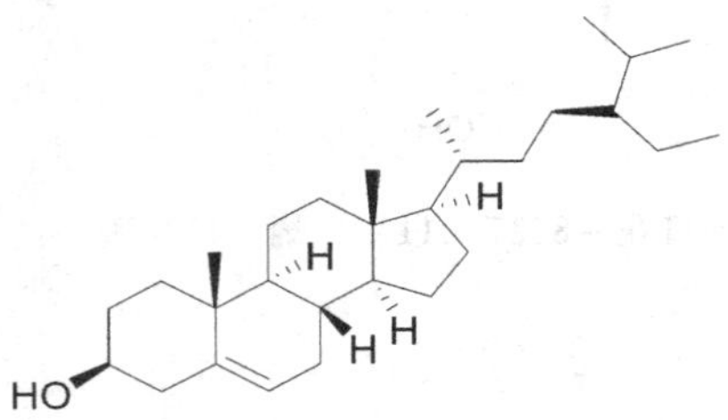

β－谷甾醇 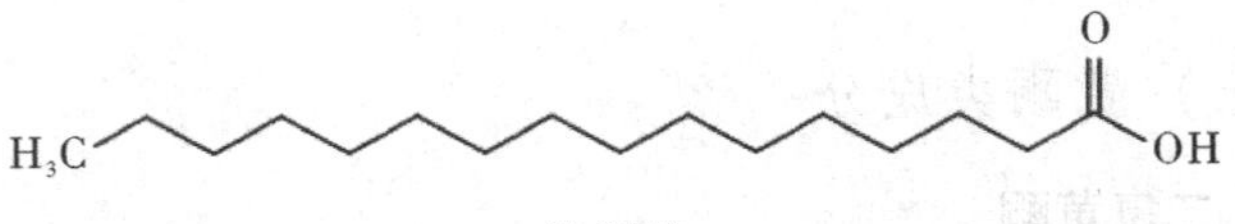   棕榈酸

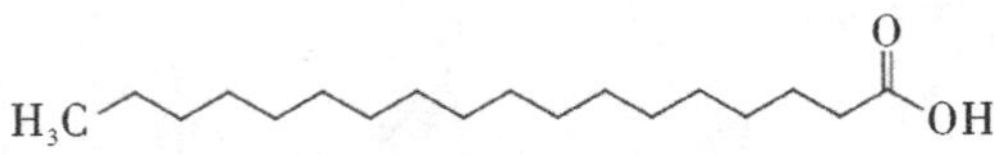

硬脂酸 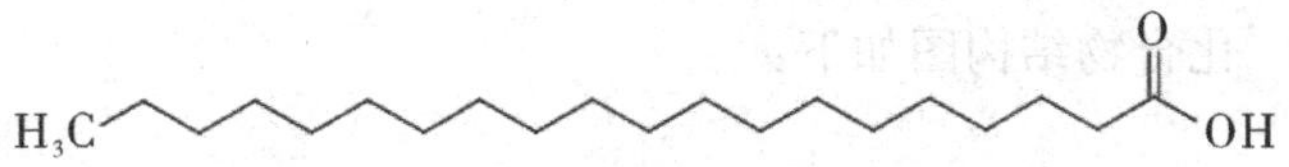   花生酸

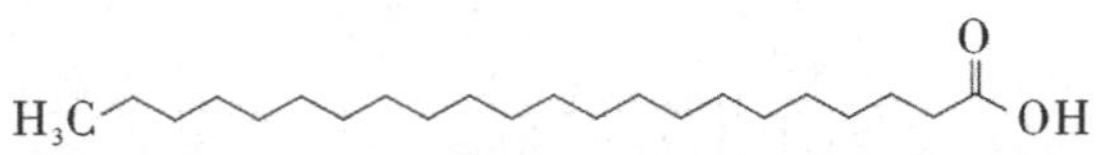

山萮酸 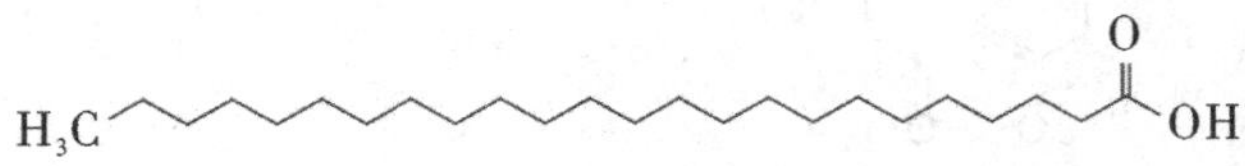   二十四烷酸

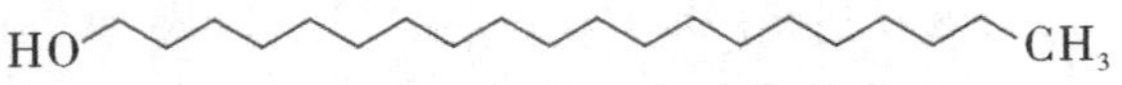

二十烷醇 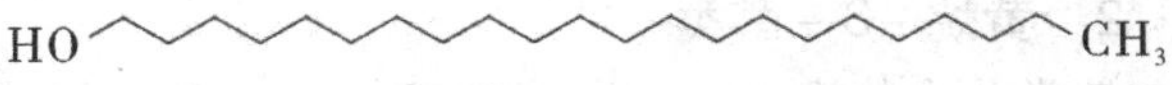   二十二烷醇

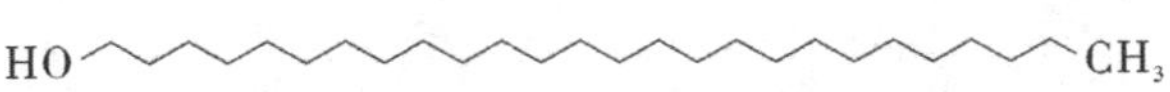

二十六烷醇

（五）其他类化合物

该类化合物有：吡喃酮类化合物如二氢 –5,6 – 去氢卡瓦胡椒素（Dihydro-5,6-dehydrokawain）、5,6 – 去氢卡瓦胡椒素（5,6-Dehydrokawain）。

化合物结构图如下：

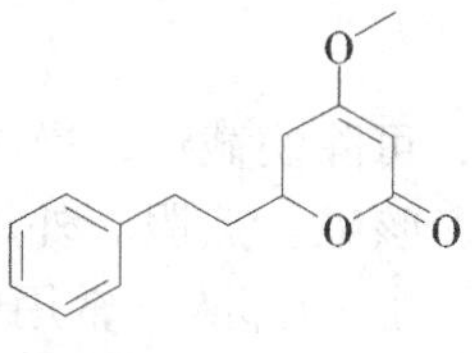

二氢 –5,6 – 去氢卡瓦胡椒素 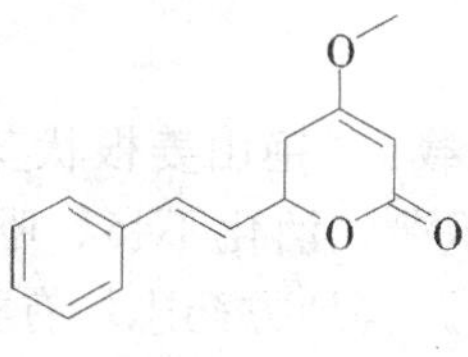　　　　5,6 – 去氢卡瓦胡椒素

五、质量研究

（一）鉴别实验

1．性状鉴别

果实长约 2 cm，直径 1.5 cm，球形，两端稍尖，黄褐色，稍有光泽，有 10 多条凸起的纵棱。顶端有一突起，为花被残基部，基部有部分果柄断裂。种子簇排列松散，易于分散，假种皮为膜质白色。种子为多面体，长 4～5 mm，直径 3～4 mm。味淡，略辛。

2．显微鉴别

种子横切面上种皮的表皮细胞呈正方形，下皮由 2～3 列细胞组成，呈矩形或正方形，沿切线方向排列，含有黄棕色物质。色素层由几列棕色细胞组成，其中有分散的类圆形油滴。内种皮是一列栅栏状的石细胞，棕黄色，具有非常厚的内壁和侧壁。小管腔含有硅质物质。胚乳细胞含有草酸钙方形晶体。粉末呈灰棕色。假种皮细胞很大，通常成簇；单个细胞呈纺锤形，有些呈椭圆形，末端更大，胞腔含有颗粒。表皮细胞为多角形，下皮细胞常常与之重叠。下皮细胞壁较薄。石细胞多呈圆形或圆形。油细胞大，卵圆形，含有棕色物质。

3．理化鉴别

取 1 g 本品粗粉，加入 10 mL 石油醚，浸泡过夜，滤液呈棕色。用紫外灯（365 nm）观察，显示黄色和白色荧光；滴加 5% 香草醛 – 浓硫酸，呈现紫色至深紫色。

4．薄层鉴别

取本品粗粉 2 g，加入 15 mL 乙醚，浸泡 2 h，过滤；使滤液中乙醚挥发，残留物用 0.5 mL 甲醇溶解，作供试品溶液。此外，取对照品龙脑和无水乙醇制成每 1 mL 含 20 mg 的溶液，再加无水乙醇制成 10% 的溶液作为对照品溶液。分别吸取供试品溶液 5 μL 和对照品溶液 3 μL，点在同一硅胶 G 色谱板上，用正己烷 – 乙酸乙酯（85∶15）展开，展开 15 cm，取出后，喷洒 2% 香草醛 – 硫酸溶液，在 105 ℃下烘烤 10 min。供试品色谱图和对照品色谱图的相应位置显示相同颜色的斑点。

（二）含量测定

1．桉油精的含量测定

采用挥发油提取器回流提取艳山姜挥发油，采用外标法测定艳山姜药材中桉油精的含量。贵州晴隆县、贞丰县、罗甸县及云南罗平产的艳山姜药材中桉油精的含量分别为 0.63 mg/g、0.54 mg/g、0.57 mg/g、0.52 mg/g。

2．槲皮素的含量测定

建立了测定艳山姜中槲皮素含量的高效液相色谱法，测定了 3 批不同产地的艳山姜中槲皮素的含量。贵州省贞丰县、晴隆县和罗甸县产的艳山姜药材中槲皮素含量分别为 0.36 mg/g、0.44 mg/g 和 0.96 mg/g。

3．去甲氧基醉椒素的含量测定

采用高效液相色谱法测定了艳山姜中去甲氧基醉椒素的含量。来自贵州晴隆县、贞丰县、罗甸县的艳山姜药材中去甲氧基醉椒素的含量分别为 5.8 mg/g、5.4 mg/g 和 6.9 mg/g。

六、防治消化系统疾病史记

民间与史书记载

《常用中草药手册》记载："艳山姜根状茎和果实，可除痰截疟，燥湿祛寒，健脾暖胃。可用于脘腹冷痛，胸腹胀满，痰湿积滞，消化不良，呕吐腹泻，咳嗽。煎服。外用捣烂敷。"此外，还有《福建药物志》《广西本草选编》等地方药志均有类似记载。广州部队《常用中草药手册》记载："燥湿祛寒，除痰截疟，健脾暖胃。治心腹冷痛，胸腹胀满，痰食积滞，消化不良，呕吐腹泻。"《广西本草选编》记载："燥湿散寒，行气止痛，截疟。主治胃脘冷痛，消化不良，呕吐泄泻，疟疾。"《福建药物志》记载："主治急性胃肠炎，噎膈，疝气，痔。"

七、现代药理与机制研究

（一）抗溃疡

艳山姜水提物中的二氢 -5,6 -去氢醉椒素和 5,6 -去氢醉椒素可以抗实验性胃溃疡和十二指肠溃疡。此外，山柰酚成分还具有明显的抗溃疡作用，其作用机制可能是通过对白三烯和 PGE 的影响而产生抗溃疡效果，因为后两种物质在胃肠黏膜损伤的病因中起着重要作用。

（二）促胃排空

以 20%、40%、60%、80% 和 100% 的艳山姜叶汁为实验组，生理盐水为空白对照组，分别灌胃给正常小鼠相同剂量的上述 6 种溶液，并以 0.1% 甲基橙溶液作为标记物，通过测定甲基橙在胃中的残留率，计算小鼠的胃排空率，并进一步探讨艳山姜叶汁浓度变化对胃排空的影响。结果与生理盐水相比，20%、40%、60%、80% 和 100% 艳山姜叶汁能促进小鼠胃排空（$P < 0.05$），同时随着艳山姜叶汁浓度的增加，小鼠胃排空作用更为明显。

（三）降血压

艳山姜挥发油及其主要成分松油烯 -4 -醇具有降血压作用。松油烯 -4 -醇对醋酸脱氧可的松诱导的高血压小鼠的降压作用强于单侧肾切除和血压正常的小鼠，在相同剂量下松油烯 -4 -醇的降压作用更强。进一步研究发现，其降压作用与促进血管平滑肌的松弛有关。

艳山姜水提物中的黄酮类化合物，包括芦丁、山柰酚 -3 -O -芸香苷和山柰酚 3 -O -葡萄糖醛酸苷，也具有明显的降压作用。现代研究表明，芦丁可以放松血管平滑肌，拮抗血管紧张素 Ⅱ 和 PGE 的释放，并起到降压作用；山柰酚 -3 -O -葡糖醛酸苷能明显抑制血管紧张素转化酶的活性，从而治疗高血压。在构效关系研究中，发现芦丁的配基槲皮素和山柰酚 -3 -O -葡糖醛酸苷的配基山柰酚是最强的血管舒张活性成分。

（四）抗炎、镇痛

艳山姜挥发油对急性炎症模型有明显的拮抗作用，可以显著减少化学和热刺激引起的疼痛模型的身体扭动次数并延长疼痛阈值，提示艳山姜挥发油具有显著的抗炎和镇痛作用。艳山姜的挥发油具有镇痛作用，与此作用有关的物质主要是 1,8 -桉油酚、松油烯 -4 -醇和 γ -松油烯。镇痛机制可能涉及中枢神经系统，包括阿片受体，或直接通过抗炎作用。

（五）抗心肌缺血

艳山姜水提物可增强心脏功能，改善缺血再灌注引起的心肌组织生化变化（ATP 和磷酸肌酸减少，无机磷和 MDA 增加），特别是对缺血再灌注期间血流的变化具有显著的调节作用。可以在血液缺乏的情况下增加冠状动脉血流量，减少再灌注后的冠状动脉灌注量，减少活性氧对冠状动脉内皮的损伤，减轻心肌负荷。

（六）降血脂、抗动脉粥样硬化

艳山姜种子粉末及其挥发油具有明显的调节血脂作用，可显著降低血清 TC、TG 和 LDL-C 含量，增加肝脏系数，特别是 HDL-C 含量。提示该药是一种有效的高密度脂蛋白胆固醇升高调节剂，可有效预防和治疗高胆固醇血症和高甘油三酯血症，降低动脉粥样硬化的发生率。其作用机制可能与槲皮素、芦丁和多酚类物质降低肝脏中与脂肪酸合成相关的各种酶活性以及降低肝脏中 mRNA 水平有关。

（七）抗氧化

艳山姜叶 50% 热甲醇提取物具有显著的抗氧化作用，且可提高 SOD 活性和 DPPH 自由基清除能力。种子粉末及其挥发油也具有明显的抗氧化作用。种子中所含的槲皮素、芦丁、多酚类物质具有轻微的抗脂质过氧化作用，对 DPPH 自由基有较强的清除作用。

（八）抗焦虑、抑郁活性

近年来，艳山姜的抗抑郁活性受到广泛关注。研究表明，艳山姜具有抗精神病和抗氧化作用，可能具有治疗精神分裂症的作用。艳山姜挥发油可以防止过度的氯胺酮运动，减少睡眠潜伏期，增加睡眠时间，但对运动协调没有影响。文献记载与丙咪嗪类似，艳山姜乙醇提取物可以显著缩短尾部悬吊实验中的不动时间。在尾部悬吊实验中，艳山姜乙醇提取物和地西泮显著增加了在光照侧的时间。艳山姜叶的提取物可能通过多巴胺能和/或去甲肾上腺素能系统发挥作用，但不通过 5 - 羟色胺能或谷氨酸系统发挥抗焦虑作用。艳山姜叶的提取物具有类似于单胺抗抑郁药的作用，且具有更好的安全性。

（九）其他作用

艳山姜挥发油对大鼠坐骨神经复合动作电位有明显的抑制作用，且呈剂量依赖性，但抑制作用在 180 min 后呈现可逆现象。艳山姜水提取物中的二氢 - 5,6 - 二氢哌啶和 5,6 - 二羟基哌啶对花生四烯酸和胶原诱导的血小板聚集有明显的拮抗作用，并能抑制 ATP 的释放。此外，作为化妆品材料，艳山姜还具有抑制 MMP-1，促进胶原蛋白合成及雌激素样、成纤维细胞增殖的作用。艳山姜氯仿提取物具有明显的抗贾第虫滋养体作用，即 $IC_{50} < 100\ \mu g/mL$，表明艳山姜可作为治疗贾第虫肠道感染的药物。

八、艳山姜方剂的临床应用

治胃痛：艳山姜、五灵脂各 6 g，共研末。每次 3 g，温开水送服。用于胃痛、痛疝、急性胃肠炎和体质虚弱久咳等。据《经验方》记载："治心腹冷痛，大草蔻 9 g，煎汤内服；治呕吐腹泻，大草蔻 6 g，煎汤内服。"

九、产品开发与利用研究

艳山姜在化妆品中的应用：艳山姜叶提取物可以抑制酪氨酸酶活性，并将其抗氧化活性反映为脂氧合酶活性，可用于皮肤美白产品；它可以促进胶原蛋白和谷胱甘肽的产生，显示出激活皮肤的效果，可以用于抗衰老化妆品。其提取物可以抑制皮肤癣菌、白色链珠菌和口腔病菌，不仅可以增强皮肤的活性，而且可以活化肌肤，具有抗氧化、抗衰老的作用。其提取物还能用作头发促进剂，可以促进头发的生长，同时可以保湿，抑制臭味产生。浓度稍高的提取物在外用时具有刺激性，对受伤的皮肤更具刺激性。目前开发应用的化妆品有：娥佩兰凝润保湿润肤霜、娥佩兰凝润保湿洁面乳、美丹诗亮颜祛斑美白精华素、伊丽莎白雅顿金致磨砂膏、伊丽莎白雅顿金致修护乳液、伊丽莎白雅顿金致修护日霜、伊丽莎白雅顿时空甦活霜、伊丽莎白雅顿金致磨砂面膜等。

该物种在贵州具有较大的产量和储量，可以大量开发利用。有些地方将艳山姜的果实称为"砂仁果"，将其用作香料。艳山姜有助于消化。在菜肴中加入一些艳山姜，不仅可以改善菜肴风味和新鲜度，还可以增加食欲。艳山姜能清肠通便，便秘的人可以多吃艳山姜来调理身体。其含有高纤维成分，可以增加便秘的治疗效果。艳山姜也可以与蜂蜜混合饮用。

在台湾，艳山姜的使用更为普遍。艳山姜的茎状叶鞘，在阳光下晒干，可以编织成绳子、篮子、垫子和其他编织物。此外，台湾居民还用艳山姜的宽大叶子来包粽子。艳山姜的嫩茎可以作为生姜的替代品。在四川泸州以及重庆和贵州的部分地区，人们也用艳山姜叶来包裹黄糍粑。

艳山姜精油杀虫剂：二氧化硅 5～10 份、紫茎泽兰草 20～25 份、艳山姜精油 1～2 份、95%乙醇 3～5 份。紫茎泽兰草和艳山姜精油结合，能够协同促进杀虫效果，如果同时加入二氧化硅和 95%乙醇为辅料，能够得到高效、低毒、低残留的艳山姜精油杀虫剂。其选择性强、无污染及抗性发展缓慢等优点，不仅利用了丰富的艳山姜资源，而且拓展了艳山姜的用途。

参考文献

[1] 张彦燕，沈祥春. 艳山姜化学成分及药理作用研究进展 [J]. 中药药理与临床，2010，26（5）：179－181.

[2] 陶玲，沈祥春，彭佼，等. 艳山姜挥发油抗炎镇痛作用的实验研究 [J]. 中国医院药学杂志，2010，30（9）：722－724.

[3] 沈小芳，蔡秀蓉，蔡学明，等. 探究艳山姜叶汁对胃排空的影响 [J]. 牡丹江医学院学报，2014，35（6）：79－81.

[4] 黄家宇，李莉，刘青，等. 气相色谱法测定艳山姜中的桉油精 [J]. 华西药学杂志，2014，29（3）：326－327.

[5] 李莉，黄家宇，刘青，等. 艳山姜中槲皮素含量的高效液相色谱法测定 [J]. 时珍国医国药，2013，24（7）：1596－1597.

[6] 李莉，黄家宇，盛钰，等. HPLC 测定艳山姜中的去甲氧基醉椒素 [J]. 华西药学杂志，2013，28（3）：309－310.

[7] 刘文艺，林玲，苏赤连，等. 艳山姜精油在制备抗紫外光老化药物中的应用 [P]. 广东省：CN114272342A，2022－04－05.

[8] 严宽，裴紫豪，余泓谷，等. 一种艳山姜精油杀虫剂及其制备方法和应用 [P]. 四川省：CN115088738A，2022－09－23.

[9] 白新鹏，白雪，司德洋，等. 一种椰子油基抗菌消炎卸妆油及其制备方法 [P]. 海南省：CN111870557A，2020－11－03.

黑 果 山 姜

一、基源

该药物来源于山姜属植物黑果山姜 [*Alpinia nigra* (*Gaertner*) B. L. Burtt.]，传统以其根茎和种子团入药。

二、形态特征与分布

形态特征：直立草本，高 1.5～3 m。叶片长 25～40 cm，宽 6～8 cm，披针形或椭圆状披针形；顶端和基部稍尖，两面均无毛。无柄或短柄，叶舌长 4～6 mm，无毛。圆锥花序长 20～30 cm，直立，分枝长 2～8 cm，较少，花序轴与分枝密被柔毛。苞片长约 5 mm，卵形；小苞片呈漏斗状，被柔毛。花粉红色，在分枝上成近伞形花序式排列，小花梗长 3～5 mm；花萼长 5～10 mm，棒状，顶端具 2～3 齿，侧裂至 2/3，花萼被短柔毛；花冠管长约 8 mm，裂片长约 1.2 cm，长圆形，被短柔毛，背裂片较宽，兜状；侧生退化雄蕊长约 3 mm，钻状；具柄唇瓣长达 2.5 cm，3 裂，倒卵形，中裂片先端分裂成 2 枚，呈三角状齿，侧裂片先端圆形；唇瓣较雄蕊长；雄蕊长约 8 mm，花丝线形，花药长约 5 mm。上位腺体长 1～2 mm。蒴果直径 1.2～1.5 cm，圆球形，被短柔毛，蒴果成熟时呈黑色，中部光滑，先端冠以宿存的花萼，顶端冠以残花，不规则开裂，果梗长 5～10 mm。种子宽约 5 mm，黑色。花期在 6～7 月，果期在 8～9 月。

生长环境与分布：黑果山姜喜欢较暖且湿润的环境，在沼泽以及浅水中长势良好；在阳光充足和排水较好的环境中，花期较长，花期为 5 月上旬持续到 10 月下旬。黑果山姜通常生长于海拔 900～1100 m 土壤肥沃、疏林、密林中荫湿之地。主要分布于我国云南省西双版纳、澜沧、耿马、盈江等地区；印度、斯里兰卡、尼泊尔也有分布。

三、传统习用

其味辛、甘，性平。入肝脏、脾脏和胃三经。能理气消滞、解毒消肿。用于食物停滞、昆虫和蛇咬伤。在印度特里普拉邦地区，黑果山姜枝叶的汁液可以用来治疗肠道寄生虫感染，此外，黑果山姜也被当地人民作为喜食的蔬菜和调味品；在印度阿萨姆邦地区，黑果山姜的茎、叶和根中的乙醇提取物可用于治疗骨质疏松症、月经不调、黄疸、胃溃疡等。在泰国，黑果山姜的根茎也被用作蔬菜食用以及食品添加剂使用。

四、化学成分

（一）挥发油类化合物

黑果山姜叶中含有樟脑（Camphor）、莰烯（Camphene）、Methyl-3,7-dimethyl-2,6-octadienoic acid、桃金娘烯醇（Myrtenol）、4-methyl-1-(1-methylethyl)-3-cyclohexen-1-ol、棕榈酸（Palmitic acid）、反式石竹烯（trans-caryophyllene）、朱栾倍半萜（Valencene）、1,8－桉叶油素（1,8-cineole）、β－蒎烯（β-Pinene）、α－蒎烯（α-Pinene）、胡萝卜醇（Carotol）、反式马鞭烯醇（trans-verbenol）、Campholene aldehyde、Δ4－蒈烯（Δ4-Carene）等。

部分化合物结构图如下：

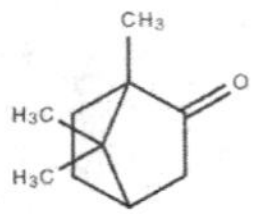

樟脑 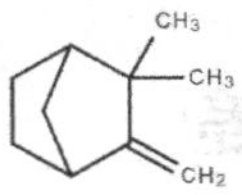　　　　莰烯 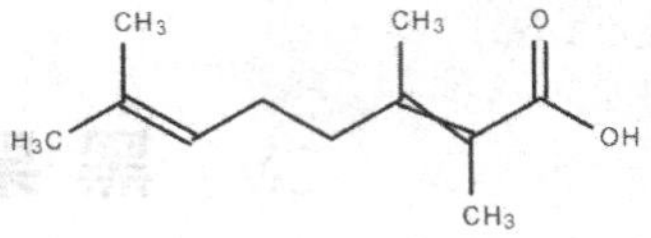　　　　methyl-3,7-dimethyl-2,6-octadienoic acid

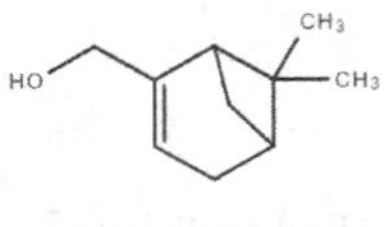

桃金娘烯醇 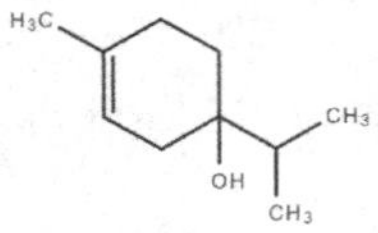　　　　4-methyl-1-(1-methylethyl)-3-cyclohexen-1-ol

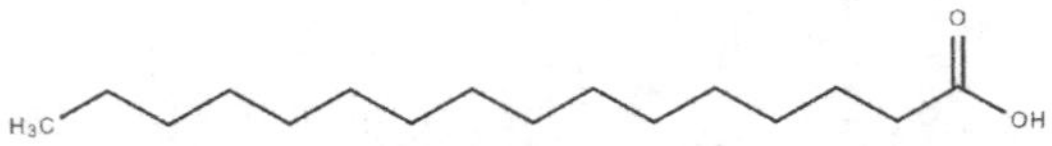

棕榈酸 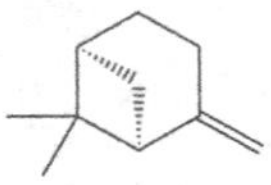　　　　β-蒎烯 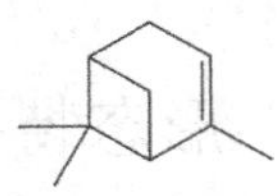　　　　α-蒎烯

（二）萜类化合物

该类化合物有：8(17),12(E)-半日花-15,16-二烯［(E)-labda-8(17),12-diene-15,16-dial］和8β,17-环氧半日花二烯-12(E)-烯-15,16-二醛［(E)-8β,17-epoxy labda-12-ene-15,16-dial］。

化合物结构图如下：

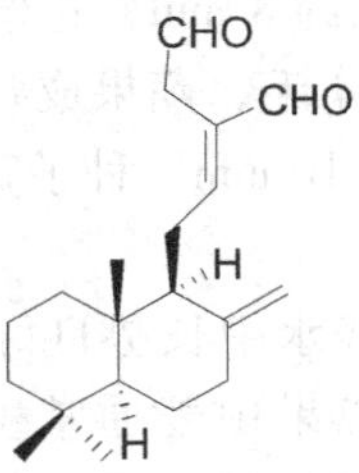

8(17),12(E)-半日花-15,16-二烯 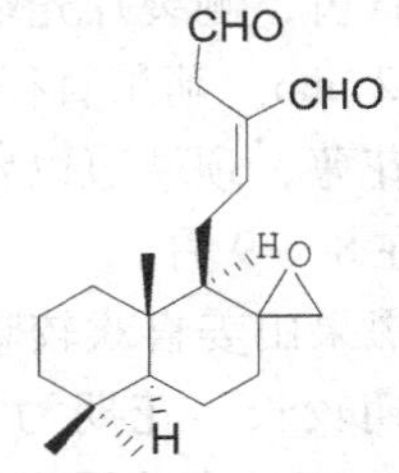　　　　8β,17-环氧半日花二烯-12(E)-烯-15,16-二醛

（三）黄酮类化合物

该类化合物有：黄芪苷（Astragalin）、山柰酚-3-O-葡萄糖醛酸苷（Kaempferol-3-O-glucuronide）。

化合物结构图如下：

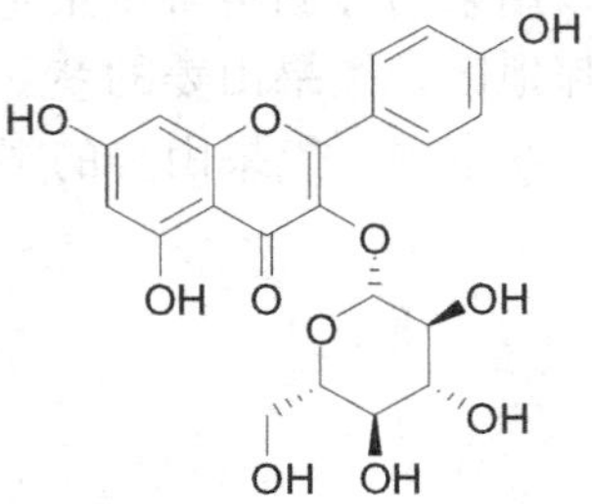

黄芪苷 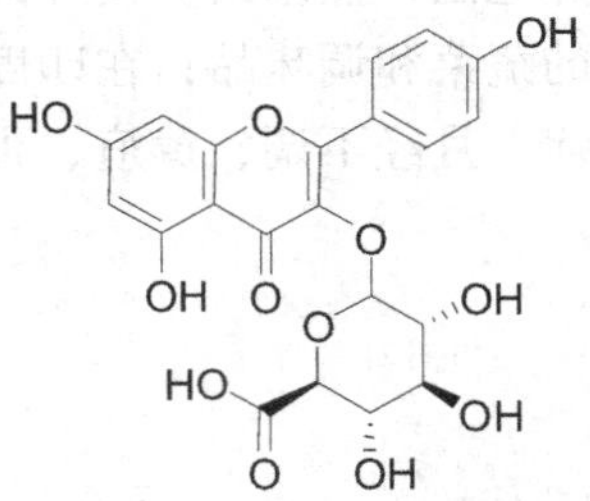　　　　山柰酚-3-O-葡萄糖醛酸苷

（四）其他

该类化合物有：植物烯醛（Phytenal）、Tinin C、对羟基桂皮酸甲酯（p-Hydroxycinnamicmethyleste）、(-)-(7R,8S)-赤式-愈创木基丙三醇［(-)-(7R,8S)-erythro-guaiacylglycerol］、(-)-(7R,8R)-赤式-愈创木基丙三醇［(-)-(7R,8R)-erythro-guaiacylglycerol］、松柏醛（Coniferaldehyde）、香草醛

（Vanillin）、槲皮素（Quercetin）、槲皮苷（Quercitrin）、异槲皮苷（Isoquercitrin）、三十七烷酸 – α – 单甘油酯（Heptatriacontanoicacid 2,3-dihydroxypropylester）、三十七烷酸 – β – 单甘油酯（Heptatriacontanoicacid 1,3-dihydroxypropylester）、三十五烷酸 – β – 单甘油酯（Pentatriacontanoicacid 1,3-dihydroxypropylester）。

部分化合物结构图如下：

植物烯醛　　　　　松柏醛　　　　　香草醛

槲皮素　　　　　槲皮苷　　　　　异槲皮苷

五、质量研究

（一）鉴别实验

1. 性状鉴别

根茎长 30～120 cm，长圆柱形，分枝较少，鲜时直径 1.5～4 cm，质地海绵状；表面灰白色或浅棕色，节上有稀疏的节；鳞片状叶鞘，细长的须根；切面灰白色，内皮层环明显，可见小孔和静脉。干燥后的根茎直径为 0.5～1 cm，明显萎缩，表面呈褐色，纵向皱纹细，连接突出；断面灰棕色；质柔韧。根细长，长 10～30 cm，直径 0.2～0.4 cm，须状，干燥后明显收缩。气味芳香而特殊，味微苦。

2. 显微鉴别

根茎横截面（直径约 1.7 cm）：1 列表皮细胞，类长方形或类方形，切向 14～33 μm，径向 13～28 μm。皮层较宽，约占根茎半径的 2/3；外侧 5～7 列，圆形和多边形细胞，直径 21～84 μm，排列紧密。内部细胞类圆形或类椭圆形，直径 15～45 μm，细胞间隙明显，逐渐呈圆形和链状排列，形成一个大的气腔；叶迹（根迹）有许多维管束，外部坚韧。韧皮部多为筛管和伴胞，直径 3～8 μm，木质部导管 1～2 个，导管直径 45～125 μm；维管束鞘纤维断续成环；外纤维 1～2 列，内纤维 3～5 列，纤维直径 5～15 μm，壁稍厚。内皮层不明显，是 1 列扁平的薄壁细胞，切向 23～54 μm，径向 16～36 μm，凯氏点不明显。中柱较宽广；中柱鞘是 1 列薄壁细胞，细胞扁平矩形，在切向上拉长，在切方向上 21～58 μm，径向 13～24 μm。维管束数量众多、分布分散，在周鞘附近稍密排列成一个切向不连续环，可见外部柔韧的小韧皮部细胞、筛管和伴胞，直径 3～10 μm。大多数木质部导管为 1 个，少数为 2 个，直径 75～150 μm，维管束鞘为 1～3 列多角形纤维，纤维直径 5～15 μm。壁稍厚，分泌细胞分散在皮层和中柱，直径 18～36 μm，含有均匀的淡黄色或不均匀的黄色颗粒。

叶横切面（中脉部分）：上、下表皮细胞各 1 列，类似正方形或长方形，沿切线方向略微延伸，切向 12～22 μm，径向 10～18 μm；下表皮的外侧覆盖着角质层。上表皮内侧有一条厚壁组织带，由 4～8 列厚壁细胞组成，细胞是圆形的，大小不同，直径 7～37 μm，大多数细胞壁厚，管腔小。叶肉栅栏组织细胞排列成 1 列，在中脉部分断裂（不通过中脉）。中脉有许多维管束、大小不一，从上到下排列成 4 列，均为外韧型。最上一列较小，由 4～6 个近似圆形的维管束组成，这些维管束稍微分散。大多数木质部导管为 1 个，少数为 2～3 个，直径为 20～40 μm，维管束鞘纤维连成环状。第二列维管束中等大小，由 3～5 个长圆形维管束组成，排列有序。导管 5～10 个，大小悬殊，其中 1～2 个较大，直径 50～80 μm，维管束鞘纤维呈间歇性环状，大多在中间断裂。第三列是一个大的椭圆形维管束，6～9 个，排列整齐，每个维管束有 8～16 个导管，大小悬殊，其中 1～4 个较大，直径 45～85 μm，维管束鞘纤维呈间歇性环状，大多在中间断裂。最下面的一排维管束较小，10 余个，维管束鞘纤维切向延伸，与相邻的维管束相连，并与上一排大维管束的下端整体相连。导管不止一根，直径 35～50 μm，维管束鞘呈环形或半圆形，下侧较宽。除了顶部的 1 个，其他 3 个维管束从上到下稍微错开。一些维管束有大的分泌腔。

（二）含量测定

采用高效液相色谱法测定了黑果山姜不同部位中黄芪苷（Sstragalin）和山柰酚 - 3 - O - 葡萄糖醛酸苷的含量。结果表明，种子团、果肉、种子、果皮中黄芪苷含量分别为 0.075%～0.152%、0.370%、0.035%、0.012%，山柰酚 - 3 - O - 葡萄糖醛酸苷含量分别为 0.926%～2.012%、3.043%、0.491%、0.056%。

根茎中未检测到上述两种化合物。印度黑果山姜植物中总生物碱、总黄酮和总酚的含量分别为 215 mg/g、54.14 mg/g 和 120.7 mg/g。

六、现代药理与机制研究

（一）肠道寄生虫毒杀作用

黑果山姜枝叶乙醇提取物可抑制胃肠道寄生虫棘盘瑞氏绦虫（Raillietina echinobothrida）、布氏姜片虫（Fasciolopsis buski）的神经肌肉乙酰胆碱酯酶，IC_{50} 值分别为 1.4 mg/mL、0.91 mg/mL；同时，酶动力学参数 Vmax 分别降低 33.10%、31.28%，Km 分别增加 81.30%、79.2%。黑果山姜乙醇提取物可抑制布氏姜片虫的碱性磷酸酶（alkaline phosphatase），IC_{50} 值为 1.1 mg/mL，酶动力学参数 Km 和 Vmax 同时改变。黑果山姜的乙醇提取物还可以抑制布氏血吸虫外壳的乙酰胆碱酯酶，使其外壳变形和解体。

（二）消炎作用

黑果山姜根茎中石油醚、乙酸乙酯和甲醇的混合溶剂提取物对角叉菜胶引起的大鼠足肿胀有抑制作用。用角叉菜处理 4 h 后，200 mg/kg 和 400 mg/kg 剂量的提取物对足部肿胀的抑制率分别为 27.13% 和 34.97%；在相同的条件下，100 mg/kg 的苯基丁氮酮（Phenylbutazone）对足部肿胀的抑制率为 35.45%。

（三）对中枢神经系统的抑制作用

黑果山姜叶甲醇提取物有一定的抗焦虑和镇静作用。在高架十字迷宫实验（elevated plus maze test）中，在 200 mg/kg 和 400 mg/kg 剂量下，黑果山姜叶甲醇提取物使小鼠进入开放臂的数量（open arm number，OAN）分别增加到 65.71 ± 2.332、80.27 ± 2.257，使小鼠进入开放臂的时间（open arm time，OAT）分别增加至 68.33 ± 3.757 s、86.13 ± 4.790 s；相同条件下，地西泮（Diazepam）在 1 mg/kg 剂量下使 OAN 增加至 76.28 ± 1.652，OAT 延长至 79.39 ± 5.182 s；对照组 OAN 仅为 55.880 ± 1.908，OAT 仅为 51.93 ± 7.372 s。在硫喷妥钠（Thiopental sodium）所致睡眠时间实验中，黑果山姜叶甲醇提取物在 200 mg/kg、400 mg/kg 的剂量下，使小鼠入睡时间（sleep onset time，SOT）分别缩短至 18.2 ± 1.655 s、10.4 ± 2.112 s，并使小鼠睡眠持续时间（sleep during time，SDT）分别延长至 120 ± 8.591 s、180 ± 4.324 s；相同条件下，地西泮（Diazepam）在 1 mg/kg 的剂量下使 SOT 缩短至 14.80 ± 0.860 s，使 SDT 延长至 149.8 ± 3.441 s；而对照组的 SOT 和 SDT 分别为 40.2 ± 1.655 s、47 ± 0.949 s。

（四）细胞毒作用

黑果山姜甲醇提取物的石油醚、乙酸乙酯和氯仿萃取部位在卤虫（Brine shrimp）致死实验中，都表现出细胞毒作用，LC_{50}值分别为 1.245 μg/mL、2.151 μg/mL、2.737 μg/mL，阳性对照硫酸长春新碱（vincristine sulphate）的 LC_{50} 值为 0.563 μg/mL。

（五）抗菌作用

黑果山姜中所含萜类化合物（E）-labda-8（17），12-diene-15，16-dial、（E）-8β，17-Epoxylabd-12-ene-15，16-dial 可破坏细菌细胞膜，对 3 种革兰氏阳性菌和 4 种革兰氏阴性菌产生抑制作用。

（六）抗氧化作用

在 DPPH、ABTS、一氧化氮和过氧化氢自由基清除实验中，黑果山姜叶的甲醇提取物表现出良好的活性，其中 DPPH、ABTS、一氧化氮和过氧化氢自由基 IC_{50} 值分别为 64.51 μg/mL、28.32 μg/mL、80.02 μg/mL 和 77.45 μg/mL。每克提取物中的总酚含量相当于 69.25 mg 水杨酸，总黄酮含量相当于 78.84 mg 槲皮素。在 DPPH 自由基清除实验中，黑果山姜种子的甲醇和乙醇提取物均显示出抗氧化活性，而其正己烷提取物则没有抗氧化活性。

（七）抗糖尿病作用

在传统医学中，黑果山姜可用于治疗糖尿病。糖尿病患者以各种形式使用黑果山姜，如口服黑果山姜汁是一种治疗糖尿病的天然疗法。2 型糖尿病是一种内分泌代谢紊乱疾病，2 型糖尿病患者的胰岛素功能和分泌反应受损。先前的研究报告表明，降低碳水化合物的消化速度可以通过抑制 α - 葡糖淀粉酶系统。另外，口服阿卡波糖通过与 α - 葡萄糖苷酶结合而导致不可逆的血糖水平降低，但结果显示了一些副作用，如肝毒性、腹泻、胀气和腹胀。因此，在 2 型糖尿病的实验中，植物天然产品治疗已成为一种替代方法，它可以显著抑制 α - 葡聚糖酶，并且比市售药物更有效、副作用更小。几十年来，植物天然产品一直被用于治疗糖尿病，主要是在发展中国家。富含多酚化合物（如醋烯、黄酮类、生物碱等多酚类化合物）的植物，在葡萄糖的利用中具有胰岛素样作用，可作为与 2 型糖尿病相关的关键酶（如 α - 葡萄糖苷酶）的良好抑制剂。从以往的报道中可以清楚地看出，从这些植物中获得的天然产物的生物活性与其抗氧化活性有关，其中许多植物还具有降血糖特性，例如姜属植物及其活性成分被广泛用于治疗糖尿病和其他疾病。

七、产品开发与利用研究

黑果山姜的根茎可以食用，如果把它放在锅里蒸熟，味道鲜美、微辣。其也可入药，具有益气解毒的作用，主要用于食滞和蛇虫咬伤，还可作为食品添加剂。

参考文献

[1] ROY B, SWARGIARY A, GIRI B R. Alpinia Nigra（Family Zingiberaceae）：an anthelmintic medicinal plant of north – east India［J］. Advances in Life Sciences, 2012, 2（3）：39 – 51.

[2] SAHOO S, GHOSH G, DAS D, et al. phytochemical investigation and in vitro antioxidant activity of an indigenous medicinal plant Alpinia nigra B. L. Burtt［J］. Asian Pacific Journal of Tropical Biomedicine, 2013, 3（11）：871 – 876.

[3] 乔春峰，徐珞珊，王峥涛，等. 黑果山姜、舞花姜叶的显微鉴定［J］. 中国野生植物资源，2001（6）：50 – 51.

[4] 乔春峰，徐珞珊，王峥涛. 黑果山姜性状及组织显微鉴定［J］. 中药材，2001（7）：486 – 487.

[5] 罗乐. 山姜属植物黑果山姜的化学成分及其生物活性研究［D］. 重庆：重庆大学，2019.

蓬 莪 术

一、基源

该药物来源于姜黄属植物蓬莪术（*Curcuma phaeocaulis* Valeton.），传统以其干燥根茎、块根入药。其根茎作为中药莪术入药，常用别名蓬莪茂、莪药、蓬莪蒁、广茂、蓬术、蓬蒁、莪蒁、羌七、广术、文术、黑心姜；其块根作为中药郁金入药，习称"绿丝郁金"。

二、植物形态特征与分布

形态特征：株高约 1 m；根茎圆柱形，肉质，具樟脑般香味，淡黄色或白色；根细长或末端膨大成块根。叶直立，椭圆状长圆形至长圆状披针形，长 25～60 cm，宽 10～15 cm，中部常有紫斑，无毛；叶柄较叶片为长。花葶由根茎单独发出，常先叶而生，长 10～20 cm，被疏松、细长的鳞片状鞘数枚；穗状花序阔椭圆形，长 10～18 cm，宽 5～8 cm。苞片卵形至倒卵形，稍开展，顶端钝，下部绿色，顶端红色，上部较长，紫色；花萼长 1～1.2 cm，白色，顶端 3 裂。花冠管长 2～2.5 cm，裂片长圆形，黄色，不相等，后方 1 片较大，长 1.5～2 cm，顶端具小尖头；侧生退化雄蕊比唇瓣小；唇瓣黄色，近倒卵形，长约 2 cm，宽 1.2～1.5 cm，顶端微缺；花药长约 4 mm，药隔基部具叉开的距；子房无毛。花期在 4～6 月。

生长环境与分布：蓬莪术主要生于山野、村旁半阴湿的肥沃土壤上，亦见于林下。分布于广东、广西、四川、云南等省区，浙江、福建、湖南等地有少量栽培。

三、传统习用

其味辛、苦，性温。归肝、脾经。具有行气破血、消积止痛之功。用于血气心痛、饮食积滞、脘腹胀痛、血滞经闭、痛经、癥瘕痞块、跌打损伤。

（1）主治一切冷气，抢心切痛，发即欲死：蓬莪术二两（醋醋久煮）、木香一两（煨）。为末。每服半钱，淡醋汤下。如久患心腹痛时复发动者，此药可绝根源。（《卫生家宝》蓬莪茂散）。

（2）用于癖气发歇、冲心疼痛：蓬莪术（煨，锉）半两、胡椒一分、附子（炮裂，去皮脐）半两。上三味，捣罗为散。每服半钱匕，醋汤调下，不计时候。（《圣济总录》蓬莪术散）。

（3）用于妇人血气攻心：蓬莪术半两（油煎乘熟切片）、玄胡索一分。上为细末。每服半钱，淡醋汤调下，食前。（《鸡峰普济方》玄胡索散）。

（4）用于吞酸吐酸：蓬莪术一两、川黄连五钱（吴茱萸五钱同煮，去吴茱萸）。水煎服。（《丹溪心法》）。

（5）主治脾气虚弱、腹胀、四肢无力：蓬莪茂（炮，切）、香附（炒）、茴香（炒）、陈橘皮（去白）、甘草（炙）各等分。上为细末。每服二钱，煎灯心、木瓜汤下。（《杨氏家藏方》正脾散）。

（6）治气不接续及气短、滑泄：蓬莪茂一两、金铃子（去核）一两。上件为末，更入硼砂一钱，炼过研细，都和匀。每服二钱，盐汤或温酒调下，空心服。（《孙尚药方》正元散）。

（7）治小儿痞热久蒸，瘦弱，神情不乐，饮食虽多，不生肌肉：蓬莪术（炮）、赤芍药、川当归、鳖甲（米醋炙焦为度，去裙）等分。上为细末，煮面糊为丸麻子大。一岁二十丸，熟水送下。量儿大小，加减服之。（《普济方》神妙宜气丸）。

（8）治盘肠内吊腹痛：以温水化阿魏一钱，去砂石，浸蓬莪术半两，一昼夜取出，焙干为细末。每服半钱，煎米饮紫苏汤调下，空心服。（《小儿卫生总微论方》魏香散）。

（9）治小肠脏气，非时痛不可忍：蓬莪茂研末，空心葱酒服一钱。（《本草纲目》引《杨子建护命方》）。

（10）治妇人血气游走痛及腰痛：蓬术（切片）、干漆（研碎）各二两。上同炒令漆焦香，取出漆不用，只用蓬术为末。温酒调下三钱。腰痛，胡桃酒下；游走痛，冷水调下。（《普济方》）。

（11）治妇人血积血块，经闭：莪术、三棱各一两，熟大黄一两。丸如绿豆大，每服一二十丸，白汤下。（《慎斋遗书》）。

（12）治产后心腹有宿冷疼痛：蓬莪术一两，五灵脂三两，醋三升。上捣罗为末，以醋熬为膏，候可丸即丸，如梧桐子大。不计时候，以株香汤或热酒下十丸。（《普济方》）。

（13）治小便不通：蓬莪术（锉，炒）、株香子（炒）、茶叶各半两。上三味，捣罗为散。每服三钱匕，以水一盏，盐二钱匕，葱白二寸，煎至六分，和滓空心服。（《圣济总录》）

（14）治伤扑疼痛：莪术、白僵蚕、苏木各一两，没药半两。上为末。每服二钱，水煎温服，日三五服。（《博济方》蓬莪散）。

（15）治漆疮：以蓬莪术、贯众煎汤洗之。（《普济方》）。

四、化学成分

蓬莪术主要含有挥发油类、二苯基庚烷类及多糖类、酚酸类、甾醇类、生物碱类等成分。

（一）挥发油类化合物

蓬莪术中挥发油的含量占1%～2.5%，多数为单萜和倍半萜类化合物，主要的构型有吉马烷型、卡拉布烷型、愈创木烷型、桉叶烷型、没药烷型、榄烷型等。

1. 吉马烷型

该类化合物有：蓬莪术环氧酮、莪术二酮、蓬莪术环二烯、蓬莪术烯、（4S,5S）-（+）-吉马酮-4,5-环氧化物、13-羟基吉马酮、新莪术二酮、吉马酮、（1S,10S），（4S,5S）-吉马酮-1(10)，4-双环氧化物、Wenjine、（4S）-13-羟基去氢莪术二酮、（4S,5S）-13-烃基-4,5-环氧化物、（1R,10R）-环氧-（-）-1,10-二氢莪术二酮、蓬莪术环二烯酮、去氢莪术二酮、吉马酮-1,10-环氧化物。

化合物结构图如下：

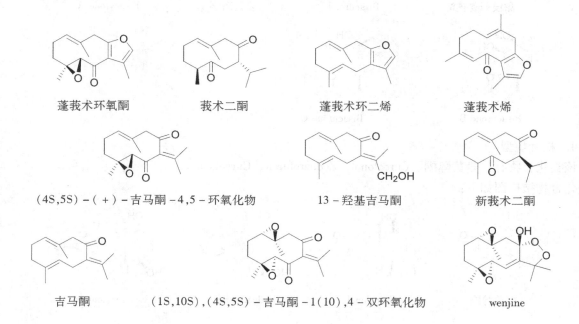

蓬莪术环氧酮　　　　莪术二酮　　　　蓬莪术环二烯　　　　蓬莪术烯

（4S,5S）-（+）-吉马酮-4,5-环氧化物　　　13-羟基吉马酮　　　新莪术二酮

吉马酮　　　（1S,10S），（4S,5S）-吉马酮-1(10)，4-双环氧化物　　　wenjine

(4S)-13-羟基去氢莪术二酮　　　(4S,5S)-13-烃基-4,5-环氧化物

(1R,10R)-环氧-(-)-1,10-二氢莪术二酮　　蓬莪术环二烯酮　　去氢莪术二酮　　吉马酮-1,10-环氧化物

2. 愈创木烷型

该类化合物有：莪术醇、莪术烯醇、原莪术烯醇、莪术奥酮二醇、Zedoarol、异莪术奥酮二醇、甲基莪术奥酮二醇、桂莪术内酯、表原莪术烯醇、异原莪术烯醇、新原莪术烯醇、莪术二醇、Zedoalactone A、Zedoarolide B、9-氧-新原莪术烯醇、异莪术烯醇、钓樟奥、Zedoalactone E、新莪术奥酮二醇、Zedoalactone D、环氧泽泻烯。

3. 没药烷型

该类化合物有：α-姜黄烯、γ-姜黄酮、β-阿特兰酮、Xanthorrhizol、甜没药姜黄酮、甜没药姜黄醇、Bisacurol、姜黄新酮、Bisacyrone A、Bisacurone B、Bisacurone C。

化合物结构图如下：

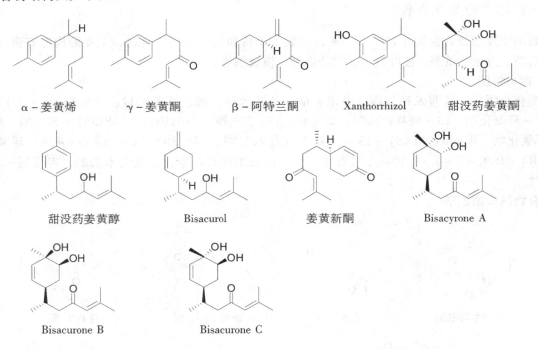

α-姜黄烯　　γ-姜黄酮　　β-阿特兰酮　　Xanthorrhizol　　甜没药姜黄酮

甜没药姜黄醇　　Bisacurol　　姜黄新酮　　Bisacyrone A

Bisacurone B　　Bisacurone C

4. 桉叶烷型

该类化合物有：姜黄醇酮、Curcolonol、Zedoarofuran、Curcolactone。

化合物结构图如下：

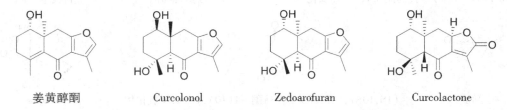

姜黄醇酮　　Curcolonol　　Zedoarofuran　　Curcolactone

5. 长松针烷型

该类化合物有：莪术双环烯酮、4S – 二氢莪术双环烯酮、姜黄鹤虱醇、姜黄鹤虱醇 B、姜黄内酯 A、姜黄内酯 B、姜黄内酯 A。

化合物结构图如下：

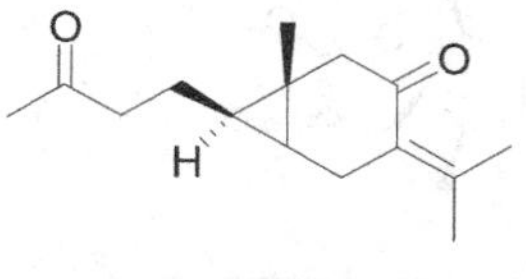

莪术双环烯酮 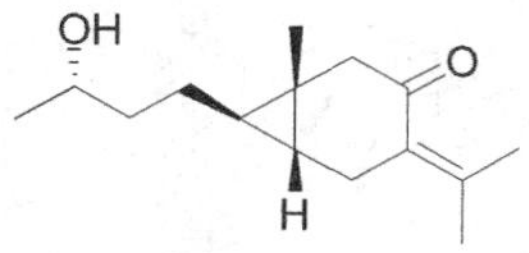　　　　　4S – 二氢莪术双环烯酮 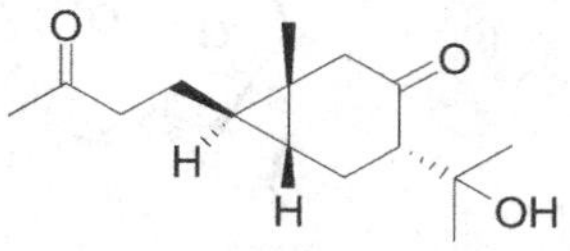　　　　姜黄鹤虱醇

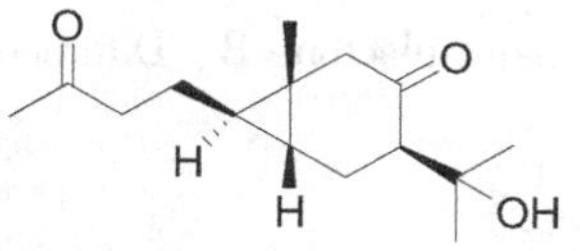

姜黄鹤虱醇 B 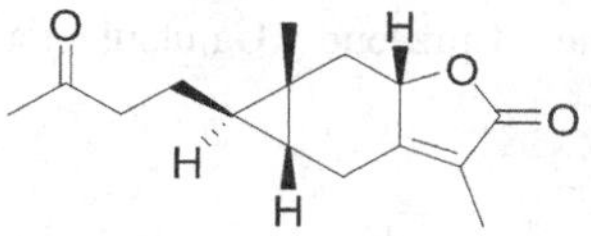　　　　　　姜黄内酯 A 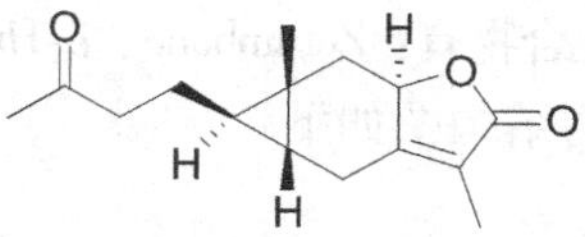　　　　　　姜黄内酯 B

6. 榄烷型

该类化合物有：蓬莪术酮、β – 榄香烯、γ – 榄香烯、δ – 榄香烯、(5R,6R,7aR)-5-isopropenyl-3,6-dimethyl-6-vinyl-5,6,7,7a-tetrahydro-4H-benzofuran-2-one、(5R,6R,7aS)-7a-hydroxy-5-isopropenyl-3,6-dimethyl-6-vinyl-5,6,7,7a-tetrahydro-4H-benzofuran-2-one、(5R,6R,7aS)-5-isopropenyl-3,6-dimethyl-6-vinyl-5,6,7,7a-tetrahydro-4H-benzofuran-2-one。

化合物结构图如下：

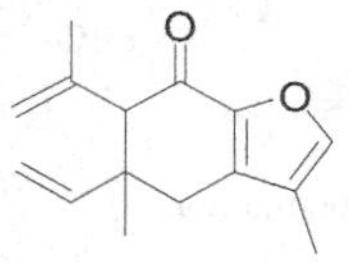

蓬莪术酮 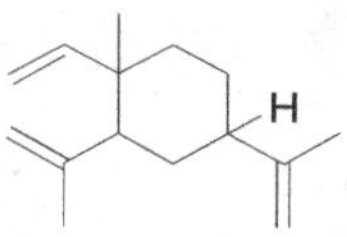　　　　　β – 榄香烯 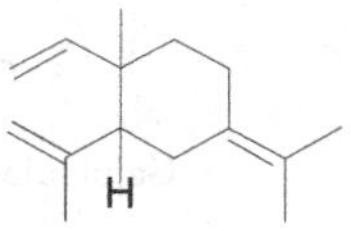　　　　　γ – 榄香烯 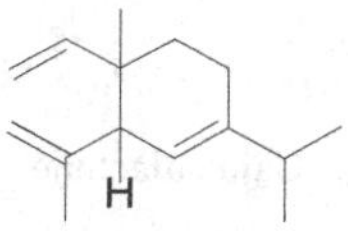　　　　　δ – 榄香烯

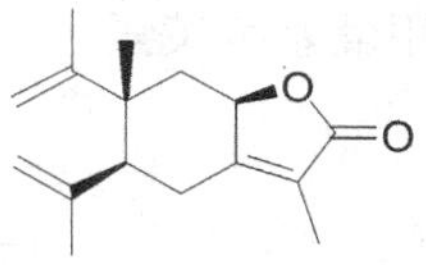

(5R,6R,7aR)-5-isopropenyl-3,6-dimethyl-6-vinyl-5,6,7,7a-tetrahydro-4H-benzofuran-2-one

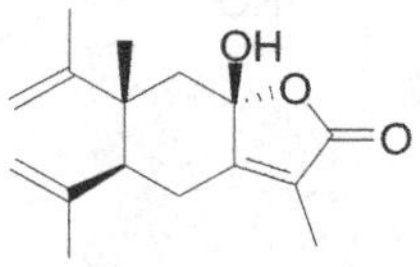

(5R,6R,7aS)-7a-hydroxy-5-isopropenyl-3,6-dimethyl-6-vinyl-5,6,7,7a-tetrahydro-4H-benzofuran-2-one

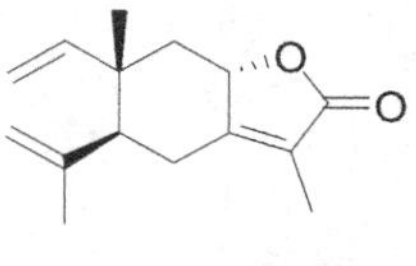

(5R,6R,7aS)-5-isopropenyl-3,6-dimethyl-6-vinyl-5,6,7,7a-tetrahydro-4H-benzofuran-2-one

7．螺内酯型

该类化合物有：Curcumanolide A、Curcumanolide B、Curcumalactone。

化合物结构图如下：

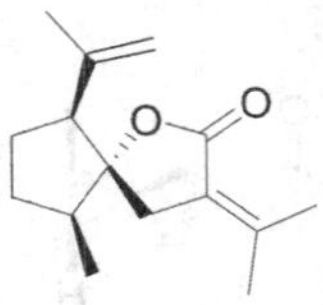

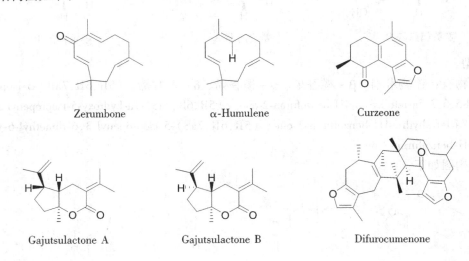

| Curcumanolide A | Curcumanolide B | Curcumalactone |

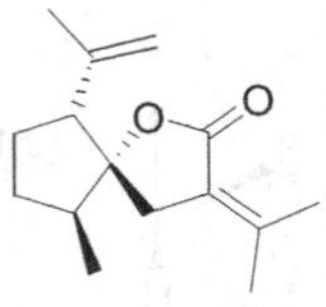

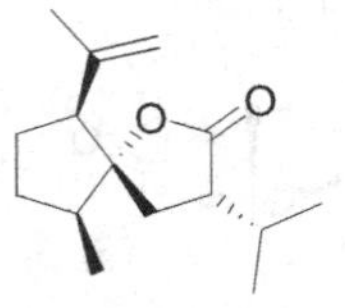

8．其他类型

该类化合物有：Zerumbone、α-Humulene、Curzeone、Gajutsulactone A、Gajutsulactone B、Difurocumenone。

化合物结构图如下：

Zerumbone   α-Humulene   Curzeone

Gajutsulactone A   Gajutsulactone B   Difurocumenone

（二）二苯基庚烷类

该类化合物有：姜黄素、去甲氧基姜黄素、双去甲氧基姜黄素。

化合物结构图如下：

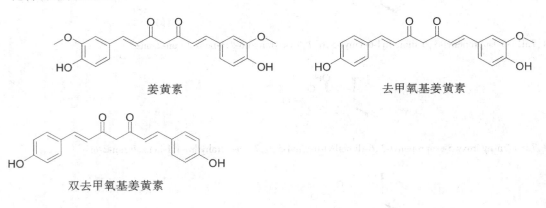

姜黄素   去甲氧基姜黄素

双去甲氧基姜黄素

五、质量研究

（一）鉴别实验

1．性状鉴别

根茎呈卵圆形、长卵形、圆锥形或长纺锤形；先端多钝尖，基部钝圆，长 2 ～ 8 cm，直径 1.5 ～ 4 cm。表面灰黄褐色，上部环节隆起，具圆而微凹的须根痕，也可见残存须根，部分两侧各具一列下凹芽痕及类圆形侧生根茎痕,有些可以看到刀削痕。体重,质实,断面灰棕色至蓝棕色,蜡样,常有灰棕色的粉末附着;皮层和中柱很容易分开,内皮层环纹黄褐色。气微,味微苦涩。

2. 显微鉴别

横切面上的木栓细胞有时数列被去除。皮层散在叶迹维管束;内皮层显著。中柱宽大,维管束外韧型,散生,沿着中柱鞘处维管束细小、排列密集。薄壁细胞被糊化淀粉粒团块填充,薄壁组织中散布着含有金黄色油状物的细胞。

粉末黄色或者棕黄色。油细胞大多被打碎,完整者直径 $62 \sim 110 \ \mu m$,内含淡黄色油状分泌物。导管多为螺纹导管和梯纹导管,其直径为 $20 \sim 65 \ \mu m$,纤维孔沟清晰,直径为 $15 \sim 35 \ \mu m$。淀粉粒多糊化。

3. 理化鉴别

称取样品 30 mg,加氯仿 10 mL,超声处理 40 min,过滤;将滤液移置 10 mL 容量瓶中,加氯仿至刻度,摇匀,参照《中国药典》中分光光度法进行测定,在 242 nm 波长处有最大吸收峰,吸收度不低于 0.45。

4. 薄层鉴别

取本品粉末 0.5 g,置具塞离心管内。加入石油醚(30 ~ 60 ℃)10 mL 超声处理 20 min;过滤后挥干滤液,残渣中加入无水乙醇 1 mL 溶解,用作供试品溶液。另选用吉马酮作为对照品,加入无水乙醇,配制成 0.4 mg/mL 溶液,用作对照品溶液。参照薄层色谱法检测,吸取以上两种溶液,每种溶液 10 μL,分别点在同一块硅胶 G 薄层板上,用石油醚(30 ~ 60 ℃)- 丙酮 - 乙酸乙酯(94∶5∶1)作展开剂,展开,取出干燥,喷 1% 的香草醛硫酸溶液,在 105 ℃下加热,直至斑点显明显颜色。供试品色谱,在与对照品色谱对应位置上显相同颜色斑点。

(二) 含量测定

1. 挥发油含量测定

本品按《中国药典》规定的挥发油测定法进行测定,所含挥发油不低于 1.5%(mL/g)。

2. 倍半萜类成分含量测定

采用气相色谱 – 质谱联用仪,内标物为正十三烷,定量分析蓬莪术挥发油有效成分 β – 榄香烯、莪术醇、吉马酮、新莪术二酮的含量分别是 $1.9275 \sim 154.20$ mg/L($R^2 = 0.9992$)、$2.0720 \sim 165.76$ mg/L($R^2 = 0.9995$)、$2.0180 \sim 161.44$ mg/L($R^2 = 0.9995$)、$2.6640 \sim 213.12$ mg/L($R^2 = 0.9993$),范围内与峰面积呈良好的线性关系,均回收率在 98.2% ~ 101%。采用 RP-HPLC 同时测定莪术中莪术二酮、莪术醇、吉马酮、莪术烯、呋喃二烯和 β – 榄香烯的含量,结果:分别为 $0.544 \sim 5.44$ μg($r = 0.9996$)、$0.414 \sim 4.14$ μg($r = 0.9998$)、$0.122 \sim 1.22$ μg($r = 0.9995$)、$1.78 \sim 17.8$ μg($r = 0.9993$)、$0.318 \sim 3.18$ μg($r = 0.9994$)、$0.506 \sim 5.06$ μg($r = 0.9995$)范围内与峰面积呈良好的线性关系,平均回收率分别为 99.60%($RSD = 2.71\%$)、101.48%($RSD = 1.37\%$)、99.50%($RSD = 2.47\%$)、100.29%($RSD = 2.52\%$)、99.87%($RSD = 1.51\%$)、100.58%($RSD = 1.33\%$)。

3. 其他成分含量测定

通过高效液相色谱法,研究并测定蓬莪术药材双去甲氧基姜黄素、去甲氧基姜黄素、姜黄素 3 种姜黄素类成分含量。结果显示蓬莪术中双去甲氧基姜黄素、去甲氧基姜黄素、姜黄素平均含量分别为 $0.27 \sim 1.365$ μg/g、$10.707 \sim 16.923$ μg/g、$22.722 \sim 37.449$ μg/g。

(三) 体内代谢

^{3}H – 莪术醇口服吸收迅速、完全,大鼠灌服后 5 min 血中即可测到本品,15 min 达高峰,可维持 1 h 左右,半衰期 $t_{1/2}$ 为 33 min,$t_{1/2}\beta$ 为 12.5 h。本品体内分布以肝、肾浓度最高,为其他组织的 2 ~ 2.5 倍,且可透过血脑屏障;主要从尿中排泄,胆汁中也有排泄,存在肝肠循环现象。

对正常大鼠一次性灌胃给予 0.3 g 莪术挥发油后,莪术二酮、吉马酮在体内均呈二室模型,其达

峰时间 T_{max} 分别为 3 h 和 3.5 h，表明大鼠灌胃莪术油后莪术二酮和吉马酮吸收较慢。此外，莪术二酮和吉马酮的达峰浓度 C_{max} 分别为 34.969 ± 0.70 μg/mL 和 6.577 ± 0.52 μg/mL。两种成分的消除半衰期 $T_{1/2}\beta$ 莪术二酮为 8.417 ± 0.408 h、吉马酮为 6.282 ± 1.994 h，说明莪术二酮的消除速度慢于吉马酮。

六、防治消化系统疾病史记

（一）民间与史书记载

从古至今，关于蓬莪术别名记载较多，最开始是以"蓬莪茂"记载于清·赵学敏编著的《本草拾遗》。《说文解字》曰："蓬，蒿也。莪，萝莪，蒿属。蒁，草也。"可见"蓬"本义指蓬蒿，"莪"指萝莪，两者均为菊科蒿属植物。"蒁"早期仅为草名，唐宋开始将蓬莪术、郁金、姜黄的肥厚根茎总称为"蒁"。唐·苏敬所著《新修本草》姜黄条下"蒁药"实指莪术。陈藏器谓："蓬莪茂，一名蓬莪，黑色；二名蒁，黄色；三名波杀，味甘，有大毒。"

在清代，关于蓬莪术基源以及药用部位的记载并没有发生变化，主要是记载其主产地发生迁移并且开始强调广产。如清·杨时泰所著《本草述钩元》记载："一名广茂。生西戎广南诸州，江浙或有之。根如生姜，而属在根下，状如鸡鸭卵，大小不等，九月采茂。"蓬莪术在宋代主产地为西戎以及广南诸州，而近代莪术主产地主要是广西莪术。

唐·甄权所著《药性论》记载："治女子血气心痛，破痃癖冷气，以酒醋摩服。"五代·日华子《日华子本草》记载："治一切气，开胃消食，通月经，消瘀血；止扑损痛，下血及内损恶血等。"宋·刘翰编著《开宝本草》记载："主心腹痛，中恶症忤鬼气，霍乱冷气吐酸水，解毒；食饮不消，酒研服之。又疗妇人血气，丈夫奔豚。"这几处论述了莪术的作用及功效。宋·苏颂《本草图经》记载："治积聚诸气，为最要之药。"金·张元素《珍珠囊》记载："治马刀未破而坚者。"明·李时珍《本草纲目》记载："通肝经聚血。"明·李梴《医学入门》记载："能逐水，治心脾病，破气痞"。明·皇甫中《明医指掌》记载："止痛消瘀，癥瘕疙癖，通经最宜。"清·何谏《生草药性备要》记载："捶敷疮，消肿散瘀止痛。虚火动，食之立效。亦能止血，理跌打。"清·罗国纲《会约医镜》记载："治气滞膨胀，气肿，水肿。"这几处也论述了莪术的作用及功效。

（二）传统药对研究

常见的药对有蓬莪术配三棱、蓬莪术配附子、蓬莪术配木香等。各药对的主要活性成分、药性配伍及配伍比例、药理作用见下表。

药对名称	主要活性成分	药性配伍	配伍比例	药理作用
蓬莪术配三棱	挥发油类配姜黄素类	平温配伍，蓬莪术性温、三棱性平	1∶1	气血双施、活血化瘀、行气止痛、化积消块，治疗肝脾肿大、食积腹痛
蓬莪术配附子	挥发油类配生物碱类	温热配伍，蓬莪术性温、附子性热	1∶1	温经散寒、行气止痛，治疗冠心病、心绞痛
蓬莪术配木香	挥发油类配萜类	两温配伍，蓬莪术、木香均性温	1∶1	温通经脉、活血祛瘀、行气止痛，治疗寒气凝结、心脉痹阻、心中切痛、久患腹痛时复发动者

七、现代药理与机制研究

（一）保肝作用

蓬莪术具有保肝降酶、改善蛋白质合成、抗肝纤维化的作用。莪术能够明显抑制血清谷氨酸氨基转移酶（ALT）、丙氨酸氨基转移酶（AST）水平升高，显著降低透明质酸、层粘连蛋白、前胶原的含量，并提高白蛋白（ALB）水平。

通过使用荧光定量 PCR 和蛋白质印记法，研究从莪术中分离提取的 β - 榄香烯对 LX-2 细胞的作用。结果发现，与空白对照组比较，2.5 mg/L、5、10 mg/L 的 β - 榄香烯作用于 LX-2 细胞，其鸟苷酸交换因子 mRNA 和蛋白水平均降低，GDP 解离抑制因子 mRNA 和蛋白水平则升高。从结果可看出，β - 榄香烯发挥抗肝纤维化作用的机制是下调 LX-2 细胞鸟苷酸交换因子的表达，上调 GDP 解离抑制因子的表达，进一步干扰鸟苷酸交换因子/GDP 解离抑制因子 - Rho 相关激酶（ROCK）通路。

（二）调血脂、抗动脉粥样硬化

构建 Wistar 大鼠动脉粥样硬化模型，研究蓬莪术对大鼠动脉粥样硬化的影响。结果发现，莪术油可以使动脉粥样硬化模型大鼠的 TC、TG、LDL-C 水平下降，提高 HDL-C 水平，改善该大鼠血脂水平，降低 IL-2、hs-CRP、TNF-α 等血清炎症因子水平，从而起到拮抗动脉粥样硬化的作用。

（三）对缺血性脑卒中的保护作用

研究发现，在一定剂量下，莪术能局灶性地降低脑缺血模型大鼠 LDH、CK、Glu 的含量，以及大鼠脑含水量、脑梗死体积百分率。其结果表明蓬莪术能使缺血区脑组织受到保护，其机制是减轻脑水肿、抗氧自由基、减少兴奋性氨基酸毒性。

（四）抗肿瘤

采用免疫酶联免疫吸附和蛋白免疫印迹法，研究水蒸气蒸馏提取的莪术油对人直肠癌 SW1463 细胞的影响。结果表明莪术油能使人直肠癌 SW1463 细胞的增殖受到抑制。其作用机制是通过下调死亡因子及其受体（Fas/FasL）通路，从而下调免疫因子 TLR2 和 TLR4 蛋白表达，最终导致癌基因 C-Raf、TGF-β1 的表达下调，进一步起到免疫增强作用，促进癌细胞凋亡。

（五）抗血小板聚集及抗血栓

莪术能抗血栓，并且能改善血液循环。通过胶原蛋白 - 肾上腺素诱导小鼠血栓模型进行研究，结果显示，广西莪术水提取物能抑制该小鼠血栓的形成，其中的莪术醇成分能够使肾上腺素添加激素的模型大鼠全血黏度高和中切变速率显著下降，提高小鼠的凝血时间。

（六）镇痛和抗炎作用

通过醋酸引诱扭体小鼠，蓬莪术提取物分大剂量（16 g/kg）、小剂量（8 g/kg）给小鼠，每天 1 次，每次 1 g，连续给药 5～7 d，研究莪术提取物对小鼠扭体的作用。研究结果表明，莪术醇提物和水提物能够显著降低小鼠因醋酸诱导的扭体次数，并随剂量的增加其抑制作用越明显。

通过二甲苯引诱小鼠耳郭肿胀以及冰醋酸诱导小鼠腹腔渗出及棉球肉芽肿模型进行研究，结果发现广西莪术提取物除了能抑制二甲苯导致的耳郭肿胀，还能够抑制由冰醋酸引起的毛细血管通透性增加和棉球肉芽肿增生，且随着剂量增高其镇痛、抗炎作用越明显。

（七）抗病毒、抑菌

用丙酮为溶剂将莪术油稀释成浓度为 6.25～50 mL/L，考察莪术油对松赤枯病菌、玉米弯胞病菌、胶胞炭疽杆菌、水稻稻瘟病菌这 4 种真菌的孢子萌发的影响。实验结果显示，与对照组相比，这 4 种真菌的孢子萌发率均下降，莪术油对这 4 种真菌的 IC_{50} 值分别为：6.8 mL/L、16.6 mL/L、17.0 mL/L、27.6 mL/L。

（八）降血糖

采用高糖高脂联合小剂量链脲佐菌素（STZ）引起小鼠 2 型糖尿病模型进行研究，结果显示，广西莪术多糖可以通过改善糖尿病小鼠血糖、调节脂代谢紊乱和保护凋亡 β 细胞等多重作用来发挥降血糖作用。

八、蓬莪术方剂的临床应用

蓬莪术是我国传统中药,其成方制剂的剂型包括内服和外用。内服剂型有片剂、丸剂、胶囊剂、颗粒剂、合剂、酊剂;外用剂型有酊剂、贴膏剂。其中以内服为主,内服剂型以丸剂最多。莪术是临床常用的活血化瘀中药,其临床使用安全性好,对肝、肾功能无明显影响,临床组方用于多科疾病的治疗。

三七脂肝丸:由三七、莪术、云山楂等中药材经过一系列加工合成。该品具有健脾化浊、祛痰软坚的功效。临床上主治脂肪肝、高脂血症属肝郁脾虚证者。

莪术油软膏:取 65 g 的莪术油,加 1 g 尼泊金乙酯和亲水性基质适量,制成 1000 g,混匀即可。该品具有消炎、消肿、止痒的功效。临床上用于外阴瘙痒及外阴炎,外涂患处,每天 1 ~ 2 次。

莪术醇注射液:该品由莪术醇 7.5 g、无水乙醇 75 mL、苯甲醇 30 mL、注射用水 100 mL、丙二醇适量组成。临床上用于各种癌症。注射方式为肌内注射,每次 5 ~ 10 mL,每天 1 次。

复方莪术油栓:每栓含硝酸益康唑 50 mg、莪术油 0.2 mL、冰片 3 mg。临床上主治白色念珠菌阴道感染、滴虫性阴道炎以及宫颈糜烂。

九、产品开发与利用研究

蓬莪术除药用外,还被用于制作植物精油以及农业生产等领域,其中蓬莪术提取物已被收入《国际化妆品原料字典和手册(第十二版)》,又因其具有抗病毒、抑菌等功效,在外用药及农药中也有所应用。

农业领域:莪术醇作为一种植物提取物,除在医药领域具有广阔前景外,在农药领域亦具有发展潜力。莪术醇具有优良的抗生育、抗早孕作用,作为杀鼠剂,莪术醇可降低雌鼠繁殖率、平均胎仔数,进而达到防控农田鼠害目的。以蓬莪术挥发油作为植物源农药,在防治辣椒疫病中也有所应用。

保健领域:研究发现莪术精油或含莪术精油或其任意的组合物在动物体内模型中能改善老年痴呆症、抑郁焦虑等脑功能及其障碍动物的症状。与目前治疗脑功能及其障碍的药物相比,莪术精油或其任意组合物有抑制胆碱酯酶、调节神经递质等多分子协同作用于多靶点的机制,且具有良好的药代参数,易于透过血脑屏障,因此具有毒理学安全性、代谢稳定、较长的半衰期和/或较小的副作用的特点。目前已有有关莪术精油项目研发的报道。

化妆品领域:因莪术油具有改善人体的微循环、促进血液循环、增加血液流速及流量、增加新陈代谢、抗炎、皮肤炎症修复、促进血液循环、去除角质层、柔软肌肤等功能,现已有莪术油护足霜等产品得到开发。

参考文献

[1] 许政旭,朱诗国,潘年松,等. 黔产莪术油对直肠癌 SW1463 细胞株分泌 Toll 样受体及相关免疫因子的影响 [J]. 中国实验方剂学杂志,2018,24(5):137 - 141.

[2] 刘欣,牛慧敏,高洁,等. 莪术油对动脉粥样硬化大鼠血脂和炎性因子的影响 [J]. 现代中西医结合杂志,2016,25(20):2183 - 2185.

[3] 黄璃莘,王柳萍,吴桂甫,等. 莪术对局灶性脑缺血模型大鼠的神经保护作用 [J]. 广西医科大学学报,2015,32(6):883 - 887.

[4] 李圣洁,熊振芳,徐倩,等. β - 榄香烯对肝星状细胞 GEF、GDIβ 表达的影响 [J]. 时珍国医国药,2017,28(7):1626 - 1627.

[5] 周芳，林国彪，杨秀芬，等. 桂郁金水提物的镇痛、抗炎和止血作用研究 [J]. 中国药理学通报，2009，25 (21)：280.

[6] 许敏，陈淑霞，韩佳欣，等. 一种莪术精油的应用 [P]. 云南省：CN110123989A，2019 - 08 - 16.

[7] 肖旺，曾建红，陈旭. 广西莪术多糖对 2 型糖尿病大鼠的降血糖作用 [J]. 中国实验方剂学杂志，2015，21 (21)：144 - 147.

槟　榔

一、基源

该药物来源于棕榈科植物槟榔（*Aareca cathecu* Linn.），果皮入药名为大腹皮，种子入药名为槟榔。春末至秋初采收成熟果实，用水煮后，干燥，除去果皮，取出种子。

二、植物形态特征与分布

形态特征：乔木，高 16 ～ 17 m（最高的达 30 m 以上）。茎有明显的环状叶痕。叶聚生于茎顶，长 1. 3 ～ 2 m；裂片多数，两面光滑，狭长披针形，长 30 ～ 60 cm，宽 2. 5 ～ 4 cm，有时部分黏合，顶端不规则齿裂。肉穗花序多分枝，基部承托以草黄色、平滑的佛焰苞，分枝曲折，长 25 ～ 30 cm，上部纤细，着生许多雄花。雄花小，无梗，通常单生，很少成对，紧贴于总轴的凹陷处；萼片卵形，常不及 1 mm；花瓣长圆形，长 4 ～ 6 mm；雄蕊 6 枚，花丝短；退化雌蕊 3 枚，线形。雌花数朵生于每一分枝的基部；萼片卵形；花瓣近圆形，长 1. 2 ～ 1. 5 cm；退化雄蕊 6 枚，合生；子房长圆形，长 3. 5 ～ 6 cm，红色。果实中果皮厚，纤维质。种子卵形，基部平坦。花期夏季。

生长环境与分布：槟榔主要分布在我国海南、云南、台湾等省区。马来西亚、菲律宾等国也有分布。槟榔属温湿热型阳性植物，喜高温、雨量充沛、湿润的气候环境。常散生于低山谷底、岭脚、坡麓和平原溪边热带季雨林次生林间，也有成片生长于富含腐殖质的沟谷、山坎、疏林内及微酸性至中性的沙质土壤的荒山旷野。主要分布在南北纬 28°之间，最适气温在 10 ～ 36 ℃，最低温度不低于 10 ℃、最高温度不高于 40 ℃，海拔 0 ～ 1000 m，年降雨量 1700 ～ 2000 mm 的地区均能生长良好。

三、传统习用

其味苦、辛，性温，归脾、胃、大肠经。可驱虫消积、下气行水。用于虫积、食滞、脘腹胀痛、里急后重、疟疾、水肿等症。

（1）用于治疗寸白虫（即绦虫）：槟榔二七枚，治下筛。水二升半，先煮其皮，取一升半，去滓纳末，频服，暖卧，虫出。出不尽，更合服，取瘥止。宿勿食，服之。（《千金方》）

（2）治诸虫在脏和久不瘥：槟榔半两（炮）为末。每服二钱，以葱、蜜煎汤调服一钱。（《太平圣惠方》）

（3）治大小便不通、肠胃有湿：槟榔至大者半枚。用麦门冬煎水磨一钱，重汤烫热服之。（《普济方》槟榔散）

（4）治食积满闷成痰涎呕吐者：槟榔、半夏、砂仁、萝卜子、麦芽、干姜、白术各二钱。水煎服。（《方脉正宗》）

（5）用于脚气肿满：槟榔（切）四十枚、大豆三升、桑根白皮（切）三升。上三味，以水二斗，煮取六分，分六服，间粥亦得。若冷胀加吴茱萸二升、生姜二两用亦良。（《外台秘要》）

（6）用于瘿气初结以及咽喉壅闷：槟榔三两、海藻二两（洗去咸味）、昆布三两（洗去咸味）。上件药，捣罗为末，烧蜜和丸，如小弹子大。常含一丸咽津。（《太平圣惠方》）

（7）用于小儿头疮及积年不瘥：槟榔水磨，以纸衬，晒干，以生油调涂之。（《太平圣惠方》）

（8）用于口吻生白疮：槟榔二枚。烧灰细研，敷疮上。（《圣惠方》）

（9）治金疮：白槟榔、黄连少许。为末敷之。（《经验方》）

（10）治醋心（即反酸、烧心者）：槟榔四两、橘皮二两。细捣为散。空心，生蜜汤下方寸匕。（《梅师集验方》）

（11）治痰涎：槟榔为末。白汤点（服）一钱。（《御药院方》）

四、化学成分

（一）生物碱类化合物

槟榔是棕榈科植物中唯一含有生物碱的植物，槟榔中含有多种生物碱类化合物。生物碱被认为是槟榔药理的主要活性成分，其总生物碱含量约为 0.3%～0.7%。据文献报道，从槟榔中分离的生物碱主要包括：从槟榔中分离得到的 3 个新的生物碱 Arecatemine A、Arecatemine B、Arecatemine C 及 4 种主要的生物碱槟榔碱、槟榔次碱、去甲槟榔碱、去甲槟榔次碱，以及一些其他生物碱如尼古丁、异去甲槟榔次碱、槟榔副碱、ethyl N-methyl-l, 2, 5, 6-tetrahydropyridine-3-carboxylate、Neoechinulin A、Echinulin、烟酸甲酯、烟酸乙酯、methyl N-methylpiperidine-3-carboxylate、ethyl N-methylpiperidine-3-carboxylate。

部分生物碱结构图如下：

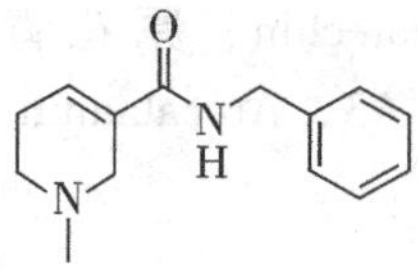

| Arecatemine A | 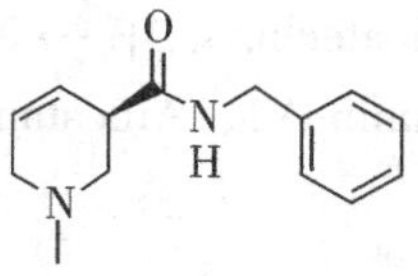 Arecatemine B | 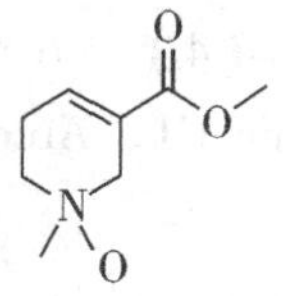 Arecatemine C | 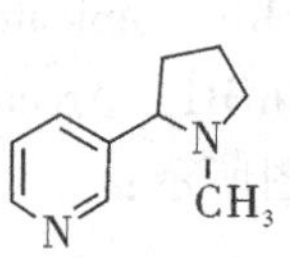 尼古丁 | 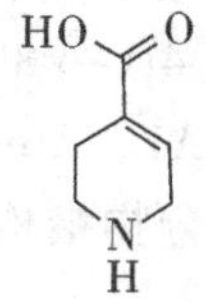 异去甲槟榔次碱 |

| 槟榔副碱 | 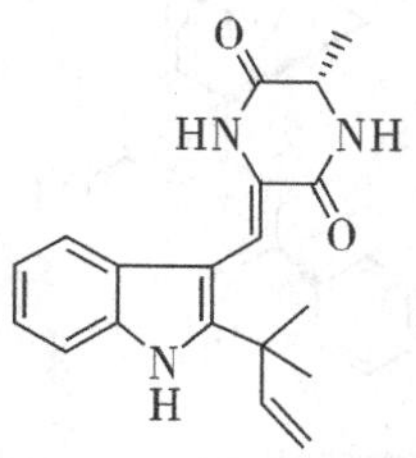 Neoechinulin A | 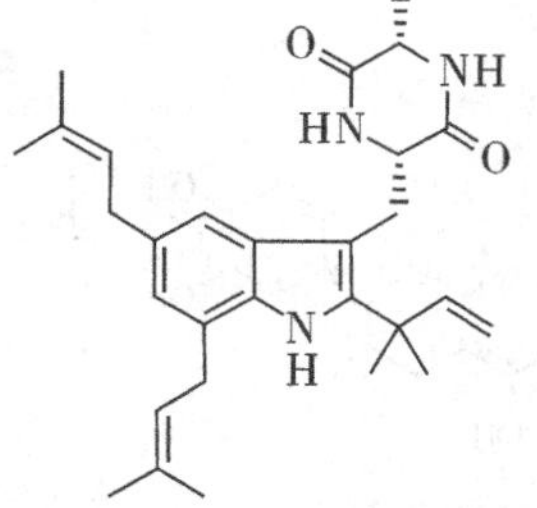 Echinulin | 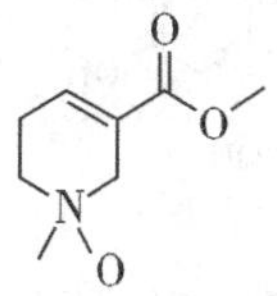 烟酸甲酯 |

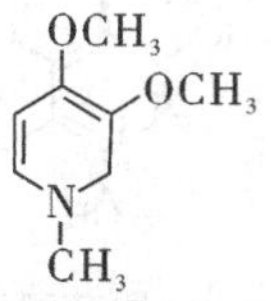

（二）黄酮类化合物

近年来发现槟榔的种子及果实含有丰富的黄酮类化合物，包括异鼠李素、5,7,4′-三羟基-3′,5′-二甲氧基二氢黄酮、（±）5,4′-二羟基-7,3′,5′-三甲氧基二氢黄酮、甘草素、槲皮素、木樨草素、金圣草素、（±）-5,4′-二羟基-7,3′,5′-三甲氧基二黄酮。

部分化合物结构图如下：

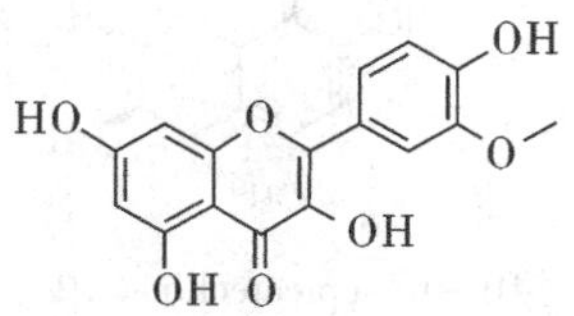

异鼠李素

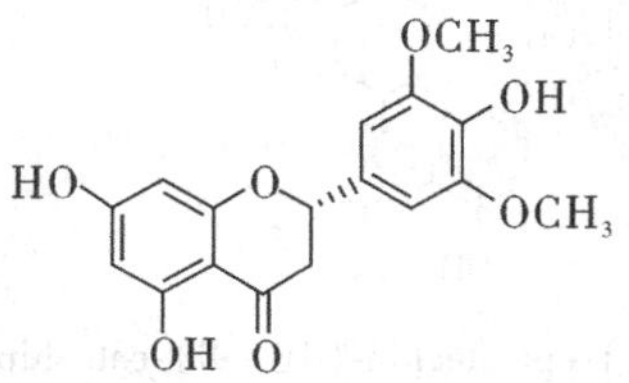

5,7,4′-三羟基-3′,5′-二甲氧基二氢黄酮

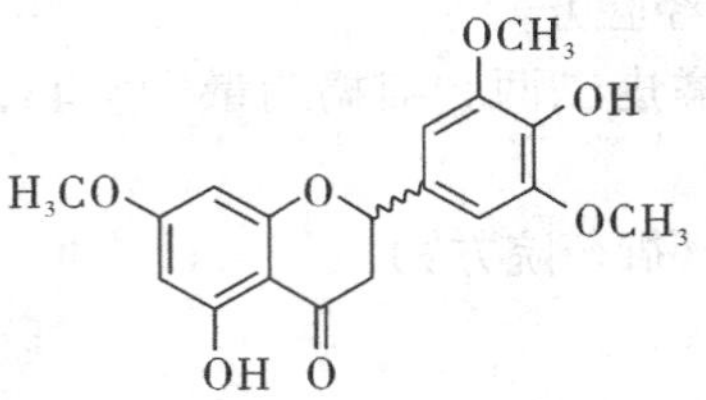

（±）5,4′–二羟基–7,3′,5′–三甲氧基二氢黄酮 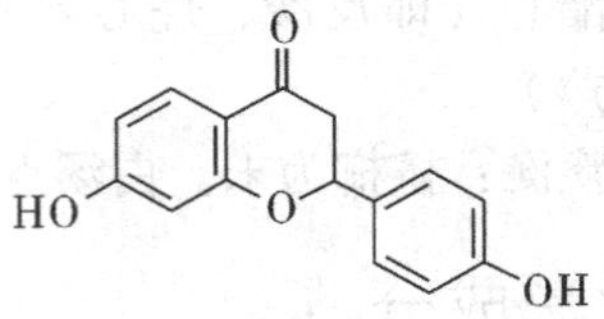　　　　　　甘草素

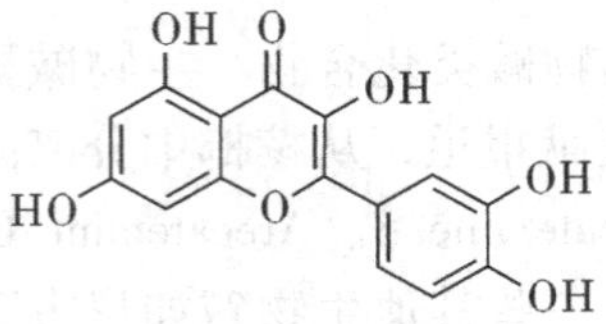

槲皮素 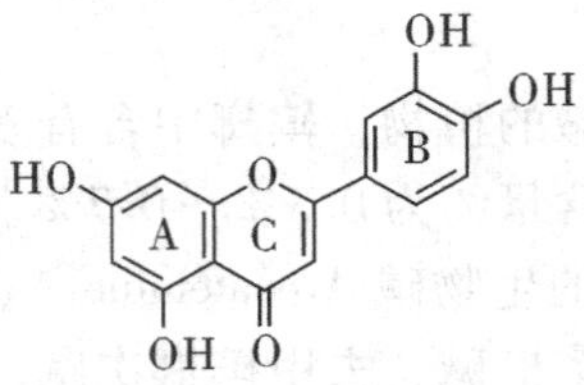　　　　　　　　木樨草素 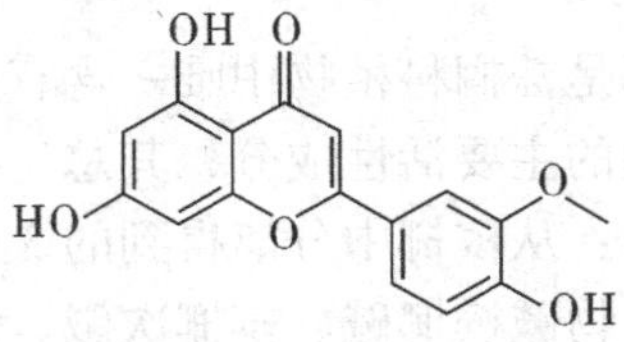　　　　　　　　金圣草素

（三）鞣质

槟榔中鞣质含量较高，主要类型是缩合鞣质（亦称原花青素）。从槟榔中分离得到多个鞣质类化合物，包括儿茶素、表儿茶素、原花青素 A1、原花青素 B1、原花青素 B2、Epicatechin-(4β→8)-epicatechin-(4β→8)-catechin、epicatechin-(4β→6)-epicatechin-(4β→8)-catechin、原花青素 B7、Arecatannin A1、Arecatannin B1、Arecatannin C1、Arecatannin A2、Arecatannin A3、Arecatannin B2。

部分化合物结构如下图所示：

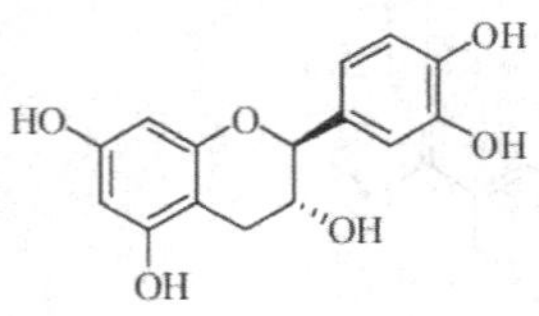

儿茶素 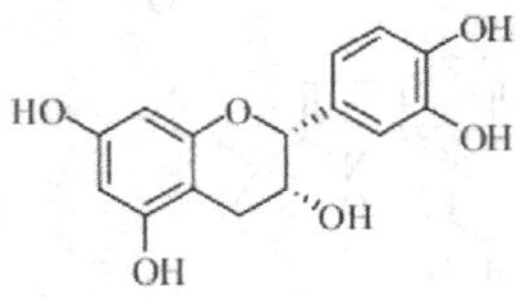　　　　　　　表儿茶素 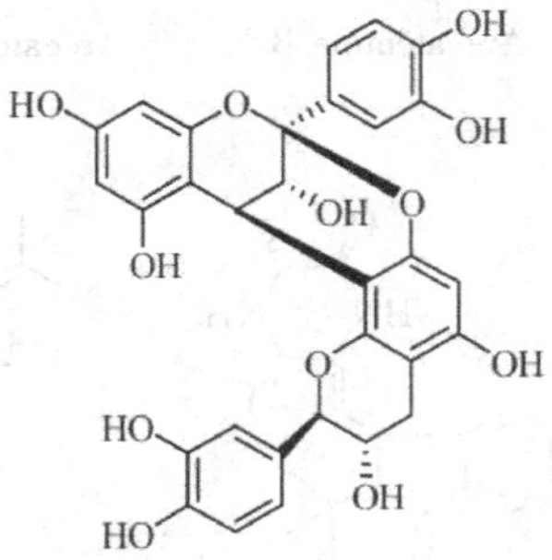　　　　　　原花青素 A1 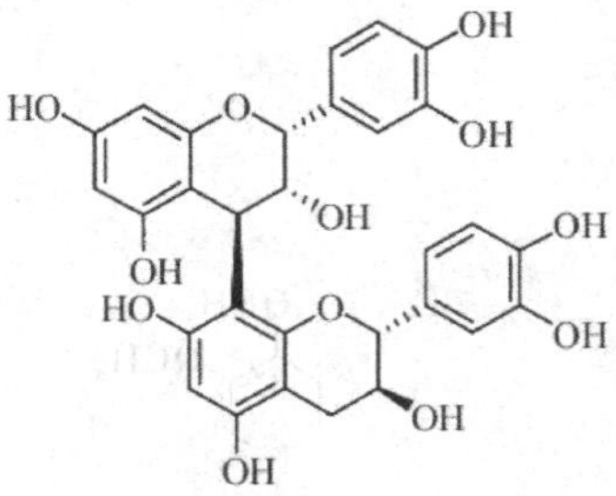　　　　　　原花青素 B1

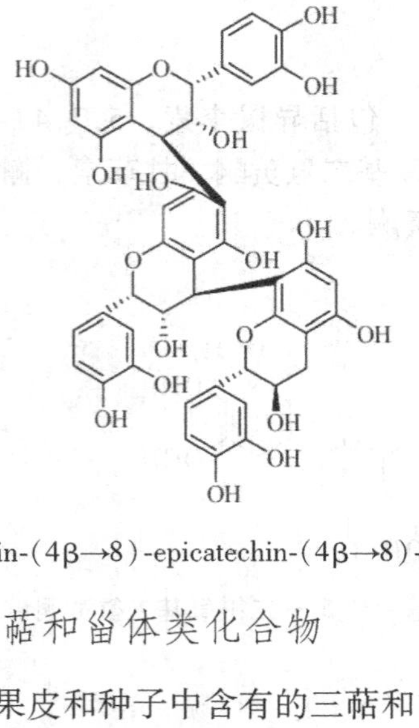

Epicatechin-(4β→8)-epicatechin-(4β→8)-catechin 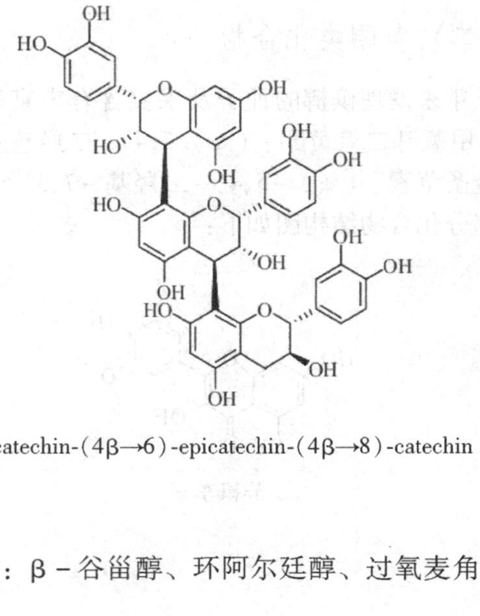　　　　Epicatechin-(4β→6)-epicatechin-(4β→8)-catechin

（四）三萜和甾体类化合物

槟榔叶、果皮和种子中含有的三萜和甾体类化合物有：β–谷甾醇、环阿尔廷醇、过氧麦角甾醇、

豆甾－4－烯－3－酮、芦竹素、熊果酸、乙酰熊果酸、羊齿烯醇、乔木萜醇甲醚。

部分化合物结构如下图所示：

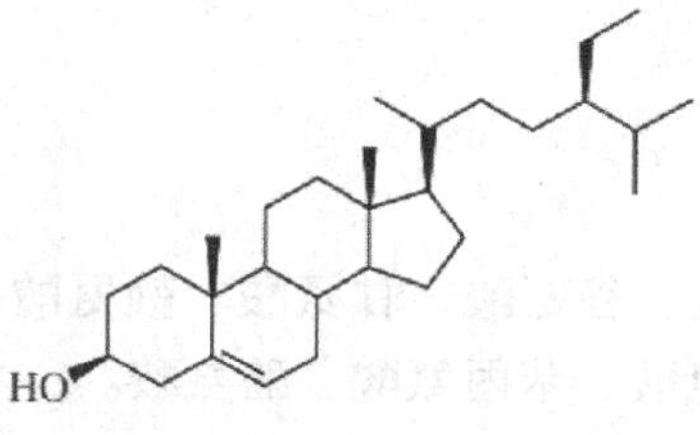

β－谷甾醇 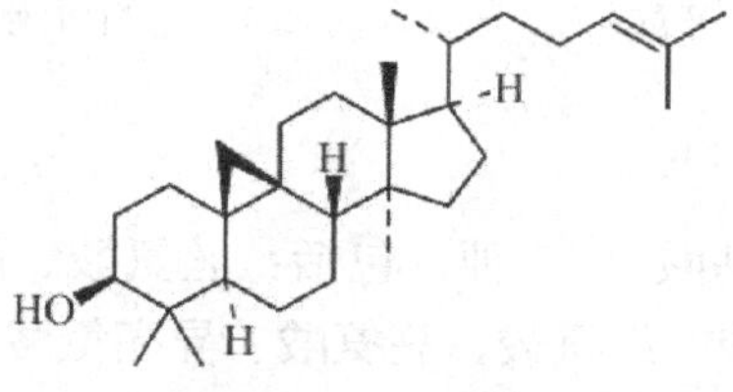　　　　　　　　环阿尔廷醇 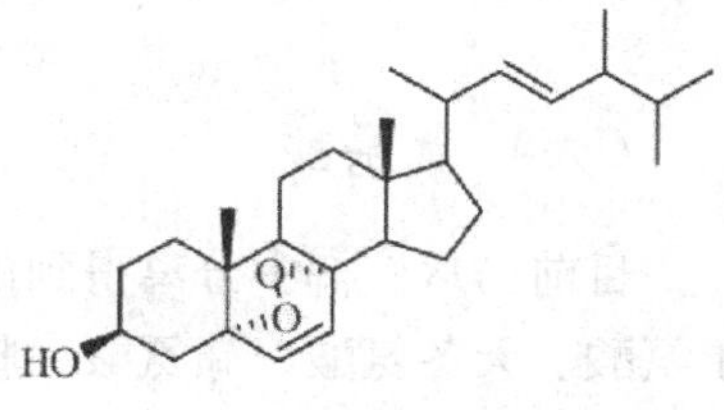　　　　　　　　过氧麦角甾醇

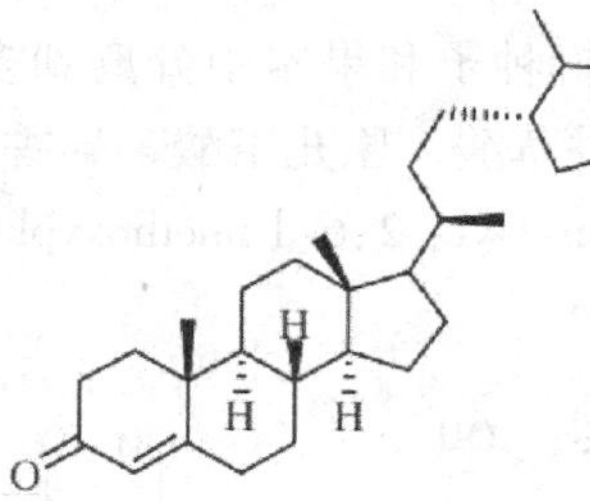

豆甾－4－烯－3－酮 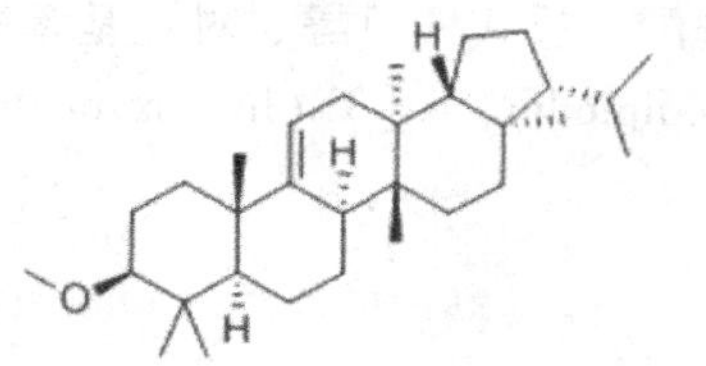　　　　　芦竹素 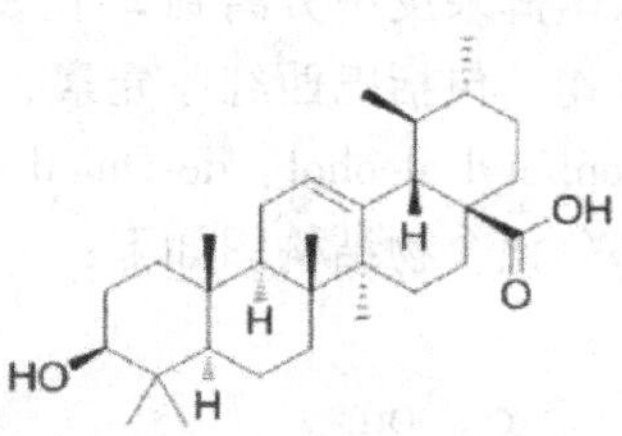　　　　　　　　熊果酸

（五）脂肪酸

在槟榔的果皮、种子等部位中脂肪酸含量均比较丰富，主要是通过 GC-MS 技术分析和测定的。从槟榔中鉴定出的脂肪酸包括月桂酸、肉豆蔻酸、棕榈酸、棕榈油酸、硬脂酸、油酸、亚油酸、亚麻酸、葵酸、辛酸和十七碳酸等。

化合物结构图如下：

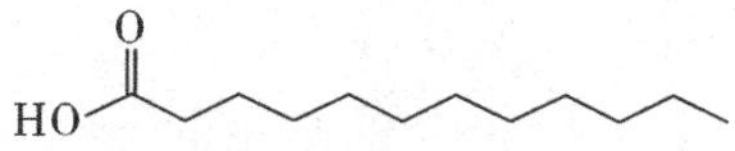

月桂酸 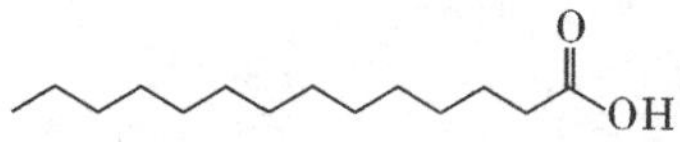　　　　　　　　　　肉豆蔻酸 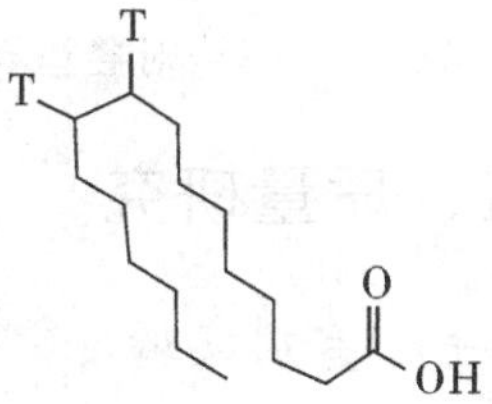　　　　　　　　棕榈酸

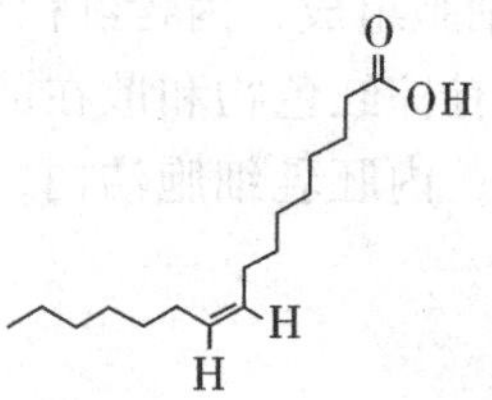

棕榈油酸 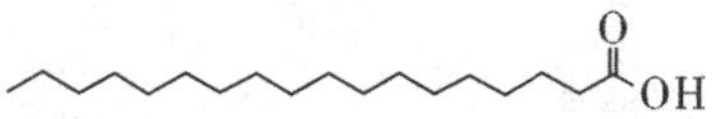　　　　　　　　　硬脂酸 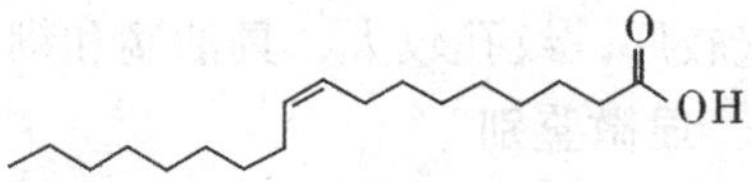　　　　　　　　　油酸

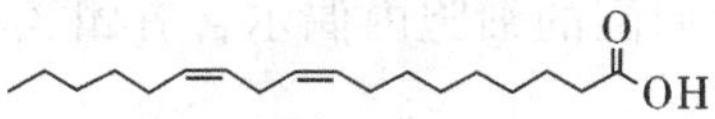

亚油酸 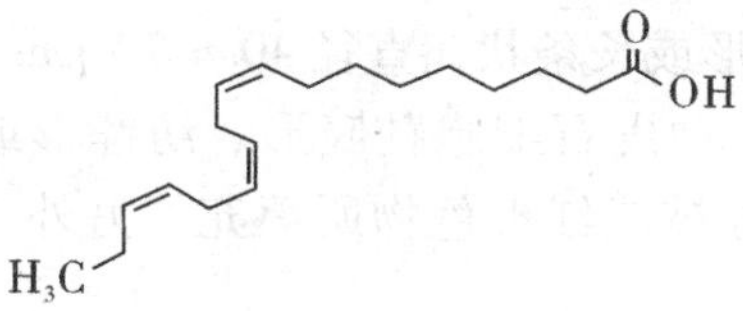　　　　　　　　　　亚麻酸　　　　　　　　　葵酸

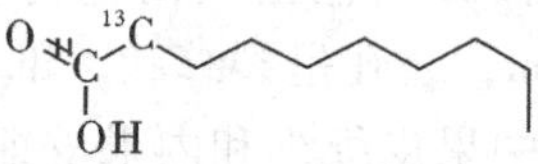

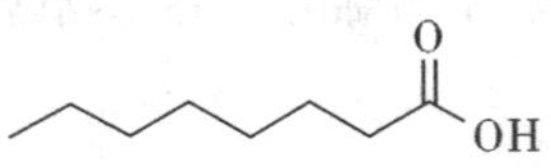

辛酸 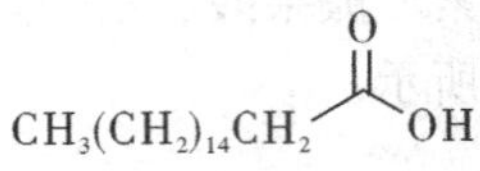　　　　　　　　　十七碳酸

（六）氨基酸

目前已从槟榔中分离得到的氨基酸有 15 种，包括：丝氨酸、丙氨酸、谷氨酸、甘氨酸、赖氨酸、蛋氨酸、天冬氨酸、缬氨酸、脯氨酸、组氨酸、亮氨酸、异亮氨酸、苏氨酸、苯丙氨酸、酪氨酸。

（七）其他

从槟榔果皮中分离到 2 个蒽醌类化合物大黄酚和大黄素甲醚。从槟榔种子和果实中分离到多个酚类化合物，包括巴西红厚壳素、阿魏酸、反式藜芦醇、对羟基苯甲酸、香草酸、原儿茶酸、异香草酸、epoxyconiferyl alcohol、de-Omethyllasiodiplodin、4-[3'-(hydroxymethyl)oxiran-2-yl]-2,6-d imethoxyphenol。

部分化合物结构图如下：

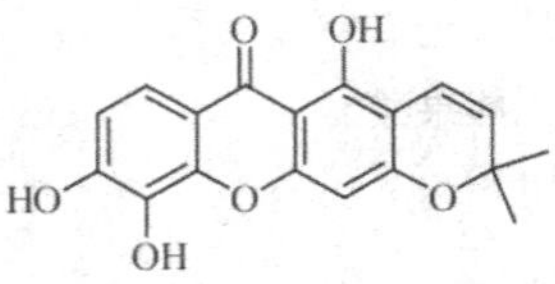

巴西红厚壳素 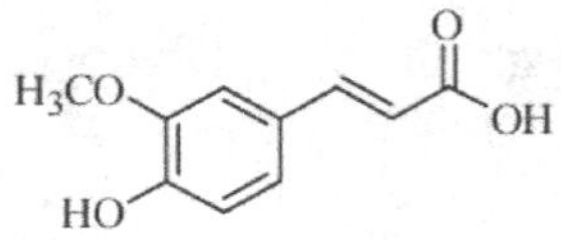　　　　阿魏酸 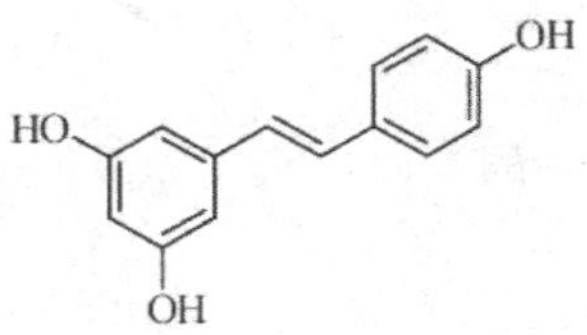　　　　　反式藜芦醇 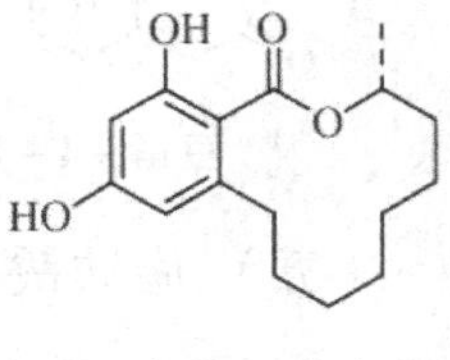　　　de-Omethyllasiodiplodin

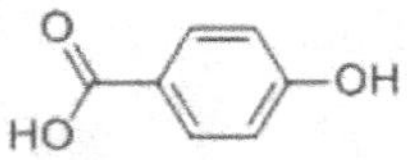

对羟基苯甲酸 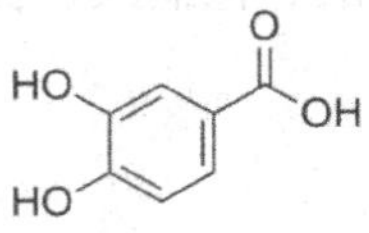　　　　　原儿茶酸 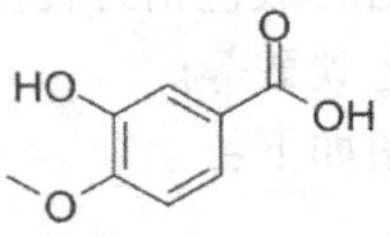　　　　　异香草酸

五、质量研究

（一）鉴别实验

1. 性状鉴别

槟榔种子横切面：种皮组织有内外两层。外层由数列切向延伸的扁平石细胞组成，内含红褐色物，石细胞的形态、大小各异，常出现细胞间隙；内层由数列薄壁细胞组成，含有棕红色物和散在的少量维管束。外胚乳较窄，种皮的内层和外胚乳通常插入内胚乳，构成错入组织；内胚乳细胞洁白，多角形，壁较厚，纹孔较大，具油滴和糊粉粒。

2. 显微鉴别

粉末为棕紫色，且具大量的内胚乳碎片，完整细胞为不规则多角形或近似方形，胞间层不太明显，直径 56～112 μm；壁半纤维素，厚度为 6～11 μm，有大的类圆形或矩圆形纹孔，直径 8～19 μm。外胚乳细胞呈类长方形、类多角形或长条状，直径 40～72 μm，壁厚 8 μm 左右，具有少量微小纹孔，胞腔被红褐色至黑褐色物填充。种皮石细胞鞋底形、纺锤形或多角形，直径 24～64 μm，壁厚 5～12 μm，纹孔呈裂缝状，部分胞腔被淡红褐色物所填充。另外，在它周围的细胞内偶尔含有团簇状硅质块中果皮纤维和内果皮细胞。

3. 理化鉴别

取新磨粉末约 0.5 g，加水 4～5 mL 及 5% 硫酸 1 滴，微热数分钟，滤过；取滤液 1 滴于玻片上，加碘化铋钾试液 1 滴，即出现浑浊或沉淀；放置片刻镜检，可见红色四面体小方晶或球状结晶产生。

4. 薄层鉴别

取 8 g 的本品粉末，加入 4 mL 的浓氨试液及 50 mL 的氯仿，超声后滤过；加 10 mL 的氯仿洗涤残渣，把氯仿液倒在一起，放在分液漏斗中；加入 5 mL 的稀盐酸和 20 mL 的水，混匀，分取酸水层后加 10 mL 的氯仿洗涤一次；倒掉氯仿液，用浓氨试液调节 pH 至 9，再用氯仿萃取 2 次，每次 10 mL，把氯仿液倒在一起后蒸干，用 1 mL 的甲醇溶解残渣，用作供试品溶液。另取槟榔对照药材，同法制成对照药材溶液。吸取上述两种溶液各 5 mL，分别点于同一硅胶 G 薄层板上，以环己烷-醋酸乙酯-浓氨试液（7.5：7.5：0.2）为展开剂，置氨蒸气预饱和的展开缸内，展开，取出，热风吹干，喷以稀碘化铋钾试液。供试品色谱中，在与对照药材色谱相应的位置上，显相同的橘红色斑点。

（二）含量测定

槟榔中含有丰富的多酚类物质。槟榔中主要包括单宁酸、表没食子、表儿茶素、表没食子儿茶素、没食子酸酯、没食子酸等多酚类物质。用高效液相色谱法测定槟榔中不同部位的多酚类物质含量，研究结果显示，与槟榔成熟果实相比，槟榔幼果中的多酚类物质的种类及数量较少，槟榔成熟果中果仁含有多酚类物质较多。槟榔果仁的多酚类物质含量最丰富的为儿茶素，含量达到了 1610 mg/kg；其次是单宁酸，含量为 622 mg/kg；表没食子儿茶素、表儿茶素、表没食子儿茶素没食子酸酯、没食子酸的含量分别是 228 mg/kg、164 mg/kg、72 mg/kg、13.6 mg/kg。但是没有检测到没食子儿茶素、绿原酸以及没食子儿茶素没食子酸酯。

（三）体内代谢

大鼠体内的代谢研究表明，给予槟榔水提物液体后，从大鼠尿液和血液样品中共鉴定出 41 种外源性成分，包括 9 个原型成分和 32 个代谢产物成分。实验总结了槟榔主要成分的代谢途径，包括甲基化、葡糖醛酸化、硫酸化、氧化以及硫醚氨酸结合等。

六、防治消化系统疾病史记

（一）民间与史书记载

槟榔首次记载于西汉·司马相如《上林赋》，名为"仁频"。入药始载于三国·李当之《药录》，称为"宾门"。晋·嵇含《南方草木状》称槟榔为"宾门药饯"；唐·甄权《药性论》称其为"白槟榔"；唐·侯宁极《药谱》称其为"洗瘴丹"；宋·苏颂《本草图经》称其为"大腹槟榔"；明·李时珍《本草纲目》中称其为"槟榔子"；《中国树木分类学》称其为"青仔"；《中药志》称其为"槟榔玉、榔玉"；宋·刘翰《开宝本草》称其为"大腹子"；唐·孟显《食疗本草》称其为"闽中名橄榄子"。上述介绍了古时人们对槟榔的称呼。

槟榔的原植物形态古籍多有记载，《本草图经》记载："大如桄榔，而高五、七丈，正直无枝，皮似青桐，节如桂竹；叶生木巅，大如头，又似甘蕉叶；其实作房，从叶中出，旁有刺若棘针，重叠其下；一房数百实，如鸡子状，皆有皮壳，肉满壳中，正白。"明·刘文泰《本草品汇精要》与明·李时珍《本草纲目》等对槟榔的形态特征均有相似文字记载，且与《中国植物志》中所记载的槟榔的形态特征基本吻合。

唐·苏敬《新修本草》记载："此有三四种，出交州，形小而味甘；广州以南者，形大而味涩，核亦大；尤大者，名褚者，南人名纳子，俗人吸为槟榔孙，亦可食。"清·赵学敏编著《本草纲目拾遗》："槟榔今药肆所市者，形扁而圆大，乃大腹子，俗名雌槟榔。广东文昌县出者，名文昌子，尖小者，名主赐槟榔，又名吃子，其形长尖，状如鸡心，内有锦纹，又名鸡心槟榔，即雄槟榔也。另有一种鸡心槟榔，来自洋舶，从白豆蔻内拣出，极罕有，形亦长尖，极小，外有壳，俨如枣核，故又呼枣核槟榔，入药最胜。"由此可知，古代已能较明确地区分槟榔、大腹子、枣核槟榔等不同品种，并对其药效有较清醒的认识。

关于槟榔的产地，唐·李珣《海药本草》记载为"生南海诸国"。明·卢之颐《本草乘雅半偈》曰："出南海、交州、广州，及昆仑，今领外州郡皆有。"上述均表明槟榔产于云南、海南及台湾等热带地区。目前，亚洲热带地区有广泛栽培。槟榔自古以来被称为四大南药之首。

（二）传统药对研究

常见的药对有槟榔配南瓜子、槟榔配高良姜、槟榔配半夏、槟榔配黄连等。各药对的主要活性成分、药性配伍及配伍比例、药理作用见下表。

药对名称	主要活性成分	药性配伍	配伍比例	药理作用
槟榔配南瓜子	生物碱类配挥发油类	平温配伍，槟榔性温、南瓜子性平	1∶1	治绦虫病
槟榔配高良姜	生物碱类配挥发油类	温热配伍，槟榔性温、高良姜性热	1∶1	温中散寒、行气止痛，治疗腹痛
槟榔配半夏	生物碱类	两温配伍，槟榔、半夏均性温	1∶1	下气宽中、逐水消肿，治疗水肿
槟榔配黄连	生物碱类	寒热配伍，槟榔性温、黄连性寒	1∶2	行气破积、下气导滞，治小儿痢疾

七、现代药理与机制研究

现代药理学研究表明，槟榔的药理作用十分广泛，具有促消化、抗抑郁、抗氧化、抗炎、抗寄生虫和抑菌等作用，对人体的消化系统、神经系统、心血管系统、内分泌系统均有一定影响。

（一）促消化及抑制肝损伤

槟榔具有消积化食的功效，主要是嚼食槟榔能促进人体口腔内唾液的分泌，有助于消积化食。众多研究也表明槟榔中的槟榔碱具有类 M 受体激动样作用，能兴奋胆碱能 M 受体，促进唾液分泌和胃肠道蠕动，有助于消化。通过槟榔的有效组分对大鼠胃平滑肌收缩运动影响的研究，发现槟榔对大鼠离体胃平滑肌条的收缩有明显兴奋作用。除此以外，槟榔助消化作用的机制可能还与增加大鼠胃窦及空肠组织、血浆和胃窦肌间神经丛 P 物质含量有关，能促进胃的收缩运动。同时槟榔粗多糖可对四氯化碳致大鼠肝损伤有明显的肝保护作用，使血清中谷丙转氨酶（alanine aminotransferase，ALT）、谷草转氨酶（aspartate aminotransferase，AST）和丙二醛含量下降，体现出其抑制肝损伤的能力。

（二）驱虫作用

槟榔有较强的杀犬蛔虫蚴体的活性作用。槟榔能影响肝吸虫的神经系统功能而起到明显的抑虫作用。槟榔对体外培养的猪囊尾蚴有良好的驱虫效果。槟榔煎剂对鼠蛲虫具有麻痹作用。槟榔碱是槟榔的有效驱虫成分，对猪绦虫、牛绦虫有较强的致瘫痪作用，但对神经无损伤；对棘球蚴虫有杀伤作用，氢溴酸槟榔碱有排蛲虫效果。槟榔碱还能使钉螺足平滑肌松弛，降低钉螺上爬附壁率，延长钉螺与灭螺药物接触的时间而发挥灭螺增效作用。

（三）抗抑郁

槟榔碱透过血脑屏障可以刺激神经细胞受体，从而促进机体兴奋，能达到抗抑郁的效果。槟榔二氯甲烷提取物可缩短大鼠的兴奋时间，降低大鼠脑内单胺氧化酶水平，还可通过调节 5 - 羟色胺、多巴胺和去甲肾上腺素来发挥抗抑郁作用。槟榔碱可显著增加清醒度并改善乙醇暴露小鼠的宿醉症状，增加小鼠游泳时间与肝糖原含量，降低血清中的氮和乳酸水平，从而发挥抗抑郁和抗疲劳的作用。

（四）抗氧化

槟榔具有一定的抗氧化作用，这与其含有的酚酸、花青素、黄酮类和多糖含量呈正相关。槟榔乙醇提取物对 DPPH 自由基、羟基自由基、超氧阴离子自由基都有较强的清除能力；槟榔多糖有良好的 DPPH 自由基清除能力、Fe^{3+} 还原力和 Fe^{2+} 螯合能力，且对细胞氧化损伤有一定的抑制作用。低剂量的槟榔水提物可使小鼠血清丙二醛（MDA）水平明显降低、超氧化物歧化酶水平显著升高。

（五）抗炎作用

槟榔的丙酮提取物含有丰富的原花青素，可有效缓解由角叉菜胶诱导的大鼠的水肿性炎症和降低前列腺素 E2 水平。槟榔乙醇提取物能显著抑制血浆蛋白 - 硝酸甘油静脉和局部模型的血管化，抑制诱导型一氧化氮表达。槟榔水提物对卡拉胶诱导的小鼠和大鼠足跖肿胀具有明显的抗炎作用。

（六）抗寄生虫作用

槟榔碱是槟榔中有效的驱虫成分，可以使虫体的神经系统麻痹，致使虫体失去活动能力，从而发挥抗寄生虫活性。槟榔水提取物对绦虫有一定的杀灭作用，其机理可能与槟榔水提取物中的多糖组分对绦虫头节的麻痹作用有直接关系。槟榔的丁醇提取组分对恶性疟原虫的抗疟疾活性最好，其 IC_{50} 值为 18 μg/mL，具有较强的抗寄生虫作用。

（七）抑菌活性

槟榔乙酸乙酯、丁醇和水提取组分对金黄色葡萄球菌具有显著的抗菌活性；利用超临界 CO_2 萃取从槟榔中分离出的槟榔碱对变形杆菌、白色念珠菌、炭疽杆菌有一定抑制作用。从槟榔中提取的巴西红厚壳素对耐甲氧西林金黄色葡萄球菌和金黄色葡萄球菌均有明显抑制作用，抑菌圈直径均为 9 mm。

（八）其他

槟榔乙醇提取物能显著增加雄性大鼠的精子数量，并对大鼠烧伤创面愈合有促进作用，提高创面收缩率。槟榔碱能有效改善小鼠冷应激刺激下导致的甲状腺功能亢进，对甲亢有一定缓解效果。槟榔碱会使食用槟榔的人产生成瘾性，长期咀嚼槟榔会导致口腔黏膜纤维化，有潜在致口腔癌、食道癌的风险。

八、槟榔方剂的临床应用

槟榔疗效确切，应用历史悠久。其味苦、辛，性温，归脾、胃、大肠经。可驱虫消积、下气行水。用于虫积、食滞、脘腹胀痛、里急后重、疟疾、水肿等症。作为传统的民间肠道驱虫用药，槟榔可驱绦虫、蛔虫、鞭虫、钩虫和血吸虫，治愈率在 50%～90%。《中国药典》和部颁标准中收载含槟榔的成方制剂有槟榔四消丸及木香槟榔丸等。

槟榔四消丸由槟榔、大黄（酒炒）、牵牛子（炒）、猪牙皂（炒）、香附（醋制）、五灵脂（醋炒）组成。功能主治消食导滞、行气泄水。对于食积痰饮、消化不良、脘腹胀满、嗳气吞酸、大便秘结者均可应用该药治疗。

木香槟榔丸由木香、槟榔、青皮、陈皮、广茂、枳壳、黄连、黄柏、大黄、香附子、牵牛等组成。功能主治积滞内停、湿蕴生热证，脘腹痞满胀痛、赤白痢疾、里急后重，或大便秘结、舌苔黄腻、脉沉实者。在临床上其常被用于治疗急性细菌性痢疾、急慢性胆囊炎、急性胃肠炎、胃结石、消化不良、肠梗阻等。

在临床上治疗绦虫病。取 60～120 g 的槟榔，切碎后用约 400 mL 的热水浸泡，几个小时后加温火煎至 200 mL 左右，于第二天早上服用。服药后 30 min～2 h 后，根据具体情况再服用 20～30 g 的硫酸镁。据报道，槟榔对猪绦虫的治愈率为 80%～90%。在治疗短小绦虫报告中，8 例中可治愈 6 例；

在研究对阔节裂头绦虫的作用时，所有的病例均可以治愈。其对牛肉绦虫治疗效果一般，治愈率只有30%～50%，但是合用南瓜子，则治愈率提高到了90%以上。

治疗脑囊虫病。取槟榔 60 g、大戟 3 g 以及木瓜 10 g。水煎后服用 2 次，每日 1 剂，且同时食用蛇蜕研末，每次 5 g，每日 2 次。30 日为 1 个疗程。服用一年以上，在治疗 250 例中显效的有 38 例，有效 160 例，总有效率为 79.2%。

九、产品开发与利用研究

槟榔除药用外，其有效成分也被应用于化妆品产业，其中槟榔籽提取物已经被《国际化妆品原料字典和手册（第十二版）》收录。研究发现槟榔籽醇提物 CC-516 具有体内和体外抗衰老作用。CC-516 对弹性蛋白酶有 37%～90% 的抑制率，能够增加皮肤的光泽度、水合性、弹性。研究发现，槟榔提取物对皮肤老化和炎性反应有着显著的抑制作用。通过溶剂萃取、硅胶色谱柱法、制备薄层色谱、反向高效液相色谱等分离纯化鉴定技术，证明这种活性物质为多酚类（CC-517）。多酚物质 CC-517 具有显著的抗衰老作用，能够保护皮肤结缔组织蛋白，抑制血管周围主要基质成分降解涉及的酶系统，显著抑制弹性蛋白酶的活性，保护细胞外基质的主要蛋白质、激活其重建，间接改善毛细血管壁的韧性，发挥抗衰老的作用。

槟榔乙酸乙酯、丁醇和水提取组分对金黄色葡萄球菌具有显著的抗菌活性。研究表明，槟榔提取物具有天然抗菌剂作用，具有巨大的产品开发空间。

参考文献

［1］景永帅，马云凤，潘飞兵，等. 槟榔的本草考证、化学成分及药理作用研究进展［J］. 亚太传统医药，2022，18（8）：232-239.

［2］国家药典委员会. 中华人民共和国药典（一部）［M］. 北京：中国医药科技出版社，2020：381-382.

［3］易攀，汤嫣然，周芳，等. 槟榔的化学成分和药理活性研究进展［J］. 中草药，2019，50（10）：2498-2504.

［4］聂安政，高梅梅，钞艳慧，等. 槟榔药理毒理探讨与合理用药思考［J］. 中草药，2020，51（12）：3329-3336.

［5］王明月，罗金辉，李建国. HPLC 法测定槟榔中的多酚类物质［J］. 天然产物研究与开发，2011，23（1）：101-104.

［6］尹明松，潘飞兵，郭建行，等. 槟榔化学成分及生物活性研究进展［J］. 食品研究与开发，2021，42（15）：219-224.

［7］赵善超，陈洪，刘万涛，等. 一种艾草槟榔面膜及其制备方法［P］. 广东省：CN111407715A，2020-07-14.

蘘　荷

一、基源

该药物来源于姜属植物蘘荷 [*Zingiber mioga* (Thunb.) Rosc]，传统以其根茎、花、果实入药。常用别名嘉草、猼月、蒚蒩、芋渠、覆葅、阳藿、阳荷、山姜、观音花、野老姜、土里开花、野生姜、野姜、莲花姜等。夏、秋季采收，鲜用或切片晒干。

二、植物形态特征与分布

形态特征：多年生草本，高 0.5～1 m。根茎肥厚，圆柱形，淡黄色。叶柄长 0.5～1.7 cm，或无柄；叶舌膜质，2 裂，长 0.3～1.2 cm；叶片披针状椭圆形或线状披针形，长 20～37 cm，宽 3～6 cm，叶面无毛，叶背无毛或被稀疏的长柔毛；中脉粗壮，侧脉羽状，近平行。穗状花序椭圆形，长 5～7 cm，单独由根茎生出，总花梗长达 0～17 cm，被长圆形鳞片状鞘；苞片覆瓦状排列，椭圆形，红绿色，具紫脉；花冠管长 4～5 cm，裂片披针形，长 2.7～3 cm，宽约 7 mm，淡黄色；唇瓣卵形，3 裂，中裂片长约 2.5 cm，宽约 1.8 cm，中部黄色，边缘白色，侧裂片长约 1.3 cm，宽约 4 mm；花药、药隔附属体各长约 1 cm。蒴果倒卵形，熟时裂成 3 瓣，果皮里面鲜红色。种子黑色，被白色假种皮。花期在 8～10 月。

生长环境与分布：蘘荷喜温暖、阴湿环境和微酸性、肥沃的砂质土壤，较耐荫，不耐高温与强光。产于我国西南部至东南部地区，多生长在山谷中阴湿处、林荫下、溪边。主要分布在我国安徽、江苏、江西等华南地区。日本亦有分布。

三、传统习用

根茎性温、味辛，归肺、肝经。温中理气、祛风止痛、消肿、活血、散瘀。治腹痛气滞、痈疽肿毒、跌打损伤、颈淋巴结结核、大叶性肺炎、指头炎、腰痛、荨麻症，并可解草乌中毒。

（1）治胃痛：蘘荷开裂的果实三至四两，白糖适量，水煎服，或果轴连根茎五钱，水煎服。（《浙江民间常用草药》）。

（2）主治诸恶疮：根，主诸恶疮。根心，主稻麦芒入目中不出者，以汁注中。（《唐本草》）

（3）主治喉痹：干末水服，主喉痹。（《本草图经》）

（4）主治眼睛涩痛：赤眼涩痛，捣汁点之。（《本草纲目》）

（5）止咳、消疮肿：通经活血，又可镇咳祛痰。外用可拔毒、消疮肿。（《贵州民间方药集》）

（6）治咳嗽、气喘、月经不调：治老年咳嗽、气喘（盐吼），虚性白浊，妇人血寒经冷及月经不调。（《四川中药志》）

（7）治指头炎：蘘荷鲜根茎加食盐少许，捣烂外敷。（《浙江民间常用草药》）

（8）治颈淋巴结结核：鲜蘘荷根茎二两、鲜射干根茎一两，水煎服。（《浙江民间常用草药》）

（9）治喉、口中及舌生疮烂：酒渍蘘荷根半日，含漱其汁。（《肘后方》）

（10）治卒失声、声嘶不出：捣蘘荷根，酒和，绞，饮其汁。（《补缺肘后方》）

（11）治杂物眯目不出：白蘘荷根，捣，绞取汁，注目中。（《太平圣惠方》）

（12）治伤寒及时气、温病，及头痛、壮热、脉大，始得一日：生蘘荷根、叶合捣，绞取汁，服

三四升。(《补缺肘后方》)

（13）治大叶性肺炎：蘘荷根茎三钱、鱼腥草一两，水煎服。(《浙江民间常用草药》)

（14）治月信滞：蘘荷根，细切，煎取二升，空心酒调服。(《经验方》)

（15）治跌打损伤：蘘荷根茎五钱至一两，水煎服，或晒干研粉，用黄酒冲服，每次三至五钱。(《浙江民间常用草药》)

（16）治吐血、痔血：蘘荷根一把，捣汁三升服之。(《肘后方》)

（17）治妇女产后吃盐过多的盐吼咳累：阳藿，装入猪大肠内，炖服。(《四川中药志》)

四、化学成分

（一）萜类化合物

目前从蘘荷中分离得到的萜类化合物有单萜类化合物及烯萜类化合物。具体如下：

1．单萜类化合物

该类化合物有：4－松油醇、γ－松油醇、α－松油醇、1－松油醇、顺式－β－松油醇、1,8－桉叶素、对伞花烃、顺式侧柏醇、对伞花醇等。

部分化合物结构图如下：

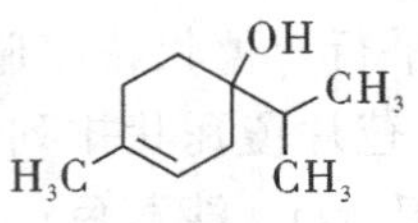

4－松油醇 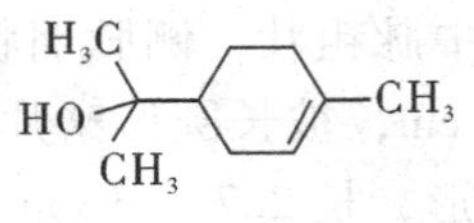　　　　α－松油醇 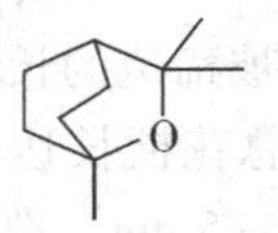　　　　1,8－桉叶素 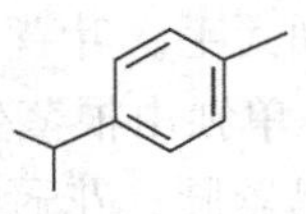　　　　对伞花烃

2．萜烯类化合物

该类化合物有：石竹烯氧化物、α－松油烯、异松油烯、D－苧烯、γ－杜松烯、蛇麻烯、α－蒎烯、β－蒎烯、β－月桂烯、香橙烯、异喇叭烯、β－红没药烯、α－芹子烯、桃金娘烯醇、去氢白菖烯、蛇麻烯氧化物Ⅱ、α－依兰油烯、右旋香桧烯、α－侧柏烯、β－古芸烯、α－佛手柑烯、左旋－α－檀香花烯、顺式－2－薄荷烯醇、β－芹子烯、β－藿香烯等。

部分化合物结构图如下：

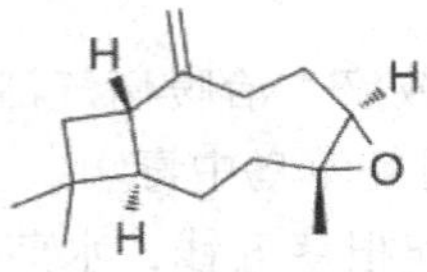

石竹烯氧化物 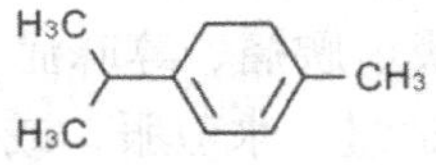　　　　α－松油烯 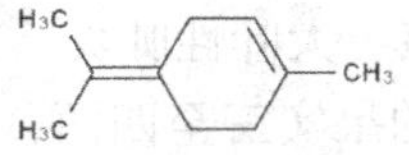　　　　异松油烯 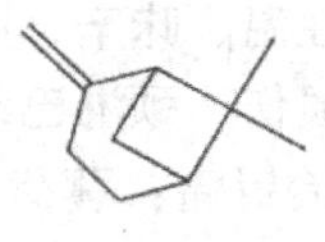　　　　D－苧烯

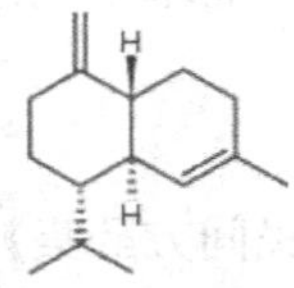

γ－杜松烯 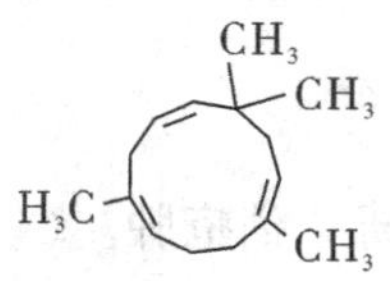　　　蛇麻烯 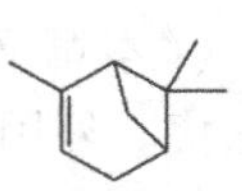　　　α－蒎烯 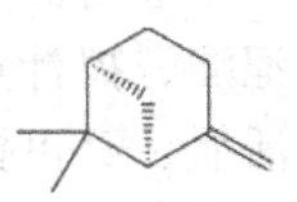　　　β－蒎烯 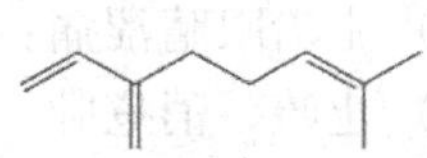　　　β－月桂烯

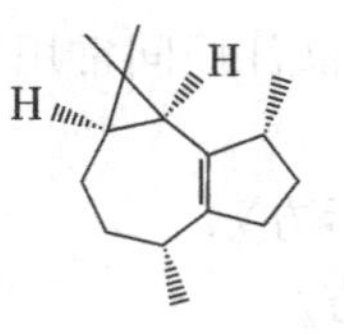

异喇叭烯 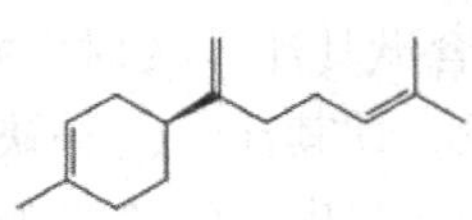　　　　β－红没药烯 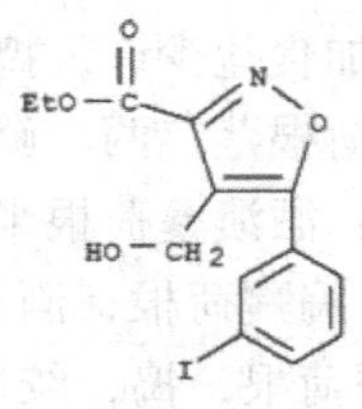　　　　α－芹子烯 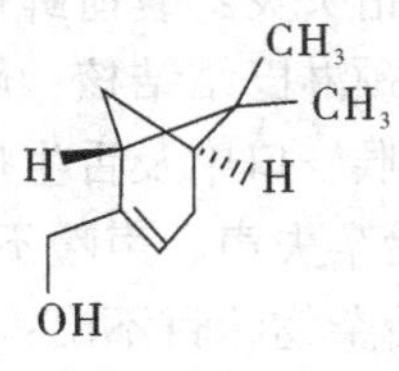　　　　桃金娘烯醇

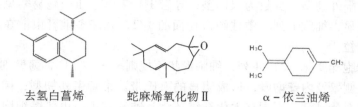

去氢白菖烯   蛇麻烯氧化物 Ⅱ   α – 依兰油烯

（二）其他化合物

该类化合物有：2 – 庚醇、叶醇、左旋樟脑、苯甲醛、乙酸龙脑酯、胡椒酮、叔丁基苯、3 – 苯基 – 2 – 丁酮、橙花叔醇、肉桂酸甲酯、榄香醇、愈创木醇、对 – 异丙基苄醇、苍术醇、檀香醇、顺 – 胡椒醇、反 – 胡椒醇、胡萝卜醇、1,4 – 对 – 薄荷二烯 – 7 – 醇、丁香二烯 – 5 – α – 醇、反式 – α – 香柠檬醇植醇、3,5 – 1 二甲氧基芪、棕榈酸等。

部分化合物结构图如下：

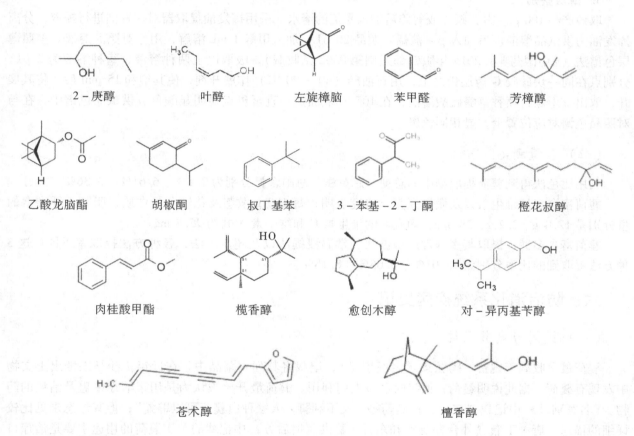

2 – 庚醇   叶醇   左旋樟脑   苯甲醛   芳樟醇

乙酸龙脑酯   胡椒酮   叔丁基苯   3 – 苯基 – 2 – 丁酮   橙花叔醇

肉桂酸甲酯   榄香醇   愈创木醇   对 – 异丙基苄醇

苍术醇   檀香醇

五、质量研究

（一）鉴别实验

1. 性状鉴别

干燥根茎平坦，呈不规则块状，其指状是分枝的，长 6 ～ 12 cm，厚 0.4 ～ 1.5 cm。外表灰白，粗糙，有纵皱纹和显著环节；分枝处常残留鳞叶。质实，断面颗粒性，为灰白色。气微香，味微。干燥根形状近似圆柱形，长 10 ～ 30 cm，直径 0.2 ～ 0.5 cm，外表颜色近白色，有纵皱纹。质实，灰色的断面为颗粒性。

2. 显微鉴别

根茎横切面：栓质化表皮细胞 1 列，排列紧密。下皮细胞 7 ～ 8 列，细胞壁栓质化。皮层中散在有叶迹维管束，多为有限外韧型，少数为双韧型；导管 1～7 个。油细胞易察见，薄壁细胞中有的含草酸钙结晶。内皮层明显，细胞 1 列。中柱约占切面的 1/2，有许多维管束散在；一侧有木化纤维分布，薄壁细胞中含淀粉粒。

根横切面：根被细胞栓质化，2～4 列，细胞形状不规则。皮层宽广，薄壁细胞中偶见细小草酸钙结晶。内皮层环明显，侧壁及内壁增厚，形成明显的凯氏带。维管束外韧型；韧皮部窄，木质部导管直径大，单个轮状或辐射状排列；周围有木化纤维环绕。髓部较小，由薄壁细胞构成；薄壁细胞中含淀粉粒。

粉末：黄棕色。表皮细胞多角形，壁略成连珠状增厚，有的含黄棕色物质。纤维有两种：一种长梭形，多成束，有的壁波状弯曲，具单斜纹孔；一种长条形，壁呈连珠状增厚，具类圆形或椭圆形纹孔。两种直径均为 10～20 μm。淀粉粒众多，多为单粒，长卵形、椭圆形、扇形、不规则形，脐点点状或不明显，可见层纹，直径 5～40 μm。导管多为梯纹导管，少为网纹导管，直径 30～100 μm。可见油细胞。少见草酸钙结晶，成不规则碎片，直径 12～35 μm。

3. 薄层鉴别

取该产品 100 g 左右，碾碎或剪碎后加入 8 倍的清水，采用挥发油提取器对挥发油进行提取，分离挥发油为供试品溶液。另加入 β - 蒎烯对照品 20 μL，加入甲醇 1 mL 溶解，用作对照品溶液。参照薄层色谱法（《中国药典》2015 年版四部通则第 0502 条收载），吸取以上两种溶液，每种溶液为 2 μL，分别点在同一块硅胶 G 薄层板之上，用石油醚（60～90 ℃）作展开剂，使其饱和 15 min 后，将其展开，取出，干燥，喷香草醛硫酸溶液，在 105 ℃下加热，直至斑点显明显颜色。供试品色谱中，在与对照品色谱对应位置上，显相同色斑。

（二）含量测定

利用比色法得到蘘荷提取物中的总糖、总黄酮、总酚含量分别为 9.1%、6.61%、3.36%。

蘘荷富含多种维生素以及微量元素。研究表明，每 100 g 嫩茎及花轴含蛋白质、脂肪、纤维素的量分别是 12.4 g、2.2 g、28.1 g，而具有的维生素 C 和维生素 A 共约 95.8 mg。

蘘荷富含多糖，提取其多糖常用微波法、常温浸提法以及超声波法，各种方法提取率不同。这 3 种方法提取到的比率分别为 13.01%、5.05%、8.18%。

六、防治消化系统疾病史记

（一）民间与史书记载

蘘荷最早收载于魏晋·陶弘景《名医别录》，记载将其列入菜品中。在近年长沙马王堆出土文物中发现有蘘荷，据此说明蘘荷在西汉时已被人们利用。蘘荷最开始被认为是用于治疗中蛊及治疟的药物。《名医别录》中记载"多食，损其药势，又不利脚，人家种白蘘荷可以辟蛇"，但其形态未见比较详细的描述。唐·王焘《外台秘要》和东晋·葛洪《肘后方》中记载的关于蘘荷的用途主要是治疗口舌疮烂和吐血。

唐·苏敬《新修本草》记载："根主诸恶疮，杀蛊毒，根心主稻麦芒入眼中，不出者以汁注目中即出。"同《名医别录》一样，二者都没有描写蘘荷的形态。

宋代《嘉祐本草》和五代·韩保升《蜀本草》记载了蘘荷的形态，曰"叶似初生甘蕉，根似姜芽，其叶冬枯"。这几句话描写了蘘荷的叶、根的形态特点。

宋·苏颂《图经本草》开始详细地描述蘘荷形态特点。该书中曰："白蘘荷，旧不著所出州土，今荆襄江湖间多种之，北地也有，春初生叶似甘蕉，根似姜而肥，其根茎堪为道（注：道即腌制的意思），其性好阴，藿向阳处也。"且该书在上面附有一张图，根据所画的图来看，蘘荷应属于姜科植物。在该书中还引用了南北朝·梁宗懔《荆楚岁时记》中关于蘘荷的记载，其曰："仲冬以盐藏蘘荷，以备冬储。"西汉·史游《急就篇》记载："蘘荷，冬日藏，其来远矣。"此处论述了蘘荷在民间早已被用于腌制食材。在《图经本草》中又附了圣惠方、肘后方、外台秘要、经验方、梅师方等，认为其是一种治疗口舌疮烂及吐血的良药。

（二）传统药对研究

常见的药对主要是蘘荷配射干。该药对的主要活性成分、药性配伍及配伍比例、药理作用见下表。

药对名称	主要活性成分	药性配伍	配伍比例	药理作用
蘘荷配射干	挥发油类配黄酮类	温寒配伍，蘘荷性温、射干性寒	2 : 1	清热解毒、散结消炎，治淋巴结结核

七、现代药理与机制研究

（一）抗菌作用

蘘荷根茎乙醇提取物对金黄色葡萄球菌有一定的抑制作用，对地衣芽孢杆菌、无乳链球菌、大肠埃希菌、肺炎克雷伯菌以及铜绿假单胞菌等的生长繁殖有影响。其抑菌活性部位主要为石油醚和氯仿萃取物，MIC 值在 312.5 ～ 1250 mg/L 之间，说明其抗菌有效成分以脂溶性组分为主。对大肠杆菌、枯草芽孢杆菌、绿脓杆菌、黑曲霉等均表现出不同程度的抑菌效应。蘘荷总提取物与石油醚、氯仿萃取物相比，不仅能明显抑制革兰氏阳性菌，还能显著抑制革兰氏阴性菌，表明蘘荷根茎乙醇提取物与石油醚、氯仿萃取物均表现出广谱抗菌活性。

（二）抗氧化作用

实验表明蘘荷粗提物的 50% 乙醇洗脱部分以及 25% 乙醇洗脱部分，对体外 DPPH 自由基具有清除效果。

（三）抗肿瘤作用

通过 MTT 试验，结果发现蘘荷 95% 乙醇洗脱物能明显抑制肝癌细胞株活性，其 IC_{50} 值为 56.7 ～ 57.8 μg/mL；研究还发现，当样品质量浓度为 57.84 和 56.78 μg/mL 时，肝癌细胞相对存活率为 50%，而当蘘荷乙醇洗脱物部位浓度达 125 μg/mL 时，对肝癌细胞抑制率大于 95%。其研究结果说明蘘荷在抗肿瘤方面有很大潜力。

（四）降血糖作用

通过采用超高效液相色谱、串联质谱联用，研究并分析蘘荷中的类黄酮化合物对 HepG2 细胞的影响。结果显示，蘘荷花苞粗提取物能使胰岛素抵抗的 HepG2 细胞活性下降，并鉴定其中具有这种功效的有效成分可能为类黄酮类化合物。与其他对照组相比，蘘荷花苞粗提取物浸膏消耗胰岛素抵抗的 HepG2 细胞中的葡萄糖的量最大，实验结果说明蘘荷花苞中的某种成分有降血糖的功效。

八、蘘荷方剂的临床应用

据李时珍《本草纲目》记载，蘘荷具有活血调经、镇咳祛痰、消肿解毒、消积健胃等药用功效。现代药理研究表明，蘘荷具有确切的抗氧化、抗菌作用。临床应用上蘘荷除传统方剂外，另有搽剂等剂型。目前已有云南省中医中药研究院自主研究和开发的荷芩止痒搽剂。

鼓皮汤：由败鼓皮、苦参、蘘荷根组成。功能主治：小儿中蛊毒，腹内如石，面目青黄，小便淋沥，变易无常。另外，腹胀积食、黄疸、尿频、尿不尽者，均可应用该药治疗。

荷芩止痒搽剂：主要由蘘荷、黄芩等药物组成，具有解毒、消肿、止痒的作用，主要用于艾滋病病毒感染者、艾滋病患者以及服用抗病毒药后患者皮肤出现的痒症及皮疹等的治疗。该搽剂主要作用机制可能是抑制局部组胺释放、降低血清 IL-4 等炎性因子和抑制局部毛细血管通透性增加，同时可进行表皮抑菌，达到解毒止痒的作用。

羧羊角散：由羧羊角、蘘荷、栀子仁、牡丹、赤芍药、黄连、犀角屑组成。功能主治：蛊毒、腹内坚如石、面目青黄、小便淋沥、变易无常。另外，腹胀积食、黄疸、尿频、尿不尽者，均可应用该药治疗。

马兜铃根汤：由马兜铃根一两、蘘荷根半两组成。功能主治：五种蛊毒、咽中如有物、咽吐不出、闷乱不卧。另外，癔球症、慢性咽炎、胸闷恶心者，均可应用该药治疗。

九、产品开发与利用研究

蘘荷除药用外，还大量用作食用蔬菜，我国自汉代起就有食用蘘荷的证据。蘘荷营养价值丰富，是优质的药食两用的植物，含有蛋白质、脂肪、纤维素、维生素 C、维生素 A 等。其食用方法较多，煮、烧、炒、炖、凉拌、腌制均可，亦有民间用其制成蜜饯或泡制药酒用。蘘荷在中国新产品中具有重要价值。云南文山西畴县有"中国蘘荷之乡"美称，该县已开发出的蘘荷产品有麻辣味、糖醋味、鱼香味、鲜味蔬菜罐头、泡菜及蘘荷汁饮料等。这些产品已经销往全国各地和日本、东南亚等国家地区，深受各地消费者的欢迎。

蘘荷除了用于观赏、驱蚊、腌制成泡菜与脱水蔬菜等外，因其具有良好的抗菌能力，在人们生活领域也被广泛应用。如现已开发了一种含蘘荷成分的抗菌洗手液。蘘荷挥发油由于其有助眠能力，现已研发有助眠药水。目前，《国际化妆品原料字典和手册（第十二版）》中亦有关于蘘荷提取物的记载，但是至今尚未见有关于含这种成分化妆品的研究与开发的报道。由此可见，蘘荷还存在很大的产品开发空间。

参考文献

［1］邱岚，陈仕学，王红梅. 超声波辅助提取阳荷多糖的工艺研究［J］. 食品工业，2013，34（8）：21－24.

［2］陈仕学. 微波辅助提取梵净山阳荷多糖的工艺优化［J］. 食品与发酵工业，2013，39（5）：234－237.

［3］屈尚蓝，夏亮，宋流东，等. 阳荷研究进展［J］. 云南中医中药杂志，2015，36（5）：111－113.

［4］黄胜白，陈重明. 蘘荷的本草考证［J］. 中药通报，1987（1）：5－7.

［5］杨烨，杨本蓉，黄哲. 苗药蘘荷品种资源研究［J］. 贵州科学，2021，39（4）：29－32.

［6］梁帅. 阳荷主要化学组分分析与抗菌活性评价研究［J］. 中南民族大学学报（自然科学版），2020，39（5）：493－499.

［7］张太军，黄劲松，李涛，等. 一种儿童抑菌洗手液及其制备方法［P］. 广东省：CN111671711A，2020－09－18.

胆　木

一、基源

该药物来源于茜草科植物乌檀（*Nauclea officinalis* Pierrc ex Pitard），以其茎枝和树皮入药，名为胆木。

二、植物形态特征与分布

形态特征：乔木，高 4～12 m；小枝纤细而光滑。叶纸质，椭圆形，罕有倒卵形，长 7～11 cm，宽 3.5～5 cm，顶端渐尖而略钝；基部楔形，干时腹面深褐色，背面浅褐色；侧脉每边 5～7 条，纤细，斜伸向上，近边缘处彼此联结，在叶片两面略凸起；叶柄长 10～15 mm；托叶早落，倒卵形，长 6～10 mm，顶端圆。头状花序顶生，单生，圆球形，具总花梗；总花梗长 1～3 cm，中部以下有早落的苞片；花未见。小坚果合成一圆球状体，球状体成熟时黄褐色，直径 9～15 mm，表面粗糙。种子椭圆形，长仅达 1 mm，腹面平坦，背面拱起，种皮黑色有光泽，并有微小窝孔。果期夏季。

生长环境与分布：胆木为速生高产木本药用植物，其野生林及自然群落分布于热带地区，生长在海拔 200～1300 m 山顶或半山腰潮湿隐蔽地带。土质疏松、腐殖质较多的微酸性（pH 5.0～6.5）土壤最适合胆木生长。胆木种子在高温、高湿条件下易发芽，果实成熟期自然散落的种子在适宜条件下即能萌发成长为小苗。在我国仅海南、广东、广西的深山中有野生胆木分布，在海南琼中、五指山、白沙等市县的山区中可见。胆木被国家林业部门确认为重点保护的珍稀野生植物物种之一。

三、传统习用

胆木以枝和树皮入药，性寒、味苦，具有清热解毒、消肿止痛等功效。

广州部队《常用中草药手册》记载："清热解毒、消肿止痛。主治急性扁桃体炎、咽喉炎、乳腺炎、肠炎、菌痢、尿路感染、胆囊炎、下肢溃疡、脚癣感染、疖肿脓疡、皮炎湿疹。"

《中国药典》认为其能清热解毒、消肿止痛。主治感冒发热、支气管炎、肺炎、急性扁桃体炎、咽喉炎、乳腺炎、胆囊炎、肠炎、菌痢、尿路感染、下肢溃疡、脚癣感染、烧伤感染、疖肿、湿疹。

（1）治上呼吸道感染：胆木注射液，每 1 mL 相当于生药 1 g，每次肌内注射 2 mL，每日 1 次。（《全国中草药汇编》）

（2）治钩端螺旋体病：①胆木注射液（每 1 mL 含胆木的乙醇提取物 3 g），每 8 h 肌内注射 1 次，每次 2～3 mL，用至体温正常后 2～3 天。有出血倾向者加紫珠草 30 g，水煎，每日分 3 次服。②胆木、大青叶、地胆草、紫珠草各 60～90 g（小儿酌减），加水 3 碗，煎成 1 碗，分 3 次口服。在口服合剂的同时可加用胆木注射液。（《全国中草药汇编》）

四、化学成分

（一）萜类化合物

目前从胆木中分离得到的萜类化合物有三萜类化合物和倍半萜类化合物。具体如下：

1. 三萜类化合物

该类化合物有：2b,3b,19a,23-tetrahydroxy-urs-2-en-28-oic acid、2b,3b,19a,23-tetrahydroxy-urs-12-en-

28-O-[b-D-glucopyranosyl(1-2)-b-D-glucopyranosyl]ester。

2. 倍半萜类化合物

该类化合物有：二氢猕猴桃内酯、黑燕麦内酯。

其中，二氢猕猴桃内脂的结构图如下：

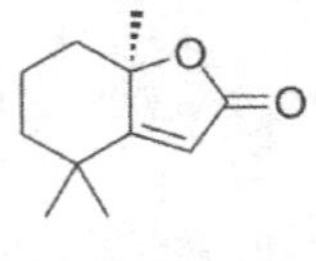

二氢猕猴桃内酯

（二）生物碱类化合物

胆木中含有丰富的生物碱类化合物，包括：异长春花苷内酰胺、喜果苷、3－表短小舌根草苷、短小蛇根草苷、1,2,3,4－四氢－β－咔啉、3,14－二氢狭花马钱碱、3－醛基吲哚、1,2,3,4-tetrahydronorharman-1-one、Naucleamide G、Nauclealomide B、Nauclealomide C、Nauclealomide D、Nauclealomide A、3,14,18,19－四氢狭花马钱碱、（3S,7R)-javaniside、Latifoliamide D、Latifoliamide B、Vinmajine I、17-O-methyl-19-(Z)-naucline 等。

部分化合物结构图如下：

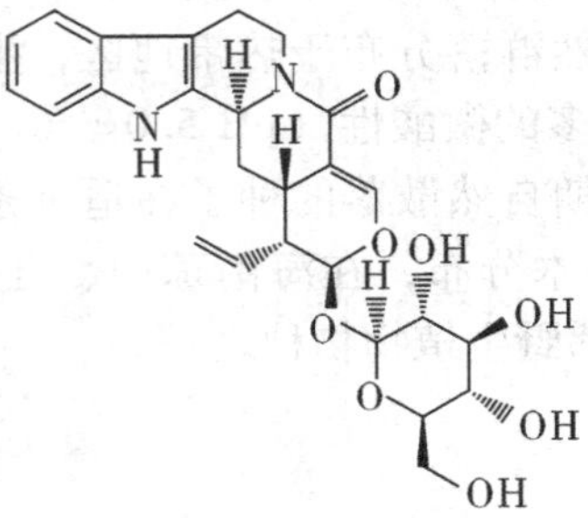

异长春花苷内酰胺

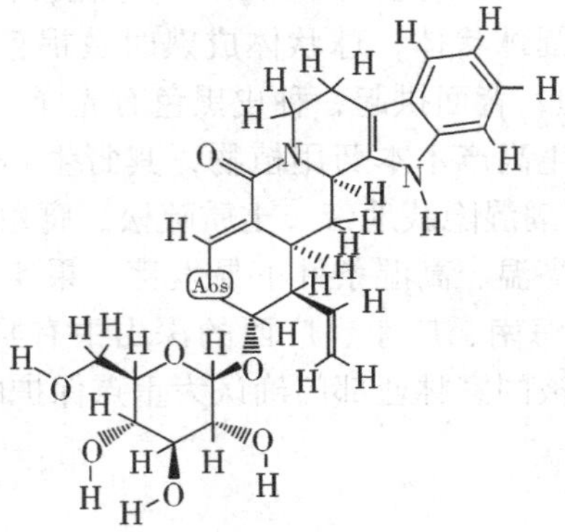

喜果苷

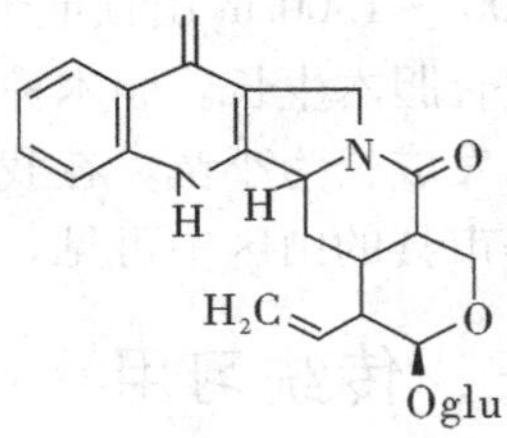

3－表短小舌根草苷

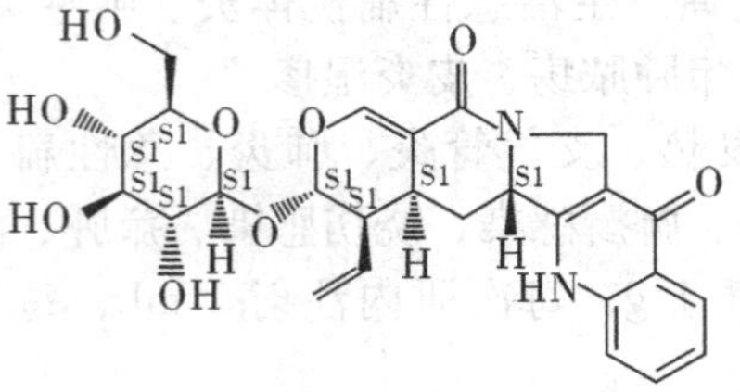

短小蛇根草苷

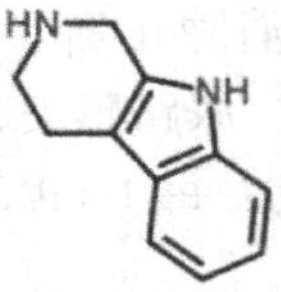

1,2,3,4－四氢－β－咔啉

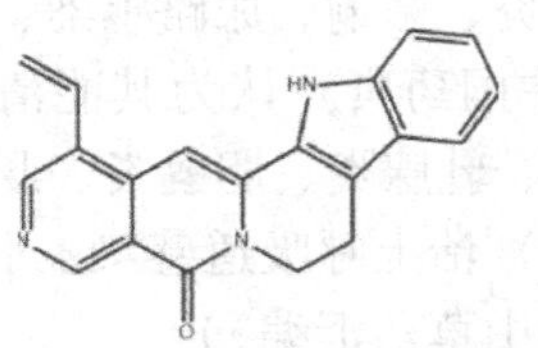

3,14－二氢狭花马钱碱

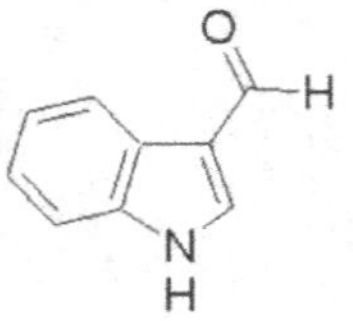

3－醛基吲哚

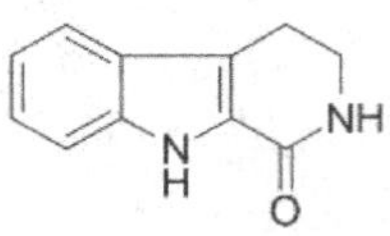

1,2,3,4-tetrahydronorharman-1-one

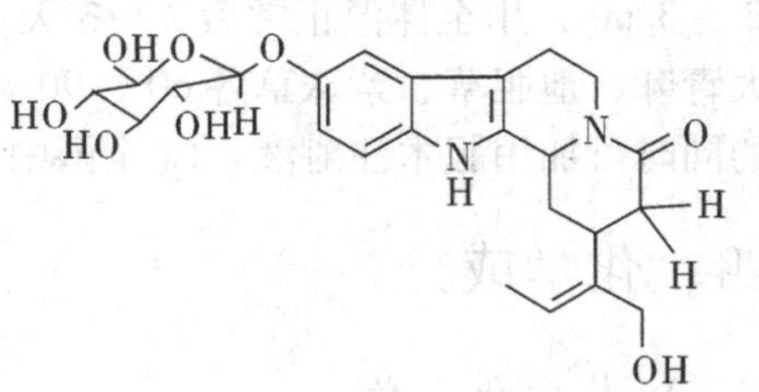

Naucleamide G

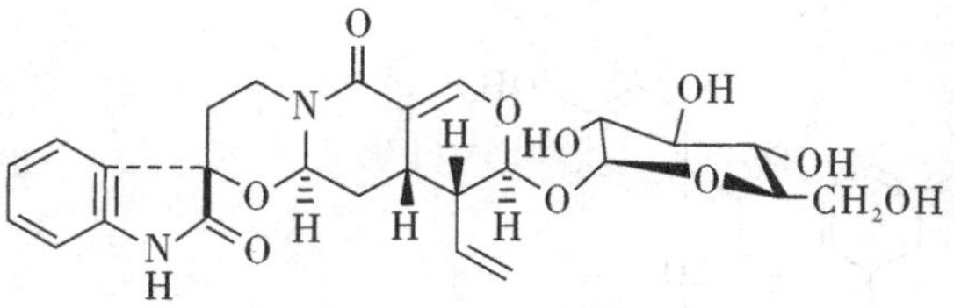

Naucleamide D

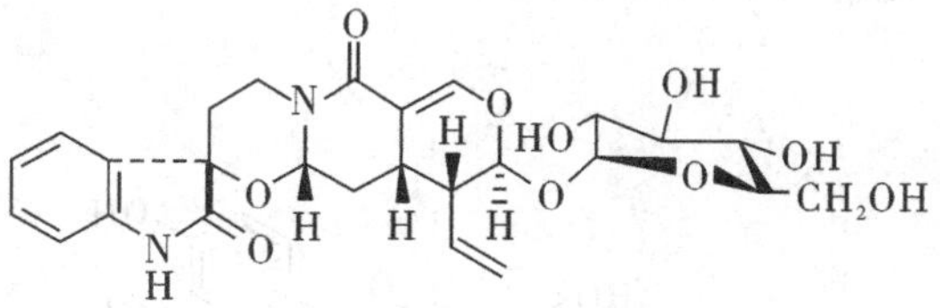

Naucleamide B

（三）酚酸类化合物

目前已从胆木中得到的酚酸类化合物有 8 种，包括：3,4,5 - 三甲氧基苯酚、4 - 羟基 - 3,5 - 二甲氧基苯甲醛、2,4 - 二羟基 - 3,6 - 二甲基苯甲酸甲酯、对甲氧基桂皮酸、咖啡酸甲酯、咖啡酸乙酯、异阿魏酸甲酯、阿魏酸乙酯。

化合物结构图如下：

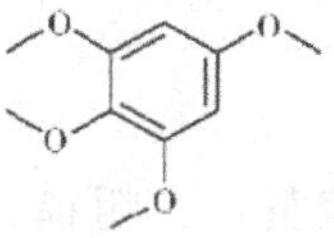

3,4,5 - 三甲氧基苯酚

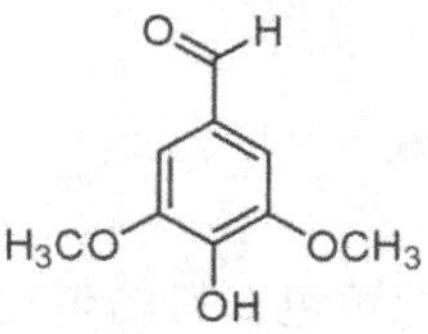

4 - 羟基 - 3,5 - 二甲氧基苯甲醛

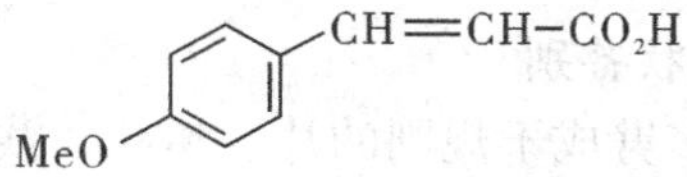

对甲氧基桂皮酸

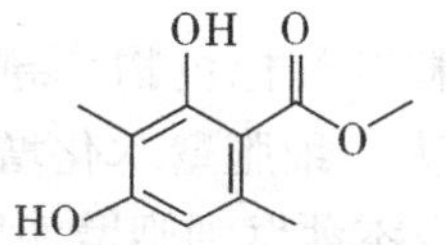

2,4 - 二羟基 - 3,6 - 二甲基苯甲酸甲酯

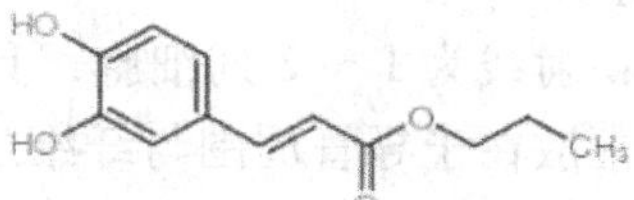

咖啡酸甲酯

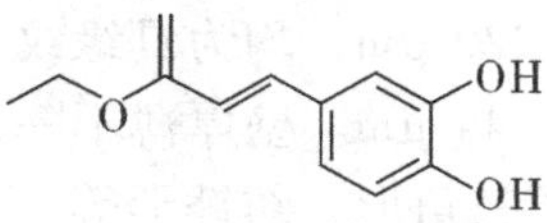

咖啡酸乙酯

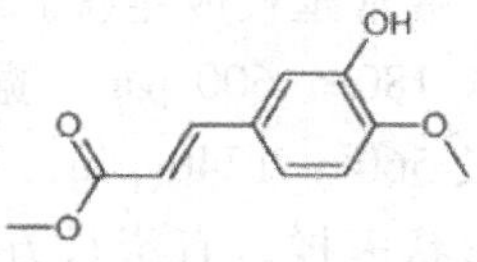

异阿魏酸甲酯

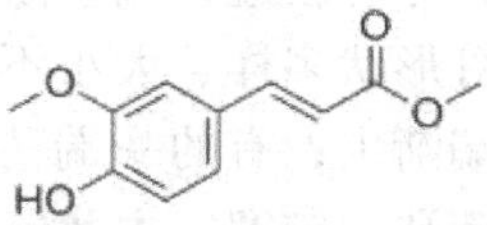

阿魏酸乙酯

（四）环烯醚萜类化合物

目前已从胆木中得到的环烯醚萜类化合物有 4 种，包括：獐牙菜苷、马钱子苷、断氧化马钱子苷、裂环马钱苷。

前 3 种化合物结构图如下：

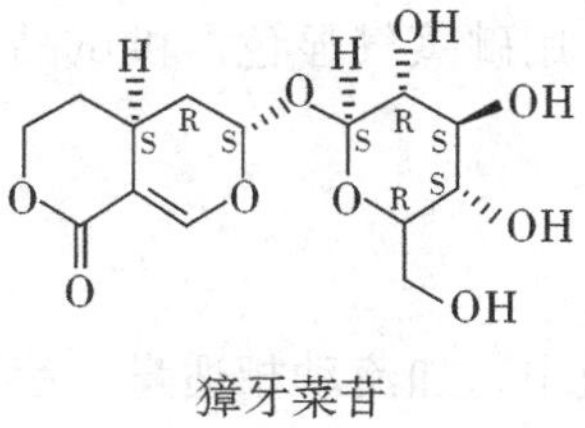

獐牙菜苷

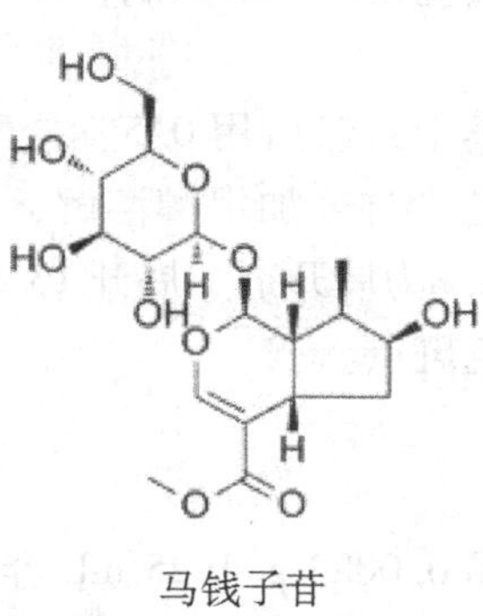

马钱子苷

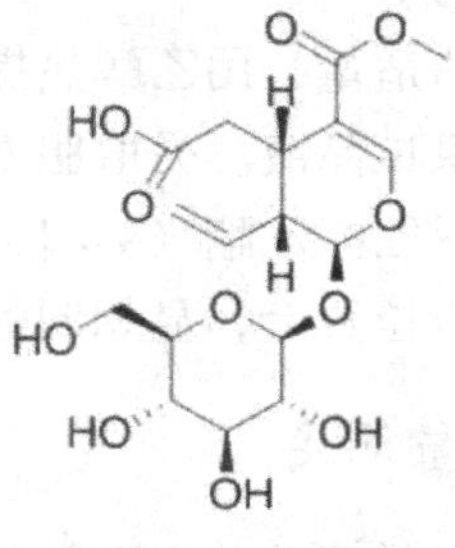

断氧化马钱子苷

（五）黄酮类化合物

目前已从胆木中得到的黄酮类化合物有 2 种，包括：芦丁、山奈酚 - 3 - O - 芸香糖苷。

化合物结构图如下：

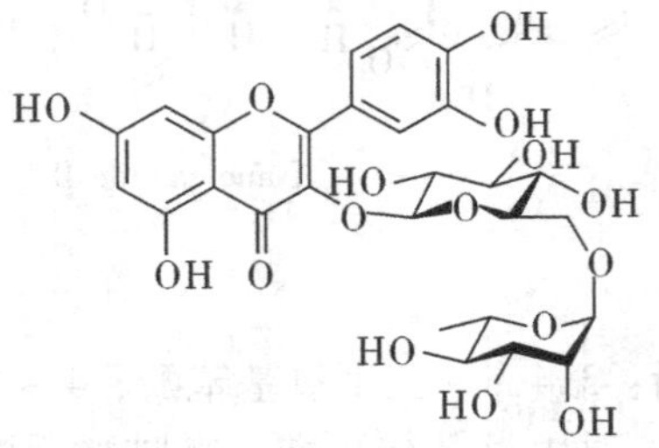

芦丁 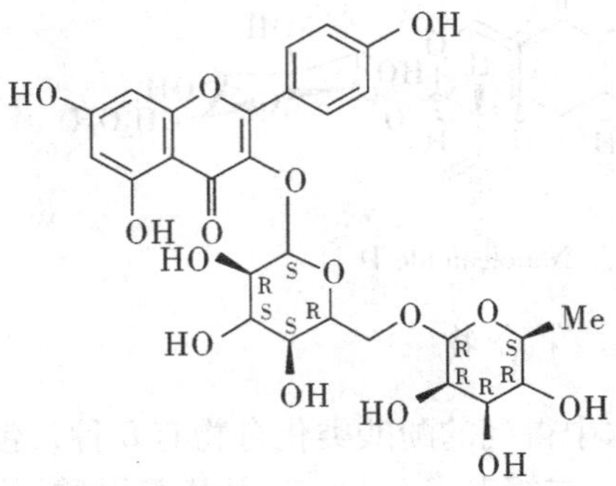　　　　　　　　　山奈酚 - 3 - O - 芸香糖苷

五、质量研究

（一）鉴别实验

1. 性状鉴别

该品多劈成不规则的片、块状，浅黄色或棕黄色；有的带皮部，外皮棕黄色，粗糙，较疏松，易剥离。横切面皮部棕褐色，木部黄色或棕黄色。质坚硬，气微，味苦。以色鲜黄、味苦者为佳。

2. 显微鉴别

本品横切面：射线为 1～2 列细胞，具壁孔，内含淀粉粒及红棕色物。导管呈多角形，纤维壁较厚，木薄壁细胞常散在于导管周围与纤维之间。髓部细胞较大，细胞壁木化增厚，含淀粉粒。木材切向纵切面：导管多为具缘纹孔，射线高度为十至数十个细胞，木薄壁细胞壁连珠状增厚，木纤维多数，具壁孔。木材组织解离：纤维较长，两端尖锐，长约 900 μm，宽 10～15 μm，有壁孔。导管为具缘纹孔，多而明显；导管较短，端壁倾斜，一端常延长成尾状。木薄壁细胞呈正方形或长方形，孔纹明显。粉末鉴别：导管形状多样、大小不一，长 180～600 μm，宽 40～220 μm，均为具缘纹孔导管。纤维众多，有的两端渐尖，有的一端稍钝，长 560～1240 μm，宽 25～44 μm。壁厚薄不一，纹孔斜向裂隙状，少数细胞孔沟较宽。木薄壁细胞形状多样，有窄长方形、类三角形、纺锤形等；石细胞呈多角形，长 30～50 μm，宽 15～50 μm。

3. 理化鉴别

取本品粉末 5 g，加 60% 乙醇 50 mL，回流 30 min，过滤，供做下列实验。①取滤液 2 mL，加少量锌粉和浓盐酸，约 5 min 后滤液呈黄绿色（检查黄酮类）。②取滤液 2 mL，加 1% 三氯化铝的乙醇溶液 2 mL，滤液即显金黄色（检查黄酮类）。③取滤液 10 mL，碱化至 pH = 9，用适量氯仿提取，过滤，挥干氯仿，用稀盐酸溶解残渣，加碘 - 碘化铋钾试液数滴，即产生棕褐色沉淀（检查生物碱）。

4. 薄层鉴别

取本品粗粉适量，用乙醇热提，蒸干，然后用 0.5% 盐酸处理，除去不溶部分，再蒸干；残渣用甲醇溶解，作供试品液。另取胆木碱乙少许，加甲醇溶解，作对照品。分别点于同一硅胶 G 薄板上，以氯仿 - 甲醇 - 乙酸乙酯（4∶1∶0.5）为展开剂，展开 13 cm，用碘蒸气显色。供试品色谱中，在与对照品色谱相应位置上，显相同的黄色斑点。

（二）含量测定

精密称取异长春花苷内酰胺对照品 0.0083 g 于 25 mL 容量瓶中，加流动相适量，超声使溶解，并用流动相稀释至刻度，摇匀备用。取粉碎、干燥后的供试品 0.5 g，精密称定加入 70% 乙醇 50 mL，精密称定重量回流提取 40 min，放冷。用 70% 乙醇补足减失重量，摇匀，静置；精密吸取上清液 10 mL 于 50 mL 容量瓶中，用流动相定容至刻度，摇匀，滤过，取续滤液即得。以十八烷基硅烷键合硅胶为填充剂，以乙腈 0.1% 磷酸水溶液（30∶70）为流动相，检测波长为 226 nm，理论塔板数应不低于 2000。

（三）体内代谢

通过 LC-MS/MS 法研究胆木的药代动力学。其实验结果显示，给大鼠 100 mg/kg 的剂量灌胃给药后，其血药浓度为 0.51 μg/L～7.24 μg/L，平均 C_{max} 是（3.25±1.84）μg/L，T_{max} 为（0.94±0.42）h，$t_{1/2z}$ 为（3.44±1.98）h，AUC_{0-1} 为（8.42±4.85）μg/(L·h)，$AUC_{0-\infty}$ 为（11.31±5.27）μg/(L·h)。实验说明了胆木口服吸收较差。

六、防治消化系统疾病史记

民间与史书记载

胆木作为黎族的传统药物，其药用历史悠久，在黎文产生之前一直没有被记录在案，直到 1975 年《黎文方案》的颁布，黎族有了正式的文字，胆木才被记录下来。胆木始载于《常用中草药手册》和《全国中草药汇编》等书籍，后《中国药典》也将其收载。

胆木虽未见古代本草记载，但是现代的药典及中草药书籍记录了关于胆木的功能主治，具体如下：

1977 年版《中国药典》记载，胆木能清热解毒，用于感冒发热、咽喉肿痛、外耳道疖肿、急性结膜炎、皮肤疖肿。

《全国中草药汇编》记载，胆木能清热解毒、消肿止痛，用于感冒发热、急性扁桃体炎、咽喉炎、支气管炎、肺炎、泌尿系统感染、肠炎、痢疾、胆囊炎；外用治乳腺炎、痈疖脓肿。

《广东省中药材标准》记载，胆木能清热解毒、消肿止痛，用于乳蛾、痢疾、热淋、下肢溃疡、疖肿脓疡、湿疹。

《海南省中药材标准》记载，胆木能清热解毒、消肿止痛，用于感冒发热、咽喉肿痛、外耳道疖肿、急性结膜炎、皮肤疖肿、急性黄疸、胃痛。

2015 年版《中国药典》记载，胆木能清热解毒、祛湿，用于风热感冒、咽喉肿痛、湿热泻痢、湿疹、疮疖、蛇虫咬伤。

七、现代药理与机制研究

（一）抗疟活性

研究证明从胆木中分离出的许多吲哚类生物碱对恶性疟原虫有微弱的抗性。其中一些衍生物对恶性疟有较好的疗效。同时，在所分离出吲哚类生物碱、三萜类化合物体外抗疟原虫试验中，还确认一些吲哚类生物碱有抗疟原虫的作用，且该活性不受细胞毒活性的影响。

（二）免疫调节作用

胆木具有较强的炎性免疫反应调节功能，作用于感染和炎性发展初期，抑制感染及炎性的发展。例如：通过增强中性粒细胞及巨噬细胞吞噬功能、增加血清中溶菌酶活性、促进免疫球蛋白形成等灭活机体内细菌、病毒的方法，提高细胞免疫能力；拮抗组织胺引起的毛细血管通透性升高，降低炎性渗出物；通过对浆液分泌的抑制作用促进组织再生。胆木中含有多种活性物质，如多酚氧化酶、β－谷甾体、黄酮类化合物等，都具有抗炎作用。胆木浸膏片对炎性反应动物模型急性炎性反应初期渗出有一定的抑制作用。胆木水提取物对豚鼠实验性慢性炎症有抑制作用。用醇提－大孔树脂提纯所得胆木叶片对急性咽炎小鼠全身及局部炎性反应均有抑制作用，适用于急性咽炎。实验结果表明，胆木提取物可降低炎症指数、提高机体免疫功能。另外，胆木注射液对哮喘小鼠的炎性细胞浸润有抑制作用，从而提高支气管哮喘的疗效。

（三）解热抗炎作用

胆木有拮抗内毒素引起的发烧作用。胆木叶片对金黄色葡萄球菌引起的急性咽炎体温升高有抑制作用；胆木浸膏片提取物对 LPS 所致 NO 释放具有抑制作用，还能对伤寒多糖疫苗所致体温升高有防护作用。实验还研究了胆木叶提取物对小鼠腹腔毛细血管通透性以及大鼠棉球肉芽肿生长的影响。研究发现：胆木叶提取物的镇痛抗炎功能，可能是通过对前列腺素（PGE2）的生成和释放的抑制作用，或对环磷酸腺苷（cAMP）和特异性磷酸二酯酶 4（PDE4）活性的抑制作用实现。PDE4 主要分布于各种炎性细胞内（肥大细胞、巨噬细胞、嗜酸粒细胞和淋巴细胞等），通过调控 cAMP 进而抑制炎性细胞、阻止炎性反应的发生。

（四）抑菌、抗病毒作用

胆木叶 95% 乙醇提取物中高极性有机溶剂提取成分对耐甲氧西林金黄色葡萄球菌（MRSA）菌株有较好抑菌效果；胆木醇提物可使大肠杆菌、枯草芽孢杆菌和肠球菌生长抑制增强，而不影响其正常生理代谢功能。胆木浸膏片有抑制大肠埃希菌作用；胆木提取液能有效地抑制大肠杆菌、绿脓杆菌、白色念珠菌及沙门氏菌的生长。据文献报道，胆木也对变形杆菌、枯草芽孢杆菌、伤寒杆菌、肺炎双球菌和流感杆菌、溶血性链球菌、痢疾杆菌、金黄色葡萄球菌及其他细菌具有显著的杀菌、抑菌作用。实验证明，胆木含有抗菌活性物质，是一种良好的天然抗菌剂。但是，胆木叶醇提液与水煎液联合治疗常见金黄色葡萄球菌的研究。亦有报道，该提取物仅对常见变形杆菌、枯草芽孢杆菌具有极微弱抑菌活性，这可能和药物的提取方式有关系。胆木挥发油中含有大量挥发性成分，可作为一种天然抗菌剂用于食品保鲜领域。另外，胆木还有灭活腺病毒 III 型（ADV3）的作用、甲型流感病毒 I 型、甲型流感病毒 II 型、甲型流感病毒 III 型、呼吸道合胞病毒（RSV）的作用。

（五）抗肿瘤活性

胆木抗肿瘤活性成分以喜果苷为主。喜树碱作为一种拓扑异构酶抑制剂类药物已被应用于临床治疗各种癌症，且效果显著。喜树碱前体化合物喜果苷还具有抗肿瘤活性而备受学者关注。但是从整体上看，关于它活性的研究很少，目前已有研究采用 MTT 法测定喜果苷在体外的抗肿瘤效果。在文献查阅的过程中，亦未见与其抗肿瘤活性有关的文献报道。一些文章提及短小舌根草苷可作为抗肿瘤药物喜树碱生物合成过程中的一种重要中间体，也说明了短小舌根草苷可能具有抗肿瘤活性。

八、胆木方剂的临床应用

胆木在黎族地区作为传统用药有着悠久历史，黎族地区多用其进行抗感染治疗，亦有利用其进行抗疟疾治疗。随着其被载入现代药典，胆木作为"植物抗生素"，具有较好的清热解毒功效。胆木浸膏片、胆木注射液、胆木浸膏糖浆等制剂在临床上已使用 30 多年。在 20 世纪 70 年代，临床也将其用于钩端螺旋体病的治疗，且效果显著。随着人们卫生意识的提高，钩端螺旋体病在我国的发病率降低，目前临床主要将其作为抗炎药物使用。亦有报道称其在重症药疹所致的结膜炎、流行性腮腺炎、泌尿系统感染中也具有良好的疗效。

胆木注射液由胆木提取物溶液以及聚山梨酯组成，清热解毒，适用于急性扁桃腺炎、急性咽喉炎、急性结膜炎及上呼吸道感染。

胆木浸膏糖浆由胆木提取物组成，主治上呼吸道感染、下呼吸道感染、急性扁桃腺炎、鼻前庭炎、咽喉炎、中耳炎、牙龈炎、膀胱炎、盆腔炎、阴道炎、风寒、风热感冒及病毒性流感、泌尿生殖系感染、皮肤软组织感染。

九、产品开发与利用研究

胆木因其具有良好的抗菌活性，除用作临床药品外，也被用于日常生活用品。目前已研发出含胆木成分的用于抵制幽门螺旋杆菌的口腔抑菌牙膏、含胆木成分的漱口水、含胆木成分的滴眼液等。

实验研究表明，胆木中的生物碱成分，包括异常春花苷内酰胺、短小蛇根草苷等，能明显促进HUVEC 细胞的增殖，已应用于制备创伤、烧伤或溃疡性伤口愈合的药物。

胆木的抗氧化活性尚未被有效应用，可见胆木的应用市场还有待于进一步开发。

参考文献

[1] 杨卫丽，刘明生，毛彩霓，等. 胆木的生药学研究 [J]. 中药材，2008，295（9）：1324－1325.
[2] 戚卫蕊，王德立，冯锦东，等. 南药胆木的研究进展 [J]. 安徽农业科学，2016，44（16）：111－113.
[3] 朱粉霞，王静静，宋捷，等. 胆木的化学成分研究 [J]. 药学学报，2013，48（2）：276－280.
[4] 海南省食品药品监督管理局. 海南省中药材标准 [S]. 海口：南海出版公司，2011.
[5] 国家药典委员会. 中华人民共和国药典（一部）[S]. 北京：中国医药科技出版社，2015.
[6] 马雅銮，胡镜清. 胆木的研究进展 [J]. 中华中医药杂志，2017，32（7）：3079－3082.
[7] 麦世瑛，中药胆木化学成分及其药理活性研究进展 [J]. 广州化工，2018，46（16）：38－41.
[8] 李永辉，麦世瑛，张俊清，等. 具有促进伤口愈合的胆木提取物及其应用 [P]. 海南省：CN108743696B，2021－08－03.

白 背 叶

一、基源

该药物来源于大戟科植物白背叶 [*Mallotus apelta* (Lour.) Muell. Arg]，传统以其叶和根入药，以其叶入药名为白背叶、以其根入药名为白背叶根。根全年可采，洗净，切片，晒干。叶多鲜用，或夏、秋采集，晒干研粉。

二、植物形态特征与分布

形态特征：灌木或小乔木，高 1～4 m；小枝、叶柄和花序均密被淡黄色星状柔毛和散生橙黄色颗粒状腺体。叶互生，卵形或阔卵形，稀心形，长和宽均为 6～25 cm；顶端急尖或渐尖，基部截平或稍心形，边缘具疏齿；上面干后黄绿色或暗绿色，无毛或被疏毛；下面被灰白色星状绒毛，散生橙黄色颗粒状腺体；基出脉 5 条，最下一对常不明显，侧脉 6～7 对；基部近叶柄处有褐色斑状腺体 2 个；叶柄长 5～15 cm。花雌雄异株，雄花序为开展的圆锥花序或穗状，长 15～30 cm，苞片卵形，长约1.5 mm，雄花多朵簇生于苞腋。雄花花梗长 1～2.5 mm；花蕾卵形或球形，长约 2.5 mm，花萼裂片4，卵形或卵状三角形，长约 3 mm，外面密生淡黄色星状毛，内面散生颗粒状腺体；雄蕊 50～75 枚，长约 3 mm；雌花序穗状，长 15～30 mm，稀有分枝，花序梗长 5～15 cm，苞片近三角形，长约2 mm。雌花花梗极短，花萼裂片 3～5 枚，卵形或近三角形，长 2.5～3 mm，外面密生灰白色星状毛和颗粒状腺体；花柱 3～4 枚，长约 3 mm，基部合生，柱头密生羽毛状突起。蒴果近球形，密生被灰白色星状毛的软刺，软刺线形，黄褐色或浅黄色，长 5～10 mm。种子近球形，直径约 3.5 mm，褐色或黑色，具皱纹。花期在 6～9 月，果期在 8～11 月。

生长环境与分布：白背叶为热带、亚热带植物，适应性广，多生长于海拔 30～1000 m 的山坡、平原、丘陵及山地下部的灌木草丛中；火烧迹地及森林采伐地最宜生长，山谷、路旁及村落附近亦常见。白背叶主要分布于我国江苏、安徽、江西、福建、河南、广西、海南、陕西、云南等省区。

三、传统习用

其味微苦、涩，性平。白背叶的根、叶可入药。叶具有清热利湿、止痛解毒和止血的功效，可用于治疗中耳炎、口疮、跌打损伤、湿疹、外伤出血等。根具有柔肝活血、健脾化湿、收敛固脱的作用，可用于治疗慢性肝炎、肝脾肿大、水肿等病症，同时也可用于治疗胃痛呕水、外伤出血和皮肤湿痒等。

（1）治外伤出血、溃疡。白背叶晒干，擦成棉绒样收贮，出血时取适量贴上，外加绷带固定。（《岭南草药志》）

（2）治皮肤湿痒。白背叶煎水洗。（《福建中草药》）

（3）治新生儿鹅口疮。白背叶适量蒸水，用消毒棉卷蘸水，细心拭抹患处，随抹随清。每日 3 次，连抹 2 天。（《岭南草药志》）

（4）治皮肤湿疹。（白背叶）鲜叶水煎，洗患处。（《福建中草药》）

（5）治产后风。白背叶、艾叶，酒煎服。（江西《草药手册》）

（6）治皮肤溃疡。白背叶鲜叶捣烂，麻油或菜油调敷。（江西《草药手册》）

（7）治化脓性中耳炎。干白背叶 30 g，加水 250 mL，煎 1 h，滤取煎液，先以白醋冲洗患耳，拭

干后滴入药液，每次 3～4 滴，每小时 3 次。（南药《中草药学》）

（8）治跌打扭伤。鲜白背叶适量，捣敷。（苏医《中草药手册》）

四、化学成分

（一）苯并吡喃类化合物

该类化合物有：4 - 羟基 - 2,6 - 二甲基 - 6 - (3,7 - 二甲基 - 2,6 - 辛二烯基) - 8 - (3 - 甲基 - 2 - 丁烯基) - 2H - 1 - 苯并吡喃 - 5,7(3H,6H) - 二酮、4 - 羟基 - 2,6,8 - 三甲基 - 6 - (3,7 - 二甲基 - 2,6 - 辛二烯基) - 2H - 1 - 苯并吡喃 - 5,7(3H,6H) - 二酮、5 - 羟基 - 2,8 - 二甲基 - 6 - (3 - 甲基 - 2 - 丁烯基) - 8 - (3,7 - 二甲基 - 2,6 - 辛二烯基) - 2H - 1 - 苯并吡喃 - 4,7(3H,8H) - 二酮、5 - 羟基 - 2,6,8 - 三甲基 - 8 - (3,7 - 二甲基 - 2,6 - 辛二烯基) - 2H - 1 - 苯并吡喃 - 4,7(3H,8H) - 二酮、2,3 - 二氢 - 5,7 - 二羟基 - 2,6 - 二甲基 - 8 - (3 - 甲基 - 2 - 丁烯基) - 4H - 1 - 苯并吡喃 - 4 - 酮、2,3 - 二氢 - 5,7 - 二羟基 - 2,8 - 二甲基 - 6 - (3 - 甲基 - 2 - 丁烯基) - 4H - 1 - 苯并吡喃 - 4 - 酮、2,3 - 二氢 - 5,7 - 二羟基 - 2,6,8 - 三甲基 - 4H - 1 - 苯并吡喃 - 4 - 酮、6 - 羟基 - 2,8 - 二甲基 - 6 - (3 - 甲基 - 2 - 丁烯基) - 8 - (3,7 - 二甲基 - 2,6 - 辛二烯基) - 1 - 苯并吡喃 - 4,5,7(3H,6H,8H) - 三酮、6 - 羟基 - 2,6,8 - 三甲基 - 8 - (3,7 - 二甲基 - 2,6 - 辛二烯基) - 2H - 1 - 苯并吡喃 - 4,5,7(3H,6H,8H) - 三酮、6 - 甲氧基 - 2H - 1 - 苯并吡喃 - 4 - 酮、6 - [1' - 氧代 - 3'(R) - 羟基 - 丁基] - 5,7 - 二甲氧基 - 2,2 - 二甲基 - 2H - 1 - 苯并吡喃、6 - [1' - 氧代 - 3(R) - 甲氧基 - 丁基] - 5,7 - 二甲氧基 - 2,2 - 二甲基 - 2H - 1 - 苯并吡喃。

（二）黄酮类化合物

目前已经从白背叶中分离得到了多个黄酮类化合物，包括：葫芦巴苷Ⅱ、异夏佛托苷、夏佛托苷、大波斯菊、蒲公英赛醇、β - 谷甾醇、5,7 - 二羟基 - 6 - 异戊烯基 - 4' - 甲氧基二氢黄酮、洋芹素、洋芹素 - 7 - O - β - D - 葡萄糖苷、白背叶素、Mal-loapehic acid、槲皮素、勾儿茶素、芹菜素 - 7 - O - β - D - (6″ - O - 乙酰基) - 葡萄糖苷、芹菜素 - 7 - O - β - D - (6″ - 反式 - 对 - 香豆酰基) - 葡萄糖苷、Vicenin 2、Corymboside、伞房决明苷。

（三）香豆素类化合物

目前已经从白背叶中分离得到了 5 个香豆素类化合物，包括：东莨菪内酯、Cleomiscosin A、Aquillochin、5'-Demethylaquillochin。

（四）萜类化合物

目前已经从白背叶中分离得到的萜类化合物有：乙酸基油桐酸、高根二醇醋酸酯、Malloapetin B、高根二醇 - 3 - 醋酸酯、β - 谷甾醇、二羟基羽扇烷、乌索酸乙醇酯、熊果酸、12 - 乌索烯 - 3 - 酮、3 - 羟基 - 12 - 乌索烯、(24R)-6β-Hydroxy-24-ethyl-cholest-4-en-3-one。

（五）其他化学成分

该类成分有：有机脂肪酸、6 - 甲基环己烷、β - 月桂烯、D - 柠檬油精、1,3,6 - 辛三烯、1,3,7 - 辛三烯、氧化芳樟醇、α - 甲基 - α - (4 - 甲基 - 3 - 戊烯基) - 环氧乙烷甲醇、1,6 - 辛二烯 - 3 - 醇、壬醛、4,7 - 亚甲基苯并呋喃、1 - 羟甲基 - 3 - 环己烯、2,6 - 辛二烯 - 1 - 醇、2 - 异丙基 - 5 - 甲基 - 环己烷乙酯等。

五、质量研究

（一）鉴别实验

1. 性状鉴别

本品皱缩，边缘多内卷，完整叶片展平后呈阔卵形，长 7～14 cm，宽 4～14 cm。上表面绿色或黄绿色；下表面灰白色或白色，顶端渐尖，基部略呈心形或近平截，全缘或顶部微 3 裂，有钝齿。上表面无毛，下表面被星状毛。基出脉 3 条，叶脉于下表面隆起，叶基具 2 个斑状腺体。叶柄长 5～15 cm。质脆。气微香，味微苦、辛。

2. 显微鉴别

本品根横切面：木栓层为数列至 10 数列细胞，木栓化；皮层宽，其中有多数纤维群；常由数个至10 个纤维成群切向伸延或散在，薄壁细胞常呈微波状。韧皮部亦具纤维群；根茎中柱部位及韧皮部中具 3～5 列纤维群紧密切向延伸成断续的环。髓部细胞类圆形；木质部导管多单个或 2～4 个径向排列，年轮处导管较大，向外渐小，直径 25～145 μm。木射线为 1～2 列细胞，常较周围木薄壁细胞长、大。根茎中心有髓，薄壁细胞中含有淀粉粒及草酸钙方晶和簇晶。

白背叶粉末黄白色或浅灰黄色；薄壁细胞类方形或多边形；壁微木化，内含黄色或红棕色物。纤维成束，直径 8～20 μm，壁厚，周围薄壁细胞含草酸钙方晶，形成晶纤维；具缘，纹孔导管多见，直径 20～120 μm。草酸钙簇晶单个散在或存在于薄壁细胞中，直径 8～30 μm。

3. 理化鉴别

取本品粉末 2 g，加乙醇 20 mL，加热回流 10 min，过滤，取滤液 2 mL，加三氯化铁试液 1 滴，即呈绿色。

4. 薄层鉴别

取本品粗粉 2 g，加乙醇 10 mL，振摇 20 min，过滤；滤液蒸干，残渣加甲醇 2 mL 使溶解，作为供试品溶液。另取白背叶根对照药材，同法制成对照药材溶液。参照薄层色谱法（《中国药典》1995 年版一部附录 VI B），吸取上述两种溶液各 5～10 μL，分别点于同一含羧甲基纤维素钠为黏合剂的硅胶 G 薄层板上，以苯 – 氯仿 – 甲醇（8∶2∶2）为展开剂，展开，取出，晾干；喷以 10% 硫酸乙醇溶液，在 105 ℃下烘约 5 min。供试品色谱中，在与对照药材色谱相应的位置上显相同颜色的斑点。

（二）含量测定

通过 $NaNO_2$-Al$(NO_3)_3$-NaOH 显色和分光光度法，检测白背叶的叶中黄酮类物质的含量，其检测波长为 510 nm。研究结果显示，芦丁检测浓度在 0.004～0.02 mg/mL（$r = 0.9998$）范围内和吸光度呈良好的线性关系，加样平均回收率为 100.15%，$RSD = 1.01\%$（$n = 5$），用乙醇提取法提取的白背叶的叶中总黄酮含量可达 0.024%。

白背叶果实含脂肪油 36.5%。其脂肪酸组成为：棕榈酸（Palmitic acid）3.3%、硬脂酸（Stearic acid）2.1%、油酸（Oleic acid）13.8%、亚油酸（Linoleic acid）10.7%、α – 粗糠柴酸 70.1%，白背叶因其种子富含油脂，其种子油常被用于制造肥皂及润滑油。

六、防治消化系统疾病史记

（一）民间与史书记载

白背叶原名酒药子树，始载于清代吴其濬（瀹斋）《植物名实图考》："酒药子树生湖南冈阜，高丈余。皮紫微似桃树，叶如初生油桐叶而有长尖，面青背白，皆有柔毛；叶心亦白茸茸如灯心草。五月间梢开小黄白花，如粟粒成穗，长五六寸。叶微香……故名。"据此描述并观其附图，与本品一致。

中国古代白背叶亦称为黄荆叶。萧步丹《岭南采药录》称其为白背叶。清·赵学敏《本草纲目拾

《遗》记载其为黄荆叶，后经证实二者为同品。

（二）传统药对研究

常见的药对有白背叶配松树皮、白背叶配茯神、白背叶配扶芳藤等。各药对的主要活性成分、药性配伍及配伍比例、药理作用见下表。

药对名称	主要活性成分	药性配伍	配伍比例	药理作用
白背叶配松树皮	苯并吡喃类配挥发油类	平温配伍，白背叶性平、松树皮性温	1∶1	去腐生肌，治痈疮溃疡
白背叶配茯神	苯并吡喃类配多糖类	两平配伍，白背叶、茯神均性平	1∶1	通淋化浊，治疗小便短数、淋沥不通
白背叶配扶芳藤	苯并吡喃类配萜类	两平配伍，白背叶、扶芳藤均性平	1∶1	舒筋活络、止血消瘀，治胃、十二指肠出血

七、现代药理与机制研究

（一）抗胃溃疡和胃黏膜保护

目前的研究表明，复方白背叶水煎剂及乙醇提取物都有缩短凝血时间、加重血栓重量、加快 ADP 致血小板聚集的作用，改善去甲肾上腺素致小鼠肠系膜微循环障碍，显著保护大鼠幽门结扎性胃溃疡；对于慢性醋酸性胃溃疡，其亦有促进愈合的功效。

（二）抗肝纤维化作用

研究显示，白背叶根具有保护 H_2O_2 致大鼠肝细胞氧化损伤的功能。白背叶根对肝细胞产生影响后，能够显著降低 H_2O_2 诱导的一氧化氮和丙二醛水平的升高，以及增强超氧化物歧化酶的活性等；明显降低肝细胞悬浮液丙氨酸转氨酶浓度。在肝纤维化大鼠模型上进行了实验研究，结果表明，白背叶根可明显降低大鼠血清的白蛋白、丙氨酸转氨酶、透明质酸、层粘连蛋白及Ⅳ型胶原的含量，并且可以缓解肝脏内炎症及胶原纤维增生的程度。在肝纤维化动物模型上进行了抗氧化作用实验，结果显示，白背叶根抗氧化效果良好，其机制可能为白背叶根降低了丙二醛含量，阻断肝纤维化的发生。

（三）抗病毒作用

白背叶根常被用来研究其抗病毒作用。研究发现，白背叶根不仅能抑制鸭乙肝病毒的复制，还能缓解肝脏的炎症。同时，白背叶根的抗病毒作用及对肝脏保护作用的大小，与其用药剂量相关，并受到用药时间长短的影响。与拉米夫定比较，白背叶根所保持药效持续时间较长、副作用小、安全性高，但是它的疗效要比拉米夫定的疗效弱。体外实验研究亦证明，白背叶根水提物对于人肝癌细胞有细胞毒性，并且安全性更好；对肝癌细胞所分泌的 HBV-DNA 抑制作用较弱；还能抑制细胞分泌的乙型肝炎表面抗原及乙肝病毒核心抗原。上述研究表明，白背叶根水提物体外细胞培养可直接抑制 HBV 活性。

（四）抗炎作用

结果表明，白背叶根 50% 乙醇提取物有一定的抗炎作用。建立小鼠动物模型进行实验，结果表明，白背叶根提取物含量较高，中剂量的提取物对角叉菜胶所致的小鼠足趾肿胀有明显的抑制作用，能减少角叉菜胶所致小鼠肿胀足部 MDA 水平，增强角叉菜胶大鼠肿胀脚 SOD 活力，表明白背叶根提取物具有良好的抑制炎症作用。另外，在二甲苯引起的小鼠耳肿胀、棉球引起的小鼠肉芽肿胀、蛋清引起的小鼠足趾肿胀及其他模型中，中剂量的提取物对二甲苯引起的耳郭肿胀度和蛋清引起的小鼠胀足率有抑制作用，论证了白背叶根提取物对炎症有显著抑制作用。

（五）抗菌作用

白背叶根提取物表现出较好的抗菌活性。它的抑菌实验显示出对金黄色葡萄球菌、枯草芽孢杆菌和大肠杆菌有抑制作用，绿脓杆菌也受到不同程度抑制。白背叶各部位抗菌活性的强弱次序是：叶片＞果实＞根系＞茎秆。另外还有一些研究证明白背叶煎剂及浸剂能使钉螺死亡率达到30%～60%。

（六）抗肿瘤作用

实验表明，白背叶木皂苷灌胃给皮下注射 HepG2 肿瘤细胞和 S180 肿瘤细胞小鼠，结果显示，当给药浓度为每天 500 mg/kg 时，白背叶木皂苷对于 HepG2 肿瘤细胞和 S180 肿瘤细胞具有较好的抑制作用。研究还发现，荷瘤小鼠的免疫器官质量显著增加，说明白背叶木皂苷对增强机体免疫力可能有一定效果。实验还观察到在体外培养条件下，白背叶提取物能有效地诱导癌细胞凋亡，且这种诱导机制与白背叶木皂苷及细胞毒蛋白有关。同时采用白背叶提取物作用于 HL60 人白血病细胞、Hela 人类宫颈癌细胞、A375 人类黑色素瘤细胞、MCF7 人乳腺癌细胞 4 种常见人恶性肿瘤细胞进行抗肿瘤活性筛选，结果表明，除白背叶提取物外，其余各提取物都能抑制它们的增殖。研究发现，经浓度为 10 μg/mL、20 μg/mL、40 μg/mL 白背叶提取物作用后的 SGC-7901 人胃癌细胞中，抑癌基因 p53 的表达增加、癌基因 Bcl-2 的表达下调。综上所述，可以认为白背叶提取物具有较强的体外抑癌效果和一定的体内抗肿瘤作用，说明白背叶提取物在抗癌过程中可能是通过影响抑癌基因 p53 和癌基因 Bcl-2 的表达而起作用的。其机理可能是抑制肿瘤细胞增殖，诱导细胞凋亡也起到了一定的作用。一些实验还注意到，白背叶提取物芹菜素也显示了较好的抗肿瘤活性。

八、白背叶方剂的临床应用

白背叶在我国民间应用广泛，主要以根及叶入药。其根能健脾化湿、柔肝活血等，主要用于慢性肝炎、肝脾肿大等病症。其叶能消炎止血，主要是外用，用于中耳炎、外伤出血等。该药既可单独使用，又常见与其他药物配伍使用。制剂有片剂、散剂、颗粒剂、冲剂等。《中国药典》和卫生部药品标准中药成方制剂收载的含白背叶的成方制剂有花红胶囊、肝友胶囊等。

花红胶囊由一点红、白花蛇舌草、鸡血藤、桃金娘根、白背叶根、地桃花以及菥蓂经过一系列的加工合成，具有清热解毒、燥湿止带、祛瘀止痛的作用。临床上用其主治湿热瘀滞引起的带下病和月经不调。对于白带异常、量多、色黄质稠，小腹隐痛，腰骶酸痛，痛经，慢性盆腔炎、附件炎者，均可应用该药治疗。

肝友胶囊由丹参、茯苓、郁金、白背叶根、党参、蚕沙以及白术等中药材经科学配方加工而成，具有清热利湿、疏肝解郁、活血化瘀、健脾导滞的作用。临床上用其主治急性、迁延性及慢性病毒性肝炎。

九、产品开发与利用研究

白背叶除传统药用作用外，因其无毒、抗菌作用好，以及原料易于获取的优点，还具有非常大的产品开发与利用潜力。在化妆品方面，已有复方白背叶护肤霜，在外用药品上已有含白背叶成分的抗菌喷雾。

抗菌作用：实验表明采用浸泡法和系统溶剂法所得的白背叶提取物对多种植物供试菌种有明显的抑菌活性。其中对香蕉炭疽病菌的抑制作用最为明显，对水稻稻瘟病菌的抑制效果不理想。这一发现为白背叶作为天然农药进行开发，提供了理论依据。

杀虫作用：研究发现，对白背叶提取物进行了选择性拒食活性和非选择性拒食活性研究后，白背叶提取物对斜纹夜蛾 3 龄、5 龄幼虫具有较好的拒食活性，表明白背叶提取物有望成为新的天然杀虫剂。

参考文献

［1］南京中医药大学．中药大辞典（上册）［M］．上海：上海科学技术出版社，2005：1006.

［2］国家中医药管理局《中华本草》编委会．中华本草（第 5 册）［M］．上海：上海科学技术出版社，1999：827 – 829.

［3］李治军，胡娉．白背叶的化学成分与药理作用研究进展［J］．中成药，2013，35（3）：599 – 603.

［4］章波，檀燕君，梁秋云，等．白背叶化学成分与药理活性的研究进展［J］．中华中医药杂志，2019，34（8）：3650 – 3654.

［5］亓晓曼，杨益平，叶阳．白背叶茎的化学成分研究［J］．中药材，2005，28（9）：2.

［6］张秋奎，王志萍，刘雪梅，等．白背叶根的研究概况［J］．中国民族民间医药，2017，26（22）：57 – 60.

［7］章波，檀燕君，黄秋洁，等．白背叶根水提物对大鼠肝星状细胞活化及细胞外基质分泌的影响［J］．中华中医药杂志，2019，34（9）：4287 – 4290.

［8］李玉姣．一种外伤护理喷剂［P］．山东省：CN107320577A，2017 – 11 – 07.

广 藿 香

一、基源

广藿香为唇形科刺蕊草属植物广藿香 [*Pogostemon cablin* (Blanco) Benth] 的干燥地上部分，是著名的十大"南药"之一。

二、植物形态特征与分布

形态特征：一年生草本，高 30～60 cm；直立，分枝，被毛，老茎外表木栓化。叶对生；叶柄长 2～4 cm，揉之有清淡的特异香气；叶片卵圆形或长椭圆形，5～10 cm，宽 4～7.5 cm，先端短尖或钝圆，基部阔而钝或楔形而稍不对称，叶缘具不整齐的粗钝齿，两面皆被毛茸，下面较密；叶脉于下面凸起，上面稍凹下，有的呈紫红色；没有叶脉通走的叶肉部分则于上面稍隆起，故叶面不平坦。轮伞花序密集，基部有时间断，组成顶生和腋生的穗状花序，长 2～6 cm，直径 1～1.5 cm，具总花梗；苞片长约 13 mm；花萼筒状；花冠筒伸出萼外，冠檐近二唇形，上唇 3 裂，下唇全缘；雄蕊 4，外伸，花丝被髯毛。花期 4 月，我国产者绝少开花。

生长环境与分布：喜温暖、怕低温、忌严寒，尤怕霜冻。喜湿润、阳光充足的气候，但不耐强光曝晒，幼苗期喜荫。以 25～28 ℃最适宜生长，气温降至 17 ℃以下，生长缓慢，植株能耐 0 ℃短暂低温。以疏松肥沃、排水良好、微酸性的沙壤土栽培为宜。我国福建、广东、广西、海南、台湾有栽培。原产于菲律宾等热带地区。

三、传统习用

该药物芳香化湿、和胃止呕、祛暑解表。主治湿阻中焦之脘腹痞闷、食欲不振、呕吐、泄泻，外感暑湿之寒热头痛，湿温初起的发热身困、胸闷恶心、鼻渊、手足癣。

（1）治暑月吐泻：滑石（炒）二两、藿香二钱半、丁香五分。为末，每服一二钱，淅米泔调服。（《禹讲师经验方》）

（2）治霍乱吐泻：陈皮（去白）、藿香叶（去土）。上药等分，每服五钱，水一盏半，煎至七分，温服，不拘时候。（《百一选方》）

（3）治气壅烦热或渴：藿叶一斤（切）、葱白一握（切）。上药以豉汁煮，调合作羹食之。（《太平圣惠方》藿叶羹）

（4）治脾胃虚有热、面赤、呕吐涎嗽及转（筋）过度者：麦门冬（去心，焙）、半夏曲、甘草（炙）各半两，藿香叶一两。上药为末，每服五分至一钱，用水一盏半，煎至七分，食前温服。（《小儿药证直诀》藿香散）

（5）治胸膈有痰、脾胃积冷、噫醋吞酸、不思饮食：藿香叶一分、半夏五两（生姜汁浸一宿，焙干）、丁香半两。上药捣罗为末，面糊和丸，如梧桐子大。每服十五丸，不拘时候，温生姜汤下。（《圣济总录》藿香半夏丸）

（6）治胎气不安、气不升降、呕吐酸水：香附、藿香、甘草各二钱。为末，每服二钱，入盐少许，沸汤调服之。（《太平圣惠方》）

（7）治疟：高良姜、藿香各半两。上为末，均分为四服，每服以水一碗，煎至一盏，温服，未定

再服。(《鸡峰普济方》藿香散)

(8)治胆热移脑、复感风寒致患鼻渊、鼻流黄色浊涕者:藿香连枝叶八两,研细末,以雄猪胆汁和丸,如梧桐子大。每服五钱,食后用苍耳子汤送下,或以黄酒送下。(《医宗金鉴》奇授藿香丸)

(9)香口去臭:藿香洗净,煎汤,时时噙漱。(《摘玄方》)

(10)治冷露疮烂:藿香叶、细茶等分。烧灰,油调涂叶上贴之。(《包会应验方》)

四、化学成分

(一)黄酮类化合物

目前从广藿香的乙醇提取部位中分离到的 20 多个黄酮类单体化合物,主要有:7,4′-二甲氧基圣草素、7,3′,4′-三甲氧基圣草素、5-羟基-7,4′-二甲氧基二氢黄酮、5,7-二羟基-3′,4′-二甲氧基二氢黄酮、Apigenin、5,4′-二羟基-7-甲氧基黄酮、芹菜素-7-O-β-D-(-6″-对香豆酰基)-葡萄糖苷、Apigenin-7-glucoside、Acacetin-7-glucoside、香叶木素-7-O-β-D-吡喃葡萄糖苷、Pachypodol、Kumatakenin、3,5,4′-三羟基-7-甲氧基黄酮、Rhamnetin、3,7,4′-三甲氧基山柰素、4′,7-dimethoxy-3,3′,5-trihydroxyflavone、3,5-二羟基-7,4′-二甲氧基黄酮、5-羟基-3,7,3′,4′-四甲氧基黄酮、异鼠李素-3-O-β-D-半乳糖苷、Hyperoside、3,5,8,3′,4′-五羟基-7-甲氧基黄酮-3-O-β-D-吡喃葡萄糖苷、甘草查耳酮 A、尼泊尔鸢尾异黄酮-7-O-α-L-吡喃鼠李糖苷。

其化学结构图如下:

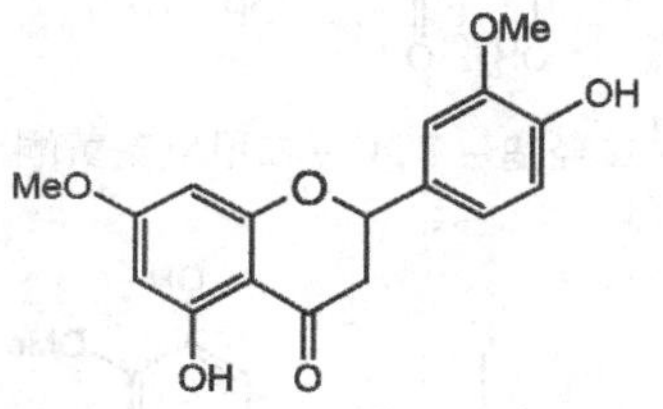

7,4′-二甲氧基圣草素

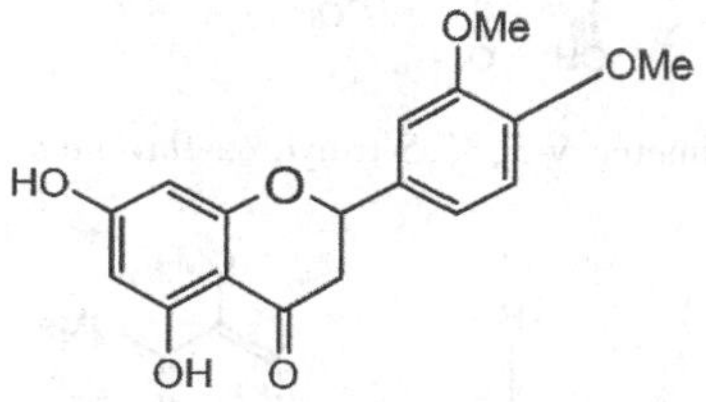

7,3′,4′-三甲氧基圣草素

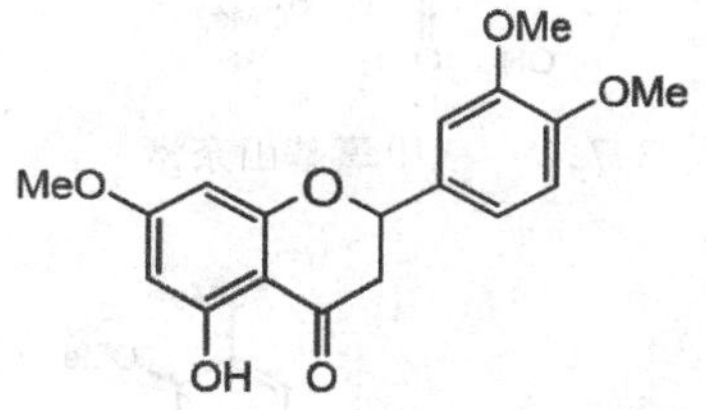

5-羟基-7,4′-二甲氧基二氢黄酮

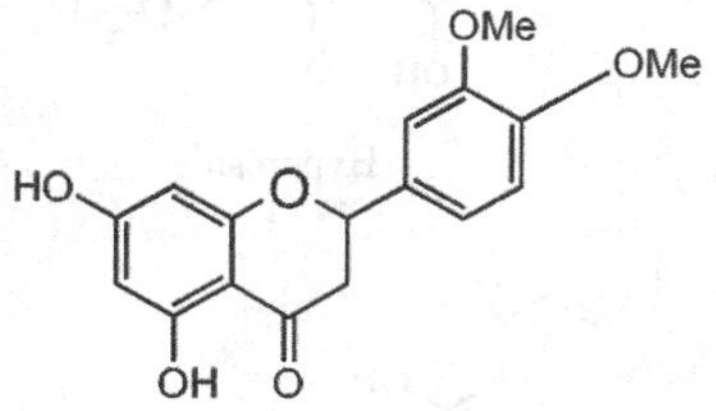

5,7-二羟基-3′,4′-二甲氧基二氢黄酮

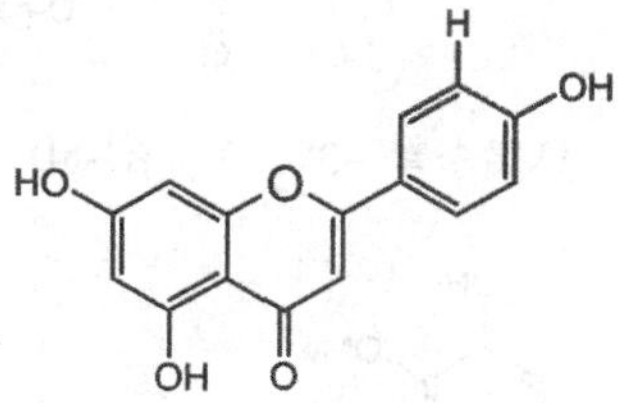

Apigenin

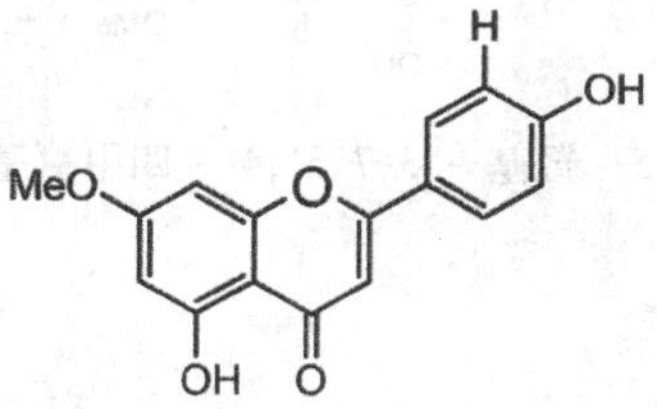

5,4′-二羟基-7-甲氧基黄酮

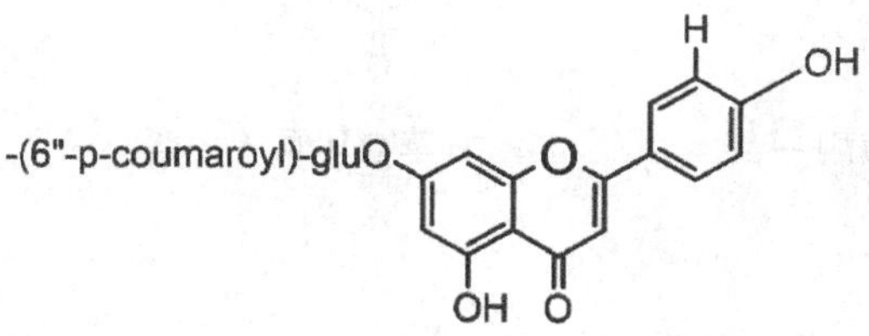

芹菜素-7-O-β-D-(-6″-对香豆酰基)-葡萄糖苷

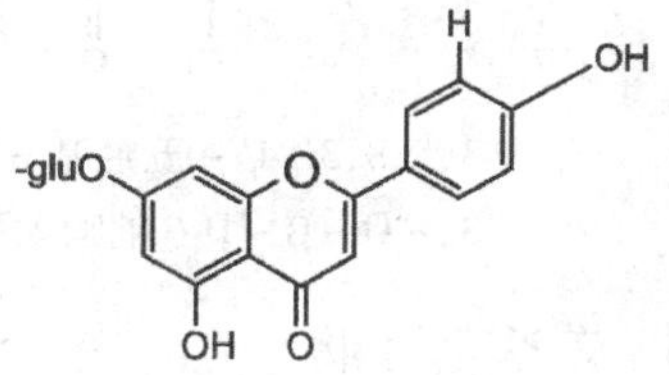

Apigenin-7-glucoside

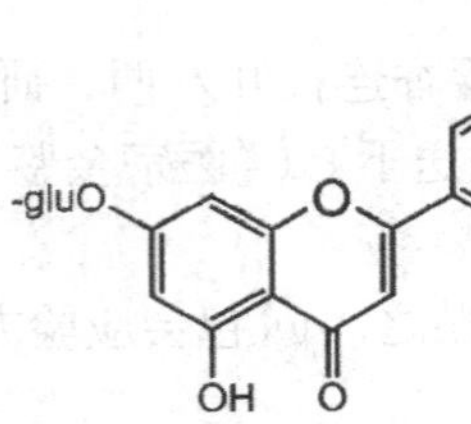

香叶木素 – 7 – O – β – D – 吡喃葡萄糖苷

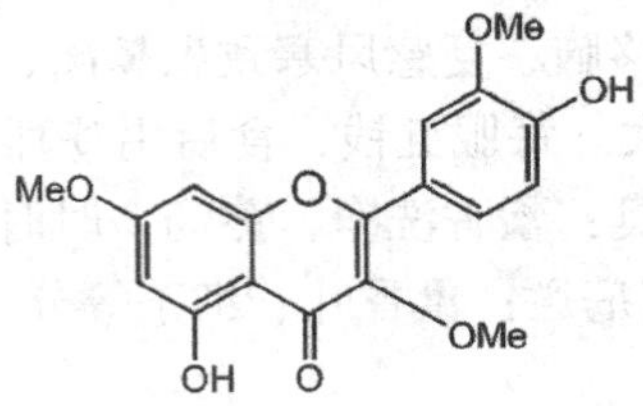

Pachypodol

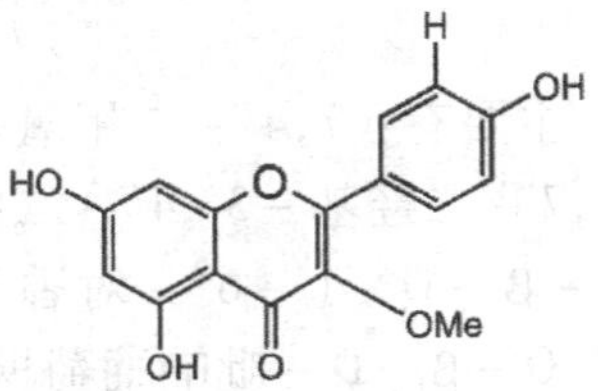

Kumatakenin

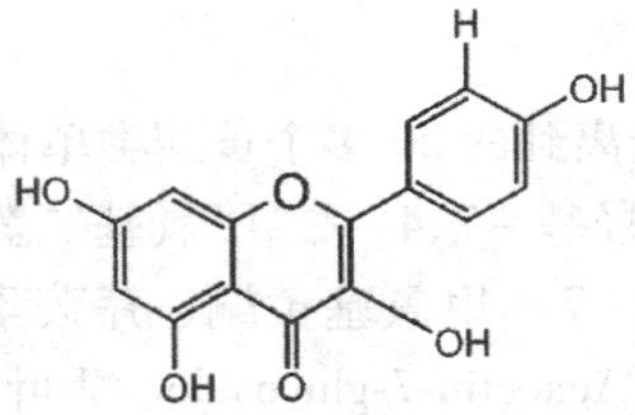

3,5,4′ – 三羟基 – 7 – 甲氧基黄酮

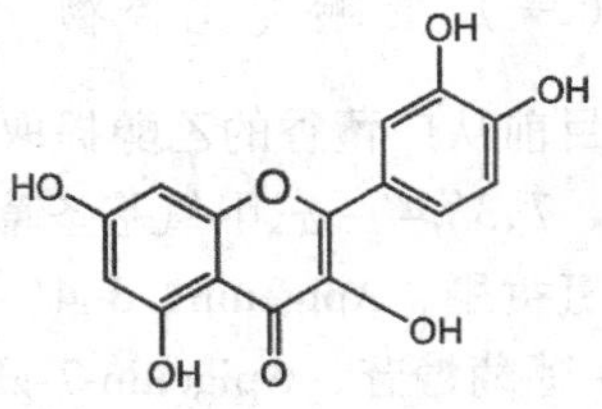

Rhamnetin

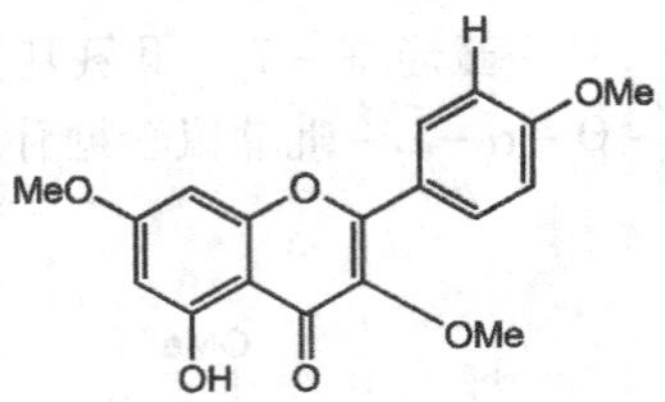

3,7,4′ – 三甲氧基山奈素

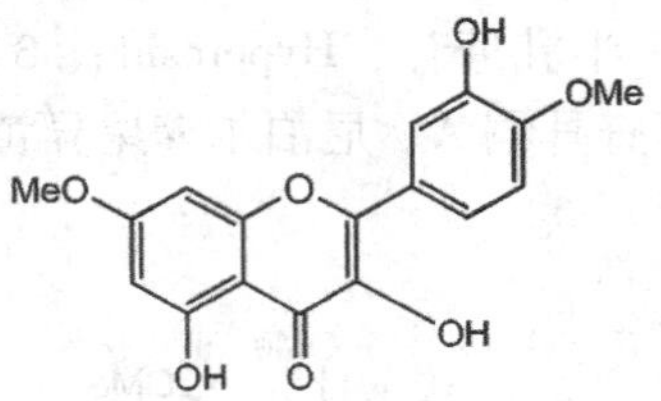

4′,7-dimethoxy-3,3′,5-trihydroxyflavone

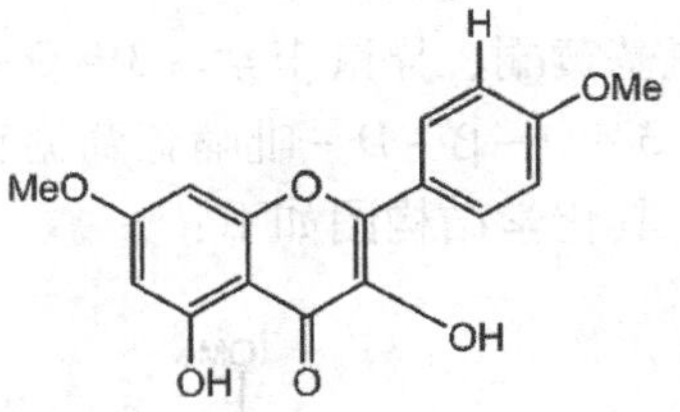

3,5 – 二羟基 – 7,4′ – 二甲氧基黄酮

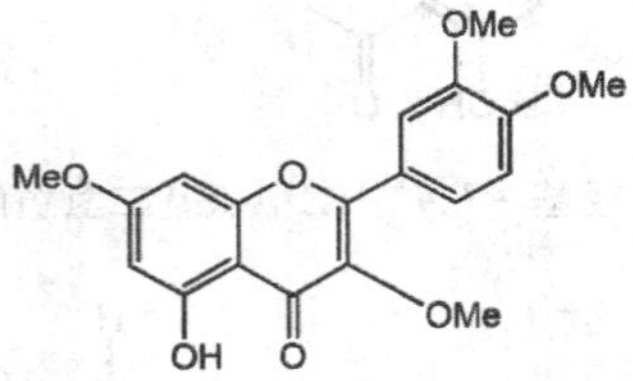

5 – 羟基 – 3,7,3′,4′ – 四甲氧基黄酮

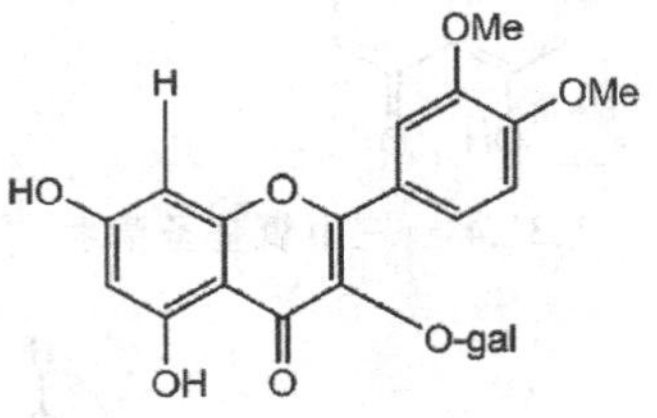

异鼠李素 – 3 – O – β – D – 半乳糖苷

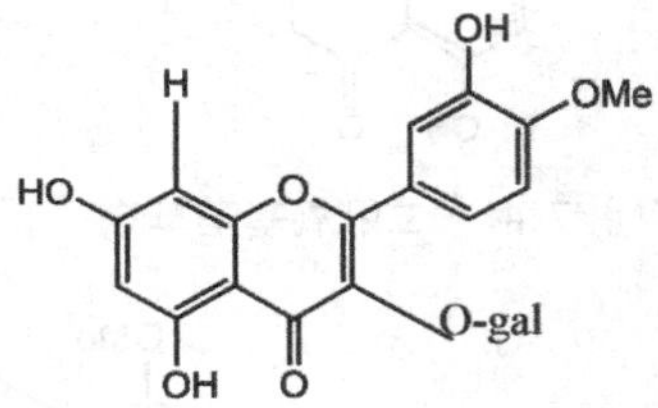

Hyperoside

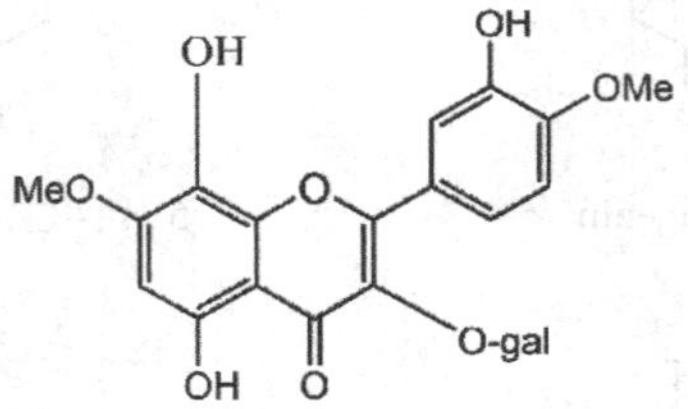

3,5,8,3′,4′ – 五羟基 – 7 – 甲氧基黄酮 –
3 – O – β – D – 吡喃葡萄糖苷

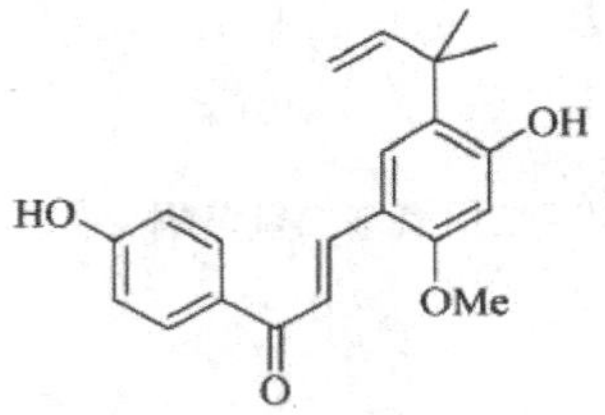

甘草查耳酮 A

（二） 萜类化合物

1. 倍半萜类

倍半萜类化合物是广藿香中典型的次级代谢产物。目前已从广藿香中分离得到 30 余个倍半萜类化合物，主要有：α-patchoulene、8-keto-9(10)-α-patchoulene-4α-ol、2-keto-1(5)-β-patchoulene-4β-ol、2-keto-4β-hydroxyguai-1,11-diene、14 – 降 – β – 广藿香烷 – 1(5) – 烯 – 2,4 – 二酮、2β – 甲氧基 – 14 – 降 – β – 广藿香烷 – 1(5) – 烯 – 4 – 酮、14 – 降 – β – 广藿香烷 – 1(5),2 – 二烯 – 4 – 酮、14 – 降 – β – 广藿香烷 – 1(5) – 烯 – 4 – 酮、广藿香半缩酮 B、广藿香半缩酮 C、10α-hydroperoxy-guaia-1,11-diene、

1α-hydroperoxy-guaia-10（15），11-diene、15α-hydroperoxy-guaia-1（10），11-diene、Pogostol、2-keto-4β-hydroxyguai-1,11-diene、4-hydroxy-10-epirotundone、α-guaiene、Bulnesene、8α,9α－二羟基广藿香醇、3α,8α－二羟基广藿香醇、6α－羟基广藿香醇、2β,12－二羟基广藿香醇、Patchoulan-1,12-diol，3α－羟基广藿香醇3－O－β－D－吡喃葡萄糖苷、15－羟基广藿香醇、15－O－β－D－吡喃葡萄糖苷、(5R)－5－羟基广藿香醇、(9R)－9－羟基广藿香醇、(8S)－8－羟基广藿香醇、(3R)－3－羟基广藿香醇、Patchouli alcohol、Seychellene、Cycloseychellene、1-Methoxysenecrassidiol、Senecrassidiol、9-Oxo-senecrassidiol、（+)-(1S,4R,6S,7R,10S)-1-hydroxycadinan-12-ene-5-one、Corymbolone、11-dehydroxy-cinnamosin A。

部分化合物化学结构图如下：

α-patchoulene

8-keto 9（10）-α-patchoulene-4α-ol

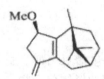

2-keto-1(5)-β-patchoulene-4β-ol

14－降－β－广藿香烷－1(5)－烯－2,4－二酮

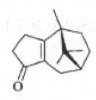

2β－甲氧基－14－降－β－广藿香烷－1(5)－烯－4－酮

14－降－β－广藿香烷－1(5),2－二烯－4－酮

14－降－β－广藿香烷－1(5)－烯－4－酮

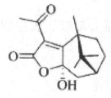

广藿香半缩酮 B

广藿香半缩酮 C

10α-hydroperoxy-guaia-1,11-diene

1α-hydroperoxy-guaia-10（15），11-diene

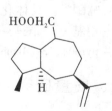

15α-hydroperoxy-guaia-1（10），11-diene

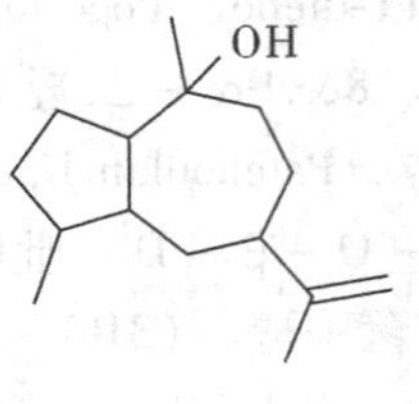

Pogostol 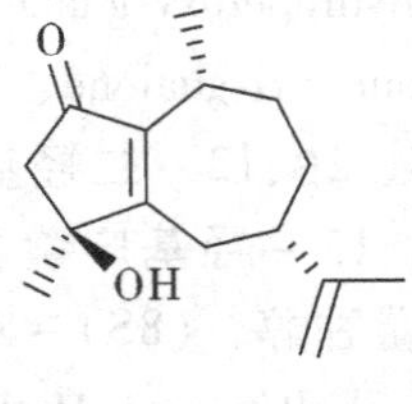　　　2-keto-4β-hydroxyguai-1,11-diene 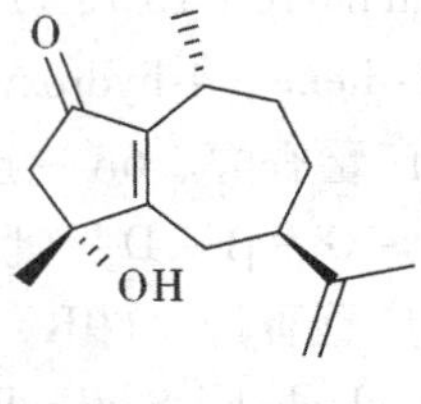　　　4-hydroxy-10-epirotundone

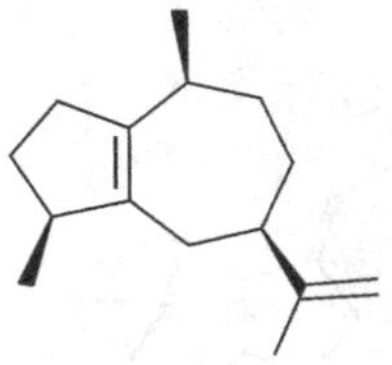

α-guaiene 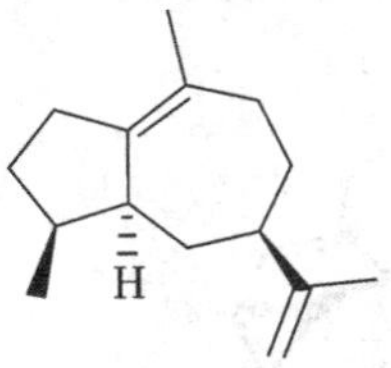　　　　　Bulnesene

2. 二萜及三萜类

除单萜和倍半萜类化合物外，广藿香中的萜类化合物还包括二萜类和三萜类化合物，主要有：甜叶悬钩子苷、表木栓醇、木栓酮、齐墩果酸、齐墩果酸甲酯、3,23-dihydroxy-12-oleanen-28-oic acid。

（三）苯丙素类化合物

广藿香中也存在一定的苯丙素类化合物，主要有：（-）-愈创木基丙三醇、3-羟基-4-甲氧基桂皮醛、3-甲氧基黄药苷、黄药苷、异黄药苷、毛蕊花糖苷、紫葳新苷Ⅰ、列当苷、丁香脂素-β-D-葡萄糖苷。

（四）甾体类化合物

目前，已从广藿香中分离得到的甾体化合物均为豆甾类型，包括豆甾醇、豆甾-4-烯-3-酮、谷甾醇、胡萝卜苷、5α-豆甾烷-3,6-二酮，尚未得到其他类型的甾体化合物。

（五）生物碱及含氮类化合物

广藿香的生物碱成分有广藿香吡啶、表愈创吡啶，含氮化合物有大豆脑苷Ⅰ、大豆脑苷Ⅱ和尿嘧啶。

（六）其他化合物

迄今为止，从广藿香中还分离得到了部分其他类型的化合物，包括脂肪酸类、糠醛类、邻苯二甲酸酯、吡喃酮类。具体化合物有：Triacontanoicacid、DL-Tartaric acid、2-（1,3-二羟基-丁-2-烯）-6-甲基-3-酮基-庚酸、5-羟甲基糠醛、Dibutyl phthalate、2-hydroxy-6-methyl-3-(4-methylpentanoyl)-4-pyrone、3-(4-methylpentanoyl-)3,4-dihydro-6-methyl-1、2-pyran-2,4-dione、Pogostone。

五、质量研究

（一）鉴别实验

1. 性状鉴别

本品长 30～60 cm，多分枝，枝条稍曲折。茎略呈方柱形，直径 2～7 mm，节间长 3～13 cm；表面被柔毛；质脆，易折断，断面中部有髓。老茎类圆柱形，直径 1～1.2 cm，被灰褐色栓皮。叶对生，皱缩成团，展平后叶片呈卵形或椭圆形，长 4～9 cm，宽 3～7 cm；两面均被灰白色茸毛；先端短尖或钝圆，基部楔形或钝圆，边缘具大小不规则的钝齿。叶柄细，长 2～5 cm，被柔毛。气香特异，味微苦。

2. 显微鉴别

叶片粉末淡棕色，叶表皮细胞不规则形，气孔直轴式。非腺毛 1～6 个细胞，平直或先端弯曲，长 97～590 μm；壁具刺状突起，有的胞腔含黄棕色物，有的基部含小针晶。腺鳞头部 8 个细胞，顶面观常作窗形或缝状开裂，直径 37～70 μm；柄单细胞，极短。间隙腺毛存在于栅栏组织或薄壁组织的细胞间隙中，头部单细胞，呈不规则囊状，直径 13～50 μm，长约 113 μm，含有金黄色油状物；柄短，单细胞。小腺毛头部 2 细胞或偶单细胞；柄 1～3 细胞，甚短。草酸钙针晶细小，散于叶肉细胞中，长 3～27 μm。

3. 理化鉴别

取本品挥发油 1 滴，加氯仿 0.5 mL，再加 5% 溴的氯仿溶液数滴，石牌广藿香先褪色，继而显绿色；海南广藿香先褪色，继而显紫色。另取挥发油 1 滴，加苯 0.5 mL，再加 5% 醋酸铜溶液少量，充分混合，放置分层；吸取上层苯液，点于载玻片上，待苯挥发后，于残留物上加乙醇 1～2 滴；放置后，于显微镜下观察。石牌广藿香可见众多灰蓝色针状结晶；海南广藿香可见少量灰蓝色结晶及绿色无定形物。

4. 薄层鉴别

取本品挥发油 0.5 mL，用乙酸乙酯稀释至 5 mL，作为供试液，另以广藿香酮、百秋李醇为对照品。分别点样于同一硅胶 G 薄层板上，以石油醚（30～60 ℃）- 乙酸乙酯 - 冰醋酸（95∶5∶0.2）为展开剂展开，取出，晾干，喷以 5% 三氯化铁乙醇液，再于 105 ℃下加热至斑点显色清晰。供试品色谱中，在与对照品色谱的相应位置上，显相同的色斑。

（二）含量测定

色谱条件与系统适用性试验：HP-5 毛细管柱（交联 5% 苯基甲基聚硅氧烷为固定相）（柱长为 30 m，内径为 0.32 mm，膜厚度为 0.25 μm）；升温程序为初始温度 150 ℃，保持 23 min，以每分钟 8 ℃ 的速率升温至 230 ℃，保持 2 min；进样口温度为 280 ℃，检测器温度为 280 ℃；分流比为 20∶1。理论板数按百秋李醇峰计算应不低于 50000。

校正因子测定：取正十八烷适量，精密称定，加正己烷制成每 1 mL 含 15 mg 的溶液，作为内标溶液。取百秋李醇对照品 30 mg，精密称定，置 10 mL 量瓶中，精密加入内标溶液 1 mL，用正己烷稀释至刻度，摇匀；取 1 μL 注入气相色谱仪，计算校正因子。

测定法：取本品粗粉 3 g，精密称定，置锥形瓶中，加三氯甲烷 50 mL，超声处理 3 次，每次 20 min，过滤；合并滤液，回收溶剂至干，残渣加正己烷使溶解，转移至 5 mL 量瓶中；精密加入内标溶液 0.5 mL，加正己烷至刻度，摇匀；吸取 1 μL，注入气相色谱仪，测定，即得。

本品按干燥品计算，含百秋李醇（$C_{15}H_{26}O$）不得少于 0.10%。

六、防治消化系统疾病史记

（一）民间与史书记载

广藿香以"藿香"之名始载于东汉·杨孚《异物志》"藿香交趾有之"，首次明确了藿香的产地为交趾，即今越南河内地区。三国时期，康泰的《吴时外国传》记载："都昆在扶南南三千余里，出藿香"，提及藿香的另一产地为都昆。而同时期万震的《南州异物志》记载："藿香出典逊国也，属扶南，香形如都梁，可以着衣服中。"这里对广藿香的产地、性状进行记载，藿香在当时用作香料的习俗也可由此推知。

作为药名的"藿香"最早出现在南北朝《名医别录》，仍列于五香条中，"藿香治霍乱、心痛"。唐·孙思邈《千金要方》卷五癖结胀满证应用藿香汤"治毒气吐下、腹胀、逆害乳哺"等症。宋《太平惠民和剂局方》首次记载"藿香正气散"，言其"治伤寒头痛，憎寒壮热，上喘咳嗽，五劳七伤，心腹冷痛，反胃呕恶"。此合剂影响深远，至今仍为治疗暑湿感冒的最佳选择。

而后历代医书对广藿香也有所记载：

（1）西汉·刘向撰《别录》：疗风水毒肿，去恶气，疗霍乱、心痛。

（2）宋·苏颂《本草图经》：治脾胃吐逆，为最要之药。

（3）金·张元素《珍珠囊》：补卫气、益胃气、进饮食，又治吐逆霍乱。

（4）元·王好古《汤液本草》：温中快气。肺虚有寒、上焦壅热、饮酒口臭，煎汤漱。

（5）清·刘若金《本草述》：散寒湿、暑湿、郁热、湿热。治外感寒邪、内伤饮食，或饮食伤冷湿滞、山岚瘴气、不服水土、寒热作疟等症。

（6）清《本草再新》：解表散邪、利湿除风、清热止渴。治呕吐霍乱、疟、痢、疮疥。梗：可治喉痹，化痰，止咳嗽。

（二）传统药对研究

常见的药对有广藿香配紫苏、广藿香配佩兰、广藿香配苍术、广藿香配陈皮、广藿香配砂仁等。各药对的主要活性成分、药性配伍及配伍比例、药理作用见下表。

药对名称	主要活性成分	药性配伍	配伍比例	药理作用
广藿香配紫苏	黄酮类配挥发油类	两温配伍，广藿香、紫苏均性温	1∶1 或 1∶2	辟秽和中、降逆止呕、散寒化浊，治疗慢性溃疡性结肠炎及急性胃肠炎
广藿香配佩兰	黄酮类配挥发油类	平温配伍，广藿香性温、佩兰性平	1∶1	散表邪、化里湿、醒脾开胃、和中止呕。治疗肠易激综合征
广藿香配苍术	黄酮类配挥发油类	两温配伍，广藿香、苍术均性温	1∶1	化湿健脾、和胃止呕。治疗腹痛之伤食感寒证
广藿香配陈皮	黄酮类配挥发油类	两温配伍，广藿香、陈皮均性温	1∶1	芳香化浊、和中止呕、解表化湿、健脾燥湿、理气和中。治疗幽门螺杆菌相关性慢性非萎缩性胃炎
广藿香配砂仁	黄酮类配挥发油类	两温配伍，广藿香、砂仁均性温	1∶5	温中理气、化湿止泻，治疗小儿轮状病毒肠炎
广藿香配白术	黄酮类配挥发油类	两温配伍，广藿香、白术均性温	1∶1	化湿和中、调和脾胃、升清降浊，治疗痔术后肠道功能障碍、肠易激综合征
广藿香配葛根	黄酮类配黄酮类	温凉配伍，广藿香性温、葛根性凉	1∶1	解表祛暑、芳香化湿、温中止泻，治疗婴儿泄泻
广藿香配柴胡	黄酮类配三萜类	温寒配伍，广藿香性温、柴胡性寒	1∶1	疏表退热化湿，治疗小儿暑湿发热

七、现代药理与机制研究

（一）保护胃肠道作用

研究发现广藿香的挥发油、水提物和去油水提物均对离体兔肠的自发收缩和乙酰胆碱及氯化钡引起的痉挛性收缩有抑制作用，挥发油的抑制效果最明显。在整体实验中，其水提物和去油水提物均能抑制小鼠的正常肠推进和新斯的明引起的肠推进，增加胃酸分泌，增强胃蛋白酶、血清淀粉酶的活力及胰腺分泌酶的功能。据此推测，广藿香水溶性成分对消化功能有改善作用。

（二）抗病原微生物的作用

抗真菌作用：研究发现，广藿香的乙醇、乙醚和水提取物都具有抑菌活性，其抑菌能力为乙醚提取物 > 乙醇提取物 > 水提取物，对黑根霉的抑制效果最好。

抗细菌作用：广藿香水提物和挥发油对大肠杆菌、枯草杆菌、白葡萄球菌、四联球菌、志贺菌、金黄色葡萄球菌等均有一定的抑制作用，对金黄色葡萄球菌的抑制作用明显强于肠道杆菌。杨得坡等发现广藿香挥发油对大部分皮肤细菌的生长繁殖有抑制作用，尤其对与人体腋臭和脚气有关的细菌，作用更好。

抗病毒作用：研究发现，广藿香的提取物对 Hela 细胞的毒性大小为醋酸乙酯提取物 > 甲醇提取物 > 水提取物，前两者还具有抗柯萨奇 B 组 3 型病毒（CVB3）的作用，而水提取物则无抗 CVB3 的作用。研究发现，广藿香油和广藿香醇对柯萨奇病毒、腺病毒、甲型流感病毒均有抑杀作用，但不具有抗单纯疱疹病毒的作用。研究证明，体外条件下不同浓度的广藿香醇有抗流感病毒的作用，对甲型 H1N1 流感病毒抑制作用尤为显著。

抗疟原虫：研究发现，广藿香挥发油对伯氏疟原虫抗青蒿酯钠株的抑制作用大于对正常株的抑制作用，选择性抑制作用明显，且对抗青蒿酯钠株抗逆转作用较强。广藿香挥发油联用青蒿酯钠，对正常株和抗青蒿酯钠株均有增效作用，且对耐药株增效更加明显。

（三）镇吐、止咳、化痰作用

研究发现，从广藿香正己烷提取物中得到的广藿香醇、刺蕊草醇、豆甾 - 4 - 烯 - 3 - 酮、甲基黄酮醇、广藿香黄酮醇对胆矾引起的雏鸡呕吐有一定的对抗作用。

（四）通便作用

利用两种小鼠模型研究了广藿香油对排便和便秘（弛缓性便秘、较低的纤维食物摄入量导致的便秘）的影响，结果发现两种模型小鼠嗅了广藿香油后，粪便量和其干重都有所增加，说明广藿香油有治疗便秘的作用。

（五）抗炎、镇痛、解热作用

通过小鼠醋酸扭体反应和福尔马林诱导的舔爪行为两种镇痛实验以及 λ 型角叉菜胶诱导的小鼠足跖肿胀的抗炎实验证明，可通过广藿香甲醇提取物增加抗氧化酶的活性、降低丙二醛的含量以及调节环氧化酶 - 2（COX-2）和肿瘤坏死因子 - α（TNF-α）等炎症介质而发挥抗炎、镇痛作用。广藿香水提取物可通过抑制核转录因子 NF-κB 依赖性表达，对炎症因子三硝基苯磺酸（TNBS）诱导的结肠炎有保护作用。

（六）抗氧化作用

广藿香油具有显著的抗氧化和清除自由基的作用。其中所含的广藿香醇具有显著抗氧化活性，提示其可能是广藿香油抗氧化作用的药效物质基础之一。此外，广藿香药材还可治疗活性氧诱导的脑细胞损伤，有效保护人神经瘤细胞系中由过氧化氢诱导的细胞坏死和凋亡。

（七）抗肿瘤和调节免疫系统作用

研究发现，广藿香水提取物能特异性诱导子宫内膜 Ishikawa 癌细胞的生长并诱导其凋亡，说明广藿香水提物作为抗肿瘤剂有潜在适用性。

（八）其他作用

广藿香油具有高效的纤维蛋白溶解活性，可使正常受试者吸入后，交感神经张力下降，能舒缓神经紧张，降低血压、脉搏、压力指数和脑电波等生理指标，从而改善情绪。

八、广藿香方剂的临床应用

广藿香味辛、性微温，归脾、胃、肺经，具有芳香化浊、和中止呕、发表解暑等功效，是中医治疗湿浊中阻、脘痞呕吐、暑湿倦怠、胸闷不舒、寒湿闭暑、腹痛吐泻必不可少之要药。常见的成方制剂有藿香正气散，藿黄散等。

藿香正气散由广藿香、苏叶、白术（炒）、白芷、半夏（制）、陈皮、厚朴（姜制）、茯苓、大腹皮、甘草、桔梗组成。功能主治：祛暑解表、化湿和中。用于治疗暑湿感冒、脘腹胀痛、呕吐泄泻。

藿黄散由广藿香、大黄、黄精、皂矾等组成。功能主治：化湿解毒、杀虫。外用治疗鹅掌风、灰指甲、手足皲裂等皮肤病。

临床上广藿香方剂也用于治疗慢性鼻窦炎。用藿香叶 5 kg、新鲜猪胆 1.5 kg，加蜜，再加糖衣成丸。每次服 10～15 g，每日 2～3 次，配合 1% 麻黄素或 20% 鱼腥草液滴鼻，10 天为 1 个疗程。共治疗 50 例，经 2～5 个疗程治疗，痊愈 15 例（30%），好转 30 例（60%），无效 5 例（10%），总有效率为 50%。

九、产品开发与利用研究

广藿香除药用外，又因其具有气味芳香的特点，及抗菌、抗氧化的活性，在农药领域以及日化领域也具有极大的开发价值。

目前广藿香茎叶及提取物已被 CFDA 批准作为化妆品原料使用，因其具有抗氧化性、抗弹性蛋白酶、抗透明质酸酶和抗酪氨酸酶活性，被广泛添加到化妆品中。

广藿香油因其香气浓而持久也常作为香水的主要成分，在某些驱蚊露中也有所添加。含广藿香油组分的按摩助眠精油，能够疏肝解郁、镇静安眠，具有良好的缩短入睡时间、延长整体睡眠时间及减少多梦的功效。

农药领域：实验结果表明，广藿香挥发油对引发三七根腐病发生的 3 种主要致病菌腐皮镰刀菌、腐霉和毁坏柱孢霉以及导致三七地上部病害发生的 3 种致病菌灰霉菌、胶孢炭疽菌、立枯丝核菌的菌丝生长有很强抑制作用。在浓度为 50 mg/mL 时，其对 3 种导致地上部分病害发生的真菌，广藿香油的抑制率达到 80% 以上；对于导致地下部分病害发生的真菌，广藿香挥发油抑制效果与恶霉灵相当。由于挥发油的易挥发性，且具有芳香辟秽的特点，以其开发的化肥或农药具有安全、有效、低残留等优点。

保鲜作用：广藿香因具有良好的广谱抑菌的效果，也被用于制作食品级植物源性抑菌剂，是一种天然防腐剂。其提取物中的广藿香酮常用于各类肉制品的保鲜工艺。

参考文献

[1] 徐雯. 广藿香的药理作用及机制研究进展 [J]. 上海中医药杂志，2017，51（10）：103 - 106.

[2] 张英. 广藿香的本草考证研究 [J]. 中药材，2015，38（9）：1986 - 1989.

[3] 曾方兴. 广藿香的临床应用及其用量 [J]. 长春中医药大学学报，2020，36（6）：1119 - 1122.

[4] 马川，彭成，李馨蕊，等. 广藿香化学成分及其药理活性研究进展 [J]. 成都中医药大学学报，2020，43（1）：72 - 80.

[5] 曾晓嫣，曾宇波. 加味藿香正气散治疗慢性结肠炎的临床效果观察 [J]. 中国处方药，2019，17（5）：110 - 111.

[6] 孟庆静，胡运莲. 藿朴夏苓汤在消化系统疾病中的应用举隅 [J]. 湖南中医杂志，2018，34（4）：99 - 100.

[7] 林少敏，蒋智方，刘静. 可舒缓情绪的安眠复方精油及其制备方法 [P]. 广东省：CN113713050B，2022 - 07 - 12.

鸡 骨 草

一、基源

该药物来源于豆科植物广州相思子（*Abrus cantoniensis* Hance），全草入药，是我国重要的特色南药，又名地香根、山豌豆。全年均可采收，一般于 11～12 月或清明后连根挖出，除去荚果（种子有毒），去净根部泥土，将茎藤扎成束，晒至八成干，发汗后再晒足干即成。

二、植物形态特征与分布

形态特征：鸡骨草属木质小藤本，多年生，具有无限生长习性，一年生株高约 80～160 cm。根条状或叉形，主根较发达、显著，主根长 25～35 cm；侧根发育不全，淡黄色。茎基部有一级分枝 10～15 个，缠绕茎，茎直径约 2～4 mm；茎表皮光滑，有乳白短绒毛，上表面淡绿色，下表面褐色。偶数羽状复叶对生小叶 5～11 对，复叶长 4～8 cm；小叶短圆形或卵圆形，长 5.1～13.3 mm，宽 3.3～6.4 mm；小叶顶端截平，中部有细小刺，基部的小叶为椭圆形、全缘、短柄；小叶叶脉在两面隆起；小叶表皮膜质、两面叶，上表皮平滑，有伏少量绒毛，色泽比下表皮更深，下表皮被大量乳白色绒毛。总状花序腋状，花很小，蝶形花冠水红色或淡紫红色，单体；雄蕊 9，花丝基部与花药共同分离，花粉粒呈球形；雌蕊 1，子房中位 1，心皮 1。荚果长月形，扁平，长 2.5～3.3 cm，宽 0.7～0.8 cm；顶端具喙，有稀疏的白色糙伏毛，成熟后淡黄色，内含种子 4～6 粒；种子黑色或褐色，具条状不规则斑纹，扁圆形，平滑。花期在 7～10 月。

生长环境与分布：鸡骨草喜温暖、潮湿，怕寒冷，耐旱。主要生长在海拔 200 m 以下阳光充足的丘陵、荒山、坡地、草丛、林缘及稀林中。我国海南、湖南、广东、广西等省区均有分布。泰国亦有分布。

三、传统习用

其味甘、微苦，性凉，清热利湿，散瘀止痛。用于治疗黄疸型肝炎、胃痛、风湿骨痛、跌打瘀痛、乳痈。

（1）用于黄疸：鸡骨草 60 g、红枣七八枚。水煎服。（《岭南草药志》）

（2）治疗外感风热：鸡骨草 60 g。水煎，分 2 次服。（《广西民间常用中草药手册》）

（3）用于瘰疬：鸡骨草 3000 g，豨莶草 2000 g。研末，蜜丸，每丸重 3 g。每次 2 丸，日服 3 次，连续服 2～4 星期。（广西《中草药新医疗法处方集》）

（4）治疗蛇咬伤：鸡骨草（去骨）30 g，煎水饮。（《岭南草药志》）

四、化学成分

（一）萜类化合物

三萜类是鸡骨草中含量较多的活性成分，已分离出的三萜类化合物有：三萜皂苷元槐二醇（Cantoniensistriol）、槐花二醇（Sophoradiol）、大豆甾醇 A（Soyasapogenol A）、鸡骨草苷元 B、Abrisaponins So1、Abrisaponins So2、Abrisaponins D2、Abrisaponins D3、Abrisaponins F、Abrisaponins

SB、白桦酸、羽扇豆醇、熊果酸、槐花皂苷Ⅲ、大豆皂苷Ⅰ、去氢大豆皂苷Ⅰ、皂苷醇A、齐墩果烷皂苷醇、皂苷C、Abrisaponin I。

部分化合物结构图如下：

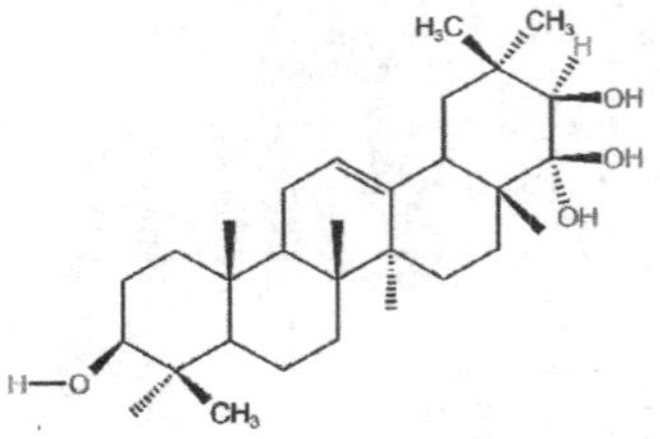

三萜皂苷元槐二醇

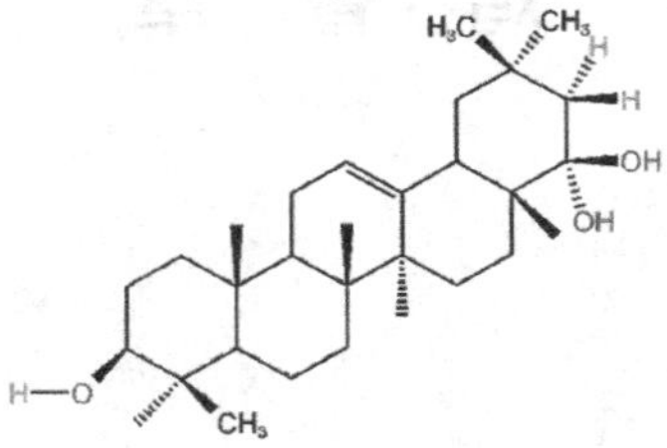

槐花二醇

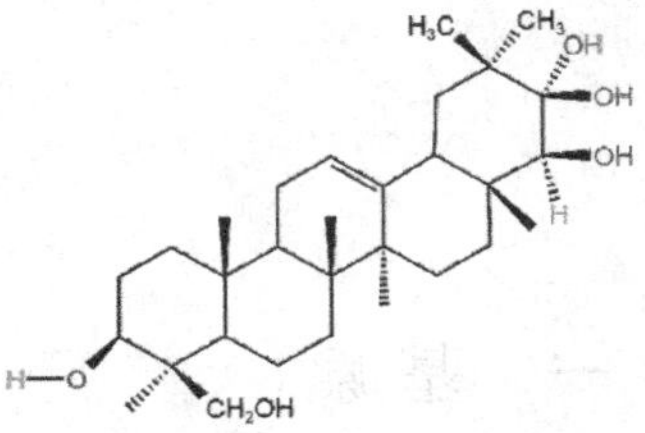

大豆甾醇A

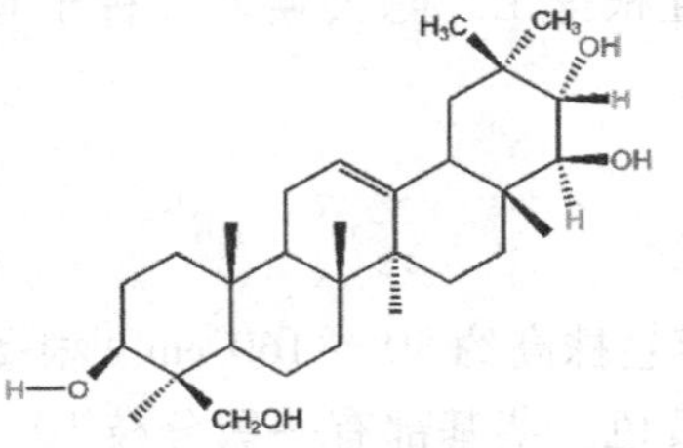

鸡骨草苷元B

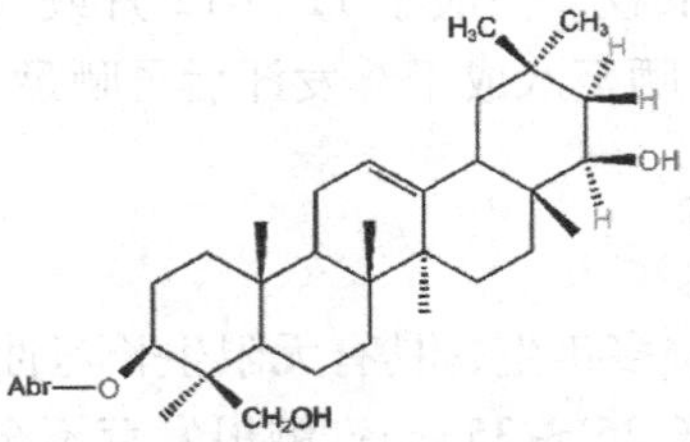

Abrisaponins So1

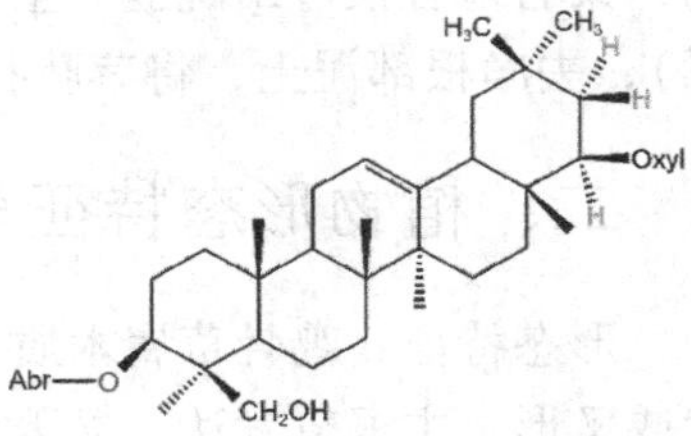

Abrisaponins So2

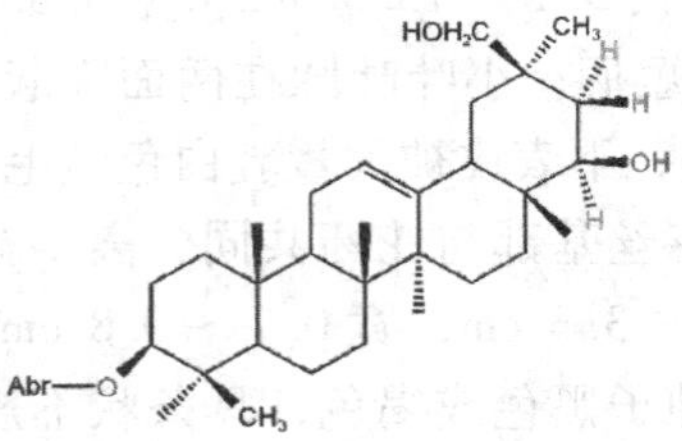

Abrisaponins D2

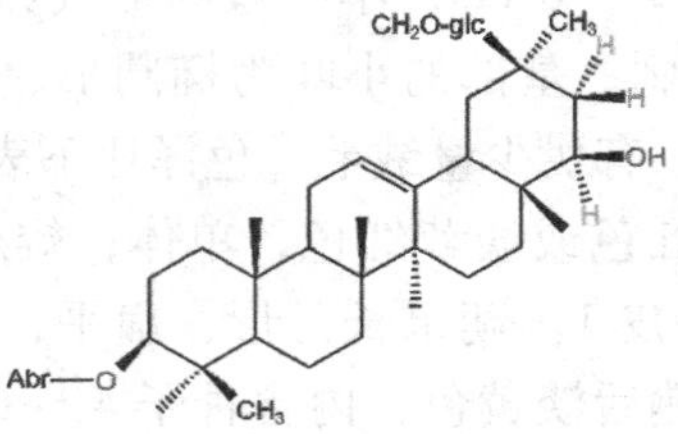

Abrisaponins D3

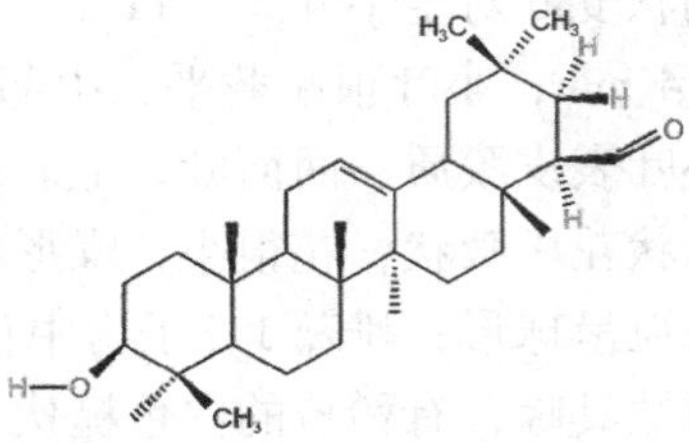

Abrisaponins F

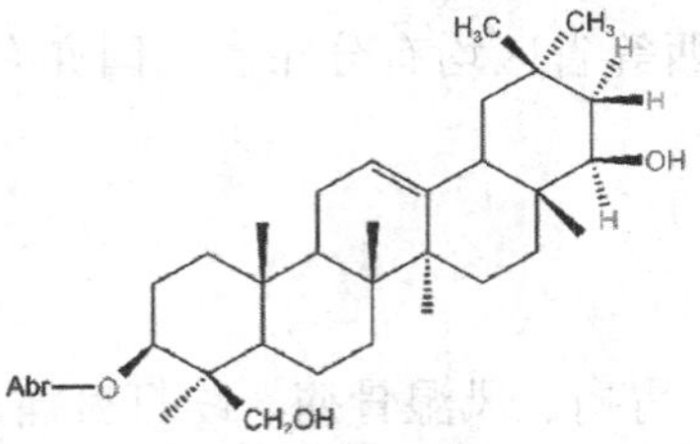

Abrisaponins SB

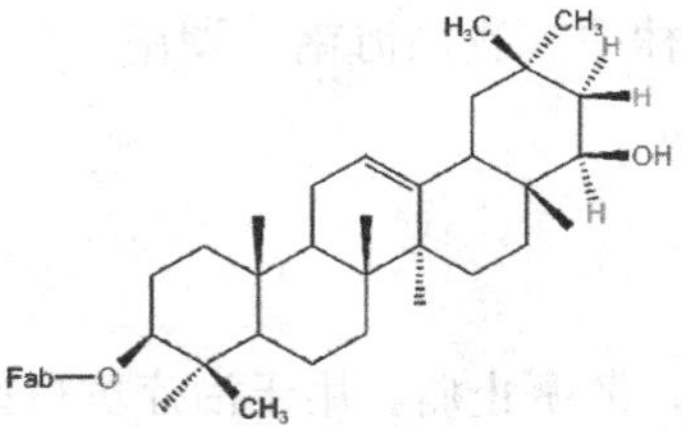

槐花皂苷Ⅲ

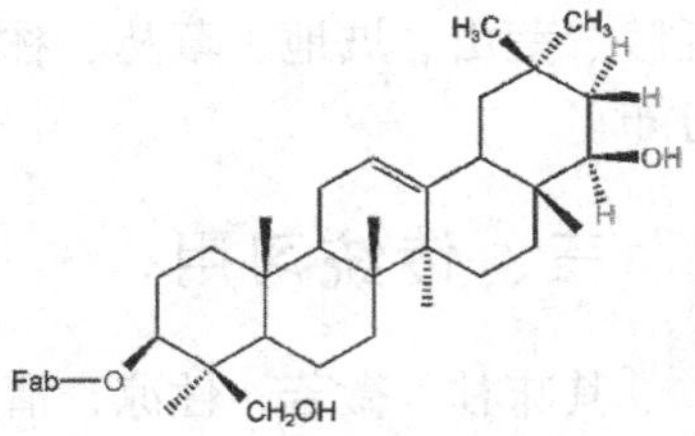

大豆皂苷Ⅰ

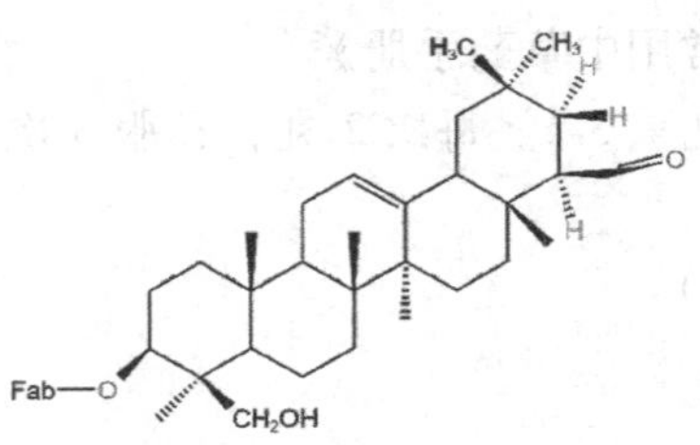

去氢大豆皂苷Ⅰ

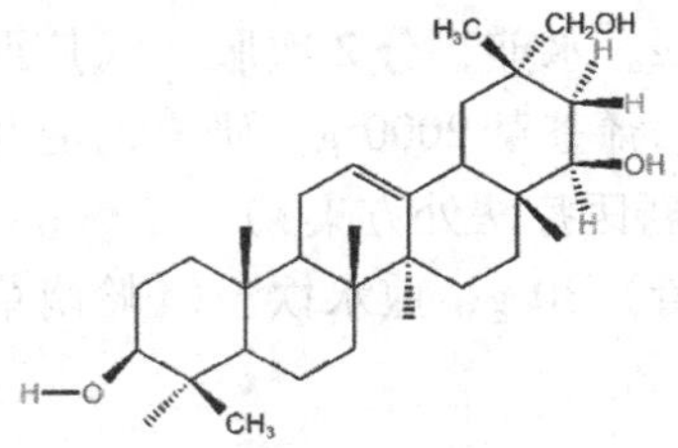

皂苷醇A

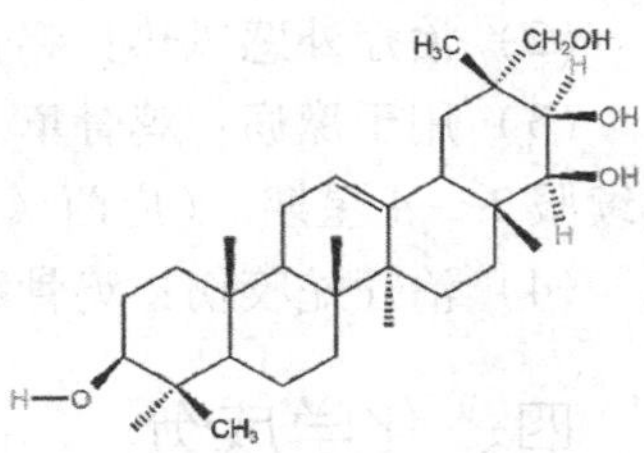

皂苷C

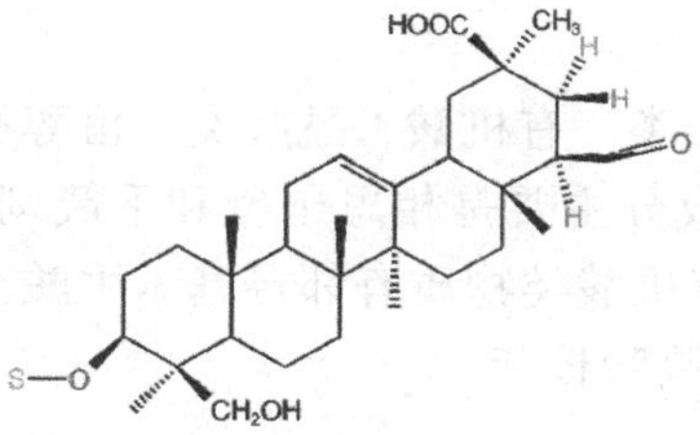

Abrisaponin I 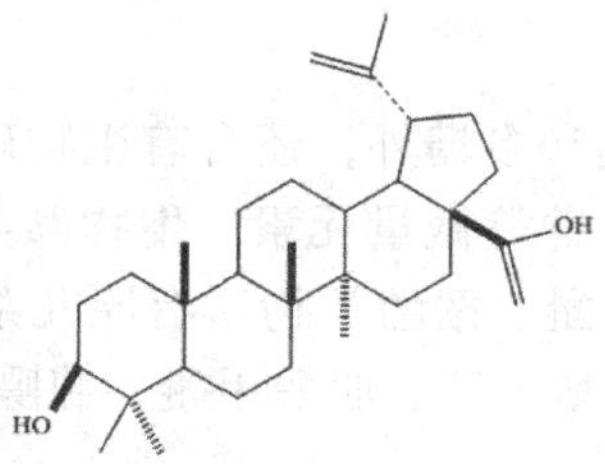 白桦酸 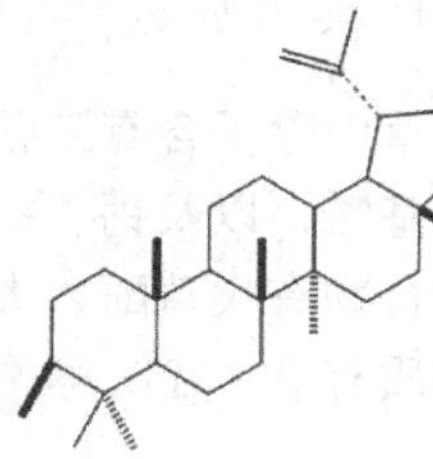 羽扇豆醇

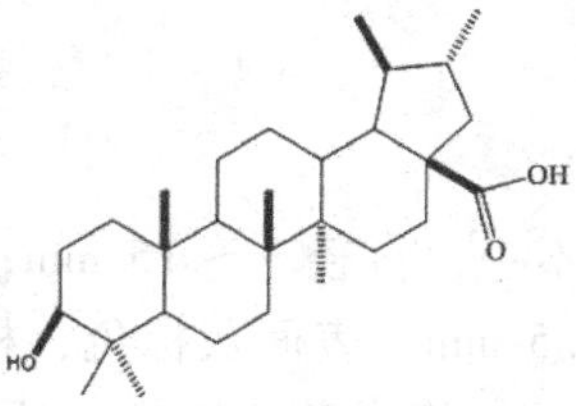

熊果酸

（二）黄酮类化合物

黄酮类化合物是鸡骨草活性化学成分之一。在近年实验研究中，采用超声提取法提取鸡骨草不同部位的总黄酮含量，结果表明，鸡骨草的总黄酮含量为 2.1981%、根部黄酮含量为 1.1487%、叶部黄酮含量为 0.1462%。具体化合物有：7,3′,4′-三羟基-黄酮、4′-甲氧基-2′-羟基查尔酮、2′,4′-二羟基查尔酮、芹菜素-6,8-二-C-β-D-吡喃葡糖苷、芹菜素-6-β-D-吡喃葡糖苷-8-C-α-L-阿拉伯苷、芹菜素-6-C-α-L-吡喃阿拉伯糖-8-C-β-D-吡喃木糖苷、儿茶素、夏佛塔苷、新西兰牡荆苷。

部分化合物结构图如下：

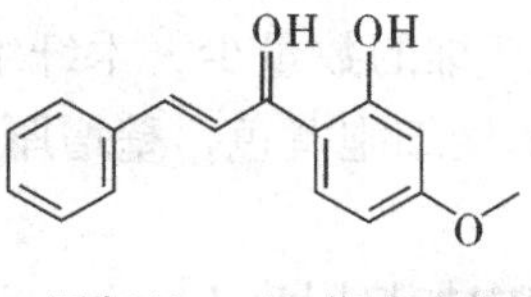

4′-甲氧基-2′-羟基查尔酮 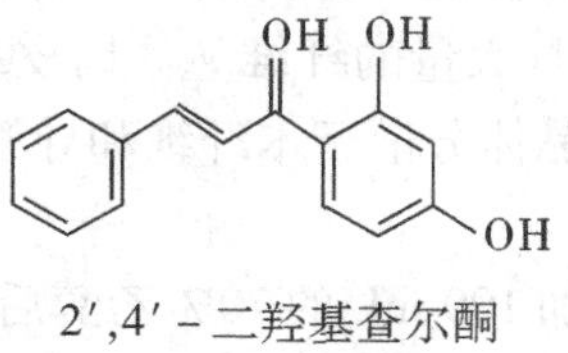 2′,4′-二羟基查尔酮 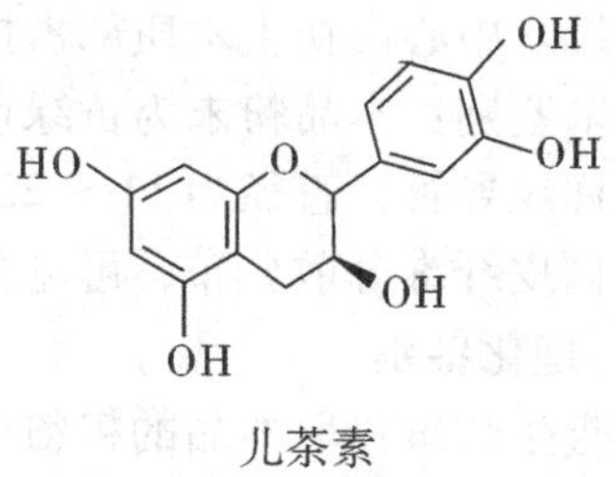 儿茶素

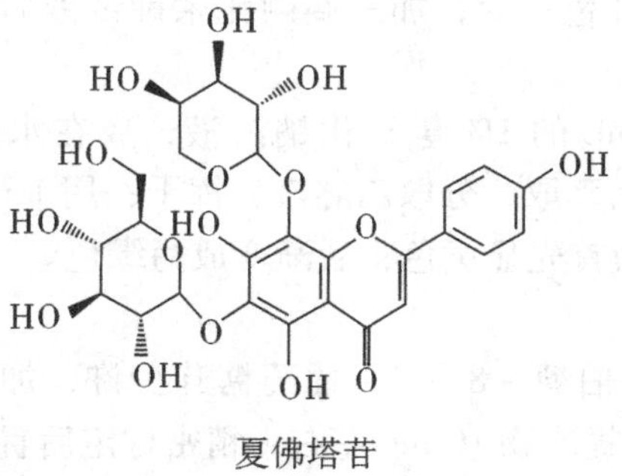

夏佛塔苷 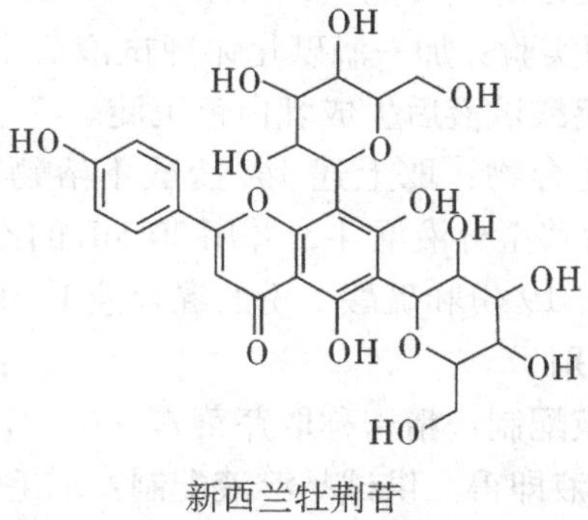 新西兰牡荆苷

（三）多糖类化合物

鸡骨草中多糖含量约占 4.44%，为鸡骨草中含量较高的重要活性成分，包括：鼠李糖、阿拉伯糖、半乳糖、葡萄糖、AP-AOH30-1、AP-AOH30-2、AP-AOH80-1、AP-AOH80-2、AP-ACl-1、AP-ACl-2、AP-ACl-3、AP-H、AP-L。

（四）其他成分

鸡骨草中除了含有三萜、黄酮和多糖外，还含有生物碱、蒽醌类、有机酸、酰胺类、甾醇类、挥发油、氨基酸，以及钙、镁、铁、锌等微量元素。生物碱类化学成分主要是相思子碱和下箴刺桐碱。蒽醌类化合物有大黄酚、大黄素甲醚。酚酸类物质有原儿茶酸。有机酸类物质有邻羟基苯甲酸。植物甾醇类物质有β-谷甾醇，以及胡萝卜苷、肌醇甲醚、腺嘌呤、腺嘌呤核苷。

五、质量研究

（一）鉴别实验

1. 性状鉴别

带根的全草大多数缠绕成束。根圆柱状或圆锥状，分枝多，长度粗细不一，直径 3～15 mm；表面灰褐色，具细密纵纹。质坚硬。茎簇生，长藤状，长 1 m，直径 1.5～2.5 mm；表面灰棕色，枝条棕褐色，疏生毛茸。偶有羽状复叶，叶长圆形，长 8～12 mm，下部有伏毛。气微苦。以根部粗壮、茎秆完整、叶片完整者为佳。

2. 显微鉴别

茎横切面：其茎的横切面为圆形，最外层是周皮，由 2～3 层木栓细胞组成。皮层由 3～4 列排列较紧密的长细胞构成，也有 2 层薄壁细胞。韧皮部在茎中所占比重不大，可见大量韧皮纤维。木质部在茎干中占有较大面积，导管从内向外辐射状排列，在大导管的周围也有 4～5 个小导管辐射状排列。导管间存在大量木纤维、木射线，由髓向形成层扩展。髓由许多薄壁细胞构成。

根的横切面：鸡骨草根横切面近似圆形。周皮由 2～3 层木栓细胞构成，皮层较窄，由薄壁细胞构成；韧皮部亦较窄，韧皮部分布着许多的韧皮纤维，形成层亦不显著。木质部占据了导管的绝大部分，导管由内向外辐射排列成放射状分布，初生木质部的导管排列成 1 列；次生木质部的导管排列成4～8 行。木射线自内向外辐射状分布，一般由 3 列细胞组成，有些由 6～8 行细胞构成。四周聚生大量木纤维。中心由初生木质部占据，无髓。

粉末鉴别：本品粉末为黄绿色，导管多数容易折断，含有的导管最多的是网纹导管，其次是孔纹导管及梯纹导管，直径为 11～23 μm；具大量的纤维丛。韧皮纤维较木纤维的数量少，木纤维形状为束状，韧皮纤维分散分布；可见少许的晶体分散于木纤维和导管之间；木栓细胞黄色，壁增厚。

3. 理化鉴别

检查生物碱：取本品的粗粉 10 g，加 100 mL 的 70% 乙醇后放在水浴中加热回流 30 min，过滤后将滤液放于水浴使乙醇蒸发完全，再用 10 mL 的 1% 盐酸溶液溶解残渣后直接过滤。取 1 mL 的滤液，共3 份，进行下列实验：加一滴碘化铋钾试液后生成橘红色沉淀；加一滴碘化汞钾试液后生成灰黄色沉淀；加一滴硅钨酸试液后生成乳白色沉淀。

检查甾类化合物：取上述 1% 盐酸不溶物加 10 mL 的 1% 氢氧化钠溶液，放在水浴中加热回流30 min，冷却后移至分液漏斗，并用 20 mL 的乙醚振摇萃取，分取乙醚液，挥干；用 1 mL 的冰醋酸溶解残渣，加醋酐 19 份和硫酸 1 份的混合液 1 mL，溶液首先显黄色，后渐变成污绿色。

4. 紫外鉴别

对照品溶液配制：精密称取芹菜素-6-C-阿拉伯糖-8-C-葡萄糖苷少许，加入甲醇配制成0.20 mg/mL 溶液即得。供试品溶液配制：取毛鸡骨草提取物 10 mg 左右，精密称定后置于 25 mL 量瓶内，加入甲醇 10 mL 超声溶解后冷却，加入甲醇至刻度并摇匀后即为供试品溶液。显色试剂及缓冲液配置：三氯化铝 1.34 g，精密称量，加入甲醇溶解，定容到 100 mL，配成 0.1 mol/L 溶液；精确称量醋酸钠 1.64 g，用双蒸水溶解，定容至 100 ml，配成 0.2 mol/L 的溶液；精密量取冰醋酸 1.15 mL，加入双蒸水稀释至 100 mL，配成 0.2 mol/L 的溶液。

精密量取芹菜素-6-C-阿拉伯糖-8-C-葡萄糖苷对照品溶液 1 mL，置于 25 mL 量瓶中，加入

2 mL 0.1 moL/L 的三氯化铝溶液与 2 mL pH5.2 的醋酸钠/醋酸缓冲液，再加甲醇稀释到刻度，混匀，置 40 ℃水浴加热 10 min，室温放置 10 min；同法制得供试品溶液和空白液。按紫外 – 可见分光光度法（《中国药典》2005 年版一部附录 V A），在 200～500 nm 范围内进行扫描，记录紫外吸收光谱，结果表明，在 343、382 nm 处，对照品及供试品溶液显色并有最大吸收。

（二）含量测定

多糖含量测定：采用热水提取，乙醇醇沉，Sevage 法除蛋白，树脂脱色、离子交换柱层析分离纯化得到鸡骨草的中性多糖组分 ACPa 和酸性多糖组分 ACPb。高效凝胶渗透色谱分子量测定结果显示，ACPa 和 ACPb 相对分子质量分布均比较集中，它们的重均分子量分别为 1.24×10^5 Da、2.15×10^5 Da。红外光谱结果表明它们都是多糖类化合物，ACPa 的糖链以 α 型吡喃糖苷为主，ACPb 的糖苷键包含 α 型和 β 型吡喃糖苷。HPLC-ELSD 分析结果显示 ACPa 是一种葡聚糖，ACPb 为杂多糖，由鼠李糖、阿拉伯糖、半乳糖和葡萄糖组成，摩尔比为 1：3.4：3.6：10.9。

微量元素含量测定：通过电感耦合等离子体发射光谱仪，陈伟珠等检测发现在鸡骨草中钙、镁、铁、锌、铝等微量元素含量较丰富。

生物碱含量测定：通过采用反相高效液相色谱法，黄平等发现鸡骨草中相思子碱及下箴刺桐碱线性范围都在 1.1～55 mg/L（r = 0.9999）范围内，平均回收率分别为 104.6% 和 103.5%（n = 6）。

总皂苷含量测定：采用比色法进行研究发现，鸡骨草不同部位总皂苷的含量不同，具体情况如下：根为 0.817%、茎为 0.599%、叶为 0.939%。

六、防治消化系统疾病史记

（一）民间与史书记载

鸡骨草具有利湿退黄、清热解毒、疏肝止痛等功效，又因其是一种药食两用植物，民间也多有应用。常用鸡骨草与猪骨、鸡肉、鱼肉一同煲汤，能起到清热解毒、下火消气、促进肝脏排毒的功效。两广地区人们也常用它来制作凉茶及复合饮料。鸡骨草与佩兰泡茶喝，能起到一定的护肝、利尿的功效。

《南宁市药物志》记载："消炎解毒，治传染性肝炎，跌打驳骨。叶：捣绒敷乳疮。"此处论述了鸡骨草具有解毒、抗肝炎的作用。

《中国药用植物图鉴》记载："治风湿骨痛，跌打瘀血内伤；并作清凉解热药。"《岭南草药志》记载："清郁热，舒肝，和脾，续折伤。"广州部队《常用中草药手册》记载："清热利湿，舒肝止痛。治急慢性肝炎，肝硬化腹水，胃痛，小便刺痛，蛇咬伤。"此 3 处论述了鸡骨草具清热、止痛、舒肝等功效。

（二）传统药对研究

常见的药对有鸡骨草配垂盆草、鸡骨草配陈皮等。各药对的主要活性成分、药性配伍及配伍比例、药理作用见下表。

药对名称	主要活性成分	药性配伍	配伍比例	药理作用
鸡骨草配垂盆草	萜类配黄酮类	两凉配伍，鸡骨草、垂盆草均性凉	1：1	清热利湿、散瘀止痛、退黄，可用于治疗慢性肝炎
鸡骨草配陈皮	萜类配挥发油	温凉配伍，鸡骨草性凉、陈皮性温	1：1	利湿退黄、健脾和胃，可用于治疗湿热黄疸，也可以改善脾胃虚弱引起的腹部胀满、消化不良等问题

七、现代药理与机制研究

（一）保肝作用

由于鸡骨草有降血脂和清除自由基的能力，对脂肪肝、病毒性肝病、肝损伤具有一定疗效。采用 HepG2.2.15 细胞模型，用 ELISA 法测定鸡骨草作用于 HepG2.2.15 细胞 72 h、144 h 时上清液 HBsAg、HBeAg 含量。结果显示，鸡骨草对 HepG2.2.15 细胞上清液 HBsAg、HBeAg 表达都有同步抑制作用。通过研究表明，鸡骨草黄酮成分对四氯化碳（CCl_4）小鼠肝损伤有明显的改善作用，肝坏死的范围及程度均显著降低，炎细胞少量浸润，并可明显降低 CCl_4 受损小鼠血清 ALT 的含量、AST 活力及肝脏系数，且可增强肝组织内 SOD 及 GSH-Px 的活性，降低肝组织 MDA 产生量。经研究认为，鸡骨草总黄酮碳苷能显著降低小鼠肝脏脂肪空泡数目及脂变面积，使 TG、TC 含量及血清转氨酶水平下降，在调节脂质有关代谢基因方面，DL-E 引起固醇调节元件结合蛋白 –1 可被下调，可使脂肪酸合成酶及乙酰辅酶 A 羧化酶高表达，且鸡骨草总黄酮碳苷能逆转 DL-E 抑制过氧化物酶体增殖物激活受体 α 及肉碱棕榈酰转移酶 1α。鸡骨草凝集素对 HepG2 细胞的生长繁殖有一定的抑制作用，可能在人类肝癌细胞转变为正常细胞过程中起一定作用。

（二）降血脂作用

中药鸡骨草具一定的降血脂功效，发挥降血脂功效的是总黄酮、甾体等活性成分。以高脂血症大鼠为模型，研究毛鸡骨草对大鼠血脂和肝脂的作用。结果显示，鸡骨草提取物能显著降低血清和肝中总胆固醇和甘油三酯含量，提高血中高密度脂蛋白、载脂蛋白水平。其中，高剂量和中剂量鸡骨草提取物对大鼠血中总胆固醇和载脂蛋白的影响较为明显。进一步研究发现，毛鸡骨草用于治疗高血脂大鼠模型后，毛鸡骨草可以降低大鼠血清总胆固醇、甘油三酯的含量和全血黏度、全血还原黏度、卡松黏度和红细胞聚集指数、红细胞刚性指数、红细胞电泳时间、红细胞压积，且可以提升大鼠血清低密度脂蛋白含量。

（三）抗氧化作用

通过比色法研究鸡骨草黄酮类化合物对 DPPH 和 O_2^- 两种自由基的清除作用以及还原能力。研究发现，鸡骨草黄酮可以显著清除 DPPH 以及 O_2^- 两种自由基，清除能力大小是：DPPH 自由基 > O_2^- 自由基，还发现鸡骨草黄酮能还原 Fe^{3+}。清除率与黄酮浓度存在一定的量效关系，当黄酮的浓度为 0.306 mg/mL 和 0.228 mg/mL 时，对 O_2^- 自由基和 DPPH 自由基清除率分别为 12.57%、50%。

（四）抗炎、抗菌作用

通过 4 种常用菌杯碟法研究鸡骨草醇提物在体外的抗菌活性。研究发现，鸡骨草提取液能抑制大肠埃希菌、铜绿假单胞菌活性，尤对铜绿假单胞菌效果最佳，但无抗金黄色葡萄球菌和肺炎克雷伯氏菌。

（五）活血化瘀作用

采用微循环显微镜及图像分析系统，研究毛鸡骨草对青蛙的作用。结果显示，给予鸡骨草后青蛙肠系膜微循环血管管径、血流速度、血流流态、管祥数目、血管交叉数的数值增加，但对照组的上述指标没有明显变化。

（六）治疗血型不合

将 411 例母儿血型不合孕妇随机分为 3 组：A 组 148 例，给予单味鸡骨草治疗；B 组 140 例，给予鸡骨草汤治疗；C 组 123 例，给予西药治疗，每 2～4 周复查血清免疫性抗体效价。结果发现：治疗率

A 组为 92.6%、B 组为 91.4%、C 组为 52.9%，产后新生儿 ABO 溶血病发病率 A 组为 0.8%、B 组为 7.1%、C 组为 22.8%；A 组、B 组与 C 组比较，均有显著性差异（P < 0.01）。研究说明，单味鸡骨草治疗母儿 ABO 血型不合的疗效与鸡骨草汤疗效相仿，比西药治疗血型不合具有优势。

八、鸡骨草方剂的临床应用

鸡骨草作为我国传统特色南药，其疗效确切，应用历史悠久。其味甘、微苦，性凉，具有清热利湿、散瘀止痛功效。临床常用其治疗急、慢性肝炎和胆囊炎，常与其他药物配伍使用。制剂有丸剂、片剂、胶囊等。《国家中成药标准》中收录的含鸡骨草的成方制剂有复方鸡骨草胶囊和鸡骨草肝炎丸等。

复方鸡骨草胶囊由三七、人工牛黄、猪胆汁、牛至、鸡骨草、白芍、大枣、栀子、茵陈、枸杞子等组成，具有疏肝利胆、清热解毒的功效。在临床上主治急性和慢性肝炎、胆囊炎等属肝胆湿热证者。

鸡骨草肝炎丸由鸡骨草、茵陈、桃金娘根、鸭脚艾、鹰不泊等中草药经过一系列加工制成，具有舒肝、清热、利湿以及祛黄的功效。在临床上主治黄疸型、无黄疸型急性传染性肝炎等。

临床报道鸡骨草可治疗急性传染性肝炎。取 60 ～ 90 g 的鸡骨草全草（其中儿童 30 ～ 60 g）和 60 g 瘦猪肉，用 1000 mL 水煎煮至 300 mL，每天 3 次，服用至痊愈。在治疗 44 例急性传染性肝炎患者中治愈的有 42 例，其中，黄疸平均 15 天消失，肝功能恢复时长为 18 ～ 21 天。治疗中未见不良反应。

九、产品开发与利用研究

鸡骨草丰富的化学成分以及广泛的药理作用，加之廉价、易栽培，使其具有极高的社会效益和经济价值，有着巨大的开发潜力和广阔的市场前景。

因鸡骨草有舒肝、清热、利湿的功效，广东地区有用其煲汤的传统应用，目前在食品开发领域已有鸡骨草茶、含鸡骨草成分的保健凉茶、含鸡骨草成分的龟苓膏、含鸡骨草成分的护肝醒酒茶等。

鸡骨草因具有抗菌作用，在农用天然药物领域，已被用于农药研发。目前已研发有防治薄荷黑胫病的含鸡骨草成分的中药液等。

参考文献

[1] 扶雄，吴少微，孟赫诚，等. 鸡骨草多糖的分离纯化及抗氧化活性研究 [J] 现代食品科技，2013，29（7）：1559 - 1564.

[2] 史柳芝，史恒芝，黄锁义，等. 鸡骨草黄酮体外抗活性氧自由基作用的研究 [J]. 天然产物研究与开发，2014，26（2）：252 - 254.

[3] 韦敏，陈晓白. 鸡骨草对 HepG2.2.15 细胞 HBeAg 和 HBsAg 的抑制作用 [J]. 时珍国医国药，2012，23（4）：972 - 973.

[4] 王昀，陈蜜，江振洲，等. 鸡骨草总黄酮碳苷对乙硫氨酸导致的小鼠脂肪肝的影响 [J]. 中国临床药理学与治疗学，2014，19（1）：1 - 7.

[5] 李庭树，黄锁义. 鸡骨草的化学成分、药理作用及临床应用研究进展 [J]. 中国实验方剂学杂志，2019，25（10）：226 - 234.

[6] 林梦瑶，黄锁义，李琳，等. 鸡骨草研究的新进展 [J]. 中国野生植物资源，2017，36（1）：45 - 48.

[7] 潘亚娟. 一种养肝茶及其制备方法 [P]. 广东省：CN115644287A，2023 - 01 - 31.

裸花紫珠

一、基源

该药物来源于马鞭草科植物裸花紫珠（*Callicarpa nudiflora* Hook. et Arn），传统以其叶入药，又名为赶风柴。夏、秋季采收，晒干研末。

二、植物形态特征与分布

形态特征：灌木到小乔木，高约 1～7 m。老枝无毛，皮孔显著，分枝细小；叶柄和花序密被灰棕色分枝茸毛。叶片卵状椭圆形至披针形，长 12～22 cm、宽 4～7 cm，尖端短或渐尖；基部钝圆或微圆，表面暗绿色，干后颜色变黑，除主脉上被星状毛以外，其余均无毛；背面密被灰褐色茸毛及分枝毛，侧脉 14～18 对，背部凸起，边缘有疏齿或稍波状；叶柄长可达 1～2 cm。聚伞花序开展，分歧 6～9 次，宽 8～13 cm；花序梗长 3～8 cm，花柄长约 1 mm；苞片线状或披针状，花萼杯形，常无毛，顶端平截或具4齿；冠毛紫色或粉红色，无毛，长约 2 mm；雄蕊比花冠长 2～3 倍，花药椭圆状，较小，药室纵裂。浆果近球形，直径约 2 mm，红色，干后变黑色。花期在 6～8 月，果期在 8～12 月。

生长环境与分布：裸花紫珠生长在平地至海拔 1200 m 的山坡、路旁、谷地、溪旁林中或灌木中。国内主要分布在海南、广东、广西等省区，其中以海南五指山的为上品；国外主要分布于马来半岛、中南半岛、印度半岛等地。

三、传统习用

其味涩、微辛、微苦，性平。散瘀止血、解毒消肿。主治衄血、咳血、吐血、便血、跌打瘀肿、外伤出血、水火烫伤、疮毒溃烂。

裸花紫珠是传统药材中较为生僻的品种，是海南省道地药材之一，常被黎族同胞用来消炎止血。千百年来，黎族同胞在狩猎、劳作中受伤后，发现将裸花紫珠叶片揉碎，涂擦患处，有消炎止血、解毒的功效。

四、化学成分

（一）萜类化合物

目前从裸花紫珠中分离得到的萜类化合物有单萜类化合物、环烯醚萜类化合物、倍半萜类化合物、二萜类化合物及三萜类化合物。具体如下：

1. 单萜和倍半萜类化合物

该类化合物有：β-蒎烯、石竹烯、石竹烯氧化物、邻伞花烃、反式-4-侧柏醇、桃金娘烯醇。

2. 环烯醚萜类化合物

该类化合物有：梓醇、nu-difloside、裸花紫珠梓醇 A、7-O-E-p-coumaroyl-gardo-side、6′-O-caffeoyl-3,4-dihydrocatalpol-7-O-E-p-cou-maroyl-8-epi-loganic acid、梓醇、益母草苷、6-O-caf-feoyl ajugol、5′-methoxy-ampicoside、6′-O-trans-caf-feoylcatalpol、6′-O-trans-feruloylcatalpol、3-Methoxy-agnucas-toside C、

10-O-(e)-p-coumaroylgeniposidic acid、ampicoside、6-O-trans-feruloylcatalpol、Agnucastoside C、6-O-vanilloylajugol、6-O-syringoyla-jugol、Linearoside、Callicoside A、Callicoside B、Callicoside C、Callicoside D、Callicoside E、Callicoside F、Minecoside。

3. 倍半萜类化合物

该类化合物有：（3S,5R,6R,7E,9S)-megastigman-7-ene-3,5,6,9-tetrol、（6S,7E,9R)-6,9－二羟基－megstigman-4,7-二烯－3－酮－9－O－D－吡喃葡萄糖苷、（6S,9R)-roseoside、（3R,4R,5R)-5-hydroxycaryophyll-8（13)-ene3,4-epoxide、7,8-epoxy-1（12)-caryophy-9-ol、Kobusone、Caryophyllenol-Ⅱ、Humulene diepoxide A、Caryolane-1,9-diol、（－)-clovane-2,9-diol 和 Pubinernoid A。

4. 二萜类化合物

该类化合物有：裸花紫珠苷 A、3,12－O－D－二吡喃葡萄糖基－11,16－二羟基－8,11,13－三烯、syn-3,4-seco-12R-hydroxy-15,16-epoxy-4（18),8（17),13（16),14（15)-labdatetraen-3-oic acid、Nudiflopene A、Nudiflopene B、Nudiflopene C、Nudiflopene D、Nudiflopene E、Nudiflopene F、Nudiflopene G、Nudiflopene H、Nudiflopene I、ent-12,15-epoxy-3,4-seco-4,8,12,14-lab-datetraen-3-oic acid、12E-3,4-secolabda-4（18),8（17),12,14-tetraen-3-oic acid methyl ester、12E-3,4-seco-lab-da-4（18),8（17),12,14-tetraen-3-oic acid、14-hydro-xy-7,15-isopimaradien-l8-oic acid、Isopimaric acid、14-hydroxy methyl ester-7,15-isopimaradien-l8-oic acid、Nudiflopene J、Nudiflopene K、Nudiflopene L、Nudiflopene M、Callicarpaol、ide、Methylcallicarpate、Callicarpic acid、Callicarpic acid A、ent-3,4-seco-14-carbonyl-15,16-epoxy-4（18),8（17),13（14)-labdatrien-3-oic acid、syn-3,4-seco-12R-hydroxy-15,16-epoxy-4（18),8（17),13（16),14（15)-labdatetraen-3-oic acid、syn-3,4-seco-12S-hydroxy-15,16-epoxy-4（18),8（17),13（16),14（15)-labdatetraen-3-oic acid 和 3,4-seco-12R,13S-dihydroxy-4（18),8（17),14（15)-labdatrien-3-oic acid。

5. 三萜类化合物

该类化合物有：齐墩果酸、熊果酸、乌苏－12－烯－3－醇、2,3－二羟基－12－烯－28－乌苏酸、2,3,19－三羟基乌苏烷－12－烯－28－O－D－吡喃葡萄糖苷、2,3,19－三羟基乌苏烷－12－烯－28－O－D－木糖（1→2)－β－D－葡萄糖苷、2,3,19,23－四羟基－12－烯－28－乌苏酸、2,3,19,23－四羟基－12,20（30)－二烯－28－乌苏酸、2,3－二羟基 β－12－烯－28－乌苏酸、2,3,19－三羟基－12－烯－28－乌苏酸、2,3,19－三羟基乌苏烷－12－烯－28－O－β－D－吡喃葡萄糖苷、2,3,19－三羟基齐墩果烷－12－烯－28－O－β－D－吡喃葡萄糖苷、2,3,19,24－四羟基齐墩果烷－12－烯－28－O－β－D－吡喃葡萄糖苷、2,3,23,29－四羟基乌苏酸－12,19－二烯－28－O－β－D－吡喃葡萄糖苷、2a,3a,19a,23－四羟基齐墩果烷－12－烯－28－O－β－D－吡喃葡萄糖苷、2,3,19,23－四羟基齐墩果烷－12－烯－28－O－β－D－木糖－(1→2)－β－D－吡喃葡萄糖苷、2,3,19－三羟基齐墩果烷－12－烯－28－O－β－D－木糖－(1→2)－D－吡喃葡萄糖苷和2,3,19－三羟基乌苏烷－12－烯－28－O－β－D－木糖－(1→2)－β－D－吡喃葡萄糖苷。

（二）苯丙素类及其衍生物

目前已经从裸花紫珠中分离得到的苯丙素类及其衍生物有：咖啡酸、1,6-di-O-caffeoyl-D-glucopyranoside、Tortoside F、6－O－咖啡酰－β－D－葡萄糖、6－O－咖啡酰－D－葡萄糖、迷迭香酸甲基酯、Leucosceptoslde A、Syringalide A、3′-L-rhamnopyranoside、原儿茶醛、对羟基苯甲醛、对羟基桂皮酸和水杨酸等。

（三）香豆素类化合物

目前已经从裸花紫珠中分离得到的香豆素类化合物有2个：七叶内酯和6,7－二羟基香豆素。

（四）木脂素类化合物

目前已经从裸花紫珠中分离得到的木脂素类化合物较少，包括：Sesamin、paulownin(1R,2R,5R,

6R)-1-hydroxy-2-(3,4-methylenedioxyphenyl)-6-(3,4-dihydroxyphe nyl)-3,7-dioxabicyclo[3.3.0]octane、(1R,2S,5R,6R)-1-hydroxy-2-(3,4-methyl enedioxyphenyl)-6-(3,4-dihydroxyphenyl)-3,7-dioxabicyclo[3.3.0]octane、(1R,2S,5R,6R)-hydroxy-2-(3,4-dihydroxy-phenyl)-6-(3,4-methy lene dioxyphenyl)-3,7-dioxabicyclo[3.3.0]octane。

（五）苯乙醇苷类化合物

目前已经从裸花紫珠中分离得到的苯乙醇苷类化合物包括：毛蕊花糖苷、连翘酯苷 B、异毛蕊花糖苷、Alyssonoside、角胡麻苷、松果菊苷、金石蚕苷、Cistaneside C、连翘酯苷 E、cis-Alyssonoside 和 Forsythoside B。

（六）黄酮类化合物

目前已经从裸花紫珠中分离得到的黄酮类化合物包括：5,4′-二羟基-3,7,3′-三甲氧基黄酮、8-乙酰基哈帕苷、芹菜素、芹菜素-7-O-D-葡萄糖苷、6-氧-香草酰筋骨草苷、木樨草素、木樨草素-7-O-D-葡萄糖苷、木樨草素-4′-O-D-葡萄糖苷、槲皮素、异鼠李素、5,4′-二羟基-3,7,3′-三甲氧基黄酮、木樨草苷、木樨草素-3′-O-D-吡喃葡萄糖苷、木樨草素-4′-O(-6′-E-咖啡酰)-D-吡喃葡萄糖苷、木樨草素-7-O(-6′-E-阿魏酰)-β-D-吡喃葡萄糖苷、木樨草素-3′-O(-6′-E-咖啡酰)-D-吡喃葡萄糖苷、木樨草素-7-O(-6′-E-咖啡酰)-D-吡喃葡萄糖苷、Philonotisflavone、野漆树苷、6-羟基木樨草素-7-O-D-吡喃葡萄糖苷、木樨草素-7-O-新橙皮苷和木樨草素-7,4′-二-O-葡萄糖苷。

另外，研究人员还从裸花紫珠中分离获得了柯伊利素-7-O-D-吡喃葡萄糖苷、珠藓黄酮、芹菜素-7-O-D-葡萄糖醛酸苷丁酯、金圣草黄素-7-O-β-D-葡萄糖苷、木樨草素-3′-甲氧基-6-羟基-7-O-D-吡喃葡萄糖苷、山奈酚、芦丁、5,7-二羟基-3′-甲氧基黄酮-4′-O-β-D-葡萄糖苷、槲皮素-3′-O-D-葡萄糖苷、香叶木素、3,7-二甲氧基-槲皮素

（七）其他化合物

目前已经从裸花紫珠中分离到的其他化合物有：Benzyl-4′-hydroxy-benzoyl-3′-O-D-glucopyranoside、密花树苷 K、谷甾醇、胡萝卜苷。

五、质量研究

（一）鉴别实验

1. 性状鉴别

叶多卷曲皱缩，完整者展平后呈长圆形或卵状披针形，长 10～22 cm，宽 4～7.5 cm。边缘有不规则细锯齿，上表面黑褐色，仅主脉具有褐色毛茸，下表面色稍浅，有灰褐色绒毛；叶柄长 1～2 cm。气微，味微苦、涩。

2. 显微鉴别

叶横切面：上下表皮均为 1 列细胞，外均被腺毛、非腺毛和腺鳞，以下表皮较多；上表皮下方有 1 列较大的下皮细胞。栅栏组织为 1～2 列细胞；海绵组织细胞小，排列较紧密。主脉维管束外韧型，呈马蹄状环，韧皮部有纤维群。主脉上下表皮内侧均有数列厚角细胞。薄壁细胞含草酸钙簇晶或方晶。

叶表面观：非腺毛有两种，一种为迭生星状毛，大多碎断，中轴直径 18～30 μm，壁厚，非木化，完整者 1～10 余轮，每轮侧生 1～7 个侧生细胞；另一种有 1～4 个细胞，末端有分叉，壁薄。腺鳞头部 6～8 个细胞，扁球形，直径 50～60 μm。腺毛头部 4 个细胞，直径 22～27 μm，柄 1～2 个细胞。上皮细胞呈多角形，壁略呈连珠状增厚。气孔不定式，保卫细胞长约 25 μm。

3. 薄层鉴别

供试品溶液制备：取 2.5 g 的裸花紫珠颗粒，研细后为 150 mL 的水，煎煮煮沸 1 h，冷却并过滤；

取滤液，加 5 g 的氯化钠，混匀，加 40 mL 的乙酸乙酯萃取，分取乙酸乙酯液，蒸干；再加 1 mL 的将残渣溶解，作为供试品溶液。另取 1 g 的裸花紫珠对照药材，同法制成对照药材溶液。照薄层色谱法，吸取上述两种溶液各 10 μL，分别点于由 0.5% 氢氧化钠溶液制备的硅胶 G 薄层板上，以乙酸乙酯 - 甲醇 - 浓氨水（17∶2∶1）作展开剂，展开，取出，晾干；喷 3% 三氯化铝乙醇溶液显色剂，在 105 ℃下加热 5 min，置紫外光灯（365 nm）下检视。供试品色谱中，在与对照药材色谱相应的位置上，显相同颜色的荧光斑点。

（二）含量测定

采用超高效液相色谱 - 串联质谱法测定裸花紫珠干浸膏中木樨草苷、毛蕊花糖苷、槲皮素、木樨草素和芦丁的含量。结果表明，5 种成分浓度分别在 $0.5048 \sim 252.4$ ng/mL（$r = 0.9999$）、$0.7124 \sim 356.2$ ng/mL（$r = 0.9990$）、$0.5094 \sim 254.7$ ng/mL（$r = 0.9962$）、$0.3030 \sim 151.5$ ng/mL（$r = 0.9998$）、$0.6022 \sim 301.1$ ng/mL（$r = 0.9996$）范围内与峰面积呈良好的线性关系，加样回收率分别为 97.99% ~ 101.20%、96.50% ~ 101.20%、94.81% ~ 99.34%、97.54% ~ 100.51%、93.37% ~ 98.70%。方法重复性（$n = 6$）的 RSD 小于 3.0%。

（三）体内代谢

利用超高效液相色谱 - 质谱联用技术法测定中裸花紫珠 7 个活性成分木犀草苷、Dracocephaloside、Juncein、毛蕊花糖苷、异毛蕊花糖苷、连翘酯苷 B、Nudifloside 在大鼠血浆的血药浓度以及药代动力学过程。结果表明，7 种活性成分浓度分别在 $2.06 \sim 1030$ ng/mL、$2.32 \sim 1160$ ng/mL、$1.65 \sim 825$ ng/mL、$7.77 \sim 3880$ ng/mL、$5.04 \sim 2520$ ng/mL、$1.78 \sim 890$ ng/mL、$1.75 \sim 875$ ng/mL 范围内呈良好的线性关系（$r > 0.995$）。日内、日间 RSD 均小于 8.8%，RE 范围在 9.6% ~ 9.8%。7 种活性成分药代动力学参数如下：$T_{1/2}$ 分别为 25.39 ± 1.05 min、26.04 ± 2.02 min、26.49 ± 0.74 min、235.41 ± 117.90 min、151.56 ± 49.23 min、161.68 ± 63.92 min、42.58 ± 39.55 min；AUC_{0-t} 分别为 3134.65 ± 413.45 ng/（mL·min）、2944.69 ± 571.63 ng/（mL·min）、2801.90 ± 304.44 ng/（mL·min）、93881.65 ± 18326.65 ng/（mL·min）、29204.97 ± 8499.88 ng/（mL·min）、15027.05 ± 3763.82 ng/（mL·min）、987.50 ± 232.30 ng/（mL·min）；$AUC_{0-\infty}$ 分别为 3134.68 ± 413.46 ng/（mL·min）、2944.72 ± 571.64 ng/（mL·min）、2801.94 ± 304.44 ng/（mL·min）、100776.25 ± 25227.72 ng/（mL·min）、30006.63 ± 8709.22 ng/（mL·min）、16237.88 ± 3872.06 ng/（mL·min）、1002.13 ± 266.55 ng/（mL·min）；C_{max} 分别为 67.55 ± 8.67 ng/mL、59.55 ± 7.24 ng/mL、52.10 ± 4.07 ng/mL、2179.00 ± 355.60 ng/mL、737.57 ± 210.31 ng/mL、227.30 ± 48.38 ng/mL、17.16 ± 3.36 ng/mL。

六、防治消化系统疾病史记

（一）民间与史书记载

裸花紫珠在我国已有 2000 多年的药用历史，早在秦汉时期就有"黎族圣药"的美誉。其治疗方法世代相传，具有止血、祛瘀、止痛的功效，在云南地区被广泛用作民间止痛药。

裸花紫珠一词最早记载于唐·陈藏器《本草拾遗》："紫珠，味苦、寒，无毒，解诸毒物，痈疽飞尸，蛊毒，毒肿，下瘘，蛇，斑蝥，狂犬病毒，并毒汁服。亦煮汁洗疮肿，除血长肤，一名紫荆，树似黄荆，叶小无丫，非田氏之荆也，至秋子熟正紫，圆如小珠，生江东林泽间。"在抗日战争期间，裸花紫珠是战伤治疗的必备草药。20 世纪 70 年代，裸花紫珠被我国列为国家军用消炎、止血的药物。

《新华本草纲要》云："外伤出血，跌打损伤，风湿肿痛，肺结核咯血，胃肠出血及肝炎。"《岭南采药录》记载："叶，水洗跌打伤，能去瘀生新。如遇风肿，将叶煎水洗，取其梗和猪精肉煎服，能祛风消肿。"《南宁市药物志》记载："止血，止痛。治跌打损伤，枪伤。"这几处共同论述了裸花紫珠可用于跌打损伤、消肿。《广西药用植物名录》记载："治风湿。"此处则指出了裸花紫珠具有治风湿的作用。

（二）传统药对研究

常见的药对主要是裸花紫珠配飞机草。药对的主要活性成分、药性配伍及配伍比例、药理作用见下表。

药对名称	主要活性成分	药性配伍	配伍比例	药理作用
裸花紫珠配飞机草	黄酮类配黄酮类	两温配伍，裸花紫珠、飞机草均性温	4∶1	散瘀消肿、止血，可用于蚂蟥叮咬、创面止血

七、现代药理与机制研究

（一）止血、凝血作用

裸花紫珠及提取物具止血、凝血作用。研究发现，裸花紫珠具明显的止血、凝血效果。研究发现，裸花紫珠醇提物能明显缩短小鼠出血时间，尤以低、中剂量组的效果最佳。裸花紫珠粗提物能缩短部分 APTT 和凝血酶活化时间，增加 FIB 含量，其凝血效果可能与凝血系统的多个环节相关联。研究发现，裸花紫珠能使急性血瘀大鼠全血高切黏度、血沉、血沉方程 K 值及红细胞刚性指数下降，而使血瘀大鼠凝血酶原时间缩短。研究发现，裸花紫珠的乙酸乙酯及正丁醇提取物能使出血及凝血时间明显缩短，而使活化部分凝血活酶时间下降，提升血小板数量，具一定的止血作用。

（二）抗菌作用

研究发现，在一定条件下裸花紫珠对许多的耐药菌也有较好的抑制作用。裸花紫珠对耐甲氧西林金黄色葡萄球菌、大肠杆菌、枯草杆菌、结核分枝杆菌、沙门氏菌和铜绿假单胞菌、幽门螺旋杆菌均有抑制作用，而对临床分离的非链霉素耐药菌株、耐链霉素菌株起到杀菌的作用。

（三）抗病毒作用

裸花紫珠具有抗单纯疱疹病毒作用，主要部位为乙酸乙酯部位，而主要活性成分是黄酮类化合物及苯丙酸类化合物。研究表明，木樨草素和木樨草素－7－O－葡萄糖苷是抗单纯疱疹病毒活性成分；6,7－二羟基香豆素、木樨草素及木樨草素－7－O－葡萄糖苷等成分可促进脾脏细胞增殖。在体外研究中，发现6,7－二羟基香豆素、阿魏酸及木樨草素可促进巨噬细胞增殖。研究结果表明，裸花紫珠在抗单纯疱疹病毒方面具多成分、多靶点的特点。

（四）抗炎作用

裸花紫珠的抗炎作用主要成分是二萜类成分和黄酮成分。例如，其二萜类成分 Nudiflopene F 和 Nudiflopene I 能抑制 LPS 引起的小鼠小胶质细胞内一氧化氮生成。飞机草和裸花紫珠配伍联用能抑制由二甲苯引起的小鼠炎症组织肿胀和毛细血管通透性增加，并推测其作用机制可能和 PGE2 的合成、对抗自由基损伤相关。裸花紫珠乙酸乙酯及石油醚提取物能抑制 LPS 引起的小鼠单核巨噬细胞 RAW264.7 的一氧化氮生成。其正丁醇提取物对宫颈炎症具有较好的治疗效果。裸花紫珠含有的黄酮成分，如毛蕊花糖苷、木樨草苷、木樨草素－3′－O－D－吡喃葡萄糖苷等，能抑制由 LPS 引起的小鼠单核巨噬细胞 RAW264.7 的一氧化氮的生成。

（五）促进伤口愈合作用

裸花紫珠的水提物能使大鼠深二度烫伤模型伤口愈合，其作用机制主要是在早期上调 VEGF，从而促进大鼠的伤口挛缩，后期则使 TGF-1 和 Smad3 蛋白下调，进而减少伤疤的形成。裸花紫珠提取物高剂量组、中剂量组及低剂量组均能促进家兔伤口皮肤愈合。

（六）抗肿瘤作用

裸花紫珠能抑制许多肿瘤。研究发现，裸花紫珠梓醇 A 在人肝肿瘤细胞株 HepG2、人胃腺癌细胞株 BGC-823 中均有较好的细胞毒活性。裸花紫珠醇提物中有 5 种成分对人宫颈癌细胞株 Hela 有影响，对人类乳腺癌细胞株 MCF-7 与人类非小细胞肺癌细胞株 A549 具有类似抑制活性，其中野漆树苷对 MCF-7、Nudifloside 和 Hela 都表现出良好的抑制活性。裸花紫珠醇提物 50% 和 70% 乙醇洗脱物能强烈抑制肿瘤细胞增殖。研究发现，裸花紫珠对人结肠癌细胞 HCT-8 及人结肠癌 HCT-8/5 - 氟尿嘧啶（5-FU）耐药株的增殖有抑制作用，作用表现为浓度依赖关系，并且能够促进 HCT-8 细胞及 HCT-8/5-FU 细胞的凋亡。裸花紫珠和 5-FU 合用后，其效果加强，可抑制凋亡相关蛋白 Bcl-2 和耐药相关蛋白 HSP-27 基因的表达，上调 IL-6 和 STAT3 蛋白的表达，推测裸花紫珠在体外通过活化 IL-6/STAT3 信号通路从而达到逆转结肠癌细胞耐药性的目的。裸花紫珠乙酸乙酯提取物能明显降低裸鼠肺组织人 CK19mRNA 的表达，干扰肿瘤细胞和细胞外基质蛋白的黏附，对 p-Snail 有明显抑制作用，并增加 E-cadherin 的表达。据此推测，抑制 p-Snail 在细胞中的激活，可能是裸花紫珠抗转移乳腺癌的作用机理之一。研究发现，裸花紫珠中的化学成分 22,3 - 二羟基 - 12 - 烯 - 28 - 乌苏酸和 (3S,5R,6R,7E,9S)-megastigmane-7-ene-3,5,6,9-tetrol 可以通过抑制细胞骨架蛋白 F-actin 聚合来下调肿瘤细胞体外运动能力，减少 PI3K-Akt 途径中 PI3K110 蛋白的表达，然后抑制 MDAMB-231、MDAMB-46 肿瘤细胞在体外侵袭迁移能力。

（七）其他作用

经研究发现，神经系统是裸花紫珠中成分发挥作用的一个重要靶点。通过 Morris 水迷宫，裸花紫珠组较记忆障碍模型组学习训练记忆潜伏期更短，能增加小鼠穿越平台次数及目标象限的活动时间。结果说明，裸花紫珠可显著改善小鼠的学习记忆能力；裸花紫珠能明显降低记忆障碍大鼠海马组织乙酰胆碱酯酶活性，继而缓解记忆障碍大鼠海马组织胆碱能神经递质 ACh 丢失。因此，该药物可改善学习记忆障碍。

八、裸花紫珠方剂的临床应用

裸花紫珠药材及其制剂自 20 世纪 70 年代以来已有比较广泛的应用，在寻常型痤疮、消化道感染、消化道出血、产后出血、内痔出血、上环后出血、肾综合征出血热、呼吸道感染、病毒性肝炎、带状疱疹、过敏性紫癜、烧伤和肺结核等疾病的治疗中已经显示了较好的疗效。裸花紫珠常用的剂型有颗粒、胶囊、片剂等。近年来，裸花紫珠制剂在妇产科、耳鼻喉科应用较多。

裸花紫珠制剂在妇产科主要用于加速止血、减轻炎症反应和加快创面愈合，如加快流产术后止血，对产后、宫腔镜术后和宫颈锥切术后等的止血、抗感染效果显著；对功能失调性子宫出血、肝郁肾虚型的经间期出血、放置宫内节育器后的子宫异常出血及不规则引导出血等也具有较好的止血作用。裸花紫珠制剂单用或与其他药物联用均可改善慢性盆腔炎的炎症反应。

裸花紫珠制剂单用或与其他药品联用可抑制扁桃体炎症反应，明显消退扁桃体肿胀，缩短咽痛时间。该制剂还可抑制过敏性鼻炎、变应性鼻炎等炎症反应，缩短鼻出血的止血时间。采用裸花紫珠辅助治疗风热犯表型咽峡炎，可有效改善症状和体征，减轻炎症反应。裸花紫珠胶囊可加速喉接触性肉芽肿切除后的伤口愈合。

裸花紫珠颗粒可减轻溃疡性结肠炎、慢性末端回肠炎等消化道炎症反应，改善临床症状，在急性传染性肝炎和各种消化道出血中亦有良好的作用；还可改善牙种植术后的出血、感染和肿胀，抑制牙周炎的炎症反应。

九、产品开发与利用研究

裸花紫珠除临床药用外，因其具有良好的止血、消炎、抑菌和抗病毒能力，也常用于生活用品及兽用医药领域。

目前，裸花紫珠提取物已被添加到洗手液、肥皂、漱口水、沐浴液、洗洁等系列日化清洁产品中。含有裸花紫珠成分的牙膏具有抑菌止血效果好、清新口气、工艺简单的优点。含有裸花紫珠提取物的天然手工皂也具备杀菌、抑菌的能力。

在兽用医药领域，研究发现，裸花紫珠在离体细胞抗鲤春病毒血症病毒（SVCV）感染的过程中，发挥了显著的抗病毒功能，且摄入被裸花紫珠浸泡过的丰年虫的青鱼以及斑马鱼都拥有更强的抗 SVCV能力。这使得裸花紫珠在鱼类抗病毒性疾病的预防及治疗中，具有良好的应用前景。

裸花紫珠也被用作动物中草药饲料的添加剂。其添加在牛饲料中，可以有效预防奶牛乳房炎，全面改善奶牛体质，提高奶牛免疫力和抗病力；添加在鸭饲料中，可以提高肉鸭的体重增长率和抗病能力，也可以提高蛋鸭的产蛋率及鸭蛋的质量。

参考文献

[1] 郑培，汤兵力，林艳珠，等. UPLC-MS/MS 法同时测定裸花紫珠干浸膏中 5 种有效成分的含量 [J]. 中国药房，2017，28（21）：2997 - 2999.

[2] 谢泳超，谷陟欣，朱丽，等. 裸花紫珠联合万古霉素对耐甲氧西林金黄色葡萄球菌致大鼠肺炎模型的协同抗菌作用研究 [J]. 中草药，2016，47（17）：3070 - 3073.

[3] 范路路，田景振，耿巧玉，等. 裸花紫珠颗粒体外抗肠道病毒 71 型及幽门螺杆菌的活性研究 [J]. 山东中医杂志，2018，37（10）：851 - 855.

[4] 冯浩，肖俊，肖军，等. 裸花紫珠在淡水鱼类抗病毒方面的应用 [P]. 湖南省：CN114533799A，2022 - 05 - 27.

[5] 罗晨媛. 裸花紫珠的止血活性研究 [D]. 南昌：南昌大学，2016.

[6] 孙晓丛. 裸花紫珠和山紫菀植物化学成分及抗炎活性研究 [D]. 天津：南开大学，2017.

[7] 邓慧鸣，倪盼丽，刘秘，等. 飞机草 - 裸花紫珠配伍用于动物外伤止血及抗炎的药效学研究 [J]. 解放军医药杂志，2017，29（8）：107 - 111.

[8] 杨子明，谷陟欣，颜小捷，等. 裸花紫珠抗炎活性研究 [J]. 时珍国医国药，2015，26（11）：2620 - 2622.

木　香

一、基源

该药物来源于菊科植物木香（*Aucklandia lappa* Decne.）的干燥根，亦有别名云木香、广木香。秋、冬季采挖，除去杂质，切段，干燥后撞去粗皮。

二、植物形态特征与分布

形态特征：多年生高大草本，高达1.5～2 m。主根粗壮，圆柱形，直径达5 cm，表面黄棕色，具稀疏的侧根。茎直立，疏生柔毛。基生叶大，有柄；叶片呈三角状卵形或三角状长圆形，长30～100 cm，宽15～30 cm；基部心形，也有阔楔形，下延直达叶柄基部，也有呈翅状不规则分裂；叶缘不规则的浅裂或波状，被稀疏的短刺，其上表面暗绿色，有短毛，下表面浅绿带褐色，有短毛。茎生叶小，叶基部翼状并向下延伸抱茎。头状花序顶生和腋生，一般2～3朵簇生在花茎的顶端，几无总花梗而腋生者为单生，有长长的总花梗。总苞片10层左右，三角状披针形或长披针形，长9～25 mm；外层较短，顶端有长尖锐的刺状突起，疏生微柔毛。花全管形，暗紫色，冠管长1.5 cm，先端5裂；雄蕊5枚，花药合生，上端略分开，具5枚尖齿；子房下位，花柱突出花冠外，柱头2浅裂。瘦果线状，长末端具2层淡黄色直立羽状冠毛，果实成熟后大多脱落。花期在5～8月，果期在9～10月。

生长环境与分布：木香主要栽培在我国云南、陕西、甘肃、广东等省区，栽培环境在海拔2500～4000 m的高山地区，在一些平原和丘陵地区也有分布。喜寒冷湿润的气候环境，耐寒、耐旱，但是不喜高温和强光，幼苗期怕直射光。分布以云南西北部种植较多，产量较大；原产于印度。

三、传统习用

其味辛、苦，性温。可行气止痛，调中导滞。主治胸胁胀满、脘腹胀痛、呕吐泄泻、里急后重。

（1）治一切气不和、走注痛：木香，温水磨浓，热酒调下。（《简便单方》）

（2）治内钓腹痛：木香、乳香、没药各五分。水煎服之。（《阮氏小儿方》）

（3）治一切气、攻刺腹胁胀满，大便不利：木香三（二）两、枳壳二两（麸炒微黄，去瓤）、川大黄四两（锉碎，微炒）、牵牛子四两（微炒）、诃黎勒皮三两。上药捣罗为末，炼蜜和捣，丸如梧桐子大。每服，食前以生姜汤下三十九。（《太平圣惠方》木香丸）

（4）治中气、不省人事、闭目不语：如中风状用广木香为末，冬瓜子煎汤，灌下二钱；有痰盛者，加竹沥、姜汁。（《本草汇言》引《霍道生家宝方》）

（5）治瘘气胃冷、不入饮食：木香、蜀椒（去闭口及目，炒令汗出）、干姜（炮裂）各一两。上三味捣罗为末，熔蜡和丸，梧桐子大。空心，温酒下七丸。（《圣济总录》木香丸）

（6）治宿食腹胀、快气宽中：木香、牵牛子（炒）、槟榔等分。为末，滴水丸如梧桐子大。每服三十丸，食后生姜、萝卜汤下。（《卫生易简方》）

（7）治小儿气疳、腹胀膨脖、肚热有食：木香一分，黑牵牛（生）半两。上为末，糊丸，如小豆大。三岁三十丸，用米饮下。（《普济方》分气丸）

（8）治寒疝，以及偏坠小肠疝痛：川辣子三钱，小茴香五分，木香一钱，淡吴茱萸一钱。长流水煎服。（《医方简义》导气汤）

（9）治肠胃虚弱、冷热不调、泄泻烦渴、米谷不化、腹胀肠鸣、痞闷、胁肋胀满；或下痢脓血、里急后重、夜起频繁、不思饮食；或小便不利、肢体怠惰、渐即瘦弱。取黄连（去芦、须）二十两（用茱萸十两同炒令赤，去茱萸不用）、木香（不见火）四两八钱八分。上为细末，醋糊为丸，如梧桐子大。每服二十丸，浓煎米饮，空心日三服。（《太平惠民和剂局方》大香连丸）

（10）治产后气痢不止：青木香三分、诃子皮八分（酥炙令黄）。上为散。空心，米饮调方寸匕，服之。（《经效产宝》）

（11）治积冷：泻木香、青皮各五钱，神曲、麦芽各一两。为末，蜜丸为饼。空心，米汤化下。（《慈幼心传》香橘饼）

（12）治大便秘结：南木香（不见火）、槟榔、麻仁、枳壳各等分。上先将枳壳去瓤，每个切作四片，用不蛀皂角三寸、生姜五片、巴豆三粒（略捶碎，不去壳），用水一盏，将枳壳同煮稍滚，滤去生姜、巴豆、皂龟不用，只将枳壳研细，焙干为末，入木香、槟榔、麻仁，同为末，炼蜜丸。蜜汤下，不拘时。（《普济方》南木香丸）

（13）治肺不足、喘嗽不已：木香、防己各二钱，杏仁三钱。为末，炼蜜丸，如小豆大。每服二十丸，桑白皮汤下。如大便秘结，加葶苈。（《卫生易简方》）

（14）治疮口不合：木香二钱，黄丹、枯矾各五钱，轻粉一钱。上件，各另为细末，用猪胆拌匀，晒干，再研细，掺患处。（《医学统旨》生肌散）

四、化学成分

（一）萜类化合物

目前从木香中分离得到的萜类化合物有单萜类化合物、倍半萜类化合物和三萜类化合物。具体如下：

1. 倍半萜类

该类化合物有：β－木香酸、4β-hydroxy-11（13）-eudesmene-12-al、异木香酸、13－磺酸基－二氢喘诺木烯内酯、13－磺酸基－二氢裂叶苣荬莱内酯、矮艾素 A、2-(4α,8-dimethyl-1,2,3,4,4α,5,6,7-octa-hydronaphthalen-2-yl)-prop-2-en-1-ol、β－桉叶醇、α－芹子烯、土木香内酯、异土木香内酯、二氢－α－环木香烯内酯、α－环木香烯内酯、1β-Hydroxycolartin、1β,13－二氢喘诺木烯内酯、11β,13－二氢－β－环木香烯内酯、11β,13－二氢－α－环木香烯内酯、Llicol、α－木香醇、1β－羟基－矮艾素 A、裂叶苣荬莱内酯、β－环木香烯内酯、α－桉叶醇、7-epi-amiteo、β－芹子烯、去氢青木香内酯、γ－桉叶醇、γ－芹子烯、β－木香醛、5－表－新臭根子草醇、5α－羟基－β－木香酸、冬青醇、喘诺木烯内酯等。

化合物结构图如下：

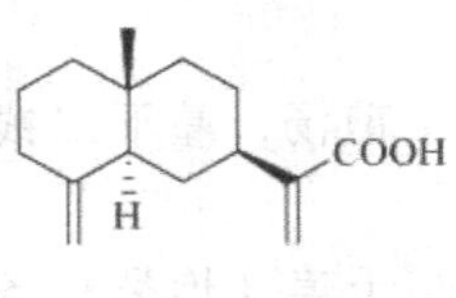

β－木香酸 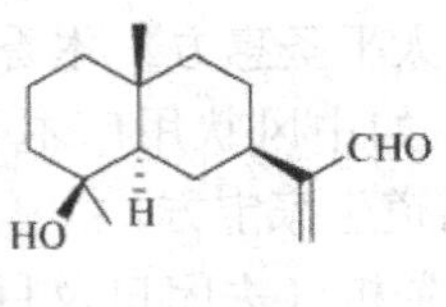　　　　4β-hydroxy-11（13）-eudesmene-12-al 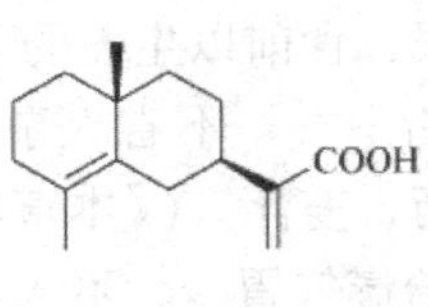　　　　异木香酸

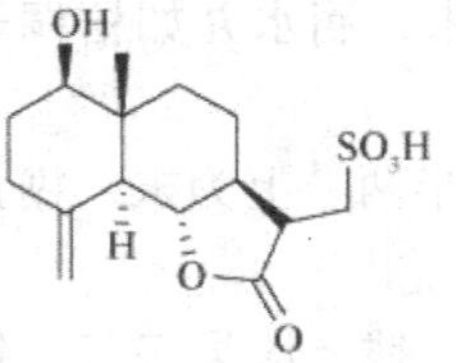

13－磺酸基－二氢喘诺木烯内酯 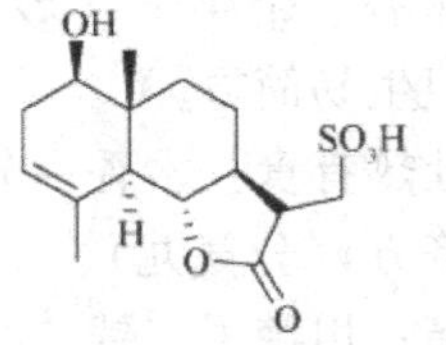　　13－磺酸基－二氢裂叶苣荬莱内酯 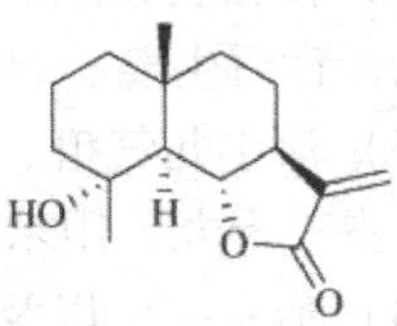　　矮艾素 A

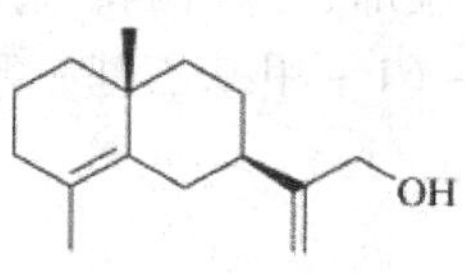

2-(4α,8-dimethyl-1,2,3,4,4α,5,6,7-octa-hydronaphthalen-2-yl)-prop-2-en-1-ol

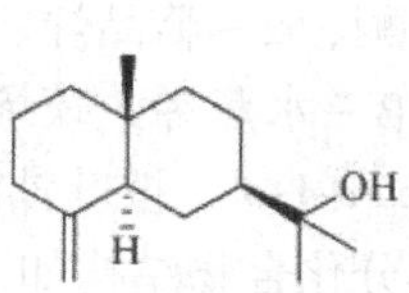

β-桉叶醇

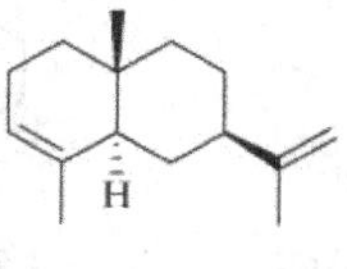

α-芹子烯

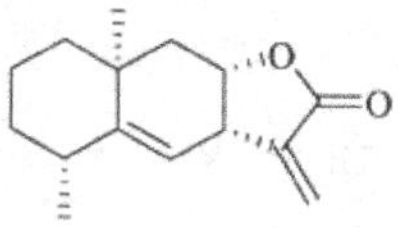

土木香内酯

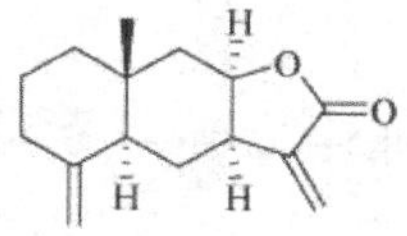

异土木香内酯

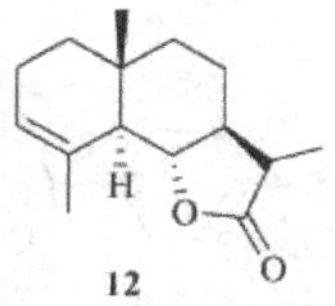

二氢-α-环木香烯内酯 12

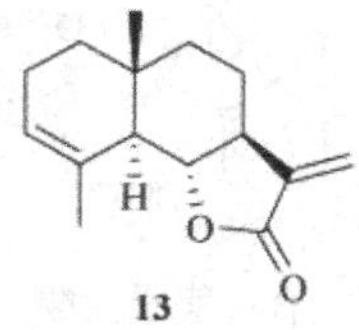

α-环木香烯内酯 13

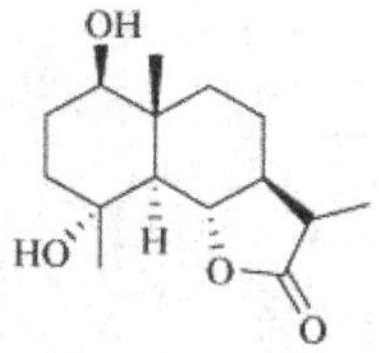

1β-Hydroxycolartin

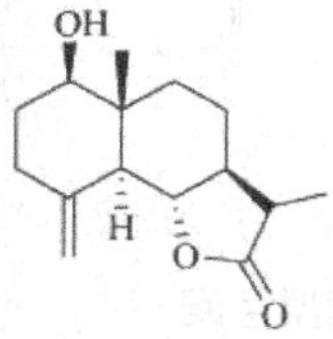

1β,13-二氢喘诺木烯内酯

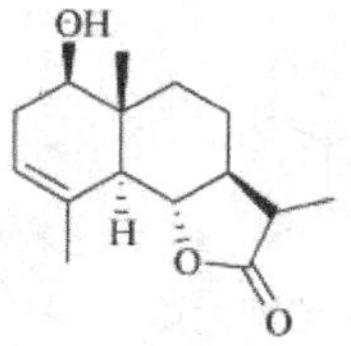

11β,13-二氢-β-环木香烯内酯

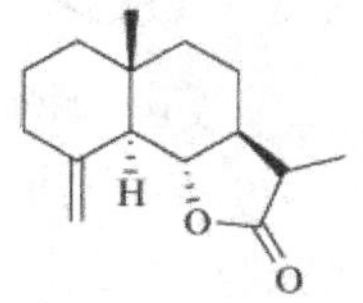

11β,13-二氢-α-环木香烯内酯

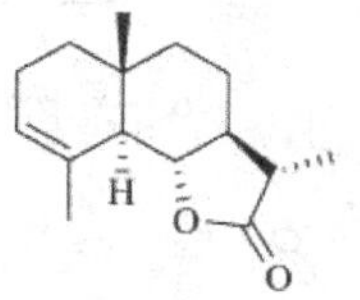

llicol

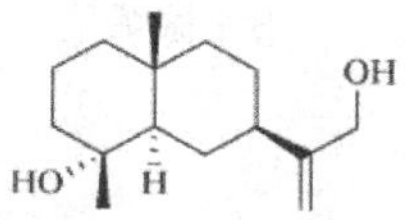

α-木香醇

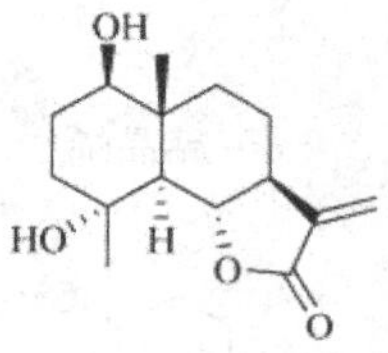

1β-羟基-矮艾素 A

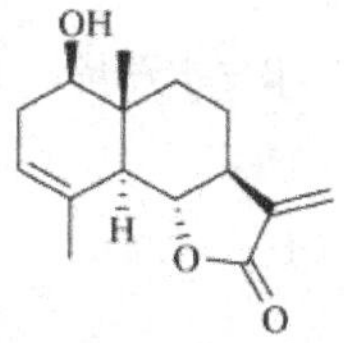

裂叶菖荚莱内酯

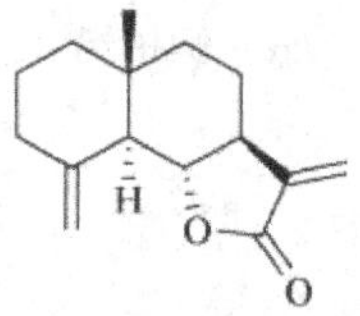

β-环木香烯内酯

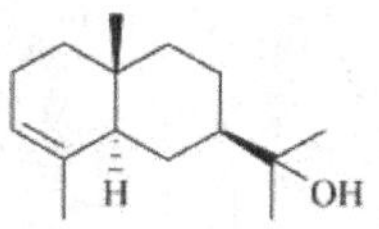

α-桉叶醇

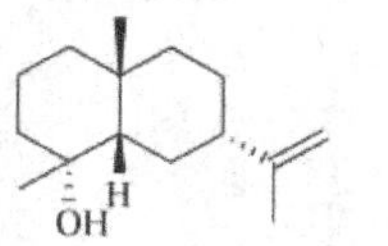

7-epi-amiteo

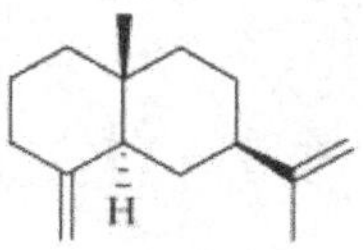

β-芹子烯

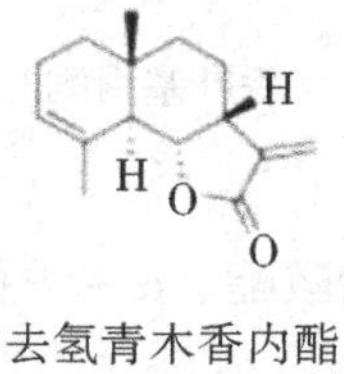

去氢青木香内酯

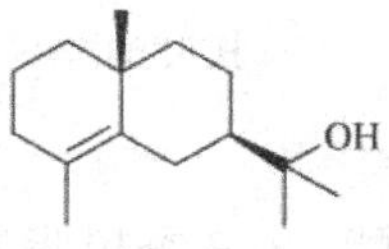

γ-桉叶醇

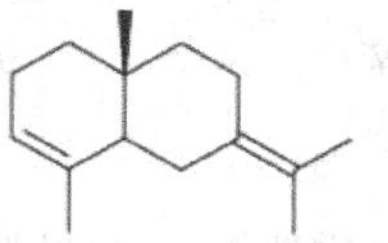

γ-芹子烯

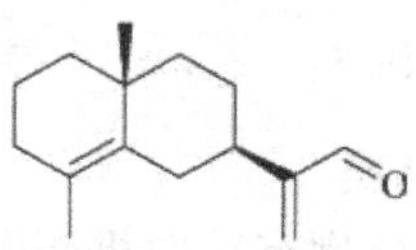

β-木香醛

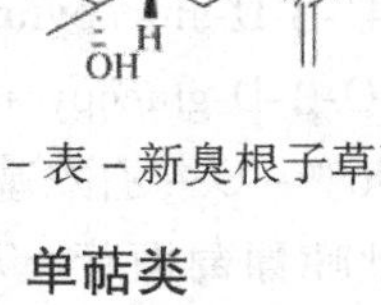

5-表-新臭根子草醇

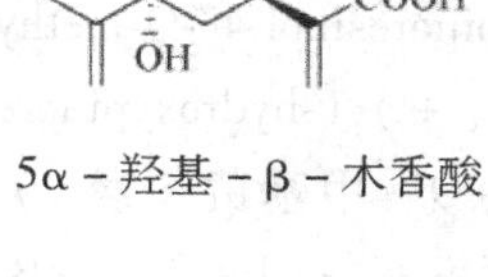

5α-羟基-β-木香酸

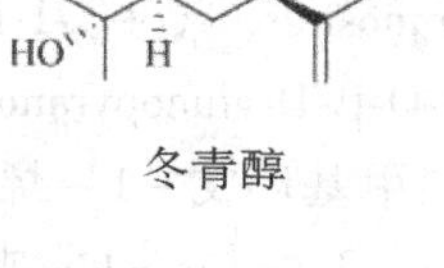

冬青醇

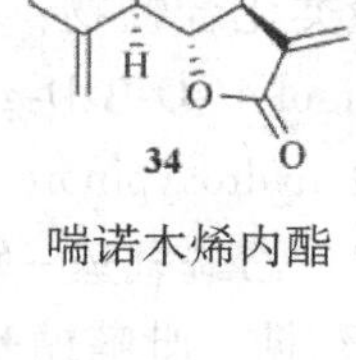

喘诺木烯内酯 34

2. 单萜类

该类化合物有：L4-萜品醇、β-芳樟醇、4-伞花烃、β-罗勒烯、α-水芹烯、月桂烯、α-萜
品醇、(R)-3,7-dimethyl-6-octenol、γ-萜品烯、α-紫罗兰酮、二氢-α-紫罗兰酮、D-柠檬烯、β-

紫罗兰酮、α-萜品烯、β-蒎烯、α-异松油烯、α-蒎烯、薄荷酮、菊油环酮、长叶薄荷酮、α-侧柏烯、β-水芹烯、莰烯、异松油烯、樟脑、甲基-3-（1-甲基乙基）环己烯、4-isopropyl-l-methyl-2-cyclohexen-1-ol、桉叶油醇、香叶基丙酮等。

部分化合物结构如下图所示：

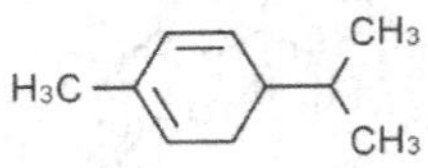

α-水芹烯 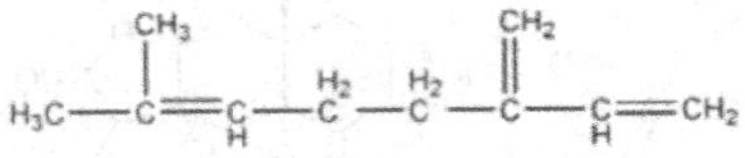　　月桂烯 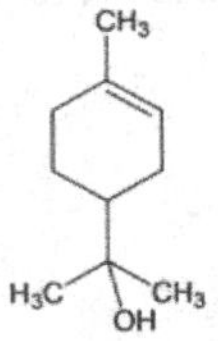　　α-萜品醇 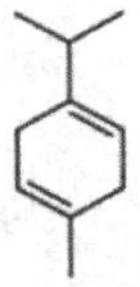　　γ-萜品烯

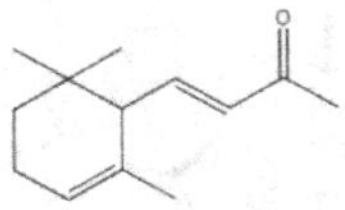

α-紫罗兰酮 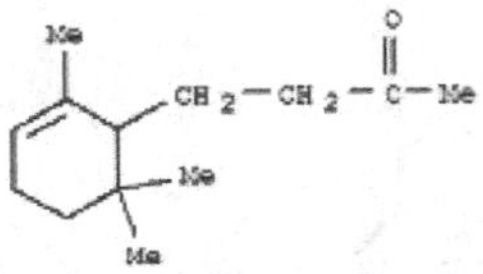　　二氢-α-紫罗兰酮 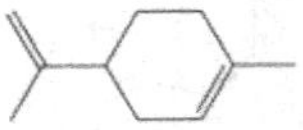　　D-柠檬烯 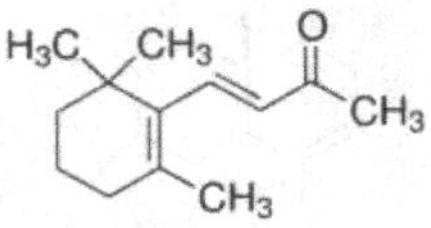　　β-紫罗兰酮

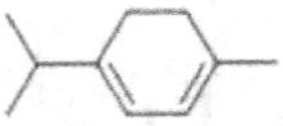

α-萜品烯 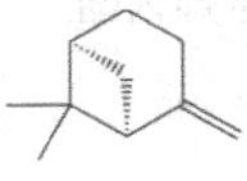　　β-蒎烯 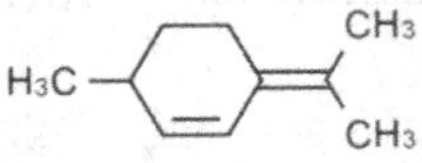　　α-异松油烯 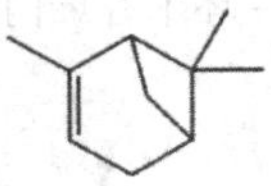　　α-蒎烯

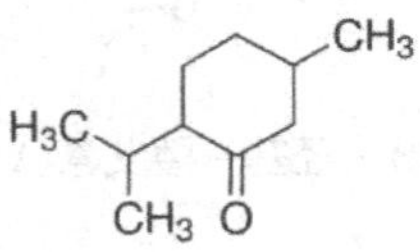

薄荷酮 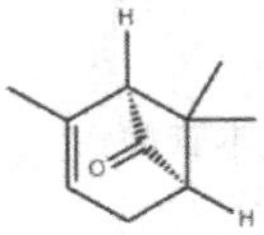　　菊油环酮 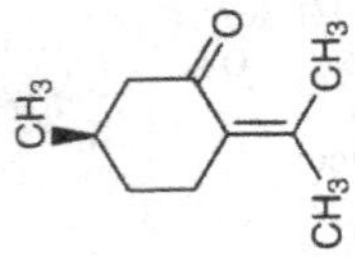　　长叶薄荷酮 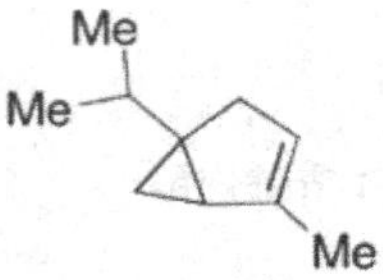　　α-侧柏烯 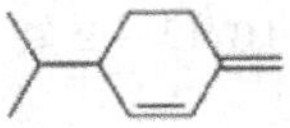　　β-水芹烯

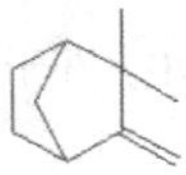

莰烯 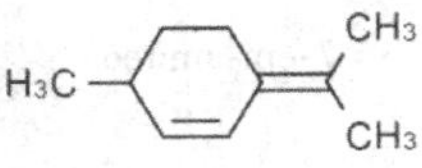　　异松油烯 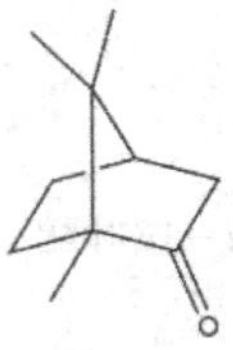　　樟脑 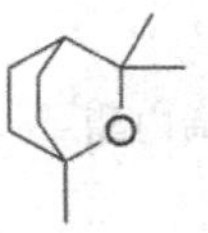　　桉叶油醇 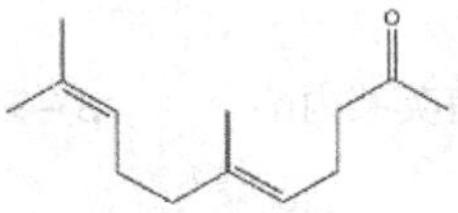　　香叶基丙酮

3. 三萜类

该类化合物有：白桦脂醇、白桦脂酸、白桦脂酸甲酯、α-香树脂醇硬脂酸酯、α-香树脂醇、鲨烯、木香二内酯、3β-乙酰氧基-9（11）-巴卡林烯。

（二）糖苷类化合物

该类化合物物：Rhein-8-O-β-D-glucopyranoside、Aloe-emodin-8-O-β-D-glucopyranoside、1,5-dihydroxy-pinoresinol-4′-O-β-D-glucopyranoside、（+）-1-hydroxypinoresinol-4″-O-methyl ester-4′-β-D-glucopyranoside、（+）-1-hydroxypinoresinol-4″-O-β-D-glucopyranoside、（+）-1-hydroxypinoresinol-1-O-β-D-glucopyranoside、3′-(3R-乙酰氧基-5,5-二甲基环戊-1-烯)-4′-O-甲基黄芩素、7-O-［6‴-O-乙酰基-β-D-葡萄糖-吡喃糖基-（1）→3］-［α-L-吡喃鼠李糖基-（1→2）-β-D-吡喃葡萄糖苷、7-O-{6‴-O-acetyl-β-D-吡喃葡萄糖基-（1→3）-［α-L-吡喃鼠李糖基-（1→2）］-β-D-吡喃葡萄糖苷}、7-O-（6‴-O-acetyl-β-D-吡喃葡萄糖基-（1→3）-［α-L-吡喃鼠李糖基-（1→

2)] - β - D - 吡喃葡萄糖苷、7 - O - (6'''' - O - acetyl - β - D - glucopyrano-syl - (1→3) - [α - L - 吡喃鼠李糖基 - (1→2)] - β - D - 吡喃葡萄糖苷、苯基 - β - D - 葡萄糖苷、苄基 - β - D - 葡萄糖苷、正丁基 - β - D - 葡萄糖苷、正丁基 - β - D - 吡喃果糖苷。

（三）其他化合物

该类化合物有：绿原酸、大黄酚、亚油酸、亚麻酸、十六烷酸、反式 - 13 - 十八碳烯酸、十五烯、单紫杉烯、1,4 - 环辛二烯、细辛脑、乙酸芳樟酯、菜蓟苦素、油酸酰胺、芥酸酰胺、丁香树酯醇、豆甾醇、菜油甾醇、γ - 谷甾醇、邻苯二甲酸二丁酯、2 - 庚基乙酰乙酸乙酯、2 - 单棕榈酸甘油、棕榈酸甲酯、东莨菪内酯、丙酸香草酯、亚油酸甲酯、亚油酸乙酯、柠檬酸三乙酯、香柑内酯、油酸、甘油、香草醛、5 - 羟甲基糠醛、3,5 - 二甲氧基 - 4 - 羟基苯甲醛、2 - 仲丁基 - 1 - 苯基 - 1,3 - 丁二酮、6,8 - 二甲氧基 - 3,7 - 二甲基异香豆素、异丙基环己烯酮、4 - 莰烯基 - 2 - 丁酮、对烯丙基茴香醚、木香碱、7 - 乙氧基 - 5 - 甲氧基 - 2,2 - 二甲基 - 2H - 苯并吡喃、3,5 - O - 二咖啡酰基奎宁酸、丹皮酚。

五、质量研究

（一）鉴别实验

1. 性状鉴别

本品有的呈圆柱形，有的呈半圆柱形，长 5～10 cm，直径 0.5～5 cm。表面黄褐色至灰褐色，皱纹明显，有纵沟和侧根痕；质坚实，不易破碎。断面灰棕色至黑褐色，四周灰黄或淡棕黄，形成层环褐色，具放射状纹理和散生棕色点状油室。气清香特异，味略苦。

2. 显微鉴别

根横切面：木栓层由 2～6 行木栓细胞组成，有时可见到残留落皮层。韧皮部较宽，筛管群清晰；韧皮纤维一束，稀疏散于或混合于 1～3 环列中；形成层成环。木质部导管径向单列；木纤维分布在近形成层处和中心导管的旁边；初生木质部为四原型。韧皮部和木质部均散生类圆形或椭圆形的油室。薄壁细胞含有菊糖。

粉末特征：黄色或黄棕色。菊糖的碎块极其丰富，采用冷水合氯醛的设备，呈扇形、不规则的团块状，部分表面见放射状线纹。木纤维多呈束状、淡黄色、长梭形，端部倾斜或细尖，直径 16～24 μm，壁厚 4～5 μm，非木化或者微木化，纹孔横裂缝状，也有呈人字形和十字形的。网纹，具缘纹孔和梯纹导管的直径为 32～90 μm；导管分子通常很短，有些长度只有 64 μm。油室碎片浅黄色，细胞内含挥发油滴。薄壁细胞淡黄褐色，有些含有小型草酸钙方晶。另外还有木栓细胞、韧皮纤维和不规则褐色块状物存在。

3. 理化鉴别

取本品粉末 0.5 g，加乙醇 10 mL，水浴加热约 1 min 后过滤。将 1 mL 的滤液放入试管内，加入 0.5 mL 的浓硫酸，溶液显浓紫色。（检查去氢木香内酯）

4. 薄层鉴别

取样品粉末 0.5 g，加入氯仿 10 mL，超声处理 30 min 后过滤，滤液即为供试品溶液。另取氢木香内酯 1 份、木香烃内酯 1 份为对照品，加入氯仿，配制成 0.5 mg/mL 的溶液，用作对照品溶液。吸取以上供试品溶液和对照品溶液各 5 μL，分别在同一块硅胶 G 薄层板上进行点样，用氯仿 - 环己烷（5：1）作展开剂，将其展开，取出，干燥；喷香草醛硫酸溶液，加热到斑点明显；以苯甲醇和乙腈作流动相进行梯度洗脱，收集各供试品溶液，测定其含量。供试品色谱中，在与对照品色谱相对应的位置上，显相同色斑。

（二）含量测定

采用气相色谱法检测木香中去氢木香内酯，选择 HP-5 毛细管色谱柱（30 m×320 μm，0.25 μm），采用 FID 检测器进行检测。进样口的温度是 280 ℃，柱温箱的初始温度是 150 ℃并维持 3 min，在 12 ℃/min 的条件下加热到 280 ℃，载气是流量 3 mL/min 的氮气。结果发现，去氢木香内酯质量浓度为 1.996 ～ 199.6 μg/mL 时，其色谱峰面积线性较好，线性相关系数 $r = 0.9995$，加标回收率为 98.26%～100.87%。

（三）体内代谢

采用木香烃内酯和去氢木香内酯的血浆样品的浓度测定木香中有效成分在体内的代谢，测定结果准确、可靠。研究表明，木香烃内酯与去氢木香内酯在 10.744 h 与 9.102 h 时，它们的血浆药物浓度为最高值。该研究木香提取物给药剂量为 0.8 g/kg，根据单体成分含量进行换算，木香提取物中木香烃内酯为 41.23 mg/kg、去氢木香内酯为 78.33 mg/kg；大鼠灌胃给药后，这两种成分血药浓度最高分别是 92.779 ± 9.670 ng/mL 及 256.818 ± 3.592 ng/mL。

六、防治消化系统疾病史记

（一）民间与史书记载

木香始载于汉《神农本草经》，谓："味辛，温。主治邪气，辟毒疫温鬼，强志。治淋露。久服，不梦寤魇寐。生永昌山谷。"但此处未有植物形态的描述。汉《名医别录》则称木香"一名蜜香生永昌山谷"。永昌指今云南保山地区，为木香原产地；别称蜜香是"因其香气如蜜"，可见当时就已指出蜜香是木香药材的显著特征。

对木香药材的植物形态描述最早见于唐·苏敬《唐本草》："叶似羊蹄而长大，花如菊花，其实黄黑所在亦有之。"汉《神农本草经》收载品种为蓼科植物，其叶长椭圆形，而木香叶较羊蹄叶长大。后蜀·韩保升《蜀本草》描述为"今苑中种之，花黄，苗高三四尺叶长八九寸，皱软而有毛"。宋《本草衍义》则称其"叶如牛蒡但狭长，茎高三四尺花黄，一如金钱"。牛蒡叶广卵形或心形，其狭长者与羊蹄叶长大者实属相类。据以上描述推断，早期木香为开黄花之菊科植物，原产于我国云南保山地区，即古之"永昌山谷"。

汉《神农本草经》记载："主邪气，辟毒疫温鬼，强志，主淋露。久服不梦寤匠寐。"汉《名医别录》记载："疗气劣，肌中偏寒；主气不足，消毒，杀鬼精物，温疟，蛊毒，行药之精，轻身。"唐·甄权《药性论》记载："治女人血气刺心，心痛不可忍，末酒服之，治九种心痛，积年冷气，痃癖癥块，胀痛，逐诸壅气上冲，烦闷；治霍乱吐泻、心腹疞刺。"这几处论述了木香具有止痛、止吐、消毒等作用。

《日华子本草》记载："治心腹一切气，止泻，霍乱，痢疾，安胎，健脾消食，疗羸劣，膀胱冷痛，呕逆反胃。"金·张元素《医学启源》记载："除肺中滞气。"《主治秘要》记载："其用，调气而已。又曰，辛，纯阳，以和胃气。"元·王好古的《纲目》记载："治冲脉为病，逆气里急，主孵渗、小便秘。"元·李汤卿《心印绀珠经》记载："其用有二；调诸气不可无，泄肺气不可缺。"这几处论述了木香具有健脾消食、调气、泄肺气等作用。

明·贺岳《本草要略》记载："经络中气滞疾结者，亦当用之。"明·李中梓《本草通玄》记载："理疝气。"梁·陶弘景《本草经集注》记载："疗毒肿，消恶气。"元·朱震亨《本草衍义补遗》记载："行肝经气，火煨用，可实大肠。"这 4 处论述了木香的功效和作用。

（二）传统药对研究

常见的药对有木香配槟榔、木香配枳壳、木香配高良姜等。各药对的主要活性成分、药性配伍及配伍比例、药理作用见下表。

药对名称	主要活性成分	药性配伍	配伍比例	药理作用
木香配槟榔	萜类配生物碱类	两温配伍，木香、槟榔均性温	1:1	行气、消胀和胃、调畅气机、导滞下行。治疗积滞内停、腹痛胀满、里急后重
木香配枳壳	萜类配黄酮类	两温配伍，木香、枳壳均性温	1:1	除邪气、调气机、止呃逆。治疗中焦气滞、胃逆吐哕
木香配高良姜	萜类配黄酮类	温热配伍，高良姜性热、木香性温	1:1	健脾和胃、散寒复阳。治疗脾胃俱虚、胀满哕逆

七、现代药理与机制研究

（一）对胃肠道的作用

木香水提取液以及总生物碱能兴奋大鼠离体小肠，能降低随后紧张性与节律性。给予 1 mL 的木香提取液能显著增强离体兔的肠蠕动幅度及肠肌张力，能对抗乙酰胆碱、组胺和氯化钡引起的肠痉挛。小剂量煎剂在离体小肠中的影响没有一定规律，有的表现为激动，有的为压抑，还有的没有改变；高剂量表现为抑制作用。挥发油对离体兔小肠的运动有抑制作用，使之节律缓慢且收缩不规则。去内酯挥发油、总内酯和木香内酯、去氢木香内酯及其他 7 种内酯的一部分能抑制离体兔小肠的活动。云木香碱能显著抑制兔和猫的离体小肠，大剂量能使肠运动在 20 ～ 30 min 内停止，但是换液之后，仍然能很快恢复正常的活动。总生物碱则对乙酰胆碱有拮抗作用。去内酯挥发油 15 mg/kg、二氢木香内酯 20 mg/kg 及总内酯 30 mg/kg 对在体大小肠运动有明显的抑制作用，能减缓它们的紧张性和节律性收缩。去甲香豆素也有一定程度上述作用；其他内酯部分的效果不大。云木香碱 1 ～ 2 mg 静脉注射对猫在体小肠的运动也有明显的抑制作用，使肠肌放松、活动停止，但易于恢复。试验分析表明，木香各组分对肠道运动的作用与罂粟碱相似，具有直接的松弛作用。5 名健康志愿者服用 100% 木香煎剂 20 mL 可加速胃对钡剂的排空，同时可促使内源性胃动素释放，说明木香在胃肠运动障碍性疾病中具有潜在应用价值。

（二）对消化系统的作用

用盐酸 – 乙醇诱导大鼠急性胃溃疡和小鼠利血平型胃溃疡，以及醋酸诱导小鼠损伤型慢性胃溃疡模型，研究木香超临界提取物对它们的影响。研究结果显示，木香超临界提取物能显著抑制盐酸 – 乙醇型急性胃溃疡、小鼠利血平型胃溃疡、大鼠醋酸损伤型慢性胃溃疡。

研究木香生品、木香麸煨品、木香烃内酯及去氢木香内酯单体对正常小鼠和脾虚小鼠胃肠运动的影响。结果显示，木香麸煨品、木香烃内酯以及去氢木香内酯能进一步促进脾虚小鼠胃排空；木香生品、木香烃内酯能显著促进脾虚小鼠小肠的推进（$P < 0.05$）。

（三）对心血管的作用

从挥发油中分离出的各内酯部分均能不同程度地抑制豚鼠与兔离体心脏的活动，对离体蛙心也有抑制作用。小剂量的水提液与醇提液能兴奋在体蛙心与犬心；大剂量则有抑制作用。木香可兴奋在体猫心脏，并有轻度升高血压作用。有实验证实木香有升高猫血压的作用，给药后 5 min 即上升，持续 25 min，上升的幅度为给药前的 3% ～ 20%。此外，云木香碱 1 ～ 2 mg 静脉注射能兴奋在体猫心，对心室的兴奋作用比心房明显。离体兔耳与大鼠后肢血管灌流实验表明，去内酯挥发油、总内酶、12 - 甲氧基二氢木香内酯各 1 mg 可使流量分别增加 140%、35% 与 75%，有较明显的血管扩张作用；其他内酯部分作用较小。小剂量总生物碱可扩张离体兔耳血管，大剂量反而引起收缩反应。给麻醉犬静脉注射木香水提取液与醇提取液有轻度升压反应；去内酯挥发油、总内酯、木香内酯、二氢木香内酯、去氢木香内酯和 12 – 甲氧基二氢木香内酯静脉注射可使麻醉犬血压中度降低（9.9～13.2 kPa），降压作用比较持久。颈部脊髓切断、两侧迷走神经切断、阿托品化、给神经节阻断药、抗肾上腺素药或抗组胺药均不改变上述降压反应，表明其作用部位主要在外周，即与心脏抑制和血管扩张有关。不过，在整体情况下不能完全排除中枢神经的影响。

（四）对呼吸系统的作用

豚鼠离体气管和肺灌流实验证实，云木香水提取液、醇提取液、挥发油和总生物碱可拮抗组胺和乙酰胆碱的支气管致喘作用。挥发油中所含总内酯、木香内酯、二氢木香内酯及其他内酯成分和去内酯挥发油可拮抗组胺、乙酰胆碱及氯化钡所致支气管收缩，二氢木香内酯具有很强的内靡效力。云木香总内酯、木香内酯、二氢木香内酯或者去内酯等挥发油的腹腔注射对于吸入致死量的组胺或者乙酰胆碱气雾剂的豚鼠具有一定的保护作用，并能延长致喘潜伏期和减少死亡率。上述结果说明，它对支气管平滑肌扩张作用的特征类似罂粟碱，是一种直接作用。胸内套管插入麻醉猫胸膜腔描记呼吸情况，静脉注射云木香碱 1～2 mg 会发生支气管扩张反应（胸膜腔内压升高）。脑破坏后予再次用药效果不佳，说明其疗效与迷走中枢的抑制作用相关。静脉注射木香水提取液、醇提取液、挥发油和去内酯挥发油及总生物碱均能在一定程度上抑制麻醉犬的呼吸，并能减缓频率和减少程度，其中挥发油效果较好。

（五）抗肿瘤作用

很多的药理学研究表明，木香中含有的有效成分能抑制肺癌、肝癌、前列腺癌、膀胱癌、卵巢癌、乳腺癌、宫颈癌、喉癌、胃癌、急性早幼粒白血病以及慢性髓细胞性白血病等肿瘤细胞的活性。

（六）抗菌作用

木香挥发油能显著抑制链球菌、金黄色葡萄球菌与白色葡萄球菌、牛型结核菌、人型结核菌的生长，但对大肠杆菌与白喉杆菌抑制作用很小。

（七）抗炎作用

研究发现，木香提取物不仅可减少炎性细胞浸润及滑膜增生，使小鼠血清中 C 反应蛋白、白细胞介素 1β、白细胞介素 – 6、肿瘤坏死因子 – α 降低，还能改善大鼠的关节炎。

（八）其他作用

木香提取物具有二苯基苦基苯肼（DPPH）自由基的清除活性，可与维生素 E 的效果媲美；可以抑制低密度脂蛋白，预防组织脂质过氧化损伤，使 DNA 不被氧化损伤。木香水提物在异丙肾上腺素所致心肌损伤中呈明显剂量依赖性活性，能使心肌乳酸脱氢酶和肌酸激酶明显回升，改变谷草转氨酶、硫代巴比妥酸反应物及谷胱甘肽的含量，其效果相当于阳性药 α – 生育酚的效果。木香甲醇提取物对离体心脏有明显负性肌力效应，且在 0.5、2.5 和 5 μg 剂量下均有明显正性肌力作用。石油醚、乙醇提取物能较好地抑制戊四唑、苦瓜毒素所致小鼠惊厥；水提物能使小鼠阵发性惊厥潜伏期明显延长，降低惊厥发作率，降低死亡率。CNL 能抑制多巴胺引起多巴胺能神经元细胞毒性，从而达到保护神经中枢的目的，其作用机制涉及调控多巴胺代谢的相关基因表达。CNL、DHC 能显著提高糖尿病小鼠血清超氧化物歧化酶活性，以及明显降低血清丙二醛及血糖水平，其作用机理是抑制氧化应激，从而缓解胰岛素抵抗。另外木香挥发油、DHC 和 CNL 组分对二磷酸腺苷 ADP 所致血小板聚集有明显抑制作用。木香提取物能使小鼠体内 D – 氨基半乳糖及脂多糖诱导的谷丙转氨酶、谷草转氨酶的含量下降，起到了保肝的效果；并且能改善大鼠精子的异常，缓解睾丸组织及 DNA 损伤，抑制 P53 蛋白的表达，在防治大鼠生殖毒性方面有潜在效果。木香多糖 APS-2 表现出较好的抗补体活性，其作用靶点分别是补体因子 C1q、C2、C3、C5、C9，在开发成治疗免疫疾病药物方面具有潜在价值。

八、木香方剂的临床应用

木香疗效确切，应用历史悠久。其味辛、苦，性温，归脾、胃、肝、肺经。有行气止痛、温中和胃的功能。可用于中寒气滞、胸腹胀痛、呕吐、泄泻、里急后重、寒疝等症状。各类古籍记载中含木香的方剂极多，木香常与其他药物配伍使用，且含木香成方制剂中无单方制剂，复方制剂中最少含两味中药，而剂型中又以丸剂最多。常用的中成药有木香槟榔丸、木香顺气丸、六味木香胶囊等。

木香槟榔丸由木香、槟榔、香附、莪术、大黄等中药材经过一系列加工合成。具有行气导滞、泻热通便的功效。临床上可用于湿热内停、胃肠积滞、脘腹胀痛、大便不通等症状。

木香顺气丸由木香、砂仁、甘草、陈皮、苍术（炒）等中药材经过一系列加工合成。具有行气化湿、健脾和胃的作用。临床上用于湿浊中阻、脾胃不和所致的胸膈痞闷、脘腹胀痛、呕吐恶心以及嗳气纳呆。

六味木香胶囊由木香、栀子、石榴皮、闹羊花、豆蔻、荜茇经过一系列加工合成。具有开郁行气、止痛等作用。临床上可用于止痛、止吐。

九、产品开发与利用研究

木香除药用外，因其具有独特的香味，还大量用作香料使用。在食品中用作调味香料可以去除动物食材中的腥臊、膻味，特别是动物内脏，使用木香去除异味效果较好；在烹饪过程中加入木香也有增香提味的作用。

在日常用品中，含木香精油的木香香薰、木香按摩精油、木香浴包、木香贴画等相关产品也已被开发应用。

木香具有驱邪气、调畅气机等功效，同时又因其提取物具有抗癌的生物活性。目前已有含有木香烃内酯的抗肝癌保健品的研发。研究表明，木香烃内酯组合物能够显著抑制人肝癌细胞的增殖，对于肝癌的防治有较好效果，对于提高患者的康复速度以及改善患者生活质量有着辅助的作用。

参考文献

[1] 韩坚，林煌权，钟志勇，等. 木香超临界提取物抗实验性胃溃疡的研究 [J]. 中药材，2005 (11)：52-54.
[2] 侯影，张旭，尹丽波，等. 木香生品、麸煨品及活性单体对小鼠胃肠运动的影响 [J]. 中国实验方剂学杂志，2011，17 (24)：132-135.
[3] 郝立杰，赵烽，高治廷，等. 木香倍半萜对血管内皮细胞生长因子的抑制作用 [J]. 天然产物研究与开发，2010，22 (4)：687-691.
[4] AKHTAR M S, BASHIR S, MALIK M N, et al. Cardiotonic activity of methanolic extract of Saussurea lappa Linn roots [J]. Pak J Pharm Sci, 2013, 26 (6)：1197-1201.
[5] 曾敏，徐惠芳. 云木香多糖的抗补体活性研究 [J]. 现代中药研究与实践，2018，32 (2)：23-26.
[6] 郑加梅，尚明越，王嘉乐，等. 木香的化学成分、药理作用、临床应用研究进展及质量标志物预测 [J]. 中草药，2022，53 (13)：4198-4213.
[7] 王阳. 木香的萜类成分与药理作用研究进展 [J]. 中国中药杂志，2020，45 (24)：5917-5928.
[8] 刘剑利，杨志军，孔宇驰，等. 含有木香烃内酯的抗肝癌保健品 [P]. 辽宁省：CN109007835A，2018-12-18.

白 头 翁

一、基源

该药物为毛茛科白头翁属植物白头翁［*Pulsatillachinensis*（Bge.）Regel］的干燥根，又名毛姑朵花（东北）、羊胡子花（陕西）、老公花（山东）、头痛棵（河南）、老观花（江苏）。春、秋二季采挖，除去杂质，洗净，润透，切厚片，干燥。

二、植物形态特征与分布

形态特征：多年生草本，高 15～50 cm。主根粗壮，圆锥形。基生叶 4～5，开花时长出地面，叶 3 全裂；叶柄长 7～15 cm，密被长柔毛；叶片轮廓宽卵形。花葶 1～2，花后生长，高 15～35 cm；苞片 3，基部合生，裂片条形；花两性，单朵，直立；萼片 6，排成 2 轮；花瓣无；雄蕊多数，长约为萼片之半，顶部有羽毛状宿存花柱。花期在 4～5 月，果期在 6～7 月。

生长环境与分布：生于平原或低山山坡草地、林缘或干旱多石的坡地。喜凉爽干燥、光照充足的环境，耐寒、耐旱，不耐高温。在土层深厚、排水良好的沙质壤土中生长最好，冲积土和黏壤土次之，而排水不良的低洼地、黏质土、重黏土地不宜栽种。分布于华北、东北，以及江苏、安徽、山东、河南、湖北、四川、陕西、甘肃。

三、传统习用

其味苦，性寒。归胃、大肠经。清热解毒、凉血止痢、燥湿杀虫。主治赤白痢疾、鼻衄、崩漏、血痔、寒热温疟、带下阴痒、瘰病、湿疹痈疮、眼目赤痛。

（1）治热痢下重：白头翁二两，黄连、黄柏、秦皮各三两。上四味，以水七升，煮取二升，去滓。温服一升，不愈更服。（《金匮要略》白头翁汤）

（2）治冷劳泻痢、产后带下：白头翁（去芦头）半两、艾叶（微炒）二两，为末，以醋一升，入药一半先熬成煎，复入余药，为丸，如梧桐子大。每服三十丸，空腹米饮送下。（《圣济总录》）

（3）治男子疝气或偏坠：白头翁、荔枝核各二两，俱酒浸，炒为末，每早服三钱，白汤调下。（《本草汇言》）

（4）治不问男妇，遍身疙瘩成块如核，不红不痛，皆痰流注而成结核：白头翁一斤，去叶用根，分成四服，每服四两，用酒煎，一日三服，二日服尽而已。（《寿世保元》醉翁仙方）

（5）治气喘：白头翁二钱，水煎服。（《文堂集验方》）

四、化学成分

白头翁的化学成分主要为三萜皂苷类及三萜酸类，此外还有木脂素类、香豆素类和甾醇类等，具体如下：

（一）三萜皂苷类化合物

白头翁中所含的三萜皂苷类主要为：Hederacolchiside E、3 - O - α - L - 吡喃鼠李糖基 - （1→2）- α - L - 吡喃阿拉伯糖基 - 齐墩果酸、28 - O - α - L - 吡喃鼠李糖基 - （1→4）- β - D - 吡喃葡萄糖基 - （1→6）- β - D - 吡喃葡萄糖酯苷等。

（二）三萜酸类化合物

白头翁中所含的三萜酸类化合物主要为：23-羟基白桦酸、白桦酸、白头翁酸、乌苏酸、常春藤酮酸、齐墩果酸、常春藤皂苷元、白头翁三萜酸 A、白头翁三萜酸 B、白头翁三萜酸 C。

（三）香豆素类化合物

此类化合物有：4,6,7-Trimethoxy-2-methycoumarin、4,7-Dimethoxy-5-methycoumarin、阿魏酸、咖啡酸。

（四）其他类化合物

该类化合物包括：（+）-松脂素、β-足叶草脂素、二十四烷酸、二十三烷酸、β-胡萝卜苷、筋骨草甾酮 C、β-蜕皮甾酮、白头翁素、原白头翁素、白头翁灵和白头翁英。

五、质量研究

（一）鉴别实验

1. 性状鉴别

根呈类圆柱形或圆锥形，稍扭曲，长 6～20 cm，直径 0.5～2 cm。表面黄棕色或棕褐色，具不规则纵皱纹或纵沟，皮部易脱落，露出黄色的木部，有的有网状裂纹或裂隙，近根头处常有朽状凹洞。根头部稍膨大，有白色绒毛，有的可见鞘状叶柄残基。质硬而脆，断面皮部黄白色或淡黄棕色，木部淡黄色。气微，味微苦、涩。

2. 显微鉴别

根横切面：表皮、皮层、内皮层通常已脱落。韧皮部宽广，外侧细胞棕色，壁木栓化；韧皮纤维单个散在或数个成束，直径 15～35 μm，壁较厚，有的根无纤维。形成层环明显。木质部射线较宽；导管呈圆多角形，单个散在或数个成群；木纤维壁稍厚，非木化。较粗的根的中央常为薄壁细胞。

粉末特征：灰棕色。韧皮纤维梭形或纺锤形，长 100～390 μm，直径 16～42 um，壁木化。非腺毛单细胞，直径 13～33 μm，基部稍膨大，壁大多木化，有的可见螺状或双螺状纹理。具缘纹孔、网纹及螺纹导管，直径 10～72 μm。

3. 理化鉴别

检查皂苷：取本品粉末 4 g，加乙醇 20 mL，加热回流 1 h，过滤；滤液浓缩至约 6 mL，放冷，加丙酮适量，则生成沉淀，过滤；速取沉淀少量（约 5 mg），置试管中，加醋酸 1 mL 使溶解，沿管壁加硫酸 1 mL，两液面接触处显红色或红紫色环。

4. 薄层鉴别

取本品粗粉 1 g，置索氏提取器中加氯仿提取 4 h，取出纸筒挥干氯仿，加甲醇提取 6 h，浓缩后移入 5 mL 容量瓶中，以甲醇定容，作供试品溶液。取白头翁皂苷 A、白头翁皂苷 B，加甲醇制成对照品溶液。以氯仿-甲醇-水（65:35:10）作展开剂展开，用 10% 硫酸显色，100 ℃烘 10 min。供试品色谱中，在与对照品色谱相应位置处，显相同颜色的斑点。

（二）含量测定

以高效液相色谱法进行测定。

色谱条件与系统适用性试验：以十八烷基硅烷键合硅胶为填充剂，以甲醇-水（64:36）为流动相，检测波长为 201 nm。理论板数按白头翁皂苷 B$_4$ 峰计算应不低于 3000。

对照品溶液的制备：取白头翁皂苷 B$_4$ 对照品适量，精密称定，加甲醇制成每 1 mL 含 0.1 mg 的溶液，即得。

供试品溶液的制备：取本品粉末（过三号筛）0.2 g，精密称定，置具塞锥形瓶中，加甲醇 10 mL，密塞，超声处理（功率 150 W，频率 40 kHz）25 min，放冷，滤过，滤液置 250 mL 量瓶中，用少量流动相洗涤容器及残渣，洗液并入同一量瓶中，加流动相至刻度，摇匀，即得。

测定方法：分别精密吸取对照品溶液与供试品溶液各 20 μL，注入液相色谱仪，测定，即得。

本品按干燥品计算，含白头翁皂苷 B₄（$C_{59}H_{96}O_{26}$）不得少于 4.6%。

六、防治消化系统疾病史记

（一）民间与史书记载

白头翁最早记载于汉《神农本草经》，被列为下品。梁代医家陶弘景所著的《本草经集注》记载："白头翁，一曰野丈人，一曰胡王使者，一曰奈何草。生高山山谷及田野，四月采，处处有。近根处有白茸，状似人白头，故以为名。"唐《新修本草》称其为"奈何草"。可见白头翁的这 3 个别名都是用来形容它像白发苍苍和短发冉冉的样子。

北宋·唐慎微《证类本草》、明·卢之颐《本草乘雅半偈》、明·李时珍《本草纲目》都以丈人、胡王使者、奈何为白头翁的别名，皆状老翁之意。近现代本草文献如《中华本草》《现代中药材商品通鉴》《中华药海》《金世元中药材传统经验鉴别》《中药大辞典》等均以"白头翁"为正名，白头翁名称沿用至今。

（1）汉《神农本草经》：主温疟狂易寒热，癥瘕积聚，瘿气，逐血止痛，金疮。

（2）西汉·刘向《别录》：（主）鼻衄。

（3）唐·甄权《药性论》：止腹痛及赤毒痢，治齿痛，主项下瘰疬，主百骨节痛。

（4）《日华子本草》：治一切风气及暖腰膝，明目，消赘。子，功用同上。

（5）明·吴绶《伤寒蕴要》：热毒下痢紫血鲜血者宜之。

（6）明·倪朱谟《本草汇言》：凉血，消瘀，解湿毒。

（7）清·汪昂《本草备要》：治秃疮、瘰疬、疝瘕、血痔、偏坠，明目，消疣。

（8）清·赵学敏《本草纲目拾遗》：去肠垢，消积滞。

（9）郭兰忠《现代实用中药》：疗咽肿。

（二）传统药对研究

常见的药对有白头翁配艾叶、白头翁配秦皮、白头翁配黄柏等。各药对的主要活性成分、药性配伍及配伍比例、药理作用见下表。

药对名称	主要活性成分	药性配伍	配伍比例	药理作用
白头翁配艾叶	萜类配挥发油	温寒配伍，白头翁性寒、艾叶性温	1:4	温经止痢，治疗冷劳泻痢、腹冷下痢、产后带下
白头翁配秦皮	萜类配香豆素类	两寒配伍，白头翁、秦皮均性寒	1:1	清热燥湿、凉血解毒，治疗痢疾
白头翁配黄柏	挥发油类配生物碱	两寒配伍，白头翁、黄柏均性寒	1:1	清热燥湿、凉血解毒、止痢之功效，治疗热痢下重

七、现代药理与机制研究

（一）抗血吸虫病

研究发现，白头翁所含成分 Hederacolchiside A 能影响血吸虫的新陈代谢和抗氧化能力，进一步通过宿主的免疫防御杀灭虫体，Pulsatillasaponin D 通过降低血吸虫体内 IgG、TNF-α、IL-4 和 IL-17 的表达，发挥最佳的免疫调节作用。研究发现，通过体外培养日本血吸虫成虫和幼虫，在加入不同浓度 Hederasaponin B 后，其死亡率明显高于对照组，盐酸卡红染色直观显示 BTW5 对雌雄虫的体表、肠管及雌虫的卵巢具有损伤作用。

（二）抗肿瘤作用

研究发现，白头翁中皂苷类成分抗肿瘤作用的机制大多为诱导细胞凋亡。白头翁总皂苷可能通过干预 MAPK 信号通路和调控 Caspase 途径来诱导人肺癌 NCI-H460 细胞的凋亡。白头翁皂苷 D 可能通过减少 Wnt/β-链蛋白信号蛋白及下游组件蛋白和 c-Myc 来抑制人乳腺癌 MCF-7 细胞的增殖；通过下调线粒体凋亡途径相关蛋白 Bcl-2、Caspase-3 和 PI3K/Akt/mTOR 信号传导通路主要相关蛋白 PI3K、p-Akt、p-mTOR 和 p-p70S6K 的表达降低肺腺癌细胞 A549 细胞活性。且白头翁皂苷 B4 具有上调 Bax/Bcl-2 比例、活化 Caspase-3 以及裂解 PARP 途径诱导细胞发生凋亡，从而抑制人肝癌 Huh-7 细胞的增殖的作用。

（三）抗菌作用

白头翁具有广泛的抗菌作用，对白头翁提取液进行体外抑菌试验，发现其对大肠杆菌、肠道杆菌、无色杆菌、铜绿假单胞菌、克雷白氏肺炎菌均有一定的抑制作用。在探究原白头翁素对铜绿假单胞菌生长的影响时，发现其有较好的抗铜绿假单胞菌作用。

（四）抗炎、镇痛作用

研究发现，白头翁总皂苷含量大于90%可以通过调控 Akt 信号通路抑制 B16-F10 黑色素瘤荷瘤小鼠肿瘤的生长及炎症因子的表达。白头翁皂苷 B4 在疼痛实验热板、热辐射甩尾、VonFrey 纤毛机械刺激、醋酸扭体以及甲醛致痛等实验中有良好的镇痛作用。

（五）调节免疫

1. 对细胞因子的作用
临床研究发现，白头翁汤联合常规药物进行治疗，可显著缓解溃疡性结肠炎患者的临床症状，同时可降低血清 IL-1β、TNF-α 蛋白水平，升高 IL-17 蛋白水平。研究发现，白头翁汤内服联合灌肠可恢复促炎因子与抗炎因子的平衡，从而减轻肠道炎症。在大鼠实验中，亦证实了白头翁汤可以下调促炎细胞因子 IL-17、IL-23、IL-6、TNF-α 表达，上调抗炎细胞因子 IL-10 表达，进而恢复溃疡性结肠炎大鼠的免疫功能。

2. 对 T 淋巴细胞的作用
体内实验发现，白头翁汤可有效调节 Th17/Treg 的平衡关系，进而恢复溃疡性结肠炎大鼠的免疫功能。白头翁汤内服联合灌肠可通过下调 TNF-α 表达、上调 IL-10 表达，提高 Treg 细胞比例、降低 Th17 细胞比例，调节免疫功能，进而恢复机体 Th17/Treg 平衡，对溃疡性结肠炎发挥治疗作用。

八、白头翁方剂的临床应用

白头翁疗效确切，应用历史悠久。其味苦，性寒，归胃、大肠经。清热解毒，凉血止痢，燥湿杀虫。主治赤白痢疾、血痔、寒热温疟。常与其他药物配伍使用。制剂有丸剂、片剂、胶囊、散剂等。《中国药典》和《国家中成药标准汇编》中收载含白头翁的成方制剂有白连止痢胶囊、白蒲黄片、白头翁止痢片等。

白连止痢胶囊由石榴皮、白头翁、木香、盐酸小檗碱组成。其功能主治：清热燥湿、涩肠止泻。用于痢疾、肠炎属于大肠湿热证者。

白蒲黄片由白头翁、蒲公英、黄芩、黄柏、淀粉组成。功能主治：清热凉血、解毒消炎。用于肠炎、痢疾等。

白头翁止痢片由白头翁、黄柏、马齿苋、委陵菜、硬脂酸镁、蔗糖组成。功能主治：清热解毒、凉血止痢。用于治疗热毒血痢、久痢不止等。

白头翁因具有清热燥湿、凉血止痢的功效常被临床用于治疗痢疾、溃疡性结肠炎、肠易激综合征等肠道疾病，临床应用有：

治疗慢性溃疡性结肠炎。治疗组 37 例，取白头翁 100 g，加水 1000 mL，煎至约 150 mL，保留灌肠，每晚 1 次，共 15 d。若病久脾气亏虚者，加用黄芪、白术各 50 g。对照组 31 例，用柳氮磺胺吡呢（SASP）2 g、地塞米松（Dxm）10 mg 加入生理盐水 50 mL，保留灌肠，每晚 1 次，共 15 d。实验结果：治疗组临床治愈 26 例，好转 9 例，无效 2 例，总有效率为 94.6%。对照组临床治愈 15 例，好转 5 例，无效 11 例，总有效率为 64.5%。两组比较，治疗组总有效率显著高于对照组（$P < 0.05$）。对临床治愈患者随访 3～6 个月，治疗组复发 2 例，占 7.7%；对照组复发 6 例，占 40.0%。治疗组的复发率明显低于对照组（$P < 0.05$）。

治疗消化性溃疡。将白头翁、生黄芪、蜂蜜按 6∶3∶8 的比例制成"胃痛灵"糖浆。制备时先将白头翁、生黄芪用清水漂洗，并浸泡一昼夜，然后用文火浓煎 2 次去滓，取上清液，另将蜂蜜煮沸去浮沫，加入药液中浓缩成糖浆。每服 20 mL，日服 3 次，饭前用热开水冲服。在共治疗 147 例中，其中胃溃疡 56 例中，痊愈 18 例，好转 31 例，无效 7 例；在十二指肠球部溃疡 78 例中，痊愈 31 例中，好转 44 例，无效 3 例；在复合性溃疡 13 例中，痊愈 2 例，好转 9 例，无效 2 例。总有效率为 91.8%。中医分型观察，本品对胃阴不足型疗效较好，虚寒型、气虚型次之，对肝郁型疗效较差，对血瘀型、痰浊型无效。

九、产品开发与利用研究

白头翁在我国药用历史悠久。现代药理研究表明，白头翁具有良好的抗菌功效，是一种天然植物防腐剂。围绕其抗菌效用，在传统应用的基础上，白头翁已被多领域深入研究，尤其在兽用药物、外用药物及化妆品领域中，得到了广泛的应用。

化妆品领域：因白头翁提取物中含有白头翁素、鼠李糖等功能性组分，具有清热解毒、凉血止痢的功效，对皮肤具有调理作用，现已被加入 CFDA 已使用化妆品原料名称目录。目前含有白头翁提取物的化妆品有蕴习本草寡肽自然养肤精华液等。

兽用药物领域：白头翁可用于防止兔球虫病、仔猪下痢等疾病。兔球虫病属外感风热，热结肠间及入大肠经脉引起的湿热下注，便痢脓血。有实验通过 10 个月时间对自然感染发病的 76 只病兔进行治疗观察，发现白头翁有很好的治疗效果。治疗方法为口服煎液，每次 3 mL，治愈 71 只，治愈率 93% 以上。用白头翁煎汤给下痢仔猪的母猪吃，通过观察，未发现母猪对混有白头翁汤的饲料出现拒食的现象，也未发现不良反应。在 36 头仔猪中除 3 头因过度瘦弱死亡外，其余全部健康，治愈率高达 98% 以上。

其他应用：据报道白头翁因具有良好的抗菌消炎效果，已被用于外用妇科洗剂的开发，能够有效杀灭阴部致病菌，从而达到止痒、去除异味的功效，且在改善瘙痒及局部组织弹性、色素恢复方面有显著疗效。

参考文献

[1] 国家药典委员会. 中华人民共和国药典（一部）[S]. 北京：北京中国医药科技出版社，2015：104.

[2] 黄爽编，顾观光辑. 神农本草经 [M]. 北京：学苑出版社，2007：262 – 263.

[3] 普乔丽. 白头翁的化学成分、药理作用研究进展及质量标志物的预测分析 [J]. 中药材，2021，44（4）：1014 – 1020.

[4] 关树光，於文博，赵宏峰，等. 白头翁化学成分的研究Ⅱ [J]. 长春中医药大学学报，2006，22

（3）：45 – 46.

［5］杨英楠. 白头翁皂苷提取物 PSD 抗日本血吸虫和曼氏血吸虫的药效研究［D］. 苏州：苏州大学，2017.

［6］杨传伟. 白头翁皂苷提取及体外抑菌作用研究［D］. 牡丹江：牡丹江师范学院，2016.

［7］梁勇满，赵容，许亮，等. 中药白头翁本草考证与中国白头翁属植物分类［J］. 中国实验方剂学杂志，2017，23（5）：203 – 209.

［8］姜峰玉，陈定法，孙抒. 白头翁的研究现状和临床应用［J］. 医学综述，2009，15（24）：3785 – 3787.

［9］李云从，刘星星. 白头翁汤治疗溃疡性结肠炎的作用机制研究进展［J］. 华中科技大学学报（医学版），2022，51（2）：267 – 271.

［10］王纯治. 一种治疗阴道炎以及宫颈糜烂的中药洗剂及其制备方法［P］. 安徽省：CN103623287A，2014 – 03 – 12.